U0189171

原书第5版

Bone Marrow Pathology

骨髓病理学

原著　[英] Barbara J. Bain　　[英] David M. Clark　　[英] Bridget S. Wilkins

主译　梅开勇　刘恩彬

中国科学技术出版社

·北 京·

图书在版编目（CIP）数据

骨髓病理学：原书第 5 版 /（英）芭芭拉·J. 贝恩 (Barbara J. Bain),（英）戴维·M. 克拉克 (David M. Clark),（英）布里吉特·S. 威尔金斯 (Bridget S. Wilkins) 原著；梅开勇，刘恩彬主译 . —北京：中国科学技术出版社，2022.9

书名原文：Bone Marrow Pathology, 5e

ISBN 978-7-5046-9686-1

Ⅰ . ①骨⋯ Ⅱ . ①芭⋯ ②戴⋯ ③布⋯ ④梅⋯ ⑤刘⋯ Ⅲ . ①骨髓检查—病理学 Ⅳ . ① R446.11

中国版本图书馆 CIP 数据核字 (2022) 第 120505 号

著作权合同登记号：01-2022-2986

策划编辑　丁亚红　焦健姿
责任编辑　丁亚红
文字编辑　弥子雯
装帧设计　佳木水轩
责任印制　徐　飞

出　　版　中国科学技术出版社
发　　行　中国科学技术出版社有限公司发行部
地　　址　北京市海淀区中关村南大街 16 号
邮　　编　100081
发行电话　010-62173865
传　　真　010-62179148
网　　址　http://www.cspbooks.com.cn

开　　本　889mm×1194mm　1/16
字　　数　776 千字
印　　张　35.5
版　　次　2022 年 9 月第 1 版
印　　次　2022 年 9 月第 1 次印刷
印　　刷　运河（唐山）印务有限公司
书　　号　ISBN 978-7-5046-9686-1/R·2926
定　　价　398.00 元

版权声明

内容提要

　　本书引进自 WILEY 出版社，是一部系统介绍骨髓病理学的实用著作。全书共 11 章，介绍了正常骨髓的成分构成、标本制作和骨髓病理的诊断技术，并对各种常见的感染和反应性改变、髓系血液系统疾病、骨髓增殖性疾病、血细胞生成障碍性疾病和骨疾病等进行了全面细致的阐述，全面展示了骨髓病理学的诊断要点、鉴别诊断和相关应用，可帮助读者系统了解相关细节。本书内容丰富、图文并茂，注重系统性与实用性，是病理科医生案头必备的骨髓病理学工具书，对骨髓相关病理学诊断策略及相关研究有很强的指导作用，适合广大病理科、血液科及肿瘤科相关医师阅读及参考。

译者名单

主　译　梅开勇　刘恩彬

译　者　（以姓氏笔画为序）

马怡晖　郑州大学第一附属医院

王　炜　深圳大学总医院

方　媛　南京医科大学附属南京医院

尹为华　北京大学深圳医院

刘　芳　佛山市第一人民医院

刘　勇　江西省人民医院

刘恩彬　天津见康华美医学诊断中心

江维洋　重庆大学附属肿瘤医院

安　晋　广州医科大学附属第二医院

李　昱　重庆大学附属肿瘤医院

李　剑　北京大学深圳医院

李占琦　中国医学科学院（天津）血液病医院

罗东兰　广东省人民医院

陶丽丽　北京大学深圳医院

黄文斌　南京医科大学附属南京医院

梅开勇　广州医科大学附属第二医院

程　泱　江西省人民医院

曾子淇　南方医科大学珠江医院

补充说明

书中参考文献条目众多，为方便读者查阅，已将本书参考文献更新至网络，读者可扫描右侧二维码，关注出版社"焦点医学"官方微信，后台回复"骨髓病理学"，即可获取。

主译简介

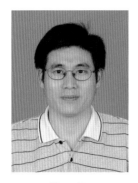

梅开勇

主任医师，硕士研究生导师，广州医科大学附属第二医院临床病理科教学基地主任。先后师从国内知名病理学家林汉良教授、知名华人病理学家 Dengfeng Cao（曹登峰）和国际知名病理学家 John K.C.Chan（陈国璋），从事肿瘤病理诊断及研究工作 20 余年，擅长淋巴造血系统肿瘤、软组织肿瘤、神经系统肿瘤、头颈肿瘤及女性生殖道肿瘤等疑难病理诊断。主持承担广东省卫生厅基金项目 4 项，广州市科技局项目 1 项，广州市卫生局基金项目 4 项，参与广东省自然、科技厅、中医局药及市卫生局基金项目多项，参编专著 3 部，主译专著 5 部，发表论文 20 余篇，其中 SCI 收录论文 6 篇。

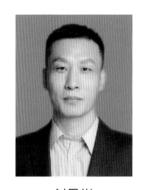

刘恩彬

副主任医师，天津见康华美医学检验实验室病理形态室主任。从事血液病理诊断工作 20 余年，擅长血液系统疾病的病理诊断，参编血液病理学专著多部，以第一作者身份在核心期刊发表论文 20 余篇。

译者前言

  由于国内骨髓活检病理起步相对较晚，且缺乏血液病理专科培训，大部分从事普通病理诊断的病理科医生不太愿意签发骨髓活检病理报告，加上专门从事骨髓活检病理诊断的人员较少，造成骨髓活检病理诊断长期以来处于"短板"状态。近年来，血液临床发展非常快，骨髓活检业务量不断扩大，使得病理科医生开始重视骨髓活检病理诊断，以满足临床之亟需。国内关于骨髓活检病理诊断的参考书非常少，本书无疑填补了这一空白。

  Bone Marrow Pathology 一书内容丰富，重点突出，从正常骨髓组织学、特殊染色技术在骨髓活检中的应用到各种常见、少见、罕见疾病均有详尽描写，可为病理科医生在日常工作中诊断相关疾病提供参考依据。

  本书阐释简明，图片丰富，可作为血液病理科医生、外科病理医生、血液临床医生、规培生和医学生的重要案头工具书，也可供肿瘤科医生查阅参考。

  在翻译过程中，我们力求准确表达原著者本意，但由于中外专业术语规范及语言表达习惯有所不同，书中可能存在一些疏漏和不足，敬请各位读者指正。

广州医科大学附属第二医院

天津见康华美医学诊断中心

原书前言

我们希望通过本书提供一个基于外周血和骨髓涂片、骨髓活检切片和辅助检查手段来综合评估的实用性骨髓诊断指南。我们认为不能仅靠一份骨髓活检切片去做诊断，因此，本书讨论了骨髓诊断的临床背景，并对骨髓的细胞学和组织学特征给予了同等的重视。由于骨髓诊断不再单纯基于形态学特征，本书还详细阐述了免疫表型、细胞遗传学和分子遗传学分析的作用，并纳入了 2016 年世界卫生组织淋巴造血组织系统肿瘤分类的诊断标准和规范术语。

本书对一些常行骨髓检查的血液系统疾病进行了非常充分的阐述。不过，我们也在力求广泛、全面，包括一些少见和罕见病的信息，以使得本书成为一部对读者有帮助的参考书。我们尽可能例证了罕见和常见的情况，并广泛引用了相关的科学文献。与本书第 4 版一样，给出的视野倍数是显微镜物镜倍数，而不是印刷页面上的放大倍数。除非另有说明，书中的活检切片均为石蜡包埋。我们保留并增补了一些问题和陷阱、诊断规则和总结表。

我们希望血液学家、病理学家和血液病理学家能觉得 *Bone Marrow Pathology* 在他们的日常实践中是有用的参考书，并且可以作为这些学科实习生和培训医生不可或缺的指导书。细胞遗传学家、分子遗传学家和在流式细胞学实验室的科学家也会发现，本书为他们解释实验发现提供了具体背景。

BJB, DMC, BSW

致　谢

我们要感谢在北美、南美、欧洲、非洲、中东、亚洲、澳大利亚和新西兰的各位朋友和同行，他们提供了插图，或者允许我们从他们的个人收藏中拍摄显微图片，我们在相应的图片中对他们进行了单独署名。此外，我们要感谢圣玛丽医院、哈默史密斯医院、诺丁汉大学医院、Path Links 和圣托马斯医院的技术和医学界同仁，他们在本书第 5 版编写时给了我们很多直接和间接的帮助。也感谢之前版本的读者和参加我们研究生课程的同学们作出的评论和反馈。

特别感谢 Irvin Lampert 博士，感谢他作为本书前 3 版的共同作者做出的宝贵贡献，以及他 20 多年来慷慨地与我们分享的友谊和智慧。

这本书献给已故的 David Galton 教授（1922—2006 年），多年来他教导了无数的血液学家和病理学专家。那些有机会与他共事的人一直都很钦佩他非凡的诊断水平、谦逊的为人，以及他对患者的专注，我们非常怀念他。

BJB, DMC, BSW

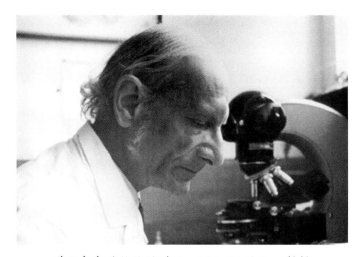

谨以本书献给已故的 David A. G. Galton 教授

目　录

第1章 正常骨髓
The Normal Bone Marrow

"我们对骨髓的正常结构比身体任何其他组织知道的要少。"

Dorothy M，Reed，1902

一、骨髓的分布

人体离开母体后，造血系统正常局限于骨髓内，它占据骨组织内的间隙。了解正常的骨骼结构对于观察骨髓标本是必要的。骨骼由皮质和髓质组成。皮质是一层坚固的致密骨，髓质是蜂窝状的松质骨，其间隙形成髓腔并含有骨髓。骨髓分为含有造血细胞的红骨髓和以脂肪组织为主的黄骨髓。红骨髓的分布与年龄有关。在新生儿中，几乎整个骨髓腔都被增殖的造血细胞所占据，即使在指骨上也会发生造血。随着年龄的增长，红骨髓向心性收缩，取而代之的是黄骨髓。在成年早期，红骨髓主要局限于颅骨、椎骨、肋骨、锁骨、胸骨、骨盆，以及肱骨和股骨的上半部；不过，红骨髓的分布在个体之间有相当大的差异[1]。当需要造血时，骨髓腔会被膨胀的造血组织所占据。

二、骨髓的构成

（一）骨

骨皮质和髓质在功能和组织上都不同。骨骼可以按两种方式分类。根据大体外观将其分类为：①仅具有肉眼不可见的小间隙的致密骨；②具有大的、容易看到间隙的松质（或小梁）骨。在组织学上骨也可以根据是否有结构良好的骨组织而分为：①中央管被由平行纤维束组成的同心圆结构所包围而形成的板层骨（图1-1）；②骨的纤维杂乱无章地成束形成的

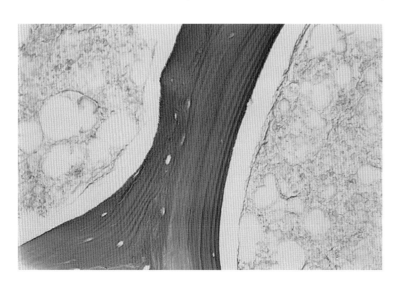

◀ 图1-1　骨髓环钻活检切片显示正常骨结构，骨小梁由板层骨组成。网状纤维染色（20×）

编织骨或骨松质（图 1-2）。

　　骨皮质是一层坚实的致密骨，赋予了骨骼力量。它主要由板层骨组成，但也含有一些编织骨。皮质的板层骨由排列整齐的骨单位或填充骨单位间的有角的层状骨组成，在长骨中也有内、外板层骨。从皮质向内延伸的是一个相互吻合的小梁网，它分隔了髓腔（图 1-3）。髓质骨是小梁骨或松质骨，它也含有板层骨，但其结构不如皮质高度组织化。大部分皮质骨由骨膜覆盖在外表面，骨膜由外层纤维层和内层成骨层组成。在骨骼的关节面，年轻人中更多表现为骨与软骨融合，而不是被骨膜覆盖。骨小梁和皮质内表面衬覆骨内膜细胞，这些细胞大多为扁平状，组织学上不易见，但也有一些活跃的成骨细胞和偶见的破骨细胞，这两种细胞在儿童中更多见。骨细胞存在于骨小梁和皮质骨的骨陷窝中。虽然成骨细胞和破骨细胞都位于骨小梁表面，但它们来自不同的干细胞。成骨细胞和骨细胞来源于间充质干细胞，与软骨细胞和基质成纤维细胞来源于相同的干细胞。而破骨细胞来源于造血干细胞，由单核细胞系的细胞融合而成。

　　骨祖细胞是能够分化为成骨细胞的干细胞，是扁平、梭形的细胞，根据微环境因素，分化为成骨细胞或软骨细胞。成骨细胞可以合成骨基质中的糖胺聚糖，以及包埋于基质中的胶原

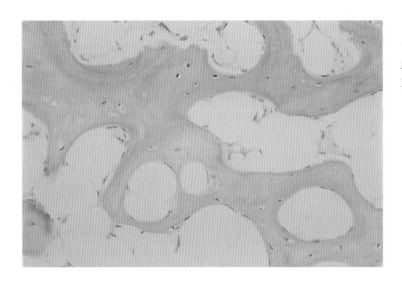

◀ 图 1-2　骨髓环钻活检切片显示细胞稀疏的编织骨（淡粉红色，无片层），HE 染色（20×）

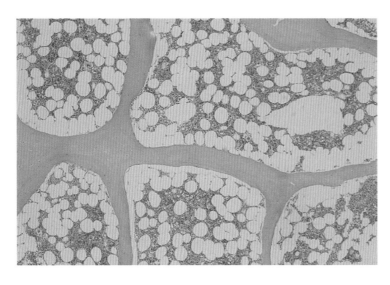

◀ 图 1-3　骨髓环钻活检切片显示正常骨结构，有吻合的骨小梁，HE 染色（5×）

纤维，从而形成骨样组织或非钙化骨；随后发生矿化，骨骼不断地重塑。在成人中，骨骼的重塑主要在骨皮质下。成骨细胞将一层新骨增加到骨小梁上（并列），而破骨细胞重吸收骨的其他区域；骨小梁表面的 25% 被类骨质覆盖。正在吸收骨的破骨细胞位于 Howship 陷窝的凹陷中，这是由吸收过程产生的。而成骨细胞则成行地出现在骨小梁的表面或类骨质的表面。随着新骨的形成，成骨细胞被包裹在骨中，并转化为骨细胞。取代类骨质的骨是编织骨，在某些情况下，编织骨被改造成板层骨。使用偏振光显微镜可以很容易地辨别出两者之间的区别。板层骨的组织结构是在连续的板层中，平行的纤维束在不同的方向上排列，当在偏振光下观察时，会产生交替的浅层和暗层。这种结构在 Giemsa 染色和网状纤维染色的切片上也很容易看到。

来自儿童的环钻活检标本可能含有骨和软骨，并且可以观察到软骨内骨发生（图 1-4 和图 1-5）。可见到由静息软骨向增生肥大软骨的过渡，随后为钙化的软骨区、侵入的血管和骨。成人环钻活检标本中也可以看到成熟的软骨（图 1-6）。

（二）其他结缔组织成分

骨髓的造血细胞包埋在结缔组织基质内，

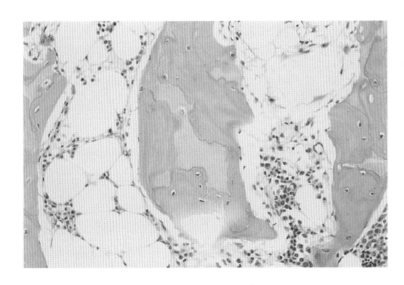

◀ 图 1-4　儿童 BM 环钻活检切片，软骨岛内显示软骨内成骨，HE 染色（20×）

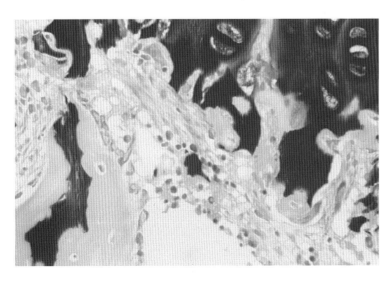

◀ 图 1-5　儿童 BM 环钻活检切片，显示软骨内成骨；软骨核心的骨板衬覆着成骨细胞，Giemsa 染色（40×）

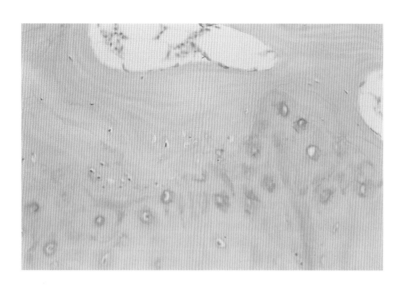

◀ 图 1-6　成人 BM 环钻活检切片显示邻近皮质的软骨。与儿童的形态相反，一层分界清晰的皮质骨将软骨与骨髓分开。软骨细胞单个散在或小群聚集，并不像儿童那样排列成柱状，HE 染色（20×）

后者占据了髓质骨小梁之间的腔隙。基质有脂肪细胞和网状血管、分支的成纤维细胞、巨噬细胞、少量髓性和非髓性神经纤维及网状纤维组成。基质细胞包括那些称为网状或网状细胞的细胞组成。这个术语可能包括 2 种不同来源的细胞类型。吞噬性网状细胞是巨噬细胞，来源于造血祖细胞。非吞噬性网状细胞与成纤维细胞和血窦的外膜细胞（见后文）密切相关，也可能是衬覆细胞核的软骨细胞。它们由于大多数呈碱性磷酸酶阳性，而不同于吞噬性网状细胞。造血细胞与其微环境之间存在密切的相互作用，彼此相互修饰。

骨髓的血液供应部分来自于一条中央滋养动脉，该动脉在中段进入长骨，分成两条纵行的中央动脉[2]。相似的动脉穿透扁平和立方形骨。额外的血液供应来自于皮质毛细血管，它们从骨膜穿透骨骼。中央动脉的分支产生小动脉和毛细血管，它们向骨内膜辐射，主要进入骨骼，随后转向重新进入骨髓，并开放成薄壁的血窦网[2]。仅有少数毛细血管直接进入血窦，而不是首先供应骨骼。血窦引流，如中央静脉窦，它们伴随滋养动脉。血窦是体积大、薄壁的血管，新形成的造血细胞通过它进入循环。它们在石蜡包埋的组织学切片内常塌陷，因此不容易见到。在骨髓硬化症情况下，这些血管

常开放，将会非常明显。窦壁由内皮细胞组成，形成一个完整的覆盖层，具有重叠的链接和不完整的基底膜。外表面覆盖着外膜细胞——这些细胞体积大而宽，它们分支进入血管周围间隙，因此为造血细胞、巨噬细胞和肥大细胞提供支架。外膜细胞被认为来自于成纤维细胞，它们与纤细的细胞外纤维网有关，这能用网状纤维染色来证实。网状纤维集中于骨膜附近，也围绕血管。外膜细胞和成纤维细胞有可能合成网状纤维[3]，后者是胶原的一种形式。小动脉在纵切面上（图 1-7）和横切面上容易识别。毛细血管也可见到。使用内皮细胞相关的抗原进行免疫组织化学染色可以更好地显示塌陷的血窦和毛细血管。

骨髓脂肪含量改变与造血组织的数量相反。当骨随着年龄增加而丢失时，脂肪含量在增加。骨髓脂肪生理上不同于皮下脂肪。饥饿时黄骨髓的脂肪是机体最后丢失的脂肪。当造血组织非常快速丧失时，它会被基质黏蛋白（明胶样转化）取代。随后这种黏蛋白被脂肪细胞取代。罕见情况下，以多空泡细胞区分的褐色脂肪在骨髓内可见[4]。

（三）造血和其他细胞

造血细胞呈索状或楔形位于血窦之间。在

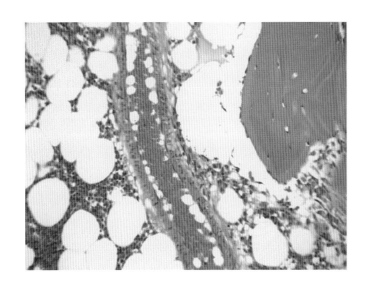

人类除了一些血小板位于髓外部位外，正常的造血细胞局限于基质中。在病理情况下造血可能发生在血窦内。成熟的造血细胞通过窦内皮细胞跨细胞进入血循环中[2]。造血细胞的详细配置将在后面讨论。

骨髓也含有淋巴细胞、少量浆细胞和肥大细胞（见后文）。

三、骨髓的检查

20 世纪初的 10 年中，骨髓最早是因为诊断目的（利什曼病）而从活着的患者获取的。这是由 M. Pianese 和 P. Wolff 分别从骨骼和胫骨穿刺后，在意大利和德国报道的[5]。直到 20 世纪 20 年代末，Mikhael Arinkin 引入胸骨抽吸术后，骨髓检查才成为一种重要的诊断方法；这些最初的胸骨抽吸物是用腰椎穿刺针获得的。用于细胞学和组织学检查的骨髓标本可通过吸取活检、使用环钻或电钻的核芯针穿刺活检、开放活检和尸检获得。2 种最重要的也是互补的技术是吸取活检和环钻活检。据报道，一种带有电池供电的设备比手动环钻活检的标本好且患者痛苦少[6, 7]。在另一项研究中标本的质量相当，但患者痛苦少[8]。

骨髓吸取仅会造成轻度不适。环钻活检会造成中度不适，对于恐惧的患者，使用镇静药是有益的。可静脉注射咪达唑仑 2～10mg。使用时必须遵循安全镇静实践指南[9]。局部麻醉辅以一氧化碳吸入麻醉也是一种选择[10]。儿童的吸取和环钻常在全身麻醉下进行抽吸和环钻活检。

所有骨髓吸取和细针活检需要知情同意书。关于是否需要书面同意应遵循当地政策，但这正成为常例。

当可以应用流式细胞免疫表型和分子细胞遗传学分析技术时，谨慎的做法是从所有患者中获取合适的样本并保留它，直到抽吸物被快速检查。这种方法可以评估其是否需要进一步分析，并且可以进行最合适的检查。

（一）骨髓抽吸

抽吸活检最常从髂骨开始，多从髂骨后嵴进行。胸骨抽吸发生不良事件的风险较大。从胫骨内侧表面抽吸可以获得有用的直到 18 个月的标本，但主要用于其他部位不太合适的新生儿。从肋骨和脊椎棘突抽吸也是可以的，但现在很少使用。胸骨抽吸术应从胸骨的第一部分开始，在第 2 肋间水平进行。从胸骨峡部抽吸会增加手术的风险。髂骨的抽吸可以是从髂前嵴或髂后嵴进行。从髂前嵴进行时最好从外侧入路，穿刺部位在髂前上棘下方和后方几厘米处。也可以用针沿着骨骼主轴的方向穿过髂嵴，但由于骨骼硬而穿刺更加困难。从髂后嵴获得的抽吸物通常取自髂后上棘。当抽吸和环钻同时进行时，从相邻部位进行这两个操作是最容易的，髂骨是最适合的部位。如果不进行环钻活检，可以在胸骨和髂嵴之间选择。这两种方法都适用于成年人和年龄较大的儿童，但在进行胸骨抽吸时必须非常小心。在一项对 100 名同时使用这 2 种技术的患者进行的研究中，发现胸骨抽吸术在技术上更容易，而且更常能获得具有诊断价值的标本，但该方法无论是在骨穿透，还是实际抽吸过程中更加痛苦[11]。胸骨抽吸在任何年龄都更加危险（见后文），不适合用于幼儿。髂后嵴抽吸适合于儿童、婴儿和大多新生儿。胫骨抽吸适合于非常小的婴儿，但在大龄婴儿中并不比胸骨抽吸有优势。实际中的骨髓抽吸应该快速，虽然有些痛苦，但它可产生更多的细胞和颗粒样本[12]。

抽吸骨髓标本适用于：①挤压骨髓碎片的楔形涂片和涂片的制备；②流式细胞免疫表型；③细胞遗传学分析；④超微结构检查；⑤微生物培养；⑥研究造血前体的培养；⑦碎片组织切片的制备等。国际血液学标准化理事会（International Council for Standardization in Haematology，ICSH）建议同时制作楔形涂片和压片[13]。在干燥和甲醇固定后，用 Romanowsky 染色、May-Grünwald-Giemsa（MGG）染色或 Wright-Giemsa 染色。细胞遗传学分析虽然最常用于怀疑为造血系统肿瘤，但也可以快速诊断可疑的先天性核型异型（如 18 三体综合征），与使用外周血淋巴细胞需要 3 天相比，通过其诊断可以在 1 天内完成。

骨髓抽吸可能完全失败，这被称为"干抽吸"。尽管这种情况可能发生于骨髓组织学正常时，但通常干抽吸提示有重大疾病，最常为转移癌、慢性髓细胞性白血病、原发性骨髓纤维

化或毛细胞白血病[14]，并伴有纤维化。其他偶见的情况是仅获得血液（血液抽吸），这通常也是由于骨髓疾病导致纤维化的结果。

（二）骨髓的环钻活检

正如前文描述，环钻或细针活检在髂后嵴或髂前嵴最容易进行。在髂后嵴活检的方法似乎现在是更广泛采用（图 1-8）。该方法可获得较长的标本和较大的检查区域，而对患者造成的痛苦少[15]。现在普遍使用一次性针，如 Jamshidi 或 Islam 针，后者的设计能确保当针从体内取出时核芯保持不变。Ranfac Snarecoil 针也有一个捕获装置[16]。也有带有动力装置的穿刺针，其中之一（OnControl，Vidacare）是在对 5 项随机对照研究进行的 Meta 分析中发现可获得较长的活检标本，而手术痛苦少[17]。然而，在随后的研究中，标本不仅较长，而且可评价的骨髓长度也高于手术操作[18]。如果同时进行环钻活检和骨髓抽吸，可以通过同一皮肤切开进行，但要用局部麻醉浸润两个区域的骨膜，并且针头的角度不同。不应使用抽吸后再进行核芯针穿刺活检的单针技术，因为核芯针穿刺活检的质量可能不够高[19]。大多数操作人员在细针与皮质骨接触后立即将套管针从针上取下，

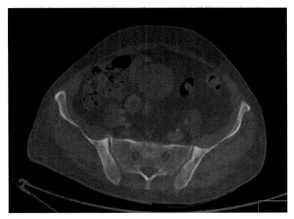

▲ 图 1-8　盆腔 CT 扫描显示了一个通过髂后嵴的环钻活检细针通道

经许可转载，图片由伦敦的 Marc Heller 博士提供

以便标本包含皮质骨。另一种技术是仅当皮质已被穿透时才移除套管针，这样皮质骨就不会包括在样本中；由于皮质通常不能提供信息，而且改进后的技术减少了细针的钝化，因此推荐使用这种技术[20]。对于肥胖患者，超声能用于定位髂后嵴[20]。环钻针获取的核芯标本适合于组织学切片、涂片制备（印片）和电镜检查。当不能获得抽吸物时涂片特别重要，因为它允许研究细胞学细节[21]，并可在组织学切片检查前几天提供诊断。另外，当不能在抽吸物中检出肿瘤细胞，如毛细胞白血病、多发性骨髓瘤或淋巴瘤时，印片可能比抽吸检测出更多的肿瘤细胞，这也可证实骨髓浸润[22]。印片可以通过触压切片上骨的核芯或在两个载玻片之间轻轻滚动骨的核芯而进行。活检标本可用于细胞遗传学研究，但抽吸物更适合。环钻活检标本虽然可以进行冰冻切片，但由于技术问题包括难以切片、染色过程中切片难以黏附到玻片上，以及不好的形态学细胞保留等。冰冻切片通常不会被人很满意，因为免疫组织化学染色可以很容易地应用于固定组织中，冰冻切片上进行免疫组织化学染色现在很少使用。组织切片可以从固定的活检标本中制备，这些标本要么已经脱钙并石蜡包埋，要么已经在没有事先脱钙的情况下包埋在树脂中。

环钻活检标本的处理

固定的环钻活检标本制备的两种主要方法各有优缺点。问题的产生是因为难以切割由硬骨和软的、容易撕裂的骨髓组织组成。另一种方法是将标本脱钙或包埋在基质中，使骨髓几乎与骨的硬度相同的硬度。脱钙可使用弱有机酸（如甲酸和乙酸），或者通过螯合剂如乙二胺四乙酸（ethylene diamine tetra-acetic acid, EDTA）来实现。脱钙和石蜡包埋导致组织相对大的收缩，有些会丧失细胞细节。由于切片比树脂包埋的标本厚，细胞细节较难辨认。当

使用酸脱钙时，有些氯乙酸酯酶活性丧失。免疫技术更容易应用于石蜡包埋的标本，而不是树脂包埋的标本。树脂包埋技术更昂贵，对于处理仅有少量环钻活检标本的实验室技术上更加困难。组织没有收缩、细胞细节保留很好和切片薄意味着很容易观察到细微的细胞学细节。有些酶（如氯乙酸酯酶）活性被保留。虽然可以进行免疫技术，但过度的背景染色常是一个问题。虽然采用树脂包埋的标本可以获得非常好的结果，但现在采用石蜡包埋进行组织学和免疫组织化学技术也能获得非常好的结果，著者的实验室就采用这种技术。不同质量的树脂可用于包埋。甲基丙烯酸甲酯需要较长时间的处理，因此不适合常规诊断实验室。甲基丙烯酸乙二醇酯更令人满意，然而，当细胞数量低时，切片往往会撕裂，在这种情况下，少量的脱钙可能有用。我们认为令人满意的方法见附录。

（三）抽吸和核芯针穿刺活检的相对益处

骨髓抽吸和环钻活检各有优点和不足。因此这两种方法应看作相互补充。骨髓抽吸物在显示细腻的细胞细节方面是无可比拟的。它们允许比组织切片更广泛的细胞化学染色和免疫标记，也是细胞遗传学和分子遗传学研究的理想选择。抽吸特别有用，当调查怀疑缺铁性贫血、慢性病贫血、巨幼细胞贫血和急性白血病患者时，可以单独进行抽吸。当骨髓纤维化或细胞密度非常高而出现干抽吸或血液抽吸时，环钻活检对于诊断是必不可少的。只有活检才能全面评估骨髓结构和任何异常浸润的分布模式。这项技术在调查疑似再生障碍性贫血或再生不良性贫血、淋巴瘤、转移癌、骨髓增殖性肿瘤或骨骼疾病时特别有用。在调查不明原因的发热时它也有用[23]。我们也发现在研究人类免疫缺陷病毒（human immunodeficiency virus, HIV）感染的晚期患者时，环钻活检通常比骨

髓抽吸更有用，因为这些患者中细胞少，非诊断性抽吸是常见的。但是始终应该记得，环钻活检无疑比抽吸给患者带来更多的痛苦。

骨髓抽吸和环钻活检的并发症罕见。胸骨抽吸比髂嵴抽吸和环钻活检危害更大。虽然死亡病例非常罕见，但至少有 21 例报道，而且我们意识到还有 4 例进一步死亡，这在科学文献中没有报道；死亡主要是血管撕裂或心脏撕裂并伴有心脏压塞。当骨骼异常柔软时，风险可能更大，如多发性骨髓瘤的患者[24]。胸骨抽吸也可能并发气胸或心包积气，有 1 例患者被观察到胸骨分离。

虽然在髂嵴抽吸后发生出血罕见，环钻活检后出现也少见，然而，它是最常见到的严重并发症，有时需要输血，偶尔会导致或促使死亡[25, 26]。出血可在腹腔内[27]、后腹膜[25]（罕见伴有继发性血胸）[28] 或进入到臀部和大腿[25]，后 2 种情况有压迫神经的风险[25, 29, 30]。假动脉瘤形成[31, 32] 和动静脉瘘并伴随出血[33] 已有报道，可能需要被干预。选择性栓塞可能有助于控制此类患者的出血。危险因素包括肝素或华法林治疗、凝血因子缺乏、von Willebrand 病、弥散性血管内凝血、血小板减少症、功能性血小板缺陷（疾病相关的髓系肿瘤可能由于副蛋白、阿司匹林，其他抗血小板药物所致），以及骨髓增殖性肿瘤的诊断。当对血管有异常的骨骼（如 Paget 病）进行活检时，有可能引起出血。在骨质疏松症患者中也观察到严重的腹膜后出血。在可能的情况下，任何对凝血功能障碍的纠正都是可取的。对于血小板减少症或功能性血小板缺陷的患者，建议延长压迫时间，在临床合适的情况下，应考虑术前血小板灌注。

大腿外侧皮肤神经损伤罕见，如发生则提示技术不佳。在骨硬化症患者中，细针可能会折断。感染是一种罕见的并发症。其他罕见的并发症包括活检部位的撕脱骨折[34]、气腹腹膜[35]、浆细胞瘤和非霍奇金淋巴瘤活检针道内恶性细胞的种植[36-38]、肾病综合征患者浆液长时间渗漏[39]、骨髓栓塞[40]、脑脊液漏[41] 和未来发展为骨疣[42]。

（四）其他技术

偶尔需要在全身麻醉下通过开放活检获得骨髓标本。通常只有在影像学、磁共振成像或骨扫描证实特定病变位于相对难以接近的部位时，才需要这样做。

尸检中用于组织学检查的骨髓样本最容易从胸骨和椎体获得，尽管任何含有红骨髓的骨骼都可以使用，但除非尸检是在死亡后不久进行，否则细胞学细节往往很差。

四、细胞密度

骨髓细胞密度在组织学切片上虽能够得到最准确评估（图 1-9），但也能从楔形涂片（图 1-10）或压片中抽吸的骨髓碎片进行评估。压片常比楔形涂片看起来细胞更多和巨核细胞更多[43]。适用于细胞密度的组织学评估的标本包括抽吸碎片、细针或开放活检标本和尸检标本。健康状态下骨髓细胞密度取决于进行骨髓穿刺者的年龄和获取骨髓标本的部位。它也受技术因素影响，因为与树脂包埋标本相比，脱钙和石蜡包埋导致组织有些皱缩，基于前者的细胞数量比基于后者评估的细胞数量要低约 5%[44]。

组织学切片的细胞密度可以通过计算机化的图像分析来最准确地评估，或者使用带有标线的目镜进行点计数，这一过程被称为组织形态计量学。这两种方法的结果显示非常密切的相关性[44, 45]。细胞数量也能够主观评估。这样的评估缺乏重复性，虽可导致细胞数量有些低评估，但与组织形态计量方法显示较好的相关性；在一项研究中，采用组织形态学计量（点

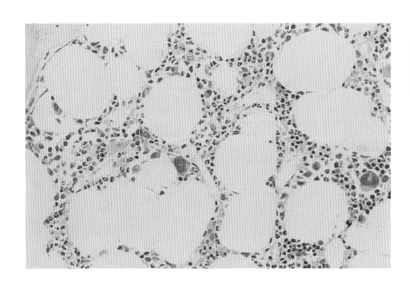

◀ 图 1-9　正常骨髓切片，可见所有 3 种造血细胞谱系的分布，注意邻近髓窦的巨核细胞。树脂包埋，HE 染色（20×）

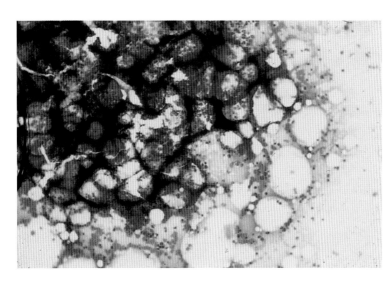

◀ 图 1-10　正常骨髓抽吸，碎片显示正常细胞密度，MGG 染色（40×）

计数）的平均细胞数量为 78%，而肉眼估计为 65%，这两种方法的相关性为 0.78 [44]。骨髓细胞密度是以一张切片上造血组织所占的百分比来表达。然而，这个分母可以变化。切片碎片的细胞密度根据造血组织占全部造血和脂肪组织的百分比来表达。在环钻活检患者中，细胞密度可采用整个活检组织（包括骨）的百分比来表示 [46]，或者采用髓腔的百分比来表示 [44, 47]。后一种方法较好，这样骨占据的区域从评估中排除，因为这种方法获得的百分比与抽吸碎片的组织学切片做出的评估，或者骨髓涂片内的碎片做出的评估直接进行比较。

　　新生儿的骨髓细胞非常丰富，忽略存在的

脂肪细胞。随着年龄增加，细胞数量平稳地下降，70 岁以上下降速度增加 [46-50]（图 1-11 和图 1-12）。造血组织占据的髓腔百分比降低是造血组织数量真正下降和随着年龄增加骨基质丧失的结果，需要脂肪组织扩充填满较大的髓腔。在骨质疏松症患者身上这种变化非常明显，即使是造血正常的年轻人，被造血细胞占据的髓腔仅有 20% [48]。儿童骨髓内平均细胞数量在核芯针穿刺活检或血凝块切片上，2 岁时为 80%，2—4 岁时为 69%，5—9 岁时为 59%，以后大约为 60% [51]。在没有骨疾病，造血正常的个体中，典型报道的平均骨髓细胞数量（造血细胞加脂肪细胞的百分比来表示）的下降率，

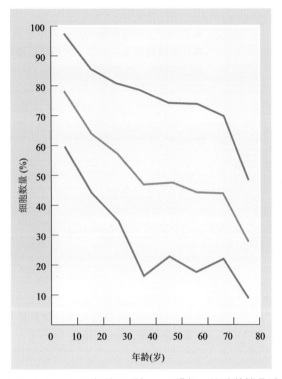

▲ 图 1-11　不同年龄经脱钙和石蜡包埋的髂前嵴骨髓平均细胞数量和 **95%** 细胞数量范围。细胞数量是以骨髓腔百分比来表示

经许可转载，引自 Hartsock 等[47]

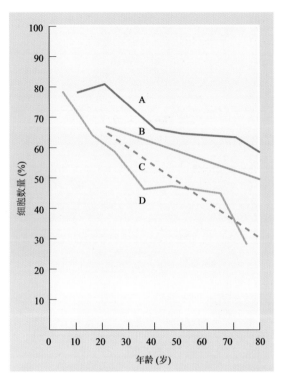

▲ 图 1-12　以骨髓腔百分比表示的不同年龄骨髓细胞数量的平均值

A. 髂嵴，尸检，未脱钙（由 Frisch 等重新计算[46]）；B. 髂嵴，尸检，未脱钙[49]；C. 胸骨，活检，未脱钙[50]；D. 髂骨，尸检，脱钙[47]

在髂嵴内 20—30 岁为 85%，而到 80—89 岁时下降到 29%[47]；也在髂嵴内从 20 岁的 85% 下降到 60 岁的 40%；胸骨内为 20 岁时的 66%，到 80 岁时 30%[50]。

骨髓细胞数量也取决于活检部位。采用同一技术获得的 2 个组织研究显示腰椎细胞数量一般来说比髂嵴的细胞数量高 10%[14]。椎体也比胸骨细胞数量多。由于细胞数量的评估相当依赖于处理和计数的方法，当不同的组织不能被同一技术进行评估时，则很难做出归纳。Bennike 等[11] 在比较了 100 名患者的 2 个部位的骨髓标本后，认为胸骨一般来说比髂嵴细胞数量多。然而，不同研究小组采用组织形态计量学研究的结果比较发现，单个胸骨研究与 4 个髂嵴研究比较，胸骨细胞通常较少[46-50]。应该指出的是髂嵴细胞数量的最低评估是来自于

脱钙、石蜡包埋的骨髓标本[47]，而最高的评估是来自于未脱钙、树脂包埋的标本[46]。有些研究是在活检标本[50] 上进行的，另一些研究则是在尸检标本上进行[46, 47, 49]。由于这些技术上的考虑，很难对正常骨髓细胞数量做出任何概括。除了年龄很大的人，细胞数量＜ 20% 可能是异常的；如同 20 岁以上的人细胞数量＞ 80% 也可能是异常一样。

在对抽吸物制备的涂片细胞数量做出主观评估时，碎片的细胞数量比痕迹上的细胞数量更重要，虽然偶尔会出现相当多的细胞痕迹，尽管碎片上细胞数量少，这表明骨髓细胞数量是足够的。25%～75% 的碎片平均的细胞密度通常被认为是正常的，除非在极端的年龄。

由于从一个小梁间隙到下一个小梁间隙的细胞数量不一，如果抽吸少量细胞碎片或活检

核芯较小，则不可能准确评估骨髓细胞数量。特别是仅有少量皮质下骨髓的小活检样本不能评估细胞数量，因为这个区域通常细胞数量少，特别是在老年人。含有多于 5~6 个骨小梁间隙的活检标本是理想的，这不仅是为了充分评估细胞数量，而且也是对检测局灶性骨髓病变给出了合理概率（图 1-13）。理想情况下，这需要 2~3cm 长度的核芯，对于儿童建议有 ≥ 0.5cm 长的核芯，但一项研究发现为了避免高比例的无法解释的标本，需要有 1.0cm 的长度[52]。英国血液学标准委员会和皇家病理学会建议核芯长度 ≥ 16mm[53]。

五、造血和间叶细胞

多能干细胞可分化出所有类型髓样细胞：①红细胞及其前体；②粒细胞及其前体；③巨噬细胞及其前体；④肥大细胞；⑤巨核细胞及其前体（图 1-14）。值得一提的是，术语"髓样"可能有两种截然不同的意思。它用于表示所有来源于共同髓样干细胞的细胞，也仅用于提示粒细胞和单核细胞谱系，如"髓系 / 红系比"的表达。从上下文中通常虽然可以清楚地看出要表达哪个意思，但重要的是在使用这个术语时避免模棱两可。共同的髓样干细胞和定向特

异性髓样谱系的干细胞在形态学上虽然不能鉴定，但它们很可能在大小和形态上与淋巴细胞相似。各种髓样谱系不仅在形态学上不同，而且在骨髓内的分布也不同。正常骨髓除了含有髓样细胞外，还含有少量淋巴样细胞（包括浆细胞）和基质细胞，这些在上面都已经讨论过。

（一）红细胞发生

1. 细胞学

红细胞的前体细胞称为幼红细胞（erythroblast）。术语晚幼红细胞（normoblast）也可以使用，但含义狭窄；幼红细胞（erythroblast）包括所有可识别的红细胞前体，而晚幼红细胞（normoblast）仅当红细胞发生是幼稚阶段晚期的红细胞时才使用。在形态无法辨认的红系干细胞和红细胞之间有 ≥ 5 代幼红细胞。幼红细胞在巨噬细胞附近发育，巨噬细胞的胞质突起在单个幼红细胞间和周围延伸。几代幼红细胞伴有一个巨噬细胞，整个细胞簇被称为幼红细胞岛[54]。在骨髓涂片中有时可以看到完整的幼红细胞岛（图 1-15）。幼红细胞根据形态通常分为 4 类——原红细胞和早、中、晚幼红细胞。另一个术语是原红细胞、嗜碱性成红细胞、嗜多染性成红细胞和晚期嗜多染性成红细胞。最后避免使用正成红细胞，因为最成熟的幼红

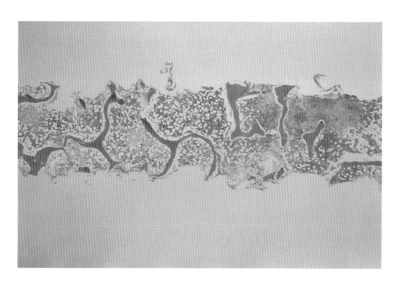

◀ 图 1-13　来自于霍奇金淋巴瘤患者的足够大小的环钻活检标本的切片，显示在标本的一端仅有小灶浸润区域，提示小的活检可丧失局部病变，HE 染色（2.5×）

经许可转载，图片由 Ken Maclennan 博士提供

细胞只有在红细胞发生异常时才是正常染色质（即嗜酸性，具有与成熟红细胞相同的染色特征）。

原红细胞（图 1-16）是大而圆形的细胞，直径 12～20μm，细胞核大，圆形。胞质深嗜碱性，核周由于有 Golgi 体而有一个淡染区，有时很明显。细胞核呈细小颗粒状或胡椒盐样，含有数个核仁。

早幼红细胞（图 1-17）比原红细胞小，数量多。核质比稍低。胞质强嗜碱性，染色质呈颗粒状或胡椒盐样，无明确的核仁。核周空晕可能明显，其嗜碱性没有其余的细胞质强。

中幼红细胞（图 1-16 和图 1-17）更小，核质比相比早幼红细胞更低，胞质嗜碱性较低，染色质呈中等粗块状。数量比早幼红细胞更多。

晚幼红细胞（图 1-16 和图 1-17）比中幼

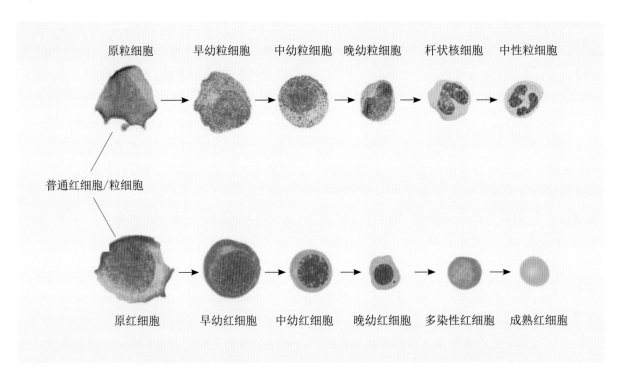

▲ 图 1-14　粒细胞生成和红细胞发生的半图解示意图。细胞分裂发生在髓细胞和红系中期

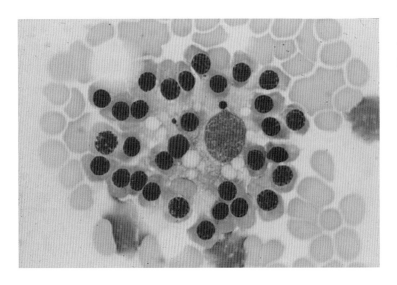

◀ 图 1-15　骨髓抽吸：幼红细胞岛，MGG 染色（100×）

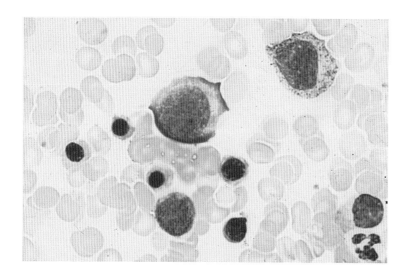

◀ 图 1-16　正常骨髓抽吸，可见 1 个原红细胞、1 个中幼红细胞、4 个晚幼红细胞、1 个髓细胞、大和小淋巴细胞和 1 个中性粒细胞，MGG 染色（100×）

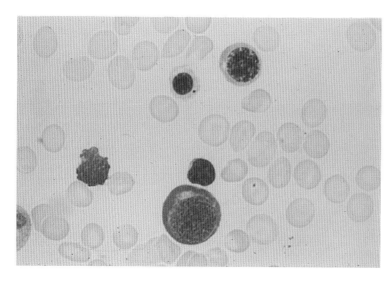

◀ 图 1-17　正常骨髓抽吸，可见早、中和晚幼红细胞和 1 个淋巴细胞，MGG 染色（100×）

红细胞较小，但数量更多。它们仅比成熟红细胞稍大。它们核质比低于中幼红细胞，染色质更加团块状。胞质仅为弱嗜碱性，另外由于血红蛋白增加而呈粉红色。由于产生的粉蓝色，细胞被描述为嗜多色细胞。

晚幼红细胞挤出它们的核形成嗜多色幼红细胞，它们比相成熟红细胞稍大。这些细胞可通过特殊染色能够识别为网织红细胞。当造血正常时，它们在 3 天的生命周期中约有 2 天在骨髓中度过。

少数正常幼红细胞显示非典型形态学特征，如不规则核、双核和相邻红细胞之间的胞质桥接[55]。

2. 组织学

幼红细胞岛（图 1-18 和图 1-19）可辨认为独特的细胞簇，其中一个或多个幼红细胞同心圆状紧紧围绕一个巨噬细胞。紧邻巨噬细胞的幼红细胞比周围的幼红细胞幼稚。中央的巨噬细胞发出延伸的细长突起，包裹每个幼红细胞。巨噬细胞吞噬有缺陷的幼红细胞和突出的细胞核；因此，细胞核和细胞碎片可以在细胞质，Perls 染色（见后文）可证实含铁血黄素存在。红细胞发生在相对邻近骨髓血窦的地方，但像小鼠[56]一样，实际上有可能仅有少数幼红细胞岛与血窦比邻。

早幼红细胞（图 1-20）体积大，胞质相对

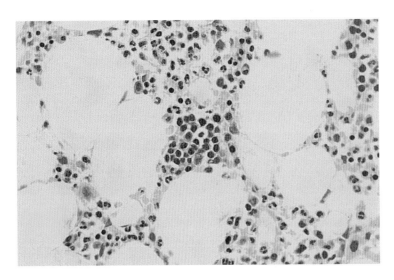

◀ 图 1–18　正常骨髓切片，可见幼红细胞岛（中央）。树脂包埋，HE 染色（40×）

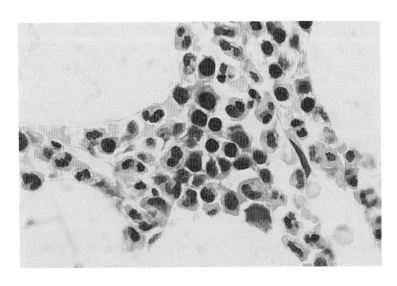

◀ 图 1–19　正常骨髓切片，可见含有中幼红细胞、晚幼红细胞和 1 个含铁血黄素沉积的巨噬细胞的幼红细胞岛；有些中幼红细胞可见到 Golgi 区。树脂包埋，HE 染色（100×）

少，细胞核大，染色质弥散，紧邻核膜常可见到多个小的、不规则或线状核仁。细胞核虽然比原粒细胞圆，但与健康人群抽吸的骨髓内早期红系细胞的细胞核相比，在组织学切片上有些呈卵圆形或轻度不规则。较成熟的红系细胞的细胞核染色质凝聚，胞质缺乏嗜碱性。幼红细胞的核染色质均匀分布，当染色质发生凝聚时，仍然保持着均匀和规则的结构。

在区分骨髓内红细胞前体细胞与其他细胞，以下 4 种特征可有帮助：①在正常骨髓中，它们出现在独特的幼红细胞岛内，后者含有几代

大小和成熟度不同的细胞；②幼红细胞彼此紧密粘连；③细胞核呈圆形；④在晚幼红细胞内，染色质以规则的方式凝聚，而小淋巴细胞的核为粗糙团块状。采用 Giemsa 染色（图 1–21），胞质强嗜碱性，而邻近细胞核的 Golgi 区小的、阴性染色也很独特。在石蜡包埋标本中（图 1–22），晚幼红细胞的胞质皱缩的假象可能有助于其与淋巴细胞的区分。在树脂包埋的切片中，缺乏皱缩假象，红系细胞可通过它们的合体表现而有助于识别（图 1–23）。

当骨髓迅速再生时，红细胞岛可由处于同

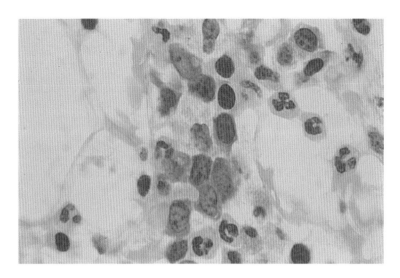

◀ 图 1-20 正常骨髓切片，可见 1 个含有早和中幼红细胞的幼红细胞岛。树脂包埋，Giemsa 染色（100×）

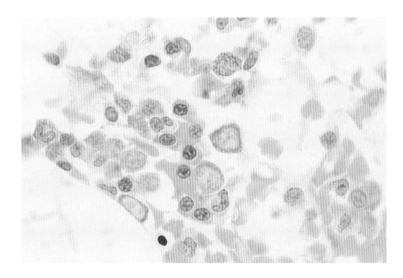

◀ 图 1-21 正常骨髓切片，可见幼红细胞岛含有 3 个早幼红细胞、1 个中幼红细胞和许多晚幼红细胞；注意早幼红细胞的嗜碱性胞质。树脂包埋，Giemsa 染色（100×）

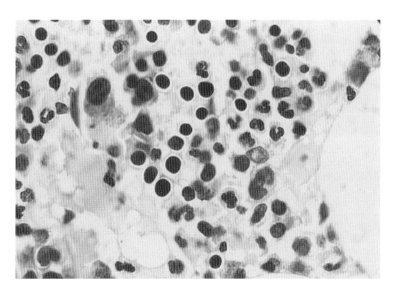

◀ 图 1-22 正常骨髓切片，幼红细胞岛含有中幼红细胞和晚幼红细胞，核周有空晕，HE 染色（100×）

一成熟阶段的细胞组成。这导致在一些细胞岛内仅由不成熟细胞组成。当红细胞发生异常时，有时也会出现类似的模式，如在骨髓增生异常中，幼红细胞的髓内死亡是一个主要机制。

异常幼红细胞的识别可能比其正常幼红细胞的识别更困难，例如，如果不存在结构良好的幼红细胞岛或如果它们仅含有不成熟细胞。当在识别红细胞前体细胞困难时，可通过免疫组织化学染色来识别和证实（见后文）。

（二）粒细胞生成

1. 细胞学

在形态学上无法辨认的粒细胞 – 单核细胞前体和成熟粒细胞之间有 ≥ 4 代细胞，但细胞分裂不一定发生在从一个阶段到另一个阶段的成熟的同一时间点。第一个识别的粒细胞是原粒细胞（图 1-24 和图 1-25），其大小与原红细胞相似，为 12～20μm。原粒细胞形状比原红细胞更加不规则，胞质呈中度嗜碱性，而不是高度嗜碱性。染色质弥漫，有数个核仁。原粒细胞通常定义为缺乏颗粒的细胞，但在急性髓细胞性白血病（acute myeloid leukaemia，AML）和骨髓增生异常（myelodysplastic syndrome，MDS）的异常骨髓生成的情况下，有颗粒的原始细胞也可以被接受为原粒细胞。原粒细胞具有细胞分裂和成熟为早幼粒细胞的能力。

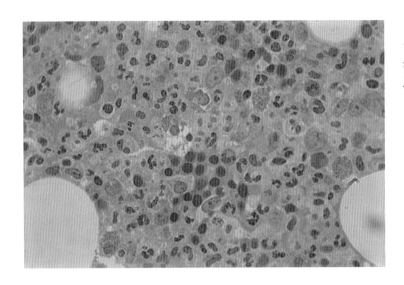

◀ 图 1-23　环钻活检标本切片中 1 个幼红细胞岛内幼红细胞的合体改变，树脂包埋，HE 染色（60×）

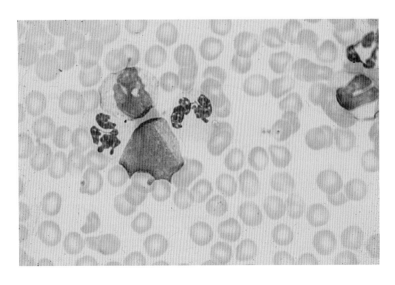

◀ 图 1-24　正常骨髓抽吸，可见 1 个原粒细胞、3 个中性粒细胞和 2 个单核细胞。原粒细胞有高核质比，弥漫性染色质结构和 1 个核，MGG 染色（100×）

早幼粒细胞（图 1-25）有一个核仁，细胞核略微凹陷，一个 Golgi 区和初级或嗜苯胺蓝的颗粒，应用 Romanowsky 染色，这些颗粒呈红紫色。早幼粒细胞体积大于原粒细胞，通常为 15～25μm，胞质常为较强的嗜碱性。光镜下，3 种粒细胞系的早幼粒细胞不容易区分，但通过超微结构检查可以做出区分。早幼粒细胞具有细胞分化和成熟为中幼粒细胞的能力。

中幼粒细胞（图 1-25）比早幼粒细胞小，大小差异很大，从 10～20μm。细胞核部分染色质凝聚，缺乏核仁。细胞质的嗜碱性比早幼粒细胞低，现在可以分辨出特异的嗜中性、嗜酸性和嗜碱性颗粒，分别染成淡紫色、橙红色和紫色。嗜酸性粒细胞也可能含有一些颗粒，这些颗粒吸收碱性染料而染成紫色，这些颗粒在超微结构上不同于碱性粒细胞谱系的颗粒，最好将其命名为原嗜酸性颗粒。正常情况下，中幼粒细胞可能至少有两代，以至于至少这个分类中的一些细胞能够细胞分裂。晚期中幼粒细胞成熟为晚幼粒细胞，直径为 10～12μm，细胞核明显凹陷或呈 U 形（图 1-25）。晚幼粒细胞不能够细胞分裂，但成熟为具有缎带状细胞核的杆状细胞。杆状细胞能依次成熟为具有节段核的多形核粒细胞和特异的嗜中性、嗜酸性或嗜碱性颗粒。骨髓是成熟中性粒细胞的主要贮存库。

2. 组织学

中幼粒细胞（图 1-26）是组织学上可识别的最早粒细胞前体，它们数量很少，最常见于骨髓小梁表面或小动脉附近。它们体积相当大，核圆形到卵圆形，有 1～5 个相对较小的核仁。无染色质聚集。细胞质相对较少。由于没有染色质聚集和核仁存在，它们很容易与淋巴细胞区分开来。正常骨髓内原粒细胞数量远远超过早幼粒细胞（图 1-26）和中幼粒细胞（图 1-27），后者可通过它们的颗粒而识别。在质量好的 HE 染色切片上，原始和嗜中性颗粒可表现为淡嗜酸性颗粒，但 Giemas 染色效果最好。嗜酸性粒细胞谱系的细胞颗粒大，有折光性和较强的嗜酸性。它们因此在 HE 染色和 Giemas 染色中容易识别。嗜碱性细胞颗粒是水溶性的，因此钻取活检标本应在含水的固定液中固定，嗜碱性细胞在组织切片上不容易识别。随着成熟的发生，粒细胞前体被发现逐渐深入到造血索中，但远离血窦。当它们达到晚幼粒细胞阶段，它们似乎向血窦移动，在多形和粒细胞阶段，穿过血管壁进入到血液循环。

在未脱钙树脂包埋的切片和使用 EDTA 脱钙标本的切片内，氯乙酸酯酶染色是从早幼粒细胞阶段开始中性粒细胞造血的可靠标志物。

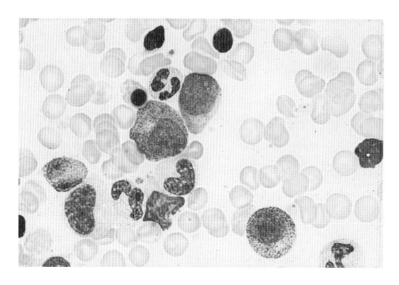

◀ 图 1-25　正常骨髓抽吸，可见 1 个原粒细胞和 1 个早幼粒细胞（中心）、1 个中幼粒细胞（右下）、1 个杆状细胞形态的晚幼粒细胞、1 个中性粒细胞和 1 个晚幼红细胞；早幼粒细胞比原粒细胞大，染色质有些凝聚但有持续性核仁，分化好的胞质颗粒和 1 个 Golgi 区，MGG 染色（100×）

将酸脱钙切片在pH为6.8的缓冲液中孵育过夜，可部分恢复氯乙酸酯酶活性。另外，识别粒细胞系细胞可采用免疫组织化学来证实。

（三）单核细胞生成

1. 细胞学

单核细胞来自于形态学上无法辨认的普通粒细胞 – 单核细胞前体。最早的形态可辨认的前体细胞是原单核细胞，比原粒细胞大，胞质丰富，不同程度嗜碱性，细胞核大，圆形。原单核细胞能够分裂和成熟为幼单核细胞，大小与早幼粒细胞相似。幼单核细胞具有核仁，细胞核有一定程度的核分叶和嗜天青颗粒。幼单核细胞成熟为单核细胞，它们快速迁移入周围血。单核细胞直径 12～20μm，有分叶状核和丰富的弱嗜碱性胞质。胞质可含有少量细腻嗜天青颗粒和常有毛玻璃改变，不同于淋巴细胞的透亮胞质。

单核细胞在骨髓及其他组织内成熟为巨噬细胞（图 1-28）。巨噬细胞体积大，直径为 20～30μm，形状不规则，核质比低，胞质丰富弱嗜碱性。当相对不成熟时，它们可有卵圆形核，染色质非常弥漫。当成熟时，细胞核较小和浓缩，胞质可含有脂滴、可识别的变性细胞和无定形碎片。铁染色常显示含铁血黄素存在。骨髓巨噬细胞可以发育成各种贮存细胞，这将

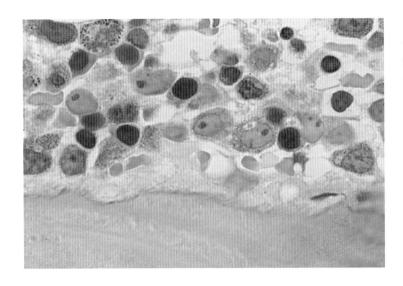

◀ 图 1-26　正常骨髓的切片，可见原粒细胞和早幼粒细胞邻近骨小梁，树脂包埋，HE 染色（100×）

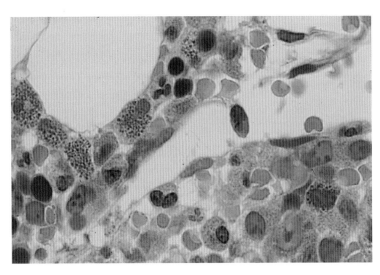

◀ 图 1-27　正常骨髓切片，可见早幼粒细胞、中幼粒细胞、成熟中性粒细胞和嗜酸性粒细胞紧邻血窦。树脂包埋，HE 染色（100×）

在后面的章节中讨论。

单核细胞及其前体细胞在骨髓中非常少见，部分原因是与成熟的中性粒细胞相比，单核细胞会迅速释放到外周血液中，而不是贮存在骨髓中。然而，巨噬细胞（组织细胞）容易显现。

2. 组织学

在骨髓组织切片上，单核细胞被认为比具有分叶核的中性粒细胞大的细胞；单核细胞前体通常不被识别。在血液学正常者中，仅有少量随机分布的单核细胞。

巨噬细胞（图 1-29）表现为不规则散在的、相对大的细胞，细胞核小，胞质丰富。在薄的切片上，仅可见胞质，细胞核在切片平面之外。

吞噬的碎片在胞质内可明显。有些伴有幼红细胞（形成幼红细胞岛）、浆细胞或淋巴样结节。环钻活检切片免疫组织化学染色可突出弥漫于整个基质的树突状巨噬细胞网（图 1-30）。

（四）基质树突细胞

淋巴结典型存在的表达 CD21 和 CD23 的滤泡树突状细胞（follicular dendritic cell，FDC）在正常骨髓中见不到。然而，间叶来源的其他基质树突细胞是丰富的。这些可能代表多种功能亚群，并来源于 CD34 呈阳性的间充质干细胞，而这些干细胞又可能来源于已知存在于胚胎发育过程中的血管母细胞，它们能够分化为

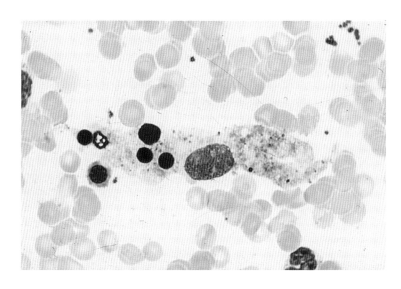

◀ 图 1-28　正常骨髓抽吸，可见 1 个含有颗粒和有折光碎屑的巨噬细胞和几个晚幼红细胞核，MGG 染色（100×）

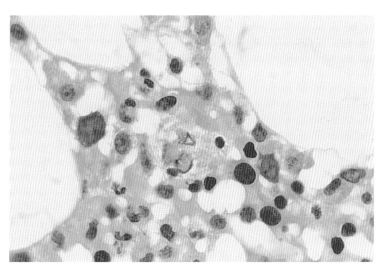

◀ 图 1-29　正常骨髓切片，可见 1 个含有细胞碎屑的巨噬细胞。树脂包埋，HE 染色（100×）

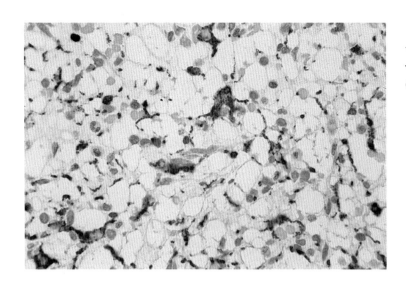

◀ 图 1–30 环钻活检标本切片显示 1 个树突巨噬细胞网。**CD68 单克隆抗体（McAb）的免疫组织化学染色（50×）**

中幼粒细胞和基质谱系。间充质干细胞[57, 58] 能够分化为脂肪细胞、成骨细胞和软骨细胞。出生后骨髓中的主要成熟基质树突细胞类型类似于肝、皮肤、子宫内膜和前列腺等其他部位发现的肌成纤维细胞星状基质细胞。在骨髓中，这些细胞以前被称为"外膜网状细胞"。它们在造血分化和免疫细胞相互作用中具有调节作用，被认为是炎症性脊髓病和骨髓增殖性肿瘤中纤维化的根源。然而，它们在转移癌、淋巴瘤和一些肉芽肿病过程中发生的纤维化中的作用尚不清楚。在骨髓反应性和肿瘤性淋巴样结节内形成真正 FDC 网络的细胞是否来自于这些基质树突细胞还是它们的前体，或者交替发生，以及它们是否来自于已经迁移到骨髓的细胞也尚不清楚。

1. 细胞学

成熟基质树突细胞不见于外周血液内。少量循环 CD34 呈阳性的前体细胞是基质而不是造血细胞来源，特别是在骨髓干细胞永生化后。在富集 CD34 呈阳性的前体并随后进行 CD271 免疫染色的骨髓标本中，间充质干细胞呈圆形，胞质明显有皱褶。抽吸涂片内的成熟基质树突细胞典型局限到颗粒中，在那里它们被脂肪细胞和造血细胞遮掩。偶尔，它们可被识别为双极或三极细胞，具有比在内皮细胞中罕见的胞质突更长。

2. 组织学

基质树突细胞形成整个骨髓基质的网络，在小梁边缘和围绕较大的血管密度增大。由于它们插入在脂肪组织间，以及长而相互连接的树突突起太细而很难发现，没有免疫组织化学染色证实常看不到。它们被一个完全独立的高度树突的常驻组织细胞群所模拟。

3. 免疫组织化学

基质树突细胞虽与 FDC 共同表达人类白细胞抗原（human leucocyte antigen，HLA）–DR、CD11c 和 CD271［低亲和力神经生长因子受体（low affinity nerve growth factor receptor，L-NGFR）］（图 1-31），但它们不表达 CD21 和 CD23。它们不同程度阳性表达 CD10、CD13、XⅢ a 因子和平滑肌肌动蛋白（smooth muscle actin，SMA）。在常规诊断实践中，CD271 是这些细胞的最好标志物。它们不表达髓单核谱系相关的抗原，因此可以通过树突状组织细胞表达 CD68R，而与基质树突细胞区分开来。

（五）巨核细胞增殖和血小板生成

1. 细胞学

巨核细胞来自于造血干细胞，通过一种常见的巨核细胞 – 红系祖细胞产生红系前体细胞和原巨核细胞。后者是小的增殖细胞，带有二倍体细胞核，在正常骨髓中一般不能识别。在正常骨髓中，巨核细胞谱系中最早在形态学上可识别的细胞是巨核细胞本身，但当造血异常时，与原粒细胞大小和形态相似的原巨核细胞有时可以识别。巨核细胞当成熟时经历核内复制，导致细胞体积变大（30～160μm），在细胞核脱氧核糖核酸（deoxyribonucleic acid，DNA）含量（倍性）和大小上具有明显的异质性。核内复制在任何其他哺乳动物细胞中很少见到。它由 cyclin D_3 上调而促进，并被认为有助于巨核细胞对血小板成分的高产出能力[59]。巨核细胞能根据它们的倍性水平而进行分类。在正常骨髓内，染色体数目从 4N（四倍体）到 32N，主要倍性类型为 16N。巨核细胞也能根据它们的细胞核，更具体地说，它们的胞质特征分为 3 个成熟阶段[60]。Ⅰ组巨核细胞（图 1-32）具有很强的嗜碱性胞质和非常高的核质比。Ⅱ组巨核细胞有较低的核质比和弱嗜碱性胞质，胞质内含有一些嗜天青颗粒。Ⅲ组巨核细胞（图 1-33）有丰富的弱嗜碱性胞质，含有丰富的嗜天青颗粒，细胞边缘的胞质是无颗粒的。Ⅲ组巨核细胞是成熟细胞，能够产生血小板，不再合成 DNA。3 个成熟阶段和倍性水平之间有一些相关性。所有成熟阶段均包括 8N、16N

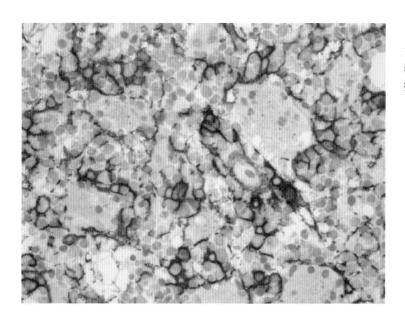

◀ 图 1-31　环钻活检标本切片显示 1 个基质树突细胞网，采用 CD271McAb 免疫染色（40×）

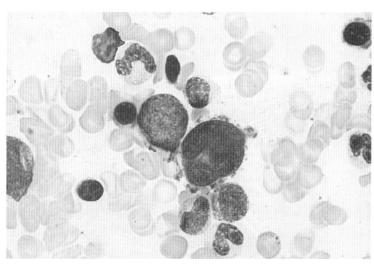

◀ 图 1-32　正常骨髓抽吸：1 个带有多倍体核的不成熟巨核细胞，显示少量染色质凝聚，胞质少，嗜碱性，MGG 染色（100×）

和 32N 的巨核细胞，但 4N 巨核细胞局限于 I 组，32N 巨核细胞在 III 组数量较多。大多数正常多倍体巨核细胞的细胞核由染色质链连接成不规则的小叶，少数细胞有非小叶状的细胞核或不止 1 个细胞核。血小板生成涉及细胞质内各组分的聚集、分界膜系统内的分离，以及组织成前血小板。后者进而在高度协调的胞质碎裂过程中直接脱落到骨髓血窦中。巨核细胞成熟的最后阶段是一个明显的裸核（实际上有一个很薄的细胞质边缘），大部分细胞质已经脱落成血小板进入血窦内（图 1-34）。

巨核细胞增殖和血小板生成主要是血小板生成素（thrombopoietin，TPO）及其细胞表面受体 MPL 的作用而调控[61]。例如，由于外周破坏对血小板需求增加，导致倍性水平和细胞大小增加，这在骨髓涂片中明显，表现为胞质体积增加，细胞核增大，分叶常良好。应该注意的是，巨核细胞是否产生血小板与产生的血小板数量几乎没有相关性。在血小板增多症患者，特别是原发性血小板增多症患者中，通常有许多"发芽"的巨核细胞，但在特发性血小板减少性紫癜中，血小板生成也大大增加，"发芽"的巨核细胞非常少见。

有必要评估巨核细胞的数量和形态。在抽吸物涂片内这仅能是一种主观评估——巨核细胞数量是减少、正常还是增加。更准确的评估

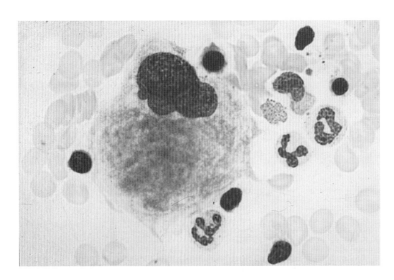

◀ 图 1-33　正常骨髓抽吸，可见 1 个带有分叶核和丰富颗粒状胞质的成熟巨核细胞，MGG 染色（100×）

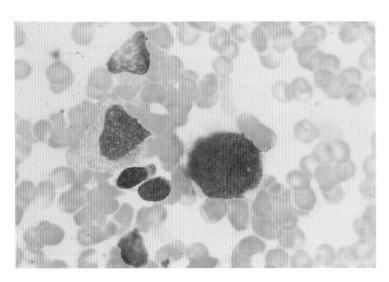

◀ 图 1-34　正常骨髓抽吸，可见 1 个晚期巨核细胞，以血小板形式脱落大部分细胞质，MGG 染色（100×）

可以从抽吸碎片的组织学切片或环钻活检标本的切片上进行。抽吸碎片的切片上巨核细胞数量要少于环钻活检标本，可能是由于这些大细胞不像小的骨髓细胞那样容易被抽吸。

巨核细胞可"吞噬"其他造血细胞（淋巴细胞、红细胞、幼红细胞、粒细胞及其前体），这个过程称为"伸入运动"（图 1-35）。这个过程不同于吞噬，是因为吞噬的细胞进入到分界膜系统内扩展的空腔内，而不是吞噬空泡中。在检查骨髓涂片时，巨核细胞内的细胞被发现是完好无损的，形态学也是正常的。

巨核细胞可通过细胞化学或免疫组织化学法来的识别（见后文）。

2. 组织学

巨核细胞是目前最大的正常骨髓细胞，它们的大小与其倍性有关。它们有丰富的胞质，常有分叶状细胞核。染色质细腻颗粒状，分布均匀。采用 Giemsa 染色，胞质内血小板分界明显。

巨核细胞最常发现与血窦相关，与骨小梁有些距离（图 1-9、图 1-36 和图 1-37）。它们仅当造血异常时见于骨小梁旁。系列切片显示在正常骨髓，所有巨核细胞都邻近血窦[62]。巨核细胞直接位于血窦外，通过穿过内皮细胞突出的胞质突起排出血小板，这个过程分解成血小板。以这种方式脱落了所有细胞质的"裸核"可以在组织切片（图 1-38）和骨髓涂片中辨认

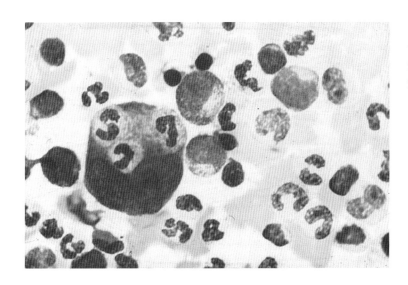

◀ 图 1-35　1 名霍奇金淋巴瘤患者的非浸润性骨髓抽吸，可见 1 个显示伸入运动的成熟巨核细胞，MGG 染色（100×）

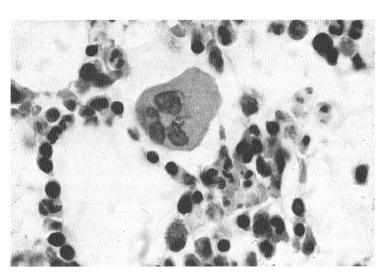

◀ 图 1-36　正常骨髓切片，显示所有造血谱系，包括具有细腻颗粒状胞质的正常巨核细胞，Giemsa 染色（100×）

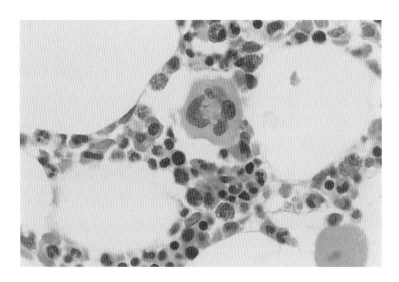

◀ 图 1-37 正常骨髓切片，显示 1 个正常巨核细胞核其他正常造血细胞，HE 染色（100×）

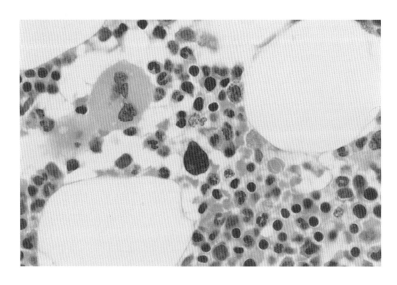

◀ 图 1-38 正常骨髓切片显示 1 个正常成熟巨核细胞和 1 个"裸核"巨核细胞的细胞核，HE 染色（100×）

出来。完整的巨核细胞和裸核也能够进入循环，在肺、脾、肝和其他器官的组织切片的血管内看到。巨核细胞内有时可见到多个核分裂象（图 1-39）。伸入运动在组织学切片上容易观察（图 1-40）。在评估巨核细胞形态时，重要的是要记住巨核细胞是体积非常大的细胞，而且只检查了其一个横截面。因此不可能确定单个巨核细胞的大小和核分叶程度。然而，通过检查许多细胞，能够对巨核细胞的平均大小、大小分布、平均分叶程度，以及是否存在异常特征（如小巨核细胞或非分叶状巨核细胞数量增加等）作出判断（见后文）。血液正常新生儿、婴儿和近 10 月龄幼儿的巨核细胞比年龄大的小孩和成人体积小、大小更加均匀[63]。

当造血细胞正常时，巨核细胞不会形成多于 2～3 个的细胞群。较大的巨核细胞群见于化学药物治疗和骨髓移植后的再生骨髓内，也见于各种病理状态，这些特征对诊断有价值。

巨核细胞可以通过计算其单位面积的数量来量化，或者对它们的数量是否减少、正常或是增加能形成一个主观印象。根据使用的处理方法和染色技术，正常骨髓中平均巨核细胞数量为 7～15/mm^2 [64]。如果使用免疫组织化学技术，估计数量相对高，平均正常值为 25/mm^2；这可能是由于小巨核细胞和巨核细胞前体都被识别出来[64]。

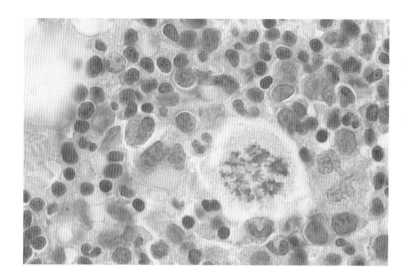

◀ 图 1–39　真性红细胞增多症患者的环钻活检标本切片，显示 2 个巨核细胞，其中 1 个显示多个核分裂象，注意围绕中和晚幼红细胞的收缩的空晕，HE 染色（100×）

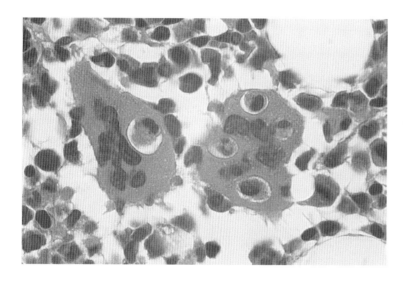

◀ 图 1–40　来自于获得性免疫缺陷综合征（AIDS）患者的环钻活检标本的切片，可见 2 个显示伸入运动的巨核细胞；在正常骨髓内，伸入运动不明显，HE 染色（100×）

（六）肥大细胞

1. 细胞学

肥大细胞（图 1–41）来自于多能髓系干细胞。在骨髓涂片中它们表现为卵圆形或长梭形细胞，大小为 5～25μm。细胞核位于中央，体积相对小，呈圆形或卵圆形。采用 Romanowsky 染色显示胞质中充满深紫色颗粒。肥大细胞与嗜碱性粒细胞的区别在于细胞核特征不同（无分叶状核，染色质凝聚少）和颗粒不遮盖细胞核的事实。挤压的骨髓颗粒由于它们常与基质密切相关，而对认识肥大细胞可能有价值。

2. 组织学

肥大细胞在正常骨髓罕见。它们由于颗粒没有独特的染色而在 HE 染色的切片中难以识别。肥大细胞在 Giemsa 染色中容易识别（图 1–42），是由于其颗粒在该染色中呈异染色质染色。肥大细胞颗粒对氯乙酸酯酶也呈阳性反应，PAS 染色呈阳性，甲苯胺蓝染色呈异染色质染色。它们在 EDTA 中表现出抗酒石酸酸性 磷 酸 酶（tartrate-resistant acid phosphatase, TRAP）活性，但在酸脱钙的标本中不显示该活性。肥大细胞虽然不规则分布于髓腔内，但在骨内膜附近、骨膜内、小血管外膜相关区域内、淋巴小结或淋巴细胞集合体周围数量最

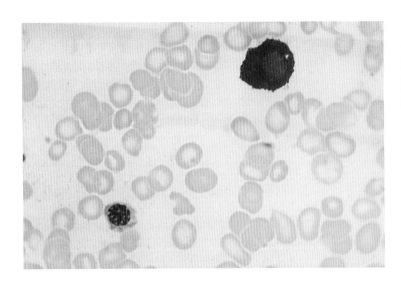

◀ 图 1-41　正常骨髓抽吸，可见 1 个肥大细胞和 1 个原粒细胞。肥大细胞核圆形，胞质充满着深嗜碱性颗粒，MGG 染色（100×）

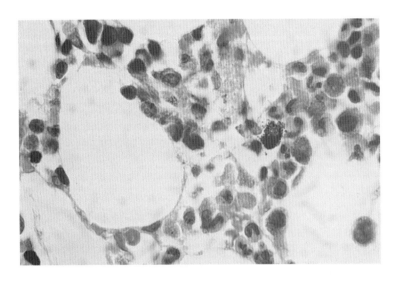

◀ 图 1-42　肾衰竭患者环钻活检标本的切片，可见 1 个肥大细胞和成熟粒细胞。树脂包埋，Giemsa 染色（100×）

多[65]。它们呈椭圆形或拉长的细胞，平均直径为 12μm。其胞质突起延伸到造血细胞之间。它们的分布和胞质特征可以通过免疫组织化学证实（图 1-43 和图 1-44）。

（七）成骨细胞和破骨细胞

成骨细胞和破骨细胞起源不同，但功能互补。成骨细胞与其他间充质细胞具有共同的起源，并负责骨沉积。破骨细胞是由单核细胞系的细胞融合而成，负责骨的溶解。

1. 细胞学

成骨细胞（图 1-45）为单核细胞，直径 20～50μm。细胞核偏位，胞质中等，嗜碱性，有一个 Golgi 区但不在核膜的相对位置。细胞核显示有些染色质凝聚，可含有一个小核仁。成骨细胞与浆细胞表面相似，但可通过染色质凝聚程度较轻和 Golgi 区细胞核的分离程度较低而能够区分开来。成骨细胞在健康成人的骨髓抽吸物中并不常见，但当存在时，常呈小团块状。它们在儿童和青少年骨髓中数量较多。

破骨细胞（图 1-46）是直径 30～100μm 或更大的多核巨细胞。它们的细胞核趋向于明确分离，形态一致，稍呈卵圆形，核仁单个，呈淡紫色。胞质丰富含有大量嗜天青颗粒，比巨核细胞的颗粒要粗糙。在不成熟的细胞中，细胞质更加嗜碱性。破骨细胞在健康成人的骨髓抽吸物中并

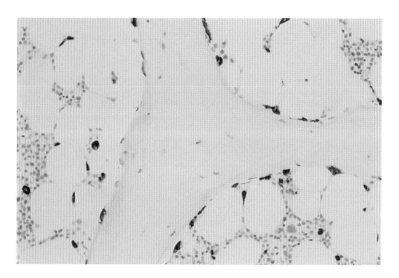

◀ 图 1–43　环钻活检标本切片显示在基质和骨小梁旁肥大细胞反应性增加。免疫过氧化物酶法，肥大细胞类胰蛋白酶（McAb AA1）（20×）

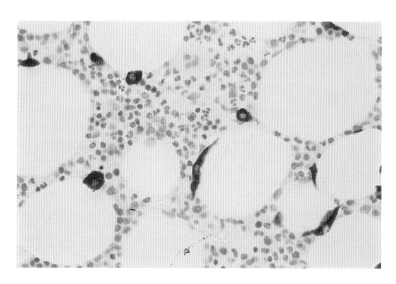

◀ 图 1–44　环钻活检标本切片显示反应性肥大细胞增加；注意有些肥大细胞呈圆形，有些为梭形，免疫过氧化物酶法，肥大细胞类胰蛋白酶（McAb AA1）（40×）

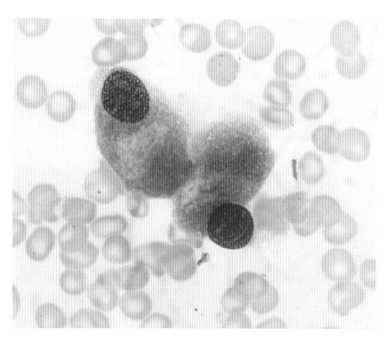

◀ 图 1–45　正常骨髓抽吸，可见 2 个成骨细胞；注意偏位的细胞核和嗜碱性胞质。这些细胞可根据其体积较大和 Golgi 区的位置而与浆细胞区分，其 Golgi 区不与细胞核紧邻，MGG 染色（100×）

不常见，更常见于儿童骨髓抽吸物中。

2. 组织学

组织学切片中的骨细胞、成骨细胞和破骨细胞根据它们的位置和形态特征来识别。骨细胞（图 1-47）位于骨陷窝内。成骨细胞（图 1-48 和图 1-49）沿着骨小梁或骨样组织成排出现，细胞核偏位，可见明显的 Golgi 区。单位面积的骨的数量下降发生于 20—30 岁[66]。破骨细胞（图 1-50）可能与成骨细胞相隔一段距离，位于骨小梁的另一侧。它们被确定为多核巨细胞，位于称为 Howship 陷窝的凹陷中。在 10—20 岁其数量发生下降[66]。它们在 EDTA 处理的标本中显示抗酒石酸酸性磷酸酶活性，但在酸性脱钙标本中则无该酶活性。

（八）脂肪细胞

脂肪细胞几乎总是可以在骨髓标本内辨认出来，但在非常年幼的婴儿和骨髓细胞明显增多的情况下例外。

1. 细胞学

基质脂肪细胞主要见于抽吸的碎片中。由于脂肪在处理过程中溶解，胞质看起来完全是空的。在分离的脂肪细胞内（图 1-51），细胞核卵圆形，位于周边或中央，位于明显变空的细胞质内。

2. 组织学

在骨髓切片中，脂肪细胞成群出现，其间

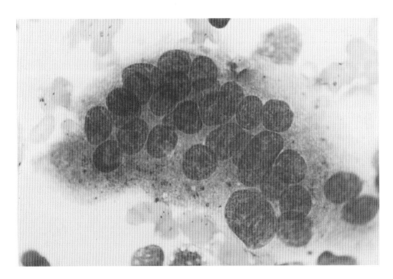

◀ 图 1-46　正常骨髓抽吸，可见 1 个破骨细胞；注意高度颗粒状胞质和多个细胞核，大小一致，有 1 个不明确、中等大小的核仁，MGG 染色（100×）

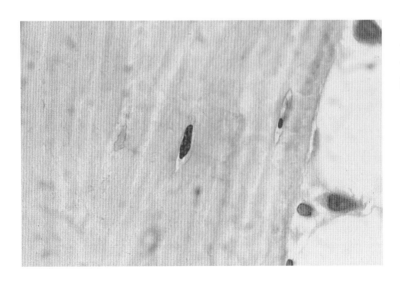

◀ 图 1-47　正常骨髓切片，可见含有 1 个骨细胞的骨小梁；注意邻近骨髓内的原粒细胞。树脂包埋，HE 染色（100×）

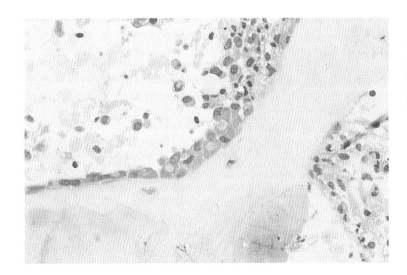

◀ 图 1-48　Fanconi 贫血患者的骨髓切片：骨小梁衬覆成骨细胞；注意独特的 **Golgi** 区不与核膜紧邻。树脂包埋，**HE** 染色（**40×**）

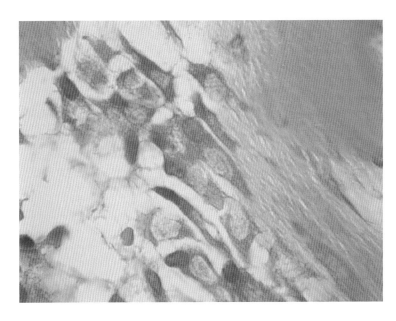

◀ 图 1-49　环钻活检切片显示儿童骨髓内的正常成骨细胞。**Golgi** 区非常明显，核卵圆形，有些含有核仁，**HE** 染色（**100×**）

由造血组织分隔。它们通常在骨小梁附近特别明显。脂肪细胞表现为空腔，细胞核卵圆形，位于细胞一边。

六、淋巴细胞生成

（一）淋巴细胞

B 和 T 淋巴细胞具有共同的髓系细胞来源，所有谱系都来自于多能干细胞。骨髓含有 T 和 B 淋巴样谱系的成熟细胞和前体细胞。在成熟细胞中 T 细胞数量较多，而在前体细胞中 B 细

胞系较常见。

1. 细胞学

骨髓淋巴细胞小，具有高核质比，弱的嗜碱性胞质。细胞核显示有些染色质浓缩，但染色质常比周围血液中的淋巴细胞弥散。淋巴细胞在最初出生的几天内并不很多，但在婴儿期，它们占骨髓有核细胞的 1/3～1/2[67]。在儿童时期，有核细胞的数量会下降；在成人中，它们一般低于 15%～25%，除非骨髓抽吸物已经用外周血相对程度地稀释了。如果没有血液稀释，它们通常占有核细胞的 10%，正常骨髓内的大多数淋巴细胞为 CD8 呈阳性的 T 淋巴细胞。

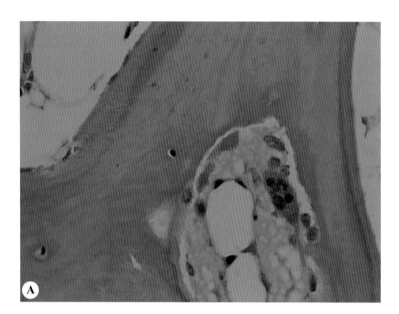

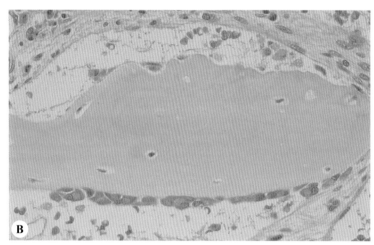

◀ 图 1-50　A. 肾性骨营养不良患者的骨髓切片，具有 4 个核的破骨细胞，HE 染色（100×）。B. 骨髓切片可见骨小梁；一侧衬覆成骨细胞，而另一侧显示 Howship 陷窝，2 个含有破骨细胞，HE 染色（40×）

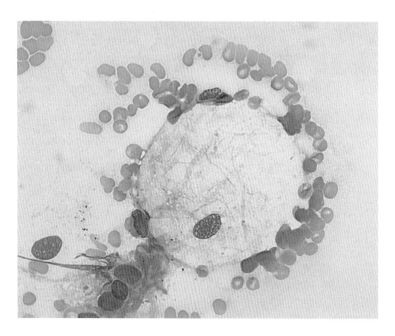

◀ 图 1-51　骨髓抽吸可见 1 个脂肪细胞，MGG 染色（50×）

健康儿童的骨髓可能显示出大量的未成熟细胞，细胞学上与白血病的淋巴母细胞相似，称为血凝素（见后文），它们是 B 淋巴细胞前体，在成人中的数量较少。

2. 组织学

正常骨髓含有散在的基质淋巴细胞，有时为小的淋巴结节或滤泡。基于组织学切片上的淋巴细胞的估计数量要明显低于抽吸物内的淋巴细胞数量。在一项研究中约 10% 骨髓细胞为淋巴细胞，T 细胞与 B 细胞比例为 6 : 1[68]。在另一项对少量人群的研究中，并非所有被研究者在严格意义上都是正常的，T 细胞与 B 细胞比例为（4~5）: 1[69]。在第三项研究中，中位数约为 2%，代表 B 细胞和 T 细胞数量大致相当；由 CD20 反应识别的 B 细胞范围为 0%~5.97%，而由 CD45RO 反应性确定的 T 细胞范围为 0%~6.7%[70]。与外周血相反，骨髓内 CD8 呈阳性的 T 淋巴细胞明显多于 CD4 呈阳性的细胞。淋巴细胞似乎集中在造血索中心附近的小动脉周围。正常骨髓的淋巴滤泡（见后文）在中央有小血管，可含有一些巨噬细胞、外周肥大细胞或浆细胞。

（二）浆细胞

1. 细胞学

浆细胞（图 1-52）在正常骨髓内很少见，它们在有核细胞中所占比例 ≤ 1%。在健康儿童中更少[71]。浆细胞形态独特，直径在 15~20μm，核偏位，胞质中等嗜碱性，有一个明显核旁 Golgi 区。胞质可偶尔含有空泡，采用 MGG 染色，因含有碳水化合物而有时呈粉色。核染色质显示明显粗块状，但组织学切片中常见到的钟面状染色质在涂片中不明显。偶尔，正常浆细胞有 ≥ 2 个核仁。浆细胞可小灶聚集，在抽吸骨髓碎片和毛细血管周围可检出。

2. 组织学

正常骨髓含有散在基质浆细胞，但浆细胞也可伴有巨噬细胞，并且优先位于毛细血管周围（图 1-53）。组织学切片内典型成熟浆细胞容易根据其核偏位和明显的 Golgi 区而识别。染色质粗块状，常分布于细胞核周围，粗块状染色质之间有透明区，形成车轮或钟面状。在 Giemsa 染色的切片中，除了 Golgi 区外，胞质呈深嗜碱性。

七、储存和幼红细胞铁

1. 细胞学

Perls 染色可以评估巨噬细胞和红细胞内的铁。应该注意的是相当大比例的健康的、血液学正常的女性在骨髓巨噬细胞内没有任何储存

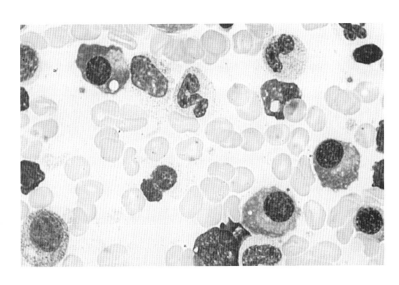

◀ 图 1-52　炎症患者的骨髓抽吸物：3 个浆细胞；注意嗜碱性胞质，核偏位和核旁 Golgi 区，MGG 染色（100×）

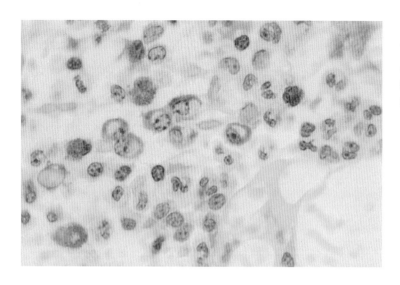

◀ 图 1–53　霍奇金淋巴瘤患者的骨髓切片（无骨髓浸润），可见毛细血管周围浆细胞、中性粒细胞、嗜酸性粒细胞和幼红细胞，树脂包埋，Giemsa 染色（100×）

的铁。在英国人群中观察到 17 人中有 2 人没有储存铁，另外 4 人仅有微量铁[55]，在芬兰人群中观察到 17 人有 9 人没有存储铁[72]。铁充足的被研究者的幼红细胞含有数量不一的细腻的 Perls 阳性颗粒，这些代表着含铁血黄素[55]。除非给予铁补充剂，否则在妊娠期间铁储存会减少，储存的铁可能会缺乏[73]。

　　2. 组织学

　　环钻活检切片的 Perls 染色常显示铁的存在，铁储存的增加可能被识别出来。然而，应该注意的是，铁可能是从石蜡包埋的脱钙标本中浸出来的，因此其对铁储存的评估不可靠。另外，这些切片中不能识别正常的铁质沉着颗粒。不过，没有脱钙的骨髓碎片的切片可以进行可靠的评估。

八、骨髓的细胞组成

1. 细胞学

　　抽吸骨髓的细胞学组成是由抽吸物的体积决定的，因为抽吸物的体积越大，抽吸物内吸入的窦内血液就越多。骨髓被血液稀释后，淋巴细胞和成熟的粒细胞比例较高，而粒细胞和红系前体细胞的比例较低。如 Dresch 等[74]发现，当胸骨抽吸物的体积从 0.5ml 增加到 4.5ml，

有核细胞的总浓度下降到 1/6，粒细胞前体（原粒细胞和晚幼粒细胞）的百分比从 55% 下降到 30%，而成熟中性粒细胞的百分比则增加 1 倍多。理想情况下，细胞计数应该在最初的 1～2 滴抽吸的骨髓涂片上进行。如果需要较多的抽吸物进一步检测，则在含有前几滴的注射器移除后，将第二个注射器应用到针头上。这样，差异的计数就代表着骨髓的细胞成分。

　　确定骨髓的细胞成分需要计数大量细胞，这样才可以达到一个合理的精准程度。当目标的细胞是一种通常少见的细胞时，如原粒细胞或浆细胞，这一点尤为重要。500 个细胞计数是理想和可行之间的一个合理的折中。细胞计数应该在碎片后的痕迹中进行，这样计数出来的细胞代表着来自于碎片，而不是混杂的外周血细胞；或者可以在压片的骨髓碎片上进行细胞计数，由于有些细胞（如浆细胞和淋巴细胞）在骨髓内分布不均，所以重要的是在几个碎片或几个压片的碎片后的痕迹中计数细胞数量。由于不同谱系的细胞可能不会以相同的程度从碎片中释放到痕迹中，因此楔形铺开的涂片和压片涂片上计数的细胞可能没有很好的相关性。后者计数的细胞可能更有效。然而，细胞计数通常在楔形铺开的涂片上进行，因此，出版的参考值是根据这样的计数确定的。

确定抽吸的骨髓内髓系与红系（M：E）的比值是一种惯例，并且有用，因为基于这个数值，再结合总体细胞密度的评估，可以确定红细胞和粒细胞生成是否为减少、正常或增加。最简单的做法是在髓系成分中包括所有的粒细胞及其前体，以及任何单核细胞及其前体。然而，有些血液科医师不包括成熟的粒细胞，另一些血液科医师包括中性粒细胞，但不包括嗜酸性粒细胞、嗜碱性粒细胞和单核细胞。这些纳入和排除对被认为是正常的 M：E 比值会产生轻微的不同，但它们的影响被不同的抽吸物体积造成的差异大大超过。抽吸物体积越大，M：E 比值就越高，特别是如果成熟的中性粒细胞被包括在细胞计数内。

出生时骨髓主要为红系和髓系成分，以及少量淋巴细胞和非常少的浆细胞[67, 71, 75, 76]（图 1–54）。幼红细胞的百分比在最初数周内急剧下降[75, 76]。淋巴细胞百分比在第一个月增加，随后维持着高水平直至 18 个月[67]。2 岁以上的儿童，不同细胞类型的比例与正常成人骨髓没有明显差异。然而，儿童中不成熟淋巴

细胞数量可增加（见后文）。可参考不同年龄的正常骨髓细胞组成的典型测定值（表 1–1 和表 1–2）[55, 67, 75–81]。Bain[55] 发现女性骨髓内粒细胞比例明显比男性高。但 den Ottolander 在一个较小的队列研究中并没有观察到这个现象[82]。压片制片获得的参考值范围不同于楔形铺开涂片[43]。中性粒细胞和单核细胞在涂片上数量更多，而粒细胞前体细胞和幼红细胞数量少；浆细胞和成熟嗜酸性粒细胞在压片制片中数量较多，而淋巴细胞在这 2 种制片中没有差异[43]。M：E 比值明显较低，平均为 1.6cf 和 2.7cf，并且参考值范围较窄[43]。

健康志愿者的骨髓显示可以被认为是异型特征的细胞比例很低，如红系细胞显示胞质桥接或具有非分叶核的巨核细胞[83]。Fernández-Ferrero 和 Ramos 研究血液学正常的外科患者，发现这些少量的异型特征的细胞随着年龄的增长而增加[84]。

2. 组织学

从树脂包埋的骨髓活检切片中进行差异的计数和评估 M：E 比例虽然是可能的[85, 86]，但

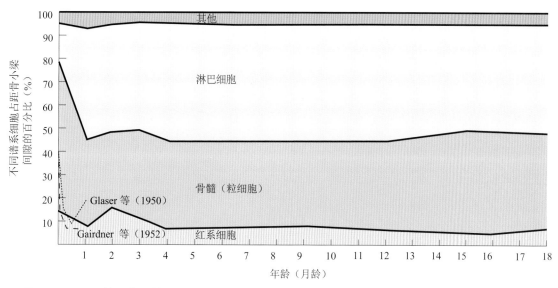

▲ 图 1–54　Rosse 等研究的前 18 个月间骨小梁间隙被不同谱系细胞占据的百分比[67]，Glaser[75] 和 Gairdner 等[76] 观察到的较高的初始红系百分比和幼红细胞数量急剧下降，分别采用点线和虚线表示

经许可转载，引自 Elsevier

表 1-1 健康婴儿和儿童骨髓细胞的平均值（观察范围）

	出生 [38]（n=57）	0～24h [76]（n=19）	8～10 天 [75]（n=23）	3 个月 [76]（n=12）
M:E 比值	4.4	1.2	1.35	2.4
原粒细胞（%）	0.3*	1.0（0.5～2）	1.0（0～3）	1.5（0～4）
早幼粒细胞（%）	0.8	1.5（0.5～5）	2.0（0.5～7）	2.0（1.5～5）
中幼粒细胞（%）	4	4.0（1～9）	4.0（1～11）	5.0（0.5～16）
晚幼粒细胞（%）	19	14.0（4.5～25）	18.0（7～35）	11.0（3～33）
杆状细胞（%）	29	22.0（10～40）	20.0（11～45）	15.0（2～24）
中性粒细胞（%）	7			
嗜酸性粒细胞系（%）	2.7	3.5（1～8）†	3.0（0～6）†	2.5（0～6）†
嗜碱性粒细胞系（%）	0.12	-（0～1.5）†	-（0～1）†	-（0～0.5）
单核细胞（%）	0.9	-（0～2.5）†	1.0（0～3）	0.5（0～1）
红细胞系（%）	14.5	39.5（23.5～70）†	7.5（0～20.5）†	16.0（3.5～33.5）†
淋巴细胞（%）	15	12.0（4～22）	37.0（20～62）	47.0（31～81）
浆细胞（%）	0	0	0	0

	3 个月 [67]（n=24）	1 年 [38]（n=12）	18 个月 [38]（n=19）	2～6 年 [46]（n=12）	2～9 年 [47]（n=13）
M:E 比值	4.9	4.8	5	5.8（2～13）	5.3
原粒细胞（%）	0.6*	0.5*	0.4*	1.0	1.3（0.7～1.8）
早幼粒细胞（%）	0.8	0.7	0.6	0.5	2.8（0.8～4.8）
中幼粒细胞（%）	2	2	2.5	17	26.7（18～35）†
晚幼粒细胞（%）	12	11	12	20	22.0（15.7～29）
杆状细胞（%）	15	14	14	11	4.5（0.9～8）
中性粒细胞（%）	3.5	6	6	10	8.3（2.6～14）
嗜酸性粒细胞系（%）	2.5	2	3	6	1.2（0～2.5）
嗜碱性粒细胞系（%）	0.1	0.1	0.1	-	0
单核细胞（%）	0.7	1.5	2	0.4	0
红细胞系（%）	12	8	8	13	12.5（9.5～22.3）†
淋巴细胞（%）	44	49	46	21	18.2（8.5～28）
浆细胞（%）	0	0.03	0.06	-	0.13（0.05～0.41）

*. 未知的母细胞
†. 大约（不同分类的范围之和）

表 1–2　健康 Caucasians 成人胸骨或髂嵴抽吸物内骨髓细胞的平均值（95% 范围）

	20—29 岁[78]	20—30 岁[79]	20—30 岁[79]
	男性和女性（n=28）胸骨	男性（n=52）胸骨	女性（n=40）胸骨
抽吸物体积（ml）	≤ 0.5	0.2	0.2
M：E 比值	3.34	—	—
原粒细胞（%）	1.21（0.75~1.67）	1.32（0.2~2.5）	1.2（0.1~2.3）
早幼粒细胞（%）	2.49（0.99~3.99）	1.35（0~2.9）	1.65（0.5~2.8）
中幼粒细胞（%）	17.36（11.54~23.18）	15.0（7.5~22.5）	16.6（11.4~21.8）
晚幼粒细胞（%）	16.92（11.4~22.44）	15.7（9.2~22）	15.8（11.0~20.6）
杆状细胞（%）	8.70（3.58~13.82）	10.5（3~17.9）	8.3（4~12.4）
中性粒细胞（%）	13.42（4.32~22.52）	20.9（9.9~31.8）	21.7（11.3~32）
嗜酸性粒细胞系（%）	2.93（0.28~5.69）*	2.8（0.1~5.6）*	3（0~7.2）*
嗜碱性粒细胞系（%）	0.28（0~0.69）*	0.14（0~0.38）	0.16（0.2~3）
单核细胞（%）	1.04（0.36~1.72）	2.3（0.5~4）	1.61（0~0.46）
红细胞系（%）	19.26（9.12~29.4）†	12.9（4.1~21.7）	11.5（5.1~17.9）
淋巴细胞（%）	14.60（6.66~22.54）	16.8（7.2~26.3）	18.1（10.5~25.7）
浆细胞（%）	0.46（0~0.96）	0.39（0~1.1）	0.42（0~0.9）

	17—45 岁[80]	年龄没有注明[50]	21—56 岁[29]	年龄没有注明[51]
	男（n=42）和女（n=8），胸骨	男（n=12），胸骨	男（n=30）和女（n=20），髂嵴	男（n=53）和女（n=14），部位未注明
抽吸物体积（ml）	3	—	0.1~0.2	—
M：E 比值	6.9	2.3（1.1~3.5）§	2.4（1.4~3.6）	2.2（0.8~3.6）
原粒细胞（%）	1.3（0~3）	0.9（0.1~1.7）	1.4（0~3）	0.4（0~1.3）
早幼粒细胞（%）	—‡	3.3（1.9~4.7）	7.8（3.2~12.4）	13.7（8~19.4）
中幼粒细胞（%）	8.9（3~15）	12.7（8.5~16.9）	7.6（1.9~13.3）¶	
晚幼粒细胞（%）	8.8（4~15）	15.9（7.1~24.7）	4.1（2.3~5.9）	
杆状细胞（%）	23.9（12.5~33.5）	12.4（9.4~15.4）	—	35.5（22.2~48.8）
中性粒细胞（%）	18.5（9~31.5）	7.4（3.8~11）	34.2（23.4~45）¶	
嗜酸性粒细胞系（%）	1.9（0~5.5）	3.1（1.1~5.2）*	2.2（0.3~4.2）	1.7（0.2~3.3）
嗜碱性粒细胞系（%）	0.2（0~1）	< 0.1（0~0.2）‖	0.1（0~0.4）	0.2（0~0.6）
单核细胞（%）	2.4（0~6）	0.3（0~0.6）	1.3（0~2.6）	2.5（0.5~4.6）
红细胞系（%）	9.5（2.5~17.5）	25.6（15~36.2）	25.9（13.6~38.2）	23.6（14.7~32.6）
淋巴细胞（%）	16.2（7.5~26.5）	16.2（8.6~23.8）	13.1（6~20）	16.1（6.0~26.2）
浆细胞（%）	0.3（0~1.5）	1.3（0~3.5）	0.6（0~1.2）	1.9（0~3.8）

*. 包括嗜酸性和嗜碱性中幼粒细胞和晚幼粒细胞

†. 大约（幼红细胞不同分类的范围之和）

‡. 早幼粒细胞被分类为伴原粒细胞或伴髓细胞

§. 中性粒细胞加前体：幼红细胞

‖. 包括嗜碱性前体和肥大细胞

¶. 中性粒细胞假嗜酸性粒细胞中幼粒细胞：平均和范围：8.9（2.14~15.3）；杆状细胞包括在中性粒细胞分类内，巨噬细胞：平均和范围：0.4（0~1.3）

在实际工作中几乎不需要。由于没有采用窦内血液稀释，这样的计数比抽吸获得的细胞计数可能更加准确。也有可能体积较大的细胞或邻近小梁的细胞不太可能被抽吸出来。然而，一种不准确的因素是较大的细胞出现在活检的更多层面上，因此在任何给定的切片中更有可能被计数。缺乏被血液稀释意味着评估的 M∶E 比值可能低于抽吸获得的结果。对 13 名健康受试者的研究结果证实了这一点，该研究发现，M∶E 平均比值为 1.52，范围为 1.36～1.61[85]。

九、骨髓抽吸和环钻活检的解读

孤立的骨髓抽吸物检查可允许确定细胞形态学特征，但不能对形态学做出全面的解释。血液科医师也必须了解患者的年龄和性别，全血细胞计数和相关的临床细节，并且必须检查外周血涂片。同样，单独的环钻活检切片允许检测组织形态学异常，但不能对一个患者进行全面评估。病理科医生应该知道过度解读活检发现或者由于缺乏对临床和血液学特征和抽吸结果的考虑而未能提供充分解读的风险。环钻活检标本最好由能够解释骨髓抽吸物的血液病理科医生报道，或者由组织病理学医生和血液科医师一起检查抽吸涂片和活检切片。应该认识到，环钻活检只是检查中的一部分，并不总是能够做出明确诊断。有时候寻求另一种意见是可取的。在这种情况下，血液病理医生需要完整的临床和血液学信息是非常必要的。为了获得第二个意见，外周血和骨髓抽吸涂片应该与环钻活检标本应一起送检，所有材料都要仔细地贴上标签并注明日期。

（一）骨髓抽吸涂片检查

要对 ≥ 3～4 张涂片进行染色和检查。这些应该包括 1 张 Perls 染色的涂片，用于所有最初的诊断性抽吸物。如果有骨髓浸润的可能，并且第一张涂片没有显示任何异常，需要染色和检查较多数量是重要的。除了楔形铺开的涂片外，所有患者的骨髓碎片应进行印片检查。印片的碎片可显示陷入在碎片内，并且在楔形铺开的涂片内缺乏的异常细胞。例如，系统性肥大细胞增多症的诊断可以通过印片制片而不是楔形铺开的涂片来提示。在印片制片内母细胞的百分比可较高，会导致急性髓细胞性白血病而不是骨髓增生异常的诊断，或者诊断为高级别而不是低级别骨髓增生异常。同样，多发性骨髓瘤内浆细胞百分比在印片制片比楔形铺开的涂片明显增加[87]。

骨髓涂片应该在低倍镜（10×）下检查，以评估细胞密度和巨核细胞数量，并扫描整个涂片是否有任何异常浸润。然后涂片应该在40×或50×物镜下检查，这样将允许观察到大多数形态学特征。在这一阶段，应该从数量和形态的角度对所有细胞群进行具体和系统的检查——红系、粒细胞系包括嗜酸性粒细胞和嗜碱性粒细胞、巨核细胞、淋巴细胞和浆细胞。应考虑肥大细胞、巨噬细胞、成骨细胞或破骨细胞数量是否增加，是否存在非造血细胞。骨髓碎片应该检查，不仅为了评估细胞密度，而且还应该确定是否有任何细胞优先保留在碎片内，如肥大细胞或多发性骨髓瘤细胞。增加的储存铁有时候也能通过 MGG 染色在碎片中检出，含铁血黄素有绿色折光（图 1-55）。只有在 40×或 50×物镜下对几张涂片进行彻底的评估后，才能在高倍（100×）油镜下进行检查，以便评估精细的细胞学细节。数个碎片后痕迹内细胞的不同计数最好在高倍镜下进行，但仅在评估是否有少数细胞群（如原始细胞或浆细胞）等任何增加局限于一张涂片或一个碎片后的细胞痕迹中之后才能进行。有一个 50×或 60×物镜的油镜，以及 100×倍的油镜可

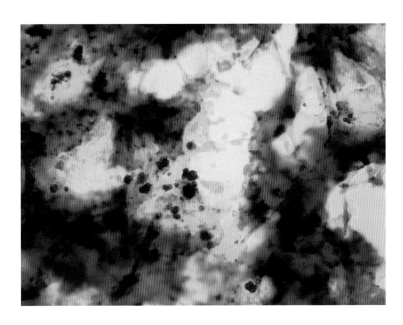

◀ 图 1-55　骨髓抽吸物显示含铁血黄素增加，MGG 染色（50×）

能有益，因为这样可以容易地在镜头之间切换，以获得同一区域的总体和更加详细的细节。Perls 染色的涂片应同样在低倍镜下评估储存的铁，40× 或 50× 物镜检测异常明显的铁颗粒，100× 倍下评估铁颗粒是减少、正常还是增加。

印片骨髓碎片的涂片应该同样以系统性方式进行检查。

（二）骨髓抽吸物的报告

骨髓抽吸物的报告应从提供给血液科医师的临床细节开始，并记录骨髓抽吸时的全血细胞计数和外周血膜表现。然后应该有一份关于抽吸部位、骨的质地和抽吸容易程度的陈述。抽吸物的报道应包括总体细胞密度的评估，M∶E 比值和每个干细胞谱系的描述。应描述碎片中储存的铁和细胞中的铁质颗粒。如果进行了环钻活检，应该说明这一点，如果正常预期进行环钻活检，但最后没有进行或没有成功，也应该包括在报告内。对样本进行的任何补充检测（如免疫表型、细胞遗传学分析和分子遗传学分析等）都应该列出，以便临床医生知道其他预期的结果。最后，应该对重要发现进行简要总结，并提供解释，这可能是一些临床医生阅读报告的唯一部分。报告在事实陈述和意见之间应该有区分。抽吸物的描述应该纯粹是事实，然而对最终的总结是有益的，包括对结果意义的解释，以及在相关情况下对进一步检测的建议。任何意见的确定性程度都应该通过谨慎使用如"诊断""提示"或"符合"等术语来表示。如果试图的抽吸失败或有"干抽"，应该在报告中说明这一点。报告应该由血液科医师或血液病理科医师签字或电脑授权。

（三）环钻活检切片的检查

环钻活检切片的解释通常被认为是外科病理学中较难的一个领域。这可能是由于造血组织的组织结构不像许多其他组织那样明显。然而，正如本章导言部分所述，骨髓实际上具有高度的组织化，各种成分在不同的纤维解剖部位成熟。未能认识到这一点和未能识别每个细胞分类可导致缺乏系统分析，诊断仅能通过模式识别过程进行诊断。相反，血液科医生，尽管在细胞学方面有经验，但可能不熟悉组织切片的解释，而结构特征在组织切片上通常是最重要的。

系统的方法对于准确的诊断是必不可少的，它需要正常的微解剖和可能发生的病理变化，再加上对各种组成成分有条理的检查。开始，整个切片应在低倍镜下检查，优先使用 4 倍物镜。这样可以获得活检标本的总体印象，包括总体细胞密度和巨核细胞的数量和分布。在这个放大倍数下，骨的异常通常很明显。如果活检标本太小，或者大部分由皮质骨和皮质下骨髓组成，又或者显示挤压假象或其他结构的人为扭曲，也应该注意。局灶性病变如肉芽肿或转移性肿瘤或淋巴瘤的浸润，通常在低倍镜下容易辨认。不应鼓励在环钻样本中包含皮质外成分，但当存在时，这些成分应包括在总体组织学评估中。例如，它们可能是浆细胞肿瘤患者淀粉样蛋白沉积的部位，或者其他部位疑似淀粉样蛋白沉积的部位（图 1–56）。

低倍镜检查后，骨、造血成分和骨髓基质成分应该使用中倍（10×或 20×）和高倍干物镜（40×或 60×）下观察。常规情况下不需要使用油镜观察，但当观察细腻的细胞学细节时通常是有用的。骨应该检查骨小梁厚度、成骨细胞和破骨细胞的数量，以及 Howship 陷窝的存在和数量；未脱钙的树脂包埋切片应该评估骨样基质的数量（见第 11 章）。只要有一点经验，就可以很容易地目测骨髓细胞密度、粒细胞和红系成分的相对数量，以及任何偏离正常的情况。下一步就是检查各种造血成分，以获得以下特征。

1. 红系：红细胞的比例和不同成熟阶段细胞的相对比例；幼红细胞岛的存在、表现和位置；幼红细胞的形态包括任何红细胞发生异常的证据。

2. 粒系：粒系细胞（嗜酸性和中性粒细胞系）的比例；不成熟和成熟粒细胞前体的形态学和相对比例；不成熟前体的位置（早幼粒细胞和原粒细胞）；粒系细胞的形态学。

3. 巨核细胞：巨核细胞的数量；巨核细胞形态学（细胞大小和核特征）和定位；巨核细胞群的存在或缺乏。

4. 淋巴细胞：淋巴细胞的数量、定位和形态；淋巴聚集的存在、位置和形态；浆细胞的数量、定位和形态。

5. 巨噬细胞和肥大细胞：巨噬细胞的数量；噬血细胞综合征的存在；细胞内微生物（通常为真菌或原虫）；溶酶体贮积症（如 Gaucher 病）的证据；肉芽肿；肥大细胞数量、形态和定位。

基质成分很容易被忽略，然而这些成分在不同情况下会受到干扰。值得注意的重要改变包括水肿、胶样改变、坏死、纤维化、血窦扩张、血管炎、淀粉样蛋白沉积和骨异常。

每个患者应进行网状纤维染色。有些实验室对所有患者进行铁染色，但在著者的实验内不是必需的。选择进一步组织化学或免疫组织化学染色取决于临床特征和组织学改变。

显然，在许多情况下，当白血病细胞或转移癌浸润严重时，上述的方案需要修改。

（四）环钻活检切片的报告

环钻活检报告[88]应该包括活检标本长度和其完整性的描述。镜下表现的报告应该描述细胞密度和骨、基质或造血组织的任何异常，以及网状纤维染色和铁染色（如果进行）。树脂包埋标本的切片，应对铁储积进行分级；对于脱钙活检标本，应评估可染色的铁是否缺失、存在或增加，但不应尝试进一步分级。应该描述任何其他的组织化学或免疫组织化学染色。在描述免疫组织化学的结果时，带有 CD 标记的抗体应该通过合适的 CD 编号来识别。

在对活检组织学进行描述后，对所有相关发现进行总结和解读后，应该给出一个结论（对骨髓抽吸物，许多临床医生只会阅读结论）。任何意见的确定性程度都应该通过谨慎使用"诊

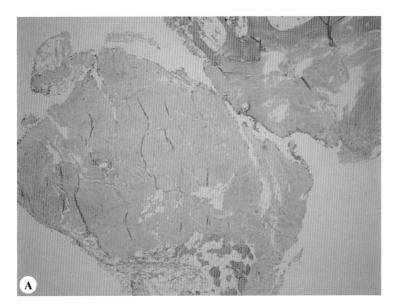

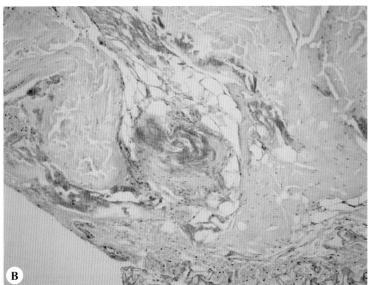

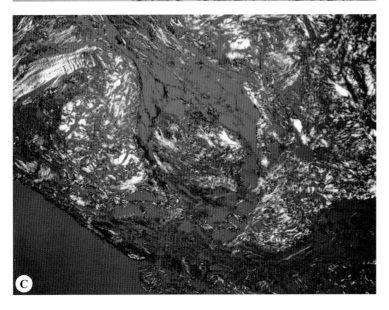

◀ 图 1–56 怀疑淀粉样变患者的骨髓环钻活检切片，显示皮质外筋膜内轻链相关的淀粉样物质沉积。这种情况在 HE 染色下难以发现，但采用刚果红染色可以证实

A. HE 染色（4×）；B. 刚果红染色（10×）；C. 刚果红染色，偏振光（10×）

断"、"提示"或"符合"等术语来表示。如果报告是临时性的，无论是因为有待进一步调查，还是寻求第二个意见，但这个应该在结论性总结中明确说明。报告必须有负责的病理科医生或血液科医师签字或电脑授权。

（五）指南、综合报告和检查

关于执行、处理和报告骨髓抽吸物和环钻活检的最佳时间指南已经出版[89, 90]。如果使用镇静药，应遵循安全操作指南[9]。

对于血液肿瘤来说，最佳实践表明应该汇总一份综合的最终报告。这应该包括对骨髓抽吸物和环钻活检样本进行的所有检测结果，并在完整的临床和血液学信息的背景下进行解释。适当时还应该包括外周血分析结果〔如克隆性研究、免疫表型、分子分析和人类嗜 T 细胞病毒 –1（human T-cell lymphotropic virus type-1，HTLV-1）血清学〕。对于英格兰和威尔士国家卫生服务来说，这一建议包括在国家卫生和护理卓越、血液性癌症研究所的指南：改善结果这个章节中[91]。理想情况下，信息技术系统应促进综合报告的开发。当需要时，应发出一个临时报告，待所有补充的检查结果获得后再出具一份最终报告。

建议对临床和实验室程序进行定期检查，并建议制定记录发病率和死亡率的国家计划。

十、人为假象

骨髓抽吸物和环钻活检标本内各种假象需要识别，以免它们被误解释为疾病[92, 93]。人为假象有 3 种类型：①活检过程或实验室内处理过程引起；②活检中包括了外来的物质或组织引起；③活检部位以前组织损伤引起。严格地说，后一组不是人为假象，因为观察到的改变是组织中的真实变化。然而，它们可潜在

地以同样方式误认为人为假象，因此将在这里介绍。

1. 细胞学

如果骨髓在 EDTA 中抗凝，并且如果在制片过程中也发生延迟，就会可能发生储存假象，可能类似于红系生成障碍[94, 95]。特征可包括核分叶、碎片和胞质空泡化。过量的 EDTA 对细胞学也有有害影响，包括中性粒细胞的数量减少、中性粒细胞和巨核细胞的皱缩[95]。应避免使用儿科 EDTA 管或 EDTA 在等渗盐水中稀释。理想情况下，涂片应该由未抗凝的骨髓中制成。在固定和染色前，由于涂片干燥不充分、固定不良或储存时间过长，可能会在骨髓抽吸物中产生处理假象。如果切片在充分干燥之前固定，会出现细胞核内容物渗入细胞质内，导致细胞轮廓模糊的表现（图 1–57）。用于固定的甲醇吸收水分会导致红细胞中有折光性的"包涵体"，并使细胞细节清晰度变差。延迟固定和存档骨髓切片的染色通常导致涂片呈现强烈的蓝色或绿松石色调；这可以通过在存储前固定载玻片来避免，尽管这限制了它们以后的使用。

如果抽吸物部分凝固，小的骨髓凝块可误认为骨髓颗粒，导致错误地试图评估凝块内细胞密度或是否存在储存铁。纤维素带的存在和明显颗粒内缺乏任何有机的结构是其真正本质的线索。在原发性血小板增多症患者中，大量血小板的实性团块也可能被误认为骨髓碎片。

可出现在骨髓抽吸物内的外源性非造血细胞包括内皮细胞（图 1–58）和上皮细胞（图 1–59）。内皮细胞可成团出现，并呈多形性。重要的是不要将它们与肿瘤细胞混淆。它们具有弱的嗜碱性胞质和带有核沟的卵圆形核。上皮细胞，无论是有核还是无核，都更容易通过它们体积大、不透明、粉蓝色的细胞质所识别。可能出现在骨髓抽吸物涂片内的外源性物质包括手套粉末的结晶。采用 MGG 染色呈蓝色

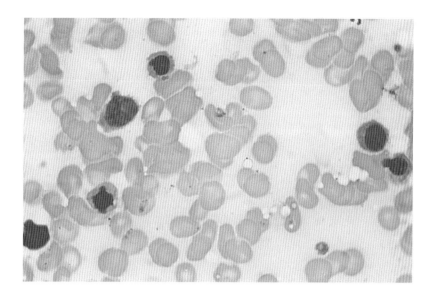

◀ 图 1–57　骨髓抽吸物在充分干燥前固定和染色涂片的效果；红细胞和内容物似乎已经渗入细胞质内，MGG 染色（100×）

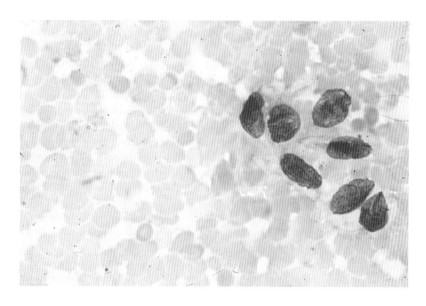

◀ 图 1–58　腔静脉刮片显示内皮细胞；在骨髓抽吸物中偶见类似的细胞，MGG 染色（100×）

经许可转载，图片由澳大利亚 Newcastle 的 Marjorie Walker 博士提供

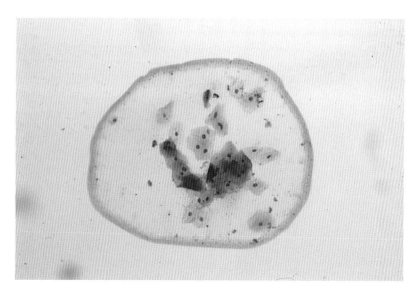

◀ 图 1–59　骨髓抽吸物，上皮细胞，MGG（染色 10×）

（图 1-60），PAS 染色呈红色。

骨髓抽吸物中的异常可能是短时间内在同一部位进行活检所致。可能见到巨噬细胞包括泡沫状巨噬细胞的数量增加等。以前活检的瘢痕通常是明显的，重复活检应该从骨盆，或者在距离同侧最近活检处 1cm 进行。还应该注意的是，如果盆腔以前被射线照射过，活检将显示骨髓发育不良或再生不全，这并不表明其他部位的骨髓也出现同样的表现。因此，一般应避免对以前照射过的骨髓进行活检。

如果印片来自于含有软骨的环钻活检标本，如小孩，在印片内可有粉色颗粒状物质的沉积[96]。

2. 组织学

环钻活检标本太短或在错误的角度进行活检可意味着标本仅包括皮质下骨，该部位通常细胞数量明显少。这可能错误地诊断为再生障碍性贫血。进行活检和标本处理可能会导致骨质碎裂成无定形物质（图 1-61），或者骨髓组织可能从骨小梁间隙中消失（图 1-62）。后者的假象可能与钝针的使用有关，因为采用一次性针似乎无此问题。扭曲假象（图 1-63）常见。因扭曲导致的拉长的细胞核不应与成纤维细胞的细胞核混淆。通常情况下，尽管存在假象，但扭曲的骨髓不是可以解释的，而是可能识别为肿瘤细胞（如多发性骨髓瘤细胞或癌细胞）。

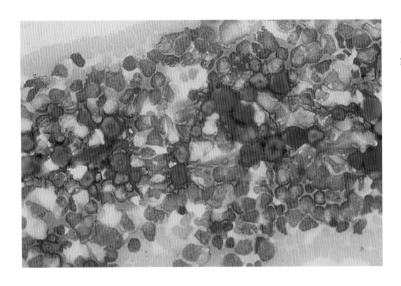

◀ 图 1-60　骨髓抽吸物内手套粉末的结晶，MGG 染色（40×）

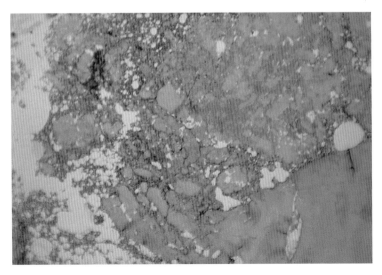

◀ 图 1-61　骨髓环钻活检切片，挤压的骨组织，HE 染色（20×）

固定过程中可能会导致假象。如果使用福尔马林 – 盐水作为固定剂，需要固定时间 ≥ 18h。如果需要更快速的固定，则应使用蛋白质沉淀剂配方。固定不佳导致细胞核呈毛玻璃样，其结构细节不能辨认（图 1-64）。固定不佳会通过使用强力脱钙剂而加重。对于固定不佳的骨髓通常是不可能做出任何可靠的解释。另一种固定相关的问题是福尔马林色素的沉积。福尔马林色素为黑褐色，应与金黄色的含铁血黄素区分开来（图 1-65）。如果活检标本固定在汞基固定剂（如 B_5 固定液）中，不充分的冲洗可导致细胞被沉淀物遮盖[97]；不过，应该注意的是，在许多国家基于环境和安全原因，汞基固定剂是禁止使用的。

脱钙过度和不足都会导致人为改变。过度脱钙导致细胞细节（特别是细胞核的细节）丧失和苏木精摄取不足。脱钙不足会导致骨板中心出现未脱钙的骨的中央核芯。这个难以制成高质量的薄的切片，并且切片容易撕裂。

处理过程中产生的假象在石蜡包埋的组织中是最常见的一个问题。一定程度的皱缩假象常见。这在幼红细胞中表现得最为明显，因为核周空晕可能有助于识别。皱缩假象也会导致巨核细胞出现于大的空隙中（图 1-66）。使用钝刀可能导致切片扭曲或切片呈带状（图 1-67）。在处理过程中骨小梁可能会丢失，导致在切片内留下间隙（图 1-68）。

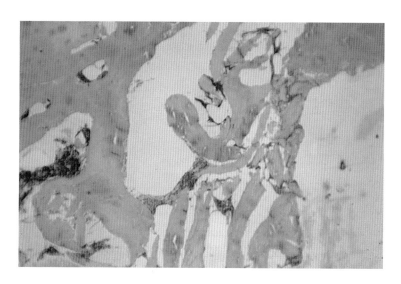

◀ 图 1-62　骨髓环钻活检切片，由于活检标本的挤压，显示明显的小梁间空隙，HE 染色（10×）

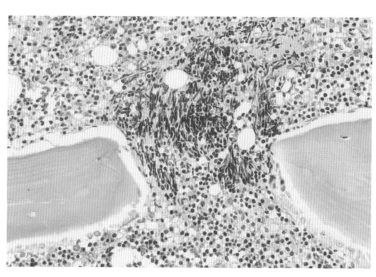

◀ 图 1-63　慢性淋巴细胞白血病患者的骨髓环钻活检切片显示扭曲假象，HE 染色（20×）

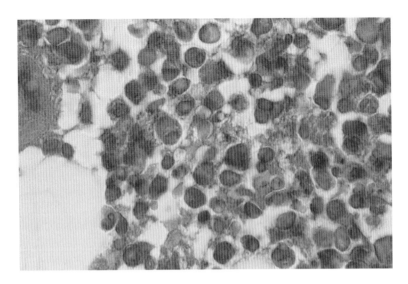

◀ 图 1-64　骨髓环钻活检切片，由于固定导致的假象结果，细胞核显示毛玻璃样，均匀，HE 染色（100×）

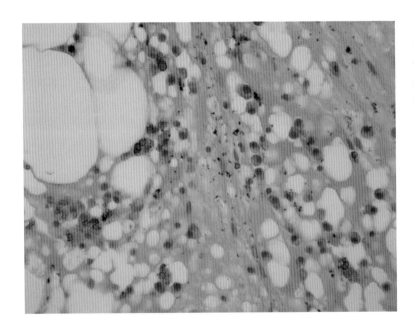

◀ 图 1-65　多发性骨髓瘤患者的骨髓切片显示含铁血黄素（金褐色）和福尔马林色素（黑色）增加，HE 染色（50×）

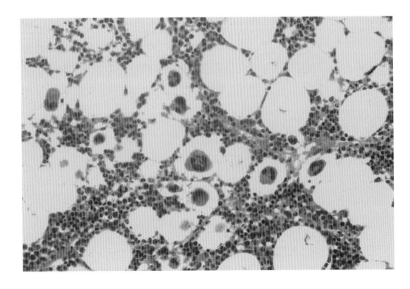

◀ 图 1-66　骨髓环钻活检切片，由于皱缩假象，显示巨核细胞周围被空隙围绕，HE 染色（40×）

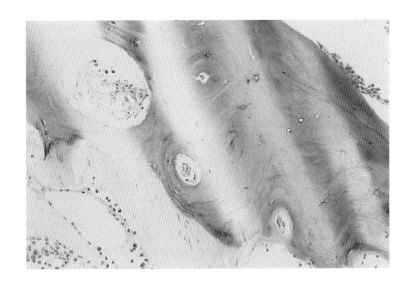

◀ 图 1-67　骨髓环钻活检标本，显示由于使用钝刀导致的假象，HE 染色（40×）

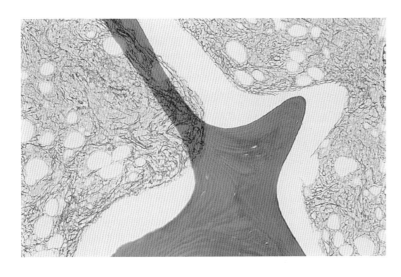

◀ 图 1-68　骨髓环钻活检标本显示骨小梁的错位，如果骨小梁完全错位可与扩张的血窦混淆。网状纤维染色（10×）

　　活检标本内含有外来组织并不少见。环钻活检标本特别是来自儿童可含有软骨（图 1-69）。在活检过程中，可以将皮肤、脂肪组织、横纹肌、毛囊和汗腺（图 1-70 至图 1-73）引入到活检标本内。偶尔标本内可含有滑膜（图 1-74），甚至痛风结节（图 1-75）；然而，应该注意的是骨髓内尿酸结晶沉积已有描述。其他外来物质可能从切片中使用的刀片而转移过来，可能与骨髓活检标本一起被包埋（图 1-76）。来自其他活检标本的组织可能会污染裱片前切片漂浮的水浴锅内。这样的组织可黏附到环钻活检标本上或与邻近切片的玻片上，因而可能表现为环钻活检标本的一部分。有时候无意中包含

的异常组织具有异型性或为肿瘤性。如果不能确定异常组织是活检标本的一种固有成分，采用网状纤维染色检查可能有帮助。如果异物组织是用刀转移的，如果重复切片就不会出现异物组织。然而，有时候漂浮在溶剂内的外来组织实际上含在蜡块中，因此在重切的切片中也仍然存在。组织病理学实验室需要良好的实践来处理细小易碎的活检标本，以避免这个问题，血液科医生和组织病理科医生必须知道这个潜在的问题。最后的手段是无法解释的组织可以从蜡块中挖出来，并根据环钻活检标本或任何其他候选标本进行 HLA 分型以确定其真正的来源。

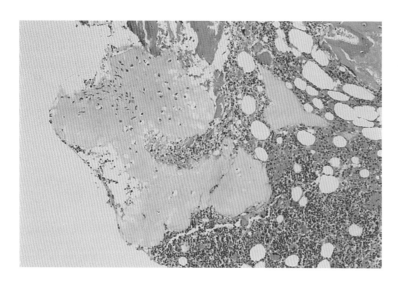

◀ 图 1-69　儿童软骨包括在环钻活检标本内，HE 染色（20×）

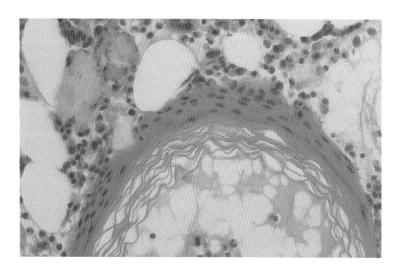

◀ 图 1-70　骨髓环钻活检显示有一片表皮位于活检标本内，HE 染色（50×）

在同一部位先前的抽吸或环钻活检能够诱导假象。环钻活检钳立即进行的骨髓抽吸通常会导致出血、组织破裂和造血细胞丢失。偶尔抽吸针的实际针道可明显（图 1-77）。如果抽吸和环钻活检针之间间隔数毫米，角度稍有不同，就可以避免这种假象。即使它们是通过相同的皮肤切开插入的，也可以做到这一点。有时先前的活检可导致病理性标本，表现为脂肪坏死伴有局灶性泡沫状巨噬细胞聚集或肉芽组织。在愈合的骨折部位无意中进行的活检可产生相似的组织学图像。最初由肉芽组织，网状纤维增加和骨发生造成，这可能与骨髓纤维化混淆[98]。随后，肉芽组织通常被脂肪组织取代，在脂肪组织中形成造血细胞岛。环钻活检（图 1-78）或其他局限性骨髓损伤（图 1-79）可能导致活检标本出现瘢痕，在先前环钻活检的患者中，瘢痕可为线性。瘢痕不应该与其他病理性疾病引起的纤维化混淆。

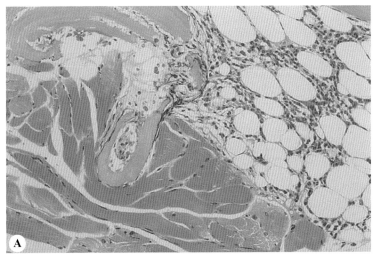

◀ 图 1–71　环钻活检显示活检标本内带入的横纹肌

A. HE 染色（40×）；B. 网状纤维染色（40×）

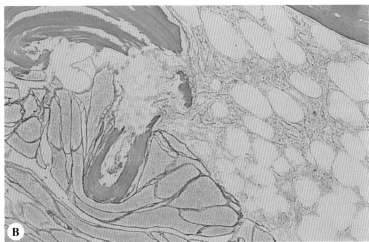

◀ 图 1–72　环钻活检标本内的毛囊和汗腺导管，HE 染色（10×）

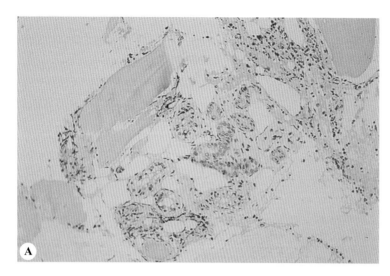

◀ 图 1-73　骨髓环钻活检显示活检标本内的汗腺

A. Giemsa 染色；B. SMA 免疫组织化学染色证实汗腺的肌上皮细胞。免疫组织化学染色（10×）

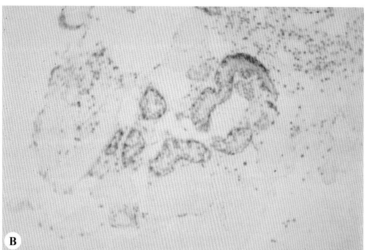

◀ 图 1-74　骨髓环钻活检标本切片显示皮质骨的骨膜表面上的滑膜，HE 染色（10×）

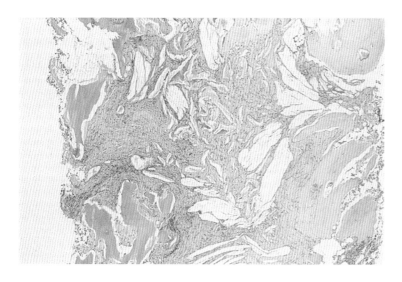

◀ 图 1-75 环钻活检标本切片显示骨髓内的痛风。空隙代表标本处理过程中尿酸被除去的区域，HE 染色（10×）

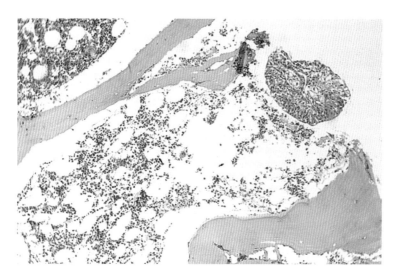

◀ 图 1-76 骨髓环钻活检标本显示活检标本内异型增生的膀胱上皮，这是组织处理过程中污染的结果，HE 染色（10×）

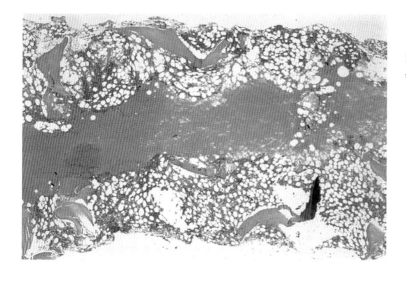

◀ 图 1-77 骨髓抽吸后立即进行环钻活检，骨髓环钻活检表现显示一个细针针道，HE 染色（4×）

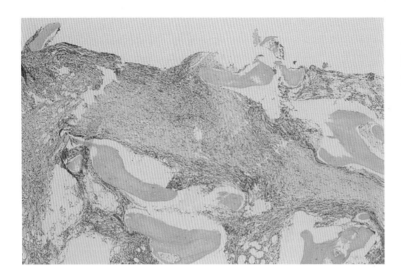

◀ 图 1–78　骨髓环钻活检标本显示在同一部位以前活检损伤导致的线性瘢痕，HE 染色（5×）

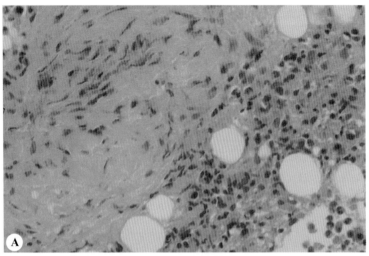

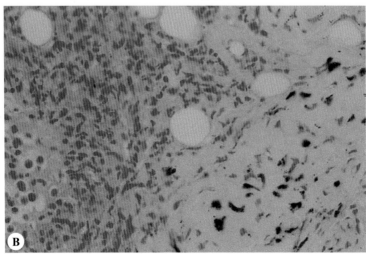

◀ 图 1–79　霍奇金淋巴瘤静脉注射吸毒者骨髓环钻活检标本切片显示骨髓瘢痕，瘢痕内有含铁血黄素沉积

A. HE 染色（40×）；B. Perls 染色（40×）

（黄文斌　方　媛　译）

第 2 章　骨髓诊断的特殊技术
Special Techniques Applicable To Bone Marrow Diagnosis

除了常规的在显微镜下观察 Romanowsky 染色的血膜、骨髓涂片，以及 HE 染色的环钻活检组织切片外，外周血样本、骨髓和骨髓活检样本同样也有许多其他的诊断技术。其中一些技术如 Perls 染色，可显示骨髓中的含铁血黄素，这是一个很常用并且十分实用的技术，而其他技术则是选择性应用的。本章将参考更加方便研究的外周血，来讨论适用于骨髓穿刺和环状活检组织的特殊技术。

骨髓穿刺常规用 Romanowsky 染色，如 MGG 染色或 Wright-Giemsa 染色。其他可选择的诊断技术包括细胞化学、免疫表型（通过免疫细胞化学或流式细胞术）、细胞遗传学和分子遗传学分析、超微结构检查、微生物培养和造血祖细胞评估培养。

在大多数国家，环状活检组织切片常规用 HE 染色。大多数实验室也常规用银染显示网状纤维，有些实验室还使用 Giemsa 染色、Perls 染色或两者兼用。我们建议常规使用 HE 染色、Giemsa 染色和网状纤维染色。Giemsa 染色可很好地识别肥大细胞、浆细胞，并有助于区分早幼红细胞和原粒细胞。如果没有常规进行 Giemsa 染色，那么有相应适应证时使用是非常重要的。可用于环状活检切片的其他技术包括广泛应用的细胞化学染色、免疫组织化学、细胞遗传学和分子遗传学分析（特别是原位杂交技术）和超微结构检查。

一、细胞化学和组织化学染色

（一）骨髓细胞化学染色

1. Perls 铁染色

Perls 染色（图 2-1 和图 2-2）显示，血红素存在于骨髓巨噬细胞和幼红细胞内。因此，它可以评估巨噬细胞中储存铁的含量和铁在红细胞发育中的利用程度。在近期接受肠外铁剂治疗的患者的巨噬细胞中，可出现均匀的 Perls 阳性颗粒，并有形成曲线阵列的趋势[1]；偶尔在接受肠外铁治疗的患者中，内皮细胞可观察到阳性颗粒[2]。

储存铁的评估需要观察足够数量的视野。一个或多个骨髓活检中需要观察 ≥ 7 个视野，以便合理可靠地说明骨髓铁缺乏[3]。骨髓涂片或印片上含有细胞内铁和细胞外铁，细胞外铁来自破裂的巨噬细胞。因为铁染色容易形成和细胞外铁难以区分的人工假象，所以存储铁主要通过细胞内铁来评估。储存铁可评估为正常、减少或增加，或者按 1+ 至 6+ 分级（表 2-1）[4, 5]，1+ 至 3+ 为正常。或者，存储铁可以分为 1+ 至 4+[6, 7] 分级。在日常实践中，为了实用，分级为消失、稀疏、减少、正常或增高。

Perls 骨髓铁染色，幼红细胞的细胞内铁在骨髓涂片薄涂区可进行充分的评估。部分正常的幼红细胞在细胞质中可弥散分布着一些（1～5个）含铁的细颗粒（图 2-3）。这种幼红细胞

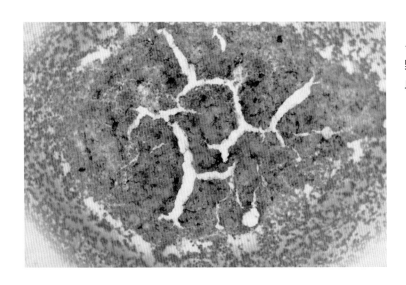

◀ 图 2-1　正常骨髓（BM）穿刺：视野中巨噬细胞中铁被染成蓝黑色（含铁血黄素）。Perls 染色（40×）

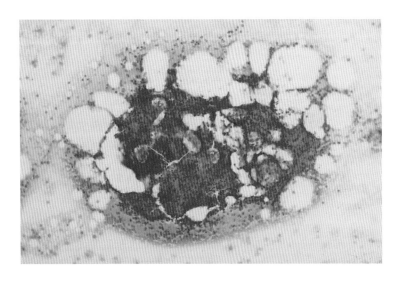

◀ 图 2-2　正常骨髓穿刺：视野中无细胞外铁。Perls 染色（40×）

表 2-1　骨髓储存铁分级 [4, 5]

0. 无着色铁
1+. 在巨噬细胞中见微小铁颗粒，在油镜下可见
2+. 巨噬细胞中细小稀疏的铁颗粒，在低倍镜下可见
3+. 巨噬细胞中有许多小颗粒
4+. 大颗粒有聚集成团的倾向
5+. 稠密的大团块
6+. 非常大的团块和细胞外铁

经许可转载，引自 Elsevier

被称为铁粒幼细胞。在血液学正常且铁储备充足的受试者中，20%～50% 的骨髓幼红细胞是铁粒幼细胞 [8-10]，铁染色不仅可以检测到铁粒幼细胞比例的增加或减少，还可以检测到异常铁粒幼细胞。异常铁粒幼细胞包括铁质颗粒大小和数量上增加的细胞，也包括颗粒在细胞质内异常分布的细胞，那些铁颗粒位于细胞核周围环成一环，而不是弥散分布的（环状铁粒幼细胞）。

在某些病理条件下，外周血细胞内含有含铁血黄素，这些含铁血黄素形状不规则，相对较大。使用 MGG 染色，它们呈绿黑色。Perls 染色证实了它们（图 2-4）。外周血细胞中的含铁血黄素主要见于铁过载（如血色素沉积症和输血性铁质沉着症）和慢性酒精中毒 [11]。

问题和陷阱

由于铁在骨髓巨噬细胞内分布不规则，因

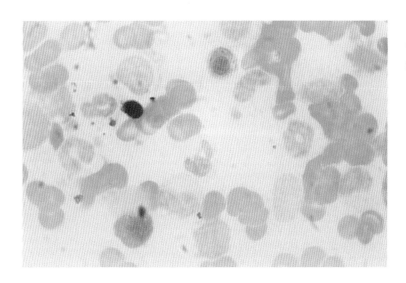

◀ 图 2-3　健康志愿者的骨髓穿刺，显示正常的铁粒幼细胞。Perls 染色（100×）

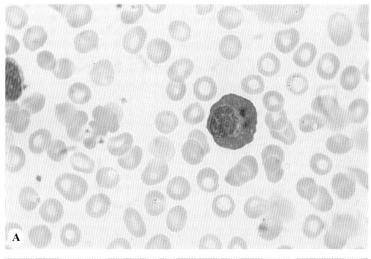

◀ 图 2-4　慢性酒精中毒患者的骨髓穿刺显示血浆细胞中含铁血黄素

A. MGG 染色（100×）；B. Perls 染色（100×）

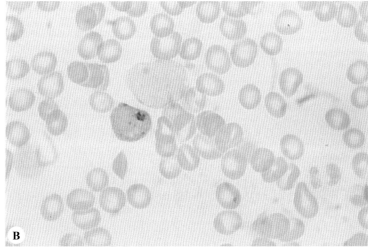

此有必要在诊断储存铁缺乏或减少之前，评估≥ 7 个视野。如有必要，可在多张骨髓片上进行 Perls 染色。载玻片上的污染必须与含铁血黄素区分开来。仔细检查会发现，它与细胞无关，而且常常位于另一个焦点平面。它也会出现在骨髓涂片以外的区域。

2. 其他细胞化学染色

细胞化学染色主要用于急性白血病和骨髓增生异常（myelodysplastic syndromes, MDS）的研究，随着免疫表型的使用越来越多，此类染色的使用越来越少，但仍有一定的作用。在急性白血病中，外周血中可能有大量的干细胞，因此在血液和骨髓上同时进行细胞化学染色是必要的。由于 MDS 外周血中通常只有少量未成熟细胞，因此对疑似患者的细胞化学检测应在骨髓片上进行。

急性白血病的诊断和分类推荐的技术是髓过氧化物酶（myeloperoxidase，MPO）或苏丹黑 B 染色，以鉴别显示粒细胞分化的细胞，加上非特异性酯酶或联合酯酶染色，以鉴别显示单核细胞分化的细胞。α 丁酸萘酯酶或 α 乙酸萘酯酶的酶细胞化学可作为鉴定单核分化的非特异性酯酶染色方法。在联合酯酶染色中，这两种方法中的任何一种与萘酚 AS-D 氯乙酸酯酶（氯乙酸酯酯酶）结合，后者显示粒细胞分化。这些染色的应用将在第 4 章讨论。

偶尔使用的其他细胞化学染色剂包括甲苯胺蓝，以显示嗜碱性粒细胞和肥大细胞中的异染颗粒，以及 ε- 氨基己酸肥大细胞系细胞的染色；然而，这些染色大部分已被免疫组织化学染色取代。在急性白血病的研究中，当有免疫表型时，尽管在不同类型的急性淋巴细胞白血病（acute lymphoblastic leukemia，ALL）和急性髓细胞性白血病之间存在差异，过碘酸希夫反应（periodic acid-Schiff，PAS）和酸性磷酸酶染色仍是多余的 [12, 13]。苏丹黑 B 染色或髓过氧化物酶染色在预期 MDS 的患者中是非常有用的，它有助于 Auer 小体的检测，并且可显示中性粒细胞颗粒减少，提示中性粒细胞发育不良。

细胞化学染色在淋巴增生性疾病的诊断中应用的很少，但是，抗酒石酸酸性磷酸酶染色在毛细胞白血病的诊断中仍然有价值，特别是在没有大量合适的免疫组织化学试剂的情况下。

（二）环状活检组织的组织化学染色

1. 含铁血黄素的 Perls 染色

由于铁在骨髓巨噬细胞内的不规则分布，当穿刺组织中未检测到铁时，活检可能检测到铁的存在。当存在含铁血黄素，尤其当含量增多的时候，在未染色或者 HE 染色的片子中可观察到金棕色的折光性物质（图 2-5）。在 Giemsa 染色中，它是绿蓝色的（图 2-6）。树脂包埋或石蜡包埋活检标本可以进行铁染色（图 2-7）。而且树脂包埋标本的铁染色结果更好。石蜡包埋标本由于过程中酸的存在导致铁的丢失 [14]。树脂包埋的标本也可观察到环状铁粒幼细胞或其他异常铁粒幼细胞。有时也可以在石蜡包埋的骨髓碎片中观察到，但在脱钙的环状活检标本中却不能检测到。在没有处理和染色活检标本的技术下进行观测红细胞铁粒是正常还是缺少，则需要进行骨髓穿刺铁染色。如果血浆细胞中的含铁血黄素含量足够多，那么它们也可以在石蜡包埋的环状活检标本切片上检测到（图 2-8）。

不同实验室对于是否常规开展含铁血黄素 Perls 染色是不同的。如果含有足够的骨髓穿刺组织可用，那么环状活检组织切片的铁染色是多余的。我们不再常规进行铁染色，而是将其用于可能提供特定诊断用途信息的患者上。在以前使用过肠外铁剂的患者中，报道了一种独特的外观，有细小颗粒，一般呈曲线状排列的 Perls 染色阳性颗粒 [15]。

问题和陷阱

石蜡包埋的骨髓中丢失的铁是不可预测的，着色的铁的数量会减少甚至没有。只要乙二胺四乙酸（ethylene diamine tetra-acetic acid，EDTA）脱钙过程不要太长，铁损失量比其他方法少。由于铁的丢失不可预测，所以不可能在脱钙活检标本上准确地定量铁。只能证明铁存在或增加，但不能说铁减少或不存在。

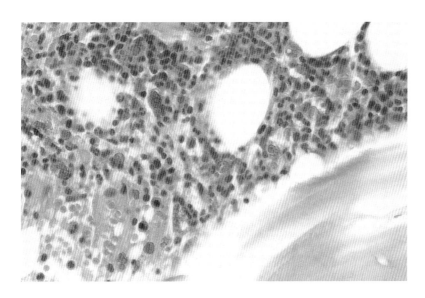

◀ 图 2-5 　BM 切片显示铁过载的人类免疫缺陷病毒（HIV）阳性患者巨噬细胞内的含铁血黄素，HE 染色（40×）

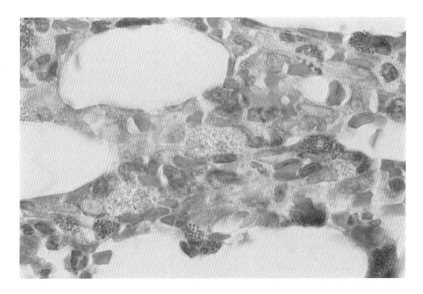

◀ 图 2-6 　骨髓环状活检标本切片，Giemsa 染色显示基质中巨噬细胞的含铁血黄素。染成了一种特异的黄绿色，在造血细胞染色背景下很容易看到，Giemsa 染色（100×）

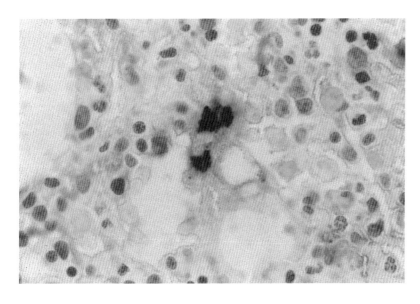

◀ 图 2-7 　正常骨髓切片，可见含铁血黄素的巨噬细胞。树脂包埋，Perls 染色（100×）

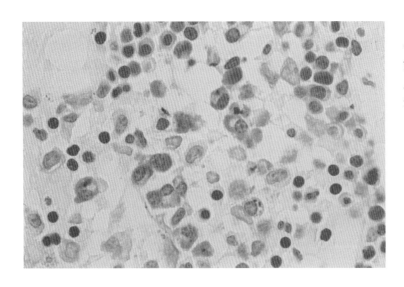

◀ 图 2-8　1 名患有先天性铁粒幼细胞贫血的铁过载儿童的环状活检标本切片，显示血浆细胞含有大量含铁血黄素。Perls 染色（100×）

关于穿刺液和活检标本上的铁染色的可比性，有相互矛盾的报道，但并非所有的都可以用前面提到的因素来解释。Lundin 等[6] 发现在 8% 的患者中，在活检标本中可检测到铁，但在穿刺液中则没有，另外 8% 的患者则相反；通过评估其他因素，他们无法确定哪种方法更有效。Fong 等[7] 发现在 8% 的患者中，铁存在于穿刺液中，但在活检样本中未检测到；然而，这不是由于脱钙过程，因为在骨髓碎片切片和环钻活检切片中发现了铁。Krause 等报道了相互矛盾的发现[16]。他们发现，当穿刺液中检测到铁时，活检中总是可以检测到铁，但穿刺液中未能检测到铁的，有 2/3 的在活检标本中可检测到铁。很明显，技术上的微小变化可能是至关重要的。我们自己的观察是，当标本手工脱钙时，以及穿刺液中明显存在铁时，可能无法检测到环钻活检标本中的铁[14]。穿刺液和活检标本上的铁染色应明确视为互补。

2. 网硬蛋白和胶原蛋白染色

组织学切片，无论是颗粒制备还是环钻活检标本，都可以用银浸技术染色网硬蛋白，也可以用三色染色法染色胶原蛋白。我们发现 Martius scarlet blue 染色法可以比 van Gieson 染色法更好地鉴别胶原蛋白。可量化网硬蛋白和胶原沉积（表 2-2[17]，图 2-9 至图 2-13）。

Thiele 等提出的另一种分级方法[18]（表 5-1）已被世界卫生组织（World Health Organization，WHO）血液和淋巴组织肿瘤分类所接受，与 Bauermeister 分级相比[17]，它没有任何明显的优势，但现在已被广泛使用。这些作者提出了一个重要的观点，即网硬蛋白的沉积应与造血组织有关，而不是与骨髓脂肪区有关。因为现在使用了两种网硬蛋白分级系统，所以所有的报告都必须明确使用哪一种系统。大多数血液学正常的受试者的网硬蛋白分级为 0 或 1/4，但偶尔的受试者为 2 级。在髂嵴活检组织中发现的网硬蛋白比从胸骨抽吸的活检组织中的多，网硬蛋白集中在血管周围和骨小梁附近，在对网硬蛋白沉积进行分级时应忽略这些区域。

表 2-2　骨髓网硬蛋白及胶原蛋白定量[17]

0. 无网硬蛋白
1. 偶尔的细纤维和细纤维网络的焦点
2. 整个部分的细纤维网络；没有粗纤维
3. 弥散纤维网，有散在的粗纤维，但没有成熟的胶原
4. 具有胶原化区域的弥漫性常为粗纤维网络

经许可转载，引自牛津大学出版社

骨髓纤维化一词用来表示骨髓中胶原蛋白的沉积，有时也用来表示网硬蛋白沉积的增加。为避免任何歧义，最好使用表 2-2 或表 5-1 中所示的网硬蛋白 / 胶原蛋白沉积分级，或者使

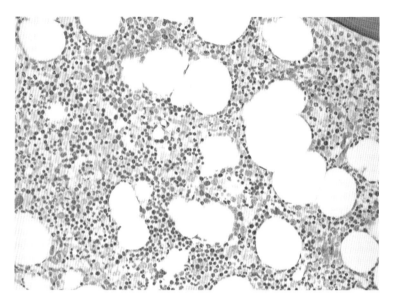

◀ 图 2–9 正常 BM 切片：网硬蛋白 0 级，共 4 级（WHO MF-0），显示无可染色纤维。Gomori 网硬蛋白染色，核固红复染（20×）

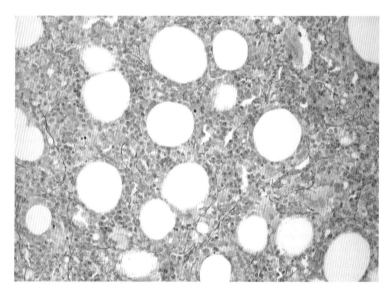

◀ 图 2–10 正常 BM 切片：网硬蛋白 1/4 级（WHO MF-0），显示散在的细纤维。Gomori 网状纤维染色，核固红复染（20×）

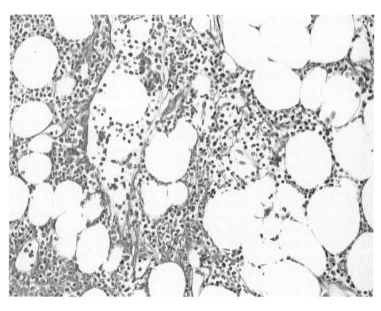

◀ 图 2–11 正常 BM 切片：网硬蛋白 2/4 级（WHO MF-1），显示细纤维网络，但没有粗纤维。Gomori 网状纤维染色，核固红复染（20×）

用术语"网硬蛋白纤维化"表示 3 级纤维化，使用术语"骨髓纤维化"表示 4 级纤维化。骨髓硬化症这个词也有很多意思，它被看作是骨髓纤维化的同义词。

　　每一个环钻活检标本都要做网状纤维染色。它有两个主要作用：网织蛋白沉积增加是骨髓异常的非特异性证据；网硬蛋白沉积模式的局灶性异常往往提示有在 HE 染色切片中被忽略的异常的情况。异常沉积有可能显示网硬蛋白沉积的增加，也有较少见的情况，就是网硬蛋白可能普遍增加，但不存在被非造血成分充满的区域。局部网硬蛋白沉积异常增加往往提示肉芽肿性炎和癌细胞或淋巴瘤细胞浸润。除了它的两个主要作用外，网状纤维染色能清楚地显示骨结构，就像 Paget 病的浸润模式。偶尔在网状纤维染色中可显现真菌，因为染料中的银会沉积在上面[19]。

问题和陷阱

　　为避免混淆，病理学家应准确地表达网硬蛋白和胶原蛋白。网硬蛋白沉积增加提供骨髓

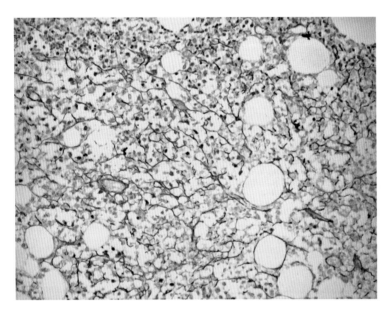

◀ 图 2-12　BM 异常切片：网硬蛋白 3/4 级（WHO MF-2），显示粗纤维，Gomori 网状纤维染色，核固红复染（20×）

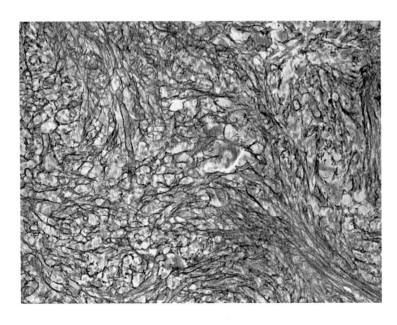

◀ 图 2-13　BM 异常切片：网硬蛋白 4/4 级（WHO MF-3），显示粗纤维网络，存在胶原。Gomori 网状纤维染色，核固红复染（20×）

异常的证据，但不应过度解释，因为原因是多方面的。胶原沉积的原因较少，因此这种异常更具诊断意义。第 3 章讨论了网硬蛋白和胶原沉积的重要性。

3. 其他组织化学染色

参考其他可能有用的组织化学染色及其在诊断中的作用（表 2-3）和氯乙酸酯酶染色（图 2-14）。

问题和陷阱

组织化学染色的反应性受固定剂的选择、包埋方法和脱钙过程的影响。在 Bouin 或 Zenker 溶液中固定可减少 Giemsa 染色对肥大细胞的异常着色，还可降低或消除氯乙酸酯酶活性。其他常见的组织化学染色的组织适宜在福尔马林或 Bouin 或 Zenker 溶液中固定。但是，应注意的是，在高温环境下福尔马林长时间存储会产生甲酸酯；如果福尔马林溶液没有缓冲，在固定过程中可能会发生意料之外的脱钙，从而对染色产生不利影响。石蜡包埋和树脂包埋均可获得满意的组织化学染色。酸脱钙会损害氯乙酸酯酶活性，而 EDTA 脱钙则不会。组织过量暴露于 EDTA，Giemsa 染色的着色会变淡甚至不着色。

我们发现，许多专利的联合固定 - 脱钙溶液，有时用于实现快速处理，会损害组织化学染色。例如，血红素染色可能受损会导致细胞核细节和细胞质嗜碱性细胞不明显。Giemsa 染色受到的影响可能会很大。

二、免疫分型

抗原可以在细胞表面、胞质内或细胞核内表达。用于免疫表型的技术，可能只检测表面

表 2-3　细胞化学和组织化学染色及其适应证

细胞化学和组织化学染色	角　色
氯乙酸酯酶（Leder）	粒细胞分化与肥大细胞的鉴定*
过碘酸希夫染色（PAS）[†]	复合碳水化合物染色：浆细胞和巨核细胞的鉴定（染色多变）；一些肿瘤细胞的鉴定；真菌的鉴定
甲苯胺蓝	肥大细胞的鉴定*
阿尔西亚蓝	隐球菌和一些肿瘤细胞的鉴定，基质黏蛋白染色
哥氏亚甲胺银染色（GMS）	真菌鉴定
刚果红染色	淀粉样蛋白的鉴定
Ziehl-Neelsen（ZN）染色	分枝杆菌的鉴定
马休猩红蓝（MSB）	胶原和纤维蛋白 / 类纤维蛋白染色

*. 现在通常被免疫组织化学所取代，但如果没有的话仍然有用
†. 中性粒细胞也呈 PAS 阳性

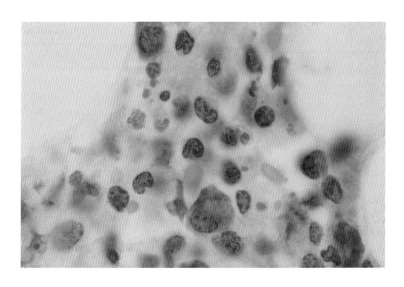

◀ 图 2-14　1 名 T 慢性淋巴细胞白血病患者的环钻活检标本，经氯乙酸酯酶染色。髓系前体细胞呈阳性，淋巴细胞呈阴性。树脂包埋，氯乙酸酯酶染色（100×）

膜抗原，也可能检测细胞质和核抗原。抗原的检测可能是通过多克隆抗体来实现的，这种抗体在兔子等动物身上培育出来，但目前主要使用杂交瘤技术生产的单克隆抗体。许多与淋巴或髓系抗原反应的单克隆抗体已在一系列国际研讨会上进行了鉴定，并用分化群（cluster of differentiation，CD）进行了描述。一个分化群是指识别相同抗原的一组抗体，也指表达的抗原。需要注意的是，单克隆抗体能识别抗原上的特定表位，因此并非所有相同分化群的抗体与正常和异常细胞具有完全相同的反应。参考文献［20］给出了 CD 的完整列表。一些有用的单克隆抗体还没有指定 CD 号。

（一）免疫荧光流式细胞术检测免疫表型

如果有大量异常的循环细胞，则在外周血样本上进行流式细胞术免疫表型分析是最方便的。除此以外，骨髓穿刺液、脑脊液、浆液性渗出物、淋巴结或其他组织细胞悬液也可进行流式细胞术。当使用外周血时，流式细胞术在单个核细胞溶液或红细胞溶解的全血上进行[21]。后一种技术最大限度地减少细胞损失，

以及由于 ficoll 密度梯度离心法所产生的额外人工制品。它还提高了流式细胞术的速度和方便性。选择合适的专有裂解溶液对于避免某些抗原的表达减少很重要[22]。

流式细胞术的原理是，通过用荧光色素标记的单克隆抗体（或偶尔使用多克隆抗血清）来识别带有特定抗原的细胞（图 2-15）。流式细胞仪可以根据细胞的光散射特性和激光激活后的荧光强度对细胞进行分类，并在通过所用特定荧光色素滤光片后进行检测。可使用 ≥ 3 种的荧光染色法，以便研究 2～3 种或多种抗原的同时表达。如果采用渗透技术，可以检测到细胞质和核抗原，以及细胞表面表达的抗原。这项技术也可用于定量抗原表达。

流式细胞免疫分型可用于血液肿瘤的诊断和分类。当同时评估 3～4 种抗体的表达时，它也适用于微小残余疾病的检测。

问题和陷阱

流式细胞术的缺点是免疫表型不能与细胞学直接相关。结果必须根据所研究细胞的细胞学特征来解释。

当有大量循环的幼稚细胞时，外周血分析

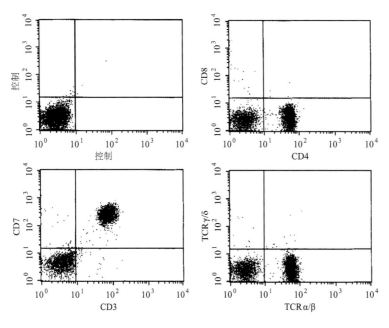

◀ 图 2-15　T 细胞性幼淋巴细胞白血病患者流式细胞术免疫表型的散点图。白血病细胞 CD4、CD7 和 T 细胞受体 α、β 呈阳性，CD8 呈阴性

经许可转载，图片由伦敦的里卡多·莫里拉先生提供

结果通常是可靠的。但是，如果只有少量异常细胞则会检测不到。当对骨髓或其他组织的细胞悬液进行流式细胞术时，结果可能在两种情况下不正确。首先，异常浸润在穿刺液中可能没有任何显著的表现。伴有滤泡间区浸润的滤泡性淋巴瘤通常是这种情况，但也可能发生在浸润区网硬蛋白沉积增加，干扰异常细胞抽吸的任何淋巴瘤中。其次，如果肿瘤细胞的数量少于反应性细胞，如霍奇金淋巴瘤和富含 T 细胞或组织细胞的 B 细胞淋巴瘤，免疫表型可能只与反应性淋巴细胞有关，而与少数肿瘤细胞无关。在这两种情况下，免疫组织化学是更优选择的。流式细胞术的免疫分型与免疫组织化学的组织学检查相比，在淋巴瘤诊断中可能并不划算。在一项研究中，59 名淋巴瘤骨髓组织学受累的患者中，有 49 名检测到单克隆抗体；在组织学正常的患者中，116 名中只有 5 名检测到单克隆抗体[23]。如果骨髓浸润的检测对患者的治疗至关重要，我们还是建议使用流式细胞术。当用流式细胞术检测到异常情况时，是否也需要免疫组织化学可以根据具体情况来决定。

准确的技术至关重要。例如，如果使用门控技术（见后文）来确定细胞亚群的免疫表型，则必须确保门控细胞是肿瘤细胞群。

在解释急性淋巴细胞白血病（ALL）治疗后随访期间的流式细胞组试验结果时需要谨慎。正常的未成熟淋巴细胞，称为淋巴母细胞，表达 CD10、CD34 和末端脱氧核苷酸转移酶（terminal deoxynucleotidyl transferase，TdT），因此可以与残留的白血病细胞混淆[24]，除非考虑抗原表达的强度。抗原异常结合的持久性细胞的检测更可靠，重排免疫球蛋白重链（IGH）或 T 细胞受体（T-cell receptor，TCR）位点的聚合酶链反应（polymerase chain reaction，PCR）分析也更可靠（见后文）。

（二）免疫细胞化学

按照惯例，免疫细胞化学是指用多克隆抗血清或单克隆抗体在玻片上对固定细胞进行抗原表达的检测。检测的材料可能是血液或骨髓液或从血液或骨髓中分离的洗涤过的单个核细胞的细胞离心制剂。抗体与携带特定抗原的细胞的反应可通过两种方法：①用酶（如过氧化物酶或碱性磷酸酶）直接标记主要抗体；②使用第二种方法间接检测，识别第一种抗体的标记抗体（例如，当第一种抗体是小鼠时，与小鼠免疫球蛋白反应的第二种抗体）。可以使用多种间接方法。间接标记法具有更高灵敏度的优势，但比用得越来越多的直接标记法更耗时。

在细胞离心制剂中使用洗涤分离的细胞是免疫细胞化学检测膜表面免疫球蛋白（包括 κ 和 λ 轻链）的必要条件。如果使用血膜或骨髓穿刺液，血浆免疫球蛋白会干扰染色。对于大多数其他抗原的检测，细胞离心制剂或楔形扩散膜都是令人满意的检测对象。如果外周血中有明显数量的异常细胞，那么对外周血进行免疫组织化学染色也能得到令人满意的结果。否则骨髓穿刺诊断是必要的。

免疫细胞化学也可用于检测癌基因或抑癌基因的产物。例如，在急性早幼粒细胞白血病（acute promyelocytic leukemia，APL）中，PML 蛋白是基因重排和失调的产物，可以用荧光标记的单克隆抗体来证明，而在这类白血病中可以显示异常的分布模式。同样，当 TP53 基因突变或失调时，标记抗体可检测出 P53 蛋白的增加表达；当只有正常野生型表达时，P53 蛋白低于检测水平。

问题和陷阱

免疫细胞化学的优点是与抗体的反应性与细胞形态有关。然而，应该注意的是，细胞离心会导致一些人为变化，如核碎裂。很有必要同时进行细胞离心制剂的 MGG 染色和免疫细胞化学染色和楔形扩散膜染色。

免疫细胞化学反应速度慢，操作复杂，不适合大工作量或快速出具结果。结果判读是主观的，由于只能评估少量细胞，结果并不精确。一些有用的抗体，如 FMC7，虽然在流式细胞术中非常可靠，但不能完全适用于免疫细胞化学。

（三）流式细胞术与免疫细胞化学的相对优势

与免疫细胞化学相比，流式细胞术具有以下显著优势，因此是首选技术。

1. 它速度快，操作少。

2. 它可以对大量的细胞进行分析，以便更准确地估计带有特定抗原基因细胞的百分比，并且微小细胞群也可以被识别。

3. 可同时使用多种直接标记的抗体研究二、三、四或更多的抗原。

4. 有可能为具有特定特征的细胞"门"以研究特定群体的抗原表达（"门"或亚群的选择可基于细胞的光散射特性或特定抗原的表达）。

5. 抗原在特定细胞群上的表达量是可以量化的，而免疫细胞化学则不是定量的。

流式细胞术的这些优点意味着它可以用于识别较小的正常细胞群，如 CD34 呈阳性的造血干细胞和识别抗原异常表达的微小细胞群，如检测血液肿瘤患者的微少残留。

流式细胞术与免疫细胞化学相比有 2 个潜在的缺点。

1. 如果不改进，该技术只能检测细胞膜抗原，而不检测细胞质或细胞核内表达的抗原。

2. 不能显示所研究细胞的细胞学特征。

第一个缺点可以通过渗透细胞的技术来克服，这样就可以检测到在细胞核或细胞质中表达的抗原。第二个缺陷无法轻易克服，但对细胞光散射特性的评估可以识别具有多侧向光散射的粒细胞，并根据正向光散射确定特定抗原是在大细胞还是小细胞上表达。流式细胞测定的结果不应孤立地解释，必须考虑到所研究细胞的细胞学特征。

与流式细胞术相比，免疫细胞化学的优势在于能够识别带有某种抗原的细胞的精确细胞学特征。然而，如前所述，它比流式细胞术更费时费力，而且结果不是定量的。单个细胞上的双重或多重抗原组合不能常规的进行检测。虽然同一制剂中存在多种抗原的序贯免疫细胞化学染色技术，但由于它们的实际困难，目前在很大程度上限制了它们作为研究工具的应用。

（四）流式细胞术抗体与免疫细胞化学

根据诊断目的选择流式细胞术中使用的抗体。在相对较少的情况下使用单个抗体进行分离。特定的组合用于检测疑似急性白血病或可能的淋巴增生性疾病（表 2-4 和表 2-5）。

此外，流式细胞术可用于以下方面。

1. 急性淋巴细胞白血病中微量残留病的检测（使用一组抗体和四色流式细胞术可以检测 90% 以上儿童患者中白血病相关免疫表型[25]）。

2. 与不良预后相关的表型检测，如慢性淋巴细胞白血病（chronic lymphocytic leukaemia, CLL）。

3. 用于干细胞采集和对移植的 CD34 呈阳性的造血干细胞进行定量。

4. 定量 CD4 呈阳性的淋巴细胞用于评估人类免疫缺陷病毒（HIV）感染的免疫状态。

5. 细胞周期和倍性研究中对脱氧核糖核酸（DNA）进行定量，如用于检测急性淋巴细胞白血病中的超二倍体。

问题和陷阱

因为许多免疫表型标记不是血液系统所

表 2-4　用于疑似急性白血病免疫细胞化学和流式细胞术免疫表型分析的单克隆抗体和其他抗体

一级标志物	
检测骨髓分化	CD13[*]、CD33、CD65、CD117、抗 MPO
检测 B 淋巴细胞分化	CD19、CD22[*]、CD79a
检测 T 淋巴细胞分化	CD2、CD3[*]、抗 TCRαβ、抗 TCRγδ
用于检测未成熟细胞	抗 TdT、CD34、HLA-DR
用于控制白细胞亚群	CD45
二级标志物	
为进一步研究骨髓分化	抗血型糖蛋白（CD235a、CD236R）用于红系分化；CD41（或 CD61）用于巨核细胞分化；CD11c, CD14, CD36, CD64, 溶菌酶用于单核细胞分化；CD11b 用于粒细胞或单核细胞成熟
为了进一步研究 B 系分化	CD10、CD20、细胞质 μ 链、细胞膜表面免疫球蛋白
为进一步研究 T 系分化	CD1a、CD4、CD5、CD7、CD8
原发性浆细胞样树突状细胞肿瘤的诊断	CD4、CD56、CD123

*. 如果检测的是细胞质抗原而不是表面膜抗原，或者通过"渗透性"细胞或免疫细胞化学而不是流式细胞术，实验将更加敏感

HLA. 人类白细胞抗原；TCR.T 细胞受体；TdT. 末端脱氧核苷酸转移酶

表 2-5　单克隆抗体和其他可用于成熟淋巴细胞疑似淋巴增殖性疾病流式细胞术免疫分型的抗体

一级标志物	
确定来源	一个 B 系标记，如 CD79a、CD19 或 CD20；一个 T 系标记，如作为 CD2 或 CD3
确定 B 系淋巴增生性疾病的克隆性及膜表面免疫球蛋白的表达强度	κ 和 λ
区分 B 系慢性淋巴细胞白血病与其他不太常见的 B 系和 T 系疾病	CD79b（或 CD22）、CD5、CD23、FMC7（CLL 通常为 CD5、CD23 阳性，CD22、CD79b，FMC7 弱阳或阴性，SmIg 表达弱阳；大多数 B 系 NHL 的表达模式通常和 CLL 相反）；CD200 在 CLL 和毛细胞白血病中呈阳性，但在 NHL 中通常呈阴性（在大多数神经内分泌肿瘤中也呈阳性）
二级标志物	
为进一步检测怀疑或证实的 B 系淋巴增生性疾病	CD10（多见于滤泡性淋巴瘤）；CD11c、CD25、CD103、CD123（毛细胞白血病）；cyclin D_1（套细胞淋巴瘤）；CD38、CD79a、CD138、cIg（浆细胞或淋巴浆细胞样肿瘤）；ZAP70（CLL 中 B 细胞表达）
为进一步检测可疑或证实的 T 淋巴细胞增殖性疾病	CD4, CD8（通常在 T 慢性淋巴细胞白血病中呈阳性），CD7（在 T- 前淋巴细胞白血病中通常为阳性），CD25（通常在成人 T 细胞白血病 / 淋巴瘤中阳性）；CD11b、CD16、CD56、CD57（通常在 T 慢性淋巴细胞白血病或 NK 细胞白血病 / 淋巴瘤阳性）
区分前体细胞（在 ALL 或淋巴母细胞性淋巴瘤中）和成熟淋巴细胞	末端脱氧核苷酸转移酶
治疗计划	与可能是单克隆抗体治疗靶点的任何抗原反应的抗体（如不在初级组别中的 CD20 和 CD52）

ALL. 急性淋巴细胞白血病；cIg. 细胞免疫球蛋白；CLL. 慢性淋巴细胞白血病；NHL. 非霍奇金淋巴瘤；NK. 自然杀伤细胞；SmIg. 膜表面免疫球蛋白

独有的，所以总是需要使用一组抗体，而不是依赖于单个抗体的反应。根据怀疑的疾病选择特定的套餐。具有良好血液系统特异性的免疫表型标记包括 B 系的 CD19 和 CD22、T 系的 CD3 和髓样细胞的髓过氧化物酶。CD79a 的表达对 B 系的特异性较低，因为它也出现在 T 系 ALL 的一些患者中[26]。较少见的有，在非霍奇金淋巴瘤中肿瘤细胞表达 CD45，ALL 表达角蛋白[27]。用于其他原因，具有较差的谱系特异性的常用免疫表型标记包括 TdT、人类白细胞抗原 DR（HLA-DR）、CD7 和 CD10。

（五）免疫组织化学

免疫组织化学是组织切片中抗原表达的一种技术。它和流式细胞术、免疫细胞化学相比较各有利弊。在实际应用中，流式细胞术和免疫组织化学应被视为一项补充方法。

在流式细胞术中，可以使用更广泛的抗体，对抗原表达进行定量。流式细胞术中非特异性染色的可能性也低于免疫组织化学。然而，免疫组织化学的优点是，可以获得免疫表型的信息，并结合已标记细胞和未标记细胞的位置进行评估。免疫组织化学也可以对表达特定抗原的细胞的细胞学特征进行评估，这种情况通常比免疫细胞化学提供的情况更为详尽（尤其是细胞离心制剂，它的形态学是由离心技术造成的）。

由于大量抗原可以在邻近的切片中单独染色，因此缺乏简单的双重染色技术并不是用于诊断和分期的免疫组织化学的主要问题。在一个复杂的浸润中，很容易显示出不同形态和免疫表型特征的细胞。例如，在富含 T 细胞 / 组织细胞的 B 细胞淋巴瘤中，大的肿瘤细胞可以表现为 B 细胞表型，而数量较多的 T 细胞可以被视为细胞学正常的小淋巴细胞。

免疫组织化学可以鉴别出患者骨髓穿刺液未能诊断的骨髓浸润。这种情况通常发生在显著的网硬蛋白纤维化的区域，它阻碍了细胞被抽出。滤泡性淋巴瘤和已经发生了骨髓浸润的霍奇金淋巴瘤经常出现骨髓网硬蛋白纤维化。

20 世纪 70 年代，当免疫组织化学染色首次广泛应用于组织病理学时，人们通常认为脱钙，特别是与酸接触的脱钙方法，会导致许多抗原的破坏。事实证明他们错了，而且对于酸或 EDTA 脱钙环钻活检标本，以及丙烯酸甲酯树脂包埋的非脱钙标本同样可以进行免疫组织化学染色。为了克服骨髓环钻活检标本相对于其他福尔马林固定组织的不同表现，需要进行一些重要的技术改进。例如，早期的抗原修复技术，通过蛋白水解酶进行组织消化，以逆转福尔马林固定导致的蛋白结合体，这是导致骨髓环钻活检标本中许多免疫组织化学结果极差的原因，这也是导致抗原靶点降解的原因之一。在接触酸性物质之前，福尔马林固定的组织似乎更容易受到蛋白质分解的影响，并在酶的作用下导致一些抗原靶点的降解。一般来说，缩短孵育时间被发现有利于这些抗原修复。然而，主要的改进是抗原湿热法修复的发展，抗原湿热法修复是将组织切片暴露于酸或碱溶液中，结合微波炉或压力锅加热。这对于免疫组织化学作为组织病理学的一个通用工具和骨髓环钻活检标本同样重要。除了使用许多以前未能成功的现有抗体来获得可能的良好结果外，它还促进了用于诊断的新的单克隆抗体的研发。

骨髓活检标本中成功的免疫组织化学还需进行第二项技术改进，以尽量减少内源性酶活性引起的非特异性染色。大多数方法采用间接标记技术，将过氧化物酶或碱性磷酸酶与二级抗体结合。这种酶会与显色底物反应产生一种不溶性的有色产物，从而可以看到主要抗原 – 抗体的相互作用。粒系细胞，尤其是嗜酸性粒细胞，以及骨髓基质中的树突状细胞富含内源性过氧化物酶。当对骨髓环钻活检标本进行免疫组织化学染色时，需要额外的步骤来阻断这种内源性酶活性并尽量减少非特异性染色。为了解决这个问题，目前许多免疫组织化学方法中都包含了高效的放大这一步骤，通过利用抗生物素蛋白或链霉抗生物素蛋白对生物素的极高结合亲和力来提高灵敏度。因此，内源性生物素活性，特别是肥大细胞中的生物素活性，可能也需要特别阻断，以避免非特异性染色。

在实践中，必要的技术改造应用于具有一系列初级抗体的骨髓环钻活检标本中，很容易获得良好的结果。尽管与流式细胞术相比，这个还是有所局限，但应用范围仍然很广。此外，由于许多骨髓环钻活检免疫组织化学是在淋巴增生性疾病的诊断中进行的，因此重要的是，能够成功使用的抗体也完全适用于其他福尔马林固定的组织样本，如淋巴结活检。大多数组织病理学实验室现在都有全自动的免疫染色系统，有些步骤可以自动化，包括抗原修复等。

免疫组织化学可用于细胞膜、胞质和细胞核抗原的检测。它还可以提供分子遗传信息，可以展示癌基因的蛋白质产物，如 ALK、*CCND1*（*BCL1*）和 *BCL2*，或癌症抑制基因，如 *TP53*。

表 2-6 和表 2-7[28-45] 详细列举了骨髓环钻活检中造血和淋巴细胞抗原表达免疫组织化学检测的有用抗体。免疫组织化学染色如图 2-16 至图 2-20 所示。表 3-1 列举了用于检测微生物的单克隆抗体，表 10-1 和表 10-2 显示了用于诊断非造血系统恶性肿瘤的单克隆抗体。单克隆抗体也可用于鉴别：①骨髓血管（CD31 和 CD34）；②基质成纤维细胞（CD10 和 CD271，低亲和力神经生长因子受体）；③滤泡树突状细胞（CD21 和 CD23）。

问题和陷阱

抗原缺乏谱系特异性，有一种倾向认为抗

表 2-6　脱钙后骨髓环状活检标本中骨髓细胞的免疫组织化学表达[28-33]

抗　原	抗体*	特异性表达	注　释
CD34	QBEnd/10	原始造血细胞，颗粒状细胞质着色	内皮细胞也呈阳性，它们显示均匀的膜染色，呈梭形；巨核细胞在反应性和肿瘤性情况下都呈阳性[28]
CD45	PD7/26，RP2/18，RP2/22	淋巴细胞、粒细胞和单核细胞	蛋白水解预处理使粒细胞和单核胞不着色
溶菌酶	多克隆抗血清	粒细胞和单核细胞	
髓过氧化物酶	多克隆抗血清2C7	粒细胞和单核细胞中性粒细胞谱系	可能不如 McAb[29] 特异
α₁胰蛋白酶抑制药	多克隆抗血清	粒细胞和单核细胞	
CD66e（癌胚抗原–CEA）	85A12、12–140–10、Ⅱ–7 号	粒细胞	许多转移癌也呈阳性
CD68（广泛特异性）	KP1	粒细胞和单核细胞系细胞，包括破骨细胞	肥大细胞和恶性黑色素瘤细胞呈阳性
CD68R（单核细胞独有）	PG-M1	单核细胞系细胞包括破骨细胞	肥大细胞也呈阳性；恶性黑色素瘤细胞呈阳性
CD163	10D6、BerMAC3	单核细胞系细胞，不包括破骨细胞	

（续表）

抗　原	抗体*	特异性表达	注　释
CD14	NCL-CD14–223	单核细胞	发展为单核细胞强阳性，巨噬细胞弱或阴性
中性粒细胞弹性蛋白酶	NP57	中性粒细胞	早幼粒细胞和中幼粒细胞强阳性，晚幼粒细胞和成熟中性粒细胞染色弱或阴性
CD15	LeuM1、BY87、C3D-1、Carb-3	单核细胞和粒细胞，特别是成熟粒细胞	细胞膜和细胞质着色，蛋白水解酶预处理后细胞膜阴性；霍奇金淋巴瘤肿瘤细胞阳性
CD11c	5D11	各系细胞	部分急性髓细胞性白血病阳性
钙防卫蛋白（曾称钙粒蛋白）	Mac387	成熟粒细胞和单核细胞	巨噬细胞弱阳性或阴性
CD33	PWS44	中性粒细胞和嗜酸性粒细胞前体、单核细胞、巨噬细胞、肥大细胞[30]	
嗜酸性粒细胞过氧化物酶	ICR10	嗜酸性粒细胞系	
嗜酸性粒细胞主要碱性蛋白	BMK13	嗜酸性粒细胞系	
巴索格拉宁[31]	BB1	嗜碱性细胞系	
肥大细胞类胰蛋白酶	AA1	肥大细胞	避免反应产物扩散和非特定特异性着色问题，需要仔细的预处理†
CD117	57A5D8	肥大细胞（强）	一些造血祖细胞（弱阳），与 CD34 染色的细胞群重叠；一些早幼粒细胞和原红细胞表达；在一些多发性骨髓瘤和一些非造血肿瘤中异常表达
CD123	6H6	浆细胞样树突状细胞，毛细胞	
血型糖蛋白 A（α 唾液酸糖蛋白）（CD235a）	JC159、BRIC101	红细胞	原红细胞阴性
血型糖蛋白 C（β 唾液酸糖蛋白）（CD236R）	Ret40f	红细胞	在早于 α 唾液酸糖蛋白的原红细胞中的表达；在急性髓细胞性白血病的一些患者中，与原粒细胞交叉反应
钙黏着蛋白	36、36B5	红细胞	原红细胞着色一致
血影蛋白	多克隆抗血清[32]	红细胞	目前没有市售抗体
血红蛋白 A	多克隆抗血清	含有血红蛋白的红细胞	早期红系前体弱阳或阴性
ABO 血型 H 糖蛋白的一个表位	BNH9	红细胞	表达于红系分化的早期阶段，也表达于内皮细胞、巨核细胞和一些大细胞淋巴瘤的细胞
CD42b	MM2/174	巨核细胞	强而均匀的细胞质染色，包括早期和发育异常的巨核细胞
CD61 号	Y2/51、NCL-CD61–308	巨核细胞	细胞着色多样；一些早期或发育异常的巨核细胞可能不着色 一些肿瘤细胞呈阳性，如黑色素瘤和乳腺癌和前列腺癌

（续表）

抗　原	抗体*	特异性表达	注　释
von Willebrand 因子（曾称因子Ⅷ相关抗原）	F8/86、36B11 及多种多克隆抗血清	巨核细胞	胞质强阳性，早期和不典型增生着色不一，内皮细胞也呈阳性
CD31	JC70A、1A10	巨核细胞和单核细胞	内皮细胞也呈阳性
CD1a	MTB1、JPM30、O10	朗格汉斯细胞	如果有的话，这种细胞通常很少存在；用于朗格汉斯细胞组织细胞增多症的诊断

*. 单克隆抗体的清单并不详尽。新的克隆正在不断开发中

†. 肥大细胞类胰蛋白酶优于肥大细胞类糜蛋白酶，尽管后者能染色正常肥大细胞和处于反应状态的肥大细胞，但在骨髓增生异常和系统性肥大细胞增多症的大多数肥大细胞中呈阴性。用单克隆抗体 G3[33] 证明了白血病骨髓母细胞中的一些肥大细胞类胰蛋白酶活性

McAb. 单克隆抗体

经许可转载，引自牛津大学出版社

表 2-7　骨髓环状活检标本中淋巴细胞（B、T 和 NK 细胞系）免疫组织化学表达 *† [34-45]

抗　原	抗体*	特异性	注　释
CD45	PD7/26、RP218、RP2/22	淋巴细胞、粒细胞和单核细胞	蛋白水解预处理使粒细胞和单核细胞不着色
末端脱氧核苷酸转移酶（TdT）	NPT26、SEN28	淋巴母细胞（骨髓多能干细胞和白血病中淋巴母细胞）和一些原粒细胞	除此之外，高达 15% 的 AML 呈阳性；据报道，在一部分髓母细胞瘤中呈阳性，偶尔在儿童其他小细胞肿瘤中呈阳性[34]
CD10	56C6	B 细胞亚群	在常见的和前 B-ALL、Burkitt 淋巴瘤、滤泡性淋巴瘤和大多数生发中心型 DLBCL 中均有表达；也可由血原细胞、部分中性粒细胞和骨髓基质细胞亚群表达；肾细胞癌可能为阳性
CD20	L26、7D1、MJ1	大多数 B 细胞	一些早期 B 系淋巴细胞和显示浆细胞分化的细胞呈阴性
CD79a	Mb1、HM47/A9、JCB117、11E3、11D10	大多数 B 细胞	包括早期 B 系淋巴细胞和那些具有浆细胞分化的细胞；通常在肿瘤性浆细胞中弱阳或阴性；巨核细胞可能弱阳性；一些急性 T 淋巴细胞白血病
CD75	LN-1	B 细胞	大的，活化的 B 细胞的优先染色（如中心细胞和免疫母细胞）
CD45RA	4 KB5	B 细胞和 T 淋巴细胞亚群	小而成熟的 B 细胞优先染色
免疫球蛋白轻链 -κ 和 λ	通常使用多克隆抗血清	浆细胞；当表达水平高时，在某些 B 细胞 NHL 中可显色	其他 B 细胞的表达通常太弱，无法检测到；组织内存在血浆免疫球蛋白可能导致过度背景着色；在一些实验室中，用原位杂交检测 κ 和 λ 的 mRNA 是首选方法
免疫球蛋白重链 -γ、α、μ、ε、δ	通常使用多克隆抗血清	浆细胞；当表达水平高时，在某些 B 细胞 NHL 中可显色	其他 B 细胞的表达通常太弱，无法检测到；由于组织内存在血浆免疫球蛋白，可能出现过多的背景着色
粗面内质网相关抗原	VS38c	浆细胞	成骨细胞和一部分基质细胞也会染色

（续表）

抗 原	抗体*	特异性	注 释
CD138（黏结蛋白聚糖）	B-B4、5 F7、MI15	浆细胞	一些癌和大细胞 NHL 呈阳性；偶尔在软组织肿瘤中表达；一半黑色素瘤呈阳性[35]；一半骨肉瘤和更大比例的成骨细胞瘤呈阳性[36]
CD38	AT13/5、SPC32	浆细胞	胸腺细胞、早期 B 细胞、生发中心 B 细胞和一些红细胞和中性粒细胞表达
MUM1/IRF4	MUM1p	正常和肿瘤性浆细胞，偶尔有 T 细胞和生发中心 B 细胞	经典型和 NLPHL 型肿瘤细胞及部分 NHL 阳性
PAX5	Clone 24、A452、1EW	B 系细胞相关；浆细胞分化表达下调	可能在神经内分泌肿瘤，其他癌症（很少）和一些急性髓细胞性白血病中表达，如与 t（8；21）相关；在肾母细胞瘤和腺泡状横纹肌肉瘤中的表达可能是克隆 24 与 PAX2 交叉反应的结果[37]
未分类（似乎不是 CD72）	DBA.44	B 细胞	毛细胞白血病相对特异的表达；红细胞细胞膜和一些巨噬细胞也会着色
抗酒石酸酸性磷酸酶	9C5、14G6、26E5	毛细胞白血病	肥大细胞、朗格汉斯细胞、巨噬细胞和破骨细胞也会染色[38]
CD23	1B12、MHM6	B 细胞亚群：正常骨髓中仅有少数淋巴细胞阳性	小淋巴细胞性淋巴瘤 /CLL 阳性，套细胞淋巴瘤、淋巴浆细胞性淋巴瘤和滤泡性淋巴瘤阴性
CD5	4C7、CD5/54/F6	B 细胞的子集，大多数 T 细胞	小淋巴细胞性淋巴瘤 /CLL 和套细胞淋巴瘤阳性，淋巴浆细胞性和滤泡性淋巴瘤阴性
BCL2	Bcl-2/100/D5、BCL2/124、3.1	广泛表达：T 细胞、套区 B 淋巴细胞、滤泡性淋巴瘤的肿瘤成分、CLL 的增殖中心；经典霍奇金淋巴瘤肿瘤细胞表达，NLPHL 的肿瘤细胞不表达	非肿瘤性生发中心细胞呈阴性；其他 B 细胞淋巴瘤和一些造血细胞呈阳性；骨髓基质浸润呈阳性，这很难理解
cyclin D$_1$	DCS-6、P2D11F11	套细胞淋巴瘤（核表达）	凋亡细胞核和包括内皮细胞在内的基质细胞的细胞核呈阳性；其他 t（11；14）肿瘤表达，如多发性骨髓瘤和毛细胞（更弱）[39]
BCL6	PG/B6p、LN22、P1F6	在生发中心起源的淋巴瘤（Burkitt 淋巴瘤、滤泡性淋巴瘤和一些弥漫大 B 细胞淋巴瘤）和一些间变性大细胞淋巴瘤和 T 淋巴细胞淋巴瘤中呈阳性；在 NLPHL 的肿瘤细胞中呈阳性，但在经典霍奇金淋巴瘤中呈阴性[39]	在 B 系 ALL 伴随 t（1；19）（q23；p13.3）也呈阳性[40]
BCL10	151	MALT 型结外边缘区淋巴瘤中肿瘤细胞核阳性	
MYC		Burkitt 淋巴瘤，1/3 的弥漫大 B 细胞淋巴瘤[41]	通常由一些生发中心细胞表达
RAF V600E	VE1	BRAF V600E 突变的毛细胞白血病	偶发脾边缘区淋巴瘤阳性[42]，部分慢性淋巴细胞白血病部分弱阳性[43]

（续表）

抗　原	抗体*	特异性	注　释
CD2	AB75、11F11	大多数 T 细胞，肿瘤性肥大细胞	也由一些单核细胞表达
CD3	CD3-12、PS1、LN10、F7.2.38 和多克隆抗血清	大多数 T 细胞	比 CD2 更特异，单克隆抗体的性能优于多克隆抗血清
CD3ε	F-2-2-38 和多克隆抗血清	大多数 T 细胞，与其他 CD3 成分相关；在 NK 细胞的细胞质中无其他 CD3 成分表达	
CD7	CD7-272、LP15、CBC.32	大多数正常和反应性 T 细胞；肿瘤性 T 细胞减少或缺失表达	CD7-272 可能出现核着色，但特异性反应应该在细胞膜上
CD11c	5D11	毛细胞白血病	
T 细胞受体 β 链	βF1	表达 αβT 细胞受体的 T 细胞亚群	大多数非肿瘤性 CD3 呈阳性的 T 细胞和许多 T 系肿瘤的细胞
CD45RO- 广泛特异性	UCHL1	经过抗原刺激的 T 细胞（膜表达）	粒细胞、单核细胞和巨噬细胞也呈阳性（胞质表达）；过度脱钙可能导致非特异性核染色
CD45RO-T 细 胞 特异性	OPD4	经过抗原刺激的 T 细胞（膜表达）	与非淋巴系细胞相比，UCHL1 的反应较弱
CD43	MT1、DFT1	大多数 T 细胞和一部分 B 细胞；淋巴细胞性淋巴瘤 /CLL 和套细胞淋巴瘤通常为阳性；滤泡性淋巴瘤、淋巴浆细胞性淋巴瘤和边缘区淋巴瘤均为阴性	粒细胞和单核细胞的强表达，肥大细胞也可表达
CD4	1F6、4B12	T- 细胞亚群、浆细胞样树突状细胞肿瘤	反应产物对单个细胞的定位常常很差，巨噬细胞呈阳性
CD8	4B11、1A5	T 细胞亚群	
CD279（PD1）	NAT	活化 T 细胞，在许多血管免疫母细胞性 T 细胞淋巴瘤的肿瘤细胞中表达	
CD25	4C9	T 细胞亚群，成人 T 细胞白血病 / 淋巴瘤肿瘤肥大细胞和毛细胞呈强阳性	
CD56	1B6、CD564、123C3	NK 细胞和部分细胞毒性 T 细胞，浆细胞样树突状细胞肿瘤	神经纤维，神经外胚层肿瘤，包括小细胞肺癌和一些白血病中粒细胞；多发性骨髓瘤常呈阳性；小梁边缘的骨髓基质呈强阳性
CD57	Leu7、NC-1、NK-1、TB01	NK 细胞和一些细胞毒性 T 细胞	一些神经纤维和神经外胚层肿瘤呈阳性
TIA-1	266A19FS	细胞毒性 T 细胞和 NK 细胞	中性粒细胞常呈强阳性[44]
颗粒酶 B	GRB-7、11F1	细胞毒性 T 细胞和 NK 细胞	中性粒细胞也阳性
穿孔素	5B10	细胞毒性 T 细胞和 NK 细胞	
CD30	BerH2、1G12、15B3	Reed-Sternberg 细胞和单核样霍奇金细胞，间变性大细胞淋巴瘤细胞和其他多形性大细胞淋巴瘤细胞	如果使用蛋白水解预处理，浆细胞和一些红细胞前体呈阳性；首选湿热抗原修复；有些癌，特别是胚胎癌，呈阳性

（续表）

抗　原	抗体*	特异性	注　释
CD15	LeuM1、BY87、C3D-1、Carb-3	经典霍奇金淋巴瘤的肿瘤细胞（但可能高达 15% 的患者为阴性），在 NLPHL 不表达	粒细胞和单核细胞呈阳性，特别是成熟粒细胞前体
BOB.1	TG14	B 细胞转录协同激活蛋白在大多数 B 细胞 NHL 和 NLPHL 中由正常 B 细胞和肿瘤细胞表达，不存在于经典霍奇金淋巴瘤的肿瘤细胞中	应与 OCT-2 组合使用
OCT-2	Oct-207	B 细胞转录因子在大多数 B 细胞 NHL 和 NLPHL 中由正常 B 细胞和肿瘤细胞表达；不存在于经典霍奇金淋巴瘤的肿瘤细胞中	应与 BOB.1 组合使用
上皮膜抗原（EMA）	GP1.4	间变性大细胞淋巴瘤细胞	一些浆细胞呈阳性，一些霍奇金淋巴瘤和许多癌的肿瘤细胞呈阳性；一些间变性大细胞淋巴瘤呈阴性
CD246	ALK1、ALKc、5A4	间变性大细胞淋巴瘤细胞，ALK 阳性亚型；亚细胞分布反映相关基因易位	炎性肌成纤维细胞瘤阳性，有时神经母细胞瘤和横纹肌肉瘤阳性[39]；5%～10% 的非小细胞肺癌阳性
Ki-67	Ki-67、MM1、MIB1	增殖细胞（核表达）	有助于评估骨髓浸润淋巴瘤的分级，增殖造血细胞也呈阳性
ZAP70	ZAP70-LR、L453R、2F3.2	T 细胞、NK 细胞和某些 B 细胞肿瘤的表达	在 CLL 中 ZAP70 的表达与 IGVH 基因未突变预示不良预后
TCL1		由早期 T 细胞前体、浆细胞样树突状细胞和非生发中心 B 细胞表达	T 淋巴细胞白血病和原发性浆细胞样树突状细胞肿瘤中的过度表达
CD103	EPR4166	毛细胞白血病	文献 [45]

*. 单克隆抗体的清单并不详尽。新的单克隆抗体正在不断开发中

†. 除此表中的抗体外，检测病毒产物的抗体［如 EB 病毒、人类疱疹病毒 8 型（human herpes virus 8，HHV-8）］也与淋巴瘤的诊断相关，与 p53 和 p21 反应的抗体也相关

ALL. 急性淋巴细胞白血病；AML. 急性髓细胞性白血病；CLL. 慢性淋巴细胞白血病；DLBCL. 弥漫大 B 细胞淋巴瘤；MALT. 黏膜相关淋巴样组织；mRNA. 信使核糖核酸；NHL. 非霍奇金淋巴瘤；NK. 自然杀伤；NLPHL. 结节性淋巴细胞为主型霍奇金淋巴瘤

经许可转载，引自牛津大学出版社

原表达是谱系特异性的，更准确的表达是谱系相关的或谱系限制性的。熟悉不同细胞的抗原表达，包括非造血肿瘤细胞的抗原表达，是非常重要的。否则，错误解读会导致严重的诊断错误。许多在 T 细胞、B 细胞或这两系细胞都表达的抗原髓系细胞也会表达（图 2-21）。尤其是 T 细胞相关抗原，广泛由粒细胞和单核细胞系细胞表达。在骨髓中，标记 T 细胞，CD43应该避免使用，因为它在许多其他类型的细胞上也会表达。应谨慎选择与 CD45RO 反应的抗体；OPD4 克隆优先染色 T 细胞，粒细胞和单核细胞很少着色，而 UCHL1 常常后者强着色。粒细胞和单核细胞表达 CD45RO 与 T 细胞表达 CD45RO 不同，前者为胞质，而 T 细胞为膜染色。骨髓基质内巨噬细胞表达 CD4，由于目前可用的抗体中经常出现的相当弱的信号定位不良，可能无法准确评估 CD4 呈阳性的 T 细胞。与 CD3 反应的单克隆抗体是目前骨髓环钻活检

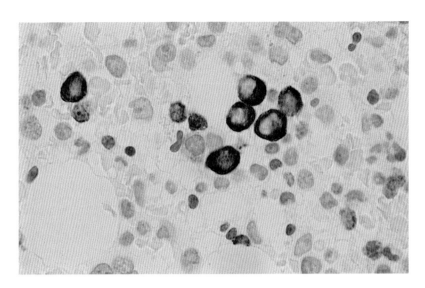

◀ 图 2–16　骨髓增生异常患者的环钻活检标本切片显示粒细胞前体弹性蛋白酶阳性。单克隆抗体（McAb）NP57（100×）免疫过氧化物酶技术

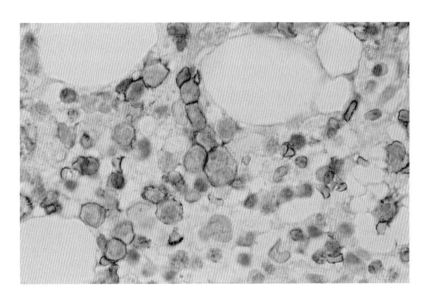

◀ 图 2–17　法 国 – 美 国 – 英 国（FAB）M6 急性髓细胞性白血病（AML）患者的环钻活检标本切片显示幼红细胞，其中一个为双核。抗血型糖蛋白抗体单克隆抗体 Ret40f（CD236R）（100×）免疫过氧化物酶技术

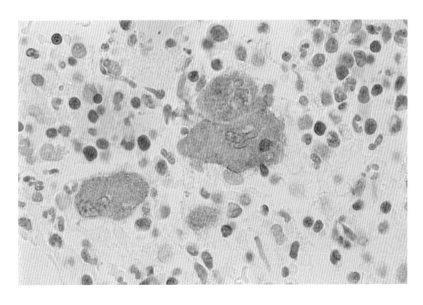

◀ 图 2–18　骨髓增生异常患者的环钻活检标本切片显示有一簇巨核细胞。CD61 单克隆抗体（100×）免疫过氧化物酶技术

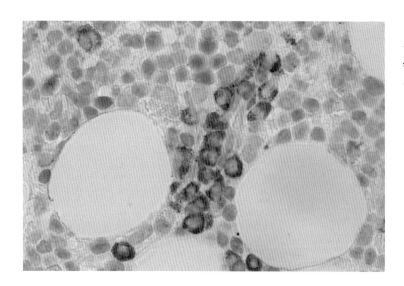

◀ 图 2-19　毛细血管周围浆细胞的环钻活检标本截面。单克隆抗体 VS38c（100×）免疫过氧化物酶技术

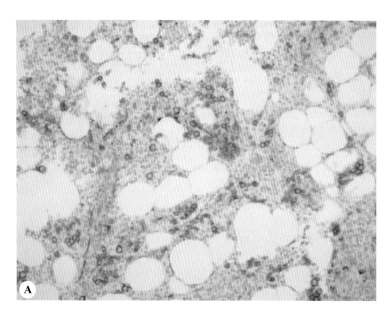

◀ 图 2-20　环钻活检标本切片显示幼红细胞表达上皮钙黏着蛋白

A. 正常。免疫过氧化物酶，上皮钙黏着蛋白（10×）。B. 骨髓增生异常伴多发性发育异常和纤维化。免疫过氧化物酶，上皮钙黏着蛋白（10×）

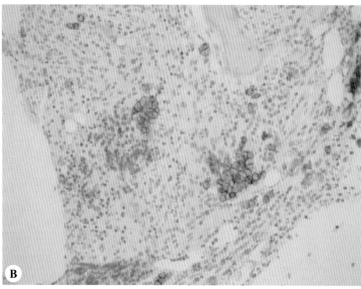

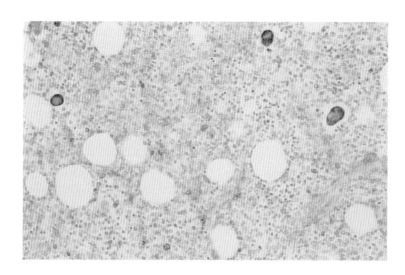

◀ 图 2–21　弥漫大 B 细胞淋巴瘤患者的 BM 环钻活检切片。淋巴瘤细胞有大量基质淋巴浸润，显示 CD79a（克隆 Mb1）的中度着色，而 3 个巨核细胞显示出强烈的交叉反应。免疫过氧化物酶，CD79a（20×）

切片中最特异的 T 细胞标志物。值得注意的是，CD3 簇中的抗体包括一些识别 CD3ε 表位的抗体，该表位不是 T 细胞独有，它也在自然杀伤（NK）细胞上表达。尽管 CD2 单克隆抗体的特异性不如 CD3，但也非常有用。

对于 B 细胞，我们建议同时使用 CD20 和 CD79a。CD20 是 B 细胞可靠的抗原靶点，尽管在某些情况下它会下调，如用利妥昔单抗治疗后。一些 CD79a 也会表达于巨核细胞和血管平滑肌细胞；但这些问题都不会对判读造成影响。CD5 和 BCL2 的抗体与 T 细胞，以及正常和肿瘤性 B 细胞亚群发生反应；应小心解释骨髓淋巴浸润，其中非肿瘤性 T 细胞常占优势。

如果通过蛋白质水解（用于抗原提取）降低髓样反应性，CD45 抗体对淋巴细胞的特异性可以提高。CD30 抗体可能与浆细胞反应呈阳性，偶尔与红系细胞反应呈阳性。在这些细胞中 CD30 表达于细胞质中，而在 Reed-Sternberg 细胞和间变大细胞淋巴瘤细胞中的表达是在 Golgi 区或包膜。这种反应性不太可能导致难以解释的淋巴浸润。它可以通过用湿热法代替蛋白水解法修复抗原来解决这个问题。

如果在横截面中观察到细微的毛细血管，内皮细胞的 CD34 表达可以模拟出造血细胞的反应。造血细胞 CD34 表达的颗粒状特征可与内皮细胞的均一模式区分开来。

使用专有的固定 / 脱钙剂组合溶液固定和脱钙可能导致组织内免疫反应性的广泛丧失，EDTA 的过度脱钙也可能导致同样问题。即使在最佳固定和脱钙的组织中，一些抗原也很难着色。在这方面，一些实验室的 cyclin D₁ 和 CD4 仍然存在问题；需要仔细注意克隆选择和技术细节，以获得一致的良好结果。在固定不良、过度脱钙或两者兼有的组织中，非特异性核染色可与多种抗体一起发生。根据我们的经验，抗体 UCHL1（CD45RO）、BER-H2（CD30）和 NB84 特别容易出现此问题。

内源性酶活性和不需要的抗体结合都可能导致技术问题。在用基于辣根过氧化物酶的检测系统对环钻活检切片进行免疫染色时，必须特别注意内源性过氧化物酶活性的阻断。粒细胞具有很强的过氧化物酶活性，固定或加工很难将其破坏。使用甲醇过氧化氢处理可以获得很好的效果，但需要较长的时间（需要 30min，而大多数组织 15min 即可）。由于溶液氧化很快，在处理过程中每隔一段时间需要用新制备的甲醇过氧化氢进行替换。向最终显色底物中添加叠氮化钠可在困难情况下提供额外的过氧化物酶阻断。

当使用碱性磷酸酶 – 抗碱性磷酸酶检测系统时，内源性碱性磷酸酶活性几乎没有任何问题，因为酶在加工过程中被大量破坏。在某些情况下，由于基质细胞中残留的活性，可能呈淡红色背景。这可以通过向显色底物中添加左旋咪唑来抑制。

有时，当使用抗生物素蛋白 – 生物素系统或生物素 – 链霉抗生物素蛋白系统时，内源性生物素表达可导致非特异性染色。这在用抗体 AA1 证明肥大细胞类胰蛋白酶时尤其明显。免疫染色前，用抗生物素蛋白和生物素饱和溶液连续孵育切片，可阻断这种活性。

抗体与不相关表位的非特异性结合，这可能是多克隆抗血清的一个特殊问题，可通过与牛血清白蛋白或正常人血清预孵育切片来阻断。抗免疫球蛋白轻链抗体和重链抗体对血浆和组织液中免疫球蛋白的背景着色可通过使用湿热方法替代蛋白水解法进行抗原修复来减少。

弱反应有时，尽管可以通过流式细胞仪显示细胞表达相关抗原，但免疫组织化学反应微弱或明显阴性。这可能与肿瘤 B 细胞上 CD5 的表达有关[46]。另外，CD34 和 TdT 的表达可能通过流式细胞仪检测为阳性，而免疫组织化学检测为阴性[46]，反之亦然，因为目前两种技术使用的抗体识别不同的表位。

解释问题。在解释过程中可能会出现其他问题。如前所述，免疫对 CD4 和 cyclin D_1 的检测可能是欠佳的，结果需要谨慎解释。应始终进行具有已知反应性的阳性对照，以确保技术的结果令人满意。在某些情况下可能需要重复染色。值得注意的是，cyclin D_1 在套细胞淋巴瘤中的表达是核着色（只有一部分细胞呈阳性）。这种核染色不要与有时在其他肿瘤淋巴瘤细胞中观察到的非特异性细胞质浅染相混淆。

肿瘤性 B 细胞在慢性淋巴细胞白血病和套细胞淋巴瘤中 CD5 的表达远弱于 T 细胞对该抗原的组成性表达。因此，重要的是确保所用抗体的稀释度是检测肿瘤细胞弱表达抗原的最佳稀释度。同样，重要的是要使用代表这些淋巴瘤之一而不是正常组织的阳性对照进行比较。在 CD5 免疫染色的骨髓环钻活检切片中检测肿瘤 B 细胞需要对切片进行仔细评估，因为这些细胞经常出现在含有大量强染色的非肿瘤 T 细胞的背景中。

由于大量的非肿瘤性 BCL2 阳性 T 细胞、滤泡形成的罕见性，以及不仅在滤泡性淋巴瘤中而且在其他 B 细胞性淋巴瘤中观察到的阳性反应，骨髓中 B 细胞淋巴瘤浸润细胞检测 BCL2 的表达很少使用。

三、细胞遗传学分析

特异性、非随机染色体异常是血液学肿瘤中常见的一种现象，在病因中起着重要作用。此外，与血液学或组织学特征相比，某些血液学肿瘤更精确地定义为特殊染色体异常。例如，急性髓细胞性白血病（AML）的一个特定亚型，可以被命名为 M4Eo/inv（16）（p13.1q22）/CBFB-MYH11 融合型 AML，其更好的定义是有 16 号染色体的倒置，而不是有嗜酸性粒细胞的急性髓单核细胞白血病的细胞学或组织学特征。某些染色体异常的存在也提供了预后信息。例如，在 AML 中，t（8；21）（q22；q22.1）、t（15；17）（q24.1；q21.2）或 inv（16）（p13.1q22）的存在表明预后较好。细胞遗传学分析也有助于区分肿瘤和反应性，因为克隆性细胞遗传学异常的证明提供了证据，证明"特发性"嗜酸细胞增多综合征实际上是嗜酸性粒细胞白血病。

经典的细胞遗传学分析只能在细胞悬液上进行，如从外周血或骨髓获得的悬液[47]。用于疑似血液肿瘤诊断的细胞遗传学分析包括检查中期扩散，可从血液或骨髓抽提物中制备悬液，或者在高增殖率肿瘤中，在有或无促细胞分裂剂的初步培养期后可作为直接制剂。通过暴露于纺锤体毒物后，如秋水仙碱，细胞被停滞在中期。细胞裂解后，用染料如吉姆萨（Giemsa）或喹吖因芥末（荧光剂）观察染色体。单个染色体通过其大小、着丝粒的位置及其条带模式（染色后可见的亮带和暗带的序列）来识别。这些发现可以用一个有核的染色体核图来说明（图 2–22）。或者，它们可以表达为核型。例如，来自男性患者骨髓的核型 47、XY、+8[18]/46，XY[2] 表明存在 3 条 8 号染色体；在检查的 20 个中期中，有 2 个是正常的。

细胞遗传学分析在血液病诊断中具有重要作用。应用包括如下。

1. 诊断的确认，如通过证明急性早幼粒细胞白血病的 t（15；17）（q24.1；q21.2）。

2. 染色体重排的检测表明预后良好或不良，应在选择治疗方法时加以考虑，如高二倍体显示，预示 ALL 预后良好。

3. 在其他困难情况下确认肿瘤，如在嗜酸细胞增多综合征患者或 T 慢性淋巴细胞白血病患者中确认。

4. 监测治疗，如通过估计异常中期的比例

（但可能的话，最好进行分子分析）。

5. 移植后监测，如通过研究性别不匹配的异基因干细胞或骨髓移植受者的性染色体。

6. 诊断与治疗有关的 AML 和 MDS。

7. 区分疾病演变和新的治疗相关肿瘤。

8. 确认可能导致血液恶性肿瘤发生的体质异常，在怀疑患有 Down 综合征的急性巨核细胞白血病儿童中检出 21 三体性疾病，或表现出对致胶剂的敏感性，这证实了对患有 AML 的患者潜在的 Fanconi 贫血的诊断。

问题和陷阱

白血病的中期扩散通常质量很差，因此很难确定异常的特征。此外，一些特殊的染色体重排，如 t（12；21）（p13.2；q22.1），很难通过核型分析，而其他的是不可能的；对于这些重排来说，分子遗传学技术是必需的。

细胞遗传学分析失败或产生的亚期太少，无法对一定比例的急性白血病进行充分的分析。不适当的技术可能意味着存在对剩余正常细胞的选择，例如，如果直接检查而不是初步培养用于急性早幼粒细胞白血病的调查。

当肿瘤克隆仅部分替换骨髓时，如在 MDS 中，可能存在细胞遗传学异常克隆，但如果是

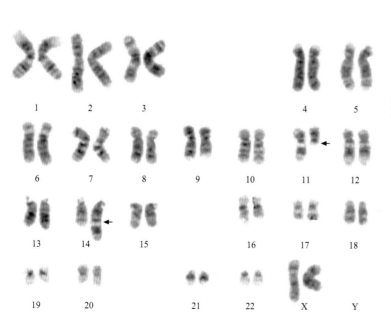

◀ 图 2–22　显示套细胞淋巴瘤中 t（11；14）（q13.3；q32）的核型图

经许可转载，图片由索尔兹伯里的 Fiona Ross 博士提供

检查不充分的中期，则可能无法识别。

在一些生长缓慢的肿瘤中，可能无法获得合格的中期准备，中期可能代表残留的正常细胞，而不是肿瘤细胞。例如，在 CLL 中经常出现这种情况。

四、分子遗传学分析

多年来，细胞遗传学分析一直是血液肿瘤诊断评估的一部分。最近，如 Southern 印迹分析，PCR 和反转录酶 PCR（RT-PCR）等技术已使与此类染色体异常相关的分子遗传事件得以研究。这些技术还导致血液学疾病中其他遗传异常的检测。它们正越来越多地用于常规的患者诊断和随访。

此外，分子遗传学分析可用于建立克隆性；这在淋巴肿瘤中特别有价值，因为抗原受体基因重排为肿瘤细胞群体提供了独特的克隆标记。分子遗传学技术最容易应用于外周血或骨髓抽吸术，但也有适用于环钻活检标本的改良技术。*TR* 和 *IGH* 基因座重排不是特定谱系的，当检测克隆性时，两者都应该研究。最有用的 T 细胞受体（TCR）基因是 *TRB* 和 *TRG*，分别编码 TCRβ 和 TCRγ。编码 TCRα 的 *TRA* 基因太大，难以用 PCR 和 TRD 进行分析，编码 TCRδ 的 TRD 有时在 TRA 重排时丢失。TRB 分析需要许多引物集，而 TRG 的等位变异较小，因此更容易分析。

目前，从分子遗传学分析中出现了关于淋巴样细胞成熟中抗原受体（IGH 和 TCR）可变区基因的体细胞超突变的新概念与 B 细胞系相比，T 细胞成熟过程中的这些机制的研究要少得多。对发生在生发中心的免疫球蛋白分子亲和力成熟基础上的体细胞突变过程的基本了解，可以区分来自前生发中心（非突变）的淋巴瘤，生发中心（具有持续获得额外突变的证据的超突变）和后生发中心（无持续突变的高突变）淋巴细胞。例如，已经描述了 CLL 的子类别，这些子类别因显示了 IGHV 高突变的前生发中心（60%）和后生发中心（40%）而有所不同，后者与更好的预后相关。

分子分析也可用于鉴定血液或骨髓中的病毒 DNA 或核糖核酸（RNA）。

（一）荧光等原位杂交技术

原位杂交（in situ hybridization, ISH）是一种分子遗传学技术，也是传统细胞遗传学的延伸。它是基于标记探针与相间核或中期扩散的杂交。该技术可以使用荧光标记（荧光原位杂交或 FISH），或酶标记[48-50] 或放射性标记。由各种形式的合成 DNA 组成的探针，借助荧光、酶或放射性同位素进行可视化，可用于检测染色体的数量异常或各种染色体的重排。可以通过与荧光染料偶联的探针来鉴定靶 DNA。另外，探针与目标 DNA 的结合可以通过将第一探针与第二探针中的互补碱基杂交来确定，第二探针也包含报告分子[47]。在进行严格洗涤后，去除多余的探针，通过将第二个探针中的报告分子与荧光染料或酶（如过氧化物酶）偶联的报告分子结合，来检测探针与其靶 DNA 的结合或碱性磷酸酶。通过使用不同的荧光色或两种酶，可以在一种细胞制剂中同时识别多个（通常是 2～3 个）特定的 DNA 序列。直接荧光法比间接荧光法更快速，非特异性背景染色更少，而间接荧光法通常给出更强的信号。酶法目前使用较少，但其优点是不需要荧光显微镜，且制剂是永久性的。

荧光和其他原位杂交技术适用于血液或骨髓细胞膜、环钻活检标本印迹、细胞离心制剂和有或无丝裂原培养的细胞膜。在更有限的范围内，FISH 适用于环钻活检切片（见后文）。与经典的细胞遗传学分析相比，这些技术具有独特的优势，它们不仅可以应用于中期扩散，也可以应用于间期核。因此，染色体异常可以在不易进入有丝分裂的肿瘤细胞中检测到，如 CLL 和多发性骨髓瘤的肿瘤细胞。该技术在检测与可见细胞遗传学异常无关的分子异常方面也很重要，例如，在嗜酸性粒细胞白血病中 FIP1L1-PDGFRA 融合基因形成过程中，介导的 CHIC2 基因缺失。此外，ISH 可应用于先前用 Romanowsky 染色或免疫细胞化学染色的血液或骨髓膜，从而使细胞学和免疫表型特征与核型信息相关。很明显，与细胞遗传学分析不同，ISH 只能显示单个染色体的限制区域，而不是给出细胞内整个染色体补体的全局视图。

可用于 ISH 技术的探针包括：①单个染色体的重复序列着丝粒探针（适用于所有染色体，适用于间期或中期细胞）、重复序列泛着丝粒探针、重复序列泛端粒探针，以及用于单个染色体的重复序列端粒或亚端粒探针；②全染色体涂料（可用于所有染色体，但仅适用于中期细胞）或短臂或长臂或区域特异涂料；③特定序列探针，包括识别癌基因的探针，抑癌基因和

反复易位的断点（适用于间期或中期细胞）。

染色体数目异常可以用着丝粒探针或全染色体涂片检测。当使用这种探针时，正常细胞有 2 个独立的荧光信号。如果染色体数目异常，则信号数目与正常数目不同。例如，在 12 号三体中，带有 12 号染色体着丝粒探针的 FISH 显示每个细胞有 3 个信号，而在 7 号单体中，带有 7 号染色体着丝粒探针的 FISH 显示每个细胞只有 1 个信号（图 2-23）。如果使用着丝粒探针，而不是整个染色体涂料，必须注意做出假设，即一个信号的得失代表整个染色体目标的得失。

有几种策略可用于检测特定的易位或其他重排。当多个染色体伴侣可以破坏感兴趣的基因时，使用跨越特定染色体断点的单个探针很有用，如 KMT2A（曾称 MLL）和 BCL6。当两个伴侣染色体都是可预测的时，可以使用多种技术。全染色涂料可用于感兴趣的两条染色体。或者，可以选择两个探针与特定的癌基因结合，或者在接近预期断点的位置与感兴趣的两条染色体结合。这两个探针用不同的荧光标

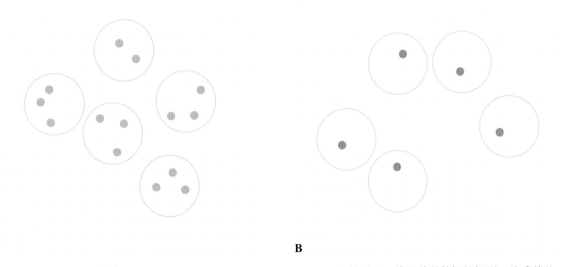

A   B

▲ 图 2-23 荧光原位杂交（fluorescence in situ hybridization，FISH）的原理，使用着丝粒探针识别三体或单体

A. 慢性淋巴细胞白血病 12 号染色体着丝粒探针显示 4 个三体细胞和 1 个二体细胞；B. 骨髓增生异常 7 号染色体着丝粒探针显示所有细胞均为 7 号染色体单体

记。在正常细胞中，有两种不同颜色的独立信号，而在发生易位的细胞中，这两种颜色在一条染色体上聚集在一起（图 2-24）。或者，可以使用跨越每个染色体上预期断点的探针，这样，如果发生了移位，信号就会被分离。然后，每一个异常染色体组都有两个不同颜色的相邻信号（它们看起来融合了，红绿色融合信号被视为黄色），而剩下的两个正常染色体只有一个颜色信号（图 2-25）；这种技术有时被称为 D-FISH，表示双融合 FISH。也可以将一个跨预期断点的探针与另一个邻近第二个断点的探针组合起来。也可以使用跨越其中一个断点的单个探针，分裂信号与易位一致。在这种情况下，有时有必要证明 3 个信号代表正常信号和分裂信号，而不是三体（图 2-26）。三色 FISH 允许使用一个探针识别其中一条染色体上的序列，同时使用两个单独的探针识别第二条染色体断点两边的基因。当发生相关移位时，后两个信号分离（图 2-27）。

跨越特定断点的探针也可用于检测等臂染色体的形成（图 2-28）和染色体倒置。例如，16 号染色体的倒位可以用一个跨越其中一个断点的探针来检测。当发生周向倒置时，信号分

裂并以中期扩散的形式出现在染色体的长臂和短臂上（图 2-29）。

荧光原位杂交还可用于鉴定染色体片段的缺失或扩增。例如，特定探针可用于显示癌抑

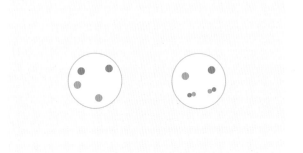

▲ 图 2-25 FISH 的原理，使用 2 个癌基因探针（2 个探针在给定的易位中分开）来检测易位。已经使用了跨越 BCR（红色）和 ABL1（绿色）的探针。在正常细胞（左）有 4 个独立的信号。在与慢性髓细胞性白血病相关的 t（9；22）（q34.1；q11.2）患者（右）的细胞中，有 1 个正常的 BCR 和 ABL1 信号，以及 2 个代表 BCR-ABL1 和 ABL1-BCR 的红色和绿色双重信号

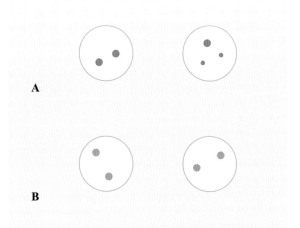

▲ 图 2-26 FISH 的原理，使用全染色体涂料来检测易位。A. 在这种情况下，使用了 11 号染色体的颜料。正常细胞（左）显示 2 个信号，而 t（11；14）（q13.3；q32）患者的细胞（右）显示 3 个信号，分别代表 1 个正常染色体和 2 个参与易位的染色体信号。B. 为了确保这 3 个信号不代表 11 号染色体的三体性，也可以用 11 号染色体的着丝粒探针进行 FISH；由于着丝粒在易位过程中没有分裂，这显示了正常细胞（左）和易位细胞（右）中的 2 个信号

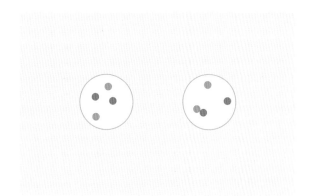

▲ 图 2-24 FISH 的原理，使用 2 个癌基因探针检测易位。已使用 BCR（红色）和 ABL1（绿色）探针。在正常细胞（左）有 4 个独立的信号。在与慢性髓细胞性白血病（右）相关的 t（9；22）（q34.1；q11.2）患者的细胞中，存在单一的正常 BCR 和 ABL1 信号，以及 1 个双红色加绿色的信号，其中 2 个致癌基因并列

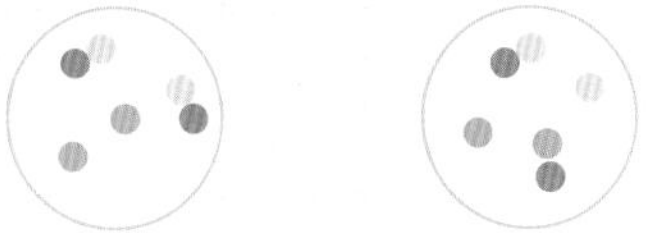

▲ 图 2-27　三色 FISH 的示意图，这是一种利用 ABL1 探针（红色）、BCR 探针（绿色）和靠近 ABL1 的 ASS 基因探针（黄色）降低假阳性概率的技术。正常细胞（左）有 2 个绿色 BCR 信号和 2 个融合的黄色 - 红色信号，代表 ABL1+ASS。t（9；22）（q34.1；q11.2）（右）患者的细胞有一个正常 BCR 信号（绿色）和一个正常 ASS+ABL1 信号（黄色 + 红色）；转位将 ASS 与 ABL1 分开，因此有一个单独的 ASS 信号（黄色），以及 BCR-ABL1 融合信号（红色加绿色）

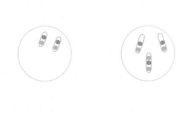

▲ 图 2-28　FISH 等臂染色体。正常细胞（左）与 T 细胞性幼淋巴细胞白血病患者的细胞（右）比较，显示 8 号染色体长臂的等色体。一个着丝粒探针（红色）与一个位于 8q 的 MYC 癌基因探针（绿色）结合，正常细胞显示 2 条染色体，每一条都有一个红色信号和一个绿色信号。淋巴瘤细胞还显示出等臂染色体，在着丝粒（红色）信号的两侧带有 2 个绿色（MYC）信号

制基因（如 RB1 或 TP53）的缺失或癌基因（如 MYC）的扩增。

与经典细胞遗传学相比，ISH 技术具有以下优点。

1. 不需要活细胞。

2. 在间期核中可以发现一些异常，这使得这项技术特别适用于增殖率低的肿瘤，如 CLL。

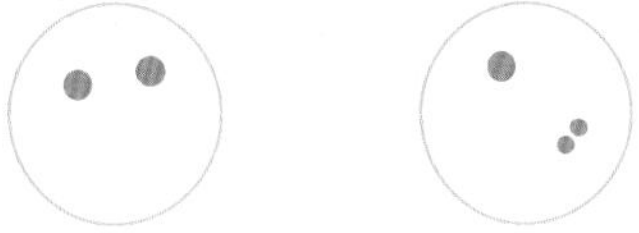

▲ 图 2-29　使用 FISH 展示染色体倒置，显示正常细胞（左）和 M4Eo AML 和 inv（16）（p13.1q22）患者的细胞（右）。已经使用了用于 16 号染色体短臂的染色体涂料。在正常细胞中，有 2 个染色体，每个染色体都有一个红色信号。在具有倒置的细胞中，有一个正常染色体（带有单个信号）和一个异常染色体（带有分裂信号）。倒转是近心的，短臂的倒立端粒部分现在与长臂的端粒端融合在一起

3. 当染色体形态不佳时，可证实可疑异常。

4. 染色体重排，如倒置（16），在染色体带型上只有细微的改变，如果制备方法不理想，很难通过经典的细胞遗传学分析来识别。

5. 可以扫描大量细胞，识别低频异常细胞。

6. 可以证明肿瘤抑制基因的缺失或癌基因的扩增。

荧光免疫表型和间期细胞遗传学（fluorescence immunophenotyping and interphase cytogenetics，FICTION）是一种将免疫表型与 FISH 结合起来的技术。例如，它可以用来证明 CLL 中 12 号染色体三体只在一部分克隆淋巴细胞中发生。

FISH 的进一步发展是光谱染色体核型分析（spectral karyotyping，SKY）。在这种技术中，一组复杂的探针同时应用，可以识别中期制剂中的所有染色体。这种技术特别适用于研究复杂的染色体异常。由于需要昂贵的设备、试剂和软件，该技术目前主要用于研究，而不是常规诊断。多色 FISH（M-FISH），使用 5 种荧光色素、过滤器和计算机软件，同样也可以识别

所有 24 条染色体并解释复杂的染色体异常[51]。FISH 技术的进一步改进包括跨物种色带（Rx-FISH）、端粒区多色 FISH（M-TEL）[50] 和原位杂交（PRINS）。PRINS 是一种通过退火到靶 α 卫星染色体特异重复 DNA 序列的引物识别特定染色体的技术，然后使用 Taq DNA 聚合酶原位扩增引物，并结合荧光标记的脱氧尿苷三磷酸（dUTP）；该技术适用于如 7 号染色体或 8 号染色体三体的检测。

荧光原位杂交在环钻活检切片中的应用范围较有限，但目前最好局限于潜在染色体增益和一些易位的分析，由于数学原因，组织切片（许多细胞核仅部分代表）中染色体丢失的分析是复杂的。组织学切片中 FISH 信号的空间分辨能力足以应用双色双融合和双色分离技术来证明易位[52, 53]。适用于石蜡包埋组织的商用分裂信号探针可用于 BCL2、BCL3、BCL6、IGH、lambda、kappa、CCND1、MYC、PAX5、BCL10、INSM2（曾称 MLT1）、ALK、MAF、BCR 和 ABL1。温和脱钙技术，如使用 EDTA，在环钻活检切片上进行 FISH 检测[54]。通过将 FISH 应用于从完整的细胞核或通过蛋白水解从厚切片中提取的整个细胞的细胞离心制剂中，可以克服 FISH 在组织切片中应用的某些局限性。至于免疫组织化学，需要预处理来暴露靶 DNA 序列。适用于骨髓环钻活检标本的 FISH 方法已经发展并得到越来越多的应用。

值得注意的是，检测信使 RNA（mRNA）靶点的 ISH 技术也可应用于细胞学和组织学骨髓制备。酶或荧光染色法都可以用来鉴定靶 mRNA。可以使用两种不同的荧光染色剂进行双重标记，例如，对 κ 或 λmRNA 和肿瘤坏死因子 α（TNFα）或白细胞介素 1（IL-1）βmRNA 进行双重标记，以证明肿瘤性轻链限制性浆细胞是否能够合成这些细胞因子。在诊断实践中，检测 mRNA 的 ISH 有助于证明表达 κ- 或 λ 的浆细胞（图 2-30）。它也适用于检测与肿瘤发生相关的基因的表达，如 CCND1（cyclin D$_1$）[55]。其他基因也可检测。

ISH 技术可用于检测病毒 mRNA，如 EBER（在霍奇金淋巴瘤、非霍奇金淋巴瘤和移植后淋巴增生性疾病中）、人类疱疹病毒 8 型 DNA（在 Castleman 病和原发性渗出性淋巴瘤中）和人类细小病毒 B19 DNA（在纯红细胞再生障碍中）。ISH 也可用于细菌 DNA 的检测，如全基因组探针可用于结核分枝杆菌的检测。

问题和陷阱

荧光原位杂交和其他原位杂交技术有各种缺点。

1. 在任何单一制剂中，只能识别使用相关探针的特定异常。例如，如果正在调查细胞是否存在 t（8；21），则不会检测到其他白血病相关易位，如 t（15；17）或 t（9；11）。

2. 未发现继发性异常，如果在慢性髓细胞性白血病患者中评估费城染色体阳性中期的比例，则不会检测到 17q 等色体的存在（可能与即将发生的急性转化有关）。

3. 使用全染色体涂料无法检测单个染色体内的重排，如倒位或小缺失。

4. 在三体和单体筛查中，由于信号的共定位导致一些假阳性结果，因此无法可靠地检测到低频率的异常。

5. 如果骨髓中存在肿瘤细胞，但由于相关纤维化而无法抽吸，则无法检测到任何相关的细胞遗传学异常。

通过使用多色 FISH 或光谱染色体核型分析可以在某种程度上规避前两个弊端[48]。

（二）Southern 杂交分析

Southern 杂交分析现在已被更敏感的 PCR 方法所取代，因此将不作描述，仅与其他方法作相关讨论。

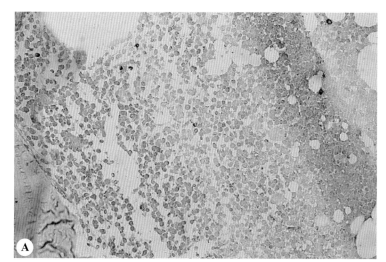

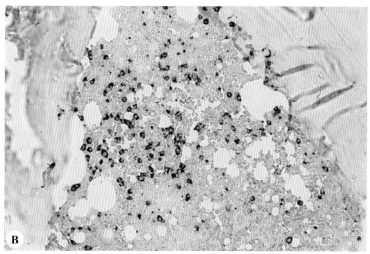

◀ 图 2-30　原位杂交显示。**A. κ** 轻链信使核糖核酸；**B.** λ 轻链信使核糖核酸（**mRNA**）。仅有少数 κ- 阳性细胞，但 λ- 阳性细胞数量众多。免疫过氧化物酶标记探针（**20×**）

（三）聚合酶链反应

聚合酶链反应[56, 57] 是一种体外扩增确定的 DNA 靶点的方法，该靶点两侧有已知序列的区域。这项技术的发展极大地扩展了分子遗传学的诊断潜力，因为它能够产生几乎无限的选定目标 DNA 序列。它由 3 个基本步骤（变性、引物退火和延伸）组成的重复循环组成，每个循环都可能导致目标 DNA 序列数量翻倍。

第一步（变性）是将 DNA 样品加热到 90℃，使双链 DNA 分子分离成两条互补的单链。第二步（引物退火）需要短的 DNA 引物序列，与待扩增的目标 DNA 片段末端互补。将引物添加到变性的单链 DNA 中，并冷却样品。当冷却发生时，引物退火（通过互补核苷酸序列连接）到单链靶 DNA。第三步（延伸）需要在引物 DNA 片段末端添加游离核苷酸，产生两个单链目标 DNA 序列的互补拷贝。这是通过一种耐热的 DNA 聚合酶实现的。由此产生的 DNA 链通过再次升高温度与互补链分离。通过升高和降低发生反应的容器的温度来重复该循环。该过程在自动热循环仪器中进行，该仪器预先设定了特定的温度和时间，并针对每对引物进行了优化。变性、退火和延伸的周期重复 10～40 次。最初，扩增是指数级的，因为每个周期将预先发送的 DNA 模板量加倍。在以后的周期中，DNA 数量的增长率更接近于线性，而不是指数。然而，产生了非常大量的靶 DNA 序列。通过与已知的标准品（图 2–31）比较，可以通过电泳估计 DNA 片段的大小，通过溴化乙啶染色和紫外光下观察，可以直接看到生成的 DNA。与 Southern blot 分析相比，该技术在诊断上有许多优点，主要是周转时间短、不需要放射性同位素、能够扩增非常少量的靶 DNA 及其对固定组织的适用性，包括档案样本，甚至是从玻片上刮下来的染色或未染色的血液或骨髓涂片。然而，染色切片不如石蜡包埋组织满意，因为 DNA 降解更严重。技术可用于脱钙石蜡包埋的环钻活检标本[58]；为了使 DNA 降解最小化，需要 EDTA 脱钙而不是甲酸脱钙[59]。PCR 扩增使该技术非常灵敏。产生的 DNA 片段适合分离。由于这些优点，PCR 或其改良的 RT-PCR 已经取代了 Southern 杂交分析在大多数诊断应用中的地位。为了区别于 RT-PCR，PCR 有时被称为基因组 PCR 或 DNA-PCR。

聚合酶链式反应通常用于以下用途。

1. 通过扩增以下序列来研究淋巴克隆性：① IGH 基因座；② IGK 基因座和 IGKDEL 基因；③带有或不带有 TRB（或很少有 TRD）基因的 TRG 基因。

2. 检测由获得性细胞遗传学异常导致的基因重排。

3. 细菌或病毒序列的检测（例如，骨髓抽吸液中结核分枝杆菌基因组的序列），也可用于通过 EB 病毒（EBV）DNA 扩增来证明淋巴细胞的克隆性。由于病毒的环状游离形式中末端重复序列的数目可变，因此可以将具有多种形式病毒的多克隆淋巴群体与具有单一形式的单克隆群体区分开。这对于建立 EBV 诱导的自然杀伤细胞淋巴瘤的克隆性很有用，而对于这种克隆性，通常没有其他技术可供选择来证明克隆性。

问题和陷阱

在 PCR 分析过程中，需要非常小心避免污染，因为即使是最小数量的 DNA 与引物互补的序列也会被扩增。需要细致的技巧。

虽然 PCR 适用于档案材料，但 DNA 保存不好可能导致阴性结果[60]；可使用构造基因，如 G6PD、BCR、ABL1 或 HBB（β珠蛋白原）来控制 DNA 降解。DNA 的保存取决于所使用的固定剂和处理方法。福尔马林固定剂已被

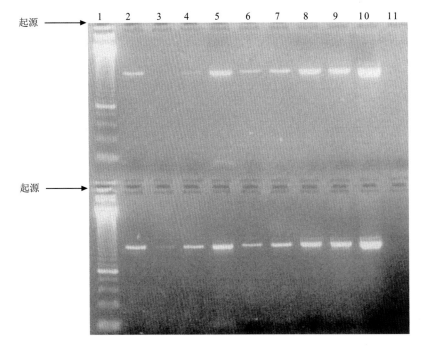

◀ 图 2–31　用溴化乙啶凝胶染色的聚丙烯酰胺，用紫外光显示 643 个碱基对 BRCA1 外显子 11A（上图）和 482 碱基对 BRCA2 外显子 11B（下图）的聚合酶链反应（PCR）扩增。Lane 1 包含尺寸标准，lanes 2–10 包含从乙二胺四乙酸（EDTA）脱钙骨髓环钻活检标本中提取的 DNA 扩增样本

经许可转载，图片由埃克塞特的 Caroline Wickham 女士提供

发现能产生最佳效果，但也可以使用其他固定剂，如 B5 固定液[60]。如上所述，档案玻片中的 DNA 质量通常较低。冷冻活检标本可以获得更高的成功率，因此建议将活检标本一分为二，只固定一半[61]。

当组织浸润为局灶性时，取样误差可能导致阴性结果。如果不使用合适的引物，可能会漏掉变异断点。例如，在滤泡性淋巴瘤的 BCL2 重排检测中，通常会在小簇区、中间簇区和主要断点区筛选断点，即使这样也无法检测到所有可能的断点。

在某些肿瘤中，PCR 扩增融合基因是一种不敏感的诊断技术，因为断裂点分布广泛。例如，在套细胞淋巴瘤中，即使在整个主要转录簇中使用了针对断点的优化引物集，CCND1/IGH 也仅在 50%～60% 的患者中被检测到[57, 62]。

（四）反转录聚合酶链反应

聚合酶链反应应用于基因组 DNA。由于内含子的存在，一个基因可能非常大，因此很难进行满意的扩增。这个问题可以通过使用 mRNA 作为起始材料来解决，因为内含子已经被切除，要扩增的片段更短。mRNA 必须首先通过反转录酶转录成互补 DNA。然后可以进行扩增，然后可以如在基因组 DNA 的 PCR 中那样进行扩增。现在，RT-PCR 常用于检测白血病和淋巴瘤相关的融合基因。RT-PCR 也可用于检测病毒 mRNA。

（五）PCR 和 RT-PCR 技术的改进

修改 PCR 和 RT-PCR 技术（表 2-8）可以提高敏感性、特异性和实用性，并可以对存在的融合基因的拷贝数进行近似定量。其中一种是多重 PCR，即用多组引物同时扩增 2～3 个不同的融合基因。例如，这使得同时筛选 AML 3 个亚型中与预后较好相关的 3 个融合基

因成为可能，包括 RUNX1-RUNX1T1（曾称 AML1-ETO）、PML-RARA 和 CBFB-MYH11。量化目标 DNA 或 mRNA 的数量的各种技术的发展意味着 PCR 和 RT-PCR 现在正用于检测最小残留疾病和监测对治疗的反应。定量方法的一个应用是在伊马替尼治疗期间或移植治疗慢性粒细胞白血病中监测 BCR-ABL1。在实时定量 PCR（RQ-PCR）中，PCR 技术会导致荧光产物特异性探针的置换，该探针在反应过程中会降解，产生荧光信号。套式 PCR 是一种获得更高灵敏度的技术，因此在 T 细胞和 B 细胞克

表 2-8　聚合酶链反应（PCR）和反转录酶 PCR（RT-PCR）技术的改进

修　改	原　则
套式 PCR	第二对引物可识别第一对引物内部序列，从而提高灵敏度和特异性
多重 PCR	许多对引物可在一个过程中识别 2～3 个无关的基因重排
• 定量 PCR • 实时定量 PCR（RQ-PCR） • 竞争 PCR • 极限稀释 PCR • 靶基因和对照基因的共扩增	PCR 程序变得定量化而不仅仅是定性化，从而可以将最小残留病定量
远程 PCR	使用修饰的聚合酶产生最多 10 kb 片段的过程
5-RACE（cDNA 末端的快速扩增）	当一个伴侣的特征很好，但另一伴侣没有特征时，用于识别未知易位伴侣的技术
LA-PCR（长而准确的 PCR）	使用与 RACE 确定的基因伴侣互补的正向引物和与已知易位伴侣的内含子互补的反向引物鉴定精确易位断点的技术
长距离反向 PCR	当一个伴侣的断点聚集时检测不同易位伴侣的技术，特别适用于检测涉及 IGH 位点的易位
等位基因特异性 PCR	区分一个基因的两个等位基因的 PCR 野生型和具有单核苷酸取代的突变体

隆性研究，以及 FIP1L1-PDGFRA 融合检测中特别有用。等位基因特异性 PCR 可同时检测野生型和突变型 DNA，其最重要的应用是在骨髓增殖性肿瘤中检测 JAK2 V617F。

原位 PCR 是对用蛋白酶预处理的组织切片进行的 PCR 技术的改进，以促进引物的进入[63]。它在很大程度上仍是一种研究技术。

问题和陷阱

反转录聚合酶链反应需要完整的 RNA，因此不适合用于大多数档案材料。如果存在 RNA 降解和对照 mRNA 序列扩增，则可能出现假阴性结果。

至于基因组 PCR，该技术的高灵敏度意味着，如果允许出现污染，则有可能出现假阳性结果。多中心研究有时显示出较高的假阳性率，因此在每个分析中包含阴性对照被认为是至关重要的[64]。RT-PCR 技术标准化程度低，质量控制也不理想，因此不同的实验室在很大比例的患者中会产生不同的结果[57]。

由于 RT-PCR 使用的样本很少，当浸润(如环钻活检样本) 是焦点时，可能会出现阴性结果。有时，当 RT-PCR 结果为阴性时，显微镜可检测到淋巴瘤的浸润[60]。

还必须注意的是，敏感的技术已经在没有可识别的肿瘤性疾病的人群中检测到了白细胞和淋巴瘤的典型基因重排。BCR-ABL1、NPM1-ALK、AFF3-KMT2A（ 以前为 MLLT2-MLL 和 AF4-MLL ）和 BCL2 重排已被发现，分别表现为慢性髓细胞性白血病、间变性大细胞淋巴瘤、婴儿急性淋巴细胞 / 双表型白血病和滤泡性淋巴瘤。

在知道什么时候检测最小残留疾病具有临床意义方面也存在问题。停止治疗 1 年或更长时间后检测到残留的克隆异常有时与持续无病生存相适应。这在 *RUNX1-RUNX1T1*、*MYH11-CBFB* 和 *TCF3-PBX1*（ *E2A-PBX1* ）融合基因和

IGH 位点重排中被注意到[56, 65]。

（六）微阵列分析

微阵列分析是一种通过将荧光标记的患者反向转录的 DNA 与一系列已知的 DNA 序列杂交来确定数十、数百甚至数千个基因表达的技术[66]。荧光信号的自动检测之后是结果的计算机分析，可以是监督的，也可以是非监督的。监督分析意味着根据公认的系统将患者分为疾病实体，如 t（8；21） 型 AML、t（15；17）型 AML，然后在不同类别之间寻找基因表达的差异；这些不同可以用于未来案例的"类别预测"。无监督分析意味着该程序寻找正在一起表达的基因簇，这可能识别新的疾病类别，这是一个"分类发现"的过程。例如，大 B 细胞淋巴瘤被发现分为 2～3 个不同的类型，其预后不同[66]。微阵列分析目前主要是一种研究工具，但它有潜力用于：①诊断；②确定预后；③将患者分层进行治疗；④确定用于分子导向治疗的目标。

（七）下一代测序

下一代测序（next-generation sequencing，NGS）技术的出现将彻底改变造血恶性肿瘤的分子遗传学分析，实现全外显子组甚至全基因组测序。无须进行顺序、选择、单基因测试，就可以通过一次测定从血液或抽吸的骨髓样本中有效地证明已建立的分子遗传关联。新的疾病相关突变也正在被发现，这可能为疾病分类和治疗提供新的方法。目前，在大多数健康经济体中，全外显子组 / 基因组方法不具有成本效益，仍然是研究工具。分析生成的巨大数据集所需的信息学基础设施也只得到了部分开发。然而，靶向 NGS 分析 20～50 个已知是造血肿瘤突变或转移"热点"的基因，在 MDS、骨髓增殖性肿瘤和一些急性白血病的诊断中找到了

一席之地。它们也被证明对构成性骨髓衰竭综合征的诊断有重要价值。目前，无法从固定和脱钙的骨髓环钻活检标本中可靠地获得合适的 NGS 模板 DNA，但是，由于这些检测所需的扩增子尺寸较短，技术进步很可能在不久的将来使这一点成为可能。

（八）其他分子遗传学技术

其他分子遗传学技术很少用于常规诊断，但有研究用途。它们包括如下几个方面。

1. Northern blot 分析用于 RNA 的研究。

2. Western blot 分析，用于研究包括融合基因产物"癌蛋白"在内的蛋白质。

3. 比较基因组杂交（comparative genomic hybridization，CGH）和阵列 CGH 检测白血病细胞中染色体不充分或过度表达的片段。

4. 单核苷酸多态性（single nucleotide polymorphism，SNP）分析，与阵列 CGH 有点相似，可以定义较小的遗传得失区域。

5. 基于多量子点的 ISH 分析。

6. DNA（Sanger）测序用于基因鉴定。

（九）分子遗传学技术在白血病和淋巴瘤研究中的应用

分子遗传学技术在血液肿瘤研究中有两个主要的应用。首先，它们可用于证明存在单克隆群体，并且可以提供有关发生突变的淋巴样细胞的性质的信息（见后文）。其次，它们可用于证明与特定肿瘤相关的融合基因或融合 RNA 转录物的存在。克隆性的证明主要通过 IGH 或 TCR 基因座的研究来完成，尽管任何基因的重排或突变都可以用作克隆性的标志。

（十）克隆免疫球蛋白和 T 细胞受体基因重排的检测

用 Southern 杂交分析或 PCR 方法显示 IGH 或 TCR 基因座的克隆重排，可以检测 B 或 T 淋巴细胞的克隆群体。这项技术的基本原理是相似的，因为 TCR 和 IGH 基因座的基因由一系列可变区（V）、多样性区（D）和连接区（J）组成，这些区域在淋巴细胞发育过程中重新排列为产生功能基因。在重排过程中，单个 V、D 和 J 区域与一个常数（C）区域结合，同时在 V、D 和 J 区域之间添加和移除核苷酸（称为 N）。这会在细胞及其后代中产生一个独特的 DNA 序列。IGK（k）和 IGL（λ）基因座的重排相似，只是缺少 D 区。

利用 Southern 杂交分析，检测免疫球蛋白重链 J 区或 TRB 或 TRG 的探针被用于检测克隆的重排。在淋巴细胞的多克隆群体中，有大量不同的重排，并且看不到单个离散带。在克隆群体中，由于所有的细胞都有相同的重排，电泳上有一个单独的分离带，它与生殖带分离。然而，Southern 杂交分析现在已基本被 PCR 所取代。

PCR 检测克隆重排的技术与 Southern 杂交分析的技术有些不同。用于免疫球蛋白重链 V 区和 J 区片段互补的序列相对恒定的引物扩增部分重排 IGH 位点。在重排过程中，V 区和 J 区之间插入的核苷酸（N）数量的差异导致在多克隆群体中扩增出多个不同大小的 DNA 片段，因此无法看到离散的带。在克隆群体中，单个重排片段的扩增，在电泳上表现为与生殖系带分离的离散带。同样的原理为 B 细胞克隆性分析中 IGK 和 IGKDEL 重排的检测和 T 细胞克隆性分析中 TRG 和 TRB 重排的检测奠定了基础。

分子遗传学分析已导致对淋巴细胞成熟过程中抗原受体（IGH 和 TCR）可变区基因体细胞过度突变的新认识，这可能与我们对所有淋巴瘤的起源和行为的理解有关。关于 T 细胞成熟的这些机制的知识远不如 B 细胞谱系的知识先进。对发生在生发中心的免疫球蛋白分子亲和力成熟基础上的体细胞突变过程的基本了解，有助于区分起源于生发前中心、生发中心和生发后中心淋巴细胞的淋巴瘤。

问题和陷阱

聚合酶链反应对于检测小克隆群体是敏感的，但不能检测到所有的重排。80% 的 B 细胞肿瘤在使用 IGHV 区引物进行 PCR 时会显示克隆重排，而绝大多数将通过 Southern blot 分析检测到重排。因此，在解释阴性 PCR 结果时需要谨慎。通过 PCR 检测 IGH 重排的可能性在不同类型的淋巴瘤中有所不同，在一项研究中，滤泡性淋巴瘤占 40%，套细胞和小淋巴细胞性淋巴瘤占 80%[57]。滤泡和其他淋巴瘤的阴性结果是由于体细胞突变的高发生率，这导致共有引物无法结合重排的基因[60]。一项研究发现，对于 B 细胞肿瘤，PCR 检测骨髓的克隆种群的敏感性不如流式细胞术，而对于 T 细胞肿瘤，PCR 的敏感性比流式细胞术高[67]。

还应注意的是，IGH 和 TCR 位点的重排并不完全是谱系特异性的。在 ALL 中经常出现不适当的基因重排，并且在成熟的 T 细胞和 B 细胞的淋巴瘤中发生的频率较低，但发生频率较低。此外，IGH 或 TCR 重排有时也出现在 AML 中。IGK 或 IGL 的重排比 IGH 重排对 B 淋巴细胞系更为特异。

同样重要的是要认识到，虽然克隆重排的检测通常表明肿瘤的发生，但在某些反应条件下仍可检测到克隆 IGH 和 TCR 重排。在临床环境中解释结果是至关重要的。

（十一）白血病 / 淋巴瘤相关融合基因的检测

如前所述，许多血液肿瘤与特定的非随机染色体异常有关。这些重排中涉及的基因已经被鉴定，可以使用分子遗传学技术来检测它们。

一些易位可以通过 PCR 检测，使用特定的引物与染色体断裂点两侧的 DNA 片段互补。只有在存在易位的情况下，跨断点的中间片段才会扩增，但是，只有在断点出现在相对恒定的位置且融合基因不太长的情况下，这种技术才适用。更多的易位可以通过 RT-PCR 检测到。通过 PCR 或 RT-PCR 检测到的易位，包括慢性髓细胞性白血病的 t（9；22）（q34.1；q11.2）；一些急性淋巴细胞白血病；滤泡性淋巴瘤的 t（14；18）（q32；q21.3）；间变性大细胞淋巴瘤的 t（2；5）（p23；q35）。AML 相关的各种易位或倒位包括 t（8;21）（q22;q22.1）、t（15；17）（q24.1；q21.2）和 inv（16）（p13.1q22）。

PCR 和 RT-PCR 的优点是，它们比传统的细胞遗传学分析可以更快地提供结果，并且不需要活细胞进行中期制备。PCR 分析的高度敏感性也意味着该技术可用于检测极少量的肿瘤细胞，因此该方法可用于检测微小残留疾病和早期复发。然而，需要注意的是，利用这些敏感技术，白血病或淋巴瘤的融合基因特征有时在正常组织或组织中检测到，仅显示反应性变化。例如，滤泡性淋巴瘤的重排特征已经在扁桃体手术切除的反应性条件下被检测到。

问题和陷阱

除了污染被扩增的 DNA 以外，其他缺点还包括不能检测到所有重排的事实。这是因为有必要对染色体异常进行充分表征，以便可以设计每个断点的特异性引物。还应注意，与标准的细胞遗传学分析相反，分子遗传技术仅允许检测那些正在寻求的异常情况。然而，通过 PCR 和 RT-PCR 可以检测到许多染色体重排，并且某些这样的重排非常普遍，以至于这些技术对于急性白血病患者的快速准确分类，以及对某些类型淋巴瘤的诊断非常实用。已经注意到，健康受试者中许多融合基因可能低水平扩增。

五、超微结构检查

通过电子显微镜研究细胞结构的超微结构检查可应用于外周血和骨髓，但很少用于常规血液学诊断。免疫表型研究的进展使电子显微镜在鉴定 AML 的法美英（FAB）M0 和 M7 分类中变得多余。它在识别小 Sézary 细胞（图 2-32）和精确诊断先天性贫血性贫血仍有一定的用途。

超微结构检查也可用于环钻活检标本，但很少需要诊断。它可用于检测 Birbeck 颗粒，以证实朗格汉斯细胞组织细胞增生症的诊断，但免疫组织化学，包括应用 CD1a 单克隆抗体，是一种更容易获得的替代验证技术。

六、骨髓培养评价造血祖细胞数量

造血细胞的短期和长期培养技术在研究中得到了广泛的应用，尽管它们还没有广泛应用于诊断实践，但它们已被纳入 WHO 诊断若干血液肿瘤的标准。

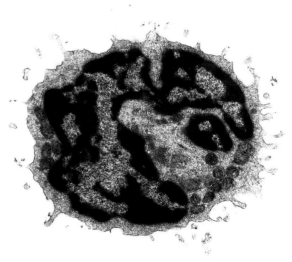

▲ 图 2-32　**Sézary** 综合征的超微结构检查显示 **Sézary** 细胞具有高度不规则的核轮廓

经许可转载，图片由巴塞罗那的 Estella Matutes 博士提供

（一）短期培养

在临床实践中，短期培养的主要当前用途是在将其用于植入之前评估收获的骨髓或外周血干细胞。

短期造血培养是通过将细胞悬浮于已知浓度的甲基纤维素或琼脂中，并补充培养基，胎牛血清和促进生长的物质［如粒细胞 - 巨噬细胞集落刺激因子（granulocyte-macrophage colony-stimulating factor，GM-CSF），促红细胞生成素］来进行的和血小板生成素。然后在含有 5% 二氧化碳的潮湿气氛中于 37℃ 孵育 14 天。

根据测定的精确条件，患者（或供体）样品中的多能干细胞将形成集落，其中包含各种造血谱系分化细胞的可变比例。起始细胞以足够低的浓度播种，以使位于每个单个多能亲本细胞周围的单个菌落可以与任何相邻菌落分开可视化。然后可以通过标准光学显微镜在低倍放大下对菌落进行计数。

在这种培养系统中，通常检测到的最原始的多能干细胞类型是混合集落形成单元（CFU-mix），它可以产生红系爆发，以及粒细胞和单核细胞集落。更常见的是，在没有其他附加生长因子的情况下，GM-CSF 被用于补充培养基，这些条件允许混合粒细胞和巨噬细胞集落的生长，而无任何红细胞生长。该培养系统构成粒 - 巨噬细胞 CFU（CFU-GM）检测，是移植前采集骨髓或动员的外周造血干细胞中造血细胞生长潜能的常用检测方法。菌落数与 CD34 呈阳性的细胞数的相关性不明显。CFU-GM 提供了移植的独立预测因子。

有时候，原始造血细胞的促红细胞发生潜力需要评估。这是通过红细胞爆裂形成单位（BFU-E）分析完成的，在没有粒细胞和单核细胞生长促进因子的情况下，使用促红细胞生成素补充培养基。原始红系细胞产生多个而不是单个菌落，并在祖细胞（BFU-E）周围辐射成所谓的"爆发"，每个单独的菌落代表更成熟的红系前体即红系 CFU（CFU-E）。由于细胞质血红蛋白呈橙色/红色，因此在光学显微镜下很容易看到类红细胞菌落。

除了使用培养系统作为预测移植中造血功能的分析方法外，一些实验室还使用自发菌落形成（即不补充生长因子的菌落形成）来协助诊断慢性骨髓增殖性肿瘤和幼年粒单核细胞白血病。许多原发性血小板增多症患者的外周血或骨髓细胞可显示自发巨核细胞 CFU（CFU-Meg）活性、自发 BFU-E 活性或两者兼有。真性红细胞增多症患者的外周血和骨髓细胞也会自发形成 BFU-E。正常人和反应性血小板增多症或继发性多细胞血症患者的血液或骨髓细胞通常不显示自发的 BFU-E 活性。然而，它们可能偶尔会产生 CFU-Meg。在原发性血小板增多症和真性红细胞增多症的患者中，这种假阳性结果和相对较高的假阴性率的可能性，加上分析的某些性质，限制了短期集落形成分析的诊断应用。体外培养的骨髓样细胞对 GM-CSF 的超敏反应是 WHO 诊断幼粒单核细胞白血病的辅助标准。然而，在 2016 年修订的世界卫生组织分类中，自发产生 BFU-E 不再是诊断真性红细胞增多症的辅助诊断标准。

（二）长期培养

长期培养会将造血前体细胞播种到预先生长的基质层上，可以潜在地评估干细胞的活性，甚至比在短期培养中存活的干细胞更为原始。种子细胞一旦黏附在基质上，就可以用甲基纤维素或含琼脂的半固体培养基代替液体培养基，并如上所述评估菌落的形成，这一系统被称为长期培养起始细胞（LTC-IC）检测尽管它在预测移植物中可能具有价值，但它主要用于研究中。长期培养也已用于离体清除和扩增造血细胞以用于移植，但这些方法尚未得到广泛的临床应用。

七、微生物骨髓培养

骨髓微生物培养，如分枝杆菌、利什曼原虫或组织胞浆菌荚膜，可以用于诊断，并将在第 3 章讨论。

（刘 勇 程 泱 译）

第 3 章　感染和反应性改变
Infection And Reactive Changes

一、感染

根据感染的性质、急慢性、患者的年龄和是否有伴随疾病，骨髓对感染的反应差异较大。

感染的反应因细菌、立克次体、病毒或真菌等因素不同而有差异。外周血和骨髓对感染的反应是非特异性的，与发生其他情况包括创伤和其他的组织损伤、应用生长因子、癌症、霍奇金淋巴瘤、非霍奇金淋巴瘤，以及系统性红斑狼疮等自身免疫性紊乱时的反应类似。只有少数感染患者出现的外周血或骨髓改变提示是某种特殊的微生物感染。

（一）细菌和立克次体感染

1. 外周血

成人急性细菌感染时，外围血中性粒细胞白细胞增多伴核左移（外周血中杆状核细胞增多，可能出现中性粒细胞前体）（图 3-1）。中性粒细胞胞质内有毒性颗粒，有时有 Döhle 小体和胞质内空泡。在严重的细菌感染、新生儿、酗酒和骨髓储备减少的患者中，可能不会出现中性粒细胞增多，但中性粒细胞会出现核左移并伴有上述"毒性"变化。有些细菌感染，特别是伤寒、副伤寒、土拉菌病和布鲁菌病，以中性粒细胞减少而非中性粒细胞增多为特征。伤寒的发热可导致单核细胞增多、中性粒细胞核左移和毒性改变、血小板减少症、贫血、双细胞减少或全血细胞减少；循环中偶尔也有吞噬细胞[1]。侵袭性脑膜炎球菌感染可导致中性粒细胞和淋巴细胞凋亡、中性粒细胞减少及球菌出现在中性粒细胞内，所有这些都与感染的严重程度有关[2]。

严重感染，特别在休克和缺氧时，血液中有核红细胞，粒细胞前体细胞和幼红细胞同时

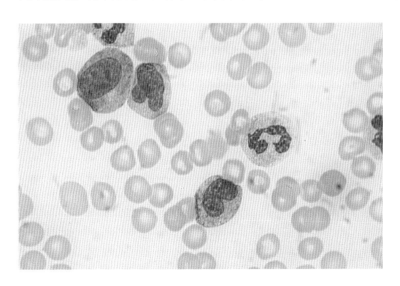

◀ 图 3-1　外周血（PB），细菌感染，核左移和毒性颗粒，MGG 染色（100×）

出现时提示白细胞增多症。淋巴细胞计数减少但可以有少量不典型淋巴细胞、浆细胞样的细胞，有时可见浆细胞。急性感染时嗜酸性粒细胞减少，但在恢复期嗜酸性粒细胞可增多。

儿童细菌感染时可能是淋巴细胞增多而非中性粒细胞增多，某些细菌感染，特别是百日咳和布鲁菌病，其特征就是淋巴细胞增多。布鲁菌病也可引起血小板减少症和全血细胞减少[3]。在细菌感染中，血小板计数经常减少，但有时增多。

某些细菌感染可并发溶血性贫血。大肠埃希菌或志贺菌感染可导致微血管病性溶血性贫血，这是溶血性尿毒症综合征的部分表现。钩端螺旋体病模拟血栓性血小板减少性紫癜[4]。贝氏柯克斯体是一种引起 Q 热的球菌，可引起溶血性尿毒症综合征、再生不良性贫血和噬血细胞综合征[5]；魏氏梭菌败血症可并发球形红细胞急性溶血。支原体感染通常与冷自身抗体的产生有关，因此在室温下制备的血片中常常出现红细胞凝集，有时会导致溶血性贫血。

中性粒细胞很少含有吞噬的细菌。无论是中性粒细胞内还是中性粒细胞外，一旦出现细菌，特别是在脾功能低下时则提示为严重感染。然而，在患者反复发热时，血液中偶尔可出现独特的包柔螺旋体，随机地分布于红细胞之间。

在埃利希亚和无浆体感染时，单核细胞或粒细胞内检测到病原体。在人单核细胞埃立克体病（由查菲埃立克体引起的单核细胞）、人嗜粒细胞无形体病（由嗜吞噬细胞无形体引起，曾称嗜吞噬细胞埃立克体和埃克病毒）、人尤因埃立克体病（由尤因埃立克体引起，与犬埃立克体关系密切）的细胞中均可检测到相应的病原体[6]。通过棕黄色的被膜，有助于检测到白细胞内的病原体。在因卡介苗（Bacillus Calmette-Guérin，BCG）接种导致的感染时，单核细胞内杆菌呈阴性非常罕见[7]。

更多的慢性感染会导致贫血和红细胞易于堆叠呈钱串样背景染色加深和组织细胞增生（图 3-2）贫血初期细胞和染色体均正常，但是随着感染逐渐变成慢性长期性，贫血表现为慢性病贫血的特征，细胞小，血红蛋白产生少。

肺结核特征性地导致贫血，rouleaux 形成增多，严重感染可导致中性粒细胞增多。少数患者可出现单核细胞增生，实际上多数患者出现单核细胞减少。粟粒型结核时，白细胞增多和减少均可发生，同样地，中性粒细胞增多和减少[8]，淋巴细胞计数减少也均可发生。也可能有血小板增多症或血小板减少症[8]。但全血细胞减少并不常见[8]，可能是嗜血综合征所致，

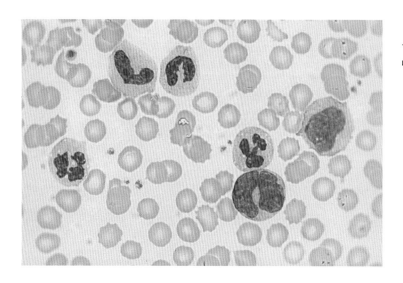

◀ 图 3-2　PB，细菌感染，单核细胞和中性粒细胞增多，MGG 染色（100×）

更少见的是导致骨髓坏死。微生物感染所致的贫血具有慢性贫血的特点。瘤型麻风可以导致全血细胞减少[9]。

立克次体感染可导致各种不同的血液学改变，可导致中性粒细胞增多、减少、出现不典型淋巴细胞，甚至是血小板减少症，有时候会非常严重。

Whipple 病外周血中可检测到过碘酸希夫反应（PAS）阳性的组织细胞[10]，几乎见不到微生物相关的红细胞[11]。

有时，严重的感染与类白血病的血象相似，称之为类白血病反应（见后文）。

2. 骨髓细胞学

严重的细菌感染，骨髓特征性地反映在外周血上，出现毒性粒细胞增多（图 3-3）。在凶险的感染中，骨髓有时显示粒细胞前体细胞增多，成熟细胞减少。红细胞受到抑制，红细胞铁颗粒减少。当血小板增多时，巨核细胞可能增多。严重感染的患者，少数发生巨噬细胞增多，绝大多数出现嗜血综合征。慢性感染时，铁储备明显增加。

显微镜下骨髓偶尔会提供特异性感染的证据。Whipple 病的致病菌是惠普尔养障体（以前的 Whippeli 滋养体），可在骨髓巨噬细胞内呈 PAS 阳性[12]。人单核细胞埃立克体病时，可

以在骨髓单核细胞中检测到病原微生物，而人嗜粒细胞无浆体病的病原体出现于粒细胞[13]。无浆体病时，巨噬细胞内可见吞噬细胞内有无浆体[14]。据报道，在细菌性心内膜炎的巨噬细胞内可见到细菌。伤寒时的骨髓穿刺物可能只显示非特异性特征，但骨髓培养非常有用，比外周血培养检出率提高 50%[15]；总之，患者粪便培养阳性率为 30%，外周血阳性率为 60%~80%，骨髓培养阳性率为 80%~95%[16]。嗜血综合征主要发生于伤寒[1]。布鲁菌病骨髓通常增生，主要伴有嗜血综合征、嗜酸性粒细胞和浆细胞增多[17]。患者偶尔出现全血减少可能与骨髓细胞减少有关[18]。骨髓培养阳性率比血培养多，前者为 90%，后者为 70%[19]，但是由于血清学可以做出诊断，不推荐骨髓穿刺检查。在关于军团病的报道显示可逆性骨髓发育不全导致严重的全血细胞减少是可逆性的[20]。在 2 名慢性贫血患者的肺间质细胞和骨髓单核细胞 / 巨噬细胞内检测到肺炎衣原体[21]。沙门菌病很少在骨髓中见到大量的细菌[22]。

结核骨髓穿刺显示铁储备增加、组织细胞增多、通常伴有嗜血综合征。少数患者使用 [Ziehl-Neelsen（ZN）或者碱性嫩黄] 染色可检测到分枝杆菌。在非结核分枝杆菌感染中，在 Romanowsky 染色的骨髓涂片中罕见巨

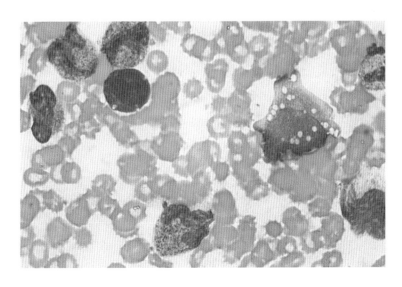

◀ 图 3-3　**PB，一位严重感染患者的骨髓（BM）穿刺涂片显示严重的毒性颗粒和中性粒细胞前体细胞内的空泡，MGG 染色（100×）**

噬细胞内呈阴性的杆状[7, 23, 24]（图 3-4）或串珠状红色可折射杆状物[23]。当怀疑分枝杆菌感染时总要做培养。人类免疫缺陷病毒阳性的患者，结核分枝杆菌、戈登分枝杆菌[25]和鸟 – 胞分枝杆菌[25]有时缺乏感染的形态学证据，可以进行培养。瘤型麻风[26]组织细胞内的杆菌呈阴性时也可以通过 ZN 染色[27]进行识别（图 3-5）。巨幼细胞贫血，可能与叶酸缺乏有关，在一项瘤型麻风研究中发现这相当普遍[28]。

3. 骨髓组织学

严重的细菌感染由于粒细胞增生导致骨髓细胞丰富。粒细胞系会出现核左移，如出现与成熟多形核中性粒细胞有关的不成熟前体细胞数量增多（髓系细胞和早幼粒细胞）（图 3-6）。但是保留正常粒细胞生成的状态，小梁周围会有更多的不成熟细胞[29]。巨核细胞的数量通常增多[30]，其形态正常，但是"裸"核巨核细胞数量增加、吞噬作用增强、红细胞形态正常，但生成减少。

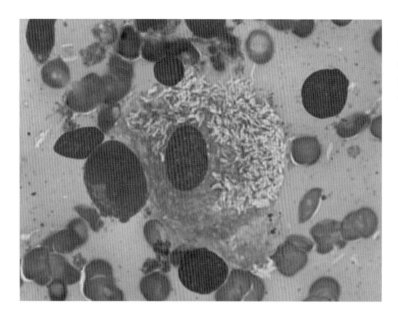

◀ 图 3-4　人类免疫缺陷病毒（HIV）感染患者骨髓穿刺涂片，显示巨噬细胞内和细胞间存在大量非结核分枝杆菌（阴性图像），MGG 染色（100×）

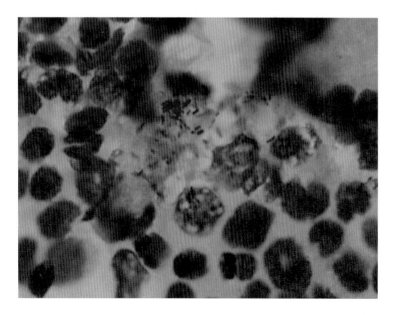

◀ 图 3-5　瘤型麻风患者骨髓穿刺显示巨噬细胞内有麻风杆菌。ZN 染色（100×）

经许可转载，图片由 Dr. Diego Velasco, Madrid 博士提供

在更多慢性细菌感染中，其他各系的改变也变得较为显著。通常骨髓浆细胞增多，但为非特异性反应[31]。包括感染在内的反应性情况所致浆细胞增多罕见能够高达 50%。骨髓浆细胞增生的鉴别诊断见后文。感染时，浆细胞以片灶状分布于骨髓的不同部位，在血管周围局灶性聚集。可能伴有浆细胞卫星灶，中央有 1 个巨噬细胞，周围围绕 ≥ 3 个浆细胞。尽管偶尔会有双核、胞质内含有 Russell 小体，但是浆细胞仍具有成熟细胞的核和细胞质特征，慢性感染也与反应淋巴聚集的概率增加有关。巨噬细胞可能增多，通常含有摄入的粒细胞（图 3–7）；这不是感染的特征，霍奇金淋巴瘤、非霍奇金淋巴瘤和非造血肿瘤中均可见到[32]。在由包括细菌在内的多种病原体感染中通常可见不同程度的嗜血组织细胞增生。严重者，可导致嗜血综合征（见后文）与感染有关的间质改变包括水肿、窦扩张、网状纤维局灶性增生，以及在非常严重的慢性感染时出现的胶原化，但是非常罕见[33]。

Whipple 病可以看到包括肉芽肿形成（肉芽肿内的细胞常常 PAS 阳性）、巨噬细胞 PAS 阳性，以及细胞内外的细菌小体 PAS 阳性[34]。在一例报道中，巨核细胞内出现 PAS 明显阳性的包涵物[34]。

无浆体病（anaplasmosis）骨髓细胞数量减

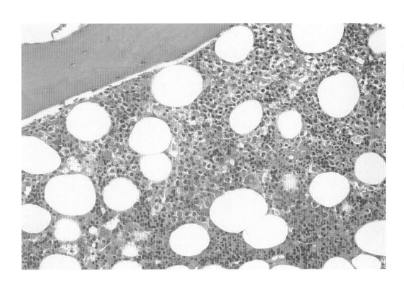

◀ 图 3–6　BM 环钻活检切片，细菌感染伴类白血病反应：细胞增多、粒细胞增生伴核左移；注意，巨核细胞引起的成熟中性粒细胞减少，HE 染色（20×）

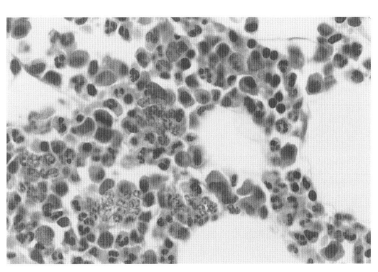

◀ 图 3–7　BM 环钻标本切片，显示霍奇金淋巴瘤患者巨噬细胞内中性粒细胞残影；在细菌感染中也可见类似特征，HE 染色（100×）

少伴粒细胞和巨核细胞减少，后者骨髓细胞增多伴粒细胞和巨核细胞增多，报道中有 1 例出现噬血现象[35]。边虫具有感染粒细胞前体细胞的能力并抑制骨髓功能[36]，常出现肉芽肿。人单核细胞埃立克体病的组织细胞内可检测出包涵体[37]（图 3-8），呈 PAS 阴性，需要免疫组织化学进行鉴别[37]。

分枝杆菌感染与其他细菌感染所导致的反应性改变相同。但是噬血细胞综合征及肉芽肿形成特别常见。骨髓通常增生显著，但是也可以发生增生低下[38]。可能有红细胞发生障碍。绝大部分粟粒型结核患者有肉芽肿，其中半数出现干酪样坏死[8]。尽管只有少数肉芽肿的患者骨髓培养阳性，但是偶尔也可以在没有肉芽肿的患者中培养出阳性[8]。当出现肉芽肿

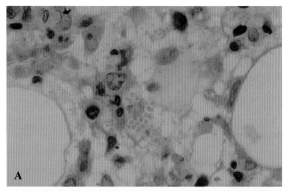

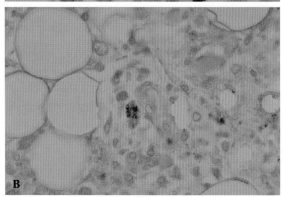

▲ 图 3-8　骨髓环钻活检切片，显示获得性免疫缺陷综合征患者骨髓细胞内埃立克体。A. 苏木精复染的过碘酸希夫（PAS）染色；B. 抗埃立克体免疫球蛋白 G 抗体免疫过氧化物酶染色

经许可转载，图片由旧金山 C.D. Paddock 博士、R. L. Kerschmann 博士和 B. G. Herndier 提供

时，可进行 ZN 染色或金胺染色，此时也可采用荧光显微镜检测分枝杆菌。根据一项研究结果，用抗分枝杆菌的多克隆抗体进行免疫组织化学染色比抗酸染色更为敏感[39]，但未广泛应用。分枝杆菌感染患者偶尔出现广泛坏死，提示预后不良。那些免疫力受损的人，一般会出现间质巨噬细胞增多而非肉芽肿形成。巨噬细胞可以呈泡沫样。播散性卡介苗感染的患者可出现骨髓坏死[7]、噬血细胞综合征和肉芽肿形成。麻风杆菌感染可导致肉芽肿形成，并出现大量泡沫样巨噬细胞。结核样麻风很少有细菌，如果有，也非常少。也有在患者骨髓切片中发现麻风杆菌的报道，使用的是 Fite 染色，但未见巨噬细胞增生或肉芽肿[40]。

立克次体感染，如 Q 热（由贝纳柯克斯体感染）和落基山斑点热（由立克次体感染）也可形成肉芽肿。

问题和陷阱

ZN 染色或金胺染色阴性不能除外结核。这些染色在粟粒型结核导致的噬血细胞综合征或肉芽肿形成的患者经常呈阴性。培养比显微镜检查更加敏感。

严重的感染可能出现类白血病反应，类似于急性髓细胞性白血病（AML）或慢性粒单核细胞性白血病（CMML），此时常出现贫血和血小板减少症。有时白细胞计数减少，而中性粒细胞可减少，也可以增多。血片中可出现粒细胞前体细胞或原红细胞。类白血病反应绝大多数常与严重的细菌感染有关，当同时有巨幼细胞贫血时尤其常见。粟粒型结核也可刺激骨髓发生白血病。像毒性颗粒和中性粒细胞空泡等毒性改变是有用的诊断线索。必要时，可行骨髓检查进行鉴别。严重的感染可导致成熟停滞、早幼粒细胞增多和成熟细胞缺乏。母细胞增多没有意义，其早幼粒细胞与具有明显 Golgi 体和 Auer 小体的急性早幼粒细胞白血病细胞不同。

由于严重慢性感染时可能缺乏"毒性"改变，此时，其血液和骨髓特征与 CMML 难以区分，需结合临床特征进行鉴别。严重感染患者，除非细胞具有与骨髓增生异常（MDS）密切相关不典型特征，一般不要轻易诊断 CMML。

（二）病毒感染

1. 外周血

病毒感染通常会导致淋巴细胞增生。产生的细胞形态正常，但有时会有不典型特征。EB病毒（Epstein-Barr viru，EBV）所致的传染性单核细胞增生症以产生大量不典型淋巴细胞为特征，通常称之为是不典型单核细胞（图 3-9），其形态多样，通常体积较大，胞质丰富嗜碱性，有些核染色质弥漫分布，有核仁。出现大量不典型单核细胞不是 EBV 感染所特有，其他病毒［如巨细胞病毒（CMV）、HIV、甲型肝炎病毒和腺病毒］感染，以及弓形虫病和药物过敏反应时也可出现。在各种感染性（和非感染性）情况下也可以见到少量类似的不典型淋巴细胞。病毒感染包括柯萨奇病毒、各种腺病毒和 HIV可能与淋巴细胞增生有关，无更多不典型特征，HIV 感染所致的血液学异常将在后面讨论（见后文）。登革热通常伴有中性粒细胞减少、血小板减少症和非典型淋巴细胞，淋巴细胞增多不

明显；可以有浆细胞样淋巴细胞和浆细胞[41]。在免疫抑制宿主，如骨髓移植后，CMV 感染可导致中性粒细胞减少、血小板减少和全血细胞减少。感染 CMV 的患者可出现体积非常大的感染病毒的细胞，有可能是内皮细胞，常出现在血片尾部[42]。人类疱疹病毒 6 型（HHV-6）可导致童年短暂性红细胞减少（见后文）和贫血、粒细胞减少及全血细胞减少[43]。病毒感染，尤其是人类疱疹病毒感染时可出现嗜血综合征（见后文）伴外周血全血细胞减少。少数患者，肝炎特别是非甲型、非乙型和非丙型肝炎病毒（疑似或未证实病毒来源）者，出现因再生障碍性贫血导致的全血细胞减少时需要随访数周或数月。在某些无法对 EBV 产生正常免疫反应的患者感染这种病毒后，还可能因骨髓再生障碍出现慢性全血细胞减少。在 16 名慢性EBV 感染的美国患者中有 9 名发现有全血细胞减少[44]，造血抑制可能由活化的 T 淋巴细胞介导[45]。人类细小病毒 B19 通常会导致短暂的纯红细胞再生障碍，除非红细胞存活率降低，否则可能会被忽视；少数导致中性粒细胞减少、血小板减少或全血细胞减少，罕见与再生障碍性贫血的进展有关[46]。细小病毒感染还可能与淋巴细胞减少、淋巴细胞增多和活性淋巴细胞的出现有关[47]。细小病毒感染可导致类似幼年

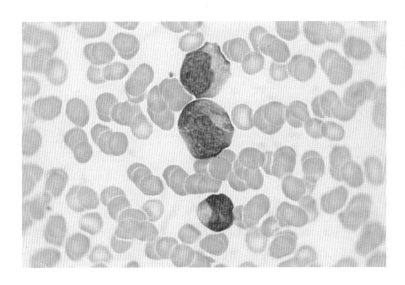

◀ 图 3-9　**PB，传染性单核细胞增多症，非典型淋巴细胞，MGG 染色（100×）**

095

粒单核细胞白血病的髓样白血病反应[48]。缺乏免疫力的患者可能会发生慢性细小病毒相关的红细胞再生障碍。甲型肝炎病毒罕见导致纯红细胞再生障碍[49]。

病毒感染患者血红蛋白浓度因骨髓抑制、出血或溶血（见后文）降低。有严重毛细血管渗漏综合征的患者，如汉坦病毒肺综合征（和类似的脑膜炎球菌败血症），偶尔出现血红蛋白浓度升高。汉坦病毒肺综合征的特征是血小板减少伴中性粒细胞增多、出现无毒性改变的髓系细胞、血红蛋白浓度增高，以及免疫母细胞学查见 10% 以上为非典型性淋巴细胞，当怀疑该疾病时，综合分析上述特征有助于诊断[50]。由血小板消耗增加引起的血小板减少是由多种病毒引起的病毒性出血热的特征。

病毒感染导致细胞减少非常复杂，可能是由于免疫复合物或自身抗体对细胞造成损害所致。CMV 感染可导致血小板减少，约 5% 的原发性水痘 - 带状疱疹病毒感染儿童出现严重血小板减少[51]。风疹病毒和其他少见病毒感染（包括水痘 - 带状疱疹病毒）后出现由免疫复合物损伤血小板引起的短暂感染后血小板减少症。水痘感染很少发生持续数周或数月的全血细胞减少[52]。HIV 感染可导致免疫性血小板减少症（见后文）。传染性单核细胞增多症可能比较复杂，可由特发性血小板减少性紫癜所致，也可以因自身免疫性溶血性贫血引起，后者由具有特异性冷抗体介导；这些患者会出现红细胞凝集，偶尔有球形细胞。病毒感染，尤其是麻疹病毒感染很少引发由特异性抗 -P 自身抗体介导的急性溶血（阵发性冷性血红蛋白尿症）；这些患者的血片偶尔会出现球形红细胞增多症，随后出现多色性。但是预期结果往往与"多色性"这一名称相反，出现单纯的溶血。

慢性丙型肝炎病毒感染可导致免疫介导的血小板减少。一些患者出现混合性冷球蛋白血症，

并伴有相关的血液学特征（见后文）。也有 1 例单纯红细胞再生障碍与丙型肝炎感染相关[53]。

据报道，乙型肝炎疫苗接种与全血细胞减少相关（与细胞毒性 T 淋巴细胞的骨髓浸润和中幼粒细胞发育不全有关）[54]。在免疫力受损的患者中，EBV 感染可能与包括淋巴瘤在内的一系列淋巴增生性疾病有关（见后文）。SHD2D1A（SAP）突变导致 X 连锁淋巴增生性疾病的患者，不仅可以发展成 EBV 相关的淋巴瘤，还可以发展成致命的传染性单核细胞增多症[55]。

如果有新鲜组织，可采用分子技术检测病毒感染。比如，在疑似 EBV 感染时，反转录聚合酶链反应（reverse transcriptase polymerase chain reaction，RT-PCR）可用于检测 EB 病毒核抗原（EBNA）–1 和 EB 病毒核抗原 –2、潜伏膜蛋白（LMP）–1、潜伏膜蛋白 –2A 和潜伏膜蛋白 –2B、BZLF1（斑马蛋白）和 BCRF1（病毒白细胞介素 –10）的信使核糖核酸（mRNA）。

2. 骨髓细胞学

病毒感染时骨髓显示淋巴细胞增多，细胞可以正常，也可以具有不典型性。EBV 和 CMV 感染时，骨髓可出现不典型淋巴细胞，形态与外周血中淋巴细胞一样。据报道，大量血浆细胞浸润与 EBV 诱导的骨髓再生障碍有关[56]。有一些感染，尤其是疱疹病毒引起的噬血作用尤为突出。免疫抑制宿主 CMV[57] 和 HHV-8[58] 感染因全系抑制也能够导致骨髓增生低下。在 HIV 阳性的患者中，HHV-8 也是导致多中心性 Castleman 病的原因（见后文）。HHV-6 可引起任何造血系的发育异常[43]。X 连锁性淋巴细胞增生紊乱、致命性传染性单核细胞增多症与活化 T 细胞、免疫母细胞和浆细胞的吞噬及骨髓浸润有关；可进展为骨髓坏死和发育障碍[55]。丙型肝炎感染可导致淋巴浸润、噬血细胞综合征和红细胞发生障碍[59]。当病毒感染引起溶血性贫血时，如传染性单核细胞增

多症，红细胞增生非常明显。水痘所致全血细胞减少与骨髓增生低下明显相关[52]。登革热的骨髓增生低下是全血细胞减少[60]，也可能存在红细胞发生障碍和噬血细胞增多[61]。

细小病毒诱导的纯红细胞再生障碍，临床上通常明显地只发生在红细胞存活时间缩短或免疫缺陷的个体。其他患者骨髓再生障碍所致的贫血时间太短暂，以至于没有症状。细小病毒诱导的纯红细胞再生障碍以体积非常大的红细胞前体细胞为主，明显缺乏更成熟的细胞。这些细胞具有核内包涵体，原位杂交（ISH）显示为病毒脱氧核糖核酸（DNA）。前红细胞胞质内也可能存在 PAS 阳性的糖原包涵体。1名细小病毒引起的全血细胞减少患者，出现体积大的非典型粒系细胞，显示含有病毒抗原[62]。在血液学和免疫学中，细小病毒感染很少明显引起正常人的贫血患者出现短暂的纯红细胞再生障碍[63]，严重的短暂性红细胞发生障碍[64]、复发性纯粒细胞再生障碍伴中性粒细胞减少[65]或纯巨核细胞发育不全或再生障碍伴血小板减少症[63, 66]。免疫学正常的人持续感染很少导致慢性红细胞再生障碍。细胞病毒感染通过血清学检查确定，但是抗体反应受损的患者必须使用原位 DNA 杂交或者免疫荧光检测表面抗原[62]或核抗原。

当病毒感染因血小板破坏增多导致血小板减少出现并发症时，巨核细胞数量正常或增多，骨髓巨噬细胞内偶然出现血小板（图 3-10）。

3. 骨髓组织学

病毒感染可导致骨髓淋巴细胞、浆细胞和巨噬细胞增多，伴或不伴噬血细胞综合征。EBV（图 3-11 至图 3-14）和 CMV 感染时，骨髓显示有不典型淋巴细胞广泛浸润。据报道，CMV 感染时 T 和 B 细胞呈结节状浸润[67]，在内皮细胞和细胞（可能是巨噬细胞）、肉芽肿内或造血细胞中可以看到嗜酸性核内但很少[68]。EBV 感染时可出现上皮样的肉芽肿[69]，其他细胞病毒感染时也可以出现。据报道，1 名全血细胞减少合并急性 EBV 感染的患者，其骨髓增生低下，部分区域呈胶原化、网状纤维弥漫性增生[70]。美国的一个针对慢性活动性 EBV 感染的系列研究发现，16 名患者中有 7 名发现骨髓有感染病毒的 B 细胞浸润，16 名中有 6 名出现噬血细胞综合征[44]。含有核内包涵体的不典型淋巴细胞在 HHV-6 感染时也可检测到[71, 72]（图 3-15）。移植后情况下，CMV[57]、HHV-6[73]和 HHV-8[58]感染能够导致严重骨髓增生低下。骨髓增生低下与 HHV-8 有关，间质浆细胞增多也能看到[58]。HHV-8 与移植后噬血细胞综合征有关，也可伴有全血细胞减少，后者骨髓可正

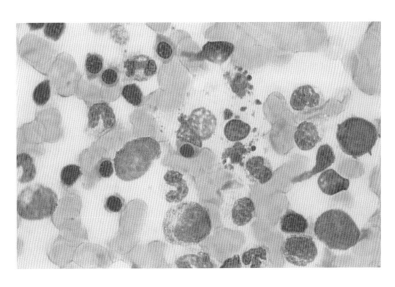

◀ 图 3-10　BM 穿刺，急性巨细胞病毒感染期间严重血小板减少症患者巨噬细胞内的血小板，MGG 染色（100×）

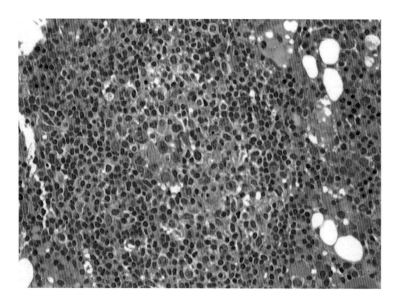

◀ 图 3-11　传染性单核细胞增多症患者的骨髓环钻活检切片。有一个含有一些大细胞的生发中心（显示为 B 细胞），这些细胞核仁突出，类似于单核霍奇金细胞，HE 染色（20×）

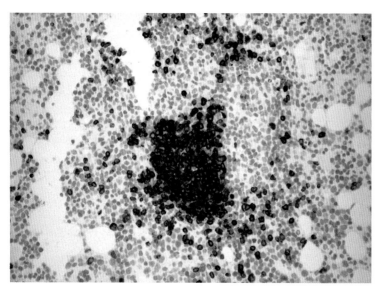

◀ 图 3-12　传染性单核细胞增多症患者（与图 3-11 相同）的 BM 环钻活检切片显示，生发中心的大细胞主要是 B 细胞。免疫过氧化物酶染色 CD20（10×）

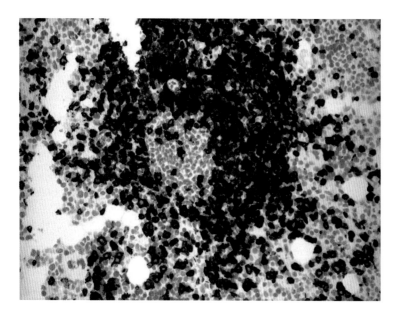

◀ 图 3-13　传染性单核细胞增多症患者（与图 3-11 同一个患者）的 BM 环钻活检切片，显示围绕生发中心的 T 细胞。免疫过氧化物酶染色 CD3（10×）

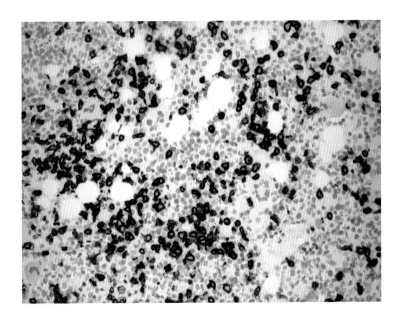

◀图 3-14　传染性单核细胞增多症患者（与图 3-11 相同）的 BM 环钻活检切片显示间质内 T 细胞明显增多。免疫过氧化物酶染色 CD3（10×）

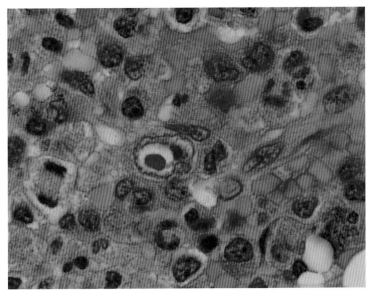

◀图 3-15　人类疱疹病毒 6 型感染患者的 BM 环钻活检切片，显示具有核内包涵体的非典型细胞，HE 染色（100×）

经许可转载，图片由纽约的 Julia Geyer 教授提供

常或增生伴有浆细胞增生[74]。HIV 阳性的患者伴有 HHV-8 相关的病变时，如 Kaposi 肉瘤或原发性渗出性淋巴瘤，骨髓中散在的淋巴细胞核表达潜在 HHV-8 核抗原[75]。HIV 阳性患者伴有多中心性 Castleman 病时，骨髓淋巴滤泡萎缩或透明变性，套区散在 HHV-8 阳性的浆母细胞[75]（图 3-16 和图 3-17）；浆母细胞 CD20 阳性、CD79a 阳性、CD138 阴性，表达 λ 单轻链（图 3-18），间质、血管周围和窦周浆细胞和浆母细胞呈多形性。其他患间质淋巴细胞表达潜在 HHV-8 相关核抗原 1（LANA1）[76]。浆细

胞增多是 HIV 相关性卡斯尔曼病的一个突出特点，16 例患者的研究中骨髓浆细胞高达 25%，中位数为 10%，第二项研究中为 3%~30%。采用单克隆抗体免疫组织化学技术可确定 CMV（图 3-19）、EBV 和 HHV-8（图 3-17）的存在[78-82]（表 3-1）。然而，必须注意即使患者有 CMV 感染，骨髓中也通常不能检测到病毒感染细胞。原位杂交技术也能够用于病毒 RNA 检测。在淋巴瘤细胞中检测 EBER（EBV-early-RNA）认为是一种有用和敏感的有助于证明 EBV 相关淋巴瘤浸润骨髓的技术[83]。

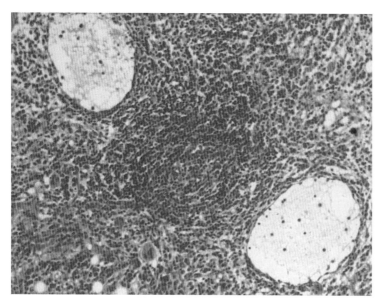

◀ 图 3-16　1 名 HIV 阳性的人类疱疹病毒 8 型（HHV-8）相关多中心 Castleman 病患者的 BM 环钻活检切片，显示淋巴滤泡，HE 染色（10×）

经许可转载，图片由 Ahmet Dogan, Rochester, Minnesota 博士提供

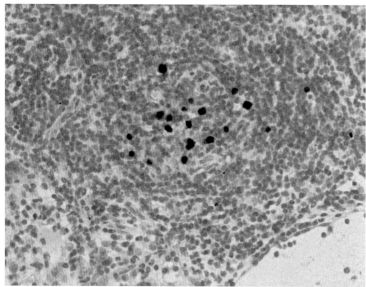

◀ 图 3-17　HHV-8 相关多中心 Castleman 病 HIV 阳性患者的 BM 环钻活检切片，显示生发中心的浆母细胞表达 HHV-8 潜伏膜抗原 1。免疫过氧化物酶染色（20×）

经许可转载，图片由 Ahmet Dogan 博士提供

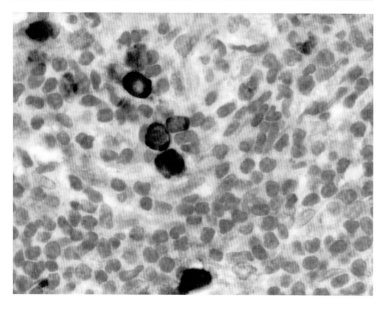

◀ 图 3-18　1 名 HIV 阳性的 HHV-8 相关多中心 Castleman 病患者的 BM 环钻活检切片，显示生发中心的浆母细胞表达 λ 轻链。免疫过氧化物酶染色（40×）

经许可转载，图片由 Ahmet Dogan 博士提供

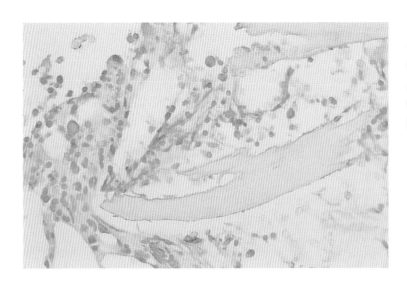

◀ 图 3-19　肾移植患者伴有巨细胞病毒（CMV）感染，其 BM 环钻活检切片显示一个阳性细胞（左上角）。Dako-CMV 单克隆抗体（McAb）（100×）免疫过氧化物酶

表 3-1　适用于在环钻活检标本上确认某些病毒感染的免疫组织化学（IHC）和原位杂交（ISH）技术

病　毒	技　术	单克隆抗体或探针
EB 病毒（EBV）	• IHC 用于检测潜伏感染中的 EB 病毒核抗原 2（EBNA-2），在急性 EBV 感染中为阴性，对检测免疫功能低下患者中某些淋巴增殖性疾病的表达不够敏感 • IHC 检测 EBV 早期裂解抗原 • IHC 检测 EBV 裂解感染中 BZLF（斑马蛋白） • 核 EBV 早期 RNA（EBER）在活跃和潜伏期 EBV 感染中可检测到，比 IHC 更敏感	• CS1-4，4 个针对 LMP-1 潜伏膜蛋白 1（LMP-1)* 或达科、诺沃卡斯特拉 / 莱卡微系统或 Serotec 的克隆的混合物；PE2 针对 EBNA-2（达科和诺沃卡斯特拉 / 莱卡） • G3-E31（Novocastra）针对 50–52kDa 扩散早期抗原，W1-F2（Novocastra/Leica）针对 85 kDa 限制性早期抗原 • EBER-1 PNA 探针 /FITC 试剂盒（达科）或 EBER- 探针 ISH 试剂盒（Novocastra/Leica）
巨细胞病毒（CMV）	• IHC • 用于病毒 RNA 或 DNA 的检测 ISH	• AAC10（Dako）靶向 CMV 低基质蛋白 pp65；QB1/42（Novocastra/Leica）靶向 CMV 早期核抗原；QB1/06（Novocastra/Leica）靶向 CMV 晚期核和胞质抗原 • 病毒早期基因 RNA 的 CMV 探针 ISH 试剂盒（Novocastra/Leica），CMV DNA 的 CMV 生物探针（ENZO 诊断)[79]
人类疱疹病毒 8 型（HHV-8）	• IHC 用于检测淋巴细胞或卡波西肉瘤的细胞或肿瘤细胞内 HHV-8 潜伏核抗原 1[80] • ISH 用于检测核内病毒 RNA	• ORF73（先进生物技术） • 13B10（Novocastro/Leica） • NCL-HHV-8
单纯疱疹	• 免疫组织化学法检测多种共有和类型特异性抗原	• 兔多克隆抗血清（Dako）
人类细小病毒 B19	• IHC 检测核抗原或病毒衣壳抗原 • ISH 检测病毒 DNA	• R92F6 直接作用于衣壳蛋白 VP1 和 VP2（Novocastra/Leica） • 地高辛标记的人类细小病毒 B19 DNA 探针[81]
人免疫缺陷病毒（HIV）	• IHC 用于检测 p24 衣壳蛋白	• Kal-1（Dako）

*. LMP-1 是由一组克隆（CS1-4）检测到的。与正常早期髓系和红系前体、髓系白血病和白血病淋巴母细胞的交叉反应已有报道[82]，但这不是我们使用福尔马林固定和甲酸或乙二胺四乙酸（EDTA）脱钙时的经验。我们在正常骨髓或急性髓细胞性白血病和急性淋巴细胞白血病中未观察到假阳性染色，我们仅观察到核的弱阳性染色，而特异性产物应该在细胞质

人类细小病毒 B19 感染时会特征性地出现纯红细胞再生障碍，能够在环钻活检切片上检测，巨幼红细胞易见（图 3-20），并且可以看到核内包涵体[84]。免疫功能低下的患者红细胞发生不变或增多，但红细胞中有明显的核内包涵体，ISH 呈阳性可表明有病毒 DNA[84]。细小病毒也可导致红系增生，有时有明显的红细胞发生障碍[85]。尽管免疫组织化学技术不如 PCR 敏感，不过人类细小病毒 B19 表面抗原可通过免疫组织化学技术检测[86]。在一项研究中有了奇怪的发现，阳性细胞是少数晚期红系细胞，而巨大的前红细胞是阴性的[87]。原位杂交也适用于细小病毒 DNA 检测。

病毒感染，特别是细小病毒感染能够导致小的非无菌肉芽肿形成（图 3-21 和表 3-3）。慢性乙肝和丙肝病毒感染可能出现反应性淋巴样结节[88]（图 3-22）。丙肝病毒感染也能够继发低级别淋巴瘤，常发生于混合型 II 型冷球蛋白血症患者；淋巴样浸润是单克隆的，范围更广。

如前所述，免疫组织化学有助于诊断病毒感染。适用于环钻活检确认特异性病毒感染的

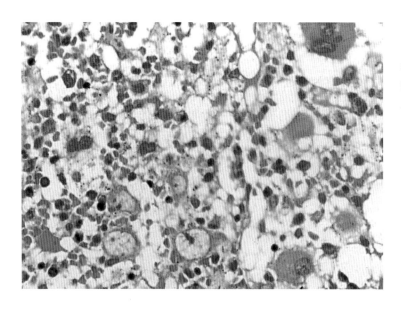

◀ 图 3-20 人类细小病毒 B19 感染患者的 BM 环钻活检切片，显示巨大的前红细胞，内含包涵体样的核仁，明显缺乏成熟的红细胞，HE 染色（100×）

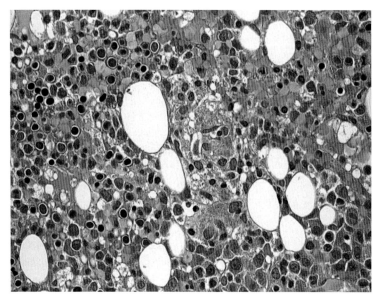

◀ 图 3-21 传染性单核细胞增多症患者的骨髓环钻活检切片（与图 3-11 相同）。骨髓增生活跃，有一个形成不良的肉芽肿，周围有多形的活化淋巴细胞，HE 染色（40×）

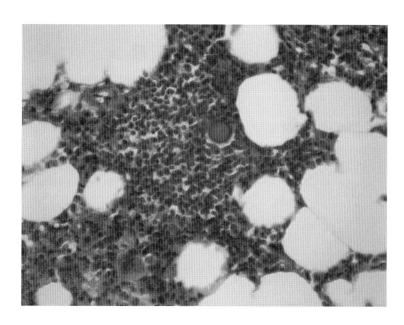

◀ 图 3-22　丙型肝炎感染患者的骨髓环钻活检切片，显示淋巴聚集和单个 Russel 小体，HE 染色（40×）

技术总结在表 3-1 中。

问题和陷阱

伴有不典型淋巴细胞的淋巴细胞增生易与淋巴组织增生紊乱相混淆，尤其是套细胞淋巴瘤和细胞具有多形性的少见的慢性淋巴细胞白血病患者。当诊断困难时，免疫表型可提示除外或确定究竟是不是一个 B 淋巴细胞的克隆性增生。

病毒诱导嗜血综合征可能会与恶性组织细胞增生症混淆。后者非常少见，诊断时应特别谨慎。其特征是单核 - 巨噬细胞系中非常不成熟的细胞增殖，与病毒诱导的噬血细胞综合征的细胞相比，这些细胞通常表现出很少的吞噬活性。因有明显的噬血细胞，提示这个过程是反应性的。病毒诱导的噬血细胞综合征也会与其他原因导致的噬血细胞综合征，包括一些 T 细胞和自然杀伤细胞（NK 细胞）淋巴瘤相混淆。

（三）真菌感染

真菌感染可发生于健康人群，但更多发生于免疫缺陷人群，如获得性免疫缺陷综合征（AIDS）和强化化学药物治疗之后的患者。

1. 外周血

真菌感染血液学无特征性。有时可发生全血细胞减少[89]。有些真菌病（如放线菌病和球孢子菌病）与中性粒细胞有关。芽生菌病也能够导致中性粒细胞升高[90]。曲霉菌和其他真菌可以激发过敏反应，导致嗜酸性粒细胞增多。当系统性真菌感染发生在免疫受损的宿主真菌中时，如念珠菌、组织胞浆或马尔尼菲蓝状菌（曾称马尔尼菲青霉）[91]，偶尔可在外周血中检测到。当感染源于定植的静脉导管时，可以在血膜中检测到念珠菌。

2. 骨髓细胞学

在免疫正常者骨髓中很少见到真菌，不过组织胞浆菌是一个例外，有时会在骨髓巨噬细胞中检测到病原体。南美洲芽生菌病（副球孢子菌病），在免疫正常的宿主针吸涂片中可能会偶然出现酵母菌亚型的巴西芽生菌[92]。严重免疫损伤的患者（如 HIV 感染或骨髓移植），当感染白念珠菌、烟曲霉菌、荚膜组织胞浆菌（图 3-23）、新型隐球菌（图 3-24）、马尔尼菲蓝状菌（图 3-25）[93]、皮炎芽生菌和粗球孢子菌时，其骨髓针吸标本更容易查到真菌。在 1 名免疫抑制的肾移植患者通常见到的是非致病性的红酵母菌[89]。真菌可能存在于巨噬细胞内或游离散在。青霉素病患者的组织细胞内有时含有大量的病原体[91]。尽管骨髓穿刺涂片内可

见到病原体，但是环钻活检在检测真菌感染时更加敏感。真菌有时在外周血培养或其他培养阴性时，可以骨髓培养。10% 的隐球菌病患者

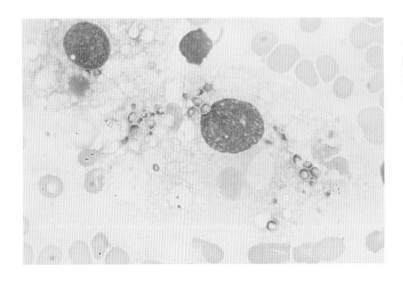

◀ 图 3-23　BM 穿刺。获得性免疫缺陷综合征患者的组织胞浆菌病，表现为巨噬细胞内有许多病原体，MGG 染色（100×）

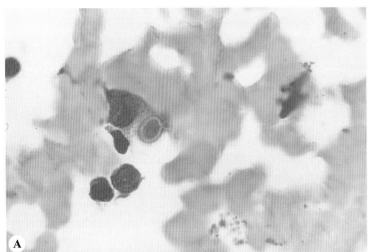

◀ 图 3-24　BM 穿刺

A. HIV 阳性男性患者中的隐球菌孢子，MGG 染 色（100×）；B. 在 另 一 个 HIV 阳性的患者身上的隐球菌孢子。GMS 染色（100×）（经许可转载，图片由伦敦的 Christine Costello 博士提供）

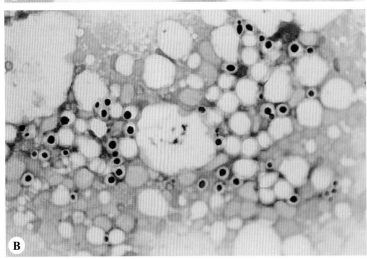

可能有反应性浆细胞增多[94]。

3. 骨髓组织学

系统性真菌感染，尤其像 HIV 患者具有免疫损伤时，病原体可以在骨髓中查见（图 3-26 至图 3-28）。真菌通常位于巨噬细胞内，包括形态学发生改变的肉芽肿巨噬细胞，或者组织坏死时出现的巨噬细胞，而且只在巨核细胞内可以检测到[95]。出现"囊泡"有助于鉴别组织胞浆菌荚膜，尽管这种外观实际上是由细胞质收缩引起的人工假象。巴西芽生菌病患者常常有肉芽肿形成、出现骨髓或骨头的坏死，或者纤维化（主要是网状纤维，偶尔也会有胶原）[92]。HIV 阳性患者感染马尔尼菲蓝状菌，

病原体可以很少或者很多，并伴有巨噬细胞增生和肉芽肿形成[91]。

肺外感染肺孢子菌（曾称卡氏肺孢子虫和耶氏肺孢子虫）非常罕见，它总是继发于肺部疾病，似乎更常见于那些接受过喷他脒雾化治疗的患者。1/3 的肺外感染患者累及骨髓[96]。部分区域有"泡沫"样渗出物，HE 染色呈粉红色，Grocott 甲胺银染色呈"囊泡"状，直径 4~6μm，通常有皱褶或杯状的外观[97]。免疫组织化学辅助诊断。

表 3-2 总结了临床上重要的、骨髓组织切片上能够看到的真菌形态学特点[96-101]。

由于以前对真菌引起的播散性感染患者的

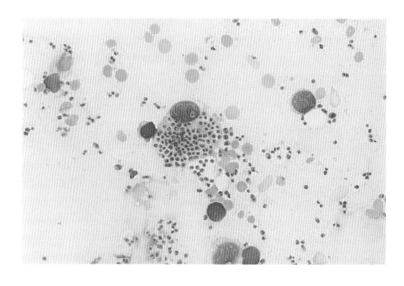

◀ 图 3-25　BM 穿刺。HIV 阳性男性患者的马尔尼菲蓝状菌（曾称马尔尼菲青霉），MGG 染色（100×）

经许可转载，图片由中国香港的 K. F. Wong 博士提供

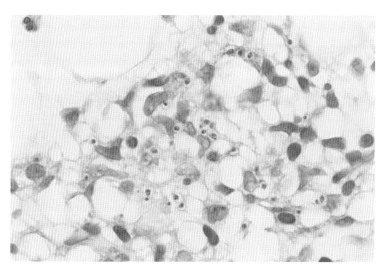

◀ 图 3-26　获得性免疫缺陷综合征患者的 BM 环钻活检切片，显示组织胞浆菌荚膜。PAS-D（100×）

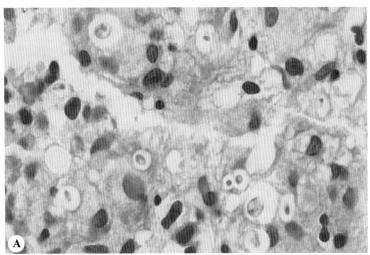

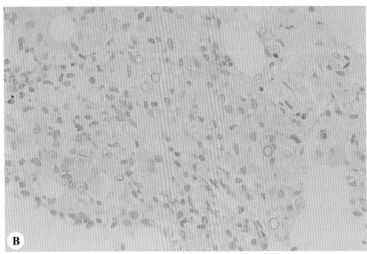

◀ 图 3-27 BM 环钻活检切片，获得性免疫缺陷综合征患者中的新生隐球菌

A. HE 染色（100×）；B. 阿尔辛蓝染色（40×）

表 3-2　真菌和原生动物病原体的鉴别诊断 [91, 96-101]

	种 类	组织形态	特殊染色
真菌	白念珠菌	非分枝假菌丝和小型芽生酵母（2~4μm）	PAS* 和 GMS
	新型隐球菌	酵母型（5~10μm），厚荚膜，窄基	PAS*、GMS 和黏蛋白染色
	荚膜组织胞浆菌	小型（2~5μm）酵母 †	PAS* 和 GMS
	马尔尼菲蓝状菌（曾称马尔尼菲青霉[91]）	小的（2~6μm），圆形或钝椭圆形至香肠形，含红紫色点状结构，有间隔，无芽	PAS* 和 GMS
	肺孢子菌（曾称卡氏肺孢子虫和耶氏肺孢子虫）	小囊泡（4~6μm），通常呈皱褶状或杯状，周围有泡沫状渗出物，在 MGG 染色和 HE 染色粉红色斑点[96, 99]	GMS 或 IHC
原核生物	刚地弓形虫	速殖子（卵球形 3μm×6μm，小核仁，单点外观）；偶有囊泡，有大量小的慢殖子	PAS‡、GMS、IHC
	杜氏利什曼原虫	小的（3μm）胞内无柄细胞、细胞核和核旁基体出现"双点"现象	GMS

*. 用淀粉酶去除糖原的预处理大大减少了中性粒细胞和巨核细胞的阳性染色，有利于微生物的检测

†. 荚膜组织胞浆菌 Dubosiii 变种是非洲组织胞浆菌病的病因，是一种较大的病原体，直径 12~15μm [100]

‡. 速殖子 PAS 阴性，囊肿和慢殖子通常 PAS 阳性 [101]

GMS. Grocott 甲胺银染色；IHC. 免疫组织化学；PAS. 过碘酸希夫

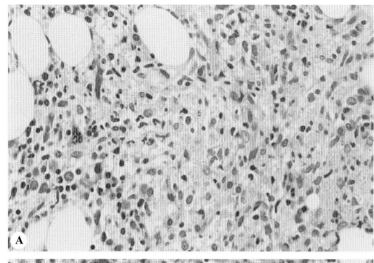

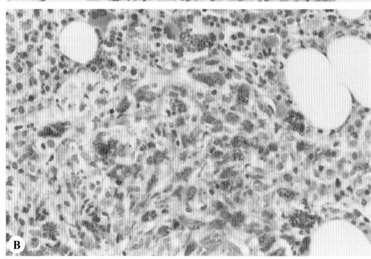

◀ 图 3-28　获得性免疫缺陷综合征患者伴有马尔尼菲菌感染，其 **BM** 环钻活检样品的剖面

A. HE 染色（40×）；B. PAS（100×）

致病性并不清楚，在免疫功能低下的患者中得到进一步确认[89, 102]。

问题和陷阱

当骨髓中检测到病原体时，真菌感染诊断并不困难。但是，当只有肉芽肿检测病原微生物或者只有反应性改变时，诊断就非常困难。严重骨髓增生低下或坏死性骨髓中因细胞毒性化学药物治疗后没有细胞反应时也很难检测。即使在免疫缺陷患者中，病原体也可能非常罕见，因此在怀疑真菌感染时，应始终进行银染。骨髓培养检测真菌比显微镜下检测更敏感，尤其是免疫抑制患者，在发热时可进行骨髓检查。比如，90% 的播散性组织胞浆菌病患者骨髓培养阳性，然而，骨髓穿刺在显微镜下的检出

率低很多，有肉芽肿患者的比例也更低[103, 104]。然而，请注意，组织胞浆菌的外周血培养成功率几乎与骨髓培养一样高[104]。检测尿液或血清中的隐球菌或组织胞浆抗原也可能有用，可作为补充。尿液中组织胞浆菌抗原的检测高度敏感，在流行地区可以避免骨髓检查[105]。PCR 检测曲霉菌 DNA 也有一定的实用价值。

（四）寄生虫病

1. 外周血

血片中可识别的寄生虫，包括疟原虫、巴贝虫、微丝蚴、锥虫，利什曼原虫（罕见）和弓形虫（罕见）[106]。

肠道内的寄生虫可导致失血，从而继发缺

铁性贫血。同样，血吸虫病继发累及膀胱可导致慢性失血和缺铁。慢性寄生虫感染也可引起以贫血为表现的慢性病。嗜酸性粒细胞增多在蠕虫感染患者中很常见。患疟疾和巴贝虫病时，寄生虫出现在红细胞内。疟疾与溶血性贫血、白细胞增多症、中性粒细胞增多、淋巴细胞增多、单核细胞增多、有时与血小板减少症有关；由于骨髓抑制，网织红细胞计数可能过低，全血细胞减少症也有报道[107]。疟疾患者和一些伴有高反应性脾大的疟疾患者中有非典型淋巴细胞。弓形虫病可出现淋巴细胞增多和大量非典型淋巴细胞。利什曼病可导致红细胞正常色素性贫血、白细胞减少、中性粒细胞减少、淋巴细胞减少、血小板减少、全血细胞减少和红细胞增多；印度的一项研究发现，在 15% 的患者中可观察到嗜酸性粒细胞增多[108]，而也门的一项研究显示，57% 的患者观察到嗜酸性粒细胞增多[109]。偶尔可在外周血单核细胞或中性粒细胞内检测到被吞噬的寄生虫。疟疾高反应性脾大、利什曼病和血吸虫病可导致全血细胞减少。也可发生冷球蛋白血症和副蛋白血症。

2. 骨髓细胞学

骨髓穿刺有助于利什曼病的诊断（图 3-29），当怀疑时可推荐此方法。然而，胞外的利什曼原虫可能比胞内更多，这是由于在穿刺和涂片过程中巨噬细胞破坏所致[110]。中性粒细胞和骨髓细胞中有时也可见利什曼原虫[111]。该病原体的特征是有 2 个小的核旁嗜碱性小体，被称为动质体，使病原体看上去像是有"双点"外观。利什曼病通常由杜氏利什曼原虫感染（印度次于大陆和东非）引起，但在印度也可能由热带利什曼原虫引起[112]。在欧洲和南美洲，是婴儿利什曼原虫（在南美洲被称为 L.chagasi）致病，在巴西，与亚马逊利什曼原虫关系密切[113]。都可以通过骨髓检测到。利什曼病通常与血浆细胞明显增多有关，也可能存在明显的

红细胞发生障碍[114]，可能有噬血作用。据一项研究报道，有相当一部分患者有骨髓嗜酸性粒细胞增多症[108]，而另一项研究发现 94% 的患者有骨髓嗜酸性粒细胞减少（47% 的患者发现了骨髓淋巴细胞增多）[109]。请注意，骨髓穿刺检测利什曼相对不敏感，可能需要长时间的研究[115]。

有时在骨髓中检测到锥虫，但比利什曼原虫少见，在免疫抑制患者中更为常见[116]。克鲁兹锥虫的前鞭毛体和无鞭毛体可在患有急性 Chagas 病且具有免疫抑制的患者骨髓中检测到[117]（图 3-30）。

反复发作的疟疾患者其未染色骨髓涂片可能由于吞噬疟疾色素增多而呈灰白色或黑色[118]。虽然怀疑疟疾时骨髓穿刺不推荐，但有时在骨髓穿刺的红细胞或中性粒细胞中可检测到疟原虫（图 3-31）。尚未发育成熟的配子细胞，尚不具备其特有的香蕉形状，通常在外周血中看不到，可以在骨髓中检测到[119]。急性恶性疟疾骨髓可以增生低下、正常或轻度增生活跃，红细胞发生减少，慢性恶性疟红细胞数量增多伴红细胞增生。恶性疟疾骨髓的其他特征包括红细胞发生障碍，骨髓巨细胞和嗜酸性粒细胞、淋巴细胞、浆细胞和巨噬细胞增多[118-121]。巨噬细胞也可能含有疟疾色素，可能存在噬血作用。间日疟原虫的骨髓也表现为红细胞发生障碍、巨噬细胞增多（有些表现为噬血细胞增多）和浆细胞增多，有时嗜酸性粒细胞增多[118]。在高反应性疟疾脾大中，骨髓淋巴细胞可能显著增加[122]。

偶尔在免疫正常的宿主骨髓穿刺物中观察到微丝蚴（图 3-32），更常见于免疫功能低下者[123]。可能存在相关的骨髓发育异常[124]。

在免疫缺陷的患者身上有时也可发现弓形虫或是游离状态（图 3-33），或存在于囊肿内[125]，可伴有水肿、坏死、巨噬细胞增多和肉芽肿[101]。

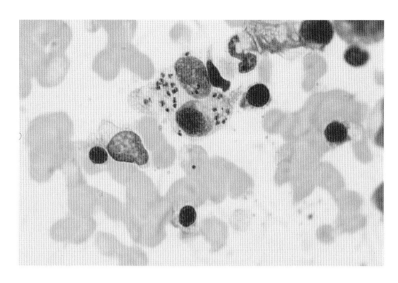

◀ 图 3-29　BM 穿刺，利什曼病，显示巨噬细胞含有大量病原体，除了细胞核外，还有一个小的动质体，呈典型的"双点"外观，MGG 染色（100×）

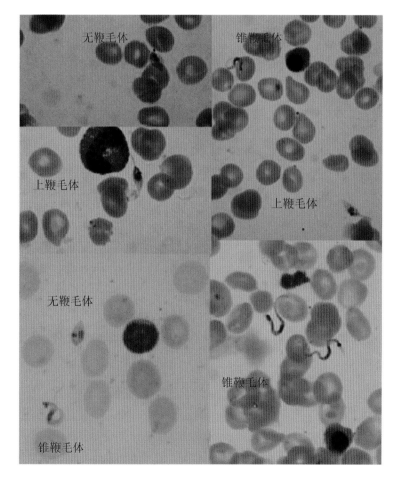

◀ 图 3-30　Chagas 病患者骨髓涂片和骨髓切片的整合图片。显示生命周期的各个阶段，MGG 染色（100×）

经许可转载，图片由阿根廷科尔多瓦的 Argentina 博士提供

参考利什曼病和弓形虫与真菌感染的鉴别特征（表 3-2）。在蠕虫感染中，骨髓嗜酸性粒细胞及其前体数量增加。

3. 骨髓组织学

疟原虫偶尔在环钻活检切片中发现，未成熟配子细胞或在细胞外或在血管内[126]；切片上也可能表现为红细胞发生障碍、浆细胞增多、巨噬细胞增多、有时还有血吞噬现象。急性感染时，窦内可能充满含有感染寄生虫的红细胞[127]。

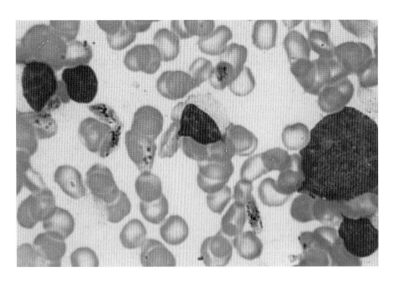

◀ 图 3–31　恶性疟患者骨髓穿刺，显示配子细胞，MGG 染色（100×）

经许可转载，图片由 David Swirsky 博士提供

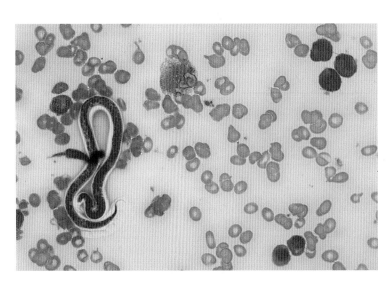

◀ 图 3–32　丝虫病患者的骨髓。显示微丝蚴，MGG 染色（50×）

经许可转载，图片由巴林的 Seema M.Zaīnal 夫人提供

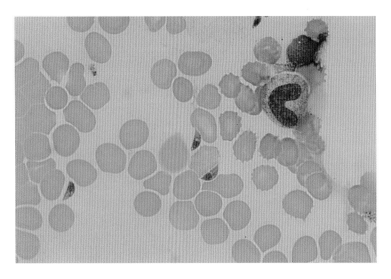

◀ 图 3–33　肾移植患者的 BM 穿刺显示弓形虫，MGG 染色（100×）

经许可转载，图片由布里斯班的 Ralph Cobcroft 博士提供

黑热病可能有肉芽肿形成。更严重的患者，巨噬细胞呈弥漫性增加，可能有反应性淋巴样结节、骨髓坏死和胶原纤维化[128]。病原体常出现在巨噬细胞内（图 3-34）；它们的体积小（3μm）有时会与真菌组织胞浆菌荚膜混淆。然而，利什曼原虫不能用 PAS 或银染染色，Giemsa 染色将显示细胞核和动质体的"双点"（不如穿刺物中明显）。

克鲁兹锥虫可在免疫抑制的急性 Chagas 病患者的环钻活检切片中检测到[117]（图 3-35）。在环钻活检切片中很少观察到血吸虫卵[129]。

疟疾的骨髓活检通常显示骨髓细胞增多和巨噬细胞活性增加，常伴有噬血现象。疟疾急性发作期间，窦内可能充满感染寄生的红细胞[121]。疟疾反复发作的患者，由于疟原虫色素沉积，其骨髓可能呈灰白色或黑色。区分疟原虫色素和福尔马林色素非常重要。血唑啉不仅存在于巨噬细胞中，红细胞和粒细胞前体细胞中也有，还可能导致红细胞发生障碍和红系抑制[130]。

肉芽肿也见于弓形虫病；很少见于免疫抑制者，骨髓中可见病原体（图 3-36），通常以速殖子的形式出现，后者直径为 3~6μm，有

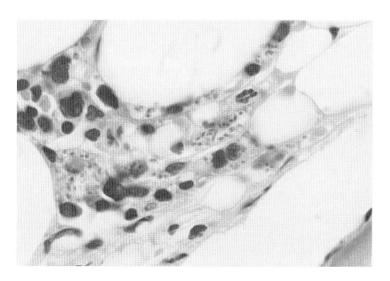

◀ 图 3-34　男性 HIV 阳性患者 BM 环钻活检切片显示巨噬细胞内的杜氏利什曼原虫，HE 染色（100×）

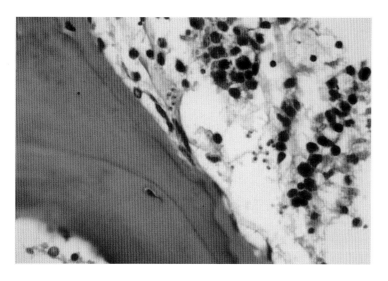

◀ 图 3-35　Chagas 病患者的 BM 环钻活检切片显示克鲁兹锥虫

经许可转载，图片由 Ana Basquiera 博士提供

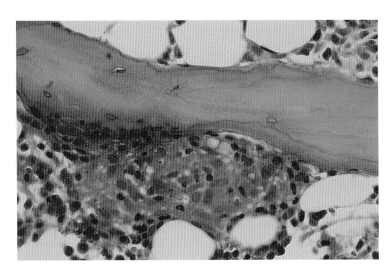

◀ 图 3-36　弓形虫病患者 BM 环钻活检切片，显示小梁旁有一个小肉芽肿包含几个小的病原体，单个核，与弓形虫速殖子大小一致的单个细胞核。真菌染色阴性，患者血清弓形虫免疫球蛋白（Ig）M 抗体升高。树脂包埋，HE 染色（40×）

一个很小的核，因无动质体有助于与利什曼原虫区分。弓形虫可通过免疫组织化学鉴别。微孢子虫病很少累及骨髓，但在 1 名获得性免疫缺陷综合征患者的尸检中已有报道[131]。

问题和陷阱

环钻活检对黑热病的诊断具有重要意义。患者出现肝脾大和 B 症状并非罕见，此时会怀疑急性白血病或淋巴瘤。若发生在非流行地区，可能未必能够考虑到这个诊断，一般是实验室血液学医生 / 组织病理医生发现此类患者。如果患者出现意外肝脾大和骨髓反应性改变时，要仔细检查巨噬细胞内是否有微生物。因为显微镜检查相对不敏感[115]，当怀疑此诊断时，建议骨髓培养。利什曼病患者造血细胞的反应性变化和发育异常成熟导致误诊为 MDS、淋巴瘤或恶性组织细胞增多症[132]。

二、骨髓肉芽肿

巨噬细胞紧密聚集形成肉芽肿。上皮样巨噬细胞是主要成分，有丰富、淡粉红色的细胞质和卵圆形或细长的细胞核，染色质疏松。几个上皮样细胞通常融合形成一个大的巨细胞。肉芽肿中有两种常见的巨细胞：①朗格汉斯型，细胞核排列在细胞周围；②异物型，细胞核散

在细胞内。肉芽肿中还有其他细胞包括淋巴细胞、浆细胞、中性粒细胞、嗜酸性粒细胞和成纤维细胞，但这些细胞并非恒定存在。多种原因均可导致骨髓肉芽肿形成（表 3-3）。请注意，微生物可刺激正常人形成肉芽肿，但若感染免疫缺陷患者，如 AIDS，则不形成肉芽肿。这可能是由于缺乏促进某些肉芽肿形成的重要 T 细胞作用的原因。

1. 外周血

骨髓肉芽肿外周血象无特异性发现。血片可显示与原发性疾病相关的特征，或者如果骨髓病广全血细胞减少伴血膜内出现成白红细胞。淋巴细胞减少也很常见[137]。

2. 骨髓细胞学

骨髓肉芽肿时骨髓穿刺没有特征性。偶尔会识别出有少量上皮样细胞。

3. 骨髓组织学

脂质肉芽肿。脂质肉芽肿（图 3-37）是骨髓中最常见的肉芽肿类型，见于多达 9% 的活检中[155]。根据我们的经验，并没那么常见，其临床意义，有时与上皮样肉芽肿相似，需要加以鉴别。肝、脾和淋巴结也可以看到类似的病变，据报道，其中一些患者与食用矿物油有关[156]。肉芽肿在骨髓中呈结节样外观，通常位于窦或淋巴样结节附近，直径为 0.2~0.8mm，

表 3-3　骨髓肉芽肿[34, 91, 92, 133-154]　　　　　　　　　　　　　（续表）

感染
- 细菌
  - 结核病
  - 非结核分枝杆菌病
  - 卡介苗（BCG）感染，接种后[134] 或膀胱内治疗膀胱癌[135]
  - 布鲁菌病
  - 瘤型麻风
  - 梅毒
  - 伤寒
  - 副伤寒[136]
  - 军团病
  - 土拉菌病[137]
  - 埃立克体病[138]
  - Q 热
  - Whipple 病[34]
  - 莱姆病（伯氏疏螺旋体感染）[139]
  - 支原体感染[141]
  - 猫抓病[142]
- 立克次体
  - 落基山斑疹热[137]
- 真菌
  - 组织胞浆菌病
  - 隐球菌病
  - 酿酒酵母感染[137]
  - 青霉菌病[91]
  - 芽生菌病
  - 球虫病[140]
  - 副球虫病[92]
  - 曲霉菌病[141]
- 寄生虫
  - 利什曼病
  - 弓形虫病
- 病毒
  - 疱疹病毒感染（EB 病毒、巨细胞病毒、带状疱疹），包括 HHV-8 相关的多中心 Castleman 病[76]
  - 汉坦病毒感染（朝鲜出血热）[142]

结节病
- 自身免疫性疾病
  - 类风湿关节炎[141]
  - 系统性红斑狼疮[141]
- 恶性疾病
  - 霍奇金淋巴瘤*
  - 非霍奇金淋巴瘤*
  - 多发性骨髓瘤 / 浆细胞性骨髓瘤[143]
  - 慢性自然杀伤细胞性淋巴细胞增生症[144]
  - 蕈样肉芽肿[137]
  - 急性淋巴细胞白血病[137, 142, 145]
  - 骨髓增生异常[145]
  - 真性红细胞增多症[146]
  - 转移癌（乳腺或结肠）[147, 148]

药物过敏
- 苯妥英
- 普鲁卡因酰胺
  - 苯基丁氮酮[137]
- 氯丙烷
  - 磺胺水杨酸[149]
  - 布洛芬[137]
  - 吲哚美辛[148]
  - 别嘌呤醇
  - 卡马西平[150]
  - 胺碘酮[151]
  - 双膦酸盐疗法[141]

嗜酸性基质性肾炎
- 对外源性物质的反应
  - 炭末沉着病和硅沉着病[142, 145, 152]
  - 滑石[153]
  - 铍中毒[154]
  - 角质进入骨髓[141]

*. 有或无骨髓浸润

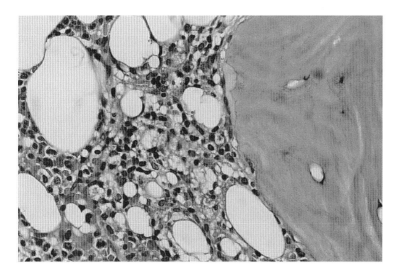

◀ 图 3-37　BM 环钻活检切片，脂质肉芽肿，HE 染色（40×）

含有脂肪小泡，大小不一，可以是多个，通常小于骨髓脂肪细胞中的空泡。脂质肉芽肿通常含有浆细胞、嗜酸性粒细胞和淋巴细胞，5%含有巨细胞，有时脂肪小泡可能很小，容易忽略。

其他肉芽肿。除非肉芽肿内有特定的病原体，通常没有可以用作明确诊断的组织学特征[157]。因此，病理科医生必须了解所有临床相关细节，以便能够提出适当的鉴别诊断。所有肉芽肿的活检标本都应进行抗酸杆菌和真菌染色。理想情况下，骨髓肉芽肿也有可能是感染所致，例如，不明原因发热的患者，应想到

感染可能，以便进一步骨髓培养检测分枝杆菌或真菌。

15%~40% 的粟粒型结核患者骨髓活检发现肉芽肿（图 3-38）。结核性肉芽肿通常含有 Langhans 巨细胞，约半数骨髓受累的患者出现干酪样变[157]。大多数情况下找不到抗酸杆菌，就算找到，通常数量也很少（图 3-39）。

大约 50% 的播散性分枝杆菌感染患者有骨髓肉芽肿（图 3-40 和图 3-41），从小灶淋巴组织细胞聚集到更大的，实性淋巴组织细胞病变，再到形成小的上皮样肉芽肿[158]。巨细胞只存在于少数病变中，通常不见坏死。细菌

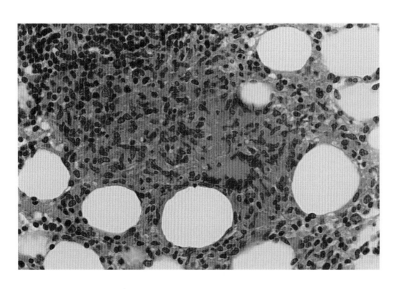

◀ 图 3-38　粟粒型结核患者的 BM 环钻活检切片，显示上皮样肉芽肿，含有一个朗格汉斯巨细胞；肉芽肿周边有许多淋巴细胞

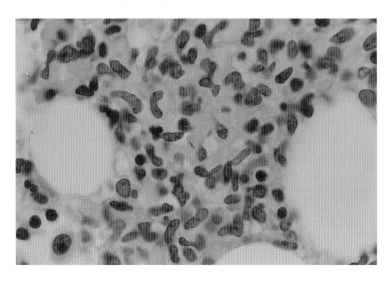

◀ 图 3-39　粟粒型结核患者的 BM 环钻活检切片，显示肉芽肿含有抗酸杆菌。ZN 染色（100×）

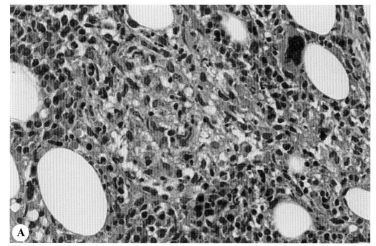

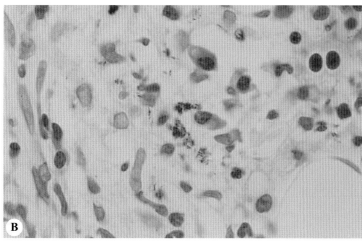

◀ 图 3-40　获得性免疫缺陷综合征患者和播散性鸟分枝杆菌胞内感染患者的 BM 环钻活检切片

A. 由上皮样巨噬细胞组成的肉芽肿，许多细胞含有浆空泡状，HE 染色（40×）；B. 大量抗酸杆菌，注意其粗糙的珠状结构。ZN 染色（100×）

多时，含有细菌的巨噬细胞呈泡沫状或类似于 Gaucher 细胞。有时细菌可用 Giemsa 染色识别（图 3-41）。非结核分枝杆菌可 PAS 和 ZN 染色阳性，有时数量较多；它们往往比结核分枝杆菌更长、更弯曲和更粗，呈 PAS 阳性，而结核分枝杆菌 PAS 阴性。

瘤型麻风患者偶尔可见含泡沫巨噬细胞的骨髓肉芽肿，Fite 染色将显示麻风杆菌为抗酸的[26]，PAS 也呈阳性。泡沫样巨噬细胞也可能是伤寒肉芽肿的特征。Whipple 病的骨髓肉芽肿含有特异性 PAS 阳性杆菌[159]。大多数布鲁菌病患者，骨髓中的上皮样肉芽肿体积小、形态不典型。

播散性组织胞浆菌感染常累及骨髓，正常宿主可形成许多肉芽肿，常含有 Langhans 巨细胞和坏死。散在性分布的肉芽肿仅见于少数免疫缺陷宿主，造血细胞之间淋巴组织细胞聚集或巨噬细胞浸润更常见[160]（图 3-26）。微小型酵母菌可出现于巨噬细胞内，直径 2～5μm，其中有些会出现不对称的蕾芽样突起。真菌 HE 染色可以看到，但最好是用银染（如高莫瑞的甲胺银或格罗科特的）或 PAS 染色，新型隐球菌感染也可形成肉芽肿。组织切片中的酵母菌（直径 5～10μm），具有宽的荚膜晕和窄基，不对称的蕾芽样突起，黏蛋白染色酵母菌的荚膜是红色的，Alcian 蓝（图 3-27B）和 PAS（图 3-42A）也能够很好显示荚膜。杜氏利什曼原虫和刚地弓形虫感染，可能累及骨髓并导致肉芽肿形成（图 3-34 和图 3-36）。

60% 的传染性单核细胞增多症患者骨髓切片

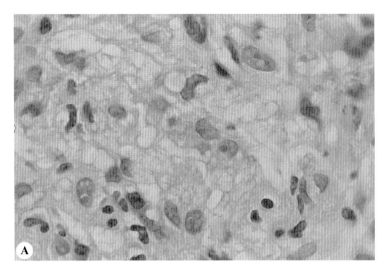

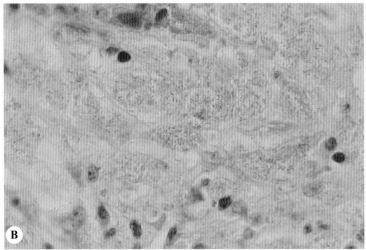

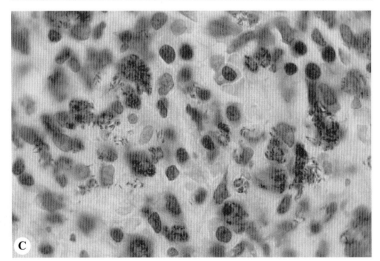

◀ 图 3-41　获得性免疫缺陷综合征
患者的 BM 环钻活检切片显示泡沫
状巨噬细胞内充满微生物

A. HE 染色（100×）；B. Giemsa 染色
（100×）；C. ZN 染色（100×）

上可见小的上皮样肉芽肿，未见 Langhans 巨细胞
和坏死。骨髓肉芽肿在其他病毒感染中较少见。

　　肉芽肿可见于霍奇金淋巴瘤[161]、非霍奇金淋巴瘤（图 3-43）和多发性骨髓瘤[143]（图 3-44），与肿瘤骨髓浸润有关。霍奇金淋巴瘤和非霍奇金淋巴瘤不累及骨髓，骨髓中也可以

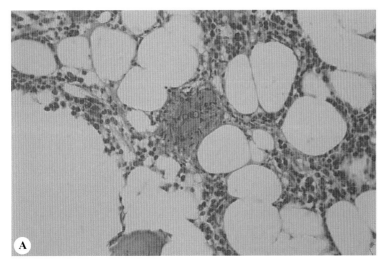

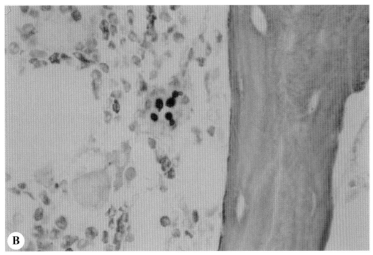

◀ 图 3-42　新型隐球菌感染患者的骨髓环钻活检切片

A. 一种小的上皮样肉芽肿，含有大的酵母，基部狭窄，有不对称的芽孢。APAS（20×）；B. 芽孢酵母。GMS（40×）

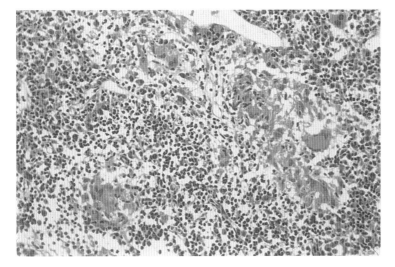

◀ 图 3-43　BM 环钻活检切片显示低级别非霍奇金淋巴瘤患者（滤泡性淋巴瘤）弥漫性累及骨髓出现的反应性肉芽肿。在这个患者身上没有发现导致肉芽肿的感染原因，HE 染色（20×）

有肉芽肿形成；肉芽肿通常较小，结构不典型，也有报道可形成较大的肉芽肿，结构也是不典型的[162]。由于淋巴瘤患者对许多与骨髓肉芽肿相关的感染易感性增加，在将肉芽肿归因于潜在的肿瘤疾病之前，应排除这些感染因素。若无感染因素，据个案报道，骨髓肉芽肿也可以出现在用 cladribine 治疗的毛细胞白血病患者[163]、用白细胞介素 -2 和淋巴因子激活的杀伤细胞[164] 治疗的 AML 患者和 4 例慢性 NK 细胞淋巴瘤[165, 166]。

结节病常累及骨髓，21 名患者活检中有 9 名出现肉芽肿[157]。骨髓出现肉芽肿的患者通常有多系统受累的证据，如肝脾大，尽管胸部影像可能正常[167]。典型的上皮样肉芽肿数量众多，形态典型，1/3 的患者含有 Langhans 巨细胞；坏死很少见。结节病的肉芽肿通常缺乏周围的炎性细胞，主要成分为网状纤维，有些有胶原纤维。结节病样肉芽肿中的巨细胞可含有星状小体和 Schauman 小体（图 3–45），但这些并不特异性。

药物过敏所致的肉芽肿常为局限性差的淋巴组织细胞性病变，可含有嗜酸性粒细胞。可累及骨髓血管，很少伴有系统性血管炎。有一种独特类型的肉芽肿具有异物巨细胞，与双膦酸盐治疗有关，其骨髓中散在核固缩的伴破骨细胞样巨细胞[141]。

在 Q 热[168] 的骨髓中可以看到明显的"甜甜圈型"或环状肉芽肿，似乎也没有特异性[68]，在免疫缺陷受试者的 CMV 感染[169] 和布鲁菌病[170]、传染性单核细胞增多症[171]、伤寒、利什曼病[141]、甲型肝炎[141]、莱姆病[139]、T 系非霍奇金淋巴瘤[172] 和霍奇金淋巴瘤中也有报道。

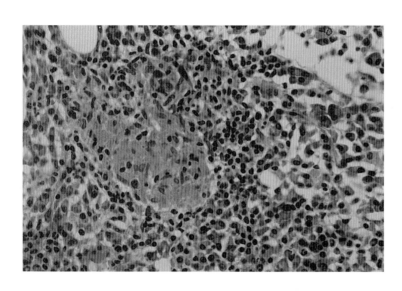

◀ 图 3–44　多发性骨髓瘤的 BM 环钻活检切片，显示大量浆细胞和上皮样肉芽肿（中心）。在这个患者身上没有发现导致肉芽肿的感染原因，HE 染色（40×）

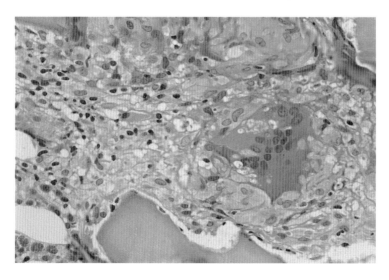

◀ 图 3–45　结节病的 BM 环钻活检切片，显示肉芽肿和含有小星状体的巨细胞。树脂包埋，HE 染色（40×）

这种类型的肉芽肿中央通常有一个空白区，周围有中性粒细胞、淋巴细胞、组织细胞和同心圆状排列的纤维样物质；更多的是中央无空白区的、随机排列的病变，也可发生小灶纤维素样坏死[168]。

问题和陷阱

确定骨髓肉芽肿的病因需要仔细的临床病理联系，包括详细的药物史。即便如此，很多患者也找不到原因。肥大细胞增多和肿瘤转移有时很像肉芽肿。ZN 和金胺染色未能检测到微生物并不排除分枝杆菌感染。

三、淋巴组织反应性聚集和多形性淋巴增生

间质淋巴细胞增多可发生在感染、炎症、非造血性恶性肿瘤、自身免疫性疾病和持续性多克隆淋巴细胞增生。骨髓中常常出现反应性淋巴聚集，有时称之为"良性淋巴聚集"，发病率随着年龄的增长而增加。据报道，感染、炎症、溶血、骨髓增殖性肿瘤和自身免疫性疾病（如类风湿关节炎和甲状腺毒症）的发病率增加。伊马替尼治疗慢性髓细胞性白血病时常见骨髓淋巴组织反应性聚集和多形性淋巴增生[173]，Castleman 病时也常发生[45, 174]。骨髓组织学为良性的淋巴聚集，与随后发生的低级别淋巴瘤有关[175]。淋巴浸润常见于 FAS 突变引起自身免疫性淋巴细胞增生综合征(autoimmune lymphoproliferative syndrome，ALPS)[176]。

1. 外周血

骨髓中出现淋巴样聚集外周血无特征性。ALPS 患者只有少数出现淋巴细胞增多，这些患者也可以单核细胞增多症、贫血、中性粒细胞减少症或血小板减少症[176]。

2. 骨髓细胞学

骨髓穿刺通常正常，但可显示正常成熟淋巴细胞的增多。在自身免疫性淋巴细胞增生综合征中，淋巴样细胞的染色质呈弥漫性[176]。

3. 骨髓组织学

反应性淋巴聚集的淋巴细胞数量很少，不出现于小梁旁，但是界限清楚。主要由小的成熟淋巴细胞组成，夹杂一些浆细胞和巨噬细胞，有时偶尔会有嗜酸性粒细胞、肥大细胞和免疫母细胞[175, 177]（图 3-46）。反应性淋巴聚集出现于小血管周围，聚集的淋巴细胞比大多数肿瘤性淋巴细胞更具多形性，偶尔可见生发中心[45, 178]（图 3-47），结节内网硬蛋白增多。骨髓活检切片显示反应性淋巴聚集多发生于脂质肉芽肿和浆细胞增多症。

确认聚集的淋巴细胞为 T 细胞和 B 细胞混合可能有助于确定淋巴样结节的性质为反应性[179, 180]。应该注意，尽管大多数淋巴样聚集同时含有 T 和 B 两种细胞[179, 180]，但有时候淋巴样聚集也可以是均匀一致的 B 细胞，类似肿瘤。

胸腺瘤导致的反应性淋巴浸润不常见，与多克隆性 T 细胞结节和间质浸润[181]、中老年持续性多克隆 B 细胞性淋巴细胞增生、抽烟和具有 B 细胞结节性浸润的女性有关[182]。

据报道，在健康的人群中偶尔会有胸膜旁浸润[183]，但非常少见。胸膜旁浸润不太可能是反应性的，建议对此类患者进行随访。

更广泛的淋巴浸润常见于获得性免疫缺陷综合征，通常混合有嗜酸性粒细胞，巨噬细胞包括上皮样巨噬细胞、内皮细胞、浆细胞和免疫母细胞（图 3-59 和图 3-60），也可见于先天性免疫缺陷、血管免疫母细胞性 T 细胞淋巴瘤和骨髓移植后，偶尔与自身免疫性疾病（如类风湿关节炎）相关。苯妥英钠治疗导致的淋巴增生性疾病可见广泛的多形性淋巴浸润[184]。有时仅凭组织学无法区分多形性反应性淋巴增生与 T 细胞淋巴瘤、T 细胞 / 组织细胞丰富的弥漫大 B 细胞淋巴瘤，甚至霍奇金淋巴瘤。

ALPS 的淋巴样浸润呈结节状（多数是 T 细胞，有时是 T 细胞和 B 细胞的混合），但一些患者间质浸润或弥漫浸润会破坏骨髓腔[176]，此时的 T 细胞为典型的双阴性表型（CD4-、CD8-）[176]。巨噬细胞、嗜酸性粒细胞或浆细胞的增多与纤维化有关，通常为 1～2/4 级，但

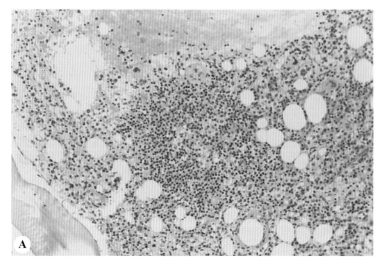

◀ 图 3-46　骨髓环钻活检切片

A. 一种反应性淋巴样结节及其周围的正常造血细胞，HE 染色（10×）；B. 淋巴样结节的中心除正常的小淋巴细胞外，还含有几个巨噬细胞，偶见免疫母细胞，HE 染色（100×）

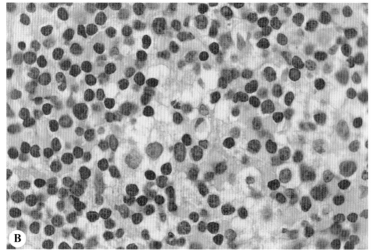

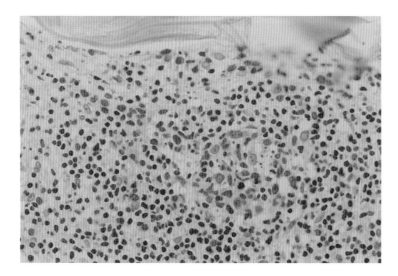

◀ 图 3-47　BM 环钻活检切片显示类风湿关节炎患者的次级淋巴滤泡，HE 染色（20×）

经许可转载，图片由明尼苏达州的理查德·布伦宁博士提供

有时为 3～4/4 级[176]。

问题和陷阱

组织学上并不总是能够区分反应性浸润和肿瘤浸润，需要临床病理联系，结合免疫表型和分子分析。

四、浆细胞增多症与浆细胞异常

浆细胞多克隆反应性增生很常见，与多种疾病有关，包括 HIV 感染、利什曼病和其他感染、慢性炎症疾病（特别是类风湿关节炎）、恶性造血和非造血疾病，以及血管免疫母细胞性 T 细胞淋巴瘤，系统性 Castleman、肝硬化、糖尿病、缺铁、巨幼细胞贫血、溶血性贫血和左旋咪唑污染的可卡因引起的粒细胞缺乏症[31, 185, 186]。浆细胞的反应性增生需要与骨髓肿瘤性浆细胞浸润性病变相鉴别，如多发性骨髓瘤和许多轻链淀粉样变性、系统性轻链疾病和意义未明的单克隆免疫球蛋白增多病。

1. 外周血

反应性骨髓浆细胞增多的患者由潜在疾病引起的外周血常无特异性异常。常有贫血，其特征可能为慢性病贫血（正常红细胞常染色体贫血，或者重度炎症时的低色素微细胞性贫血）。由于多克隆免疫球蛋白的浓度增大和血浆蛋白的其他反应性变化通常导致红细胞卷曲呈钱串状。反应性浆细胞增多的患者偶尔外周血中有浆细胞，通常数量很少。

2. 骨髓细胞学

反应性浆细胞增多时，骨髓中浆细胞数量增多，通常不超过有核细胞的 10%～20%，极少数情况下可 > 50%。血管免疫母细胞性 T 细胞淋巴瘤通常以浆细胞增多为主，数量可达 51%[187]。在一个有药物不良反应的特殊患者中，90% 以上的骨髓细胞是浆细胞[188]。虽然偶尔有核仁，染色质弥漫、核质比例增大，但主要是成熟的

浆细胞（图 1-52），可有少量的双核或三核细胞，可含有细胞质空泡或包涵体，包涵体大而圆，呈均匀的玻璃样，通常是单个，直径 2～3μm，占据了细胞核的位置，叫作 Russell 小体。偶尔出现在骨髓穿刺中（图 3-48）。

含有多个弱嗜碱性球形包涵体的细胞称为 Mott 细胞、葡萄细胞或桑葚细胞；Mott 细胞的内含物也可称为 Russell 小体[189, 190]。浆细胞质也可以含有晶体。由于内质网的极度扩张，导致核固缩和细胞质丰富而淡染；这类细胞有时误认为是在储存自身合成的产物，合成碳水化合物的细胞胞质可能由粉红色变为更深的红色（"变红的细胞"）。所有这些包涵体和异常的染色质都是由于粗面内质网内免疫球蛋白合成增加所致。反应性浆细胞增生时也可有明显的核内包涵体，更具肿瘤性浆细胞的特征。这些称之为 Dutcher 小体的包涵体，实际上是细胞质内陷的结果。这些不同类型的细胞具有免疫刺激的特征，但肿瘤性浆细胞往往表现出相似的特征。浆细胞卫星现象（被浆细胞包围的中央巨噬细胞）和肥大细胞、嗜酸性粒细胞和巨核细胞增多有助于诊断反应性浆细胞增生，而非肿瘤[31]。

偶尔浆细胞内有含铁血黄素，其形状不规则，相对较大，MGG 染色呈绿色 - 黑色（图 2-4）。含铁血黄素的出现与铁超载（如血色素沉积症和输血铁质沉着症）、铜缺乏症[191, 192] 和慢性酒精中毒[193] 有关。

3. 骨髓组织学

环钻活检切片显示反应性浆细胞增生时浆细胞可在间质内浸润，特别是靠近毛细血管更明显（图 1-53），有时聚集在巨噬细胞周围。少数患者表现为小簇浆细胞聚在一起，而不形成大片的结节，这是多发性骨髓瘤的特征。上述各种包涵体在组织切片中也很明显（图 3-49），并且可以看到不同程度的不成熟细胞。Russel 小体和 Dutcher 小体 HE 染色为粉红

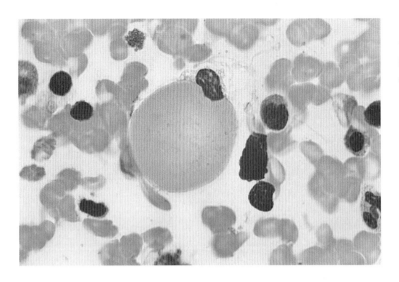

◀ 图 3-48　BM 穿刺涂片显示反应性浆细胞增多患者血浆细胞中的 Ressul 小体，MGG 染色（100×）

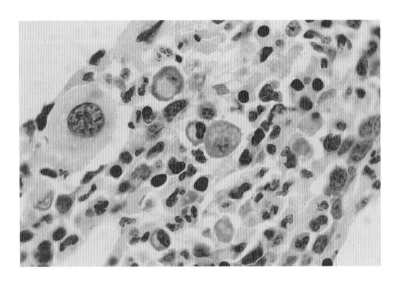

◀ 图 3-49　骨髓增生异常 BM 环钻活检切片，显示突出的浆细胞，包括一个胞质多空泡的（Mott 细胞）。树脂包埋，HE 染色（100×）

色、Giemsa 染色蓝绿色到深蓝色，以及不同程度的 PAS 染色。反应性浆细胞增生时，免疫组织化学或 ISH 显示浆细胞内 κ 和 λ 的表达比例为 2:1。大约半数浆细胞表达 γ 重链，1/3 表达 α，其余表达表达 μ[194]。

　　浆细胞增生可能与其他反应性改变有关，如粒细胞增生、淋巴聚集和巨噬细胞数量增加。巨噬细胞噬血活性增强、铁含量增加。

五、肥大细胞

　　正常骨髓中有少量肥大细胞。然而，要知道肥大细胞在健康人环钻活检切片中的正常数量尚不确定。肥大细胞增多是多种病理过程的反应性改变。肥大细胞增多出现于感染、炎症、肾衰竭、结节病、甲状旁腺功能亢进症、Paget 病、反应性淋巴细胞增生和淋巴增殖性疾病（特别是淋巴浆细胞性淋巴瘤，但也包括慢性淋巴细胞白血病、毛细胞白血病和霍奇金淋巴瘤）、再生障碍性贫血、阵发性睡眠性血红蛋白尿、骨髓增殖性肿瘤、MDS 和 AML[146, 195-199]。肥大细胞在结缔组织增生的区域聚集，如肾衰竭患者的骨折骨痂和纤维性骨炎区域。在一种罕见的由 Kit 体细胞突变所致的遗传性疾病中数量增多。肥大细胞在系统性肥大细胞增多症时也是增多的，但这些肿瘤性肥大细胞通常形态异常（见后文）。

1. 外周血

骨髓肥大细胞反应性相增生无特异性外周血特征。

2. 骨髓细胞学

骨髓肥大细胞的细胞学特征见前文。淋巴细胞和浆细胞增多可能与肥大细胞反应性增多有关。

3. 骨髓组织学

组织切片中肥大细胞的特征见前文，系统性肥大细胞增多症的特征见后文。正常和反应性肥大细胞不易在 HE 染色的组织切片上识别，但 Giemsa 染色或其他染色剂染色的组织切片上很容易识别，后者主要是通过突出染色细胞质中大量的颗粒。正常和反应性肥大细胞呈圆形，或较少呈梭形。

当肥大细胞增加时，浆细胞和淋巴细胞可能会相应增加。

问题和陷阱

正常肥大细胞数量增多不要误认为是系统性肥大细胞增多症的浸润。肿瘤性肥大细胞形状更梭形，通常发生于肩胛下，某种程度上与成纤维细胞或巨噬细胞相似，呈簇状出现，而反应性肥大细胞则分散在其他细胞中。系统性肥大细胞增多症病变常伴有纤维化，而反应性小梁旁肥大细胞常伴有轻度网状纤维增生。

六、组织细胞增生症

在各种感染和炎症时常见巨噬细胞（组织细胞）的弥漫性增多，任何时候出现骨髓增生、造血功能低下或血细胞裂解增多时也会出现组织细胞增多。所有能够导致肉芽肿形成和噬血细胞综合征的因素，在没有肉芽肿形成或显著的噬血细胞增多的情况下，也可导致巨噬细胞增多。出现的巨噬细胞可以是不同成熟阶段的细胞，可以没有多少吞噬活性，也可以是成熟细胞，后者胞质泡沫状或含有细胞碎片、含铁血黄素或少量造血细胞、红细胞、中性粒细胞或血小板，粒细胞 – 巨噬细胞集落刺激因子（GM-CSF）治疗后，骨髓巨噬细胞可能增多，有时可多达 90% 的骨髓细胞[200]，不仅出现在予 GM-CSF 治疗后[201]，在骨髓移植后患者尤其显著。据报道，急性淋巴细胞白血病在没有任何明显感染时，巨噬细胞也会明显增多[202]。可以通过 CD68R 或 CD163 免疫组织化学染色凸显反应性巨噬细胞和噬血细胞（图 3-50）。

巨噬细胞增多可见于储积性疾病。泡沫巨噬细胞、Gaucher 细胞、Gaucher 样细胞和晶体储积性组织细胞增生在第 9 章中进行了讨论。在嗜酸性粒细胞增多症和系统性肥大细胞增多症[203]患者中可观察到富含 Charcot-Leyden 晶体的巨噬细胞增多。

七、噬血细胞综合征

噬血细胞综合征，也称为巨噬细胞活化综合征，由巨噬细胞活化引起，导致巨噬细胞吞噬血细胞，致使血细胞数量减少。常见的临床特征是肝大、脾大、皮疹、发热和神经系统异常。噬血细胞综合征由多种潜在疾病引起[1, 76, 86, 204-311]（表 3-4）。在许多相同的情况下，轻度的噬血细胞增生常常不伴有血细胞减少。噬血细胞综合征通常继发于细菌或病毒感染，可发生于之前的健康人，也可以是缺乏免疫反应患者的终末并发症。噬血细胞综合征在获得性免疫缺陷综合征、造血或其他恶性肿瘤患者发生病毒或分枝杆菌感染时相对较常见，在这些患者中，很可能巨噬细胞前体细胞增生，对淋巴瘤细胞分泌的淋巴因子的吞噬活性增强。并非所有的噬血细胞综合征患者在环钻活检中

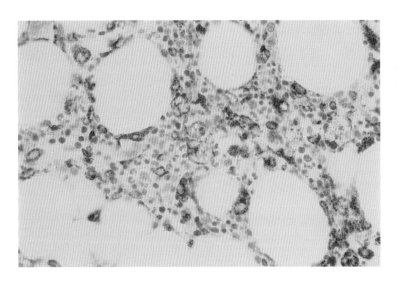

◀ 图 3–50　**BM 环钻活检切片显示巨噬细胞反应性增多。免疫过氧化物酶染色 CD68（McAb PG-M1）（40×）**

都可检测到噬血细胞，可以根据其他标准进行诊断（见"问题和陷阱"）[245]。

噬血细胞综合征也是一种原发性家族性疾病[309, 310]。该家族综合征是一种发生于儿童早期的常染色体隐性遗传性疾病，伴有 NK 细胞功能障碍和辅助性 T 细胞和活化巨噬细胞[312]。通常在婴儿 2—6 月龄的时候出现，但是可识别属于先天性的患者[310]。这种情况为遗传上的异质性，20%～40% 的患者是由于穿孔素基因（PRF1）[313] 和 HPLH1、UNC13D、STX11 或 STXBP2 中的其他突变的所致。由于感染也可以引发噬血细胞增多，且其细胞学和组织学特征也不能与感染引起的噬血细胞区别开来，因此诊断必须依赖于临床不同进行鉴别[309]。除非证明已知的致病基因之一有突变，否则因家庭规模小而忽略其为家族性疾病。

其他定义明确的遗传性免疫缺陷综合征也有与感染相关噬血细胞综合征的倾向，其中包括 Chediak-Higashi 综合征和 Griscelli 综合征 2 型[314]、嘌呤核苷磷酸化酶缺乏症[315] Ⅱ 型、Hermansky-Pudlak 综合征[316]、赖氨酸尿性蛋白耐受不良[290] 和 由 SH2D1A 基 因[317] 或 XIAP（ 以 前 是 BIRC4）基因[318] 突变引起的 X- 连锁淋巴增殖性疾病（Duncan 综合征）。赖氨酸尿性蛋白耐受不良时，骨髓前体和成熟巨噬细胞都有吞噬

作用[319]。

需要注意的是，术语"红吞噬"是指成熟红细胞的吞噬，而血吞噬是指有核细胞的吞噬。噬血细胞综合征时可出现红细胞吞噬作用，但也可由抗体包被或异常红细胞的存在引起。

噬血细胞综合征时还常出现高脂血症、高铁血症、血纤维蛋白原过少和低蛋白血症[216, 245, 281]。血清中的各种细胞因子（包括干扰素 γ、可溶性 IL-2 受体，以及巨噬细胞集落刺激因子、IL-6 和肿瘤坏死因子 α）水平经常显著升高[216]，可溶性 CD25 和 CD178 也增加[281]，常见肝功能不全，有时会发生弥散性血管内凝血，结合珠蛋白和血浆钠常减少，乳酸脱氢酶增多[245]。

1. 外周血

噬血细胞综合征以全血细胞减少为特征。尽管在恶性组织细胞增多症中可能有少量的单核细胞，但吞噬性巨噬细胞很少出现在外周血中[320]。血片也可显示原发性疾病的特征，如家族性淋巴组织细胞增多症（图 3-51）、EBV 或其他病毒感染患者的非典型淋巴细胞。

2. 骨髓细胞学

在噬血细胞综合征中，巨噬细胞数量增加，且以噬血细胞为主，伴有大量吞噬了各种造血

表 3-4　与噬血细胞综合征相关的情况 [1, 76, 86, 204-311]　　　　　　　　　　　　　　　　　　　　　　　（续表）

恶性组织细胞增生症

* 反应性噬血综合征
  - 病毒感染引起的
    * 疱疹病毒
    * EB 病毒（EBV）（包括 EBV 易感性综合征，如 1 型和 2 型淋巴增生综合征中致命的传染性单核细胞增多症、白细胞介素 2 诱导的 T 细胞激酶缺乏症、CD27 缺乏症、XMEN 病 [204] 和慢性活动性 EBV 感染）*
    * 单纯疱疹
    * 水痘 - 带状疱疹病毒
    * 人类疱疹病毒 6 型 [205]
    * 人类疱疹病毒 7 型 [206]
    * 人类疱疹病毒 8 型与多中心 Castleman 病 [76]
    * 巨细胞病毒
  - 其他病毒
    * 腺病毒
    * 麻疹（疫苗病毒）
    * 甲型流感 [209]、猪流感（H_1N_1）[210] 和禽流感（H_5N_1）[210]
    * 副流感病毒
    * 牛痘
    * 风疹 [211]（包括先天性风疹）病毒
    * 人类细小病毒 B19 [86, 212]
    * 呼吸道合胞病毒 [213]
    * 基萨那森林病
    * 登革热 [214]
    * 甲型肝炎病毒 [215]
    * 乙型肝炎病毒 [216]
    * 丙型肝炎病毒 [216]
    * 戊型肝炎病毒 [217]
    * 柯萨奇病毒 A9 [216]
    * 埃柯病毒 II [216]
    * 猪流感病毒 [216]
    * 汉坦病毒 [218]
    * 克里米亚 - 刚果出血热 [219]
    * 肠道病毒 [220]
    * 严重发热伴血小板减少综合征（布尼亚病毒）[221]
    * 人类免疫缺陷病毒（HIV），包括出现时和作为免疫重建综合征的一部分
    * 埃博拉病毒 [222]
    * 双埃柯病毒 [223]
  - 水痘 - 带状疱疹病毒
    * 由细菌感染引起
    * 布鲁菌病
    * 葡萄球菌、链球菌、大肠杆菌、流感嗜血杆菌、不动杆菌、脆弱拟杆菌、假单胞菌、克雷伯菌属、伯氏疏螺旋体、布鲁菌属、伤寒沙门菌属、沙门菌属、沙雷菌属、贝纳柯克斯体、缺陷非嗜酸杆菌、肺炎嗜血杆菌和脑膜炎球菌感染 [1, 214-216, 224-230]
    * 军团菌病（嗜肺军团菌）
    * 结核分枝杆菌感染
    * 卡介苗接种或膀胱内卡介苗 [210]
    * 非结核分枝杆菌感染
    * 鹦鹉热
    * 肺炎支原体感染 [231]
    * 人粒细胞无形体病和人单核细胞埃立体病 [232, 233]
    * 坏死梭杆菌感染 [234]
  - 立克次体诱发
    * 落基山斑疹热
    * Q 热 [235]
    * 恙虫病东方体（原恙虫病立克次体）感染（恙虫病）[214, 236]
    * 康氏立克次体 [236]
    * 日本斑点热（日本立克次体）[237]
  - 原核生物和其他寄生虫引起的
    * 弓形虫病
    * 利什曼病（黑热病）
    * 疟疾，主要是恶性疟原虫，但有时是间日疟原虫 [238, 239]
    * 巴贝虫病 [240]
    * 类圆线虫病 [216]
  - 真菌感染所致
    * 组织胞浆菌病
    * 念珠菌病 [226]
    * 毛孢子菌病 [241]
    * 青霉菌病 [216, 242]
    * 隐球菌病 [243]
    * 曲霉病 [244, 245]
    * 肺孢子菌（曾称卡氏肺孢子虫和耶氏肺孢子虫）感染 [216]
    * 球孢子菌病 [246]
* 与某些淋巴瘤和其他淋巴样肿瘤相关，特别是 T 细胞淋巴瘤 [247-249]
  - 包括皮下脂膜炎样 T 细胞淋巴瘤 [250]，原发性皮肤 γδT 细胞淋巴瘤 [251]，T 细胞性大颗粒淋巴细胞白血病 [252]，成人 T 细胞白血病 / 淋巴瘤 [253]，间变性大 T 细胞淋巴瘤 [254] 包括 ALK 阴性的间变性大 T 细胞淋巴瘤 [255]、肝脾 T 细胞淋巴瘤 [256]、结外 NK/T 细胞淋巴瘤鼻型 [257] 和全身 EBV 呈阳性的淋巴增殖性疾病儿童期 [258]，偶尔也有 NK 细胞淋巴瘤 [259] 或 B 细胞淋巴瘤 [260]，包括弥漫大 B 细胞淋巴瘤 [261]、血管内大 B 细胞淋巴瘤 [262]、血管内大 B 细胞淋巴瘤的亚洲变体 [263]、原发性渗出性淋巴瘤 [264]、急性 B 淋巴细胞白血病 [265]、霍奇金淋巴瘤 [266] 和多发性骨髓瘤 [267]
* 与急性髓细胞性白血病相关 [245, 268, 269]，包括与急性早幼粒细胞白血病的分化综合征相关 [270]
* 造血干细胞移植后（有时可能代表移植排斥反应）[271]
* 移植物抗宿主病 [272] 包括新生儿的母体 T 细胞移植重症联合免疫缺陷病 [273]
* 罗萨伊 - 多尔夫曼病 [274]
* Erdheim-Chester 综合征 [275]
* 川崎病
* 组织细胞性坏死性淋巴结炎 [276]
* 镰状细胞病
* 抗惊厥性淋巴结病
* 药物超敏反应，包括万古霉素 [278]、磺胺甲噁唑 - 甲氧苄啶 [278]、头孢唑啉 [279] 和别嘌呤醇 [280]
* 结节病 [249]
* 系统性红斑狼疮 [214]，幼年型类风湿关节炎 [281] 和其他自身免疫性疾病 -still 病，结节性多动脉炎，混合结缔组织疾病，系统性硬化症，干燥综合征，风湿性多肌痛，原发性硬化性胆管炎 [245]，皮肌炎 [245, 282]，肉芽肿性多血管炎（韦格纳肉芽肿病）[283]（"巨噬细胞活化综合征"）

（续表）

- Gaucher 病[284]
- 长期服用 G-CSF[285]、GM-CSF[286] 或 IL-3[287] 后
- 组织细胞吞噬性脂膜炎[288]
- 慢性肉芽肿病[289]
- 先天性代谢障碍：赖氨酸尿性蛋白耐受不良[290]、甲基丙二酸血症[291]、丙酸血症[291]、长链 3- 羟基酰辅酶 A 脱氢酶缺乏[292]、遗传性果糖不耐受症[281]、多硫酸酯酶缺乏[281]、生物素酶缺乏[293]；Wolman 病（酸性脂酶缺乏症）[294]、半乳糖血症[295]、半乳糖唾液酸贮积症[296]、钴胺 C 缺乏症[297]
- 皮尔逊综合征[298]
- 急性早幼粒细胞白血病的视黄酸综合征[299]
- 2 型 Griscelli 综合征[300]
- 纯合子 HAX1 突变引起的严重先天性中性粒细胞减少[301]
- 肝移植术后[302]
- 作为各种免疫缺陷和恶性疾病患者的并发症（有时是晚期的）：[ALL、CLL、霍奇金淋巴瘤、NHL、毛细胞白血病、AML（特别是红细胞白血病）、癌症、肾母细胞瘤、神经母细胞瘤、Chediak-Higashi 综合征、朗格汉斯细胞组织细胞增多症[303, 304]。可能常见但不一定总是感染的并发症
- 细胞毒性 T 细胞、嵌合抗原受体修饰的 CD19 特异性 T 细胞（CAR T 细胞）治疗[305] 或双特异性 T 细胞接合器，如 Blinatumab[306]
- 全肠外营养[307]
- 新生儿坏死性肠炎[308]
- 家族性噬血细胞综合征[309, 310]
  - 9q21.3-22 处 HPLH1 突变（FHL1）
  - PRF1 在 10q22.1 处突变，编码穿孔素（FHL2）
  - 17q25.1 的 UNC13D 突变，编码 Munc13-4（FHL3）
  - 6q24.2 处 STX11 突变，编码 syntaxin 11（FHL4）
  - 19p13.2 处 STXBP2 突变，编码融合蛋白结合蛋白 2（FHL5）
  - RAB27A 突变；Griscelli 综合征 2 型
  - LYST 突变；Chédiak-Higashi 综合征
  - AP3B1 突变；Hermansky-Pudlak 综合征 2 型
  - SH2D1A 或 XIAP 突变；X 连锁淋巴增殖性疾病，1型和 2 型（可能是 EB 病毒介导的）

*. EB 病毒相关噬血细胞综合征可能是 T 淋巴细胞或 NK 细胞肿瘤克隆增殖所致[311]
ALL. 急性淋巴细胞白血病；AML. 急性髓细胞性白血病；CLL. 慢性淋巴细胞白血病；FHL. 家族性噬血细胞性淋巴组织细胞病；G-CSF. 粒细胞集落刺激因子；GM-CSF. 粒细胞 - 巨噬细胞集落刺激因子；IL-3. 白细胞介素 3；NHL. 非霍奇金淋巴瘤；NK. 自然杀伤细胞

细胞的巨噬细胞（图 3-52 和图 3-53）。巨噬细胞主要为成熟的细胞，缺乏非典型特征。但是，最初吞噬性巨噬细胞可能不常见，需要反复骨髓检查来确定诊断；少于 1/3 的患者可以检测到异常[281, 309]。恶性血液肿瘤患者中，巨噬细胞很少吞噬肿瘤细胞（淋巴瘤细胞或白血

病细胞），以及正常造血成分[321, 322]。可能存在同类相食现象，即其他巨噬细胞吞噬巨噬细胞[323]。由于原发性疾病，骨髓穿刺也可能显示出其他异常。例如，病毒感染时，淋巴细胞通常增加，可以是不成熟的或非典型的；细菌感染时粒细胞增生，中性粒细胞系发生毒性变化。红细胞发生障碍可能以核分裂或碎裂、双核和三核，以及嗜碱性点彩状等特征突出[324]。伪佩尔格中性粒细胞和小巨核细胞也有报道[325]。家族性噬血细胞综合征其骨髓检查结果（图 3-54）与感染性噬血细胞增多症相同。在一个淋巴瘤患者中发现其骨髓穿刺物显示既有噬血现象又有淋巴瘤累及（图 3-55）[326]。当噬血现象是继发于 T 细胞淋巴瘤时，骨髓中出现淋巴瘤细胞和巨噬细胞相混杂，但也有报道骨髓仅表现为噬血现象，且淋巴瘤浸润局限于其他组织[248]。

3. 骨髓组织学

在早期的感染相关的嗜血综合征（如病毒诱导）患者中，骨髓增生活跃但巨噬细胞不多[226]，随后巨噬细胞才开始增多伴有红系和髓系发育不全；巨核细胞数量正常或增加。不同程度的巨噬细胞浸润（图 3-56），有些情况下，巨噬细胞浸润并不明显，而在另一些情况下，骨髓内可见大量成熟的巨噬细胞，核质比不大、染色质疏松、核仁不明显和细胞质丰富，通常呈空泡状，噬血现象通常不如骨髓涂片明显[226, 327]，然而，在某些患者噬血现象非常明显（图 3-57）。Perls 染色噬血巨噬细胞更加突出，如果观察到这些现象，就需要使用其他疾病相关标志物[328]，也会出现潜在疾病的特征。某些 EBV 感染患者可见非典型淋巴细胞，也可以检测到淋巴瘤细胞（图 6-75），但应注意，在淋巴瘤导致的噬血细胞综合征的患者，其骨髓中可能检测不到肿瘤细胞。肺结核[329] 与噬血细胞综合征相关的各种其他感染可出现肉芽肿。

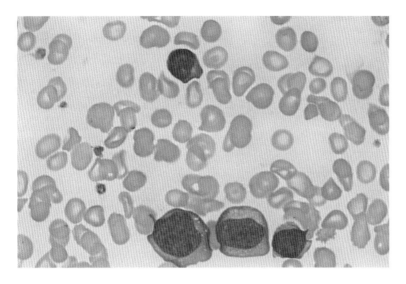

◀ 图 3-51　家族性淋巴组织细胞增多症患儿 PB 涂片显示非典型淋巴细胞，MGG 染色（100×）

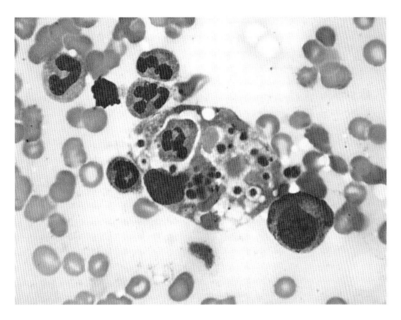

◀ 图 3-52　葡萄球菌和 HHV-8 感染患者的 BM 穿刺涂片内的反应性噬血细胞，显示吞噬了中性粒细胞、红细胞和血小板的巨噬细胞，MGG 染色（100×）

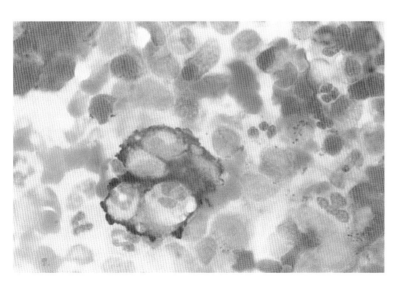

◀ 图 3-53　BM 涂片中的反应性噬血细胞，显示含铁巨噬细胞，吞噬了中性粒细胞和中性粒细胞前体。Perls 染色（100×）

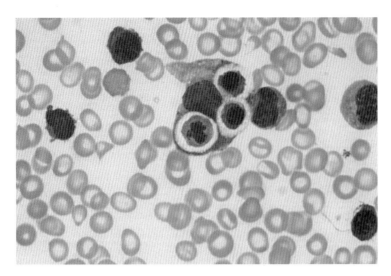

◀ 图 3–54　家族性淋巴组织细胞增多症
BM 涂片，显示噬血细胞增生和非典型
淋巴细胞，**MGG** 染色（**100×**）

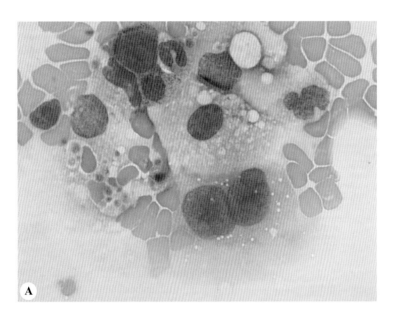

◀ 图 3–55　合并霍奇金淋巴瘤的噬血细
胞增多症患者的骨髓穿刺

A. 噬血巨噬细胞和 R-S，MGG 染色
（100×）。B. R-S 细胞表达 CD30。免疫组
织化学染色（100×）（经许可转载，图片
由布里斯班的亚斯敏·哈维博士提供）

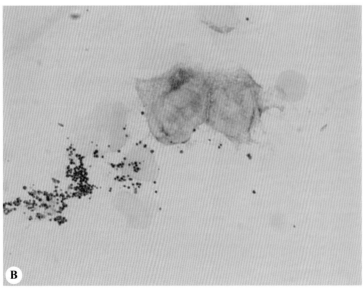

如果怀疑有噬血细胞综合征，建议进行环钻活检，因其骨髓穿刺涂片无明显异常表现，在活检组织切片中会检测到呈团或小片的巨噬细胞[330]。

4. 免疫组织化学

CD68R 或 CD163 免疫组织化学染色可显

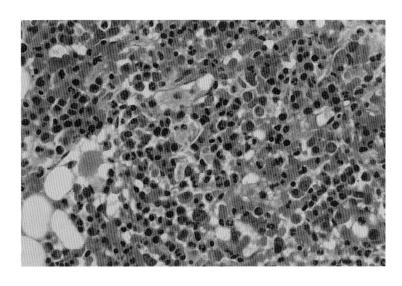

◀ 图 3-56 获得性免疫缺陷综合征的 **BM** 环钻活检切片，显示细胞增多，红细胞发生障碍和大量巨噬细胞，其中一些吞噬细胞含有正常红细胞和凋亡细胞（吞噬细胞增生），**HE** 染色（**40×**）

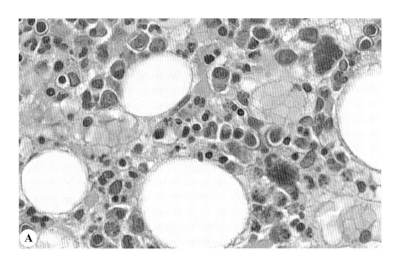

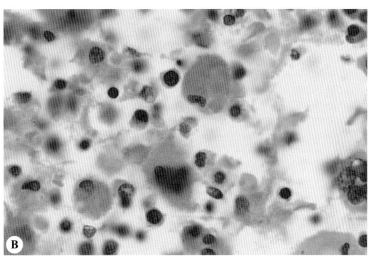

◀ 图 3-57 **2 名噬血细胞综合征患者的骨髓切片**

A. EBV 导致的噬血细胞性淋巴组织细胞增生，显示其巨噬细胞中含有大量红细胞，HE 染色（100×）。B. 1 名患有终末期噬血细胞综合征的儿童尸检，结果显示巨噬细胞内充满了红细胞，HE 染色（100×）（经许可转载，图片由澳大利亚西部珀斯的 Wendy Erber 博士和 L.Matz 博士提供）

示巨噬细胞。CD8 呈阳性的淋巴细胞可能增加。

5. 问题和陷阱

评估噬血细胞综合征的主要问题：①延迟诊断（由于初期可能噬血现象不明显）；②反应性条件与恶性组织细胞增生症需要鉴别；③确定潜在疾病的性质。由于噬血性巨噬细胞可能并不常见，而且噬血作用对噬血细胞性淋巴 / 组织细胞增多症特异性较差[328]，因此，重要的是要考虑其他诊断标准，包括铁蛋白升高、甘油三酯升高和血纤维蛋白原过少。过去，反应性噬血细胞增生常被误诊为恶性组织细胞增多症，实际上是一种非常罕见的疾病，以吞噬功能有限的原始细胞为特征。

应尽力查明感染原因。免疫组织化学和 ISH 技术（表 3-1）有助于检测潜在的 CMV 或 EBV 感染[331]，对分枝杆菌来讲，染色和培养可能是阳性的。大多数儿童噬血细胞性淋巴 / 组织细胞增多症，包括散发性和家族性，都与感染有关。然而，一些散发性儿童患者会有大的非典型颗粒状淋巴细胞；由于这种 T 细胞有时表现为克隆性，因此有可能存在潜在 T 细胞肿瘤[332]。证明有 IGH 或 TCR 位点重排则能为潜在淋巴瘤提供证据，但并不能给出确切的证据证明是哪系细胞受累。当相关肿瘤为 NK 系时，则缺乏克隆性的分子证据。

八、铁超载

铁超载可能是由遗传性血色病和其他罕见的遗传异常或由血液病引起的。因血液病导致的铁超载表现为生成无效的红细胞、铁吸收增加，或者现输血依赖和输血铁超载性贫血；这两种机制在有些患者身上共存。

1. 外周血

外周血正常，除非铁超载是由血液异常引起。

2. 骨髓细胞学

遗传性血色素沉积症，其骨髓巨噬细胞内的铁粒细胞和储存铁增加，但骨髓在其他方面正常。当铁超载是由血液学异常所致，这种异常的特征将在骨髓穿刺物中显现出来。若铁储积是由地中海贫血引起，红细胞出现铁颗粒，其数量增多和大小增大；偶尔会有环状铁粒细胞，当铁超载由铁粒细胞性贫血引起时，环状铁粒细胞更多，也会有其他异常铁粒细胞。铁超载患者血浆细胞中可能存在明显的含铁血黄素。

3. 骨髓组织学

当骨髓铁储积增加时，通常在脱钙石蜡包埋的环钻活检标本的切片中很明显，但只有树脂包埋的标本才能进行可靠的检测和定量。这些切片不仅显示巨噬细胞含铁增加，而且显示窦内皮细胞、内皮细胞、类骨质和骨细胞腔隙中的铁含量也增加[91]。树脂包埋也可以检测环状铁粒细胞，在树脂包埋和石蜡包埋活检切片中可以检测到浆细胞内的含铁血黄素。环钻活检切片可显示铁超载也能显示骨质疏松。

九、HIV 感染和获得性免疫缺陷综合征

一些 HIV 感染患者最初表现为血液异常，如特发性血小板减少性紫癜、血栓性血小板减少性紫癜或淋巴瘤。对于淋巴瘤患者，环钻活检可能是最初的诊断方法。不明原因的发热和各种细胞都减少是骨髓检查的重要提示。对于已确诊为淋巴瘤的患者，活检也可能是分期一种手段。环钻活检非常有用，对骨髓穿刺细胞成分少的患者尤其有用。从发热患者身上采集的任何标本都应申请微生物培养，除常规染色外，还对活检组织进行适当的抗酸杆菌和真菌染色。

1. 外周血

HIV 感染的最早血液学异常出现在原发感染当时，表现为外周血中出现非典型淋巴细胞时，通常表现为发热相关性疾病，临床上类似传染性单核细胞增多症。原发性 HIV 感染偶尔也会引起短暂的全血细胞减少。已确立感染诊断的患者可能有淋巴细胞增生，导致 CD8 呈阳性的淋巴细胞增多，随后出现淋巴细胞减少。免疫破坏可导致孤立性血小板减少，其年发病率从非获得性免疫缺陷综合征患者的 1.7% 上升到获得性免疫缺陷综合征患者的 3.1%，其中 8.7% 为临床获得性免疫缺陷综合征患者[51]。血小板减少症是类似于血栓性血小板减少性紫癜的综合征的一个特征，有些患者会出现红细胞碎片[333]。在疾病的晚期，通常会出现全血细胞减少和非常明显的淋巴细胞减少。红细胞大小不一、多核细胞增多、网织红细胞减少。中性粒细胞可能异型。由于机会性感染较多，外周血也可能表现出非特异性的反应性变化，如红细胞形成增多、出现中性粒细胞的核左移和毒性变化，以及不成熟的单核细胞和反应性淋巴细胞。HIV 感染本身导致的血液学效应和相关的机会性感染，可能与治疗的效应叠加，服用 Zidovudine 的患者，尤其是先前单药抗反转录病毒治疗中使用了较大剂量 Zidovudine 的患者，通常有明显的大细胞增生，血细胞可能有明显的异常增生改变。

2. 骨髓细胞学

在 HIV 感染的早期，骨髓正常，或者在并发感染的过程中，出现了粒细胞增生。当出现免疫性血小板减少时，巨核细胞数量正常或增多。常见的非特异性改变为淋巴细胞和浆细胞浸润，巨噬细胞或嗜酸性粒细胞增多。红细胞增生，可出现如核不规则和碎裂等轻度异型特征。服用 Zidovudine 患者；其红细胞增生主要是巨幼细胞，红细胞发生障碍更为明显；也可出现粒系细胞的异型性改变（如核碎裂）。巨核细胞非常常见，它们的出现与粒细胞核分叶的发生有关[334]。可出现与巨核细胞一样大小的大的巨噬细胞，凋亡增多[335]。随着疾病的进展，网硬蛋白沉积增多，导致骨髓细胞变得越来越少和穿刺变得困难，常见胶原化，在恶病质患者中最常见。有时可见骨髓坏死。对于疾病晚期患者，骨髓穿刺可为粟粒型结核、非结核分枝杆菌感染或播散性真菌或寄生虫感染提供证据。在 1 名 HIV 感染患者的骨髓穿刺中发现了一种人单胞菌微丝蚴[44]。由于缺乏宿主反应，分枝杆菌感染其巨噬细胞内可能含有大量细菌，这些组织细胞可能呈泡沫状或类似于 Gaucher 细胞。继发于肺结核或其他感染的噬血细胞综合征在获得性免疫缺陷综合征患者中较为常见。淋巴瘤，特别是 Burkitt 淋巴瘤或霍奇金淋巴瘤合并获得性免疫缺陷综合征时，常见骨髓受累。前者经常在骨髓穿刺中发现，但霍奇金淋巴瘤，即使在环钻活检中发现有骨髓浸润，穿刺往往是阴性的。流式细胞术通常显示血原始细胞增多（见后文）[336]。

3. 骨髓组织学

HIV 感染所致常见的非特异性反应性改变多种多样[337-339]。40% 的患者骨髓细胞数量增多，20%～40% 的患者减少；骨髓细胞数量减少更常见于接受 Zidovudine 治疗和晚期患者。通常骨髓造血组织水肿，细胞之间可见清晰的间隔。高达 20% 的患者可见局灶性胶原化。常见红细胞发生障碍，红细胞岛通常很大且组织结构不良，并且可能出现巨幼细胞改变，特别是服用 Zidovudine 的患者更常见。粒细胞增生伴核左移，通常由于感染所致。巨核细胞通常正常或数量增多，细胞常呈显然的裸核样，偶尔出现不典型性。可以出现巨核细胞聚集（图 3-58），造血细胞也可能出现于血管内[340]。50%～60% 的活检标本中浆细胞增多，1/3 的标本中可见淋巴聚集。通常大片淋巴样聚集无明显界限，主要由小淋巴细胞组成，浆细胞、巨噬细胞和嗜酸性粒细胞的数目不等（图 3-59 和图 3-60），有时病变内可见小血管增生。一些淋巴细胞和炎性细胞混合浸润的患者，病变可能类似于外周 T 细胞淋巴瘤的浸润[41]。大多数患者网织红蛋白增多（图 3-61），因此，可能有造血细胞"流"和开放窦（石蜡包埋标本中），这两种特征在 HE 染色切片中都很明显。明显的骨髓增生活跃、严重的网状纤维增生、巨核细胞数量增多，以及小簇状聚集性看上去与骨髓肿瘤性增生非常相似，但很少发生。

所有患者都应仔细寻找机会性感染的证据[341]，尤其是结核病和非结核分枝杆菌感染（见前文）、真菌感染（包括肺孢子菌感染）（表 3-2）和原生动物疾病（利什曼病和弓形虫病）。15% 的活检标本含有肉芽肿，最常见的原因是非结核分枝杆菌感染；其他原因包括结核病、组织胞浆菌病、隐球菌病和利什曼病，在流行地区还有球孢子菌病[342]。对于获得性免疫缺陷综合征患者，真菌和原生动物感染引起的肉芽肿通常形成不良。弓形虫病可出现包括间质水肿和局灶性坏死，粒细胞、巨噬细胞和巨核细胞内有游离型虫体和假囊肿[101]。在需要骨髓活检的获得性免疫缺陷综合征患者中，高达 20% 可从骨髓中培养出不典型分枝

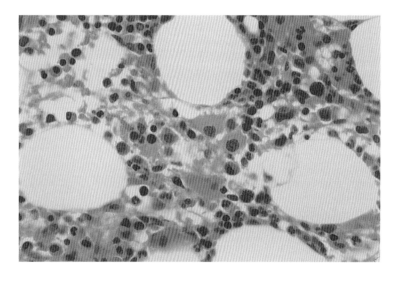

◀ 图 3-58　AIDS 患者的 BM 环钻活检切片，显示巨核细胞和裸巨核细胞的聚集，HE 染色（40×）

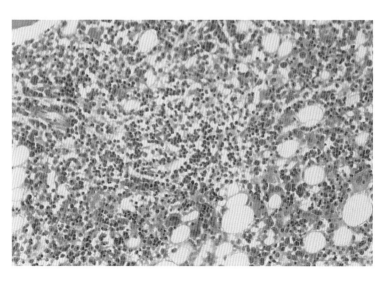

◀ 图 3-59　获得性免疫缺陷综合征患者 BM 环钻活检切片，显示细胞增多和多形性淋巴细胞聚集（中心），HE 染色（20×）

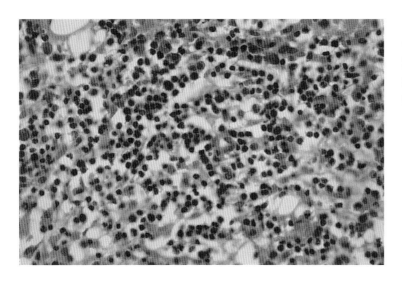

◀ 图 3-60　获得性免疫缺陷综合征患者 BM 环钻活检切片，显示多形性淋巴聚集，由淋巴细胞和少量巨噬细胞、嗜酸性粒细胞和浆细胞组成，HE 染色（40×）

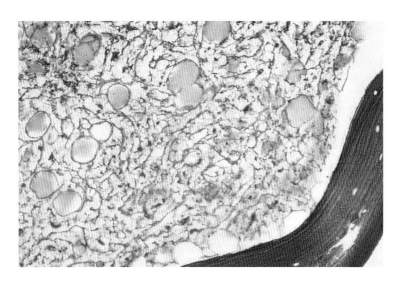

◀ 图 3-61　获得性免疫缺陷综合征患者 BM 环钻活检切片，显示网状纤维化（3/4 级）。Gordon-Sweet 染色（20×）

杆菌。约 50% 的培养阳性患者有肉芽肿，通过相关染色，60% 的患者可见抗酸杆菌。不典型分枝杆菌可能出现在没有肉芽肿的活检中，通常散在于骨髓的巨噬细胞内；偶尔可见形态类似于 Gaucher 细胞的细胞。骨髓培养和抗酸杆菌切片检查在诊断获得性免疫缺陷综合征患者伴有非结核分枝杆菌感染的敏感性低于外周血培养，但是，一旦在染色的穿刺涂片上发现杆菌，诊断比依靠培养要快得多 [343]。患有细菌性血管瘤病或播散性猫抓病的 HIV 阳性患者的骨髓中观察到局灶性上皮样血管瘤病区域。由 rochalimaea 属或 Afipia 猫科动物的微生物可导致感染 [344, 345]；Warthin-Starry 染色可以证明致

病病原微生物的存在 [345]。

据报道，一些 HIV 阳性患者可发生多中心 Castleman 病伴骨髓受累，这些患者 HHV-8 也呈阳性 [45, 346]（图 3-16 至图 3-18）。

HIV 感染者非霍奇金淋巴瘤的发病率大大增加 [347]。霍奇金淋巴瘤的发病率增加不大，几乎总是与 EBV 相关。这些几乎都是高级别淋巴瘤，要么是 Burkitt 淋巴瘤（浆细胞样分化），要么是弥漫大 B 细胞淋巴瘤（有时是具有浆细胞样特征的免疫母细胞性）。前者更常累及骨髓。霍奇金淋巴瘤在发病早期有累及骨髓的倾向，因此环钻活检可以为疾病提供一手证据 [348]。

浆细胞肿瘤也是获得性免疫缺陷综合征相关肿瘤，虽然通常首次出现在髓外部位，但也可能已经累及骨髓 [349]。

卡波西肉瘤在获得性免疫缺陷综合征中的发病率大大增加，在极少数情况下，当扩散到骨髓时，可以通过环钻活检检测。

十、骨髓坏死

"骨髓坏死"这一术语通常用于描述造血细胞的缺血坏死或取代正常骨髓细胞的肿瘤细胞的坏死。骨髓间质细胞也可以发生坏死，通常伴有骨细胞死亡。这样的骨髓坏死通常导致血供损伤，通常与骨髓增生活跃有关，原因是多方面的 [31, 55, 108, 133, 350–369]（表 3–5）。血液中高浓度的肿瘤坏死因子可能是坏死的介质 [366]。抗磷脂抗体也可导致或促成骨髓坏死 [367, 369]。坏死极少由败血症引起，此时可在穿刺的骨髓中观察到细菌 [370]。坏死后小血管长入，伴成纤维细胞和巨噬细胞，之后便开始造血再生，纤维化瘢痕可有可无，偶尔伴有广泛的纤维化。骨髓坏死通常多灶发生，临床表现包括骨痛和发热，可能发生致命的脂肪栓塞 [371]。急性髓细胞性白血病和急性淋巴细胞白血病或非霍奇金淋巴瘤患者的骨髓坏死提示预后不良 [351, 372]。

除缺血坏死外，化学药物治疗后骨髓可能出现纤维样坏死，导致细胞丢失，间质呈颗粒状和嗜酸性。

1. 外周血

如果骨髓坏死广泛，就会发生全血细胞减少。血片会出现白母细胞，有时出现微血管病 [373] 特征。痊愈与网织红细胞计数的增加和血红蛋白浓度、血小板和白细胞计数的回升有关。

2. 骨髓细胞学

骨髓穿刺通常在大体上就不正常。有时呈

表 3–5　骨髓坏死的原因 [31, 55, 108, 133, 350–369]

相对常见的原因
- 镰状细胞贫血（特别是妊娠期间）和镰状细胞 / 血红蛋白 C 病
- 急性髓细胞性白血病（有时在服用 G-CSF 后）[350]，占患者的 2% [351]
- 急性淋巴细胞白血病，占 3% [351]
- 转移癌（有时与癌相关的血栓性血小板减少性紫癜相关）[352]
- 凯松病

少见或罕见原因
- 慢性髓细胞性白血病
- 原发性血小板增多症 [353]
- 淋巴瘤（主要是高级非霍奇金淋巴瘤，也包括霍奇金淋巴瘤）*
- 慢性淋巴细胞白血病
- 多发性骨髓瘤
- 移植后淋巴增殖障碍 [354]
- 恶性组织细胞病
- 原发性骨髓纤维化
- 其他血红蛋白病（S/D，S/β 珠蛋白生成障碍性贫血，镰状细胞 / 血红蛋白 O- 阿拉伯 [355]，镰状细胞 / 血红蛋白 E [356] 和镰状细胞特性）
- 巨幼细胞贫血合并感染
- 急性溶血性贫血
- 骨髓栓塞，如由心脏瓣膜的赘生物或肿瘤栓塞引起的骨髓栓塞 [357]
- 弥漫性血管内凝血
- 甲状旁腺功能亢进症
- 系统性红斑狼疮 [358]
- 原发性抗磷脂综合征 [359]
- 双氯芬酸过量 [360]
- 伊马替尼治疗（胃肠道基质细胞瘤）[361]
- 感染
  - 伤寒
  - 革兰阳性感染，如链球菌或葡萄球菌感染
  - 革兰阴性感染，如大肠杆菌
  - 白喉
  - 粟粒型结核
  - 巨细胞病毒感染 [362]
  - Q 热
  - 毛霉菌病
  - 组织胞浆菌病
  - 坏死梭杆菌感染 [363]
  - 细小病毒感染 [364]
  - HIV 感染（获得性免疫缺陷综合征）
  - X 连锁淋巴增生综合征中致命的传染性单核细胞增多症 [31]
  - 黑热病 [108]
- CREST 综合征（软组织钙化、雷诺现象、食管功能障碍、指端硬化、毛细血管扩张）（1 名）[365]

*. 氟达拉滨 [368] 和利妥昔单抗 [369] 治疗后，观察到低级别淋巴瘤浸润导致骨髓坏死
G-CSF. 粒细胞集落刺激因子；HIV. 人类免疫缺陷病毒

不透明的白色，有时呈红紫色。染色的涂片中可见无定形的粉红色物质，其中可以看到轮廓模糊的坏死细胞（图 3-62）。坏死的细胞核染色较深，似污点，也可见到一些完整的细胞。

骨髓坏死更多见于骨髓环钻活检切片而非穿刺涂片。部分是因为活检取样较多，部分是因为坏死细胞与穿刺物内的完整细胞混合通常被视为人工假象。

3. 骨髓组织学

其表现在一定程度上取决于坏死的潜在情况。继发于白血病或淋巴瘤浸润的患者坏死（图 3-63），低倍镜检查可发现骨髓细胞丰富和脂肪细胞丢失。早期细胞核固缩，胞质颗粒状，边缘不清晰。随后出现核碎裂导致细胞轮廓完全消失。窦和毛细血管坏死导致红细胞外渗。最后，只剩下无定形的嗜酸性碎屑。可出现呈星状结构的琥珀色丝状结构的血红素结晶，这是缺氧条件下的代谢产物[374]。骨髓坏死常伴有邻近骨的坏死，骨细胞消失，在修复早期，松质骨内纤维化间质中的巨噬细胞数量增加。在原位有骨发生和小范围的化生（图 3-64 和图 3-65）。新骨的接缝覆盖在梗死小梁的表面，并逐渐由编织骨重塑为成熟的板层骨。骨髓腔最终会重新充满造血细胞。先前坏死的唯一迹象可能是骨小梁周围有小片纤维瘢痕，已经失去骨细胞[375]。偶尔可见广泛纤维化（图 3-66）。

有些患者坏死非常广泛，必须多点活检方可对潜在的疾病进行确诊。

问题和陷阱

如果试图用免疫组织化学确定坏死区内的肿瘤细胞可能会导致误诊，原因是抗体可以非特异性地黏附到坏死组织，而坏死细胞也会丢失一些抗原。

十一、胶样变

胶样变，也称为浆液性变性或浆液性萎缩，是指骨髓中脂肪细胞和造血细胞的丢失，并被大量的细胞外基质所替代。常见的病因包括神经性厌食症和慢性衰弱性疾病引起的恶病质，如获得性免疫缺陷综合征、癌症、淋巴瘤和肺结核或其他慢性感染。据报道，它与肾衰竭、腹腔疾病[376]、严重的甲状腺功能减退症[377]、酗酒[378]、慢性心力衰竭[378, 379]和频繁的剧烈运动[380]有关。严格的无淀粉饮食也是致病病因[381]。胶样变在急性感染和其他急性疾病与多器官衰竭也可以迅速发展[33]，发生在暴露于高剂量 X 线照射的部位。

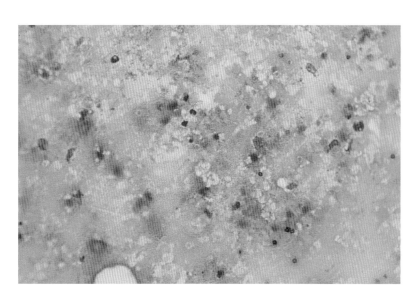

◀ 图 3-62 BM 穿刺，BM 坏死，显示含有核碎裂的无定形核碎片，MGG 染色（100×）

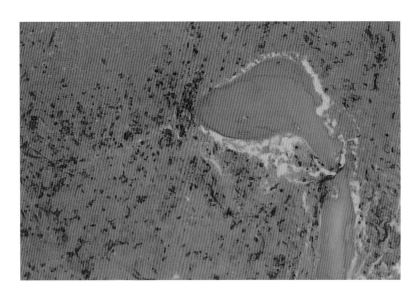

◀ 图 3-63　BM 环钻活检切片显示高级别淋巴瘤浸润骨髓导致的坏死。注意浸润骨髓的淋巴瘤细胞和骨小梁内的骨细胞的坏死，HE 染色（20×）

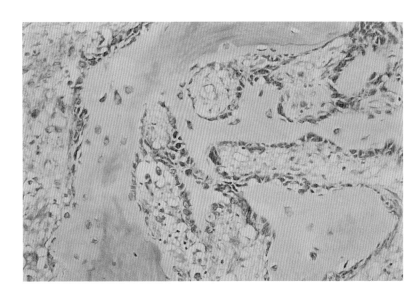

◀ 图 3-64　BM 环钻活检切片显示先前骨髓坏死区域发生骨化，Giemsa 染色（20×）

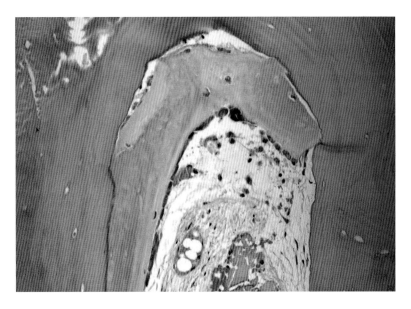

◀ 图 3-65　诱导化学药物治疗后缓解期，急性髓细胞性白血病患者的骨髓环钻活检切片；患者出现广泛骨髓坏死。在坏死的骨头表面形成了一条修复性的新骨缝。先前梗死骨的腔隙内已没有骨细胞，而新骨既有骨细胞又有成骨细胞。疏松的纤维组织已经取代了邻近的骨髓，HE 染色（10×）

1. 外周血

外周血呈细胞减少，常为全血细胞减少。神经性厌食症患者可见棘状红细胞，但未在其他胶样变的患者中发现。

2. 骨髓细胞学

因穿刺物含有无定形基质，由含大量透明质酸的酸性糖胺聚糖组成，有时为纤维状或细颗粒，制片时不能正常打散。用 Romanowsky 染色，呈粉红色或粉紫色（图 3-67）。这种异常基质经淀粉酶消化后 PAS 染色呈阳性。Alcian 蓝也呈阳性染色，该反应在 pH 2.5 时强于 pH 1.0[33]。甲苯胺蓝染色呈弱阳性。

3. 骨髓组织学

胶样变通常呈片状，很少累及整个活检切片。脂肪细胞萎缩，表现为数量减少和体积变小。受累区域造血细胞轻度至明显异型性。脂肪细胞和造血细胞均被 HE 染色呈亮蓝到灰粉色细颗粒状无定型物质取代（图 3-68）。Giemsa 染色呈粉红色[378]。其他染色特征与骨髓涂片相同（见前文）。Alcian 蓝染色阳性可区分胶样变和水肿液区，水肿液在 HE 染色上也呈粉红色，PAS 弱阳性[378]。

十二、淀粉样蛋白沉积

骨髓中淀粉样蛋白的沉积不仅见于轻链相关淀粉样变性（见后文），也见于家族性地中海热和慢性炎症性疾病（如类风湿关节炎）患者

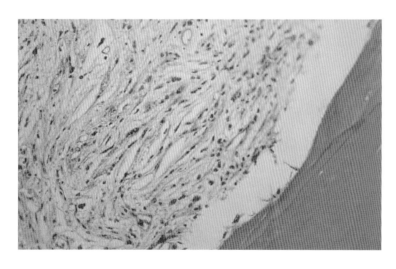

◀ 图 3-66　骨髓环钻活检切片，骨髓坏死后修复，显示胶原纤维化，HE 染色（20×）

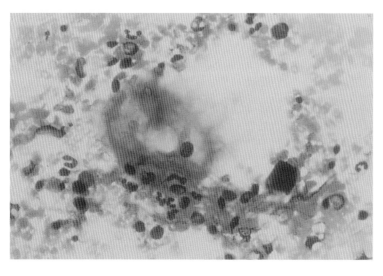

◀ 图 3-67　BM 穿刺物，胶样变，显示无定形粉紫色物质，MGG 染色（40×）

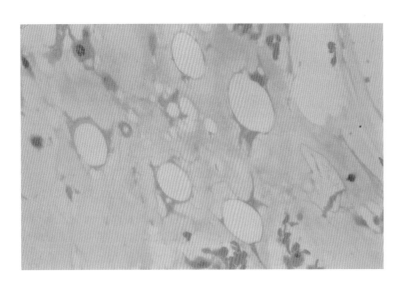

◀ 图 3-68　**BM** 环钻活检，胶样变，显示红骨髓和脂肪细胞被无定形灰粉色物质取代，**HE** 染色（**40×**）

的继发淀粉样变性，但后者较少见。骨髓淀粉样蛋白多见于血管壁，但有时分布于间质。在轻链相关淀粉样变性中，红骨髓呈单型性非典型浆细胞增多。继发性淀粉样变可能有多克隆血浆细胞增多和其他慢性炎症特征。淀粉样变在穿刺涂片和环钻活检切片中的改变及其染色特征见后文。

十三、骨髓纤维化

骨髓纤维化提示骨髓中网状纤维或网状纤维与胶原纤维同时增多[382]。这种纤维化可以是局灶性的也可以较为广泛。网状纤维和胶原沉积分为 0~4 级（表 2-2），有些 4 级的患者可以有骨化。如果病因易于治疗，网状纤维形成增多和胶原沉积增加可以逆转。应注意的是，WHO 对造血和淋巴组织肿瘤的分类采用了不同的纤维化分级系统（见后文）。

骨髓网状纤维增多，通常是骨髓异常的有用提示，但不具特异性。对鉴别诊断有一定价值；例如，在发育不全的 AML 和 MDS 可出现网状纤维增生，但在再生障碍性贫血中不增多。与网状纤维增多有关，但几乎没有胶原形成的疾病包括毛细胞白血病和 HIV 感染。网硬蛋白沉积也可能是骨髓增殖性肿瘤的一个特征，如

真性红细胞增多症和早期原发性骨髓纤维化，也可发生在一些急性白血病（淋巴母细胞和髓样）、多发性骨髓瘤和骨髓增生异常患者。单纯性真性红细胞增多症中网状纤维增生不明显。

网状纤维局灶性增生通常表明具有局灶性浸润，可能与网状纤维弥漫性增生意义不同。胶原沉积并不常见，比网状纤维增生具有更大的诊断意义。因此，区分这两种异常的程度非常有用，可以通过对纤维化进行分级，或者使用术语"网织纤维化"表示 3 级异常，使用术语"纤维化"或"骨髓纤维化"表示 4 级异常。骨髓纤维化的原因如表 3-6 所示[79, 128, 383-398]。网状纤维增生也与肺动脉高压有关，包括原发性和继发性结缔组织疾病；大部分最初报道的患者正在接受依前列醇治疗；一些患者患有贫血或血小板减少症，但血片上出现白细胞母细胞和泪滴状红细胞不是它的特征[399, 400]。随后一项研究发现，家族性和特发性肺动脉高压患者的网状纤维增生，这些患者的血细胞计数正常，且未发病家庭成员的网状纤维沉积多于对照组[401]；CD34 和 CD133 呈阳性的血管生成造血祖细胞相应增加，表明这些情况可能是骨髓增生的亚临床经过[401]。由于 GATA1 突变，在 X 连锁血小板减少症伴 β 珠蛋白生成障碍性贫血患者中网状纤维增多，被误诊为原发性骨髓纤维化[402]。

使用血小板生成素受体激动药、罗米司亭和艾曲波帕治疗，可以导致网状纤维化；少数患者为胶原纤维化[397]。一项涉及 66 名患者的研究发现，1/5 的患者患有 2 级或 3 级纤维化（主要为 2 级），纤维化分级为 0～3 级；纤维化呈现随着时间而增加的趋势，偶尔伴有成红白细胞特征[398]。在 Castleman 病[403]中观察到 1/3 级网织纤维化，特别是在 Castleman-Kojima（TAFRO）综合征[404]中更明显。

1. 外周血

骨髓纤维化通常与红白细胞增多性贫血有关，红细胞表现为异型细胞增多和红细胞增多，伴明显的泪滴状红细胞。当纤维化广泛时，也可能有血小板减少和白细胞减少。血液也可能出现与导致纤维化的原发性疾病有关的异常。当骨髓纤维化发展较快时，比如急性巨核细胞白血病，可能有少量的异型细胞增生和单核细胞增多，而血片上不一定有原始白细胞。

2. 骨髓细胞学

骨髓纤维化常导致骨髓穿刺和外周血抽吸失败或骨髓标本稀释。否则，穿刺物可能显示癌细胞或导致纤维化的其他原发性疾病的特定特征。如果有相关的骨化，穿刺物可能含有更多的成骨细胞和破骨细胞。

3. 骨髓组织学

原发性骨髓纤维化的表现见后文。继发性纤维化病变程度不等，从成纤维细胞的轻度增加和散在的胶原纤维到破坏正常造血组织的致密纤维化均可出现。HE 染色的切片中出现脂肪细胞扭曲、成角，以及平行排列的网状纤维之间"流线"样排列的造血细胞提示网状纤维增生。当石蜡包埋标本中正常情况下塌陷的窦打开时也要怀疑有纤维化。银染技术或 Gomori 染色可证实有网状纤维沉积增多。检测到的胶原纤维为嗜酸性纤维，成束状。卵圆形的成纤维细胞核近邻胶原纤维，重要的是不要把肥大

表 3-6 **Bauermerister 4 级骨髓纤维化的原因**[79, 128, 383-398]

广泛性骨髓纤维化
- 遗传性
  - 幼儿常染色体隐性遗传[384]
  - VPS45 突变引起的严重先天性中性粒细胞减少[385]
  - 骨纤维发育不良，包括 McCune-Albright 综合征[386]
  - TBXAS1 突变引起的骨干发育不良 Ghisal 综合征）[387]
- 恶性疾病
  - 原发性骨髓纤维化 *
  - 原发性血小板增多症或真性红细胞增多症继发的骨髓纤维化 *
  - 慢性髓性白血病 *
  - 骨髓增殖性肿瘤，不可分型
  - 急性巨核细胞白血病 *
  - 其他急性髓细胞性白血病
  - 急性淋巴细胞白血病[388]
  - 系统性肥大细胞增多 *
  - 骨髓增生异常（特别是与治疗相关的患者）
  - 阵发性睡眠性血红蛋白尿
  - 霍奇金淋巴瘤
  - 非霍奇金淋巴瘤
  - 多发性骨髓瘤 / 浆细胞骨髓瘤
  - Waldenström- 巨球蛋白血症
  - 继发于癌的纤维化 *
- 骨和结缔组织疾病
  - 大理石骨病 – 骨硬化症
  - 原发性和继发性甲状旁腺功能亢进症包括肾性骨营养不良
  - 营养性和肾性佝偻病（维生素 D 缺乏）
  - 骨软化症
  - 原发性肥厚性骨关节病[389]
  - 厚皮性骨膜病（1 例）[390]
- 其他
  - 结核病
  - 其他肉芽肿病
  - 灰色血小板综合征（NBEAL2 或 GFI1B 突变）
  - SRC 相关性伴灰色血小板的血小板减少症[391]
  - 系统性红斑狼疮
  - 系统性硬化病
  - Sjögren 综合征[392]
  - 原发性自身免疫性骨髓纤维化[393]
  - 抗磷脂抗体[394]
  - 幼年特发性关节炎[395]
  - 其他自身免疫性骨髓纤维化[396]
  - 二氧化钍暴露
  - 用罗米司亭或艾曲波帕治疗[397, 398]
  - 利什曼病[128]

局灶性或局限性
- 骨髓炎
- Paget 病
- 骨髓坏死后
- 骨髓照射后
- 成人 T 细胞白血病 / 淋巴瘤
- 愈合性骨折
- 之前做过环钻活检部位

*. 也可能发生骨化

细胞或血管内皮细胞与成纤维细胞混淆。由三色染色如 Martius 猩红蓝（图 3-69）证实胶原的存在。网状纤维和胶原纤维在骨髓中的分布取决于致病条件。在肾性骨营养不良和原发性甲状旁腺功能亢进症中，纤维化通常出现于小梁周。Paget 病时通常优先出现于小梁周。骨髓增殖性肿瘤或灰色血小板综合征导致的纤维化，纤维化的空间分布与巨核细胞相关。活检标本可显示病因的特征，如癌或淋巴瘤浸润。在自身免疫性骨髓纤维化中，可能出现间质内包括 T 细胞和 B 细胞在内的淋巴细胞聚集[264]。

问题和陷阱

当骨髓纤维化严重时，任何骨髓穿刺术可能不具代表性。此时不应试图评估细胞数量。然而，无论穿刺物的质量如何，最有价值的是寻找肿瘤细胞或发育不良的造血细胞。如果无法获得穿刺物，则环钻活检可提供存在的任何异常细胞性质信息最有用的方法。

必须适当重视是否存在局灶性网状纤维沉积，并仔细检查 HE 染色切片的相应区域。网状纤维普遍升高是骨髓异常的表现，应通过回顾临床、血液学和组织学特征寻求证据。

当纤维化非常明显时，可能很难区分残留的造血细胞，特别是巨核细胞与肿瘤细胞。此时，免疫组织化学有助于二者的鉴别。

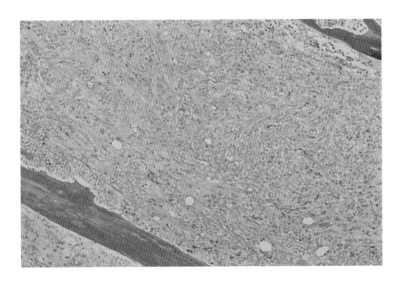

◀ 图 3-69　BM 环钻活检切片显示骨髓被乳腺癌骨髓浸润并伴有间质纤维化。Martius 猩红蓝三色染色显示胶原是明显的蓝色链。Martius 猩红蓝色染色（10×）

（王　炜　译）

第4章 急性髓系白血病、混合表型急性白血病、骨髓增生异常和组织细胞肿瘤

Acute Myeloid Leukaemia, Mixed Phenotype Acute Leukaemia, The Myelodysplastic Syndromes And Histiocytic Neoplasms

急性髓系白血病（acute myeloid leukaemia，AML）是髓系细胞克隆肿瘤性增殖导致的疾病，其特征为发育停滞和克隆性增殖。这种白血病克隆可能来源于多能造血干细胞（可以分化成髓系和淋系细胞）、多能髓系干细胞（可以分化成多种髓系细胞）或定向前体细胞（如一种仅能分化为粒系和单核系的前体细胞）。骨髓中正常的造血成分大部分被不成熟的髓系细胞，主要是原始细胞替代，它们分化为不同系别成熟髓系细胞的能力受限。由于白血病克隆取代正常骨髓及成熟障碍，AML 中全血细胞减少最常见。

骨髓增生异常（myelodysplastic syndrome，MDS）与 AML 类似，多能干细胞来源的克隆性肿瘤细胞替代了大部分正常多克隆的红骨髓。由于克隆性肿瘤细胞成熟障碍，形态学表现为发育异常，并且为无效造血。绝大部分 MDS 患者的骨髓增生旺盛，同时前体造血细胞的凋亡增多，使得一系或多系造血细胞成熟障碍，贫血、中性粒细胞减少和血小板减少症均可出现，这称为无效造血。类似 AML，MDS 中也存在发育停滞和克隆性增殖，但程度较轻，原始细胞比例也更低。MDS 的肿瘤细胞有克隆演化的趋势，有更"恶性"特征亚克隆的出现，可能表明在临床角度已经转化为急性白血病。因此，MDS 可以被认为是白血病前期病变。

一、急性髓系白血病

AML 是一种异质性疾病。克隆性白血病细胞在不同的患者中，显示不同的分化和成熟模式。自 1976 年起，关于 AML 的分类国际合作组 FAB（French-American-British）出版了一系列的论文。随后，这一分类 [1, 2] 被广泛接受并纳入其他分类体系。它是基于细胞的分化模式（如粒系、单核系、红系、巨核系）和成熟程度（如原始粒细胞、早幼粒细胞、成熟粒细胞）进行的。它区分了外周血和骨髓中主要细胞的类型，并评估了它们的分化和成熟程度。FAB 分类的总结见表 4-1 [1, 2]。该分类通过一个实用性的简要描述，主要提供了形态学上的类别，其对 WHO 分类的产生功不可没，并常与 WHO 分类同时应用。而 WHO 分类是在细胞遗传学和分子遗传学分类的基础上，对 AML 分类的重要扩展。此外，WHO 分类将原发性 AML 和治疗相关疾病及 MDS 进展而来的 AML 区分开来。2008 WHO 分类的 2016 年修正版总结见表 4-2 [3]。这一分类旨在根据发病机制、临床和血液学方面的特征及预后的不同，将 AML 划分为不同的亚类。其按顺序将 AML 分为：①治疗相关性 AML；② AML 伴重现性遗传学异常；③ AML 伴骨髓增生异常 - 相关改变；

表 4-1　**AML 的 FAB 分类** [1, 2]

AML 诊断标准	FAB 类型	AML 的 FAB 亚型分类标准	名　称
骨髓中的原始细胞 ≥ 30%*；≥ 3% 的原始细胞 SBB 或 MPO 阳性 †	M0	< 3% 的原始细胞 MPO 或 SBB 阳性	
		淋巴系的标记阴性	
		有髓系分化的免疫学或超微结构证据	
	M1	骨髓 NEC 中原始细胞 ≥ 90%	AML 不伴成熟迹象
		≥ 3% 的原始细胞 MPO 或 SBB 阳性	
		骨髓中成熟单核细胞 ≤ 10%	
		骨髓中成熟粒细胞 ≤ 10%	
	M2	骨髓 NEC 中原始细胞 30%～89%	AML 伴成熟迹象
		骨髓 NEC 中成熟粒细胞 > 10%	
		骨髓 NEC 中单核细胞 < 20%，且达不到 M4 的其他标准	
	M3	特征性的形态学改变	急性早幼粒细胞白血病
	M3v	特征性的形态学改变	急性早幼粒细胞白血病变异型
	M4	骨髓 NEC 中原始细胞 ≥ 30%	急性粒单核白血病
		骨髓 NEC 中粒细胞 ≥ 20%	
		骨髓 NEC 中单核细胞 ≥ 20%，PB 中单核细胞 ≥ $5×10^9$/L；如 < $5×10^9$/L，单核细胞分化的细胞化学证据，或者骨髓象类似 M2 但 PB 中单核细胞 ≥ $5×10^9$/L	
	M5a	NEC 中原始细胞 ≥ 30%	急性原单核细胞白血病
		骨髓 NEC 中单核细胞 ≥ 80%	
		骨髓单核中原单核细胞 ≥ 80%	
	M5b	NEC 中原始细胞 ≥ 30%	急性单核细胞白血病
		骨髓 NEC 中单核细胞 ≥ 80%	
		骨髓单核中原单核细胞 < 80%	
	M6	骨髓中红系细胞 ≥ 50%	急性红白血病
		骨髓 NEC 中原始细胞 ≥ 30%	
	M7	原始细胞主要为原巨核细胞	急性巨核细胞白血病

*. 除了一些 M3 和一些 M6
†. 除了 M0，一些 M5a 和 M7
MPO. 髓过氧化物酶；NEC. 非红系细胞；PB. 外周血；SBB. 苏丹黑 B

④ AML 非特殊型。此外，髓系肉瘤和 Down 综合征相关骨髓增殖症有了明确的分类。在 2016 年修正版中，AML 的分类中不再包括母细胞性浆细胞样树突状细胞肿瘤。WHO 分类与 FAB 分类的一处重要不同是，将骨髓原始细胞在 20%～30% 的患者归为 AML，而非 MDS，外周血原始细胞 ≥ 20% 的患者也归为 AML。另外，如果伴有 t（8;21），t（15;17），inv（16）

表 4-2　AML 的 2008 WHO 分类 2016 修正版 [3]

AML 伴重现性遗传学异常
- AML 伴 t（8；21）（q22；q22.1）；RUNX1-RUNX1T1
- AML 伴 inv（16）（p13.1q22）或 t（16；16）（p13.1；q22）；CBFB-MYH11
- APL 伴 t（15；17）（q22；q11–12）；PML-RARA
- AML 伴 t（9；11）（p21.3；q23.3）；KMT2A-MLLT3
- AML 伴 t（6；9）（p23；q34.1）；DEK-NUP214
- AML 伴 inv（3）（q21.3q26.2）或 t（3；3）（q21.3；q26.2）；GATA2, MECOM
- AML 伴 t（1；22）（p13.3；q13.1）；RBM15-MKL1
- AML 伴 BCR-ABL1
- AML 伴 NPM1 突变
- AML 伴 CEBPA 双等位基因突变
- 暂定病种：AML 伴 RUNX1 突变

AML 伴骨髓增生异常 - 相关改变

治疗相关髓系肿瘤

AML 非特殊型
- AML 伴微分化
- AML 不伴成熟迹象
- AML 伴成熟迹象
- 急性粒单核细胞白血病
- 急性原单核细胞和单核细胞白血病
- 纯红系白血病
- 急性巨核细胞白血病
- 急性嗜碱粒细胞白血病
- 急性全髓增殖症伴骨髓纤维化

髓系肉瘤

Down 综合征相关骨髓增殖症 *
- 短暂性异常骨髓造血
- Down 综合征相关髓系白血病

*.WHO 对该综合征首选名称
经许可转载，引自 IARC

或 t（16；16）中某个明确遗传学异常的患者，即便原始细胞的百分比较低也应诊断为 AML。

AML 在各年龄段均可见，但随着年龄的增长则更为常见。在 20—70 岁成人中，年发病率为 1～10/10^5，男性略高于女性。

在临床特征上，不同类别的 AML 有许多相同和不同之处。AML 常见一定程度的肝大和脾大，特别是在单核细胞多的 AML 类型中，并且此类 AML 淋巴结肿大和皮肤、牙龈及扁桃体浸润也更常见。由于全血细胞减少的原因，患者常表现为皮肤苍白、瘀青和易感染。急性早幼粒细胞白血病伴 t（15；17）和

PML-RARA 融合中出血倾向更显著，常见弥散性血管内凝血（disseminated intravascular coagulation，DIC）。

AML 不同亚类之间细胞形态学特点不同，但它们有着某些共同的血液学特征，正细胞正色素性贫血，中性粒细胞减少和血小板减少症常见。由于外周血中白血病细胞的出现，总的白细胞计数常常升高，但某些患者可以因外周血中不成熟细胞少见，白细胞数正常或减低。在急性早幼粒细胞白血病、急性巨核细胞白血病和急性全髓增殖症伴骨髓纤维化中，白细胞正常或减低最常见。成人的急性巨核细胞白血病常表现为急性骨髓纤维化的特征，即全血细胞减少，外周血不成熟细胞少和骨髓纤维化引起的骨髓穿刺失败（应该注意的是，并不是所有的"急性骨髓纤维化"都是急性巨核细胞白血病的表现）。

血涂片和骨髓涂片的特点在 AML 诊断中最重要，其次是骨髓活检，但穿刺取材失败的患者除外。在血液和骨髓涂片的研究中，FAB 和 WHO 的分类更易完成，而通过组织切片的研究则较困难。在组织切片中，除非借助免疫组化，否则基本不能区分 AML 伴微小成熟（FAB M1 和 M0）和急性淋巴细胞白血病（ALL）。

1. 细胞化学

除了 AML 伴微分化（FAB M0 AML）和急性巨核细胞白血病（FAB M7 AML），细胞化学能够诊断其他类型的 AML。自从免疫表型广泛应用以来，细胞化学的重要性降低了，但由于流式细胞学不能快速和简单的应用，它仍有一定的作用。在区分 AML 不伴成熟迹象（FAB M1 AML）和 ALL，以及急性原单核细胞白血病（FAB M5a AML）和高级别淋巴瘤时，免疫表型起到了重要作用。在粒系分化的识别上，推荐细胞化学的染色为髓过氧化物酶（MPO）

或苏丹黑 B（SBB），而在单核系的分化上推荐非特异性酯酶（NSE）染色，如 α 醋酸萘酚酯酶（ANAE）[4]。MPO 或 SBB 在 Auer 小体上也可以着色。氯乙酸 AS-D 萘酚酯酶（氯乙酸酯酶，CAE）是一种非常特异的粒系分化染色，但在 Auer 小体的鉴别上不如 MPO/SBB。

2. 流式细胞免疫表型

伴随着设备的进步，如今免疫表型已经广泛地应用在 AML 的诊断与分类当中[5]（表 4–3）。在 AML 伴微分化（FAB M0 AML）和急性巨核细胞白血病（FAB M7 AML）与 ALL 的鉴别中，免疫表型的作用至关重要。在细胞学角度而言，原始细胞可能无法被识别，所以免疫表型的应用对识别纯红系白血病也是必不可少的。同样，免疫表型对混合表型急性白血病的诊断是必需的。此外，在诊断的时候，如果有特殊的白血病相关表型，流式细胞学还可以为在治疗过程中发现的微小残留病提供检测方法。

表 4–3　**AML 诊断中流式细胞学免疫表型的单克隆抗体应用**

类　别	抗　体
全髓系	CD13、CD33、CD65、CD117、MPO
成熟的标记	CD15、CD11b
单核细胞系标记	CD14、CD11b、CD11c、CD64
红系标记	GPA（CD235a）或 GPC（CD236R）
巨核系标记	CD41、CD42a、CD42b、CD61
不成熟的标记	CD34、TdT

大剂量化学药物治疗后血象恢复的时候，流式细胞学可以检测到造血祖细胞，它的存在与无复发以及更好的总生存时间有关[6]。

3. 骨髓组织学

在 AML 的诊断中，骨髓组织学[7-10]常作为一种补充手段。而当外周血没有诊断特征，且骨髓涂片不能诊断或诊断困难时，骨髓组织学则成为重要手段。此种情况最常见于低增生骨髓或纤维化。低增生 AML 的定义是骨髓增生程度＜ 50%[11] 或＜ 40%[12] 的 AML。由于涂片经常增生低下且外周血中的白血病细胞数量较少，诊断时骨髓活检则是必不可少的（图 4-1 和图 4-2）。切片的仔细观察，辅助以免疫组织化学可以将低增生性 AML、再生障碍性贫血和低增生性 MDS 鉴别开。

骨髓纤维化最常见于伴巨核系分化及放射治疗和化学药物治疗后的 AML 中。它是 WHO 定义的"急性全髓增殖症伴骨髓纤维化"的特征。网状或胶原蛋白纤维化常使涂片取材失败，此时骨髓活检成为诊断必不可少的手段。髓系肉瘤的患者中，偶尔在正常骨髓之间可见结节状瘤细胞浸润[13]。

4. 免疫组织化学

免疫组织化学中的单克隆抗体及少数多克隆抗体，可以辅助 AML 的诊断（表 4-4）[14, 15]。当诊断困难，如骨髓穿刺失败及血循环中原始细胞数量很少的时候，我们常常加做免疫组织化学。免疫组织化学也可以确定患者的初始免疫表型，以便与后续样本的表型对比。

表 4-4　**AML 诊断中免疫组织化学的单克隆和多克隆抗体应用**

类　别	抗　体
粒系和（或）单核系标记	MPO、CD11c、CD13、CD14、CD15、calprotectin（抗体 Mac387）、CD33、CD64、CD68、CD68R、中性粒细胞弹性蛋白酶
巨核细胞 / 血小板标记	CD42b、CD61、vWF
红系标记	GPA（CD235a）、GPC（CD236R）、E-cadherin
肥大细胞标记	肥大细胞类胰蛋白酶、CD117*
不成熟的标记	CD34、TdT

*. 也表达在不成熟的髓系细胞

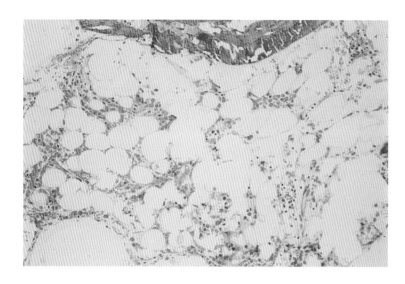

◀ 图 4–1　骨髓（BM）活检切片，低增生性急性髓系白血病（AML）。骨髓增生减低，脂肪细胞可见，正常的造血细胞消失。树脂包埋，HE 染色（10×）

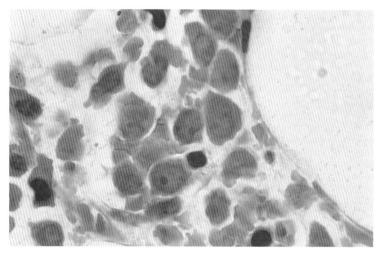

◀ 图 4–2　BM 活检切片，低增生性 AML（与图 4–1 为同一患者）。高倍镜显示大部分细胞是原粒细胞。树脂包埋，HE 染色（100×）

5. 细胞遗传学和分子遗传学分析

发生在干细胞的体细胞突变导致了 AML 的白血病克隆，并决定了它的临床和病理学特征。因此，分子遗传学异常是所有类型的 AML 最基本的特征之一，理应参与 AML 的分类。2001 年版 WHO 分类包括了一些遗传学分类，2008 年版及其 2016 年修正版中加入了更多的该种分类。遗传学分析包括细胞遗传学和分子遗传学的方法。细胞遗传学研究包括分裂中期细胞中的常规细胞遗传学分析，以及分裂中期或间期细胞中的荧光原位杂交（FISH）（一种细胞遗传学 / 分子学技术）。除了 FISH，分子学最常应用的方法是反转录聚合酶链反应（RT-PCR）。

（一）急性髓系白血病的 FAB 分类

由于 WHO 分类正在逐步取代 FAB 分类，这里仅简要探讨 FAB 分类。

1. AML M0

AML M0 是急性白血病的一种，其原始细胞不显示细胞学和细胞化学的定向谱系证据，但可以通过免疫表型证实其髓系的分化（表 4–1）。没有 Auer 小体或颗粒，且 MPO、SBB、CAE 和 NSE 都是阴性的，或者原始细胞的阳性率＜ 3%。中性粒细胞颗粒减少，可以提示白血病的髓系本质。

2. AML M1 和 M2

AML FAB 分型中 M1 和 M2 亚型表现了

显著的粒细胞分化，常为中性粒细胞分化，有时为其他粒细胞系分化（图 4-3）。在 AML M1 亚型中粒系分化有限，而在 AML M2 中粒系分化更明显（图 4-4）（表 4-1）。两亚型的瘤细胞含有可以被细胞化学染色 MPO、SBB 和 CAE 所识别的颗粒，可以见到 Auer 小体。AML M2 的髓系分化明显，而识别 AML M1 的髓系分化需要细胞化学染色。骨髓活检切片中类似，AML M2 可见到分化成熟的形态学

证据，而 AML M1 的识别则可能需要免疫组织化学。此外，当嗜酸性粒细胞分化在外周血（图 4-5）和骨髓涂片及骨髓活检切片中很明显的时候，可以见到 Charcot-Leyden 结晶（图 4-6 至图 4-8）。

3. AML M3 和 M3 变异型

FAB 分类中的这一亚型与 WHO 分类中的急性早幼粒细胞白血病伴 t（15；17）（q22；q11-12）；PML-RARA 相同（见后文）。

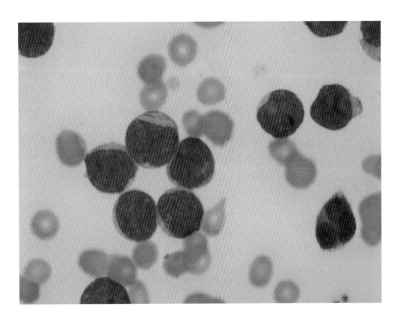

◀ 图 4-3　FAB 分型 AML M1 患者的骨髓涂片中可见原粒细胞，不见成熟细胞。其中一个原始细胞包含了一个 Auer 小体，MGG 染色（100×）

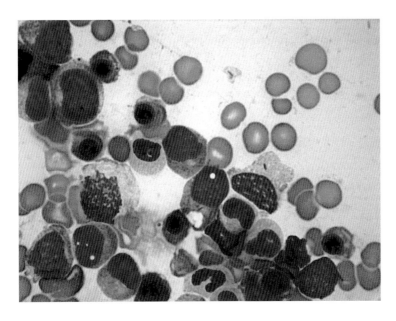

◀ 图 4-4　FAB 分型 AML M2 患者的骨髓涂片中显示了原粒细胞和成熟细胞。可见粒细胞发育不良，视野中央的 2 个细胞含有 Auer 小体，MGG 染色（100×）

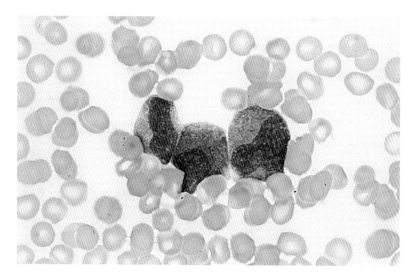

◀ 图 4-5 急性嗜酸性粒细胞白血病（FAB 分型 AML M2Eo）患者的外周血（PB）涂片中，可见带有初级和次级混合颗粒的幼稚嗜酸性粒细胞，MGG 染色（100×）

经许可转载，图片由 Dr Alistair Smith, Southampton 提供

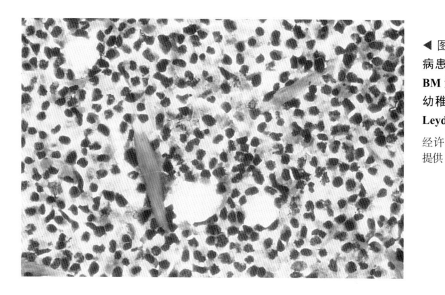

◀ 图 4-6 急性嗜酸性粒细胞白血病患者（与图 4-5 为同一患者）的 BM 涂片中，可见嗜酸性粒细胞和幼稚嗜酸性粒细胞及 2 个 Charcot-Leyden 结晶，MGG 染色（40×）

经许可转载，图片由 Dr Alistair Smith 提供

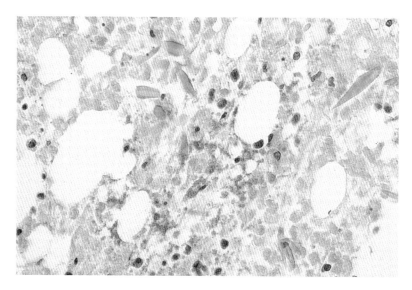

◀ 图 4-7 急性嗜酸性粒细胞白血病患者（与图 4-5 为同一患者）的 BM 活检标本切片，在坏死的骨髓区域中可见 2 个 Charcot-Leyden 结晶，HE 染色（40×）

经许可转载，图片由 Dr Alistair Smith 提供

4. AML M4

AML M4 兼具粒系和单核系分化的特征（图 4-9，表 4-1）。粒系分化以中性粒细胞系为主或以嗜酸性粒细胞系为主。偶尔也可以见到嗜碱性粒细胞系分化。通过形态学特征常常就能得出该亚型的诊断，但酯酶双重染色使得诊断更加容易。

5. AML M5

AML M5 主要表现为单核系分化。AML M5a（图 4-10）指除原单核细胞外，可能有极少量的单核系成熟分化，而存在大量分化成熟的单核细胞，则为 M5b（图 4-11）。通过形态学诊断 AML M5b 通常较为简单，而 M5a 因仅显示少量分化的特征，与大细胞淋巴瘤难以区分。因此，诊断需要细胞化学或免疫表型的辅助。在骨髓活检中 AML M5b 表现为单核细胞的胞核不规则（图 4-12），而 AML M5a 可能有核圆形及核仁突出的大细胞（图 4-13），同样，需要用免疫组织化学将之与大细胞淋巴瘤区分开来。

6. AML M6

AML M6 有显著的红系成分，骨髓中红系细胞占全部有核细胞的 ≥ 50%（图 4-14）。诊断本病需要非红系细胞中 ≥ 30% 为原始细胞。诊断只能依靠骨髓检查，要么骨髓涂片，要么骨髓活检，但通过后者诊断则较困难（图 4-15 和图 4-16）。

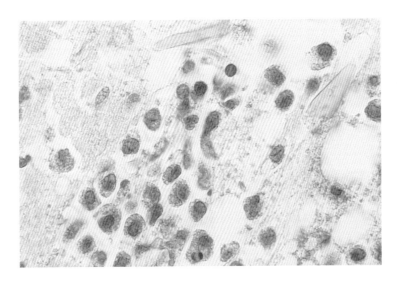

◀ 图 4-8　急性嗜酸性粒细胞白血病患者（与图 4-5 为同一患者）的 BM 活检标本切片，可见嗜酸性粒细胞和幼稚嗜酸性粒细胞及 2 个 Charcot-Leyden 结晶，HE 染色（100×）

经许可转载，图片由 Dr. Alistair Smith 提供

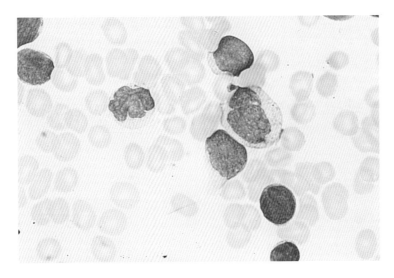

◀ 图 4-9　FAB 分型，AML M4 的骨髓涂片中可见 4 个原粒细胞，1 个原单核细胞和 1 个成熟单核细胞，MGG 染色（100×）

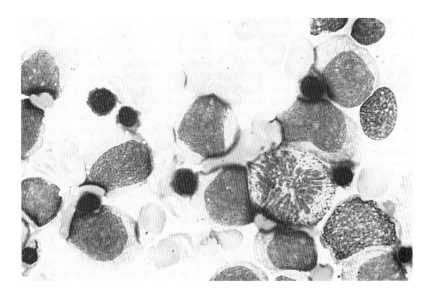

◀ 图 4-10　FAB 分型，AML M5a 的骨髓涂片中可见胞体大，胞质较丰富的原始细胞，MGG 染色（100×）

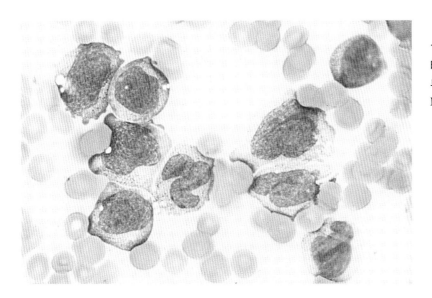

◀ 图 4-11　FAB分型，AML M5b 的骨髓涂片中可见原单核细胞，幼单核细胞和一个成熟单核细胞，MGG染色（100×）

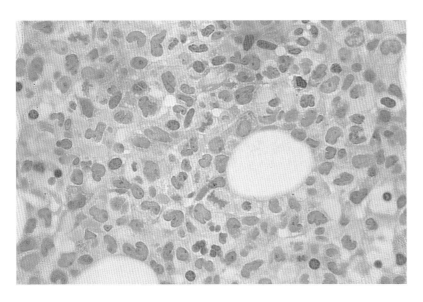

◀ 图 4-12　FAB分型，AML M5b 的骨髓活检切片中可见原单核细胞，幼单核细胞和成熟单核细胞组成的混合成分替代了正常的红骨髓及脂肪细胞。树脂包埋，HE 染色（40×）

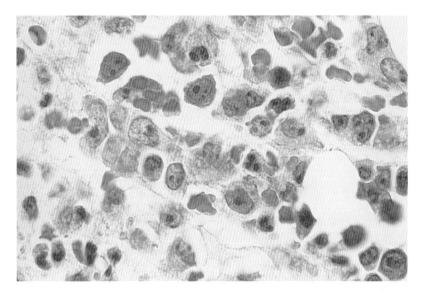

◀ 图 4–13　FAB 分型，AML M5a 的骨髓活检切片中，显示了原单核细胞，胞体大，胞质丰富，有一个显著的核仁。可见一个原始细胞（左上角）吞噬红细胞，HE 染色（100×）

经许可转载，图片由 Dr. F.M. Wood, Vanc-ouver 提供

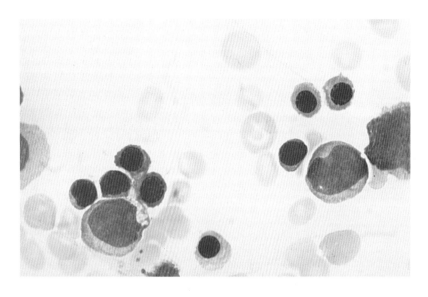

◀ 图 4–14　AML M6 患者的涂片中可见两个原粒细胞和许多幼红细胞，MGG 染色（100×）

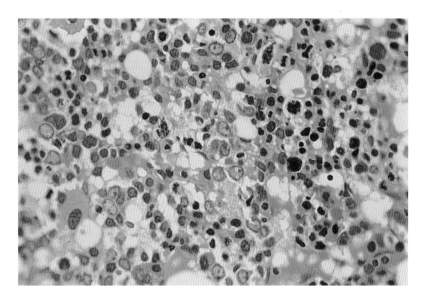

◀ 图 4–15　AML M6 的骨髓活检标本切片中，可以见到骨髓的杂乱无序，含有大量发育异常的幼红细胞和许多原粒细胞，HE 染色（40×）

7. AML M7

AML M7 表现为巨核细胞系分化。有时候，原巨核细胞和小巨核细胞可见胞质空泡和类似血小板的胞质颗粒（图 4-17），但是这些不是常用的鉴别特征，仍需要免疫表型来区分两者。骨髓活检切片可见原始细胞。本病的骨髓中也可以有小巨核细胞和纤维化（网硬蛋白伴或不伴胶原蛋白），这些情况导致了急性骨髓纤维化，此时其外周血中可存在少量的原始细胞。由于患者有骨髓纤维化，骨髓穿刺可能失败或比较困难；组织学和免疫组织化学在诊断中尤为重要。

（二）急性髓系白血病的 WHO 分类

对 2008 年版 WHO 分类 2016 年修正版的运用需要：①临床病史和体格检查（包括识别新生儿和婴幼儿的 Down 综合征，明确辐射暴露史和抗癌药物的治疗史）；②全血细胞计数（FBC），外周血涂片及分类计数；③骨髓穿刺和分类计数；④细胞遗传学分析；⑤ NPM1，CEBPA 双等位基因和 RUNX1 突变的分子分析，特别是在细胞遗传学正常的情况下[16]。此外，细胞化学，免疫表型和环钻活检是有帮助的，并且建议做 FLT3 内部串联重复（FLT3-ITD）

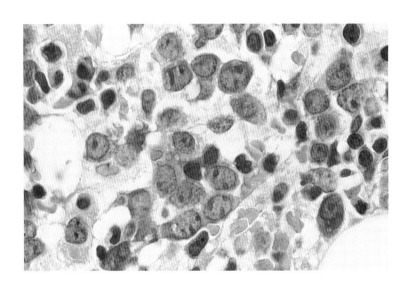

◀ 图 4-16　**AML M6** 的骨髓活检标本切片显示了骨髓结构的紊乱。可见很多不成熟的红系细胞，其中一些细胞在紧靠核膜处，可见特征性的细长核仁，**HE 染色（100×）**

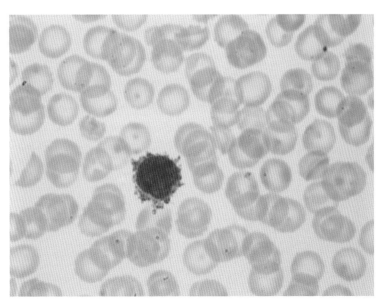

◀ 图 4-17　**AML M7** 患者的外周血涂片中，可见一个小巨核细胞，其具有胞质空泡和血小板样的颗粒。该患者存在 **t（1；22）（p13.3；q13.1），MGG 染色（100×）**

的遗传分析。在不能明确急性白血病是 AML 还是 ALL 的患者中，需要应用细胞化学，免疫表型或同时应用。另外，如果打算监测微小残留病（minimal residual disease，MRD）必须应用免疫表型技术。如在增生程度低或者骨髓纤维化骨髓涂片质量较差的时候，环钻活检技术是有帮助的。

1. 急性髓系白血病伴重现性遗传学异常

(1) 急性髓系白血病伴 t（8；21）（q22；q22.1）；RUNX1-RUNX1T1。

该亚型[16]占 AML 患者的 5%。在年轻患者中相对更常见。临床特征可出现髓系肉瘤。该亚型的大多数患者属于 FAB 分型中 M2 的类型，即分化主要是粒系分化，而非单核系分化，且粒有成熟分化。粒系分化可以是嗜酸性粒细胞分化，也可以是嗜中性粒细胞分化。预后相对较好。

① 外周血：本病外周血可见原始细胞胞体大，胞质嗜碱性，有明显的 Golgi 区及常见单独一个细长的 Auer 小体，伴有形态异常的成熟细胞（主要为嗜中性粒细胞系，但有时可以包含嗜酸性粒细胞）。偶尔可见伴有巨大颗粒的细胞出现。

② 骨髓细胞学：骨髓穿刺涂片显示骨髓增生活跃，原始细胞增多，但该病的诊断无须＞20%（图 4-18）。除了发育异常的中性粒细胞以外，嗜酸性粒细胞也常常增多，嗜酸性粒细胞常为正常的形态。嗜碱性粒细胞和肥大细胞也可以增多。红系细胞和巨核细胞不显示发育异常的特征。

③ 细胞化学：由于粒系分化明显，虽然细胞化学常不是必需的，但在检测 Auer 小体时可以发挥作用。

④ 骨髓组织学：骨髓增生程度常有显著增生，原始细胞和偏成熟的嗜中性及嗜酸性粒细胞系均增多。

⑤ 免疫表型：白血病细胞常表达 CD34，人类白细胞抗原（HLA）–DR 和 CD13，弱表达 CD33。部分偏成熟细胞可以表达 CD15 和 CD65。CD56 可以表达，其与预后不良相关。可以异常表达 B 细胞相关抗原 CD19，PAX5 和 CD79a，这些异常表达对检测 MRD 是有用的。

⑥ 细胞遗传学和分子遗传学分析：细胞遗传学分析显示了 t（8；21）（q22；q22.1）。第二常见的细胞遗传学异常是女性中的 X 染色体，男性中的 Y 染色体的丢失和 del（9q）。分子学分析显示了 RUNX1-RUNX1T1 融合（曾称 AML1-ETO）。最常相关的分子学异常是

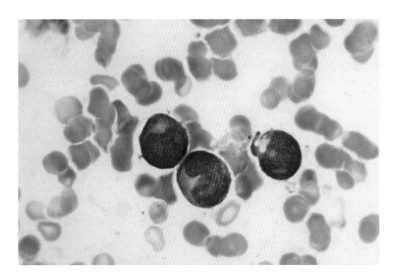

◀ 图 4–18　t（8；21）（q22；q22.1）患者的骨髓涂片中，可见 3 个带有显著 Golgi 区的原始细胞，Golgi 区外周的胞质嗜碱性，MGG 染色（100×）

NRAS，KRAS 和 KIT 突变。KIT 突变和预后不良相关。

(2) 急性髓系白血病伴 inv（16）（p13.1 q22）或 t（16；16）（p13.1；q22）；CBFB-MYH11。

该亚型占 AML 患者的 5%～8%[16]。在年轻患者中相对更常见。可以出现髓系肉瘤。血液学特征常与伴有异常嗜酸性粒细胞的急性粒单核细胞白血病相同，因此该亚型患者属于 FAB 分型中 M4 的类型，有时被称为 M4Eo。预后相对较好。

① 外周血：外周血常可见原始细胞和成熟单核系细胞。嗜酸性粒细胞可能会稍微增多，常为正常形态。

② 骨髓细胞学：骨髓涂片中经常可见单核细胞系和嗜酸性粒细胞系细胞混合存在，但嗜中性粒细胞系相对少见（图 4-19）。也可以见到一些嗜碱性粒细胞。原始细胞增多，但是不一定＞20%。嗜酸性粒细胞系是由嗜酸性中幼粒细胞和成熟嗜酸性粒细胞混合组成。在绝大多数情况下，嗜酸性中幼粒细胞中不成熟的嗜酸性颗粒和典型的嗜酸性颗粒混合存在，形态学异常，这些不成熟嗜酸性颗粒的染色特征是嗜碱性的。这些成熟的嗜酸性粒细胞形态学异常，如核的过分叶或核分叶少，抑或偶尔

出现不成熟的嗜酸性颗粒。可以见到 Charcot-Leyden 结晶。粒系的一些细胞（主要是不成熟细胞）可见 Auer 小体。本病的单核细胞系常常分化成熟，因此成熟的单核细胞常见。巨核细胞和红系细胞不显示发育异常的特征。

③ 细胞化学：细胞化学染色并不是必须要做的。CAE 和 NSE 联合应用的酯酶双重染色，可以显示中性粒细胞和单核细胞的分化。嗜酸性粒细胞可以显示异常的 CAE 染色阳性。SBB 和 MPO 染色可以显示嗜酸性粒细胞和其前体细胞，以及中性粒细胞前体细胞中偶见的 Auer 小体。

④ 骨髓组织学：环钻活检切片显示骨髓增生活跃，有与骨髓涂片中相同的异常改变。嗜酸性粒细胞及其前体细胞明显增多（图 4-20），可见 Charcot-Leyden 晶体。

⑤ 免疫表型：流式细胞学的免疫表型显示本病的瘤细胞为混合细胞群，包括不成熟细胞群（表达 CD34 和 CD117），成熟的粒系细胞群（表达 CD13、CD33、CD15、CD65 和 MPO）和成熟的单核系细胞群（表达 CD4、CD11b、CD11c、CD14、CD36、CD64 和 LYSOZYME）。CD2 可以异常表达，其有助于对 MRD 的监测。

⑥ 细胞遗传学和分子遗传学分析：细胞遗

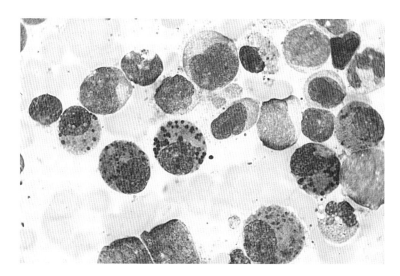

◀ 图 4-19　inv（16）（FAB 分型，AML M4 伴嗜酸性粒细胞增多）患者的骨髓涂片中，可见典型的嗜酸性中幼粒细胞，嗜酸性粒细胞，一个单核细胞和原始细胞，MGG 染色（100×）

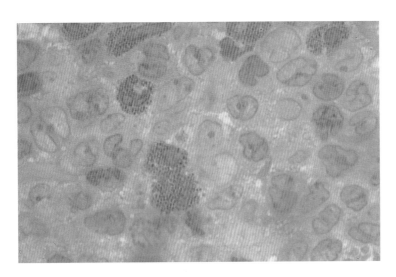

◀ 图 4–20　inv（16）（FAB分型，AML M4 伴嗜酸性粒细胞增多）患者的骨髓环钻活检标本的切片中，可见原单核细胞，原粒细胞，嗜酸性中幼粒细胞和嗜酸性粒细胞。树脂包埋，HE 染色（100×）

传学分析显示本病存在 inv（16）（p13；1q22）或 t（16；16）（p13.1；q22）的遗传学改变，前者比后者更常见。最常见的其他异常是 8 号染色体的三体和 22 号染色体的三体（后者对于本病相当特异）。21 号染色体三体和 del（7q）也可见。分子学分析显示了 CBFB-MYH11 融合。因为细胞遗传学异常改变细微可能被漏掉，分子学的检测手段在诊断上是至关重要的。相关遗传学异常最常见的是 KIT 突变，其与不良预后相关。

(3) 急性髓系白血病伴 t（15；17）（q22；q11–12）；PML-RARA。

AML 的这一亚型有急性多颗粒型早幼粒细胞白血病或其变异型（少颗粒 / 细颗粒）的细胞学特征。在 FAB 分类中它们被命名为 AML M3 或 M3 变异型。患者相对年轻，典型的临床表现为因 DIC 和纤维蛋白溶解增强所致的出血。这一亚型占 AML 患者的 5%～8%[16]。本病对于全反式维 A 酸（ATRA）和三氧化二砷非常敏感，现在早期治疗的预后良好。快速、准确的诊断至关重要，以便于采用特效的靶向治疗，可以避免出血引起的早期死亡。为了无须等待细胞遗传学和基因学结果，就能采取紧急 ATRA 治疗，对该亚型细胞学特征的识别是必要的。

① 外周血：白细胞明显升高并不常见，外周血白血病细胞的计数常减低，有的时候非常低。贫血常见。由于存在 DIC，血小板计数可以不相称的减低。异常的早幼粒细胞体大，直径常为成熟红细胞的 2～3 倍。其胞质布满了亮粉色或紫红色颗粒。一些细胞可见 Auer 小体束状分布（"柴捆细胞"）或巨大颗粒。异常细胞不见明显的 Golgi 区。其核圆形、椭圆形或双叶，但胞质颗粒十分显著以至于胞核边界难以识别。

白细胞在少颗粒变异型中常常升高。此外，常有贫血和显著的血小板减少症。变异型的外周血中，异常的早幼粒细胞是其典型特征，比多颗粒早幼粒细胞更常见。变异型早幼粒细胞表现为完全无颗粒或带有细小的、粉尘样红色颗粒（图 4–21）。一些细胞含有束状 Auer 小体或其他晶体内含物。胞核核裂常常较深，经常呈现由狭窄的核丝相连的两个大的核分叶。胞质常呈弱或中度嗜碱性，但有些患者早幼粒细胞的胞质可以呈强嗜碱性，并且带有胞质突起或空泡。对变异型患者的仔细观察，常能发现少数典型的，多颗粒的早幼粒细胞，间或带有较多的 Auer 小体。

② 骨髓细胞学：由于病理性高凝状态导致了骨髓液在抽吸过程中凝结，骨髓穿刺常常

取材失败。在变异型中，由于外周血白血病细胞可能很少见，而骨髓中常含有较高比例典型的多颗粒细胞，这使得骨髓穿刺在诊断中很重要。

骨髓穿刺显示增生程度常极度活跃。由于主要的细胞为异常早幼粒细胞（图 4-22），本病原始细胞数相对较低，常低于 20%。异常早幼粒细胞可以是多颗粒型的，也可以是二分叶少颗粒型，并伴有不同比例多颗粒型混合存在的形式。在这两种形态学类型中，均常可以见到一些含有束状 Auer 小体的异常早幼粒细胞。多颗粒型早幼粒细胞有时可以见到巨大颗粒。正常成熟粒细胞的数量可以见到显著的减少。

红系细胞和巨核细胞的数量也大大减少，但它们的细胞形态学正常。在接受 ATRA 治疗几天后，粒系可以见到早幼粒细胞阶段以下成熟分化的细胞，以及吞噬巨大颗粒和 Auer 小体的巨噬细胞（图 4-23）。

③ 细胞化学：在诊断典型多颗粒急性早幼粒细胞白血病时，细胞化学染色不是必需的，但在诊断变异型急性早幼粒细胞白血病时很重要。在典型急性早幼粒细胞白血病中，MPO、SBB 和 CAE 染色是强阳性的，而 NSE 染色则为阴性或弱阳性。在该类 AML 亚型的诊断中，Auer 小体的作用与 MPO、SBB 或 CAE 染色相同。

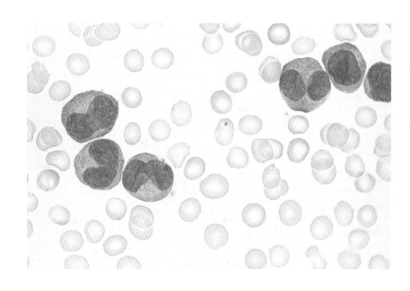

◀ 图 4-21　外周血涂片，急性早幼粒细胞白血病的少颗粒 / 细颗粒变异型，图片显示了典型深分叶核的少颗粒型早幼粒细胞。几个具有非常细小颗粒的细胞，**MGG 染色（100×）**

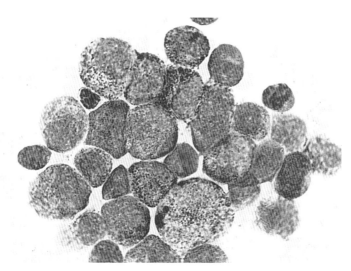

◀ 图 4-22　骨髓穿刺涂片，急性早幼粒细胞白血病的多颗粒型，图片显示了具有大量颗粒的早幼粒细胞，其中一个细胞含有一个巨大的颗粒，**MGG 染色（100×）**

④ 骨髓组织学：骨髓增生常为极度活跃，伴有异常早幼粒细胞的均质浸润（图 4-24）。偶有患者的增生程度仅显示轻度增生，这是初发 AML 不常见的特征。本病的白血病细胞有典型的形态：有显著的大颗粒，这些颗粒充满胞质并且掩盖了胞核。胞核椭圆或双分叶，且有单一明显的核仁。可以见到柴捆细胞。变异型的颗粒很小，且不易识别，胞核经常是双分叶的。

由于典型白血病细胞的多颗粒特点，环钻活检切片的 HE 染色中可以很容易地识别这些细胞。通过形态学特点，也可以识别变异型的

一部分。如果仅靠环钻活检诊断具有很少多颗粒细胞的其余部分患者，则需要组织化学（CAE 的 Leder 染色）或免疫组织化学（如中性粒细胞弹性蛋白酶的证据）辅助确认。

骨髓基质中的小血管可见到反应性增多[17]。胶原纤维虽然可以见到，但并不常见[18]，在 ATRA 治疗后的患者中常可见到明显增多[19]。与采取化学药物治疗后见到的低增生程度的骨髓相比，采用 ATRA 疗法可以诱导白血病克隆细胞分化成熟，从而使治疗后的骨髓依然是增生活跃的。已经有报道称，广泛的骨髓坏死与 ATRA 治疗后导致的白细胞增高有关[20]。通过

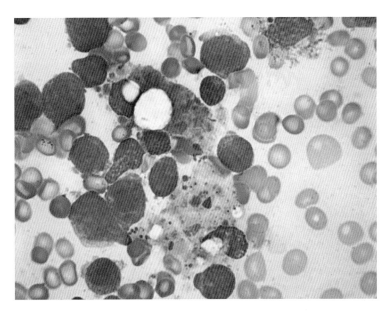

◀ 图 4-23　多颗粒型急性早幼粒细胞白血病患者的骨髓涂片，该患者已经接受全反式维 A 酸（ATRA）的治疗 4 天，图片显示了原始细胞，早幼粒细胞和吞噬了巨大颗粒的巨噬细胞，MGG 染色（100×）

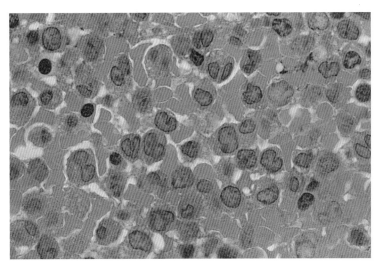

◀ 图 4-24　多颗粒型急性早幼粒细胞白血病患者的骨髓环钻活检切片，图片显示了具有突出核仁，不规则的，常为两分叶的胞核和显著胞质颗粒的异常早幼粒细胞。树脂包埋，HE 染色（100×）

对三氧化二砷治疗后患者的跟踪，可以发现骨小梁周围成骨细胞的增多[21]。

⑤ 免疫表型：在变异型中，免疫表型非常典型且对诊断有帮助。本病经常不表达 CD34 或 HLA-DR，强表达 CD33 且 CD13 异质性表达，MPO 强表达。常表达 CD117。变异型中 CD34 呈阳性。CD2 和 CD56 可能会异常表达，其中 CD56 与不良预后相关。在组织切片中，MPO 和中性粒细胞弹性蛋白酶的强表达可以帮助诊断。

⑥ 细胞遗传学和分子遗传学分析：本病的两种形态学亚型均与 t（15；17）（q22；q11–12）和 *PML-RARA* 融合基因有关。最常见的附加细胞遗传学异常是 8 号染色体三体。只要 *PML-RARA* 融合基因存在，具有简单易位或复杂变异型易位的患者均有完全相同的疾病表型，但涉及 *RARA* 基因的其他易位，因为形成了不同的融合基因，其疾病表型并不相同。FLT3-ITD 和 FLT3 的酪氨酸激酶域突变是最常见额外的分子异常。在本病的初次诊断，以及 MRD 的监测中，分子技术很重要。

(4) 急性髓系白血病伴 t（9；11）（p21.3；q23.3）；KMT2A-MLLT3。

AML 伴 t（9；11）的大多数患者有单核细胞的分化，很多时候归类为 FAB 分型中 M5a。AML 的这一亚类在儿童（9%～12% 或更高）中比成人（2%）更常见[16]。临床表现可能包含髓系肉瘤和组织（牙龈和皮肤）浸润，后者是有单核细胞分化白血病的典型特征。本病的预后中等。

① 外周血：外周血中最常见的表现是原单核细胞为主，伴或不伴有幼单核细胞。原单核细胞胞体大，胞质丰富，核圆或椭圆，染色质纤细。幼单核细胞除了核形不规则或分叶外，其他特征与原单核细胞相似；在 WHO 分类中，幼单核细胞被认为是原始细胞的等同细胞。

② 骨髓细胞学：骨髓的典型特点主要为原单核细胞的浸润。

③ 细胞化学：NSE 染色可以证实单核细胞的分化。MPO 可能是阴性的。

④ 骨髓组织学：常常为原单核细胞伴有一些成熟阶段细胞的大量增生。

⑤ 免疫表型：免疫表型显示了单核细胞分化的特点，如表达 CD4、CD14 和 HLA-DR。CD34 可能会不表达。

⑥ 细胞遗传学和分子遗传学分析：细胞遗传学分析显示 t（9；11）（p21.3；q23.3）。8 号染色体三体是最常见的额外细胞遗传学异常。分子分析显示 KMT2A-MLLT3，以前被称为 MLL-MLLT3 和 MLL-AF9。急性白血病伴涉及 11q23.3 断裂点和 *KMT2A* 基因的其他易位患者，其临床和血液学特征与 AML 伴 t（9；11）有所不同，在 2008 年 WHO 分类及其 2016 年修订版中，这些患者不再包括在 t（9；11）分类中。

(5) 急性髓系白血病伴 t（6；9）（p23；q34.1）；DEK-NUP214。

这一亚类占 AML 患者的比例 < 2%。中位年龄小，多数患者为儿童[16]。本病常归类为 FAB 分型中 M2 或 M4。本病的预后不良。

① 外周血：外周血涂片可见原始细胞，中性粒细胞系成熟细胞的发育异常及部分患者可见嗜碱粒细胞的增多，其中部分嗜碱性粒细胞可能会脱颗粒。有时单核细胞增多。

② 骨髓细胞学：骨髓穿刺可见原始细胞和发育异常成熟细胞的增多，与中性粒细胞系一样，嗜碱性粒细胞也常常增多。原始细胞中可见 Auer 小体。常可见到三系发育异常（图 4–25）。

③ 细胞化学：部分原始细胞可见 SBB 和 MPO 阳性的颗粒，也可见到同样阳性的 Auer 小体。一些原始细胞可有嗜碱性粒细胞系的特

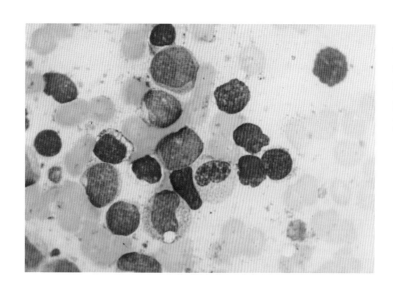

◀ 图 4–25　伴 t（6；9）（p23；q34.1）患者的骨髓穿刺涂片中，可见中性粒细胞和嗜碱性粒细胞的分化；有一个高度空泡化的嗜碱性粒细胞，一些原始细胞在甲苯胺蓝染色中显示异染性，MGG 染色（100×）

性，而其他的则有嗜中性粒细胞系的特点。通过甲苯胺蓝染色，在嗜碱性粒细胞及其前体细胞中可见异染性（粉红色）的颗粒。

④ 骨髓组织学：骨髓增生活跃，其内可见原始细胞和成熟的粒细胞。由于颗粒在含水的固定过程中溶解，在 HE 染色的切片中不能确切的辨认嗜碱性粒细胞。可见发育异常的形态特征。

⑤ 免疫表型：免疫表型可见 CD13、CD33、CD38 和 HLA-DR 的表达，而 CD34 和 CD117 则只在部分患者中表达[16]。约半数患者表达末端脱氧核苷酸转移酶（TdT）[16]。

⑥ 细胞遗传学和分子遗传学分析：细胞遗传学分析显示 t（6；9）（p23.1；q34.1），并常为唯一的异常。分子分析可见 DEK-NUP214 融合基因，曾称 DEK-CAN。FLT3-ITD 突变非常常见。

（6）急性髓系白血病伴 inv（3）（q21.3 q26.2）或 t（3；3）（q21.3；q26.2）；GATA2，MECOM。

这一亚类占 AML 患者的 1%～2%[16]。发病年龄范围很广。除急性早幼粒细胞白血病（FAB M3）外，该病在形态学上可归入任意 FAB 分类。本病的预后不良。

① 外周血：外周血中可见原始细胞及形态学发育异常的特征。与 AML 多数亚型相比，其血小板计数常为正常甚至升高的。常见巨大或少颗粒的血小板，可见"裸"核巨核细胞。

② 骨髓细胞学：骨髓穿刺显示原始细胞的增多和三系发育异常，其中巨核细胞的发育异常尤为突出（图 4–26）。与 AML 多数患者相比，巨核细胞数量正常或增多。

③ 细胞化学：细胞化学染色无特异性。

④ 骨髓组织学：可见原始细胞增多，并且常见显著的三系发育异常。部分患者可为低增生性骨髓，部分患者还可有纤维化[16]。

⑤ 免疫表型：原始细胞经常表达 CD13、CD33、CD34、CD38 和 HLA-DR[16]。部分患者中可见 CD7 的共表达。部分形态学为急性巨核细胞白血病的患者，其原始细胞表达血小板血型糖蛋白（CD41、CD42b 和 CD61）。

⑥ 细胞遗传学和分子遗传学分析：细胞遗传学分析最常见 inv（3）（q21.3；q26.2），但有时候为 t（3；3）（q21.3；q26.2）。另外，常见 7 号染色体单体，del（7q）或复杂核型[16]。目前分子分析已经表明，细胞遗传学上的重排使得 GATA2 的一个增强子错置于 MECOM 附近，这样造成了 MECOM 的过表达和 GATA2 的单倍体不足。

(7) 急性髓系白血病伴 t（1；22）（p13.3；q13.1）；RBM15-MKL1。

t（1；22）（p13.3；q13.1）易位与婴儿的急性巨核细胞白血病（FAB M7）相关[16]。部分是先天性患者。临床表现可以有肝脾大，这不同于成人急性巨核细胞白血病表现的"急性骨髓纤维化"。

① 外周血：外周血涂片可见原始细胞，部分原始细胞胞质的伪足表明了巨核细胞的分化证据。可见小巨核细胞和巨大的血小板（图 4-27）。

② 骨髓细胞学：骨髓穿刺可见原始细胞增多，但原始细胞数量未必很高，有时 < 20%。巨核细胞可见包括小巨核细胞在内的发育异常。

③ 细胞化学：MPO 和 SBB 染色阴性。

④ 骨髓组织学：可见原始细胞增多，常见网状纤维的增多和胶原纤维化[16]。

⑤ 免疫表型：原始细胞表达血小板血型糖蛋白、CD41 和 CD61，而 CD42b 较少表达。原始细胞也表达 CD13、CD33 和 CD36。CD34 和 CD45 常为阴性[16]。

⑥ 细胞遗传学和分子遗传学分析：t（1；22）（p13.3；q13.1）常作为一个单独的细胞遗传学异常出现。分子分析可见 RBM15-MKL1（曾称 OTT-MAL）。

(8) 急性髓系白血病伴 t（9；22）（q34.1；q11.2）；BCR-ABL1。

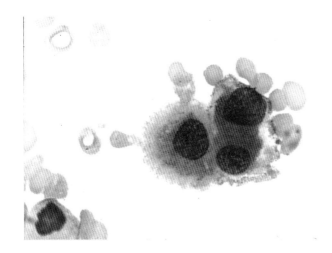

◀ 图 4-26　AML 伴 inv（3）（q21.3；q26.2）的骨髓穿刺涂片中，可见 3 个发育异常的巨核细胞，MGG 染色（100×）

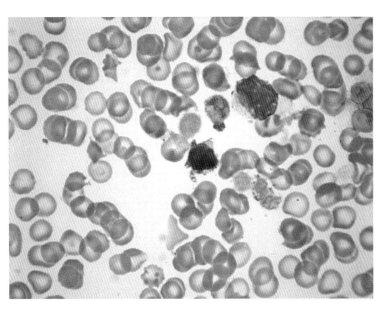

◀ 图 4-27　t（1；22）相关的急性巨核细胞白血病患儿的外周血涂片中，可见一个原巨核细胞，一个小巨核细胞和许多巨大血小板（与图 4-17 为同一患者），MGG 染色（100×）

在 WHO 分类 2016 年修订版中，本病是一种暂定病种[17]，在 AML 患者中占比＜ 1%[22]。本病的诊断必须排除慢性粒细胞白血病（CML）的急性变。可出现脾大，但在临床或影像学上的观察中，不如 CML 中常见，在一组 16 名患者的研究中可见 4 名脾大。然而，如果出现了脾大，则可能是巨脾[22]。本病的预后不良。

① 外周血：外周血可见伴或不伴成熟迹象的原始细胞（FAB M0-M2）。嗜碱性粒细胞增多不常见，在上述 16 名患者的研究中有 3 名，嗜碱性粒细胞的比例＞ 1%[22]。

② 骨髓细胞学：骨髓穿刺可见伴或不伴成熟迹象的原始细胞增多。增生程度和粒系，红系比例较 CML 急变期要低，嗜碱性粒细胞增多不常见[22]。

③ 细胞化学：在原始细胞中 MPO 和 SBB 染色阳性。

④ 骨髓组织学：可见伴或不伴成熟迹象的原始细胞增多。

⑤ 免疫表型：原始细胞表达 CD13、CD33 和 CD34。CD7 和 CD19 可能异常表达，而 TdT 仅在一小部分患者中表达[22]。

⑥ 细胞遗传学和分子遗传学分析：细胞遗传学分析可见 t（9；22）（q34.1；q11.2）和常见的其他异常，如 del（7q），−7，+8，+der（22），i（17q）或复杂核型[16, 22]。可见 BCR-ABL1。相比在一些 BCR-ABL1 阳性 ALL 患者中出现的转录本 BCR-ABL1 P190，CML 的典型转录本 BCR-ABL1 P210 更常见[22]。与 CML 的急性变相反，本病一旦获得缓解，细胞遗传学和分子的异常不会持续。

(9) 急性髓系白血病伴 NPM1 突变。

这一突变见于 1/3 的成人 AML，很多时候与正常核型相关[16]。这类 AML 常归类为 FAB 分型中的 M4 或 M5，其组织浸润可能有单核细胞分化的特征。如果本病不合并 FLT3-ITD，其预后相对良好。

① 外周血：外周血可见原始细胞。一部分患者可以见到杯状核，但其并不特异[23]，NPM1 突变和 FLT3-ITD 并存好像与其有明确的相关性。可以见到 Auer 小体。

② 骨髓细胞学：骨髓穿刺可见原始细胞增多（图 4-28）。通常有单核细胞的分化，然而粒细胞分化和红白血病也可见到。部分患者有多系发育异常。

③ 细胞化学：细胞化学可见常见的染色，

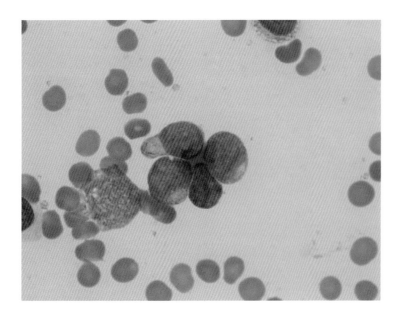

◀ 图 4–28　AML 伴 NPM1 突变患者的骨髓涂片中，可见杯状核原始细胞。可见 1 个含有 Auer 小体的原始细胞，MGG 染色（100×）

对于本病的诊断并不重要。

④ 骨髓组织学：骨髓增生活跃，通常有单核细胞的分化。NPM1（如 Dako 克隆 376）的免疫组织化学染色可见（除了正常的核表达外）蛋白的胞质表达，该抗体被用作这一基因突变的替代标记。

⑤ 免疫表型：原始细胞常表达 CD13、CD33 和 MPO，有时候表达单核细胞分化的标记 CD11b 和 CD14 [16]。常不表达 CD34。

⑥ 细胞遗传学和分子遗传学分析：细胞遗传学分析通常为正常核型，然而 5%～15% 的患者中可见各种各样的染色体异常 [16]。分子学分析显示了许多不同的 NPM1 突变，其常为单等位基因的突变。在大约 40% 的患者中可见 FLT3-ITD 的并存，这与预后不良相关。偶见与 CEBPA 突变并存。

(10) 急性髓系白血病伴 CEBPA 双等位基因突变。

2008 年版 WHO 分类中包含一个暂定病种，即 AML 伴 CEBPA 突变。在 2016 年修订版中它是一个明确的疾病，但是必须是双等位基因的突变。本病常为正常核型，占儿童和青年 AML 的 4%～9% [16]。本类 AML 可以是 FAB 分类中的各种类型，但最常见的类型为 M1 或 M2。CEBPA 双等位基因突变与预后良好相关。

① 外周血：外周血可见原始细胞，这些原始伴或不伴成熟迹象。

② 骨髓细胞学：骨髓穿刺可见原粒细胞增多，伴或不伴成熟迹象。

③ 细胞化学：细胞化学可见常见的染色，对于本病的诊断并不重要。

④ 骨髓组织学：可见原始细胞增多，伴或不伴成熟迹象。

⑤ 免疫表型：原始细胞常表达 CD13、CD33、CD34、CD11b、CD15 和 HLA-DR [16]，经常表达 CD7。

⑥ 细胞遗传学和分子遗传学分析：在 3/4 的患者中细胞遗传学分析是正常核型。在 39% 的患者中可见 GATA2 突变，而 FLT3-ITD 可见于 5%～9% 的患者 [16]。

(11) 急性髓系白血病伴 RUNX1 突变。

在 WHO 2016 年修订版中本病是一个暂定病种，占 AML 的 4%～16% [16]。本类 AML 无特殊的细胞学或免疫表型的特征。符合 AML 伴骨髓增生异常相关改变诊断标准的患者不包含在这一分型中。本病预后较差。

2. 急性髓系白血病伴骨髓增生异常相关改变

在 2001 年版 WHO 分类中，认定了一种 AML 伴多系发育异常的疾病。2008 版 WHO 分类对该疾病进行了扩展和重新命名。该病有 3 个限定标准，它们常常会有重叠：①在至少两系髓系细胞中，存在 ≥ 50% 有发育异常特征的细胞；②有此前的 MDS 或骨髓增生异常 / 骨髓增殖性肿瘤（MDS/MPN）病史；③出现骨髓增生异常相关的细胞遗传学异常（见后文）[24]。在 2016 年修订版中对这一标准进行了修改，del（9q）不再是本病一种典型的细胞遗传学异常，并在细胞遗传学标准中做了一些其他的改进 [25]。该类疾病占全部 AML 患者的 1/4～1/3。主要发生在老年人。

虽然一些有 MDS 病史和原始细胞计数相对较低的患者可能进展较慢，但本病的预后不良。

(1) 外周血：本病常有全血细胞减少，有时有大红细胞血症。血涂片常可见红细胞大小不均、红细胞形态不整、嗜碱性点彩、中性粒细胞发育异常（核分叶少和颗粒减少）和原始细胞（图 4-29 和图 4-30）。

(2) 骨髓细胞学：骨髓穿刺常常可见多系发育异常（包含环形铁粒幼细胞）（图 4-31 至图 4-33）。经常可见小巨核细胞，也可能有多核或其他发育不良的巨核细胞。

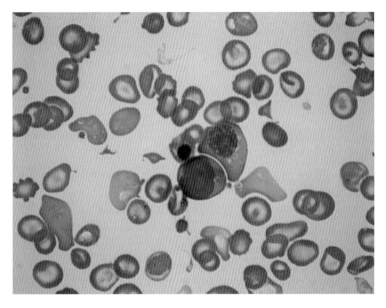

◀ 图 4–29　AML 伴骨髓增生异常相关改变患者的外周血涂片中，可见明显的红细胞大小不均和形态不整，包括红细胞碎片、嗜碱性点彩、一个原始细胞、一个形态学正常的幼红细胞和一个发育异常的幼红细胞（一个巨幼红细胞），MGG 染色（100×）

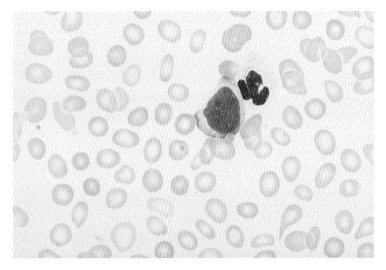

◀ 图 4–30　AML 伴骨髓增生异常相关改变（FAB M0 AML）患者的外周血涂片中，可见红细胞大小不均、红细胞形态不整、一个原始细胞和一个颗粒减少的中性粒细胞。由于有显著的发育异常和此前的骨髓增生异常（MDS）病史，本例患者被诊断为该病，MGG 染色（100×）

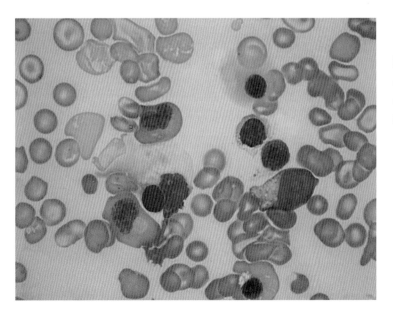

◀ 图 4–31　AML 伴骨髓增生异常相关改变患者的骨髓涂片（与图 4–29 为同一患者）；可见一个原始细胞和两个发育异常非常明显的幼红细胞（均为巨幼红细胞），MGG 染色（100×）

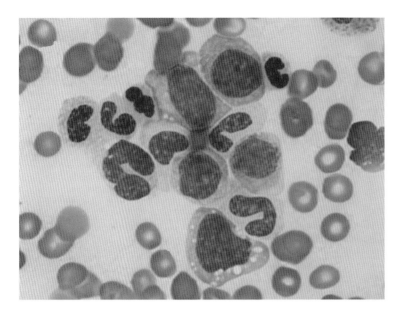

◀ 图 4-32　AML 伴骨髓增生异常相关改变患者的骨髓涂片中，可见中性粒细胞系细胞的严重发育异常，MGG 染色（100×）

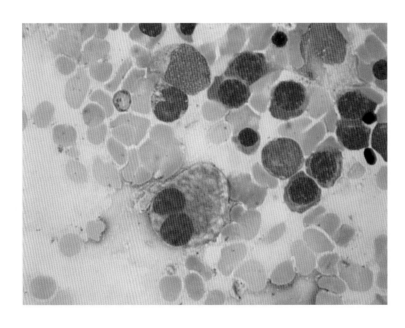

◀ 图 4-33　AML 伴骨髓增生异常相关改变患者的骨髓穿刺中，可见一个发育异常的双核巨核细胞。该患者被诊断为 AML 的这一类型，既因为由 MDS 的进展而来－伴多系发育异常的骨髓增生异常（MDS-MLD）/ 以前的难治性贫血伴多系发育异常（RCMD），又因为可见多系发育异常，MGG 染色（100×）

　　(3) 细胞化学：过碘酸希夫（PAS）染色可见幼红细胞的胞质阳性，是红系发育不良的有力证据。MPO 和 SBB 染色可以帮助发现 Auer 小体。

　　(4) 骨髓组织学：常有多系发育异常。与骨髓穿刺相比，骨髓组织学中巨核细胞发育异常更易识别。当存在 NPM1 突变或 CEBPA 双等位基因突变时，多系发育异常的患者不能归为 AML 的这一分类。

　　(5) 免疫表型：患者之间的免疫表型差异很大。然而，原始细胞常见异常表达 CD7、CD14 或 CD56。成熟细胞也可以见到异常抗原表达。

　　(6) 细胞遗传学和分子遗传学分析：表 4-5 中可见被认为是这类 AML 标准的细胞遗传学异常。当存在 NPM1 突变或 CEBPA 双等位基因突变时，这些新定义的骨髓增生异常相关的细胞遗传学异常也应包含在 AML 的这一分类中 [16]。可能出现的分子学异常包括 U2AF1、ASXL1 和 TP53 突变 [25]。

表 4–5　在 AML 患者中，足以诊断 AML 伴骨髓增生异常相关改变的细胞遗传学异常

不平衡异常	平衡异常	复杂异常
7 号染色体单体或 del（7q）	t（11；16）（q23.3；p13.3）	
del（5q）或 t（5q）	t（3；21）（q26.2；q22.1）	
i（17q）或 t（17p）	t（1；3）（p36.3；q21.2）	
13 号染色体单体或 del（13q）	t（2；11）（p21；q23.3）	≥ 3 个异常
del（11q）	t（5；12）（q32；p13.2）	
del（12p）或 t（12p）	t（5；7）（q32；q11.2）	
idic（X）（q13）	t（5；17）（q32；p13.2）	
	t（5；10）（q32；q21）	
	t（3；5）（q25.3；q35.1）	

经许可转载，引自 IARC

3. 治疗相关髓系肿瘤

在 2008 年 WHO 分类和它的 2016 年修订版中，治疗相关的 AML（t-AML）、MDS（t-MDS）和 MDS/MPN 的患者，被归为一个单独的分类[26]。此前接受过抗癌化学药物治疗或放射治疗的患者被归为此类。与 2001 年 WHO 分类相比，本病不再按照是否暴露于烷化剂或拓扑异构酶 Ⅱ 相互作用药物进行分组（尽管临床特征和相关的细胞遗传学异常有所不同，而且在较小程度上，预后也有所不同）。经过烷化剂、亚硝基脲和辐射后，t-MDS 可在 5～10 年发展为 t-AML。用拓扑异构酶 Ⅱ 相互作用药物治疗后，1～5 年可出现 t-AML，而不一定会出现 t-MDS 阶段。患者的年龄范围很广。一些治疗相关的髓系肿瘤是在自体或异体干细胞移植后发生的，还有一些是在非肿瘤性疾病的治疗后发生的。虽然有些患者具有与在原发白血病中预后良好相关的染色体重排，且预后较好，但本病普遍预后不良。如果伴重现性遗传学异常的患者暴露于致白血病药物或辐射，那该类病患也应归

为 t-AML 分类。

（1）外周血：本病常有血细胞减少伴多系发育不良特征，特别是在使用烷化剂后发生的 t-MDS/t-AML。在使用拓扑异构酶 Ⅱ 相互作用药物后的 t-AML 中，其特征与具有相同染色体异常的原发白血病相似，虽然有时存在发育不良。

（2）骨髓细胞学：在与烷化剂有关的患者中，骨髓液可能由于骨髓增生低或纤维化而难以获取。三系发育异常常伴有从正常到可以诊断 AML 的不等量原始细胞。在使用拓扑异构酶 Ⅱ 相互作用药物后的患者中，通常发现急性白血病，其具体特征取决于染色体重排。由于常涉及 *KMT2A* 基因，与原发 AML 相比，粒单核细胞和单核细胞分化的频率较高（图 4–34 和图 4–35）。

（3）细胞化学：细胞化学通常作用不大。

（4）骨髓组织学：基质改变，特别是网状纤维或胶原纤维的纤维化，以及增生减低，在烷化剂相关患者中很常见。因此骨髓活检特别有用。

（5）免疫表型：不同患者的免疫表型不尽相同。可以出现 CD7 和 CD56 的异常表达。CD34 对于突出骨髓纤维化患者活检切片中的母细胞非常有用。

（6）细胞遗传学和分子遗传学分析：在大约 90% 的患者中可见异常的核型。应用烷化剂和相关药物后所见的细胞遗传学异常通常是不平衡异常，可以涉及 5 号和 7 号染色体异常和复杂核型。使用拓扑异构酶 Ⅱ 相互作用药物后的异常通常是平衡异常，包括具有 11q23.3（KMT2A）和 21q22.1（RUNX1）断点的易位。应用拓扑异构酶 Ⅱ 相互作用药物治疗后的易位，包括一些更常发生于原发 AML 中的重排，如 t（8；21），t（15；17），inv（16）和 t（16；16）。半数以上的患者有 TP53 突变[26]。

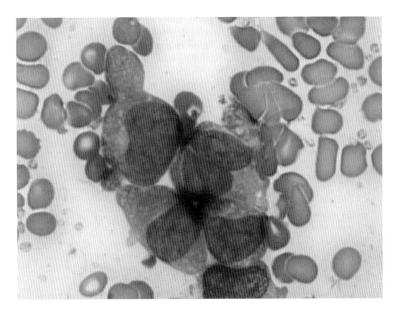

◀ 图 4–34　乳腺癌患者在使用阿霉素治疗后发生的治疗相关 AML（t-AML）（FAB 分型 AML M5a）的骨髓涂片。该患者有 t（9；11）（p21.3；q23.3），但是在将该情况归入世界卫生组织（WHO）类别时，使用遗传毒性药物的因素比重现性遗传学异常重要，MGG 染色（100×）

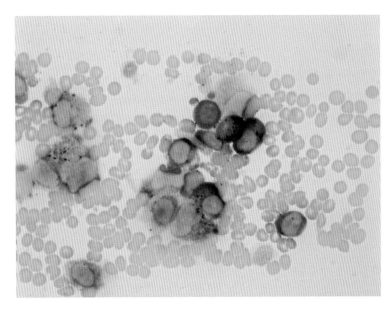

◀ 图 4–35　t-AML 患者的骨髓涂片（与图 4–34 为同一患者），展示了单核细胞系的原始细胞。α 醋酸萘酚酯酶（ANAE）（50×）

4. 急性髓系白血病，非特殊型

不能归入已讨论类别的患者，被划分为"急性髓系白血病，非特殊型"（AML，NOS），并进一步划分为形态学类别，其中大多数与 FAB 分类相似[27]。然而，该分类也有与 FAB 分类不同之处，在于：①以上讨论的所有 AML 亚型都已被排除；②用于诊断的原始细胞百分率与 FAB 分类不同（20% 而不是 30%）。此外，两种新分类，急性嗜碱性粒细胞白血病和急性全髓增殖症伴骨髓纤维化已经被确认，红白血病已经重新定义为"纯红系白血病"。关于 AML，

NOS 特征和结果的数据很少，因此，倾向于从相似的 FAB 分类进行推断。除非患者已经进行了细胞遗传学分析，并检测了 NPM1、CEBPA 双等位基因和 RUNX1 突变，否则不能诊断 AML，NOS（但这部分患者可以说明尚未检测这些突变）。

（1）急性髓系白血病伴微分化：该分类与 FAB M0 的类别相似。本分类中可能存在相关的发育不良，这可以为诊断 AML 而非 ALL 提供线索（图 4–36）。然而，对于这一类别中的所有患者，多系发育不良（WHO 分类中定义

的）的出现不能诊断为 AML-NOS，而应该诊断为 AML 伴骨髓增生异常相关改变。根据定义，MPO、SBB 和 NSE 的细胞化学染色在＜ 3% 的原始细胞中呈阳性，所以诊断需要流式细胞学免疫表型或免疫组织化学。表达髓系抗原，CD7 和 TdT 的表达可能比一般 AML 更常见。尽管细胞化学检测中 MPO 蛋白的活性缺失，但通过免疫表型有时可以检测到。细胞学和组织学上可见小至中等大、无颗粒或 Auer 小体的原始细胞。与 5 号和 7 号染色体异常、13 三体和涉及 12p 的缺失和易位优先相关[28]。1/4 的患者会出现 FLT3-ITD。

(2) 急性髓系白血病不伴成熟迹象：该分类与 FAB M1 的类别相似。SBB 或 MPO 染色在 ≥ 3% 的原始细胞中阳性，可见颗粒或 Auer 小体（图 4-37）。在环钻活检切片中，可能很少有成熟的迹象，需要免疫组织化学进行诊断（图 4-38）。流式细胞学显示髓系抗原的表达。

(3) 急性髓系白血病伴成熟迹象：该分类与 FAB M2 的类别相似。可见明显的粒细胞成熟分化（中性粒细胞，嗜酸性粒细胞或两者皆有，但根据定义不能主要为嗜碱性粒细胞），所以诊断无须细胞化学（图 4-39 和图 4-40）。可能有相关的发育不良，并可见 Auer 小体。

当存在嗜酸性粒细胞分化时，嗜酸性粒细胞的前体细胞常表现为，核质发育不平行和具

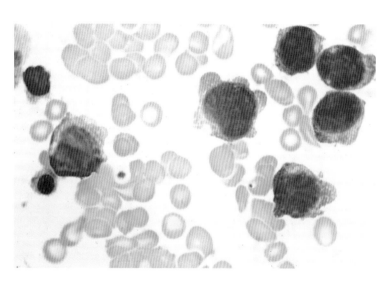

◀ 图 4-36 **AML 伴微分化（FAB M0 AML）**患者的骨髓涂片。原始细胞的所有细胞化学染色是阴性的，但免疫表型确定其为髓系，**MGG 染色（100×）**

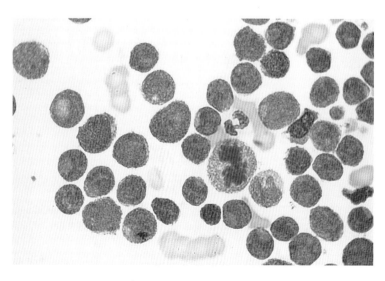

◀ 图 4-37 **AML 不伴成熟迹象（FAB M1 AML）**患者的骨髓涂片。值得注意的是，一些原始细胞像淋巴母细胞，它们胞体小呈圆形，核质比高且无颗粒。可见无颗粒的中性粒细胞，偶尔可见带有颗粒的原始细胞，这些可以经细胞化学染色证实，提示了本类疾病的诊断，**MGG 染色（100×）**

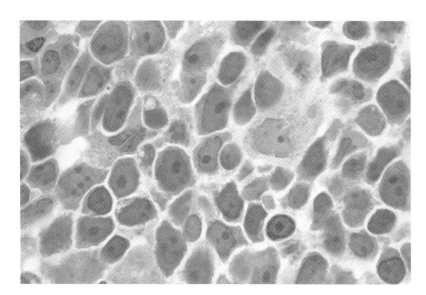

◀ 图 4-38　AML 不伴成熟迹象（FAB M1 AML）患者的骨髓环钻活检切片。可见相对一致，胞体较小的原始细胞群，其核质比大且有显著的核仁。树脂包埋，HE 染色（100×）

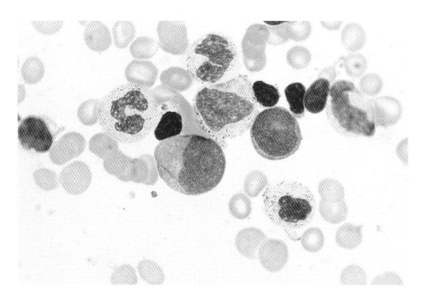

◀ 图 4-39　AML 伴成熟迹象（FAB M2 AML）患者的骨髓穿刺，可见两个原粒细胞，其中一个含有一个细长的 Auer 小体；可见异常的成熟细胞，MGG 染色（100×）

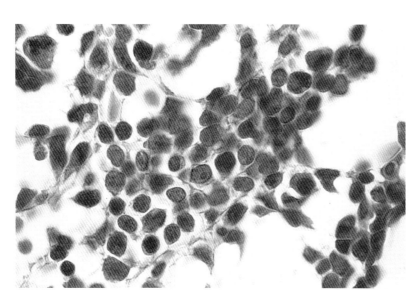

◀ 图 4-40　AML 伴成熟迹象（FAB M2 AML）患者的骨髓环钻活检切片。可见粒系原始细胞和成熟细胞的混杂分布，HE 染色（100×）

有嗜碱性染色特征的不成熟颗粒。骨髓嗜酸性粒细胞及其前体细胞增多，通常非常明显。偶尔也会出现 Charcot-Leyden 结晶，这些晶体是由嗜酸性粒细胞颗粒的结晶形成的。骨髓环钻活检切片显示了嗜酸性粒细胞及其前体细胞的增多。这些细胞表现出很强的过氧化物酶活性。

流式细胞学显示本病表达髓系抗原，但诊断无须该项。

(4) 急性粒单核细胞白血病：该分类与 FAB M4 的类别相似，同时存在粒细胞和单核细胞的分化（图 4-9）。双酯酶染色结合 CAE 和 NSE 可以确诊本病。流式细胞学显示了髓系抗原的表达，包括一些典型的单核细胞分化的表达（见后文）。

(5) 急性原单核细胞和单核细胞白血病：该分类与 FAB M5 的类别相似，分别对应 M5a（急性原单核细胞白血病）和 M5b（急性单核细胞白血病）。主体细胞可以是原单核细胞（图 4-41），也可以是幼单核细胞和成熟单核细胞（图 4-42）。与 FAB 分类相反，在 WHO 分类中将幼单核细胞视为原始细胞等同细胞，因此在外周血或骨髓中，20% 的原单核细胞加幼单核细胞足以诊断 AML。在形态学上，由于急

性原单核细胞白血病可能会与大细胞淋巴瘤混淆，对于本病来说，使用细胞化学或免疫表型来确定诊断尤为重要；而其中一些不表现 NSE 活性的患者，诊断依赖于形态学加免疫表型。急性单核细胞白血病通常可以在形态学的基础上辅以细胞化学进行诊断。流式细胞学显示了单核细胞分化特征的抗原，如 CD4、CD11b、CD11c、CD14、CD64 和溶菌酶的可变表达。CD34 仅在 1/3 的患者中表达。免疫组织化学上 CD68R 和 CD163 的表达也有帮助。有些患者有明显的噬血细胞现象，该现象是伴 t（8；16）（p11.2；p13.3）相关患者的独特特征，这一类型不是 WHO 特有的亚型，因此根据细胞学特征其被归为 AML，NOS，急性原单核细胞 / 单核细胞白血病或急性粒单核细胞白血病。

(6) 纯红系白血病：2008 年版 WHO 分类确定了两种以红系分化为主的急性髓系白血病。红系 / 髓系白血病与 FAB M6 类别相似，有大量的原粒细胞，纯红系白血病则没有，而其内可见不成熟红系细胞（表现为未分化或类似于原红细胞）的肿瘤性增生。在 2016 年修订版中，只有纯红系白血病被确认，而根据外周血或骨髓中原始细胞数（以所有骨髓细胞的百分

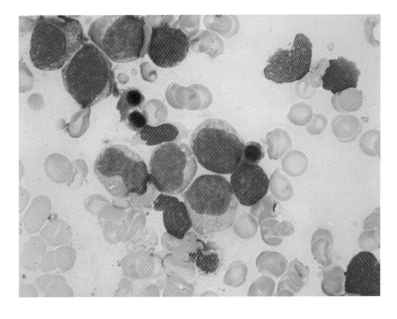

◀ 图 4-41　急性原单核细胞白血病（FAB 中的 M5a 分类）的骨髓涂片，可见几个原单核细胞和一个幼单核细胞，MGG 染色（100×）

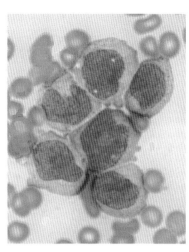

▲ 图 4-42　急性单核细胞白血病（FAB 中的 M5b 分类）的骨髓涂片，可见几个幼单核细胞，有不规则和折叠的核形，MGG 染色（100×）

比表示）是否达到 20%，红系 / 髓系白血病则重新分类为 AML 或 MDS。纯红系白血病的诊断要求红系细胞＞ 80%，≥ 30% 的细胞是原红细胞[27]。外周血涂片偶见发育异常的红系细胞（图 4-43）。在骨髓涂片和环钻活检标本中，相关异常更为明显。不同患者中红系细胞的形态不同。在一些患者的骨髓涂片中，可见红系细胞显著的细胞学异常，这些异常包括核分叶、核碎裂、多核、巨大，或者巨幼及铁粒幼细胞增多。而在另一些患者中，细胞学异常相当轻

微。空的胞质块和空泡的融合是其特征。幼红细胞胞质可呈 PAS 阳性（块状或弥漫性）和 NSE 的局灶阳性。在一些患者中，可见很多的环形铁粒幼细胞。在环钻活检切片中，幼红细胞通常显著异常，形态可奇形怪状。它们常可见核分叶或碎裂，胞体明显大小不等或巨幼变。它们呈片状排列，没有形成正常的幼红细胞岛。常见巨核细胞发育异常。细胞学特征有时可以区分红系细胞和存在的一些原粒细胞。

纯红系白血病中最不成熟细胞系列的识别需要免疫表型。有些细胞表达血型糖蛋白、碳酸酐酶或 CD71（转铁蛋白受体）；最原始的细胞可能仅表达 CD36（非系别特异性）和 E-cadherin（系别特异性）（图 4-44）。纯红系白血病罕见。

（7）急性巨核细胞白血病：WHO 的这一分类与 FAB M7 AML 相似，但排除了伴 t（1；22），t（3；3），inv（3），Down 综合征或骨髓增生异常的患者。可见到年轻男性患有急性巨核细胞白血病伴纵隔生殖细胞肿瘤的罕见患者，在其原巨核细胞和生殖细胞瘤的肿瘤细胞中可见到 i（12p）。WHO 的这一分类要求原始细胞至少达到 20%，其中至少 50% 为原巨核

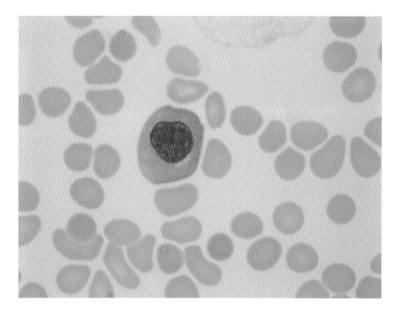

◀ 图 4-43　急性红白血病患者的外周血涂片中，可见一个巨幼红细胞，MGG 染色（100×）

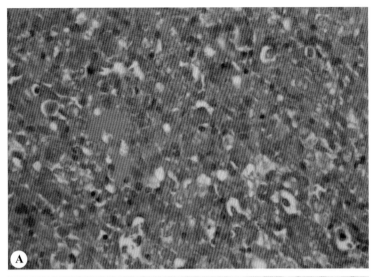

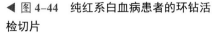

◀ 图 4-44 纯红系白血病患者的环钻活检切片

A. 可见大量原红细胞，其凋亡率高，巨噬细胞增多，HE 染色（40×）。B. E-cadherin 的免疫过氧化物酶（40×）

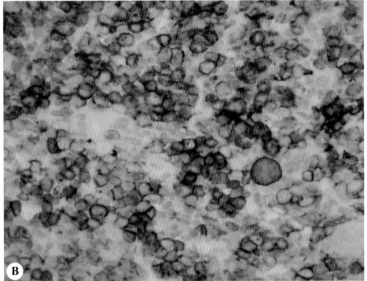

细胞。外周血通常仅显示全血细胞减少，白血病性的原始细胞在外周循环中非常罕见或见不到。这类患者通常没有器官肿大，骨髓内有纤维化；这种情况被称为急性骨髓纤维化。其他患者则有更加典型的急性白血病的特征，伴有肝大、脾大和外周循环中大量的原始细胞。原巨核细胞在大小上与原粒细胞相似，其核质比增高，胞质无颗粒、中度嗜碱性。在一些患者中，可见能显示其本质的明确特征，如外周胞质空泡形成或相关的外周血小巨核细胞，但在另一些患者中，则见不到表明其系别的特征。可见巨大的和少颗粒的血小板。骨髓穿刺可能

会抽吸失败或仅见到少量原始细胞的抽吸不良骨髓液。除了原巨核细胞，骨髓液中还可见小巨核细胞或其他明显发育异常的巨核细胞。原巨核细胞的 MPO，SBB 和 CAE 染色呈阴性。在未成熟细胞中，酸性磷酸酶、PAS 和 ANAE 染色呈阴性，但在显示胞质成熟的细胞中可呈阳性。α 丁酸萘酯酶染色阴性。有时，PAS 染色呈现一种独特的模式，阳性部位局限于胞质空泡。流式细胞学显示了 CD41、CD61 的表达，CD36 也常表达。骨髓的组织学变化很大[29, 30]。在那些临床表现为急性骨髓纤维化的患者中，骨髓大部分被含有原始细胞和发育异常的巨核

细胞的纤维组织所取代。而在其他情况下，骨髓增生很活跃且有原始细胞或小巨核细胞的浸润，网硬蛋白常增多，胶原纤维散乱分布（图 4-45）。红细胞发生异常常见。CD42b、CD61 或 von Willebrand 抗原的免疫组织化学染色可以证实本病的系别。

（8）急性嗜碱粒细胞白血病：急性嗜碱粒细胞白血病是一种罕见的 AML，主要分化为嗜碱性粒细胞（图 4-46 和图 4-47）。本病在 FAB 分类中划分为 M1、M2 或 M4 的类别。BCR-ABL1 阳性或有 t（6；9）的患者被明确排除在 WHO 这一类别之外。可有高组胺血症的临床特征。外周血涂片中可见原始细胞和一些成熟的嗜碱性粒细胞。原始细胞偶有嗜碱性颗粒。成熟的嗜碱性粒细胞可呈少颗粒和空泡状。颗粒用甲苯胺蓝异染性染色。MPO、SBB 和 CAE 染色呈阴性。PAS 染色可见块状或深红色的阳性。流式细胞学免疫表型显示，原始细胞既表达 CD13、CD33 或两者均表达，也表达 CD11c、CD123、CD203c，经常表达 CD9 [27]。骨髓涂片可见 20% 或更多的原始细胞，常见发育异常的成熟嗜碱性粒细胞。环钻活检切片中可见原始细胞增多。嗜碱性粒细胞的分化可以通过嗜碱性颗粒蛋白（basogranulin）的免疫组织化学染色确定，但在 HE 染色的切片中无法识别。

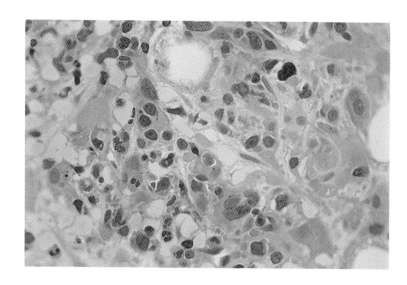

◀ 图 4-45　急性巨核细胞白血病的骨髓环钻活检切片。可见胶原纤维和发育异常巨核细胞的浸润，以及胞体小的原始细胞。树脂包埋，HE 染色（40×）

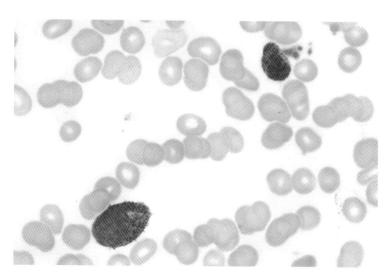

◀ 图 4-46　急性嗜碱粒细胞白血病患者的外周血涂片，可见带有嗜碱性颗粒的原始细胞。这些颗粒比正常成熟嗜碱性粒细胞的颗粒要小，MGG 染色（100×）

(9) 急性全髓增殖症伴骨髓纤维化：本病罕见，临床起病急，其病理特征为伴或不伴有胶原纤维，骨髓三系分化合并骨髓纤维化。它与急性巨核细胞白血病有一些共同的特征，后者常呈急性骨髓纤维化的临床病理特征。本病需要与 AML 伴骨髓增生异常相关改变和骨髓增生异常伴原始细胞增多（MDS-EB）及纤维化相鉴别。可见全血细胞减少。血涂片可见少量原始细胞、中性粒细胞发育异常或大红细胞增多。由于伴有网状纤维化，骨髓涂片常不足以诊断本病。可见原始细胞增多和多系发育不良。骨髓组织学对本病的诊断很关键，免疫组织化学在显示三系分化上起到重要作用。粒系、红系和巨核系的不成熟细胞增多；可能有小巨核细胞和其他发育异常的突出特征（图 4-48 至图 4-53）。本病原始细胞的数量并不是很高，常为 20%～25%。

5. Down 综合征相关的骨髓增殖症

Down 综合征与两种不同的白血病过程有关，一种是短暂性异常骨髓造血（即一种新生儿的自发缓解性白血病），另一种是发生在较大婴儿中的急性巨核细胞白血病。

(1) 短暂性异常骨髓造血：短暂性异常骨髓造血是 Down 综合征胎儿或新生儿的独特疾

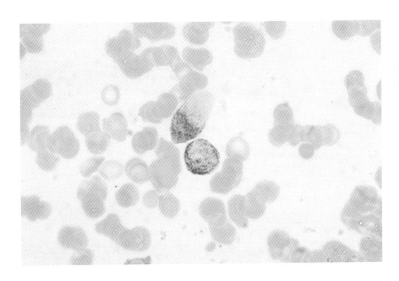

◀ 图 4-47　急性嗜碱粒细胞白血病患者的外周血涂片，可见甲苯胺蓝异染性染色的颗粒。甲苯胺蓝染色（100×）

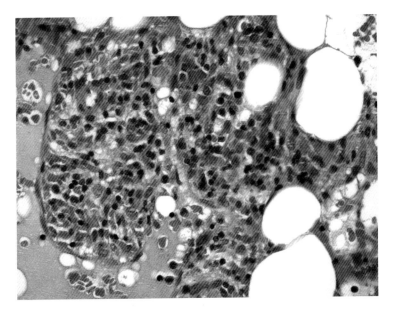

◀ 图 4-48　急性全髓增殖症伴骨髓纤维化患者的骨髓环钻活检切片，可见造血组织紊乱和未成熟细胞的增多，HE 染色（40×）

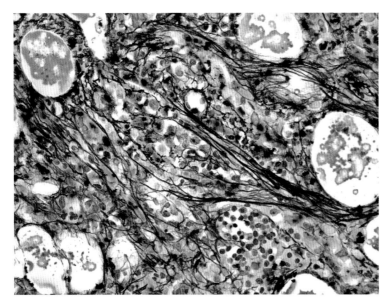

◀ 图 4–49 急性全髓增殖症伴骨髓纤维化患者（与图 4–48 为同一患者）的骨髓环钻活检切片，可见 4/4 级纤维化。网状纤维染色（40×）

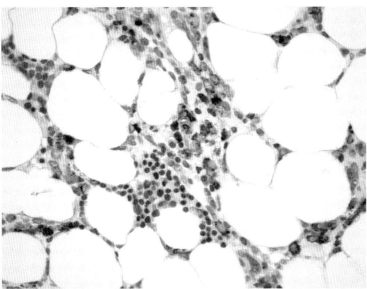

◀ 图 4–50 急性全髓增殖症伴骨髓纤维化患者（与图 4–48 为同一患者）的骨髓环钻活检切片，可见表达 CD34 的未成熟造血细胞。CD34 的免疫过氧化物酶（40×）

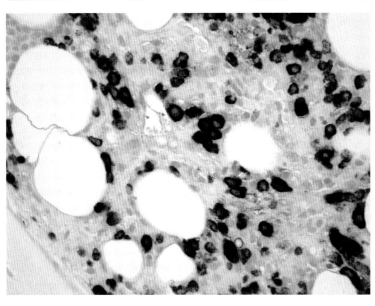

◀ 图 4–51 急性全髓增殖症伴骨髓纤维化患者（与图 4–48 为同一患者）的骨髓环钻活检切片，可见散在少量骨髓过氧化物酶（MPO）阳性的细胞，包括原粒细胞、早幼粒细胞和中幼粒细胞。MPO 的免疫过氧化物酶（40×）

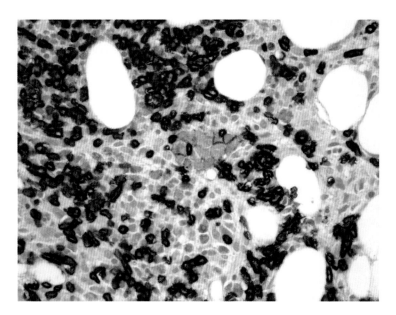

◀ 图 4-52　急性全髓增殖症伴骨髓纤维化患者（与图 4-48 为同一患者）的骨髓环钻活检切片，可见偏成熟的幼红细胞和红细胞的血型糖蛋白强阳性，并可见一簇弱阳性的原红细胞，形成"假 ALIP"。血型糖蛋白 A（CD235A）的免疫过氧化物酶（40×）

ALIP. 前体细胞异常定位

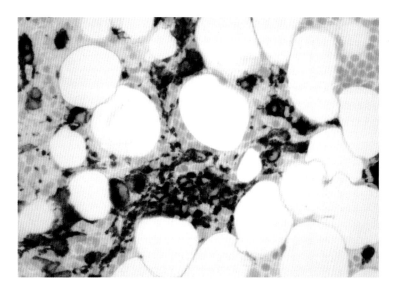

◀ 图 4-53　急性全髓增殖症伴骨髓纤维化患者（与图 4-48 为同一患者）的骨髓环钻活检切片，可见原巨核细胞和数个发育异常的小巨核细胞。CD61 的免疫过氧化物酶（40×）

病，包括镶嵌性 Down 综合征（mosaic Down syndrome）。除了原发性 21 三体或相关病变外，还有体细胞的 GATA1 突变，偶尔也有获得性克隆染色体的重排。本病主要表现为巨核细胞系的分化，但在某些情况下，也可见到原粒细胞和原红细胞的增多（图 4-54），有时也有嗜碱性粒细胞的增多[31]。外周血可有小巨核细胞。外周血中原始细胞的百分比可高于骨髓。本病一般在 4～6 周缓解，但也有一些婴儿在新生儿期死亡，有 1/4 的婴儿在几年后发展为非短暂性 AML。

（2）Down 综合征相关的髓系白血病：Down 综合征与 5 岁前发生的急性巨核细胞白血病有特殊的关联（图 4-55）。在白血病之前可能会有 MDS，这种情况在 WHO 分类中也被归类为"Down 综合征相关的髓系白血病"。在一些患儿中，有短暂性异常骨髓造血的病史。也存在 GATA1 突变。本病的预后明显好于儿童其他 AML。

6. 母细胞性浆细胞样树突状细胞肿瘤

母细胞性浆细胞样树突状细胞肿瘤是一种罕见的肿瘤，现在认为是浆细胞样树突状细

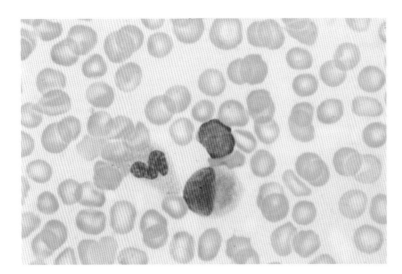

◀ 图 4-54 Down 综合征和短暂性异常骨髓造血患儿的外周血涂片，可见 1 个原始细胞、1 个中性粒细胞和 1 个小巨核细胞，MGG 染色（100×）

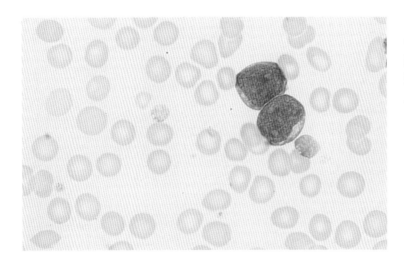

◀ 图 4-55 Down 综合征和急性巨核细胞白血病（FAB M7 分类）患者的骨髓涂片，可见 2 个原巨核细胞和 2 个巨大血小板，MGG 染色（100×）

胞系，与 CD56 呈阳性的 AML 不同[32-35]。在 2001 版 WHO 分类中，它被认为是母细胞性自然杀伤（NK）细胞淋巴瘤，之前也被称为 CD4 和 CD56 呈阳性的血液皮肤肿瘤。在 2008 版 WHO 分类中，它被认为是 AML 的一个亚型，然而在 2016 年修订版中它分类为独立疾病类型。该病常累及多个部位，易累及皮肤、淋巴结、外周血和骨髓。皮肤浸润见于真皮，有时也见于附件和血管周围[36]。本病可能在免疫学上比形态学上更好确定，即其是一种 CD4 阳性、CD56 阳性并伴有 B、T 和髓系免疫表型标记有限表达的肿瘤[36, 37]。20% 的患者进展为慢性粒单核细胞白血病或 AML[35]。预后通常较差，但儿童和青少年的不良程度要小于成人[38]。

（1）外周血：外周血中可见母细胞形态的肿瘤细胞（图 4-56）。有时胞质空泡很明显（图 4-57）。常见贫血、中性粒细胞减少和血小板减少。在少数患者中，髓系细胞可见发育异常的特征。

（2）骨髓细胞学：骨髓中可有不同核质比的原始细胞浸润，其胞质呈弱嗜碱性、无颗粒、常有空泡，可见伪足样突起[37, 39]（图 4-58 和图 4-59）。某个患者的肿瘤细胞在细胞学上趋于一致，但在不同的患者则从小 / 中到中 / 大。胞核规则或不规则，可见核仁。在 1/3 的患者中，髓系细胞表现出发育异常的特征[37, 40]。

（3）细胞化学：MPO 染色呈阴性。

（4）流式细胞学免疫表型：流式细胞学可

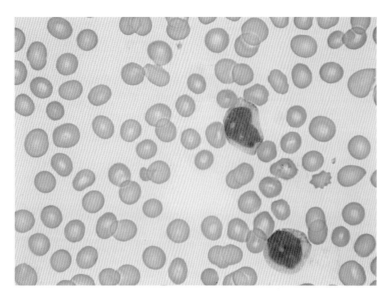

◀ 图 4-56　母细胞性浆细胞样树突状细胞肿瘤患者的外周血涂片，可见 **2** 个原始细胞，胞质无颗粒，有少量小空泡并见小核仁，**MGG** 染色（**100×**）

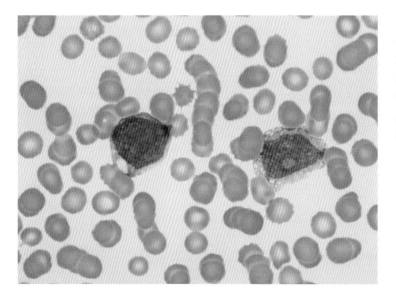

◀ 图 4-57　母细胞性浆细胞样树突状细胞肿瘤患者的外周血涂片，可见 **2** 个原始细胞，胞质中度嗜碱并有明显空泡，**MGG 染色（100×）**

经许可转载，图片由 Dr Wenchee Siow，London 提供

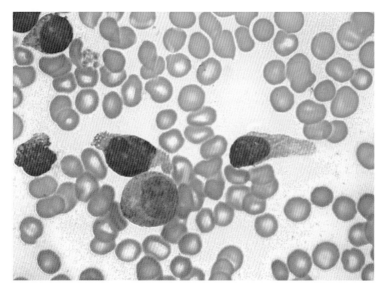

◀ 图 4-58　母细胞性浆细胞样树突状细胞肿瘤患者（与图 **4-56** 为同一患者）的骨髓涂片，可见 **2** 个胞质拖尾的肿瘤细胞；其中一个细胞有细小的胞质空泡。在本例患者中，胞质拖尾在骨髓涂片和环钻活检切片中很明显，但不是外周血肿瘤细胞的特征，**MGG** 染色（**100×**）

见肿瘤细胞表达 CD4，常表达 CD56，弱表达 CD45，不表达 CD3、CD8、CD16、CD34 或 CD57 [35, 40]。可见 CD123、CD303、TCL1A 和 TCF4 表达，后者编码一种对浆细胞样树突状细胞很重要的转录因子 [35, 40]。CD2、CD7、CD33 和 TdT 的表达是可变的。

（5）骨髓组织学和免疫组织化学：骨髓浸润的模式表现为从基质性或灶性浸润到弥漫性浸润。浸润细胞是中等大小的细胞，类似于淋巴母细胞或原粒细胞；有时细胞和细胞核被拉长。可能凋亡比值高并出现"星空"样外观（图

4-60 ）。肿瘤细胞表达 CD4、CD43、CD45RA、CD56 和更特异性的浆细胞样树突状细胞标志物 CD123、CD303（BDCA-2、血树突状细胞抗原 2 ）、CD304（BDCA 4 ）和 TCL1A [41]（图 4-61 至图 4-63 ）。CD56（成熟浆细胞样树突状细胞不表达）偶尔呈阴性。CD68 在至少一半的患者中表达 [35]。胞质内 CD3ε、CD7、cd33 表达有差异；在一项研究中，12 例中有 11 例 CD33 呈阳性 [36]。CD8 不表达。细胞毒颗粒相关分子通常为阴性。有 1/3 的患者表达 TdT，不同患者间阳性比例不同 [35]（图 4-64 ）。在一项研究

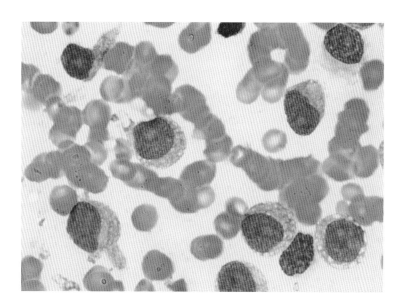

◀ 图 4-59　母细胞性浆细胞样树突状细胞肿瘤患者（与图 4-57 为同一患者）的骨髓涂片，可见大量的肿瘤细胞，有拖尾的胞质，胞质空泡明显，染色质纤细，可见核仁，**MGG 染色（100×）**

经许可转载，图片由 Dr Wenchee Siow 提供

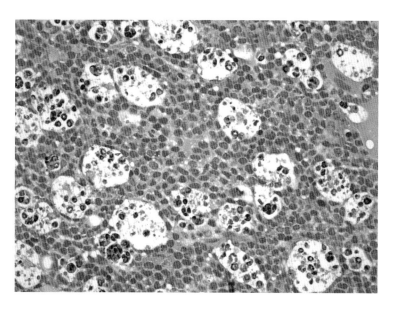

◀ 图 4-60　母细胞性浆细胞样树突状细胞肿瘤患者的环钻活检切片。正常的造血细胞几乎全部被有些多形性、中等大小的原始细胞所取代。患者同时有几个类似细胞浸润的皮肤结节。在骨髓（不包括皮肤）中可见大量细胞凋亡，整个原始细胞区域可见明显的巨噬细胞，胞质由于吞噬了凋亡细胞碎片更加丰富（呈现"星空"外观），**HE 染色（40×）**

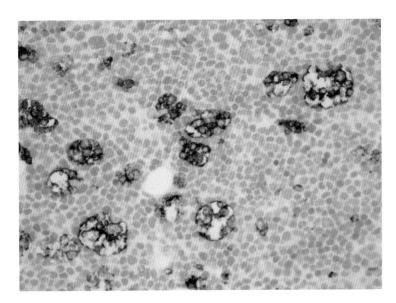

◀ 图 4-61　母细胞性浆细胞样树突状细胞肿瘤患者的环钻活检切片（与图 4-60 为同一患者）。免疫组织化学突出了含有凋亡肿瘤细胞碎片的巨噬细胞。本例中的肿瘤细胞偶见 CD68 呈阳性。CD68 的免疫过氧化物酶（40×）

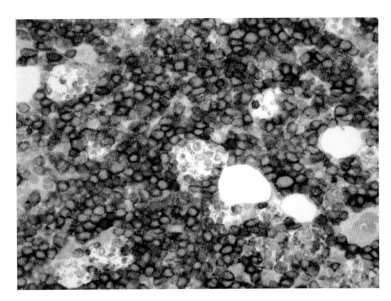

◀ 图 4-62　母细胞性浆细胞样树突状细胞肿瘤患者的环钻活检切片（与图 4-60 为同一患者），可见 CD123 的强表达。CD123 的免疫过氧化物酶（40×）

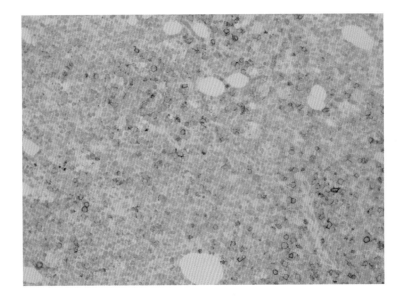

◀ 图 4-63　母细胞性浆细胞样树突状细胞肿瘤患者的环钻活检切片（与图 4-60 为同一患者），可见 CD56 的表达。CD56 的免疫过氧化物酶（20×）

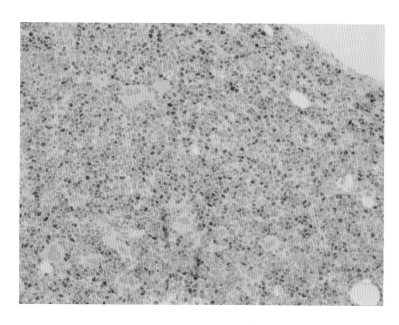

◀ 图 4-64　母细胞性浆细胞样树突状细胞肿瘤患者的环钻活检切片（与图 4-60 为同一患者），可见肿瘤细胞的核表达末端脱氧核苷酸转移酶（TdT）。TdT 的免疫过氧化物酶（20×）

中，S100 在 4 个测试的患者中有 3 个表现出灶性阳性[38]。

(6) 细胞遗传学和分子遗传学分析：TCR 和 IGH 基因为胚系。常见复杂的细胞遗传异常，缺失的数量远超获得的数量。重现性结构缺失包括 del（4）（q23）、del（5）（q21）、del（5）（q34）、del（6q）（q23-qter）、del（9）（p13-p11）、del（9）（q12-q34）、9 号染色体单体、del（12）（p13）、del（13）（q13–21）、del（15q）和 13 号染色体单体[34、35、42]。肿瘤抑制基因（RB1、TP53 和 LATS2）和控制细胞周期的基因（CDKN2A，CDKN2B 和 CDKN1B）可见重现性单体缺失[42]。15 例中有 7 例发现 TET2 突变，7 例中有 3 例存在双等位基因突变[43]；在 > 20% 的患者中 NRAS 和 ATM 发生突变[35]。在 1/4 的患者中发现肿瘤抑制基因 NR3C1 的单倍剂量不足，这与更加不良的预后相关[44]。最强的关联可能是 MYB 与多种融合基因的重排，在一项研究中，14 名患者中有 9 名发现此现象[45]。

7. AML 诊断中的问题和隐患

由于在 2008 年和 2016 年 WHO 分类中遗传数据的扩大使用，在对无法获得细胞遗传学或分子遗传信息的患者进行分类时将出现困难。

有时根据 HE 染色切片很难区分 ALL 和 AML 中的 M0 与 M1（FAB 分型）。一些组织学特征是有帮助的。ALL 的瘤细胞通常完全取代骨髓，而在 AML 中，则可能有表现出发育不良特征的残余髓系细胞。与 AML 的原始细胞相比，ALL 原始细胞的细胞质常常更少，染色质更浓集。如果形态学上区分困难，且在环钻活检切片上诊断，应使用免疫组织化学。抗体 CD68、CD117、溶菌酶、中性粒细胞弹性蛋白酶和 MPO 有助于在环钻活检切片中区分 AML 和 ALL；这些应联合淋系细胞相关抗原一起使用。MAC387 检测到的抗原（钙防卫蛋白）也是髓系相关的，在单核系细胞和粒系的成熟细胞中表达。为了区分 ALL 与 AML 伴红系或巨核系分化，必须使用抗体，如血型糖蛋白和 E 钙黏着蛋白（E-cadherin），或者 CD42b、CD61 和 von Willebrand 因子。但值得注意的是，MPO 等髓系抗原的免疫组织化学对髓系分化的检测不如流式细胞学的免疫表型和细胞化学敏感。因此，有些 AML 中的 M0 和 M1（FAB 分型）即使在免疫组织化学的帮助下，也无法从组织学上与 ALL 进行区分。

其他诊断问题主要涉及 FAB M6 和 M7，

以及低增生性 AML。AML M6 和巨幼细胞贫血在环钻活检切片或骨髓穿刺涂片中容易混淆。这是一个非常严重的诊断失误，必须避免。这种混淆主要是因为未考虑到 AML 的诊断，或者因为 M6 有巨幼样变的红细胞。仔细注意细胞学细节可以避免诊断误差，必要时检测维生素 B$_{12}$ 和叶酸。在诊断不确定的情况下，可以用补充维生素 B$_{12}$ 和叶酸的试验性治疗。

当伴明显纤维化时，AML M7（FAB 分型）和急性全髓增殖症伴骨髓纤维化可能与原发性骨髓纤维化相混淆。这两种情况的临床和血液学特征不同。明显的脾大在原发性骨髓纤维化中常见，但在 AML M7（FAB 分型）或急性全髓增殖症伴骨髓纤维化中不常见。铁粒幼细胞贫血伴红细胞形态明显异常在原发性骨髓纤维化中同样常见，但在 AML M7 或急性全髓增殖症中不常见。在上述所有情况下，骨髓穿刺常常失败或不能为诊断取得足够的标本。然而，组织学显示 AML M7 和急性全髓增殖症中原始细胞增多，而在原发性骨髓纤维化中没有。AML 伴骨髓纤维化也可能与非造血肿瘤的骨髓浸润伴继发性骨髓纤维化相混淆。免疫组织化学可以区分发育不良的巨核细胞和转移性肿瘤细胞。

低增生性 AML 必须与再生障碍性贫血和低增生性 MDS 相鉴别。与典型 AML 相比，其全血细胞减少常见，外周血不见或罕见原始细胞。骨髓穿刺常常是低增生的，因此其不是诊断低增生性 AML 的最佳手段。在低增生性 MDS 中也可能有一些外周血的原始细胞和骨髓穿刺抽吸不良，而在再生障碍性贫血中则没有原始细胞的增多。这 3 种疾病准确的鉴别诊断需要良好的环钻活检标本切片。环钻活检的印片也很有用。网状纤维增多和巨核细胞发育异常提示 AML 或 MDS 的诊断，而非再生障碍性贫血。切片需要用高倍镜仔细检查，以便评估

原始细胞的比例。如果有 ≥ 20% 的原始细胞，诊断为 AML；如果原始细胞增加但＜ 20%，则诊断为 MDS。CD34 的免疫组织化学染色有助于突出原始细胞。

急性髓系白血病的 FAB M5a 亚型，有时会与大细胞非霍奇金淋巴瘤相混淆。如果单核细胞非常幼稚，它们可能缺乏过氧化物酶和 NSE 活性。流式细胞学的免疫表型或免疫组织化学对做出正确的诊断非常重要。

类白血病反应可以与 AML 非常相似。例如，有报道称某患者的低增生骨髓中含有 34% 的表达 CD34 和 CD117 的原始细胞，但最终结果发现，这些症状是由于酗酒和感染造成的 [46]。

二、急性未明系别白血病

2008 年 WHO 分类包括了一组被认为系别未明的急性白血病，其中一些以前曾被认定为双表型或双系别急性白血病。表 4-6 总结了这些罕见的疾病以及目前的诊断标准 [47]。

三、骨髓增生异常

正如本章开头所讨论的，MDS 是由克隆性造血功能紊乱引起的疾病，其特征是发育异常、无效造血。因此，增生活跃的骨髓和外周血细胞减少之间常不相符。对某一个患者来说，不同的造血细胞系别可能受到不同程度的影响，一个系别的细胞可能有缺陷，而另一个系别的细胞则数量正常。尽管其他特征是典型的 MDS，一个或多个系别的细胞甚至可能增多，如中性粒细胞、单核细胞或血小板。在某些情况下，这足以分类为骨髓增生异常 / 骨髓增殖性肿瘤。

MDS 主要为老年人发病，每年发病率为

表 4-6　急性未明系别白血病，包括混合表型急性白血病 [47]

名　称	常见系别
MPAL 伴 t（9；22）（q34.1；q11.2）和 BCR-ABL1 融合	B* / 髓系 †；较少见的是 T‡/ 髓系或 B/T/ 髓系
MPAL 伴 t（v；11）（v；q23.3）和 KMT2A 重排	B / 髓系（通常是 B/ 原单核细胞）
MPAL B / 髓系，NOS	B / 髓系
MPAL，T / 髓系，NOS	T / 髓系
MPAL，NOS- 罕见类型	T/B 或 T/B/ 髓系
急性未分化白血病	不表达髓过氧化物酶、酯酶、cCD3、cCD22、cCD79a 或 CD19 的强表达

*. 需要表达 CD19，如果是强表达，则需要 CD79a、cCD22、CD10 或 PAX5 中的≥ 1 个表达；如果是弱表达，则需要≥ 2 个上述抗原的共同表达

†. 需要髓过氧化物酶的强表达（通过任何检测手段均可）或非特异性酯酶、CD11c、CD14、CD64 或溶菌酶中表达≥ 2 种；CD13、CD33、CD36 和 CD117 也可能是阳性

‡. 需要强表达 cCD3 或 SmCD3

c. 细胞质；MPAL. 混合表型急性白血病；NOS. 非特殊型

3/10 万～ 12/10 万。在 65 岁或以上的人群中，如果考虑到癌症登记的上报误差，每年发病率高达 75/10 万 [48]。男性比女性高发，美国白种人比黑种人或美国亚裔高发 [49]。

MDS 的临床特点是多种血细胞减少所致，可能有出血、易感染和贫血症状。有些患者的肝和脾大。MDS 有向高级别 MDS 和 AML 发展的趋势。大多数 MDS 患者是原发性的，但少数是由于骨髓暴露于已知的诱变剂（如烷化剂）而继发的。原发性 MDS 与 t-MDS（WHO 分类中，其归类为其他治疗相关的髓系肿瘤）在实验室和临床特征上有一定差异。

诊断 MDS 需要考虑临床、外周血、骨髓、细胞遗传学和基因学特征。外周血和骨髓涂片的检查结果是最重要的，在典型的患者中，其可能足以明确诊断。一般来说，骨髓环钻活检只能提供辅助信息；然而，有时其是确诊必要的手段，例如，当患者有别的特征提示 MDS 但不能诊断时，骨髓环钻活检可以检测到原始细胞增多或异常定位。骨髓环钻活检对低增生骨髓的患者尤其重要，包括一些 t-MDS 患者，低增生骨髓并纤维组织增生常常导致骨髓穿刺

失败。在一些患者中，仅从细胞学和组织学特征无法确诊，但通过细胞遗传学分析或其他试验提供了克隆性的补充信息后，则 MDS 的诊断是可能的。所有疑似 MDS 患者均应进行铁染色，可以显示环形铁粒幼细胞，并提供了铁储量的评估。建议最好对所有患者，或者至少对有原始细胞增加的患者，进行 MPO 或 SBB 染色，其有助于 Auer 小体的识别，这对诊断和分类都很重要。

MDS 是一组预后差异很大的异质性疾病，可分为多种疾病，其临床病理特征较为统一。几十年来，最广泛使用的是由 FAB 组织提出的分类 [1, 2, 5, 50]（表 4-7），但该分类现在已被 WHO 分类 [51, 52] 所取代（表 4-8）。FAB 和 WHO 分类最重要的区别是，后者使用外周血或骨髓中 20%（而不是 30%）的原始细胞作为诊断 AML，而不是 MDS 的常规标准。此外，分类 RAEB-T（转化中的难治性贫血伴原始细胞增多）被废除，慢性粒单核细胞白血病（CMML）（见后文）被归类到一组新的、特定的疾病 MDS/MPN，而不是 MDS。在 2008 年 WHO 分类及其 2016 年修订版中，还

表 4–7　骨髓增生异常相关改变的 FAB 分类 [1, 2, 5, 50]

类　别	外周血		骨　髓
• 难治性贫血（RA）或血细胞减少	• 贫血 * • 原始细胞≤ 1% • 单核细胞≤ 1×10⁹/L	和	• 原始细胞 < 5%，红系细胞中环形铁粒幼细胞≤ 15%
• 难治性贫血伴环形铁粒幼细胞（RARS）	• 贫血 • 原始细胞≤ 1% • 单核细胞≤ 1×10⁹/L	和	• 原始细胞 < 5%，红系细胞中环形铁粒幼细胞 > 15%
• 难治性贫血伴原始细胞增多（RAEB）	• 贫血 • 原始细胞 > 1% • 原始细胞 < 5% • 单核细胞≤ 1×10⁹/L	或 和	• 原始细胞≥ 5% • 原始细胞≤ 20%
• 慢性粒单核细胞白血病（CMML）	• 原始细胞 < 5% • 单核细胞 > 1×10⁹/L • 粒细胞常常增多	和	• 原始细胞≤ 20% • 幼单核细胞常常增多
• 转化中的难治性贫血伴原始细胞过多（RAEB-T）	原始细胞≥ 5%	或	• 骨髓或外周血原始细胞中可见 Auer 小体	或	原始细胞 > 20%，但 < 30%

*. 或在难治性细胞减少的情况下，中性粒细胞减少或血小板减少
经许可转载，引自 IARC

表 4–8　2008 年 WHO 对原发骨髓增生异常相关改变的分类及其 2016 年修订版概览 [51, 52]

2008 版分类	2016 年修订版
难治性血细胞减少伴单系发育异常（RCUD） 　难治性贫血（RA） 　难治性中性粒细胞减少（RN） 　难治性血小板减少（RT）	骨髓增生异常相关改变伴单系发育异常（MDS-SLD）
难治性贫血伴环形铁粒幼细胞（RARS）	骨髓增生异常相关改变伴环形铁粒幼细胞和单系发育异常（MDS-RS-SLD）
难治性血细胞减少伴多系发育异常（RCMD）*	• 骨髓增生异常相关改变伴多系发育异常（MDS-MLD） • 骨髓增生异常相关改变伴环形铁粒幼细胞和多系发育异常（MDS-RS-MLD）
骨髓增生异常相关改变伴孤立性 5q-	骨髓增生异常伴孤立性 5q-
难治性贫血伴原始细胞增多 1（RAEB-1）	骨髓增生异常伴原始细胞增多 1（MDS-EB-1）
难治性贫血伴原始细胞增多 2（RAEB-2）	骨髓增生异常伴原始细胞增多 2（MDS-EB-2）
骨髓增生异常相关改变，不能分类（MDS-U）	• 骨髓增生异常相关改变伴骨髓 1% 原始细胞 • 骨髓增生异常相关改变伴单系病态造血和全血细胞减少 • 基于典型细胞遗传学异常的骨髓增生异常（表 4-9）
暂定病种：儿童难治性血细胞减少（RCC）†	儿童骨髓增生异常相关改变

*. 伴或不伴环形铁粒幼细胞
†. 包括符合 RCMD 标准的患者，但不包括成人中被归类为 RAEB 的患者
经许可转载，引自 IARC

做了相当多的其他变化。血细胞减少对诊断至关重要，2016 年 WHO 修订版采用了男性血红蛋白浓度 < 130g/L 或女性血红蛋白浓度 < 120g/L，以及血小板计数 < 150×10⁹/L 的标准[51]。但值得注意的是，在定义细胞减少以将 MDS 分型时，标准是血红蛋白 < 100g/L，血小板计数 < 100×10⁹/L，以及中性粒细胞计数 < 1.8×10⁹/L。

一些形态学异常是 MDS 的特征，但对 MDS 的诊断没有特异性，而另一些形态学异常具有足够的特异性，有助于确诊。尽管 MDS 是异质性的，但它们也有许多共同的特性。因此，在讨论 WHO 的具体分类之前，我们将把这些综合征作为一个组来描述。

1. 外周血

绝大多数患者都有贫血。红细胞通常是正色素的，是正细胞的或者是大细胞的。在铁粒幼细胞增多的患者中，其血涂片中红细胞多表现为双向性：小部分为小细胞低色素红细胞，大部分为大细胞正色素红细胞，也可表现为正细胞正色素。经过铁染色可以证实，红细胞内的颗粒性质为 Pappenheimer 小体。某些少见变异类型，包括获得性血红蛋白 H 病，可见小红细胞增多。有些患者偶尔会出现外周血的幼红细胞，其中可能包括发育异常的形式，如巨幼红细胞，在铁粒幼细胞增多的患者中还会出现环形铁粒幼细胞。

中性粒细胞减少常见，特别是在 MDS-EB/难治性贫血伴原始细胞增多（RAEB）。中性粒细胞常见发育不良的特征，包括颗粒减少和获得性或假 Pelger-Huet 异常。颗粒减少和无颗粒的中性粒细胞（图 4-65）表明次级颗粒的形成有缺陷；无颗粒的中性粒细胞高度提示 MDS[53]。获得性 Pelger-Huet 异常是指核分叶少伴有染色质凝缩（图 4-65）；成熟中性粒细胞的胞核可以是完全不分叶的、哑铃、花生形

或双叶的，其形状像一副眼镜。这种异常与遗传性 Pelger-Huet 异常相似，因此得名。获得性异常对 MDS 是特异的，几乎是能确定诊断的特征[53]。嗜酸性粒细胞和嗜碱性粒细胞计数通常减少，但少数患者可增高；可见核形或胞质颗粒异常的发育不良形式。有时可见单核细胞增多，单核细胞也可出现形态学异常，如胞质嗜碱性增强或胞核形状异常。但单核细胞计数必须 < 1×10⁹/L，否则诊断为 CMML。在所有类型的 MDS 中，外周血中都可见到原始细胞，尤其是在 MDS-EB/RAEB 中。通常具有原粒细胞的细胞学特征，细胞质缺乏，颗粒少。有时可见 Auer 小体。外周血中很少见粒细胞的其他前体细胞。

血小板计数通常正常或减少，但少数患者血小板计数增加，特别是在伴有 del（5q）、inv（3）或 t（3；3）时。血小板中可注意到的发育异常特征，包括颗粒减少和无颗粒形式（"灰色"血小板），以及巨大血小板。

MDS 患者特发性血小板减少的发生率增高[54]。

2. 骨髓细胞学

大多数患者的骨髓增生活跃，但有时增生程度也是正常的，约 10% 的患者是低增生的。骨髓增生活跃可能是由于红系或粒系前体细胞的增多，或两者均增多。低增生的情况在 t-MDS 和苯暴露后的 MDS 中更为常见[55]。

红细胞的生成可分为正红细胞性、大红细胞性或巨红细胞性（图 4-66）。在铁粒幼细胞贫血的患者中，有些幼红细胞胞质的血红蛋白含量减低或出现胞质空泡。其他发育异常的特征包括双核和多核红细胞、核间桥、核分叶、不规则核或核碎裂，还有巨大红细胞增多、红细胞核固缩和嗜碱性点彩。骨髓红系的组成成分（用红系的增生程度和幼红细胞的百分比估算）可以预测 EPO 联合粒细胞 – 巨噬细胞集落

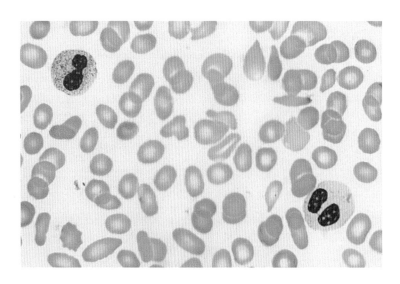

◀ 图 4–65　MDS 患者的外周血涂片，可见红细胞大小不均、形态不整和 2 个假 Pelger-Huet 中性粒细胞，其中一个为颗粒减少，MGG 染色（100×）

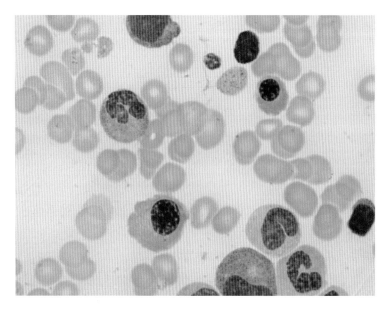

◀ 图 4–66　MDS（WHO 分型中的 MDS-MLD/RCMD 亚型）患者的骨髓涂片，可见一个正红细胞（右上）和一个大红细胞（左下）；与巨红细胞相比，大红细胞虽大，但不存在胞核和胞质的发育不平行。可见一个粗颗粒嗜碱性点彩的红细胞，MGG 染色（100×）

刺激因子（GM-CSF）治疗的疗效[56]。

　　粒系通常增生。粒系前体细胞可能增多形成核左移。从早幼粒细胞阶段开始，颗粒的缺陷可以很明显，也可见核分叶的缺陷。粒系前体细胞吞噬血小板是不常见的特征[57]。

　　巨核细胞数量多正常或增多，但有的时候减少。MDS 最具特异性的特征之一是存在小巨核细胞[53]，其细胞约为原粒细胞大小，有 1~2 个小的圆核（图 4–67）。巨核细胞也可能正常大小，但有 1 个大而不分叶的核（图 4–68）；这种异常对 MDS 的特异性较低，但作为一种获得性染色体异常，是 5q- 综合征患者的特征[58]。

巨核细胞的其他异常包括核形怪异和多核。巨核细胞胞质颗粒减少在 MDS 中也很常见，这种异常特异性很高[59]。

　　骨髓涂片可见非特异性异常，如巨噬细胞、海蓝组织细胞、淋巴细胞、浆细胞或肥大细胞的增多。

3. 细胞化学

　　最有价值的细胞化学染色是铁染色。在所有疑似 MDS 的患者中，都应进行此染色，以量化贮存铁，并检测和计数环形铁粒幼细胞和其他异常的铁粒幼细胞。环形铁粒幼细胞在靠近核膜的周围有铁阳性的颗粒（图 4–69）。在

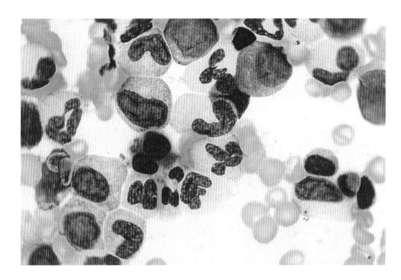

◀ 图 4-67 FAB 分型中难治性贫血（RA）（WHO 分型中的 MDS-MLD/RCMD 亚型）患者的骨髓涂片，可见一个伴有血小板的双核小巨核细胞，MGG 染色（100×）

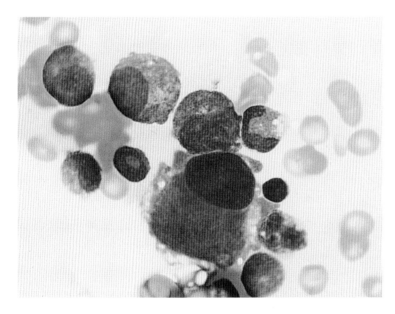

◀ 图 4-68 FAB 分型中的 RA 亚型［WHO 分型中的 MDS 伴孤立性 del（5q）亚型］，5q- 综合征患者的骨髓涂片，可见一个正常大小、核分叶少的巨核细胞，MGG 染色（100×）

WHO 的分类中，环形铁粒幼细胞的定义标准是在 ≥ 1/3 的核周围，有 ≥ 5 个颗粒[60]。其他异常的铁粒幼细胞有散在的铁阳性颗粒，这些铁阳性颗粒比正常的铁粒幼细胞的铁颗粒更大，数量也更多。如果可以排除其他已知的导致铁粒幼细胞增多的原因（见后文），环形铁粒幼细胞可高度提示 MDS。在 MDS 和其他红细胞发生障碍中，异常的铁粒幼细胞（而非环形铁粒幼细胞）是常见的，因此异常的铁粒幼细胞对疑似 MDS 患者的鉴别诊断没有帮助。其他细胞化学染色用于鉴定巨核细胞系的异常细胞和显示原始细胞的特征。MPO 和 SBB 染色可以

识别原粒细胞，辅助 Auer 小体的检测，也可以显示有缺陷初级颗粒的中性粒细胞系细胞。非特异性酯酶染色用于识别原单核细胞和幼单核细胞；NSE 和 PAS 染色可用于显示异常的巨核细胞。

4. 骨髓组织学

在大多数情况下，骨髓增生活跃（图 4-70），但也有少数是低增生的[61, 62]。相邻的小梁间隙之间的细胞增生程度可能有相当大的差异[63]。除了细胞学上的发育异常，还有正常结构的紊乱。组织学切片上，红系细胞和巨核细胞的发育异常最为明显；然而，在石蜡包埋及树

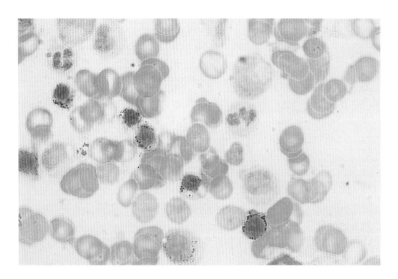

◀ 图 4-69　FAB 分型中的难治性贫血伴环形铁粒幼细胞（RARS）亚型［WHO 分型中的 RARS/MDS 伴环形铁粒幼细胞和单系发育异常（MDS-RS-SLD）亚型］患者的骨髓涂片，可见很多环形铁粒幼细胞，其中一些可见胞质血红蛋白合成缺陷。Perls 染色（100×）

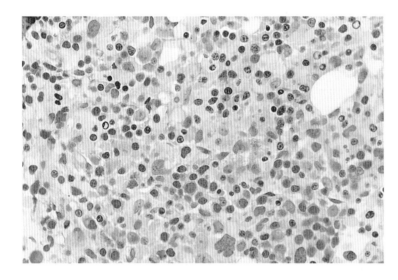

◀ 图 4-70　FAB 分型中的 RA 亚型（WHO 分型中的 MDS-MLD/RCMD 亚型）患者的骨髓环钻活检切片，可见增生极度活跃，造血组织紊乱和明显的红系发育异常。可见凋亡的红细胞，其核染色质在核周凝集。树脂包埋，HE 染色（40×）

脂包埋的良好切片中可以检测到获得性 Pelger-Huet 异常，也可以识别 Auer 小体。正常结构的紊乱导致在小梁间隙的中央出现了成簇的粒系前体细胞（图 4-71），称之为"幼稚前体细胞异常定位（abnormal localization of immature precursors，ALIP）"，而幼红细胞和巨核细胞位于小梁旁区域。幼红细胞岛可能见不到或很大。细胞簇内的细胞有时表现出异常的一致性，似乎在成熟过程中受到阻滞，相邻的细胞簇之间可能存在差异，可见成熟明显停滞在不同的阶段。幼红细胞可以是多核的，或者可见核出芽、核碎裂、巨幼变或胞质空泡（图 4-72）。巨核细胞的发育异常在绝大多数患者中可见，

通常在组织切片上比在骨髓涂片上更明显。巨核细胞通常数量增多，经常可见簇状分布（图 4-73）。典型的是核分叶少，通常浓染。可以见到胞体小而发育异常的巨核细胞，包括小巨核细胞[62, 64]，它们在骨髓涂片上比在 HE 染色的环钻活检切片上更容易发现。伸入现象可以明显的增多[65]。一些患者可见多核巨核细胞（图 4-74）。CD42b 和 CD61 的免疫组织化学染色可用于突出异常巨核细胞[66]（图 4-75），对检测小巨核细胞特别有用。常见到凋亡的红系和粒系前体细胞数量增多，表明其造血为无效造血[67]（图 4-70）。在少数患者中，血窦内可见造血细胞，特别是巨核细胞[65]。根据 FAB

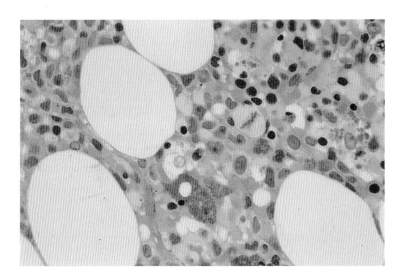

◀ 图 4-71　FAB 分型中转化中的难治性贫血伴原始细胞增多（RAEB-T）亚型（WHO 分型为 AML）患者的骨髓环钻活检切片，可见增多的原始细胞形成一个小簇，称为 ALIP（图中央）。树脂包埋，HE 染色（100×）

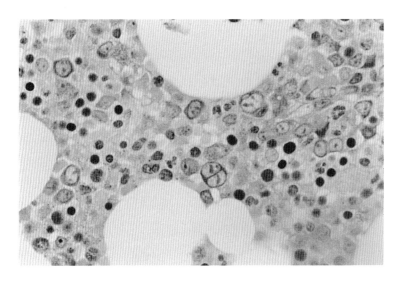

◀ 图 4-72　MDS 患者的骨髓环钻活检切片，显示大量不成熟的红系细胞，包括一个双核红细胞；幼红细胞没有聚集成紧密的红细胞岛，Giemsa 染色（100×）

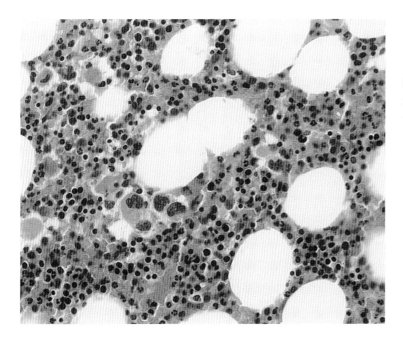

◀ 图 4-73　FAB 分型中的 RA 亚型（WHO 分型中的 RCMD/MDS-MLD 亚型）患者的骨髓环钻活检切片，可见一处发育异常巨核细胞的聚集簇，HE 染色（20×）

工作组的定义，在 1/5 [68]～1/2 [62] 的 MDS 患者中有纤维化（网状纤维）的报道。与其他 FAB 亚型相比，它在 CMML（现在被称为 MDS/MPN）中更常见 [62, 68]，其存在与巨核细胞数量和异型性相关 [68]。重度胶原纤维增生在所有亚型中都很少见 [62, 68]，其最常见于 t-MDS。网状纤维的纤维化与不利的细胞遗传学异常相关，提示预后不良。在低风险患者中，2 级或 3/3 级纤维化与低血红蛋白、高 TP53 表达频率和预后不良相关 [69]。其他非特异性反应常见，包括水肿、血窦扩张、浆细胞增多和淋巴滤泡的增多。富含含铁血黄素的巨噬细胞常见，特别是在有过输血的患者中。

一直备受争议的一个特征是 ALIP 的重要性，即小梁间中央存在小簇不成熟的粒系前体细胞（早幼粒细胞和原粒细胞）（图 4-71）。一些研究发现，这一现象是预后的独立预测因素，并与白血病转化发生率的增加有关 [70]。尽管 ALIP 在骨髓中原始细胞数量增多的骨髓增生异常亚型中更为常见，但一些研究未能证实 ALIP 对预后有独立影响 [62, 63, 71]。然而，其他研究证实了在骨髓涂片 [65] 或组织学切片 [72] 中原始细胞百分比的独立预后意义。值得注意的是，很难区分小簇状的未成熟红系前体细胞和构成 ALIP 的成簇粒系未成熟细胞，尤其在石蜡包埋切片中。免疫组织化学可能有用。一项多变量分析的研究发现，具有不良预后意义的组织学特征，包括原始细胞百分比升高、含铁血黄素增多、巨核细胞异型性和红细胞发生减少，而肥大细胞增多具有良好的预后意义 [72]。

环钻活检在诊断低增生性 MDS 和 MDS 伴骨髓纤维化时尤为重要，在这两种情况下，骨髓涂片都可能产生诊断误差。前者的诊断在临床上是重要的，因为抗胸腺细胞球蛋白可能对其有效。

当 MDS 发生在遗传性骨髓衰竭综合征时，骨髓可能是低增生的。当 MDS 发生在 MonoMac 免疫缺陷综合征时，骨髓常为低增生性的，且伴网状纤维的纤维化 [73]。

5. 流式细胞学免疫表型

在高级别的 MDS 中，可能有 CD34、CD117 呈阳性的或两者都阳性的前体细胞增加；这些未成熟细胞通常 CD38 也呈阳性。一般来说，原始细胞百分比和表达 CD34 的细胞百分比之间存在相关性。免疫表型可用于确定任何原始细胞的系别。如果使用大量单克隆抗体，并且实验室熟悉反应性条件下的正常模式和变化，流式细胞学也可以提供发育异常的证据；在粒细胞、单核细胞或红系细胞上可检测到抗原的低表达或过表达，以及异常表达。

6. 免疫组织化学

免疫组织化学在 MDS 中的价值可以概括为以下几点。

(1) 可以突出异常的细胞分布，如 ALIP 的存在，或者红系细胞及巨核细胞出现在骨小梁旁。

(2) 构成 ALIP 的不成熟粒系细胞可与成簇的不成熟红系细胞区分（图 4-76），使用如 CD68、抗 MPO 和抗中性粒细胞弹性蛋白酶等抗体识别不成熟的粒系细胞，使用与血型糖蛋白或 E-cadherin 反应的抗体（图 4-44）识别早阶段红系细胞。CD34 在原粒细胞中常呈阳性，而原红细胞通常呈阴性。

(3) 可以很容易发现异常的大红系细胞岛，也可以突出岛内和岛之间细胞的成熟变化。

(4) 通过 CD42b、CD61（图 4-75）和 von Willebrand 因子抗原（图 4-77）的免疫过氧化物酶检测，可以识别小巨核细胞，并突出巨核细胞的聚集或发育异常。

(5) 使用 CD34 抗体可以获得诊断和预后的信息（图 4-78）。＞ 5% 的 CD34 呈阳性的细胞可能有助于区分 MDS 患者和非 MDS 患者 [74]，CD34 呈阳性的细胞＞ 1%，表明整体的 MDS

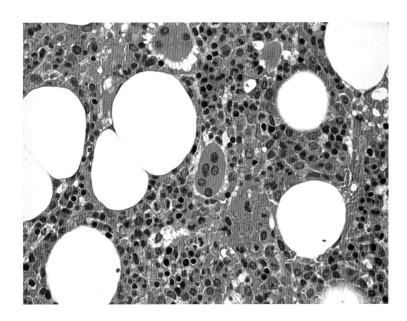

◀ 图 4-74　MDS（WHO 分 型 中 的 RCMD/MDS-MLD 亚型）患者的骨髓环钻活检切片，显示骨髓增生活跃，可见 2 个多核的巨核细胞，HE 染色（20×）

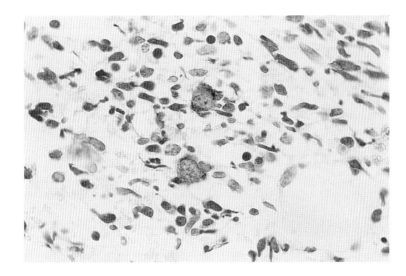

◀ 图 4-75　t-MDS 患者的骨髓环钻活检切片，可见胞体小、发育异常的巨核细胞。CD61 的免疫过氧化物酶（100×）

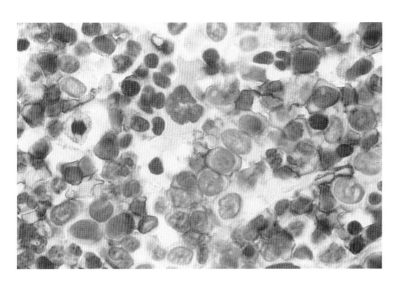

◀ 图 4-76　MDS 的 FAB 分型中 RARS 亚型（WHO 分型中的 RARS/MDS-RS-SLD 亚型）患者的环钻活检切片，可见一簇早期红系细胞，其弱但明确的血型糖蛋白阳性，可与 ALIP 相区分。血型糖蛋白的免疫过氧化物酶（100×）

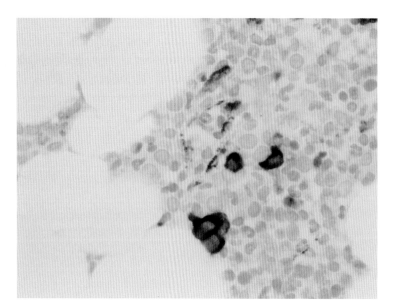

◀ 图 4-77　WHO 分型中的 MDS 伴单系发育异常（MDS-SLD）患者的环钻活检切片，可见 1 个正常巨核细胞和 2 个小巨核细胞。von Willebrand 因子的免疫过氧化物酶（60×）

经许可转载，图片由 Dunedin 的 Ian Morison 博士提供

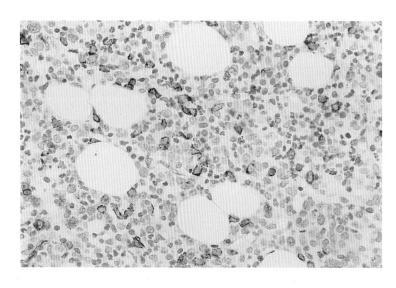

◀ 图 4-78　FAB 分型中的难治性贫血伴原始细胞增多（RAEB），WHO 分型中的 MDS 伴原始细胞增多（MDS-EB）患者的环钻活检切片，可见很多 CD34 呈阳性的不成熟细胞。CD34 的免疫过氧化物酶（40×）

及 MDS-EB/RAEB 亚型预后较差[75]；CD34 呈阳性的细胞簇可以预测 MDS 伴单系发育异常（MDS-SLD）/ 难治性贫血[74]的进展和白血病转化[75]；CD34 在识别 MDS 伴骨髓纤维化的原始细胞方面很重要。多于 20% 巨核细胞的异常 CD34 染色（图 4-79）是一种独立的不良预后特征，在一项研究中有 14% 的患者发现了这一特征[76]。

（6）抗 MPL 抗体使得 MDS 与反应性改变易于区别，其可能在 MDS 中表达降低[77]；然而，这种抗体尚未普遍用于诊断。

（7）使得低增生性 MDS 和再生障碍性贫血易于区分（见后文）。

7. 细胞遗传学和分子遗传学分析

与 MDS 相关的细胞遗传学异常是异质性的。最典型的异常是单染色体、缺失和不平衡易位。常观察到的异常包括 5 号染色体单体、7 号染色体单体、8 号染色体三体、del（5q）、del（7q）、del（9q）和 del（20q）。在烷基化剂相关的 MDS 中，5 号和 7 号染色体的单体和缺失较为常见，而与拓扑异构酶 Ⅱ 相互作用药物相关的 MDS 则以 3q26、11q23 和 21q22 断点的平衡易位为特征。

当细胞学异常不明确时，MDS 可以被克隆性细胞遗传学异常确诊。WHO 分类中公认的

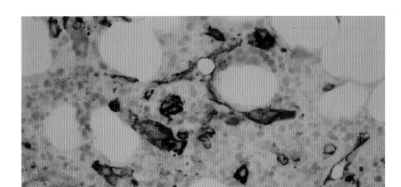

◀ 图 4-79　WHO 分型中的 MDS-EB-1 患者的环钻活检切片，可见 CD34 呈阳性的巨核细胞。CD34 的免疫过氧化物酶（40×）

推定 MDS 证据的异常情况见表 4-9 [51]。需要注意的是，所列出的细胞遗传学异常与那些可将患者归入 AML 伴骨髓增生异常相关改变的异常相似（表 4-5），但并不完全相同。发现的异常类型也有预后意义。孤立性 del（5q）预后良好，而复杂核型和 17p-（与粒细胞发育异常和 TP53 缺失相关）预后不良。

表 4-9　如果在难治性血细胞减少患者中检测到下列细胞遗传学异常，则可推定为骨髓增生异常（MDS）*

不平衡的（按频率顺序）	平衡的
-7 或 del（7q）	t（11；16）（q23.3；p13.3）‡
del（5q）†	t（3；21）（q26.2；q22.1）‡
i（17q）或 t（17p）	t（1；3）（p36.3；q21.2）
-13 或 del（13q）	t（2；11）（p21；q23.3）
del（11q）	inv（3）（q21.3q26.2）/
del（12p）或 t（12p）	t（3；3）（q21.3；q26.2）/
del（9q）	t（6；9）（p23；q34.1）
idic（X）（q13）	

*.WHO 分类不认为 -Y、+8 和 del（20q）可作 MDS 的推定依据
†.我们认为 t（5q）也应该作为一个标准，这种以前被解释为 5 号染色体单体的不平衡易位，作为急性髓系白血病伴骨髓增生异常相关改变的诊断标准，取代了 5 号染色体单体
‡.主要与治疗相关的 MDS 有关，诊断困难不大

MDS 常与多种致癌事件、融合基因的形成、致癌基因的突变，以及抑癌基因的突变和缺失有关。最常突变的基因有 SF3B1、TET2、ASXL1、SRSF2、DNMT3A、RUNX1、U2AF1、TP53、EZH2、ZRSR2、STAG2、IDH1、IDH2、CBL、NRAS 和 BCOR [51]。

8. 预后判断

由于 MDS 是一种极其异质性的疾病，确定诊断只是临床管理患者的第一步。对预后进行评估也很重要。被最广泛接受的方案是 2012 年修订的国际骨髓增生异常工作组积分系统 [78]（表 4-10）。

骨髓增生异常的 WHO 分类

WHO 分类要求对外周血和骨髓穿刺涂片进行检查，200 个外周血细胞的鉴别计数，500 个骨髓细胞的鉴别计数（在穿刺涂片或环钻活检印片上）和 Perls 染色的骨髓涂片 [51]。为了评估是否存在增生异常，建议评估 ≥ 200 个中性粒细胞和前体细胞、200 个红系前体细胞和 30 个巨核细胞的细胞学特征（涂片或切片）。细胞遗传学分析也是必要的，以识别"骨髓增生异常伴孤立性 del（5q）"，并将原始细胞

表 4-10　国际骨髓增生异常工作组修订的国际预后评分系统（IPSS-R）

预后变量*	0	0.5	1	1.5	2	3	4
细胞遗传学†	很好	–	好	–	中等	差	很差
骨髓原始细胞百分比	≤ 2	–	2～5	–	5～10	> 10	–
血红蛋白浓度（g/L）	≥ 100	–	80～100	< 80	–	–	–
血小板计数（×10⁹/L）	≥ 100	50～100	< 50	–	–	–	–
中性粒细胞计数（×10⁹/L）	≥ 0.8	< 0.8	–	–	–	–	–

*. 将每个变量的预后评分相加，给出最终评分：≤ 1.5= 极低危；> 1.5～3= 低危；> 3～4.5= 中危；> 4.5～6= 高危；> 6= 极高危
†. 很好：–Y, del（11q）；好：正常, del（5q）, del（12p）, del（20q）, 包含 del（5q）的两种改变；中等：del（7q）, +8, +19, i（17q）, 任意其他单克隆或双克隆异常；差：–7, inv（3）/t（3；3）/del（3q）, 包含 –7, del（7q）的两种改变, 伴有 3 种异常的复杂核型；很差：伴有 3 种以上异常的复杂核型

< 20% 且 伴 有 t（8；21）, inv（16）, t（16；16）和 t（15；17）的患者诊断为 AML, 而不是 MDS。当患者符合 WHO 中 MDS 亚型的标准, 且未暴露于细胞毒性药物或放射治疗时, 就可诊断为 MDS。符合 MDS 标准但暴露于遗传毒性物质的患者被归类为 t-MDS 和 t-AML。

1. 骨髓增生异常伴单系发育异常（曾称难治性血细胞减少伴单系发育异常）

MDS-SLD/ 难治性血细胞减少伴单系发育异常（RCUD）占 MDS 的 10%～20%。患者通常是中老年人。预后较好, 中位生存 5 年以上, AML 转化率低[79]。诊断标准见框 4-1。难治性贫血是最常见的血细胞减少, 但少数患者为难治性中性粒细胞减少或难治性血小板减少。如果没有克隆性细胞遗传学异常, 排除可能导致继发性发育异常伴有相关血细胞减少的其他疾病和免疫缺陷状态很重要。如果对诊断有疑问, 应将患者视为"意义未定的特发性血细胞减少", 而不是 MDS。

框 4-1　骨髓增生异常伴单系发育异常（既往称之为难治性血细胞减少伴单系发育异常）的诊断标准

- 单系血细胞减少（贫血、中性粒细胞减少或血小板减少）或双系血细胞减少
- 一种髓系细胞中 ≥ 10% 的细胞发育异常（该系的外周血不一定血细胞减少）
- 在连续 2 次计数中, 外周血中没有或 < 1% 的原始细胞
- 骨髓原始细胞 < 5%
- 没有 Auer 小体
- 骨髓环形铁粒细胞 < 15%, 如果有 SF3B1 突变, 则需 < 5%

(1) 外周血：通常形态学和比例的异常局限于红系, 但有些患者有双系血细胞减少。红细胞通常是正细胞正色素的或大细胞正色素的, 有不同程度的红细胞大小不等和形态不整。发育异常局限于髓系的一种细胞, 外周血通常但不一定是同一谱系的血细胞减少。少数患者有血小板增多, 但计数 < 450×10⁹/L。中性粒细胞可能核分叶少或颗粒减少。

(2) 骨髓细胞学：由于红细胞增多, 骨髓通常增生活跃（图 4-80）。少数患者表现出明显的红系发育异常, 有时在原红细胞阶段出现明

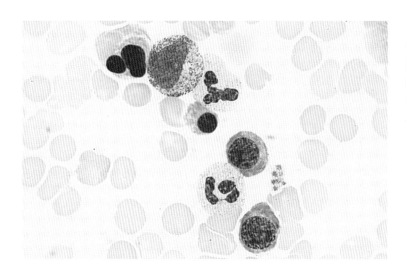

◀ 图 4–80　WHO分型中 RA/MDS-SLD 患者的骨髓涂片，可见红系增生和中性粒细胞颗粒减少；可见一个发育异常的双核红细胞，但发育异常的幼红细胞 ＜ 10%，MGG 染色（100×）

显的红细胞增生停滞。红系增生常显示发育异常。环形铁粒幼细胞可见，但＜ 15% 的幼红细胞，如果有 SF3B1 突变，则需＜ 5%。

在难治性贫血中，粒系和巨核细胞可能正常，也可能数量增多或发育异常（如果髓系仅有一种细胞发育不良时）。在难治性中性粒细胞减少中通常有粒细胞生成异常，在难治性血小板减少中有发育异常的巨核细胞（核分叶少、双核或多核）。

（3）骨髓组织学：在 MDS-SLD/RCUD 患者的环钻活检标本中通常没有重要诊断性的组织学特征。骨髓通常是增生活跃，但也有增生低下的类型。红细胞增多和红细胞异常通常可见，在组织切片上容易识别（图 4–70）。粒系看起来可以比较正常。可能存在发育异常的巨核细胞，但如果发育异常的巨核细胞＞ 10% 且红系的生成也发育异常，则应诊断为骨髓增生异常伴多系发育异常（MDS-MLD）/ 难治性血细胞减少伴多系发育异常（RCMD）。CD34 呈阳性的细胞数量正常。

（4）细胞遗传学分析：可出现克隆性细胞遗传学异常，包括 del（20q）、8 号染色体三体和 5 号染色体异常、7 号染色体异常或两者都有。5 号染色体异常可包括 del（5q），但不符合 MDS 伴孤立性 del（5q）的标准。

2. 骨髓增生异常伴环形铁粒幼细胞和单系发育异常（曾称难治性贫血伴环形铁粒幼细胞）

骨髓增生异常伴环形铁粒幼细胞和单系发育异常（MDS-RS-SLD）/ 难治性贫血伴环形铁粒幼细胞（RARS），过去有时也被称为原发获得性铁粒幼细胞贫血。其占 MDS 的 10%。诊断标准见框 4–2。患者多为中老年人。预后较好，白血病转化率低[60]。诊断 MDS-RS-SLD 通常是偶然或由于贫血的症状。在考虑这种诊断时，排除药物毒性、铅中毒和铜缺乏症是很重要的。这种亚型的 MDS 在儿童中非常罕见，如果疑诊该病，那么线粒体细胞病或先天性铁粒幼细胞贫血应需要鉴别。值得注意的是，在 WHO 分型 2016 年修订版中，MDS-RS-SLD 和骨髓增生异常伴环形铁粒幼细胞和多系发育异常（MDS-RS-MLD）归为一组。由于后者具有不同的遗传和细胞遗传学异常模式，且预后较差，我们建议应将两者进行区分。

框 4–2　骨髓增生异常伴环形铁粒幼细胞和单系发育异常（曾称难治性贫血伴环形铁粒幼细胞）的诊断标准
• 贫血或双系血细胞减少 • 外周血中没有或＜ 1% 的原始细胞 • 骨髓原始细胞＜ 5% • 骨髓环形铁粒幼细胞≥ 15%，如果有 SF3B1 突变，则为至少 5%；红细胞发生异常的其他特点可见

(1) 外周血：贫血有时是正细胞性的，但更多的是大细胞性的。由于存在少量小细胞低色素的红细胞，血涂片是双相性的。偶有细胞含有 Pappenheimer 小体。外周血中可能有少量的幼红细胞，其中可能有一些环形铁粒幼细胞。中性粒细胞和血小板的异常也会发生，但并不常见，如果有的话，不超过同系细胞的 10%。少数患者有血小板增多，但根据定义，血小板计数 $< 450 \times 10^9/L$。

(2) 骨髓细胞学：骨髓通常增生活跃，红系细胞增多。红细胞的生成通常是正红细胞性或大红细胞性的。一部分幼红细胞，相当于环形铁粒幼细胞，是小红细胞性的，或显示不完全的血红蛋白化或胞质空泡（图 4-81）。嗜碱性点彩可能存在。红细胞可能存在其他发育异常的特征。在其他细胞系中也会发生发育异常，但并不常见，根据定义，只有 < 10% 的细胞会出现发育异常。

铁染色显示，至少 15% 的幼红细胞为环形铁粒幼细胞，如果存在 SF3B1 突变，则这一比例为 ≥ 5%（图 4-69）。这些细胞被定义为有 ≥ 5 个含铁颗粒环绕 ≥ 1/3 核周的幼红细胞。高达 70%～80% 的幼红细胞是环形铁粒幼细胞，它们可能与其他异常的铁粒幼细胞有关。贮存铁常增加。

(3) 骨髓组织学：环钻活检在诊断 MDS-RS-SLD 中通常作用有限。骨髓组织学可能相对正常，仅有的异常是红系增生、大且形成不良的红细胞岛。在巨噬细胞中，可染色铁含量经常增加。在环钻组织的树脂包埋切片，偶尔在骨髓凝块的石蜡包埋切片中可以看到环形铁粒幼细胞（图 4-82），而在石蜡包埋或环钻活检脱钙标本的切片中不可见。粒细胞系通常是正常的。发育异常的巨核细胞在少数患者中可见，但据其定义，比例应该 < 10%。CD34 呈阳性的细胞数量正常。

(4) 细胞遗传学分析：在少数患者中存在克隆性细胞遗传异常。它们通常是单一畸变。大多数患者显示 SF3B1 突变，该突变明确地与铁粒幼细胞生成有关。其他分子异常包括 ALAS2 上调，编码 δ- 氨基乙酰酸合成酶 2 [80]，ABCB7 下调，编码一种参与从线粒体向胞质输出铁 / 硫簇的蛋白 [81]。

3. 骨髓增生异常伴多系发育异常（既往称之为难治性血细胞减少伴多系发育异常）

MDS-MLD/RCMD 患者占 MDS 的 30%。诊断标准见框 4-3。患者大多是老年人。中位生存期为 30 个月，10% 的患者到 30 个月转化为 AML [82]。值得注意的是，在 WHO 分类的 2016 年修订版中，尽管存在许多相似之处，但

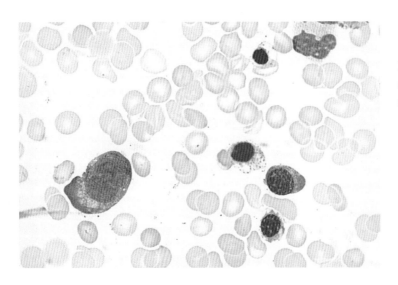

◀ 图 4-81　WHO 分型中 RARS/MDS-RS-SLD 患者的骨髓涂片，可见 5 个幼红细胞，其中 2 个可见不完全的血红蛋白化，大量的胞质颗粒，MGG 染色（100×）

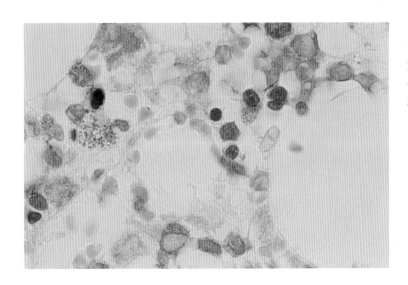

◀ 图 4-82　WHO 分型中 RARS/MDS-RS-SLD 患者的骨髓凝块切片，可见两个环形铁粒幼细胞，在其细胞核周围分布有蓝色的含铁颗粒。Perls 染色（100×）

框 4-3　骨髓增生异常伴多系发育异常（曾称难治性血细胞减少伴多系发育异常）的诊断标准

- 血细胞减少
- 外周血中原始细胞罕见（＜ 1%）或未见
- 骨髓原始细胞＜ 5%
- 无 Auer 小体
- 在≥ 2 种髓系细胞中存在发育异常，每种系别发育异常的细胞占同系别细胞的 10% 以上
- 单核细胞＜ 1×10⁹/L
- 骨髓环形铁粒幼细胞＜ 15% 的幼红细胞，如果有 SF3B1 突变，则为＜ 5%（否则就诊断为 MDS-RS-SLD）

并未将伴环形铁粒幼细胞的患者与其他 MDS 伴多系发育异常的患者归为一组。我们建议继续进行区分。

（1）外周血：有正细胞贫血或大细胞贫血。红细胞大小不等和异形红细胞增多可很明显。常见粒系发育异常，通常是颗粒减少，核分叶少的组合（获得性 Pelger-Huet 异常）和染色质异常聚集。

（2）骨髓细胞学：骨髓通常增生活跃，伴有两系或三系发育异常。一些环形铁粒幼细胞增多的患者，可被归入 MDS-RS-MLD 亚类。

（3）骨髓组织学：环钻活检切片可见两系或三系发育异常。CD34 呈阳性的早期造血细胞比例正常。可能会伴纤维化。

（4）细胞遗传学分析：常见克隆性细胞遗传学异常。这些异常可包括 del（20q），8 号染色体三体，5 号染色体或 7 号染色体异常，或两者均异常，复杂的细胞遗传学异常。5 号染色体异常可包括 del（5q），但不符合 MDS 伴孤立性 del（5q）标准。复杂核型的患者预后较其他患者差。

4. 骨髓增生异常伴原始细胞增多（曾称难治性贫血伴原始细胞增多）

MDS-EB/RAEB 的患者约占 MDS 患者的 40%[83]，根据原始细胞计数和 Auer 小体存在与否，将其分为 MDS-EB-1/RAEB-1 和 MDS-EB-2/RAEB-2。原发 MDS 伴纤维化（MDS-F）通常是 MDS-EB 的一种变异型。诊断标准见框 4-4 和框 4-5。患者通常是中年或老年人。患者由于出现贫血症状或瘀伤、出血或感染，就诊之后而诊断。有些患者有脾大。由于骨髓衰竭或转化为 AML（估计发生在 1/4 的 MDS-EB-1 和 1/3 的 MDS-EB-2 患者），预后较差。最坏的预后是那些 MDS-EB-2 的患者，他们有 11%～19% 的骨髓原始细胞；其中位生存期为 3 个月，相比之下根据其他标准诊断为 MDS-EB-2 的患者的中位生存期为 12 个月[83]。

（1）外周血：外周血显示正细胞性或大细胞性贫血，有时有少量小细胞低色素的红细胞。红细胞大小不等和异形红细胞增多常很明显。中性粒细胞减少和血小板减少常见。单核细胞可以增多，但据其定义应＜ 1×10⁹/L。通常有

框 4-4　骨髓增生异常伴原始细胞增多 1（曾称难治性贫血伴原始细胞增多 1）的诊断标准

- 血细胞减少
- 单核细胞计数 $< 1 \times 10^9/L$
- 无 Auer 小体
- 在一系以上的髓系细胞中存在 ≥ 10% 的发育异常
  和（或）
  外周血中原始细胞 2%～4%
  或
  骨髓原始细胞 5%～9%
  或
  以上 2 项标准

框 4-5　骨髓增生异常伴原始细胞增多 2（曾称难治性贫血伴原始细胞增多 2）的诊断标准

- 血细胞减少
- 单核细胞计数 $< 1 \times 10^9/L$
- 在一系以上的髓系细胞中存在 ≥ 10% 的发育异常
  和（或）
  外周血中原始细胞 5%～19%
  或
  骨髓原始细胞 10%～19%
  或
  出现 Auer 小体
  或
  以上 3 项标准中的任何一个

一些原始细胞。中性粒细胞，中性粒前体细胞和血小板的发育异常普遍存在。中性粒细胞系的发育异常可能包括中性粒细胞或前体细胞的颗粒减少、中性粒细胞的分叶减少、中性粒细胞或前体细胞的染色质聚集增多、异常的核分叶之间的长丝和假 Chediak- Higashi 颗粒或原始细胞中的 Auer 小体。血小板的变化包括血小板大小不等和大而少颗粒的血小板。

(2) 骨髓细胞学：骨髓通常增生活跃。任何一系或所有的系别都可能增加，常见三系发育异常。一个患者虽然可以根据外周血原始细胞增多或 Auer 小体，但不伴有骨髓原始细胞增多而被归类为 MDS-EB，实际中本病原始细胞的百分比通常增加。原始细胞所占的百分比应在所有骨髓有核细胞中计算，一些以前被归为红系 / 髓系 AML 的红系占优势的患者现在也被归入本病。由于原始细胞增多，铁粒幼细胞增多

的患者仍被归类为 MDS-EB。

铁染色可显示环形铁粒幼细胞、其他异常的铁粒幼细胞和增多的贮存铁。应常规加做 MPO 或 SBB 染色，以确认原始细胞的系别，并便于检测 Auer 小体。

由于伴纤维化，骨髓穿刺有时不足以诊断。

(3) 骨髓组织学：骨髓活检通常不是诊断的必要条件，但可以提供有用的补充信息。组织学通常明显异常。大多数患者的增生活跃或正常，只有少数患者的骨髓增生减低。几乎所有患者都可以看到红细胞发生异常和巨核细胞发育异常（图 4-83）。一般情况下，原始细胞的数量增多，但在活检切片中识别出的原始细胞的百分比，常常低于同时在骨髓穿刺中观察到的百分比[62]。应用免疫组织化学，CD34 呈阳性的细胞数的增多通常很容易显示，可以计数至接近 10% 或以上，但值得注意的是，小巨核细胞有时 CD34 呈阳性[83]；ALIP 在大多数情况下都可以看到。巨核细胞的异常定位可能靠近骨小梁。

在伴有或不伴有胶原纤维的粗网状纤维化［MDS-EB 伴纤维化（MDS-EB-F）］中，巨核细胞经常增多并明显发育异常。由于骨髓穿刺通常取材不充分，环钻活检在诊断此类患者非常重要。CD34 的免疫组织化学对确定不成熟细胞数量的增多特别有用。

(4) 细胞遗传学分析：常见与 MDS-MLD 相似的克隆性细胞遗传异常。

5. 骨髓增生异常伴孤立性 del（5q）

骨髓增生异常伴孤立性 del（5q）（常被称为 5q- 综合征）是 MDS 的一种亚型，以难治性贫血、巨核细胞核分叶减少和 5 号染色体长臂部分的孤立性基质缺失为特征。诊断标准见框 4-6。患者多为中老年人，女性居多，预后较好。尽管该类别的命名没有变化，但 WHO 分类 2016 年修订版接受了一种额外的细胞遗传学异常的存在，只要该异常不是 7 号染色体单体

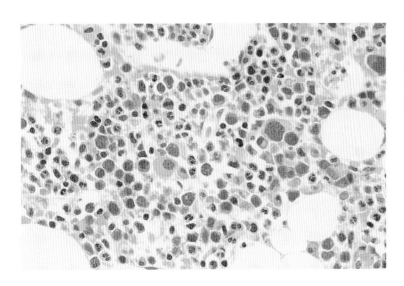

◀ 图 4-83　WHO 分型中 RAEB/MDS-EB 患者的骨髓环钻活检切片，可见发育异常的巨核细胞，包括小巨核细胞。树脂包埋，HE 染色（40×）

框 4-6　骨髓增生异常伴孤立性 del（5q）的诊断标准
• 贫血或两系血细胞减少 • 外周血中原始细胞少见（< 1%）或缺乏 • 骨髓原始细胞< 5% • 无 Auer 小体 • 孤立性 del（5q）或 del（5q）伴一种额外的细胞遗传学异常，这种异常不能是 -7 或 del（7q）

或 del（7q）[84]。

（1）外周血：外周血显示贫血，常为大细胞性贫血。可能有少量的小细胞低色素的红细胞。可能有血细胞减少，但通常白细胞计数正常，血小板计数正常或增加。WHO 2016 年修订版中建议将全血细胞减少的患者归类为 MDS，不能分类[84]。

（2）骨髓细胞学：骨髓增生程度正常或增生活跃。有些患者有环形铁粒幼细胞，其比例可能有 15% 或更多。有特征性巨核细胞，其直径＞30μm，但核不分叶（图 4-68）。核分叶少的巨核细胞在来那度胺诱导的细胞遗传学完全缓解后可以持续存在，并被发现具有 del（5q）[85]。

（3）骨髓组织学：骨髓增生程度正常或增生活跃，特征性的核分叶少的巨核细胞数量增多，红系细胞常发育不全。CD34 呈阳性的早期造血细胞含量正常。

（4）细胞遗传学分析：间质缺失的长度是

可变的，但有一个共同的缺失片段，5q31-q33。对 FISH 的研究表明，虽然形态学异常可能局限于一系或两系，但这是一种三系异常的疾病[86]。关键的分子病变可能是 RPS14 的单倍剂量不足[87]，伴有可能起作用的其他基因的单倍剂量不足[84]。SF3B1 突变并不排除诊断。TP53 突变可导致预后恶化[84]。

6. 骨髓增生异常，不能分类

骨髓增生异常，不能分类（MDS-U）的诊断标准如下（框 4-7）。

框 4-7　骨髓增生异常，不能分类的诊断标准
• 符合 MDS-SLD 或 MDS 伴孤立性 del（5q）标准的患者伴全血细胞减少 　或 • 符合 MDS-SLD、MDS-MLD 或 MDS 伴孤立性 del（5q）标准的患者，其外周血原始细胞 2 次检测均为 1% 　或 • 在任何细胞系中，明确发育异常的细胞占该系细胞的比例＜ 10%，但存在疑诊 MDS 的克隆性细胞遗传学异常（表 4-9） 　和 • 外周血原始细胞＜ 2% • 骨髓原始细胞＜ 5%

7. 儿童难治性血细胞减少

由于儿童 MDS 具有与成人 MDS 不同的特征，2008 年 WHO 分类引入了一种暂定病种，即儿童难治性血细胞减少（RCC），约占儿童

MDS 的一半。WHO 2016 年修订版中诊断标准见框 4-8[52]。RCC 和其他组织认为的再生障碍性贫血之间似乎有一些重叠。此外，在 WHO 这类患者中，一些儿童先天畸形的存在增加了原发性血液学异常漏诊的可能性。儿童 MDS-MLD 包含在 RCC 中，但符合 MDS-EB 标准的患者仍归类为 MDS-EB。

框 4-8　儿童难治性血细胞减少（包括难治性血细胞减少伴多系发育异常）*的诊断标准

- 病史和检查：排除遗传性骨髓疾病、Down 综合征和既往基因毒性治疗史
- 外周血和骨髓：至少一系中有 ≥ 10% 的细胞发育异常，外周血中原始细胞 < 2% 和骨髓中原始细胞 < 5%

---

*. 不符合 MDS-EB 的标准，不存在 AML 的诊断性染色体重排

(1) 外周血：外周血显示贫血，通常是大细胞性贫血，中性粒细胞发育异常或严重的中性粒细胞减少。

(2) 骨髓细胞学：3/4 患者的骨髓增生低下（框 4-8）。

(3) 骨髓组织学：3/4 患者的骨髓增生低下。红系细胞发育异常，原红细胞可能异常增多。巨核细胞缺乏或发育异常。

(4) 细胞遗传学分析：细胞遗传学分析结果常正常。一些患者有 8 号染色体三体（与良好的预后相关）。其他的有 7 号染色体单体（最常见的异常）或复杂的核型异常（两者均与不良预后相关）。

8. 骨髓增生异常诊断中的问题和隐患

几乎所有患者中，由于无法对临床特征、外周血和骨髓细胞学、骨髓组织学和细胞遗传学分析结果进行评估，都可能导致误诊。细胞学和组织学在 MDS 的研究中是互补的，因为有时其中一种手段可以提供不能从另一种手段中获得的信息。例如，骨髓涂片对于环形铁粒幼细胞和中性粒细胞发育异常识别的最好，而 ALIP 只能通过环钻活检的手段识别。同样，当其他

特征提示 MDS，但无可确诊的特征时，细胞遗传学分析有时可以做出明确诊断。如果患者有不明原因的血细胞减少，但不符合 MDS 的标准时，则适合归类为意义未定的特发性血细胞减少。

一些 MDS 的患者有强烈提示诊断的病理特征。而在其他患者中，基于典型而非诊断性的特征，MDS 的诊断是推测诊断。在后一组中，排除其他诊断尤其重要。仔细的临床评估是必要的，以排除相关的系统性疾病和药物、酒精、重金属和生长因子的接触史。骨髓发育异常的一些非肿瘤原因见后文。重要的隐患是未向病理学家披露相关药物的接触史和未预料到的人类免疫缺陷病毒（HIV）阳性。

如果发育异常的特征局限于红系，那么就必须考虑导致红细胞生成异常的其他原因，如先天性红细胞生成障碍性贫血和各种地中海贫血。不稳定的血红蛋白有时也与相当明显的红细胞生成异常有关。利什曼病可与明显的红细胞生成异常有关，当寄生虫罕见时，就会被误诊为红细胞生成障碍性贫血[88]。

有时很难区分 MDS 的巨幼样细胞增多与缺乏维生素 B_{12}、叶酸或服用干扰 DNA 合成的药物所导致的巨幼细胞增多（图 4-84）。当巨幼红细胞增多是 MDS 的特点时，一个有帮助的特征是没有相关的白细胞改变 – 巨大的晚幼粒细胞和多分叶的中性粒细胞。然而，值得注意的是，在药物暴露引起的巨幼细胞样造血中可能缺乏白细胞异常。偶尔也会出现同一成熟阶段的红系细胞聚集呈簇或片状，与癌细胞浸润相混淆（图 4-85）。

MDS-RS-SLD/RARS 的鉴别诊断包括继发于药物或重金属、铜缺乏症、线粒体细胞病（见后文）、伴糖尿病的硫胺反应性贫血和感觉神经性耳聋的铁粒幼细胞增多。后者除了环形铁粒幼细胞外，还可表现为粒细胞和巨核细胞

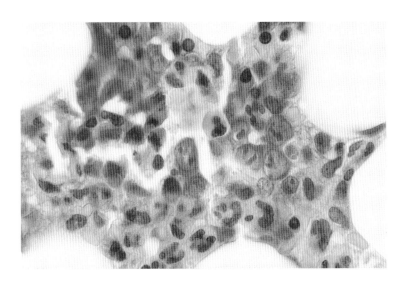

◀ 图 4-84　服用高剂量齐多夫定的人类免疫缺陷病毒（HIV）阳性患者的 BM 环钻活检切片。巨幼细胞增多的患者中，可见一簇早期的巨幼细胞，易与 ALIP 混淆；巨幼细胞的线状核仁是判断其本质的线索，HE 染色（100×）

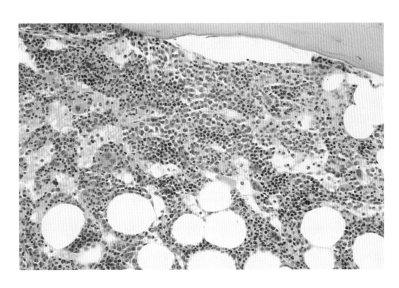

◀ 图 4-85　RARS/MDS-RS-SLD 患者的 BM 环钻活检切片中，可见被扩张血窦分隔的大片发育异常的红系细胞。它的生长模式很紧密，这样的分布可能与癌细胞浸润相混淆，HE 染色（10×）

发育异常[89]。在一些红细胞生成性原卟啉症患者中，环形铁粒幼细胞也大量存在[90]。

低增生性 AML 和低增生性 MDS（图 4-86）的鉴别诊断见后文。免疫组织化学在区分低增生性 MDS 和再生障碍性贫血方面具有一定的价值[91, 92]。在低增生性 MDS 中发现 CD34 呈阳性的细胞和表达增殖细胞核抗原的细胞数量较多[91]。

不应将幼稚前体细胞异常定位与未成熟红系细胞簇混淆。免疫组织化学可以辅助，但应该注意的是，并不是所有的原始细胞表达 CD34，此外，对于原粒细胞 CD34 不完全特异，因为它还可以表达在早期红系细胞（例如，巨幼细胞贫血或先天性红细胞生成障碍性贫血）

和发育异常的巨核细胞。

淋巴细胞的聚集有时出现在伴有相关发育异常特征的 MDS 中，需要与非霍奇金淋巴瘤，特别是 T 细胞淋巴瘤相鉴别。还应该注意的是，有些淋巴瘤侵犯骨髓的患者有类似于 MDS 的继发性发育异常的改变（图 4-87）。

罕见的表现为单纯性血小板减少的 MDS 患者，有时与特发性血小板减少性紫癜很难区分。发育异常特征可能非常轻微。

值得注意的是，即使仔细评估临床特征和使用所有可用的诊断方法，可能仍然不能对 MDS 做出明确的诊断。对于这类患者，有必要定期复查并进行随访。

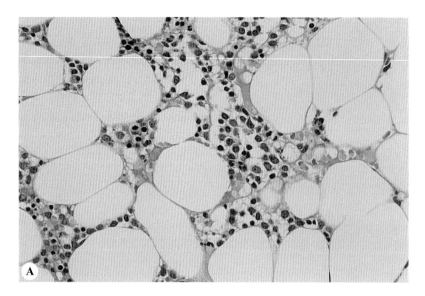

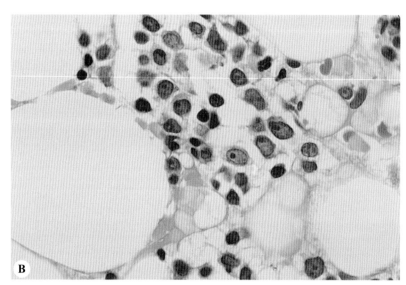

◀ 图 4-86　低增生性 MDS（WHO 分类中的 RAEB/MDS-EB）患者的 BM 环钻活检切片中，可见分布紊乱的低增生性骨髓

A. HE 染色（40×）；B. 高倍镜下，原始细胞明显增多，HE 染色（100×）

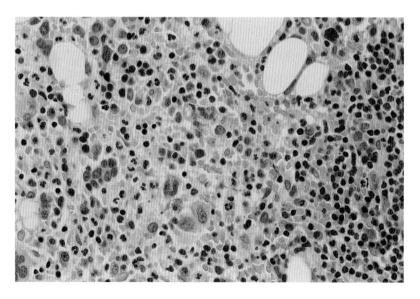

◀ 图 4-87　伴有继发性病态造血的低级别 T 细胞淋巴瘤的 BM 环钻活检切片。可见胞体小、分叶少的巨核细胞，HE 染色（40×）

四、组织细胞和树突细胞肿瘤

（一）组织细胞肉瘤（包括恶性组织细胞增生症）

组织细胞肉瘤（曾称"真性组织细胞淋巴瘤"）是一种由单核/巨噬细胞系的肿瘤性克隆细胞在组织中增殖引起的疾病[93]。该诊断包括已累及多个部位的患者，以前被认为是恶性组织细胞增生症。组织细胞肉瘤不同于伴单核细胞分化的髓系肉瘤之处在于，其肿瘤细胞具有外周组织中组织细胞的特征，而不具有幼单核细胞和单核细胞的特征。

很明显，过去报道的恶性组织细胞增生症[94, 95]或骨髓组织细胞性网状细胞增生症[96]（通常被认为是同一种疾病的不同形式）中很大一部分患者实际上是其他疾病[97, 101]。它们中的大多数患者要么是病毒或其他感染引起的反应性组织细胞增多症，要么是间变性大细胞淋巴瘤和其他 T 系淋巴瘤引起的反应性组织细胞增生症[98]。引起混淆的另一种较少见的原因是 T 细胞淋巴瘤，淋巴瘤细胞本身就是吞噬细胞[102]。重要的是，组织细胞肉瘤和恶性组织细胞增生症只适用于单核细胞谱系的肿瘤细胞。随着免疫表型和其他技术的应用已经认识到，在绝大多数情况下，组织细胞的增生和显著的噬血细胞现象是继发于 T 细胞淋巴瘤[100, 101]或病毒性感染[99]的，所以骨髓组织细胞性网状细胞增生症这一术语现在已经不再使用。感染相关的嗜血综合征见前文。

诊断依据有临床、组织学、细胞化学和免疫表型。肿瘤细胞有简单的吞噬作用，但不明显[97]。应用细胞化学染色或免疫表型可以证明，肿瘤细胞属于单核细胞源性，而不是 T 淋巴细胞源性，然而在继发于 T 细胞淋巴瘤的噬血细胞综合征中，其细胞成分复杂，主要由成熟的反应性的具有吞噬作用的组织细胞和淋巴系统肿瘤细胞组成[100]。

常见的临床特征是局限性的，但有时是多发性的，肠道、皮肤或淋巴结的肿瘤，或者以恶性组织细胞增生症、肝大、脾大、淋巴结病、皮肤浸润和不适、发热、体重减轻等全身症状为特征。

1. 外周血

全血细胞减少常见。外周血中可能有少量单核/巨噬细胞系的不成熟细胞（图 4-88）。

2. 骨髓细胞学

在疾病进程之初，骨髓可能显示极少或没有肿瘤细胞浸润。随着病情进展，浸润可能变严重（图 4-89）。肿瘤细胞体大，可呈多形性或单形性，核呈圆形或不规则。胞质丰富。也可以有数量不等的成熟细胞，其具有肾形核和更丰富的胞质[97]。可见有些吞噬细胞吞噬粒细胞及其前体细胞、幼红细胞和血小板；然而，其吞噬作用远不如反应性噬血细胞现象显著。

3. 骨髓组织学

据报道，通过环钻活检比通过骨髓穿刺更易发现骨髓浸润[103]。诊断时，切片显示肿瘤浸润可以是间质性、片灶性和弥漫性[104]。最初表现在髓外部位的组织细胞肉瘤可能随后浸润骨髓。在疾病的晚期，常见肿瘤细胞的弥漫浸润[95, 105, 106]。浸润主要由肿瘤性细胞组成，胞核大而多形性，可分叶，核仁明显；有中等量的嗜酸性胞质。常见大量的核分裂象。可见不等量偏成熟阶段的单核系细胞。很少情况下，疾病的首发部位就是骨髓；有报道，一个患者表现为骨痛和骨髓中弥漫成片的不典型组织细胞[107]。

4. 免疫组织化学

肿瘤细胞表达 CD68，CD68R，CD163 和溶菌酶。

5. 细胞遗传学分析

与纵隔生殖细胞肿瘤相关的患者可能有 i（12p）[91]。

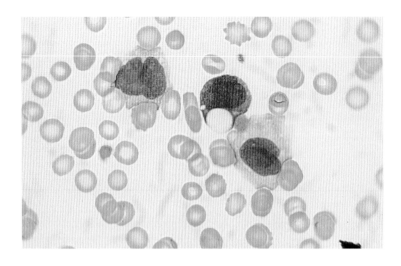

◀ 图 4-88 恶性组织细胞增生症患者的外周血涂片中，可见贫血、血小板减少和 3 个单核系的异常细胞，其中 1 个有吞噬的空泡，MGG 染色（100×）

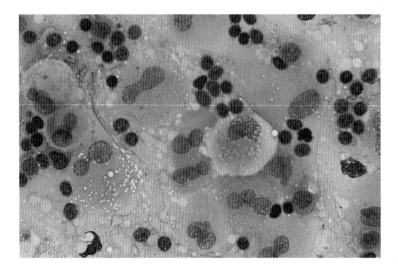

◀ 图 4-89 具有与 t（9；11）（p21.3；q23.3）相关的恶性组织细胞增生症特征患者的骨髓涂片，MGG 染色（40×）

经许可转载，图片由 Dr Richard Brunning，Minneapolis 提供

6. 问题和隐患

组织细胞肉瘤与具有组织细胞分化的急性原单核细胞 / 单核细胞白血病的鉴别很困难（图 4-90）。一些以恶性组织细胞增生症为特征的患者与易位有关，这些易位也与单核细胞分化的 AML 相关，如 t（9；11）（p21.3；q23.3）[105]（图 4-89 和图 4-91）或 t（8；16）（p11.2；p13.3），但这些患者可能更适合归类为 AML。

恶性组织细胞增生症的诊断充满了陷阱，应该非常谨慎。可以看到轻微的噬血细胞现象，但显著的噬血细胞现象则提示另一种诊断。在儿童中，有可能是遗传性或散发性淋巴组织细胞增生症，并应检查疱疹病毒感染。在成人中，反应性噬血细胞现象通常由分枝杆菌或疱疹病毒感染及 T 细胞淋巴瘤引起。如果疑为肿瘤，则应行细胞遗传学分析。

（二）朗格汉斯细胞组织细胞增生症

朗格汉斯细胞组织细胞增生症，曾称组织细胞增多症 X，是一种异质性疾病或一组以朗格汉斯细胞增殖为特征的疾病[108, 109]。这种增殖是克隆性和肿瘤性的[110]。有局灶型和播散型。血液的累及发生在疾病的播散型中，本病的播散型在过去曾被称之为婴儿 Letterer-Siwe 病和 Hand-Schüller-Christian 病。骨髓浸润主要见于婴儿和儿童。有报道称，朗格汉斯细胞组织细胞增生症和 MDS 进展来的髓系肉瘤可以同时发生，这两种肿瘤均具有 8 号染色体三体[111]。

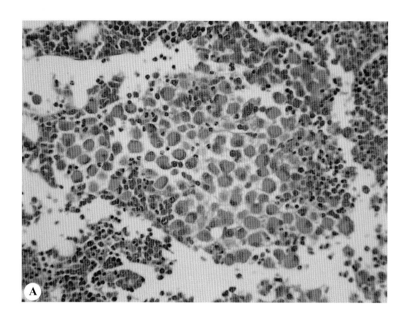

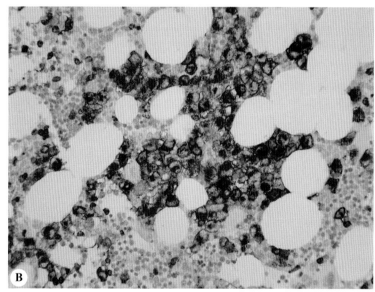

◀ 图 4-90　作为急性原单核细胞白血病向下分化后的前驱阶段（**FAB M5b**），骨髓环钻活检切片中可见异常组织细胞的聚集

A. HE 染色（20×）；B. CD14 的免疫组织化学染色（20×）

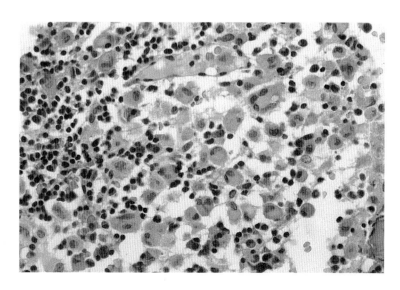

◀ 图 4-91　恶性组织细胞增生症患者的骨髓环钻活检切片（与图 **4-89** 为同一患者），**HE** 染色（**20×**）

经许可转载，图片由 Dr Richard Brunning 提供

1. 外周血

外周血可能正常，也可能因脾功能亢进或骨髓浸润造成全血细胞减少。朗格汉斯细胞白血病很少见。

2. 骨髓细胞学

骨髓穿刺涂片可见朗格汉斯细胞和包括嗜酸性粒细胞、单核细胞、含脂质巨噬细胞、淋巴细胞和浆细胞的混合成分共存[112, 113]。可见噬血细胞现象。朗格汉斯细胞胞体大，形态稍不规则。胞核常椭圆形、稍不规则，有时有核沟，染色质细致，核仁不明显（图 4-92）。胞质弱嗜碱性，偶有嗜天青颗粒。超微结构检查可见 Birbeck 颗粒。

3. 骨髓组织学

在骨髓受累的患者中，骨髓中包含成簇或成片的朗格汉斯细胞，以及嗜酸性粒细胞、中性粒细胞、淋巴细胞、浆细胞、单核细胞、具有吞噬功能的巨噬细胞、含脂质巨噬细胞和巨细胞（图 4-93）。可发生黄色瘤样转化（胞体大、苍白、充满脂质的巨噬细胞片状聚集）和纤维化[112, 113]。朗格汉斯细胞具有特征性的外观[109]。核通常是弯曲或扭曲的，可有纵向核沟；染色质细致，核仁不明显；胞质丰富，微嗜酸性。骨髓中可能有巨噬细胞增多[114]。

4. 免疫表型

朗格汉斯细胞表达 CD1a、CD4 和 HLA-DR。溶菌酶和 CD68 的表达不定[109]。

5. 免疫组织化学

免疫组织化学染色显示朗格汉斯细胞在细胞核和细胞质中表达 S100 蛋白，在某些情况下只有少数细胞染色阳性。波形蛋白、CD1a、CD4 和 CD207（Langerin）在朗格汉斯细胞中也阳性。CD1a 阳性和 CD207 阳性是最可靠的免疫表型标记。CD68 和 CD68R 弱表达或缺失，CD14、钙防卫蛋白（单克隆抗体 Mac387）、ⅩⅢ A 因子（ⅩⅢ因子的 A 亚基）和 fascin 呈阴性[115]。朗格汉斯细胞组织细胞增生症患者的炎性巨噬细胞可以通过表达 CD163，不表达 CD1a 来与肿瘤细胞区分[114]。

6. 细胞遗传学和分子遗传学分析

已经发现朗格汉斯细胞组织细胞增生症的家族性发展趋势[116]。在一组 61 名患者的研究中，57% 的人发现 BRAF V600E 的激活性体细胞突变[117]。在缺乏 BRAF 突变的患者中，1/3 有 MAP2K1 突变[118]，其他患者有 ARAF 突变[109]。BRAF 和 MAP2K1 突变都导致 ERK 的激活，在缺乏这些突变的情况下也发现了 ERK 的激活[118]。

7. 问题和隐患

值得注意的是，朗格汉斯细胞组织细胞增生症即使在骨骼广泛累及时，也常会引起局灶

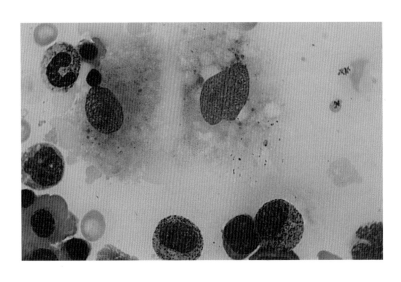

◀ 图 4-92 朗格汉斯细胞组织细胞增生症患者的骨髓穿刺涂片，MGG 染色（100×）

经许可转载，图片由 Dr. Richard Brunning 提供

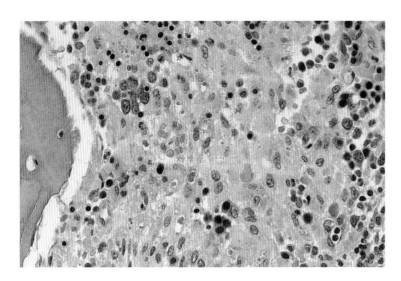

◀ 图 4–93　朗格汉斯细胞组织细胞增生症患者的骨髓环钻活检切片中，可见朗格汉斯细胞和正常造血细胞混合存在（与图 4–92 为同一患者），HE 染色（20×）

经许可转载，图片由 Dr. Richard Brunning 提供

性病变，对影像学上可疑病变的靶向活检可能比标准的髂骨环钻活检更有意义。

朗格汉斯细胞组织细胞增生症一直被混淆为系统性肥大细胞增多症、毛细胞白血病和恶性黑色素瘤。细胞学特征的仔细评估，辅以免疫组织化学，将可以鉴别诊断。

罕见的非朗格汉斯细胞型组织细胞增生症也可见，并可能累及骨髓，并在此部位出现（图 4–94）。它们可能在形态上类似于朗格汉斯细胞组织细胞增生，但在临床和病理上是异质性的。它们被认为起源于类似于 Rosai-Dorfman 疾病的细胞（S100 强阳性），或者来源于与真皮树状胶质细胞相关的细胞（表达 XⅢ A 因子）。

（三）Erdheim-Chester 病

目前已知这种情况是克隆性的，与朗格汉斯细胞组织细胞增生症密切相关。尽管两种情况在表型上存在差异，但它们可以共存，并具有相同的 BRAF 突变[119]，BRAF V600E，约半数患者存在 BRAF V600E 突变[120]。伴 BRAF 突变和无 BRAF 突变的患者都可能出现 PIK3CA 突变[119]。野生型 BRAF 的患者可在 NRAS 或 ARAF 中发生突变。10% 的 Erdheim-Chester 病或 Erdheim-Chester/ 朗格汉斯细胞组织细胞增生症重叠的患者与髓系肿瘤相关，可

能是骨髓增殖性肿瘤、MDS 或 MDS/MPN（特别是 CMML）；相关肿瘤中存在不同的遗传学损伤[121]。

可能出现全血细胞减少。单核细胞增多也有报道[122]。骨髓穿刺可见泡沫状巨噬细胞。环钻活检切片可显示含脂质和其他的巨噬细胞、多核巨细胞、淋巴细胞和其他炎症细胞浸润[123]。CD14、CD68、CD163、fascin 和 XⅢ A 因子均表达，不表达 CD1a 和 CD207[119]。

问题和隐患

由于泡沫状巨噬细胞在细胞学上无明显异形，故经常诊断困难。

（四）播散性幼年型黄色肉芽肿

幼年型黄色肉芽肿临床上通常是一种良性的、局部的疾病，但当疾病扩散时，可能累及骨髓。它可以与朗格汉斯细胞组织细胞增生症共存，也可以与幼年型粒单核细胞白血病和 NF1 胚系突变共存[119]。免疫表型与 Erdheim-Chester 病相同。

（五）指突状树突细胞肉瘤

少数播散性指突状树突细胞肉瘤患者存在骨髓浸润，另一部分患者可见骨髓坏死，之后会产生纤维化[124, 125]。

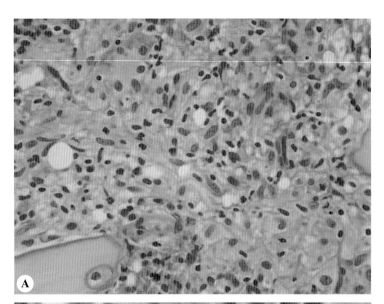

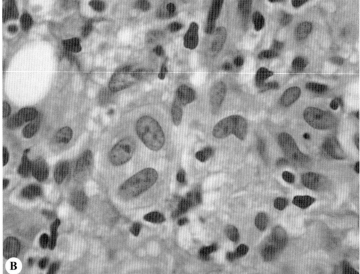

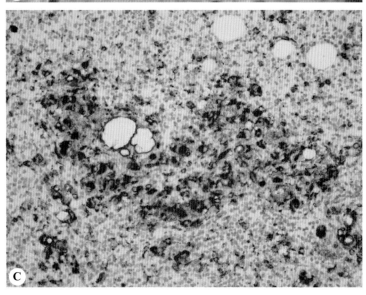

◀ 图 4-94　非朗格汉斯细胞组织细胞增生症患者的骨髓环钻活检切片

大部分组织细胞为上皮样细胞，偶有多核变异和类似朗格汉斯细胞，有不规则胞核的细胞。朗格汉斯细胞仅弱表达 CD68R。该患者骨髓中的组织细胞 CD1a 和 S100 蛋白呈阴性。A. HE 染色（40×）；B. HE 染色（100×）；C. CD68R 的免疫组织化学染色（10×）

（李占琦　译）

第5章 骨髓增殖性肿瘤和骨髓增生异常／骨髓增殖性肿瘤及相关疾病

Myeloproliferative And Myelodysplastic/Myeloproliferative Neoplasms And Related Conditions

骨髓增殖性肿瘤（myeloproliferative neoplasm，MPN）是一组由肿瘤性髓系细胞克隆性增生所致的疾病，这些肿瘤性髓系细胞来源于突变的造血干细胞。2008 版及 2016 版造血与淋巴组织肿瘤 WHO 分类命名该组疾病为"骨髓增殖性肿瘤"，而不是"骨髓增生性疾病"[1]。有证据显示，即使主要存在一系细胞分化，疾病发生也是来自于多能造血干细胞，至少在一些情况下，这些多能造血干细胞有能力分化为髓系和淋系细胞。这组疾病大部分存在酪氨酸激酶相关基因突变，这是其重要的发病机制。在 MPN 中，肿瘤细胞分化成熟是相对正常的，这些肿瘤细胞对正常的生理调控机制有反应。因此，该组疾病被认为是相对良性的肿瘤。然而，这组疾病在一定程度上有发展为恶性肿瘤的倾向，如急性白血病，很快会导致死亡。在酪氨酸激酶抑制药（TKI）应用之前，慢性粒细胞白血病急变的中位时间为 2～3 年。真性红细胞增多症、原发性骨髓纤维化及系统性肥大细胞增多症通常会经历较长的慢性期阶段，急变相对较少见。原发性血小板增多症的急变较少见。

MPN 与骨髓增生异常（MDS）的不同之处，在于 MPN 疾病早期阶段为有效造血，即过量产生至少一系造血细胞。一般不存在发育异常特征，或者并不明显。然而，随着疾病进展，无效造血及发育异常均可出现。由于同时出现 MPN 及 MDS 特征，有一些患者很难归类。在 WHO 分类中，现在这些患者被归为 MDS/MPN。

骨髓网状纤维或胶原纤维增生是 MPN 与 MDS/MPN 的一个重要特征。WHO 对纤维增生进行了分级[2]（表 5-1）。

表 5-1　MPN 及 MDS/MPN 网状纤维及胶原纤维半定量分级*；2016 版 WHO 修订部分加粗显示[2, 3]

分 级	描 述
MF-0	散在线状网状纤维无交叉，相当于正常骨髓
MF-1	疏松的网状纤维网架，有很多交叉，尤其在血管周围
MF-2	弥漫而致密网状纤维增多，有广泛交叉，偶有灶性纤维束，大多与胶原纤维和（或）灶性骨硬化一致
MF-3	弥漫而致密网状纤维增多，有广泛交叉及粗纤维束，与胶原纤维一致，通常伴有骨硬化†

*. 应只在造血区域评估纤维密度
†. 即使缺少骨硬化并不能除外 MF-3 分级
经许可转载，引自 Ferrata Storti Foundation 出版社

MPN 正确诊断和分类需要全面评估临床特征、外周血及骨髓细胞形态学、骨髓组织特征、遗传学及分子生物学特征。例如，对于慢性粒细胞白血病而言，外周血涂片检查往往比骨髓涂片更为重要。

此章节包含 2016 版 WHO 关于 MPN 及 MDS/MPN 分类（表 5-2）。另外，髓系 / 淋系肿瘤伴嗜酸性粒细胞增多及肥大细胞增生症也会进一步介绍。

表 5-2　MPN 及 MDS/MPN 的 2016 版 WHO 分类[1]

骨髓增殖性肿瘤
- 慢性髓性白血病，BCR-ABL 阳性
- 慢性中性粒细胞白血病
- 真性红细胞增多症
- 原发性骨髓纤维化（纤维化前期/纤维化期）
- 原发性血小板增多症
- 慢性嗜酸性粒细胞白血病，非特殊型
- 骨髓增殖性肿瘤，无法分类

骨髓增生异常/骨髓增殖性肿瘤
- 慢性粒单核细胞白血病
- 不典型慢性髓性白血病，BCR-ABL 阴性
- 幼年型粒单核细胞白血病
- 骨髓增生异常/骨髓增殖性肿瘤伴环形铁粒幼红细胞及血小板增多
- 骨髓增生异常/骨髓增殖性肿瘤，无法分类

经许可转载，引自 IARC

一、骨髓增殖性肿瘤

（一）慢性髓性白血病，BCR-ABL1 阳性

慢性髓性白血病，BCR-ABL1 阳性（chronic myeloid leukemia，CML），也称为慢性髓细胞性白血病（chronic myelogenous leukemia）及慢性粒细胞白血病（chronic granulocytic leukemia），这是一种独特、容易被认知的疾病。它是由于早期造血前体细胞肿瘤性增生所致，这些前体细胞可以分化为粒系细胞、单核系细胞、红系细胞、巨核系细胞，甚至在特定情况下，可分化为淋系细胞。95% 的 CML 患者的白血病细胞存在获得性染色体异常，即 9 号及 22 号染色体长臂相互易位，形成 t（9；22）（q34.1；q11.2）。22 号染色体异常（22q-）形成 Ph 染色体。这种易位使 22 号染色体上的 BCR 基因序列与 9 号染色体上的 ABL1 基因序列融合。该融合基因编码异常酪氨酸激酶。有一部分患者缺乏

t（9；22）及 Ph 染色体，但是其疾病特征与 Ph 阳性的 CML 相似，这类患者通过分子生物学方法可证实存在 BCR-ABL1 融合基因。

CML 在很大程度上是成年人疾病，但是儿童也可以发生。总体年发病率为 $1\sim2/10^5$，随着年龄增长，发病率有所减低[4]。男性较女性更为常见[5]，男 / 女比例为 1.5：1。患者可表现为贫血、乏力、脾脏不适或疼痛，或者罕见情况下是由于过高的白细胞瘀滞所致。然而，有些患者表现较为隐匿，症状轻微。这类患者通常是由于偶然发现血象异常而就诊。

体格检查通常发现脾大，当白细胞数 > 100×10^9/L 时，脾大才会较为显著。肝大也较为常见。

最初，疾病会经历一段慢性期，在此期间，患者身体状况通常表现较为良好。在引入伊马替尼及其他酪氨酸激酶抑制药（TKI）之前，该病的最终预后非常差，治疗后常复发，最终会转化为急性白血病。急性转化经常发生在加速期之前，在此阶段疾病已经开始耐药。如果不治疗，CML 中位生存期为 2.5 年，在应用造血干细胞移植及 TKI 之前的治疗，其中位生存期为 5 年。目前，在 60 岁以下患者中，将近 90% 患者可以达到 5 年生存期。

外周血特征的评估是诊断 CML 重要检查方法，而骨髓涂片及组织学检查诊断价值不如外周血。诊断标准总结见图 5-1。

1. 外周血

白细胞数增多，通常在（$20\sim500$）$\times10^9$/L。增多的细胞主要以成熟中性粒细胞及中幼粒细胞为主（图 5-2），可见不成熟粒细胞、早幼粒细胞及原始细胞通常 < $10\%\sim15\%$[6]。嗜碱粒细胞增多，大多数患者嗜酸性粒细胞绝对值升高，嗜碱性及嗜酸性中幼粒细胞常见。粒系分化正常。正细胞正色素性贫血常见。外周血可见幼红细胞。血小板数通常正常或升高，一般

$\leqslant 1000 \times 10^9/L$。罕见情况下，患者可仅表现为血小板增多，而无白细胞增多，这种情况被认为是变异型 CML。偶尔可出现血小板减少。外周血通常可见一些巨大血小板，偶见裸核巨核细胞。

在治疗有效的慢性期，外周血细胞计数及外周血涂片通常是正常的，嗜碱粒细胞增多及不成熟粒细胞可持续存在。伴有或发展为骨髓纤维化的患者，外周血红细胞可出现大小不一、异形红细胞及明显泪滴状红细胞。加速期可出现明显嗜碱粒细胞增多、白细胞增多及贫血。加速期、骨髓纤维化及发育异常（如中性粒细胞假 P-H 畸形或外周血出现小巨核细胞）通常预示急性转化发生。之前病情较为稳定患者，如果外周血原始细胞突然增多，预示急性转化发生。

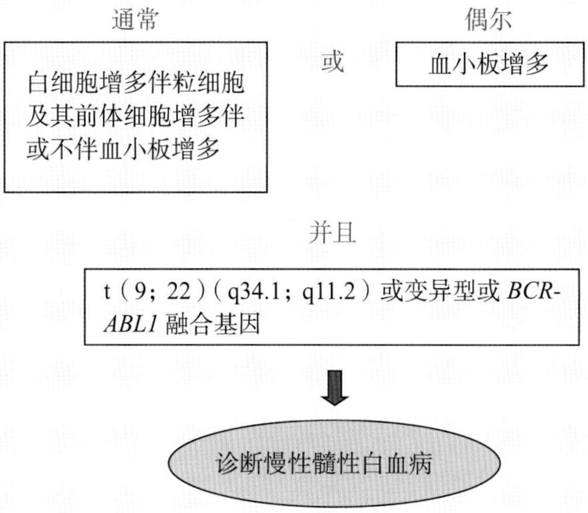

2/3 患者急性转化为髓系白血病，其余患者通常转化为淋系及混合表型白血病。髓系原始细胞可表现为粒系及嗜碱粒细胞分化。不常见还有巨核系转化。罕见情况下，可出现单核系白血病、嗜酸性粒细胞白血病、多颗粒急性早幼粒细胞白血病及红细胞白血病转化。有时，可出现具有嗜碱粒细胞及肥大细胞特征混合形态学表现的白血病转化。通常，同一个患者的原始细胞可有多种类型，通常为原粒细胞及巨核细胞混合，偶尔可表现为淋系及一种或多种髓系原始细胞混合。随着外周血原始细胞增多，成熟细胞逐渐减少，贫血及血小板减少也会随之发生。外周血＞ 20% 原始细胞被认为是急性转化标准。

95% 患者中性粒细胞碱性磷酸酶积分减低。之前，这项试验对于 CML 诊断是非常有用的，但是随着细胞及分子遗传学技术发展，这项检查已经逐渐被取代。

就像之前应用羟基脲及干扰素 α，目前应用 TKI（如伊马替尼）治疗之后，通常会导致大多数 CML 外周血特点消失或不明显。

通常		偶尔
白细胞增多伴粒细胞及其前体细胞增多伴或不伴血小板增多	或	血小板增多

并且

t（9；22）（q34.1；q11.2）或变异型或 *BCR-ABL1* 融合基因

诊断慢性髓性白血病

▲ 图 5-1　2016 版 WHO 诊断标准 – 慢性髓性白细胞，*BCR-ABL* 阳性

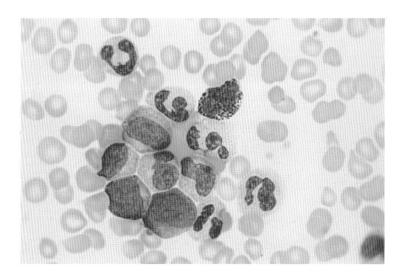

◀ 图 5-2　CML 患者外周血显示中性粒细胞及前体细胞及一个嗜碱粒细胞，MGG 染色（100×）

2. 骨髓细胞学

在 CML 慢性期，骨髓高度增生，以粒系及其前体细胞为主，通常伴有巨核细胞增生（图 5-3）。粒：红比 > 10：1，通常可达到 25：1。中性粒细胞、嗜酸性粒细胞及嗜碱粒细胞的前体细胞均会增加。细胞分化正常。红系生成减少，但形态学正常。巨核细胞胞体小，分叶少，但是像 MDS 中出现的单或双圆形核微巨噬细胞在 CML 慢性期是不常见的。由于细胞转换率增加，巨噬细胞及各种贮积细胞数量明显增加（见下文）。

使用羟基脲或干扰素治疗后，会出现粒系及巨核细胞减少，而红系增生。如果达到遗传学反应，巨核细胞大小可转为正常。随着 TKI 应用，通常可达到完全血液学缓解，即使没有遗传学缓解，也意味着有效阻断 BCR-ABL1 激酶[7]。TKI（伊马替尼、尼罗替尼及达沙替尼）治疗与早期骨髓淋巴细胞增加有关，主要为 B 细胞及 NK 细胞，部分使用达沙替尼的患者以细胞毒性 T 细胞为主[8]。在 TKI 治疗期间，贮积细胞可明显增加，包括形态学特征介于海蓝组织细胞及假戈谢细胞之间的细胞（图 5-4）。

在加速期，骨髓嗜碱粒细胞可增加，有些会出现原始细胞增多或发育异常细胞，如微巨

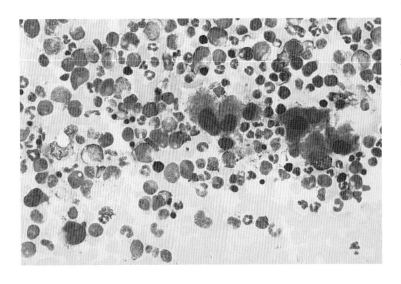

◀ 图 5-3　CML 患者骨髓涂片示粒系增生及分叶减少的巨核细胞簇，MGG 染色（40×）

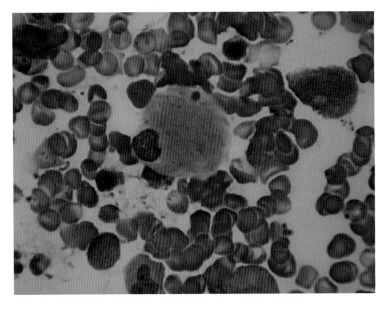

◀ 图 5-4　CML 患者骨髓涂片示贮存细胞，形态介于假戈谢细胞及海蓝组织细胞之间，MGG 染色（100×）

核细胞。随着骨髓纤维化加重，骨髓涂片往往获取困难甚至无法抽出。

随着急性转化发生，骨髓被原始细胞所替代，并表现相应系别形态学特点。如果骨髓原始细胞＞20%，急性转化即可诊断。

3. 骨髓组织学[9-13]

骨髓增生活跃伴随脂肪细胞缺失（图5-5和图5-6）。大多数患者，造血细胞面积＞95%。粒系前体细胞明显增多伴不同程度核左移。骨髓正常造血细胞分布特征保留，尽管更多成熟的粒系前体细胞延伸至骨小梁间的区域，但是粒系细胞生成主要分布在骨小梁旁、小动脉旁及毛细血管周围区域。在 HE 染色组织切片上，无法观察到增多的嗜碱粒细胞，因为嗜碱粒细胞的颗粒在切片制作过程中已被溶解。大多数患者，嗜酸性粒细胞的前体细胞增多。有一个特征可能会对区分 CML 及伴粒系高度增生的类白反应有帮助，在 CML 时，即使是疾病早期阶段，脂肪细胞是缺失的，尤其是骨小梁旁的脂肪细胞缺失更为明显；然而有报道发现在类白反应时，脂肪细胞通常是保留的[13]。

巨核细胞生成，其次是红系生成主要在血窦旁区域。有时巨核细胞可出现在血窦内或骨小梁旁[14]。红系细胞形态学正常，但是数量明显减少。巨核细胞数量通常增多，有时形成

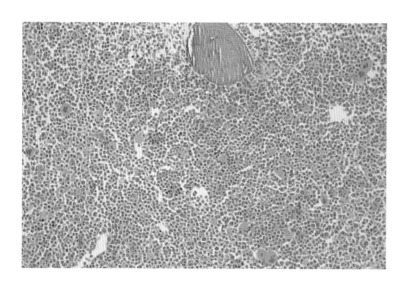

◀ 图 5-5　CML 患者骨髓活检示粒系细胞显著增生填塞骨髓伴红系明显减少，树脂包埋，HE 染色（10×）

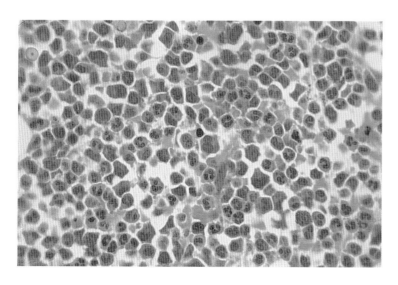

◀ 图 5-6　CML 患者骨髓活检示粒系细胞增生明显伴核左移，树脂包埋，HE 染色（40×）

小簇。巨核细胞的大小及核分叶数量是减少的（图 5-7 和图 5-8）。巨核细胞形态多样，大部分患者有一些相对正常的巨核细胞，但是更明显的是大量胞体小、分叶少的巨核细胞。

肥大细胞及浆细胞增生较为常见，尤其是在血管旁的区域。假戈谢细胞可见（图 9-47）这些细胞是巨噬细胞吞噬糖脂类物质及含铁血黄素形成的，这是细胞转换率增加的结果。将近 30% 患者可观察到假戈谢细胞[15]。海蓝组织细胞及中间形态细胞也可见到。可以出现骨小梁变窄[16]。骨髓血管增多[17]。骨髓坏死不常见，如果出现，通常预示着原始细胞转化的发生。

网状纤维通常是增多的，罕见情况下出现严重纤维化，导致与原发性骨髓纤维化鉴别困难[18]。1/4 患者会出现网状纤维组织增生，伴或不伴有胶原纤维增生。纤维化多见于明显巨核细胞增生的患者[11]（图 5-9），这与巨核细胞及其前体细胞数量有关[15]；这些特征可能预示加速期转化。通过免疫组织化学染色（CD42b 或 CD61）可以发现小的发育异常的巨核细胞。多变量分析发现，在应用伊马替尼前的时代，网状纤维增多与较差预后有关，而不是应用伊马替尼后的时代。在初诊时，网状纤维就可以增多，尽管这更常发生于加速期或急变期。依据治疗药物选择，在治疗过程中，可出现网状

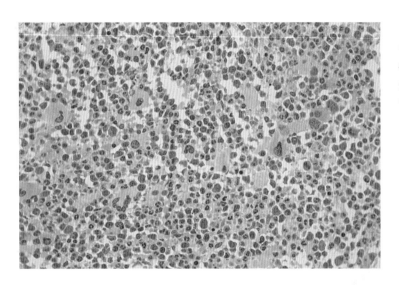

◀ 图 5-7　骨髓活检，CML 伴显著巨核细胞增生，显示粒系增生及大量分叶少的巨核细胞增生，树脂包埋，HE 染色（20×）

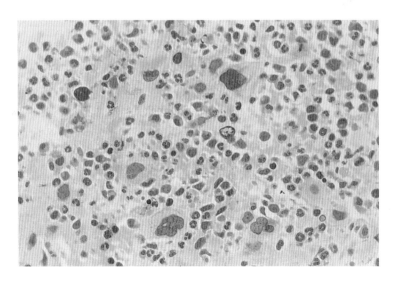

◀ 图 5-8　骨髓活检，CML 伴显著巨核细胞增生，显示粒系增生及大量核浓染、分叶减少巨核细胞增生，树脂包埋，HE 染色（40×）

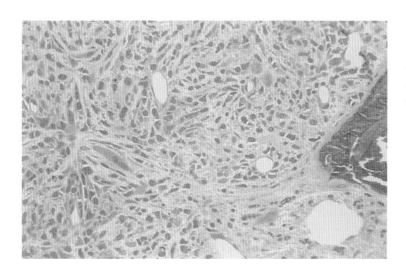

◀ 图 5-9　骨髓活检，CML 伴纤维化，显示明显胶原纤维增生伴"溪流样"造血细胞，包括大量分叶少的巨核细胞，树脂包埋，HE 染色（20×）

纤维增生（见下文）。显著的纤维组织增生可能预示着急变发生，并且可伴发骨硬化。

　　经过治疗，细胞遗传学反应发生，骨髓组织学特征将逐渐恢复正常。例如，增生程度普遍降低，胞体小、分叶少的巨核细胞逐渐被正常形态的巨核细胞所代替。我们发现巨核细胞正常化要比其他特征正常化推后。在干扰素治疗期间，网状纤维通常会增多，而在白消安治疗过程中，通常会减少[20]。经过羟基脲治疗，增生的网状纤维组织也可能会消退[21]。TKI 治疗也可以使网状纤维及胶原纤维组织消退[19]。在干扰素治疗过程中，可出现淋巴细胞灶性增生[22]。骨髓增生受抑是干扰素治疗出现的罕见并发症[23]。

　　当患者处于伊马替尼治疗的慢性期，即使没有细胞遗传学反应，也可以出现形态学反应[7]。粒系过度增生在 2 个月后恢复正常，通常伴随粒系增生减低阶段[7]。巨核细胞在 5 个月后恢复正常[7]。红系逐渐恢复正常增生[7]。海蓝组织细胞经常在最初几个月存在，然后逐渐消失[7]。少数患者可出现胶样转化[24]。一项研究发现，骨髓血管数量缓慢减少至正常，这与细胞遗传学反应无明显关联[17]，然而，另一项研究发现，微血管数量的减少与细胞遗传学反应有关[25]。随着时间推移，网状纤维逐渐恢复正常[25, 26]。反应性淋巴细胞灶很常见，为 T、B 淋巴细胞混合组成[7, 22]。伊马替尼治疗与骨生成有关[27]。有报道发现伴随伊马替尼和尼罗替尼治疗均可出现骨髓增生受抑[28]。

　　在前伊马替尼时代，与 CML 慢性期预后相关的特征包括巨核细胞数量[15, 29]，网状纤维及胶原纤维增生程度（预示不良预后）[15, 29]及红系前体细胞比例（预示良好预后）[29]。

　　骨小梁旁（图 5-10）及血管周围，不成熟粒系前体细胞（原粒细胞及早幼粒细胞）过度聚集在加速期较为常见，先于急变期出现[30]。在此阶段，也可出现窦内造血。

　　原始细胞转化（急变期）会出现骨髓活检组织的部分或全部受累[31-34]。累及区域包含成片原始细胞，这些原始细胞通常有一个明显核仁，并且经常表现出相当的多形性。在巨核细胞白血病转化时，出现大量发育异常巨核细胞，伴随一些形态怪异的巨核细胞及一定数量原巨核细胞。通常单纯依靠 HE 染色切片确定原始细胞转化系别是不可能的。将近 40% 髓系或淋系转化的患者出现中度或重度骨髓纤维化，这在巨核细胞白血病转化是一个普遍现象。骨髓纤维化导致骨髓穿刺困难，需进行骨髓活检做出原始细胞转化的诊断。当骨髓活检切片中出现广泛灶性浸润原始细胞，即使外周血及骨髓

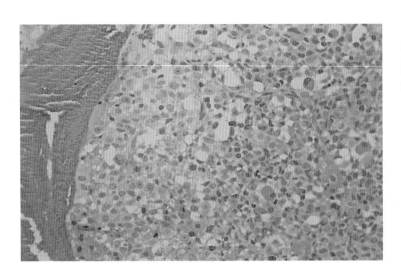

◀ 图 5-10　骨髓活检，CML 加速期，显示骨小梁旁增宽的原始细胞带，树脂包埋，HE 染色（20×）

涂片原始细胞＜ 20%，也可以诊断急性转化。

免疫组织化学染色在慢性期价值有限，但是在加速期及急变期是很有用的。CD34 呈阳性的细胞数量在加速期及急变期会增加[35]，这与原始细胞数量增加直接相关。免疫组织化学对于区分髓系及淋系转化非常有用，并且CD42b 或 CD61 染色可以确定是否为急性巨核细胞白血病转化。CD79a 比 CD20 对于确定是否为 B 系急性转化更为可靠。嗜碱粒细胞可以通过 BB1 或 2D7 单克隆抗体识别[36]，但是通常并不需要。不成熟嗜碱粒细胞也可以表达肥大细胞的类胰蛋白酶[36]。

4. 细胞及分子遗传学分析

CML 与 t（9；22）（q34.1；q11.2）相关，并且形成 BCR-ABL1 融合基因。变异型、复杂易位及隐匿性染色体易位均可以形成 BCR-ABL1 融合基因。如果没有 BCR-ABL1 融合基因，诊断 CML 是不成立的。BCR-ABL1 融合基因编码 210Kd 具有酪氨酸激酶活性蛋白，它在疾病发生过程中发挥重要作用。不常见分子变异型包括 P190 蛋白（与显著单核细胞增生相关）及 P230 蛋白（与明显中性粒细胞分化或血小板明显增多相关）。常规细胞遗传学、FISH 及 RT-PCR 均可辅助诊断 CML。

除了 t（9；22），少数患者存在 9 号染色体从着丝粒到 ABL1 大片段丢失[37]。只有当此大片段丢失跨过 ABL1 断裂点时，与使用羟基脲或干扰素较差预后相关[38]，随着伊马替尼治疗，干扰素的治疗预后问题已经不存在[39]。涉及一个或者多个染色体的不同易位的患者，使用 TKI 治疗没有显著预后差异[40]。

加速期及原始细胞转化期通常与细胞遗传学衍化相关。更多细胞遗传学异常包括 i（17q）及 Ph 染色体拷贝数增加。

5. 问题及陷阱

CML 慢性期特征较为典型，只要外周血及骨髓特征都考虑到，误诊是不常见的。类似 CML 的类白血病反应是罕见的，在类白血病时，无嗜碱粒细胞增多。由于 CML 患者对 TKI 治疗敏感，不仅要识别血液学特征典型的 CML 患者，以血小板升高为主要特征的 BCR-ABL1 阳性 CML 患者也不能漏诊，并且必须与原发性血小板增多症鉴别。这类患者与原发性血小板增多症患者的骨髓组织学特征不同（图 5-11），并且疾病发展过程不同，有发展为典型 CML 及继发性纤维化的明显倾向[41]或急性转化[41, 42]。以血小板增多为特征患者，如果出现＞ 3%～5% 嗜碱粒细胞，则提示 Ph 阳性[42, 43]。罕见情况下，伴有 t（9；22）及 BCR-ABL1 融合基因患者表现为典型原发性骨髓纤维化的临床、血液学及组织学特点[44]。

加速期（图 5-12）或急变期的患者的诊断会更为困难。这些患者可与不典型 CML（aCML）及 AML 混淆。需要遗传学检查加以区分。

在适当的血液学背景下，*BCR-ABL1* 融合基因是确诊 CML 的特征。由于对 TKI 有反应，对于典型 aCML 或 AML 行细胞遗传学或分子生物学分析变得尤为重要。

（二）慢性中性粒细胞白血病

慢性中性粒细胞白血病是少见病，主要发生于老年人。在美国，其年发病率为 0.01/100 000[45]。家族性患者也有报道[46]。肝大、脾大常见。

根据 WHO 分类标准，诊断该病时，白细胞 $\geq 25 \times 10^9$/L 是其先决条件（图 5-13）[47]。

1. 外周血

外周血表现为分叶核及杆状核成熟中性粒细胞增多（图 5-14），不伴有嗜酸性粒细胞及嗜碱粒细胞增多，中性粒细胞前体细胞非常少（几乎总是＜ 5%）。很多患者表现为粗大中性颗粒增多及杜氏小体[48]。伴有发育异常患者已有报道，但是 WHO 分类诊断"慢性中性粒细胞白血病"不包括此类患者[47]。

2. 骨髓形态学

骨髓高度增生，中性粒细胞及前体细胞明显增多（图 5-15），伴不成熟阶段细胞成比例

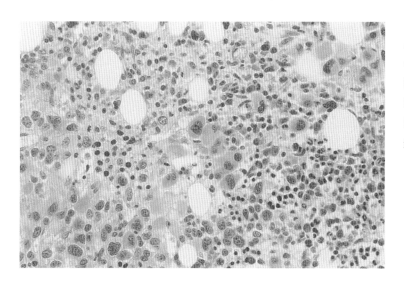

◀ 图 5-11　CML 伴单纯血小板增多，骨髓活检示显著增生的巨核细胞。巨核细胞体积减小，分叶减少；粒系增生不明显。该形态学特征与原发性血小板增多症明显不同（图 5-24），HE 染色（20×）

经许可转载，图片由 Dr Robert Cuthbert 提供

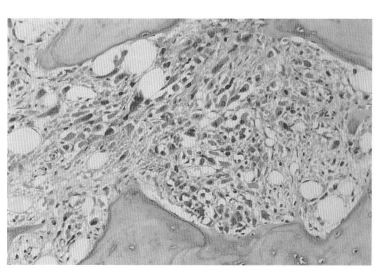

◀ 图 5-12　CML 加速期，骨髓活检示粒系生成紊乱，分化不成熟，巨核细胞增多（多数发育异常）及纤维化。正确诊断依赖于细胞遗传学分析，它发现唯一 t（9；22）克隆性异常及旁系克隆的遗传学衍化，HE 染色（20×）

增加。

3. 骨髓组织学

骨髓高度增生，中性粒细胞及前体细胞明

WBC 至少 25×10⁹/L

并且

中性分叶核及杆状核粒细胞 >80%WBC；无粒系生成异常

并且

早幼粒细胞、中幼粒细胞及晚幼粒细胞＜10%WBC；单核细胞 <1×10⁹/L

并且

外周血原始细胞罕见并且骨髓原始细胞＜5%

并且

不满足其他类型 MPN 诊断标准，无 BCR-ABL1，无 PDGFRA，PDGFRB 或 FGFRl 重排，无 PCMl-JAK2

并且

CSF3R 激活突变

或者

无 CSF3R 突变，中性粒细胞持续增多（＞3 个月）及脾大；排除反应性因素

⬇

诊断慢性中性粒细胞白血病

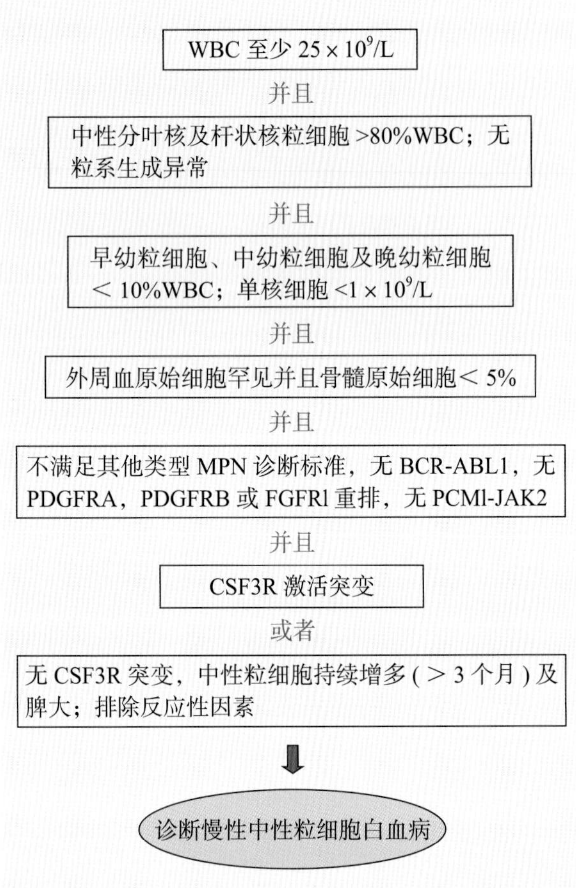

▲ 图 5-13 **2016 版 WHO 诊断标准——慢性中性粒细胞白血病**

MPN. 骨髓增殖性肿瘤

显增多。不成熟中性粒细胞前体细胞异常定位及不典型的簇状增生的巨核细胞可以见到[49]。网状纤维增生不常见[47]。

4. 细胞及分子遗传学分析

慢性中性粒细胞白血病无特异细胞遗传学异常。目前发现克隆性异常包括 +8、+9、+21、del（7q）、del（11q）、del（20q）、del（12p）及 17 号染色体性缺体[47]。该病与 CSF3R T618I 或其他 CSF3R 激活突变密切相关[47]。少数无 CSF3R 突变患者中可有 JAK2 V617F 突变[48, 50]，并且有时是纯合子。

5. 问题及陷阱

慢性中性粒细胞白血病需要与中性粒细胞变异型 CML 鉴别，前者 Ph 及 *BCR-ABL1* 融合基因均为阴性，后者 Ph 及 *BCR-ABL1* 融合基因均为阳性，并且与 P230 相关，而不是 P210 *BCR-ABL1* 蛋白。这两种疾病主要基于细胞遗传学及分子遗传学特征，而不是形态学。中性粒细胞碱性磷酸酶积分在慢性中性粒细胞白血病是正常或增高，而 CML 是减低的，如果行遗传学分析，该项检查是不必要的。

中性粒细胞性类白血病反应与慢性中性粒细胞白血病的细胞形态学相似，前者可伴有多发性骨髓瘤（图 5-16）或意义未明单克隆 γ 球蛋白病[48, 51]。为了避免误诊，分子生物学检查

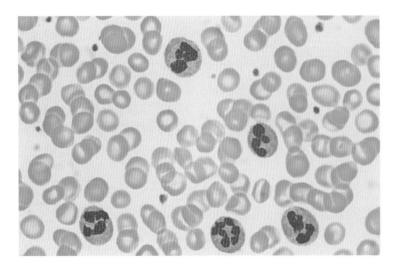

◀ 图 5-14 **慢性中性粒细胞白血病外周血涂片示增生的成熟中性粒细胞，MGG 染色（100×）**

在诊断慢性中性粒细胞白血病时非常重要，或者对于伴有明显中性粒细胞增生患者检查是否存在副蛋白也非常重要。

（三）真性红细胞增多症

真性红细胞增多症（polycythaemia vera，PV），曾称红细胞增多症或原发性增生性红细胞增多症，属于 MPN 的一种亚型，其主要特征是骨髓红系过度增殖，导致循环红细胞容量和静脉血细胞比容增加。通常伴有骨髓和外周血中其他系别造血细胞的增殖，说明肿瘤细胞起源于多能髓系干细胞。

多发生于 40—70 岁（中位年龄为 61—65 岁）[5, 52]，极少数患者为年轻人、青少年，甚至是儿童[53]。文献中报道的年发病率为 0.35～2.6/10 万[54]。在一项包含 1545 名患者的国际研究中，男性和女性的发病率相同[52]，而在另一个包含 10 812 名患者的研究中，男性的发病率显著高于女性[5]。甲状腺癌治疗后（可能由于放射治疗）、甲状旁腺腺瘤或黑色素瘤患者的发病率增高[55]。可能存在家族遗传倾向。许多疾病特征与血液的高黏度，以及动脉或静脉血栓形成有关，包括头痛、头胀、头晕、耳鸣、呼吸困难、视力障碍、雷诺现象、红斑性肢痛症、阵痛性跛行和坏疽。可伴有瘙痒，由于嗜碱粒细胞分泌组胺所致。高达 70% 的患者

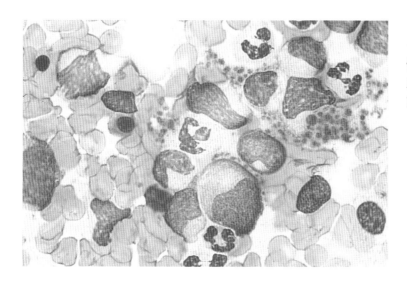

◀ 图 5-15　慢性中性粒细胞白血病骨髓涂片示增生的中性粒细胞及其前体细胞，中性粒细胞胞质颗粒减少及核出芽，MGG 染色（100×）

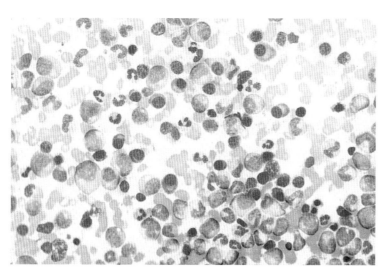

◀ 图 5-16　多发性骨髓瘤患者伴中性粒细胞类白血病反应的骨髓涂片示高度增生粒系明显增生及浆细胞增多，MGG 染色（40×）

经许可转载，图片由 Dr. Guy Lucas 提供

伴有脾大、40% 的患者伴有肝大。真性红细胞增多症必须与继发性红细胞增多症相鉴别，后者通常是由于慢性全身组织缺氧（如高原反应、慢性缺氧性肺病或紫绀性先天性心脏病）、异常促红细胞生成素产生（通常是由于慢性肾缺氧，以及通过肾或其他途径产生异位促红细胞生成素或摄入雄激素所致）。多数继发性红细胞增多症患者的病因明确，但有时也诊断困难，需要结合临床、外周血和骨髓特征进行鉴别诊断。伴有肝脾大不支持继发性红细胞增多症。

真性红细胞增多症和继发性红细胞增多症也必须与假性红细胞增多症或相对性红细胞增多症相鉴别，后者是血浆容量减少而不是红细胞数量增加的结果。

真性红细胞增多症会进入"燃尽"或"耗尽"阶段，红细胞生成减少，随后出现脾大和骨髓纤维化；随着疾病进展，可出现与原发性骨髓纤维化相关的所有临床和病理特征。当血细胞比容稳定、明显脾大伴有轻微纤维化时，建议将其命名为"红细胞增多症耗尽期"，当有持续性红细胞增多伴进行性骨髓纤维化时，建议将其命名为"红细胞增多症过渡期"[56]。疾病进程的最后阶段称为红细胞增多症后骨髓纤维化期。一小部分患者进展为 AML，特别是用烷化剂或 ^{32}P 治疗的患者；10 年累计发病率为 2.3%，15 年累计发病率为 5.5%[52]。羟基脲治疗不是发生白血病转化的危险因素[52]。继发骨髓纤维化时，急性白血病的发病率增高，但在没有任何特征时，偶尔在伴有骨髓增生异常后，也可发生急性转化。也可以发展成类似 aCML 或慢性中性粒细胞白血病的血液学表现。

据统计，未经治疗的 PV 的中位生存时间约 1.5 年，但经过目前现有的方案治疗后，中位生存时间要长得多，在一个大宗患者研究中为 14.1 年[52]，在另一组研究中为 19 年[57]。老年、白细胞增多、静脉血栓形成和异常核型者预后较差[52]。

PV 多伴有 *JAK2* 基因第 14 外显子的功能增益突变（最常见的是 *JAK2 V617F*），少部分为 *JAK2* 第 12 外显子突变（见后文），从而有助于 PV 的诊断，但是这些突变并不是 PV 特有的。*JAK2* 是许多造血生长因子信号传导途径中的酪氨酸激酶。

PV 的其中一个阶段是红细胞为临界值或轻度增多，伴有一个或多个其他特征，如血小板增多、*JAK2 V617F* 突变、血清促红细胞生成素减低，以及相应的骨髓组织学和血液中内源性红细胞集落生长表现[58,59]；在 2016 版 WHO 分类中，血红蛋白浓度的诊断阈值降低，因此这些以前被认为是红细胞增多症前期或隐匿性 PV 的患者现在被归类为 PV。其他随后可能会发展成为红细胞增多症，但尚不符合修订版标准的患者，归为"骨髓增殖性肿瘤，不能分类"。

2016 版 WHO 分类中诊断标准如图 5-17 所示[58]。

1. 外周血

血细胞计数显示红细胞数、血红蛋白和红细胞比容升高。由于血黏度增加，血涂片显示红细胞聚集，这种现象被称为"增厚的红细胞涂层"。有些患者中，铁储备已经耗尽，出现小细胞低色素贫血。会因为同时存在的缺铁，而掩盖 PV 的诊断。白细胞计数通常由于中性粒细胞的增多而升高；偶尔中性粒细胞明显增多。常伴嗜碱粒细胞增多。可能出现少量不成熟粒细胞或红系前体细胞。多数患者血小板计数中度升高。白细胞升高（ > 15×10^9/L）者发生心肌梗死风险增大[60]，并与随后发生的真性红细胞增多症后骨髓纤维化相关[61]。白细胞 ≥ 15×10^9/L 预后较差[52]。少数伴有 JAK EXON12 突变患者较通常的 JAK2 V617F 突变更常表现为只有红细胞增多[62]，但白细胞和血小板也可增多[63-65]。

2. 骨髓细胞学

骨髓中的红系前体明显增多，粒细胞、粒系前体细胞和巨核细胞也有一定程度的增多（图 5-18）。嗜酸性粒细胞、嗜碱粒细胞，以及中性粒细胞可增多。巨核细胞的胞体增大，胞核分叶增多。储存铁缺乏，并且可能同时存在缺铁症状。在存在 JAK2 EXON12 突变的患者中，红细胞生成和巨核细胞数量增加[64]。巨核细胞形态多样，从胞体小、分叶少到胞体大、分叶多；以胞体小的巨核细胞为主；胞核

染色质可浓集[64]。

3. 骨髓组织学 [9, 66-70]

与相应年龄相比，骨髓增生明显活跃，增生程度常 > 90%。在伴有 JAK2 V617F 突变的患者中，通常三系造血细胞均增生。红细胞形态正常（图 5-19）。巨核细胞的形态通常是异常的，巨核细胞平均大小明显增大，核呈"云朵样"，但形态不一，从胞体小、分叶少到胞体大、分叶不均匀或分叶多。常可见到巨核细胞簇（图 5-19）。巨核细胞伸入现象和核分裂象增加[14]。中性粒细胞增多，嗜酸性粒细胞也

主要标准
1. 男性血红蛋白 > 165g/L 或女性血红蛋白 > 160g/L 或男性 Hct > 0.49 或女性 Hct > 0.48 或红细胞数量高于正常平均值 25% 以上
2. 典型组织学
3. JAK2 V617F 或 JAK2 第 12 外显子突变

次要标准
血清促红细胞生成素低于正常水平

满足 3 个主要标准	或	满足前两个主要标准和次要标准

诊断
真性红细胞增多症

◀ 图 5-17 **2016 版 WHO 真性红细胞增多症诊断标准。男性血红蛋白浓度 > 165g/L 或女性血红蛋白浓度 > 160g/L，或红细胞比容（Hct）男性 > 0.555/ 女性 > 0.495 且满足第三个主要标准和次要标准时，也可诊断；然而，也应该做组织学检查，因为它可提供预后和诊断信息**

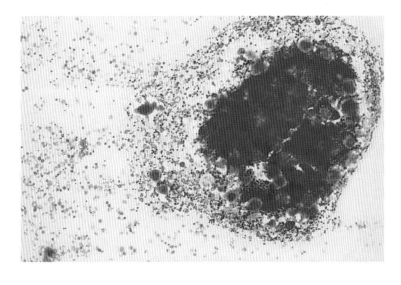

◀ 图 5-18 **BM 涂片，真性红细胞增多症，显示骨髓小粒中细胞明显增多，红系和粒系前体细胞及巨核细胞均增多，MGG 染色（10×）**

可增多。许多患者显示网状纤维轻度增生，约
10% 中度或重度增生[68]。网状纤维（≥ 1 级，
0~3 级分法）与不易形成血栓、脾大，以及
更易进展为真性红细胞增多症后骨髓纤维化相
关[71]。1/3 的患者显示小血管增多[69]。血窦通
常数量增加，可能扩张。骨髓铁贮存通常检测
不到（但应注意，用经过脱钙处理的骨髓活检
标本的评估不可靠，应使用骨髓涂片）。在某些
研究中，高达 20% 患者存在淋巴结节。可能伴
有骨质疏松及骨小梁变窄[16]。以血小板增多为
主要表现的真性红细胞增多症前期的患者也具

有相似的基本特征，这有助于与原发性血小板
增多症进行鉴别[59]。

少数具有 JAK EXON12 突变患者的组织
学特征可能不同（图 5-20）。红细胞生成增
加[62, 64]，粒细胞生成和巨核细胞正常[62]，但也
有些研究认为显著异常[64, 65]。巨核细胞数量增
加，以小巨核细胞为主，细胞核从小、分叶少
到大、分叶良好；核染色质从疏松到浓集；不
易见到巨核细胞簇；可伴有网状纤维增多[64]。
粒系细胞增生正常或增加[62, 64, 65]。

组织学诊断 PV 的特异性高，但敏感性低[72]。

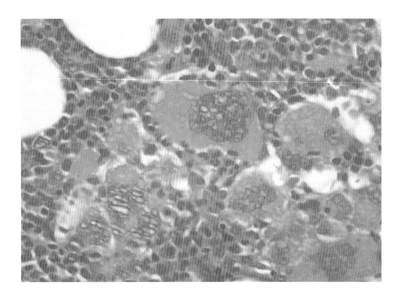

◀ 图 5-19　BM 活检切片，真性红细胞
增多症，显示细胞数量增多，红系前体
细胞和"云朵状核"的大的不典型巨核
细胞增多，HE 染色（50×）

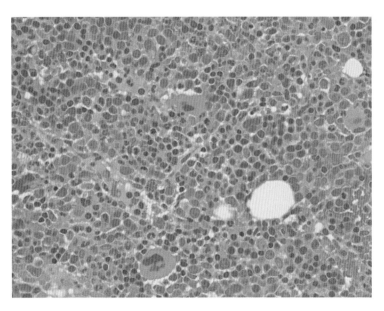

◀ 图 5-20　BM 活检切片，伴有 JAK2
EXON12 突变的真性红细胞增多症，表
现为增生活跃和红系增生；巨核细胞不
增多、异型性小，HE 染色（40×）

高达 30% 的 PV 患者发展为严重的骨髓纤维化，在形态学上与原发性骨髓纤维化无法区分（见下文）；在伴有明显巨核细胞增生的患者中更为常见。长期鲁索替尼治疗可消除骨髓纤维化[73]。

4. 细胞遗传学和分子遗传学分析

少数患者在诊断时有克隆性细胞遗传学异常，其中以 del（20q）最具特征。其他重现性异常包括 8 三体、9 三体、1q 三体、del（13q）、del（1p）和 del（9p）。FISH 中 9p21、20q12 和 8 号染色体着丝粒探针的使用增加了检出率。9p 的杂合子丢失常见[74]。异常核型是影响无白血病生存率和总生存率的不利因素[52]。

分子遗传学分析比细胞遗传学分析更重要。多于 95% 的患者存在功能获得性点突变[50, 75, 76]，即 JAK2 V617F；它很可能是二次事件，促进疾病的进展；在＞ 1/4 的患者[77]中为纯合性（那些由于有丝分裂重组导致获得性等位体而导致 9p 杂合性丧失的患者，有时被称为单亲二倍体）。所有髓系细胞都存在突变，某些患者，B、T 或 NK 细胞也存在[78]。这种突变激活了促红细胞生成素、血小板生成素和粒细胞集落刺激因子的受体，因此通常涉及多系细胞。JAK2 突变的发现意味着现在可以观察对治疗的分子反应；已有研究证明，对伊马替尼和 α 干扰素的分子反应很小[79]。

少数具有不同表型的患者存在 JAK EXON12 突变（点突变、小缺失或缺失 / 插入），而不是通常的 EXON14 突变[62]。JAK2 V617F 突变可在外周血粒细胞中检测到，而检测 EXON12 突变通常需要对骨髓细胞进行分析[62]。罕见的患者同时存在 JAK2 V617F 和 JAK2 EXON12 突变[80]。在西方国家 JAK2 EXON12 突变并不常见，但在一项研究中，中国有 1/4 的患者存在这种突变[65]。罕见患者缺乏 JAK2 突变，伴有 SH2B，也称为 LNK 突变；这些患者只有红细胞增多[81]。罕见患者缺乏 JAK2 突变，伴有 CALR 突变；他们可能伴有血小板增多[82]。

除 JAK2 突变外，在约 10% 的患者中发现了 TET2 突变[83]。TET2 突变可与 JAK2 V617F 或 EXON12 突变同时存在。除了 JAK2 V617F 之外，在少数患者中还存在导致单倍剂量不足的 ASXL1 突变或缺失，通常在红细胞增多症后骨髓纤维化时出现，但在初诊时也可出现[84, 85]。

当发生急性转化时，AML 可能来源于 JAK2 突变克隆的细胞或 JAK2 野生型细胞[86]，后者的出现支持了 JAK2 突变不是主要致病事件的观点。前者通常在发生骨髓纤维化后急性转化，后者则不是[87]。JAK2 野生型急变可能存在其他基因突变，如 RUNX1、TET2、FLT3（内部串联重复）或 TP53。JAK2 野生型细胞的急性转化可发生于具有 EXON12 突变或 JAK2 V617F 突变者中[87]。

5. 问题和陷阱

以前对 PV 的诊断需要进行同位素稀释试验，以证明真正的红细胞增多并排除相对的红细胞增多（由于血容量减少导致血红蛋白升高）。

在发现几乎所有的 PV 患者都可检测到的获得性 JAK2 突变（提供了骨髓克隆性疾病的证据）后，评估红细胞数量的重要性已大大降低。2016 年 WHO 分类 PV 标准中，如果男性血红蛋白＞ 165g/L 或女性血红蛋白＞ 160g/L，且满足其他标准，则无须计数红细胞数量[58]（图 5-17）。相对性红细胞增多症患者不需要做骨髓检查（正常）。血清促红细胞生成素在相对红细胞增多症中通常是正常的，偶尔会降低[88, 89]。

少数情况下，出现原因不明的门静脉或肝静脉血栓形成且血细胞计数正常的患者随后会发展为 PV[90]。因此，有这种血栓形成的患者应进行 MPN 的血清促红细胞生成素测定、JAK2 V617F 检测和骨髓活检[90]。

真性红细胞增多症也需要与继发性红细胞增多症相鉴别。随着 JAK2 突变的发现，这种鉴别变得更加容易。可以在疾病早期，用患者外周血粒细胞检测基因突变，应用于 PV 或其他原因导致的高血红蛋白患者。在继发性红细胞增多症中外周血无嗜碱细胞，中性粒细胞和血小板增多不常见。与 PV 相比，在继发性患者中，铁缺乏很少见，骨髓活检切片仅显示细胞增生中度活跃。红细胞生成增加，但其他系别造血细胞生成正常。尤其是，不存在 PV 中发育异常巨核细胞，网硬蛋白正常，血窦不增多[66, 67]。淋巴结节在 PV 中比在健康受试者中更常见，但在与继发性红细胞增多相关的某些反应性疾病中也会增加。在某些继发性红细胞增多症患者中出现浆细胞增多和巨噬细胞内细胞碎片增多，PV 则无[70]。典型的 PV 患者从组织学上很容易与继发性红细胞增多症区分开来。然而，并非所有患者均如此，并且某些可以根据临床或临床和细胞遗传学特征诊断 PV 的患者没有典型的组织病理学特征[66, 68]。据报道，组织化学染色中 MPL 的分布在这方面是有用的[91]，但无相关抗体。存在 EXON12 突变的患者和 JAK2 V617F 突变的早期患者，在组织学上与反应性红细胞增多不易鉴别。

一些患者没有发现继发性红细胞增多症的潜在原因，也没有任何可诊断为 PV 的临床、血液学或组织病理学特征。如果此类患者缺乏 JAK2 突变（第 12 外显子、第 14 外显子或其他位点），恰当的诊断为"特发性红细胞增多症"。过去，随着随访时间的延长，该组患者中的一部分（但不是全部）出现了脾大、中性粒细胞或嗜碱粒细胞增多等，回顾性研究表明，正确的诊断应为 PV。由于现在早期进行分子检测，这种事件的发生率降低。

（四）原发性血小板增多症

与其他 MPN 一样，原发性血小板增多症（essential thrombocythemia，ET）是一种由骨髓多能造血干细胞的克隆性增殖引起的疾病，其主要的疾病特征是血小板生成增加。各个年龄段都可发生，但主要发生于中老年人。报道的年发病率为 0.1～2.53/10 万，较高的数字似乎更有可能[54]。女性的发病率高于男性[5, 54]。可能有遗传倾向。ET 的特征是明显的血小板增多［通常为（1000～4000）×10^9/L］，经常导致出血或血栓形成或二者兼有。随着自动血液计数器的广泛使用，在出现症状之前偶然诊断的患者比例正在逐步上升。至少有一半的符合 WHO 诊断标准的患者无症状，是通过偶然的血细胞计数检查发现。2/3 的有症状患者伴有静脉或动脉血栓形成或小血管阻塞的症状，如头痛、头晕、视力障碍、感觉异常和周围血管功能不全。伴有 CALR 突变的患者（见下文）的大的血栓形成并发症发生率低于 JAK2 V617F 突变的患者[92]。有症状的患者中约有 1/3 为异常出血，如胃肠道或皮下组织出血。

在早期研究中，有 40% 的患者伴有中度脾大，20% 伴有肝大[42]，但如果使用 2016 版 WHO 诊断标准，肝脾大发生率要低得多。在两个研究中，JAK2 V617F 突变（见下文）者脾大的发生率较高[92, 93]，而在另一研究中则无[94]。偶有患者反复出现脾梗死，导致脾萎缩和脾功能减退。少数患者发生瘙痒。

尽管 ET 可能最终发展为 MDS、AML 或骨髓纤维化，但该疾病的慢性期通常很长。约 1% 的患者会转化为 AML。已有报道，JAK2 V617F 阳性 ET 后骨髓纤维化转化为急性早幼粒细胞白血病[95]。尚无未治疗患者的准确的预后数据，因为在自动血细胞计数器普遍应用之前，只诊断出了病情较严重患者。使用目前现有的治疗方法，预期寿命与正常寿命相比几乎没有降低。

2008 版 WHO 分类及 2016 修订版诊断标准要求血小板计数持续 $\geqslant 450 \times 10^9$/L[96, 97]。以前要求 $\geqslant 600 \times 10^9$/L，但较低的阈值对于识别在达到先前界值之前发生血栓、脾大和具有典型组织学特征的患者非常重要。图 5-21 总结了 2016 修订版的 ET 诊断标准[97]。

1. 外周血

血涂片显示血小板数量增加，平均血小板体积增大。通常有一些巨大的血小板，以及无颗粒和颗粒减少血小板；可出现血小板聚集。偶尔可见"裸核"的巨核细胞。白细胞可轻度增多，中性粒细胞增多、偶尔可见不成熟粒细胞，但白细胞通常 $\leqslant 20 \times 10^9$/L。白细胞 $> 11 \times 10^9$/L（但奇怪的是，不是血小板计数增加）与血栓形成风险增加相关[98]。可出现嗜碱粒细胞，但嗜碱粒细胞常仅占 1%～2%[33, 54]。罕见情况下，在脾脏梗死患者中，出现脾功能减退的特征（Howell-Jolly 小体、棘形细胞、靶形细胞和偶尔出现的球形细胞）。伴有出血的患者可能表现出铁缺乏症状。JAK2 V617F 突变的患者往往有较高的血红蛋白、红细胞比容和红细胞计数，血小板计数较低[93, 94]。与 JAK2 突变患者相比，CALR 突变患者的白细胞计数较低、血小板计数较高[92]。

2. 骨髓细胞学

骨髓涂片显示巨核细胞数量增加，巨核细胞通常胞体大、分叶多（图 5-22）。流式细胞仪分析显示，巨核细胞的数量、直径、体积和染色体倍数增加[99]。大多数情况下增生程度大致正常，少数情况下，增生程度有轻度到中度的增加。粒系细胞和红系细胞只是轻度增加。

在接受阿那格雷治疗的患者中，巨核细胞数量、直径、大小和染色体倍数明显减小[99, 100]。

3. 骨髓组织学[10, 14]

骨髓增生偶尔为轻度活跃，通常为正常。伴有 JAK2 突变者的增生程度要高于伴有 MPL 突变者（通常是正常或降低的）或无突变者[101]。伴有 JAK2 突变的粒系细胞和红系前体

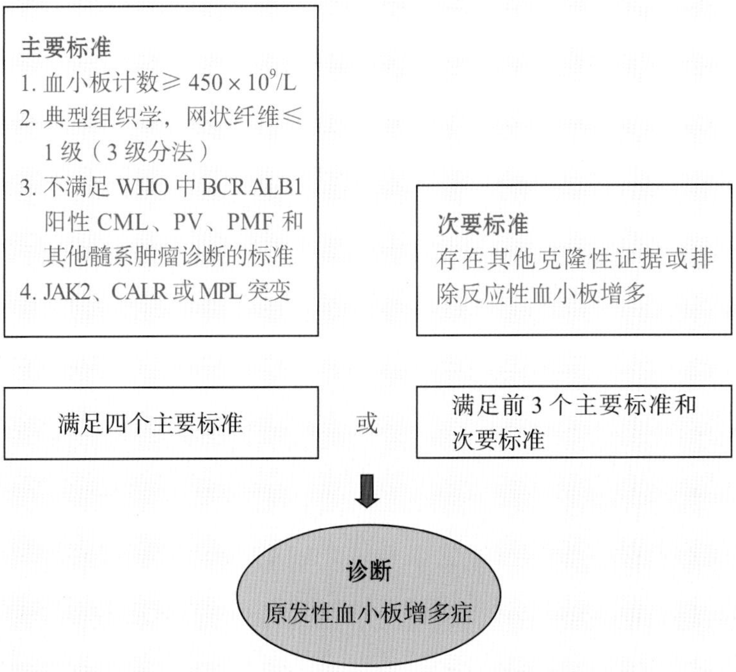

主要标准
1. 血小板计数 $\geqslant 450 \times 10^9$/L
2. 典型组织学，网状纤维 $\leqslant$ 1 级（3 级分法）
3. 不满足 WHO 中 BCR ALB1 阳性 CML、PV、PMF 和其他髓系肿瘤诊断的标准
4. JAK2、CALR 或 MPL 突变

次要标准
存在其他克隆性证据或排除反应性血小板增多

| 满足四个主要标准 | 或 | 满足前 3 个主要标准和次要标准 |

↓

诊断
原发性血小板增多症

◀ 图 5-21　2016 版 WHO 分类中原发性血小板增多症诊断标准

PMF. 原发性骨髓纤维化；PV. 真性红细胞增多症

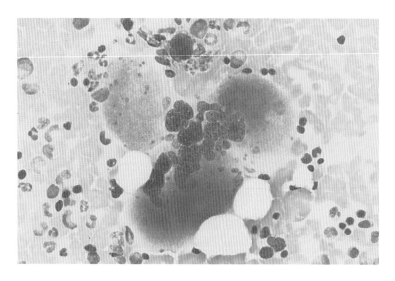

◀ 图 5-22　原发性血小板增多症，骨髓涂片示 4 个巨核细胞，其中一个胞体小，另外 3 个胞体大、分叶多，MGG 染色（40×）

可能增加[94, 101]，而伴有 MPL 突变者一般不增加[101]。所有患者中巨核细胞的数量均增加，其增加的程度各不相同，并且与血小板数量不紧密相关。常见疏松的巨核细胞簇，密集簇并不常见，且仅涉及少部分细胞（图 5-23）。巨核细胞的平均体积增大、核分叶增多，称为"鹿角状"（图 5-24），它们代表了过成熟的巨核细胞。与原发性骨髓纤维化中核深染相比，ET 核染色质正常[10]。伴有 JAK2 突变患者往往具有较少的巨核细胞、大的巨核细胞和鹿角状核的巨核细胞[94]。与 PV 和原发性骨髓纤维化的纤维化前期相比，ET 中的巨核细胞不具有多形性、小的巨核细胞不增多。一些巨核细胞异常定位，位于小梁旁，伸入现象和有丝分裂增多[14]。网硬蛋白有时会出现轻微的局灶性增加，但明显的网状纤维与诊断不符。血窦扩张，其内巨核细胞或其他造血细胞增生同样不是 ET 的特征。ET 的组织学特征的特异性高，但敏感性低[72]。尽管应避免对儿童进行骨髓活检，但鉴于 40% 不明原因的持续性血小板增多症儿童缺乏克隆性证据，骨髓活检对于确诊该年龄段的 ET 尤其重要[102]。

小血管可能增加，在一项研究中，在 12% 的患者中发现了这一现象[69]。血管增多与网硬蛋白沉积增多有关[69]。据报道，应用免疫组织化学检测 MPL 蛋白表达在临床上是有用的[91]，但目前尚无适用于经过固定后的石蜡包埋组织的抗体。

在用阿那格雷治疗的 ET 患者中，巨核细胞体明显减小[100]。在一项大型随机对照试验中，在接受阿那格雷治疗的一些 ET 患者纤维化增加[103]，停药后可逆。存在 CALR 突变时，免疫组织化学染色显示巨核细胞 CAL2 单克隆抗体呈胞质强阳性[104]。转录因子 NF-E2 的免疫组织化学染色可能有助于区分 ET 与 PMF 的纤维化前期。在正常骨髓中，NF-E2 在巨核细胞（胞核、胞质或二者兼有）和红系细胞（早期细胞为胞核，晚期细胞为胞质）中表达[105]。在 ET 中，通常只有 < 20% 的红系细胞胞核阳性，而在 PMF，包括纤维化前期，表达率较高[105]。

4. 细胞遗传学和分子遗传学分析

少数 ET 患者可通过常规的细胞遗传学分析检测到克隆细胞遗传学异常，最常见的是 8 号染色体三体，del（13q），9 号染色体三体，del（20q）或 9q 异常。其他重现性异常包括 dup（1q），del（5q），del（7q）和 del（17q）[106]。FISH 对于细胞遗传学异常的检出率明显增高，

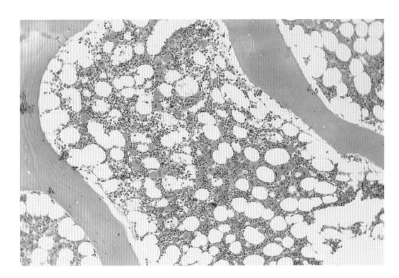

◀ 图 5-23　原发性血小板增多症，骨髓活检切片示巨核细胞明显增多，形成大的集簇。树脂包埋，HE 染色（10×）

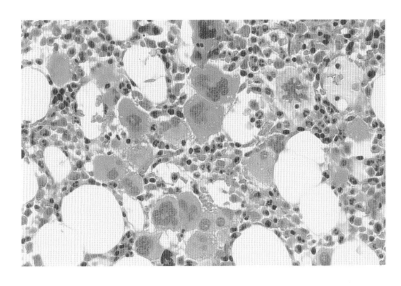

◀ 图 5-24　原发性血小板增多症，骨髓活检切片示巨核细胞聚集。尽管有一些胞体小的巨核细胞，多数胞体大、分叶多。树脂包埋，HE 染色（40×）

在一项使用探针检测 +8，+9，del（13）（q14）和 del（20）（q12）的研究中，这一比值为 15%[107]。根据定义，不能存在 t（9；22）（q34.1；q11.2）或 BCR-ABL1，若存在应诊断为 CML，即使白细胞不增高。

在 50%～60% 患者的粒细胞和红系细胞中可检测到 JAK2 V617F[50, 75, 77, 93]；与 PV 和 PMF 相同，很可能存在第二种致病事件，因为当转化为 AML 时，原始细胞可能缺乏 JAK2 突变[108]。存在 JAK2 V617F 突变与较高的血红蛋白和红细胞比容、较低的血小板计数[93, 109]，较高的脾大发生率[93]，以及 del（20q）和 9 号染色体三体[86] 有关。3% 的患者由于有丝分裂重

组（获得性等位基因）而突变为纯合[77]。在一项研究中，JAK2 V617F 的存在增加血栓形成的风险，在另一项研究中与出血的发生率降低相关[93]。在 1/4～1/3 的患者存在 CALR 突变（缺失或插入）[109-111]。同时存在 JAK2 V617F 和 CALR 突变者很少见[112]。存在 JAK2 突变的患者与 PV 密切相关，偶尔向 PV 转化，有时与获得 JAK2 突变的纯合性有关[113-115]。然而，存在 JAK2 突变的 ET 预后要好于存在 JAK2 突变的 PV，应把他们视为两种不同的疾病，而不是一种疾病的两个阶段[114]。CALR 突变的患者与 JAK2 突变的患者不同，前者血栓形成的风险较低，无转化为 PV 的风险，转化为急性

白血病的风险较低[113, 114]。与 JAK2 突变相比，存在 CALR 突变与年龄较小、男性、血小板计数较高、血红蛋白较低和白细胞较低有关[114]。尽管存在 CALR 突变的 ET 更易转化为骨髓纤维化，和存在 JAK2 V617F 突变者相比存活率没有差异[109]。据报道，在 4%～11% 的患者中存在 MPL EXON10 功能增益突变（如 MPL W515L、MPL W515K、MPL W515A、MPL W515S、MPL W515R 或 MPL S505N），并且可能与 JAK2 V617F 突变共存[101, 116-119]。MPL 突变患者的血红蛋白低于 JAK2 突变患者[114]。CALR 和 MPL 突变都会导致血小板生成素受体 MPL 的激活。在 5%～10% 的患者中，没有 JAK2 V617F，CALR 外显子 9 或 MPL 外显子 10 突变，称为"三阴性"。但是，"三阴性"患者可能存在 MPL 其他外显子突变，如外显子 4 中的 MPL S204P 和外显子 EXON12 中的 MPL Y591N[119]。其他的存在除 V617F 之外的 JAK2 突变，如 JAK2 V625F 或 JAK2 F556V[120]。"三阴性"患者预后好。在中国患者中可能更常见，一项研究为 20%[121]，而在白种人中为 13%[114]。

除驱动基因突变外，其他基因中也可能存在亚克隆突变，导致骨髓纤维化或白血病转化。在一项研究中，35 名患者中 1 名存在 ASXL1 突变[122]，在转化后观察到突变概率较高。在另一研究中，在 ET 后骨髓纤维化的 10 名患者中有 2 名发现 ASXL1 突变[85]。ASXL1 基因突变或缺失引起的单倍剂量不足，可能是继发骨髓纤维化患者的一个特征[84]。在 4%～5% 的患者中发现 TET2 突变，可与 JAK2 V617F 同时存在[83]。

在 X 连锁多态性分析中，一些诊断为 ET 的患者出现多克隆造血[123-125]；这种意外的发现有时可能反映出所用技术的不敏感性，因为在 X- 样多态性分析中，一些明显具有多克隆造血的患者具有克隆性 JAK2 突变[126]。诊断

为 ET 的某些患者可能不正确，这也可以部分解释在"三阴性"患者预后较好。在一些缺乏 JAK2 突变的患者中，通过 X- 连锁多态性分析可以检测到单克隆性粒细胞[127]，但在这种情况下，不排除存在另一种"驱动突变"。

当发生急性转化时，AML 可来源于 JAK2 突变克隆的细胞或 JAK2 野生型细胞。前者通常伴随骨髓纤维化，后者则没有[87]。获得性 MPL 纯合突变与转化为骨髓纤维化相关[113]。

5. 问题和陷阱

ET 需要与反应性血小板增多相鉴别。外周血涂片有助于两者区分。ET 中常有巨大血小板、无颗粒血小板、偶见巨核细胞胞核。而反应性血小板增多的血小板较小、颗粒正常、无巨核细胞胞核。反应性血小板增多无嗜碱细胞增多通常无中性粒细胞增多。在反应性血小板增多时，骨髓涂片和骨髓活检常显示巨核细胞数量和大小增加，以及伸入现象增多，但巨核细胞细胞形态正常；不形成大的巨核细胞簇或靠近骨小梁分布[14]。骨髓网状纤维正常。

由于明显血小板增多不仅出现在 ET，也可出现在 PV、CML、原发性骨髓纤维化和骨髓增生异常 / 骨髓增殖性肿瘤伴环形铁粒幼红细胞增多和血小板增多（MDS/MPN-RS-T）中，因此 ET 的诊断在一定程度上是排除性的。鉴于治疗方面原因，鉴别 ET 与 CML（见前文）非常重要，而且应用细胞遗传学 / 分子遗传学方法很容易区分。与 PV 的鉴别，特别是同时存在缺铁或 PV 早期[59]，以及与原发性骨髓纤维化的纤维化前期的鉴别较为困难。外周血涂片通常没有帮助，因为在任何类型的 MPN 中都可以看到巨大血小板、无颗粒血小板、巨核细胞碎片、中性粒细胞增多和嗜碱粒细胞增多。骨髓涂片和骨髓活检更有帮助，但值得注意的是，即使是经验丰富的血液病理学家在区

分 ET 和原发性骨髓纤维化前期时的一致性也较差[128, 129]。尽管诊断困难，WHO 关于这两种疾病的区分标准已经通过 3 个独立系列患者的长期随访而得到了验证，其中一项研究表明，（参照 WHO 诊断标准，将 ET 重新归类后）重新归类为原发性骨髓纤维化的病例具有更高的进行性纤维化发生率和更低的生存率[130]，第二项研究表明，重新归类为原发性骨髓纤维化 – 纤维化前期的患者更易进展为明显的纤维化和 AML[131]，第三项研究表明，重新归类为原发性骨髓纤维化 – 纤维化前期的患者生存期较短[132]。在第二项研究中，病理医生和专家评审的一致性为 81%，在第三项研究中，一致性为 88%[132]。在 Barbui 等[131] 做的年轻患者的研究中，ET 和早期骨髓纤维化进展为明显骨髓纤维的概率化分别为 3% 和 9%，未观察到白血病转化[133]。在一项研究中，CALR 突变比 JAK2 V617F 突变更易伴有骨髓纤维化[72]。表 5–3 总结了有助于区分引起血小板增多的各种 MPN 的特征。在原发性骨髓纤维化的纤维化前期中，巨核细胞通常明显异型，而 ET 中的巨核细胞在细胞形态上异型性小。虽然 PV 中巨核细胞异型性比 ET 更明显，但从组织学的角度不易区分。一些文章认为可以根据 ET 中巨核细胞缺乏不典型性来区分[14]，而另一些文章认为，在大多数情况下不能以此区分[42]。血清促红细胞生成素具有一定的作用，但需要注意的是，在 ET 和 PV 中有时均会减低，甚至无法检测到[89, 134]。如果综合考虑了临床、血液学和组织病理学特征后，那么真正的诊断困难只发生在铁缺乏和 PV 早期。存在 JAK2 V617F 突变没有鉴别意义，但是缺乏 JAK2 V617F 突变和第 12 外显子突变时，不可能是 PV。一般情况下，PV 中血红蛋白和红细胞数增加，而 ET 正常。试验性铁剂治疗有助于区分，但可能不合理，因为做出准确诊断并非意味着影响治疗。

应对所有可能诊断为 ET 的患者进行细胞遗传学和分子遗传学（JAK2 和 BCR-ABL1）分析。如果不能常规进行，那么至少应该在表明可能存在 Ph 阳性任何特征时或 PV 早期及缺铁时进行。嗜碱粒细胞计数的显著增加或出现片状异型的巨核细胞（图 5–11）提示 Ph 阳性，需要进行遗传学分析。然而，由于治疗的原因，谨慎的做法是应排除所有伴明显 ET 特点但没

表 5–3　鉴别原发性血小板增多症与其他骨髓增殖性肿瘤*的骨髓组织学特征

	真性红细胞增多症	原发性血小板增多症	原发性骨髓纤维化 – 纤维化前期	原发性骨髓纤维化 – 纤维化期
细胞增生	典型的三系增生	通常正常或轻度增多，偶尔减少：巨核细胞增多，粒系和红系细胞正常或轻度增多	增多：巨核细胞和粒系细胞增多	局部增多，正常或减少：巨核细胞仍常增多
巨核细胞体大小、细胞学特征及分布	松散簇状；可能贴近骨小梁；胞体从小于正常到大于正常不等，但平均胞体大小增加；核分叶从分叶少到分叶多，总体增多	呈松散簇状或散在分布；可能贴近骨小梁；多数胞体大到巨大，有明显分叶的鹿角状核；同真性红细胞增多症和原发性骨髓纤维化 – 纤维化前期相比，多形性小得多	密集的簇；一些贴近骨小梁或位于窦内；异型性明显，包括"云朵状""气球状"或核深染；"裸核"巨核细胞增多	异型的巨核细胞呈大簇状或片状分布；小巨核细胞比例增加；可增长；核深染明显
网状纤维	正常或轻度增加	正常或轻度增加	正常或轻度增加	明显增加
胶原纤维	常无	无	无	常有
骨硬化	无	无	无	可有

*. MDS/MPN-RS-T 的形态特征见下文

有 JAK2 V617F 突变患者的 Ph 阳性可能。

偶有系统性肥大细胞增多症以血小板增多为主要血液学表现。仔细检查骨髓活检切片可与 ET 相鉴别，但应注意 ET 与系统性肥大细胞增多症可以同时存在。

骨髓涂片中出现大量环形铁粒幼红细胞时应诊断为 MPN/MDS-RS-T 而不是 ET（见下文）。

（五）原发性骨髓纤维化

"原发性"或"慢性特发性"骨髓纤维化也称为髓样化生伴纤维化、原因不明性髓样化生，其特点为骨髓中以巨核细胞和粒系细胞增殖为主。WHO 专家组倾向于使用"原发性骨髓纤维化"这一名称，但是应该注意的是，"原发性"、"特发性"，以及"不明原因的"这 3 个术语同样不适合，因为该疾病被认为是一种骨髓增殖性肿瘤，纤维化是对髓系肿瘤的一种反应性改变。伴髓系肿瘤的骨髓纤维化也是不准确的，因为在肝脏和脾脏中存在的造血细胞是克隆性髓外，而不是真正的髓样化生。

显性原发性骨髓纤维化（primary myelofibrosis，PMF）是以脾大、贫血和骨髓纤维化为特征的骨髓增殖性肿瘤。PMF 是一种慢性病，患者直到疾病晚期可能也相对无症状，由于偶然发现而确诊的患者并不少见。纤维化前期病变已经被人们所认识[2]。除纤维化前期外，PMF 常常伴有脾大而且通常很显著，轻度或中度肝大也很常见。明显的 PMF 年发病率为 0.3～1.5/10 万，中位年龄为 65—75 岁[54, 56]。然而，1/3～1/2 患者处于纤维化前期[135]。男性发病率高于女性[5]。髓外造血常发生在脾脏和肝脏，其他器官如肾、淋巴结、肾上腺、肺、胃肠道、皮肤、硬脑膜、胸膜和腹膜腔亦可发生。PMF 是由于来自多能髓系前体造血干细胞或者多能淋巴 - 髓系干细胞肿瘤性克隆增殖所形成。骨髓成纤维细胞增殖形成的网硬蛋白，

以及胶原的沉积是对骨髓细胞增殖的反应性改变。

毫无疑问，那些初诊时无症状的患者生存时间最长。显性 / 纤维化期 PMF 中位生存期为 3～7 年，纤维化前期为 14～15 年[56, 135]。骨髓纤维化有时是慢性粒细胞白血病的终末期改变，伴有显著的骨髓增生、肝脾大。10%～20% 的 PMF 患者最终转化为急性白血病，通常是巨核细胞或髓系细胞转化，很少是淋巴细胞转化，提示该病起源于多能细胞，而不是多能干细胞。当出现脾大迅速加重、贫血或血小板减少加重应该怀疑出现白血病转化。其他死因包括感染、出血，以及心力衰竭。

骨髓纤维化可继发于 PV，以及较少见的 ET，从形态学上与 PMF 无法明确区分。CML 同样也可以继发骨髓纤维化，或者，较少见的髓系细胞伴有 Ph 染色体阳性患者其形态学与 PMF 难以区分既往诊断 PV 或者伴红细胞容积升高者，归入 PV 后骨髓纤维化。既往诊断 ET 的患者归入 ET 后骨髓纤维化。Ph 染色体阳性或 BCR-ABL1 阳性的骨髓纤维化患者通常预示 CML 向加速期或急变期进展。

过去提出过各种诊断标准，但已经被 2016 年修订版的 WHO 分类所取代[2]（图 5-25 和图 5-26）。乳酸脱氢酶（lactate dehydrogenase，LDH）指标是 WHO 关于 PMF 的次要诊断标准之一，由于在 PMF 与 PV 和 ET 之间存在相当多的重叠而受到质疑[136]。

1. 外周血

PMF 最典型的外周血表现是全血细胞减少，出现幼稚粒、红系细胞，以及显著的红细胞异形如泪滴状红细胞（图 5-27）。有时会有轻度的嗜碱粒细胞增多。粒细胞和血小板可见发育异常，如中性粒细胞核分叶减少、嗜酸性粒细胞颗粒减少、出现大的血小板或血小板颗粒减少。偶尔可见小巨核细胞。在纤维化前期，

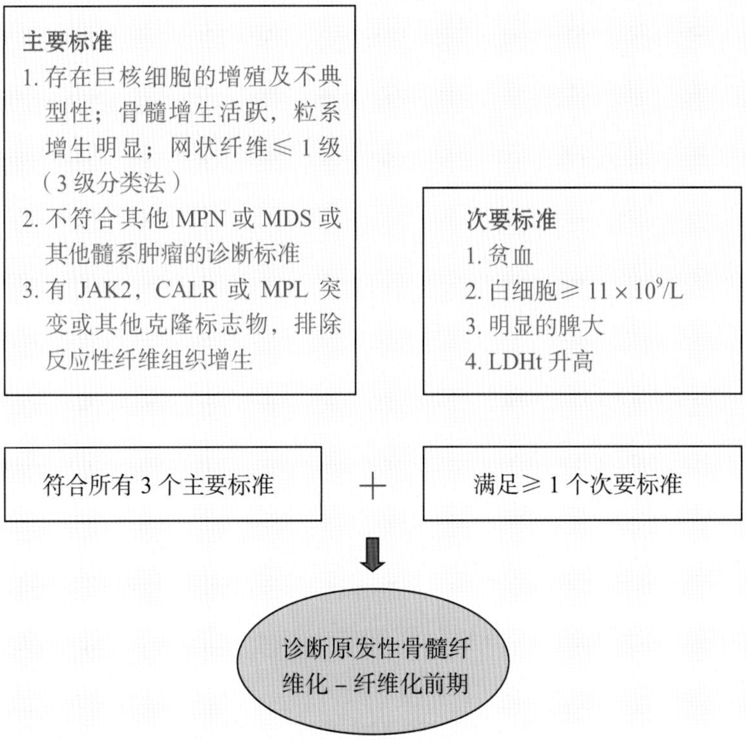

主要标准
1. 存在巨核细胞的增殖及不典型性；骨髓增生活跃，粒系增生明显；网状纤维 ≤ 1 级（3 级分类法）
2. 不符合其他 MPN 或 MDS 或其他髓系肿瘤的诊断标准
3. 有 JAK2，CALR 或 MPL 突变或其他克隆标志物，排除反应性纤维组织增生

次要标准
1. 贫血
2. 白细胞 ≥ 11×10⁹/L
3. 明显的脾大
4. LDHt 升高

符合所有 3 个主要标准　＋　满足 ≥ 1 个次要标准

诊断原发性骨髓纤维化 – 纤维化前期

◀ 图 5–25　2016 版 WHO 分类关于原发性骨髓纤维化 – 纤维化前期的诊断标准

LDH. 乳酸脱氢酶；MDS. 骨髓增生异常

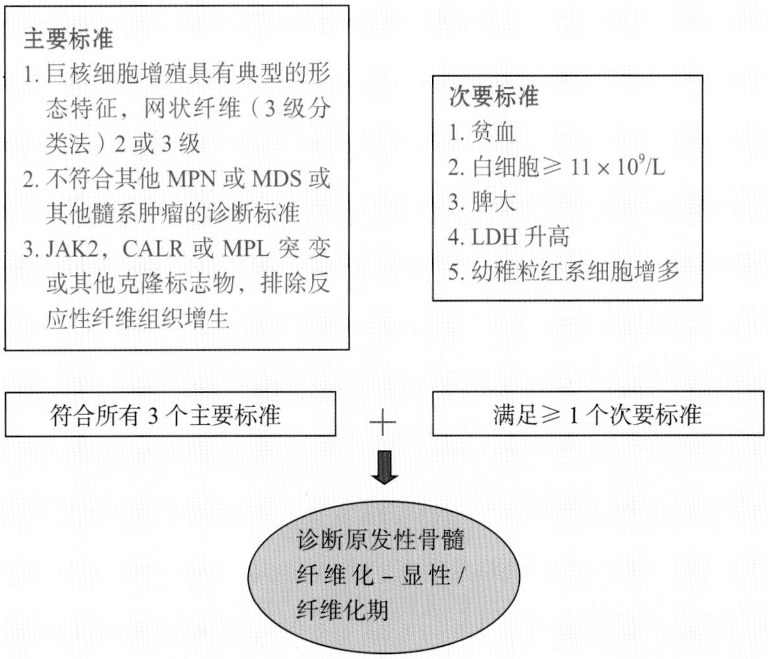

主要标准
1. 巨核细胞增殖具有典型的形态特征，网状纤维（3 级分类法）2 或 3 级
2. 不符合其他 MPN 或 MDS 或其他髓系肿瘤的诊断标准
3. JAK2，CALR 或 MPL 突变或其他克隆标志物，排除反应性纤维组织增生

次要标准
1. 贫血
2. 白细胞 ≥ 11×10⁹/L
3. 脾大
4. LDH 升高
5. 幼稚粒红系细胞增多

符合所有 3 个主要标准　＋　满足 ≥ 1 个次要标准

诊断原发性骨髓纤维化 – 显性 / 纤维化期

◀ 图 5–26　2016 版 WHO 分类关于原发性骨髓纤维化 – 显性 / 纤维化期的诊断标准

骨髓通常呈高增殖状态，血小板计数常升高，白细胞有时升高而不是减低，幼稚细胞及泪滴状红细胞可能缺乏[137]。随着疾病的进展，外周血则表现为白细胞、中性粒细胞和血小板减少，出现幼稚粒、红系细胞，以及泪滴状红细胞。

初诊时外周血改变具有预后意义，血红蛋白 < 100g/L，血小板计数 < 100×10⁹/L，白细胞减少 < 4×10⁹/L 或 > 25×10⁹/L 或 30×

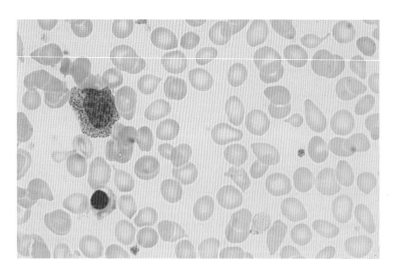

◀ 图 5-27　PMF 的外周血涂片示红细胞大小不等，异形红细胞（包括泪滴状红细胞），一个中幼粒细胞和一个晚幼红细胞，MGG 染色（100×）

10^9/L，> 10% 不成熟粒细胞，以及出现 ≥ 1% 的原始细胞通常提示预后不良[138-141]。一项多因素分析研究显示血红蛋白< 100g/L、白细胞 ≥ 20×10^9/L 及血小板计数 ≤ 300×10^9/L 与不良预后相关[141]。

在 PMF 的终末期，白细胞计数可达（100～200）×10^9/L，外周血出现原始细胞、早幼粒细胞，以及中幼粒细胞。还可出现嗜酸性粒细胞和嗜碱粒细胞增多，除了红细胞改变，血涂片形态学特征与 CML 难以区分。一些患者也可发生急性转化，表现为原始细胞增生，贫血加重，以及中性粒细胞和血小板减少。

外周血免疫分型可用于计数 CD34 呈阳性的细胞。显著的骨髓纤维化似乎是唯一出现这种原始细胞增加的 MPN[2]。

2. 骨髓细胞学

由于纤维化，骨髓穿刺往往存在困难。然而，在疾病的早期有时骨穿可以获得骨髓液，并显示各个系列细胞的高增殖状态，通常分化成熟，但可能有一些发育不良的特征。在疾病的晚期，骨穿通常失败（干抽）或尝试穿刺仅获得血液（稀释），诊断只能依据外周血结果和骨髓活检组织学。

3. 骨髓组织学

在疾病的早期阶段，骨髓可能显示分化相对成熟的各个系列造血细胞增生的高增殖状态[137, 143]（图 5-28 和图 5-29）。然而，分化不成熟及发育不良的巨核细胞通常非常显著。巨核细胞形态极其多样，细胞核可能很小，分叶少，也可能深染或呈过分叶。小巨核细胞及裸核巨核细胞增多。一些巨核细胞体积大，细胞核染色浅、圆形分叶少，核分裂象增加。巨核细胞聚集成簇（图 5-28）或分布异常，靠近骨内膜[14] 或位于血窦内（图 5-29）。粒系前体细胞可于骨小梁中间出现异常簇集[144]。在高增殖的骨髓中网状纤维通常轻到中度增加。在一些报道中高达 20%～40% 的患者高增殖期无网硬蛋白增加，代表 PMF 的纤维化前期阶段[12, 135]。晚期阶段，网硬蛋白显著增加，呈更明显的粗纤维平行排列（图 5-30）。当网硬蛋白（网状纤维）增加的时候可以观察到呈溪流样排列的造血细胞（图 5-31）。骨髓血窦数量增多、扩张，并含有造血细胞灶（图 5-29 和图 5-30）；在早期阶段，这种特征可能更容易在网状纤维特染的切片中观察到。很大程度上血管生成与脾增大[69] 和不良预后[32] 相关。基质可能水肿，淋巴细胞、浆细胞、肥大细胞，以及巨噬细胞增多，反应性淋巴小结增多。由于血小板的不恰当释放，进入基质中而不是血窦中，导致基质中血小板增多，这种现象可由免疫组织化学

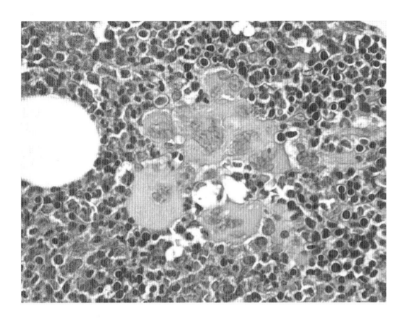

◀ 图 5-28　原发性骨髓纤维化骨髓活检切片，不同大小及不同形态特征的巨核细胞聚集成簇，大多数细胞分叶少或者分叶不规则（包括云朵样和少见的鹿角状巨核细胞），背景中的细胞显著增多。HE 染色（20×）

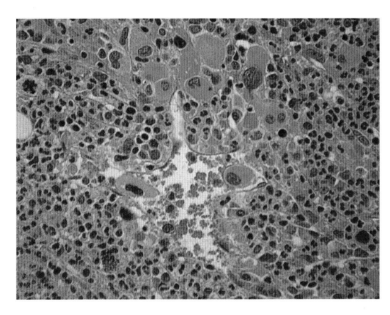

◀ 图 5-29　原发性骨髓纤维化（多细胞期）骨髓活检切片，聚集成簇的巨核细胞，以及在窦内的巨核细胞。HE 染色（20×）

染色显示（CD42b 或 CD61）。

　　随着纤维化程度的增加，骨髓中的粒细胞和红细胞前体细胞减少，巨核细胞系的形态学异常变得更加明显。在纤维化严重的骨髓中，可以看到成纤维细胞的增生，以及胶原沉积（图 5-32 和图 5-33）。血窦可被进行性纤维化，但毛细血管非常多[145]。纤维化常是局灶性病变，在活检标本不同区域有明显差异；一个小梁间隙可能显示高细胞增殖骨髓，而相邻的小梁间显示出密集的纤维化。在纤维化严重的骨

髓，可出现成骨细胞增加与骨发生导致骨硬化（图 5-33）；骨小梁增宽、增粗非常显著。骨沉积可能是由同侧骨样物沉积和在骨髓腔内的化生骨形成[144]。新沉积骨是编织骨，在骨硬化期，未矿化类骨也可能会增加（骨软化）[16]。骨髓性硬化症与移植延迟和骨髓移植后急性移植物抗宿主病发病率增加相关[146]。

　　明显的骨髓纤维化（MF-2 或 MF-3）与 ASXL1 和 EZH2 较高的突变频率相关，并且是一个独立的预后指标[147]。

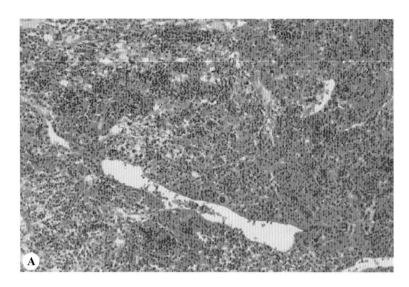

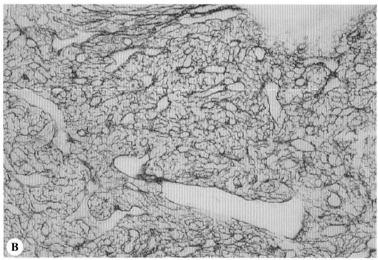

◀ 图 5-30 原发性骨髓纤维化骨髓活检切片

A. 增生极度活跃，三系造血细胞增生，以及血窦扩张；B. 纤维化 3 级，网状纤维沉积并勾勒出许多扩张的血窦。Gordon-Sweet 染色（10×）

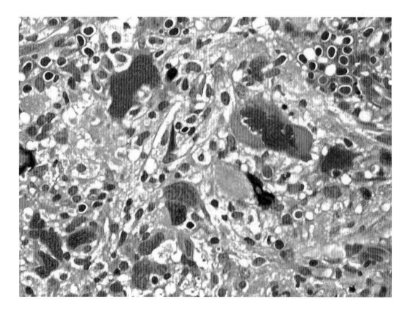

◀ 图 5-31 原发性骨髓纤维化（纤维化期）骨髓活检切片，造血细胞的显著减少，发育异常的巨核细胞数量增加，胶原纤维增生；巨核细胞呈现深染、怪异的细胞核。HE 染色（40×）

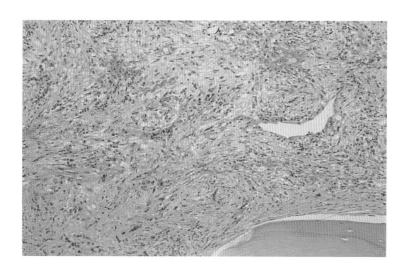

◀ 图 5-32　原发性骨髓纤维化（纤维化期）骨髓活检切片，显著的胶原纤维，以及各个系别造血细胞减少，HE 染色（10×）

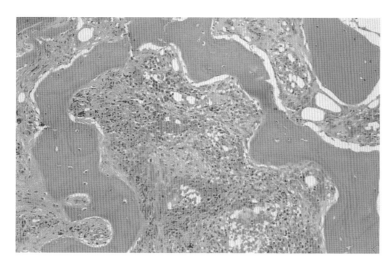

◀ 图 5-33　骨髓硬化症骨髓活检切片，不规则增厚的骨小梁，以及骨髓中显著的胶原纤维，HE 染色（10×）

通常认为通过连续活检可以观察 PMF 从多细胞高增殖期进展到少细胞纤维化期这一连续过程 [143, 148, 149]。然而，不同患者之间疾病进展所需时间不同，并且不总是能观察到渐进的变化过程 [150]。在一些患者中，连续活检显示纤维化减少而不是增加，这是由于从骨髓的一部分到另一部分纤维化程度的变化无法轻易确定。一些患者发展成骨硬化却伴随不成比例的纤维化程度。年龄的增长及巨核细胞数量的增加被认为可以预测纤维化前期进展至纤维期 [151]。

骨髓纤维化前期的患者比完全发展成骨骨髓硬化症的患者生存期长 [135, 142]。

阿那格雷的治疗尽管使血小板计数下降，但可使巨核细胞数量增加 [152]。巨核细胞核左移提示该药干扰了巨核细胞的成熟而不是增殖，这种假设在健康志愿者服用该药物后出现巨核细胞的数量增加而得以证实。沙利度胺治疗导致部分患者巨核细胞数量和血小板计数增加，可使少数患者骨髓血管减少 [153]。利奈度胺治疗也会在极少数人中产生血液学反应，少数人会出现网状纤维和血管生成减少 [154]。

PMF 患者偶尔发生淀粉样变性 [155]，可观察到淀粉样蛋白沉积到骨髓 [156]。

当 PMF 发生急性转化时，活检中可看到原始细胞增多。

CALR 免疫组织化学染色显示巨核细胞的

细胞质强阳性时提示 CALR 基因突变[107]。

4. 细胞遗传学和分子遗传学分析

1/3 患者出现克隆性细胞遗传学异常，最常见的是 del（13q），del（20q），8 三体，9 三体，del（12p），i（17q）和部分性 1q 三体，通过使用带有 9p21、13q14、20q12，以及 8 号染色体着丝粒的 FISH 探针进行检测。del（6）t（1；6）（q21-23；p21.3）重排可能是 PMF 特有的[157]。检测发现 del（13）（q11-13；q14-22）也具有强烈的提示。通过比较基因组杂交，80% 的患者发现异常；其中经常观察到的是获得 9p、2q、3p、12q 和 13q 获得也很常见[158]。一例有趣但是罕见的异常，一名男性出现 46，X X，der（X），t（X；Y）（p22.3；p11.3）异常[159]。一项研究表明伴有 8 三体，12p-，-7和 7q- 预后较差[160]。另一项研究表明，单独的 del（13q）、del（20q）或 9 三体伴或不伴额外一个异常预后最好[139]；伴有 5 号或 7 号染色体的异常或 ≥ 3 种异常预后较差，而伴有 17 号染色体异常预后最差[139]。进一步的研究表明，单独的 del（20q）、del（13q）、9 三体，以及正常核型预后最好，复杂核型或孤立 8 三体预后最差[161]。inv（3），i（17q）和单体核型（定义为 ≥ 2 个的单体或一个单体伴 ≥ 1 个结构异常）[162] 预后差，单体核型预后更差[163]。细胞遗传学异常已经被纳入预后评分系统。

50%～68% 的患者伴有 JAK2 V617F 突变[50, 75-77, 86, 140]，JAK2 V617F 突变是一种驱动突变，尽管不一定是初始的基因事件。JAK2 V617F 是纯合子，在 1/3 的患者是有丝分裂重组的结果。除了髓系细胞，有时在 B 细胞、T 细胞，以及 NK 细胞也可以检测到[164]。在一项研究中显示这种突变与较高的白细胞以及中性粒细胞计数和需要输血的可能性较低有关，但存活率显著降低[165]。然而在另一项研究中显示该基因突变与生存率无关，那些具有较低的

等位基因负荷，骨髓增生减低而非骨髓增殖疾病表型者的生存期短[140]。25%～32% 的患者伴有 CALR 基因突变，并且预后较好[109-112, 166]。CALR 基因突变进一步分型，包括 1 型（53 碱基对缺失），2 型（5 碱基对插入）、1 型样和 2 型样。1 型和 1 型样突变预后较好[166]，而在 1 型 /1 型样和 2 型 /2 型样之间整体存活率上无明显差异，但 2 型 /2 型样白血病转化的可能性较小[168]。伴有 CALR 突变的患者较少发生贫血和血小板减少，常伴有明显的白细胞增多和血栓形成[169]。纯合子 CALR 突变可导致中性粒细胞和嗜酸性粒细胞获得性髓过氧化物酶缺乏[170]。与 JAK2 V617F 突变患者相比，伴有 CALR 突变患者更年轻，血小板计数更高，白细胞计数较低[109, 166]。很少发生 JAK2 V617F 和 CALR 突变共存[166]。5%～8% 患者伴有 MPL 获得功能性突变（MPL W515L 或 MPL W515K），可能同时伴有 JAK2 V617F 突变[116, 171]，MPL 突变者常伴有更严重的贫血[171]。11% 的患者伴有不同的 MPL 突变，MPL W515S 或 MPL S505N，有时同时伴有 JAK2 突变[117]。5%～10% 患者 JAK2 V617F，CALR 外显子 9 或 MPL 外显子 10 突变均为阴性，通常称为"三阴性"。然而，其中一些患者伴有 MPL 其他突变，如外显子 6 中的 MPL V285E 突变[120]。在中国的一项研究中，"三阴性"患者占 21%[172]。在 3 种驱动基因突变中，预后最好的是 CALR 突变，其次是 JAK2 突变，然后是 MPL 突变[169]，另一项研究发现预后最好的是 CALR 突变，然后依次是 MPL、JAK2 和"三阴性"[167]。"三阴性"患者白血病转化的风险高[113, 166]。

除了 JAK2、CALR 和 MPL 驱动基因突变，可能伴有 ASXL1、DNMT3A、EZH2、IDH1、IDH2、SRSF2 或 TP53 基因突变的克隆演化，相比纤维化前期 PMF，这些突变在显著的 PMF 中更常见，并与不良预后相关。一项研究表

明，10 名 PMF 中有 3 名伴有 ASXL1 突变[122]，另外一项研究中 23/42（55%）伴有 ASXL1 突变[85]。ASXL1 突变更常出现在 JAK2 V617F 阴性患者中[85]。8% 的患者伴有 TET2 基因突变，可同时伴有 JAK2 V617F 突变[83]。6% 的患者伴有 CBL 突变，与获得单亲二倍体 11q 有关[173]。CALR 未突变、ASXL1 突变是影响疾病的高危因素[166]。两项大宗患者的研究表明，ASXL1、SRSF2 和 EZH2 与较差的生存率独立相关，但只有 ASXL1 突变在国际预后评分系统中有重要预后意义[177]。在另一项研究中，ASXL1、SRSF2、EZH2、IDFH1 或 IDH2 基因突变导致预后不良[135]。

当伴有 JAK2 V617F 突变的患者发生急性转化时，AML 中的原始细胞通常起源于 JAK2 突变克隆的细胞，但也可来源于 JAK2 野生型细胞（伴有 CBL 突变）[136]。

5. 问题和陷阱

原发性骨髓纤维化需要与急性骨髓纤维化、其他类型 MPN 继发骨髓纤维化，以及继发于非造血系统疾病的骨髓纤维化相鉴别。尤其是纤维化前期需要与 ET 鉴别，因为两者的预后不同。与 ET 的 15 年内 7.5% 疾病进展相比，37% 的纤维化前期 PMF 发展为明显的骨髓纤维化[174, 175]，且中位生存期分别为 14.7 年和 30.2 年[135]。

急性骨髓纤维化是一种与 AML（急性巨核细胞白血病或急性全髓增殖症伴骨髓纤维化）相关的临床病理综合征。显著的原巨核细胞增生是常见的，与 PMF 不同的临床特征是急性骨髓纤维化通常脾不大，外周血涂片无泪滴状红细胞、幼稚粒和幼红细胞等 PMF 的典型特征。通常全血细胞减少，可能有原始细胞。骨髓穿刺通常失败。环钻骨髓活检切片显示巨核细胞增多且原始细胞增生，这些特征在进展转化前的 PMF 观察不到。

仅依据组织学将原发性骨髓纤维化与其他类型 MPN 继发骨髓纤维化区分开通常是不可能（图 5-9）。鉴于总体较差的预后，以及 TKI 治疗可能成功，识别出 Ph 染色体阳性患者非常重要，可以通过检测外周血 BCR-ABL1 来鉴别。

对由于癌症或淋巴瘤浸润引起的骨髓纤维化做出正确诊断具有重要的临床意义。血涂片在继发性骨髓纤维化（如骨髓转移瘤）和 PMF 几乎无法区分，同样会出现全血细胞减少，幼稚细胞以及显著的异型红细胞，但是不会出现嗜碱粒细胞计数增加，小巨核细胞和发育异常。

无论是原发性或继发性骨髓纤维化，骨髓穿刺通常很困难。然而，有时非造血系统恶性肿瘤细胞可以被穿到，从而提供诊断依据。通常骨髓活检对鉴别诊断很有必要的。当出现致密纤维化时，有必要仔细观察是否有恶性细胞嵌入在纤维组织中。有时很难区分转移癌细胞和小的发育不良的巨核细胞或发育不良的红细胞（图 5-34）。必要时，可进行免疫组织化学染色鉴别巨核细胞、红细胞或上皮细胞（表 2-6 和表 10-1）以确认异常细胞的性质。淋巴瘤浸润骨髓，特别是霍奇金淋巴瘤可导致骨质疏松骨髓广泛的纤维化。免疫组织化学可以有助于 R-S 细胞、单个核的霍奇金细胞与癌细胞和发育不良的巨核细胞相鉴别。原发性骨髓纤维化还需要与骨疾病相关的纤维化相鉴别（见第 11 章）。

PMF 的纤维化前期很难与其他类型的 MPN 鉴别，特别是 ET，骨髓组织学是至关重要的。

（六）慢性嗜酸性粒细胞白血病，非特殊型

慢性嗜酸性粒细胞白血病是完全或主要分化为嗜酸性粒细胞的一种慢性髓性白血病亚型。在 2016 版修订的 WHO 分类中，由于 PDGFRA、PDGFRB 或 FGFR1 基因重排引起的患者，或来自 PCM1-JAK2、EVT6-JAK2

或 BCR-JAK2 融合的患者分成不同的疾病类别，而缺乏这些特殊基因异常的患者则被分类为慢性嗜酸性粒细胞白血病，非特殊型（CEL-NOS）[175]。在世界卫生组织分类中，CEL 的外周血嗜酸性粒细胞计数 ≥ 1.5×10^9/L。诊断标准总结如下（图 5-35）。CEL 的克隆通常来自多能造血干细胞。嗜酸性粒细胞白血病必须与反应性嗜酸性粒细胞增多相鉴别，反应性嗜酸性

粒细胞增多常继发于另一种疾病，如过敏、寄生虫感染或非造血肿瘤。嗜酸性粒细胞白血病的临床特征可出现肝脾大及贫血，但除此之外，亦可出现由于嗜酸性粒细胞颗粒的释放引起的组织损伤，包括对心肌的损伤，以及心内膜炎从而导致心力衰竭。

1. 外周血

血涂片显示嗜酸性粒细胞增多，有时伴有

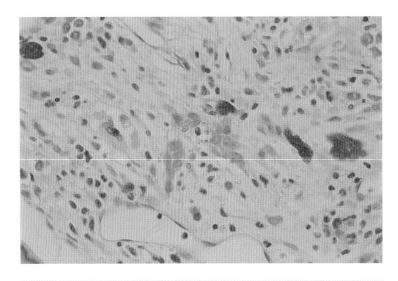

◀ 图 5-34 骨骨髓硬化症骨髓活检切片，纤维中发育异常的红系细胞，以及巨核细胞，可能被误诊为转移瘤细胞，HE 染色（40×）

嗜酸性粒细胞计数 ≥ 1.5×10^9/L

＋

没有其他 MPN 或 MDS/MPN，也没有 BCR-ABL1

＋

不伴有 PDGFRA，PDGFRB 或 FGFR1 重排，以及 PCM1-JAK2，ETV6-JAK2 或 BCR-JAK2

＋

外周血以及骨髓原始细胞＜ 20% 不伴有 inv（16）（p13.1；q22），t（16；16）（p13.1；q22）或 t（8；21）（q22；22.1）

＋

克隆性细胞遗传学或分子遗传学异常或外周血原始细胞＞ 2% 或骨髓原始细胞＞ 5%

诊断慢性嗜酸性粒细胞白血病，非特殊型

◀ 图 5-35 2016 版 WHO 分类中慢性嗜酸性粒细胞白血病，非特殊型（CEL-NOS）诊断标准，MDS/MPN，骨髓增生异常 / 骨髓增殖性肿瘤

中性粒细胞或单核细胞增多。有些患者会出现原始细胞，但是，根据定义，原始细胞的比例应 < 20%，否则应视为急性髓系白血病，在 WHO 分类中，当嗜酸性粒细胞增多症中原始细胞 ≥ 2% 时，可作为诊断慢性嗜酸性粒细胞白血病的证据。嗜酸性粒细胞可能在细胞学上正常或可能出现异常，如脱颗粒、胞质空泡化、胞核分叶过多或过少。然而，应当指出的是，显著的嗜酸性粒细胞的细胞学异常不能作为诊断依据，因为反应性嗜酸性粒细胞增多症也可出现这些异常。

2. 骨髓细胞学

骨髓穿刺涂片示嗜酸性粒细胞及其前体增加（图 5-36）。原始细胞可能增加，当计数 ≥ 5% 时支持 CEL 的诊断。根据定义，原始细胞应 < 20%。中幼嗜酸性粒细胞可能含有一些早期前体嗜酸性颗粒，具有嗜碱性染色特征。嗜酸性粒细胞中的颗粒可使萘酚 ASD 氯乙酸酯酶（CAE）异常着色，且 PAS 着色可呈细胞质阳性[49]。常见 Charcot-Leyden 结晶。

3. 骨髓组织学

环钻活检切片显示嗜酸性粒细胞，以及前体细胞，伴或不伴有原始细胞增多（图 5-37）。常见 Charcot-Leyden 结晶。

4. 细胞遗传学和分子遗传学分析

可能多种克隆性细胞遗传学异常，如 8 三体，i（17q）和 del（20q）[175, 176]。根据定义，要除外伴有 t（9；22）；BCR-ABL1，以及伴有 PDGFRA、PDGFRB 或 FGFR1 重排，PCM1-JAK2 融合或者 inv（16）；CBFB-MYH11 患者。偶尔有患者伴有 JAK2 V617F 突变，此时若伴有不明原因的嗜酸性粒细胞增多则支持 CEL 的诊断[50]。偶尔有患者伴有 CBL 突变[173]。分子遗传学技术也可用于证实疑似 CEL-NOS 患者的嗜酸性粒细胞的克隆性问题，如通过分析女性患者的 X- 连锁多态性。

5. 问题和陷阱

区分慢性嗜酸性粒细胞白血病与特发性高嗜酸性粒细胞增多综合征（见下文）是很重要的。后者是一种排除性诊断，没有确凿的白血病证据，以及引起反应性嗜酸性粒细胞增多的原因。从定义上讲，特发性高嗜酸性粒细胞增多综合征的本质不明确，但在长期随访中，部分患者发展为 AML，表明最初的疾病为 CEL，随后发生急性转变。其他患者则出现克隆性细胞遗传学异常，表明该疾病的克隆性异常起始于最初遗传学正常的细胞发生的突变。然而，并非所有不明原因的高嗜酸性粒细胞增多综合征是真正的白血病。免疫表型及分子研究表明

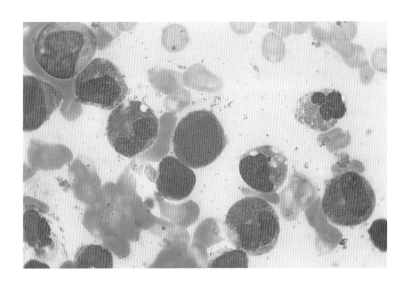

◀ 图 5-36　CEL-NOS 骨髓穿刺涂片显示嗜酸性粒细胞及其前体细胞增多，并见几个原始细胞；一些嗜酸性粒细胞出现胞质空泡，胞核形态异常。MGG 染色（100×）

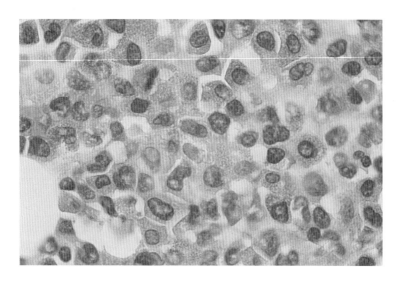

◀ 图 5–37　CEL-NOS，骨髓活检切片显示正常的造血细胞被嗜酸性粒细胞，及其前体细胞所替代（与图 5–36 为同一病例），HE 染色（100×）

部分患者是在克隆性 T 淋巴细胞释放的细胞因子驱动下引起的嗜酸性粒细胞增多[178, 179]。最初隐匿的淋巴增殖性疾病随后在一些患者中变的显著[178]。因此，特发性高嗜酸性粒细胞增多综合征不应被认为等同于嗜酸性粒细胞白血病。我们建议这样的患者调查嗜酸性粒细胞增多的潜在原因，如寄生虫感染，并且应该进行细胞遗传学和分子遗传学分析。对 FIP1L1-PDGFRA 融合基因进行检测是必需的（见下文），并应考虑 T 淋巴细胞的异常。如果没有支持白血病诊断的依据，或者没有其他引起嗜酸性粒细胞增多的原因，应归类为"特发性"高嗜酸性粒细胞增多综合征。回顾性分析发现，部分患者随后被确诊为 CEL。图 5–38 总结了不明原因的嗜酸性粒细胞增多症的诊断过程，其中包括疑似嗜酸性粒细胞白血病的诊断。

（七）系统性肥大细胞增多症

肥大细胞增生可能局限于皮肤，也可能是广泛性的，后者被称为系统性肥大细胞增多症。它是肥大细胞肿瘤性增殖的一种罕见状态。在美国，每年发病率为 0.04/10 万，无性别差异[5]。肥大细胞来源于一种多能髓系干细胞（至少在某些情况下，来源于一种多能淋 – 髓干细胞[180]），其增殖与其他髓系细胞的增殖有关。2008 版 WHO 系统性肥大细胞增多症被归类为骨髓增殖性肿瘤的一种亚型，而 2016 版 WHO 中则被视为一种单独诊断类别[181]。分为惰性系统性肥大细胞增多症、冒烟性系统性肥大细胞增多症、系统性肥大细胞增多症伴相关的血液肿瘤和侵袭性肥大细胞增多症（表 5–4）。诊断标准总结见图 5–39。WHO 专家组认为肥大细胞增生症还包括急性肥大细胞白血病。

表 5–4　WHO 肥大细胞增生症分类[181]

皮肤肥大细胞增生症
系统性肥大细胞增多症
• 惰性系统性肥大细胞增多症
• 冒烟型肥大细胞增多症
• 系统性肥大细胞增多症伴相关血液肿瘤
• 侵袭性系统性肥大细胞增多症
• 肥大细胞白血病
肥大细胞肉瘤

经许可转载，引自 IARC

系统性肥大细胞增多症可以累及多个器官，包括骨髓、肝、脾、淋巴结和皮肤；最典型的皮肤损伤是色素性荨麻疹。患者常有肿瘤细胞分泌产物释放所引起的症状，包括腹痛、恶心、呕吐、腹泻、潮红和支气管痉挛[182-184]。血清类胰蛋白酶升高，> 20ng/ml 是该病的诊断标准之一。惰性系统性肥大细胞增多症只局限于骨髓，

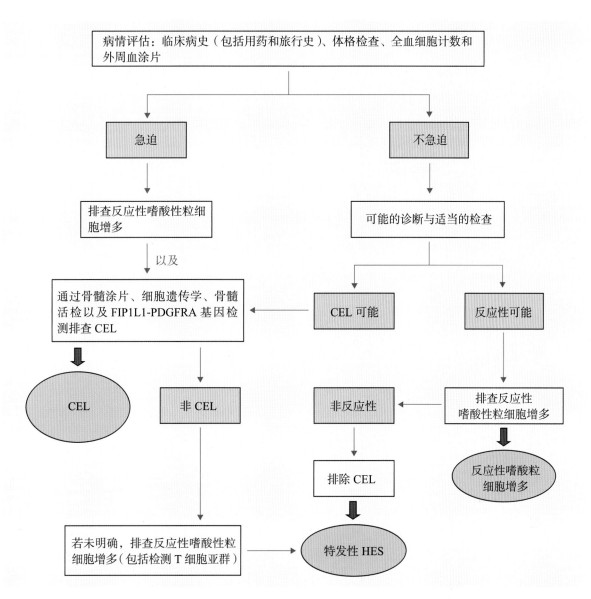

▲ 图 5-38　包括疑为慢性嗜酸性粒细胞白血病（CEL）在内原因不明嗜酸性粒细胞增多症的诊断路径。图中"慢性嗜酸性粒细胞白血病"包括 CEL-NOS 和 CEL 伴 PDGFRA、PDGFRB 或 FGFR1 基因重排或 PCM1-JAK2 及其变型
HES. 高嗜酸性粒细胞增多综合征

是存在无法解释的、重现性过敏反应或对黄蜂/蜜蜂叮咬产生严重反应患者的十分常见表现类型，可出现持续性血清类胰蛋白酶升高[185]。

系统性肥大细胞增多症可能会表现惰性或侵袭性的临床进程。根据临床表现和血液学特征，患者可以分成具有不同预后的 2~3 组[186, 187]，实际上是疾病特征的系列表现谱。具有侵袭性病程的患者不太可能有皮肤累及，更容易出现肝脾大、白血病、贫血和血小板减

少[186, 187]。在多变量分析中，骨髓涂片中较高肥大细胞的百分比、存在伴随的血液肿瘤和泛发性肥大细胞增多症的缺失预示着更坏的预后[188]。无色素性荨麻疹预后差的原因，可能与肥大细胞异常程度明显者缺乏皮肤损害有关[188]。少数明显的肥大细胞白血病患者预后最差。

系统性肥大细胞增多症患者可进展为骨髓增生异常（MDS），所有 5 种 FAB 分型中的 MDS 均有发现[189]。系统性肥大细胞增多症也

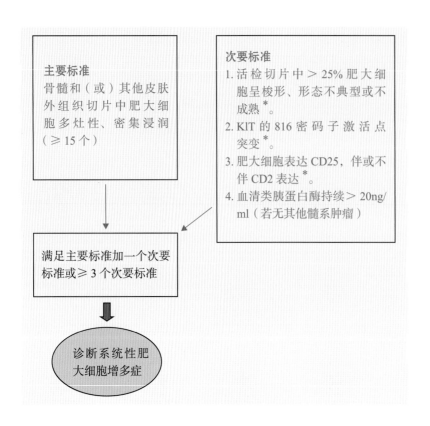

主要标准
骨髓和（或）其他皮肤外组织切片中肥大细胞多灶性、密集浸润（≥ 15 个）

次要标准
1. 活检切片中 > 25% 肥大细胞呈梭形、形态不典型或不成熟 *。
2. KIT 的 816 密码子激活点突变 *。
3. 肥大细胞表达 CD25，伴或不伴 CD2 表达 *。
4. 血清类胰蛋白酶持续 > 20ng/ml（若无其他髓系肿瘤）

满足主要标准加一个次要标准或 ≥ 3 个次要标准

诊断系统性肥大细胞增多症

◀ 图 5-39　2016 版 WHO 系统性肥大细胞增多症诊断标准
*. 骨髓或其他皮肤外组织

可最终进展为急性髓细胞性白血病，该情况可以是突然出现，也可以经由骨髓增生异常阶段而来。白血病偶尔是肥大细胞白血病（见下文），但更常见的是急性髓细胞性白血病。其中，最常见的是急性粒细胞性白血病或急性粒单核细胞白血病，偶尔也有红白血病或巨核细胞白血病的报道[189]。

儿童肥大细胞增多症是一个良性的过程，即便可能存在 KIT 突变。1/5 的患者诊断为惰性系统性肥大细胞增多症[190]。

1. 外周血

在临床进程缓慢的患者中，外周血通常是正常的，但少数患者表现出一系或多系髓系细胞（中性粒细胞增多、嗜酸性粒细胞增多、嗜碱粒细胞增多、单核细胞增多或血小板增多）异常增殖的迹象[184, 187, 191, 192]。外周血中通常无肥大细胞。

在病程具有侵袭性的患者中，外周血髓系疾病的表现尤为突出。大多数患者中性粒细胞增多，许多有嗜酸性粒细胞增多、嗜碱粒细胞增多或单核细胞增多，少数有血小板增多。嗜酸性粒细胞和中性粒细胞已被证明是肿瘤克隆的一部分[193]。血细胞减少也很常见，特别是贫血和血小板减少，但有时也可出现白细胞减少和中性粒细胞减少。还可能存在少分叶和过分叶嗜酸性粒细胞[192]。有些患者的外周血特征与慢性粒细胞白血病非常相似。有些患者有骨髓增生异常的特征，如获得性中性粒细胞 Pelger-Huët 畸形。偶尔患者外周血出现肥大细胞，通常数量很少（图 5-40）。极少数伴有大量外周血肥大细胞的肥大细胞白血病患者，通常具有非典型的细胞学特征，如胞质颗粒减少或核分叶过少。

2. 骨髓细胞学

骨髓涂片示增生正常或活跃，肥大细胞增多（图 5-41）。由于肥大细胞增殖引起的纤维化，骨髓活检比骨髓涂片更容易观察上述变化。肥大细胞也可能存在于骨髓片段中，因此应仔细观察骨髓片段和细胞轨迹（图 5-42）。可能

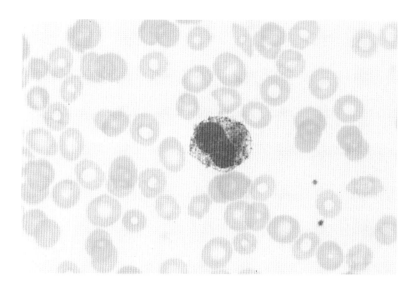

◀ 图 5-40　系统性肥大细胞增多症，外周血涂片示异常少颗粒肥大细胞。MGG（100×）

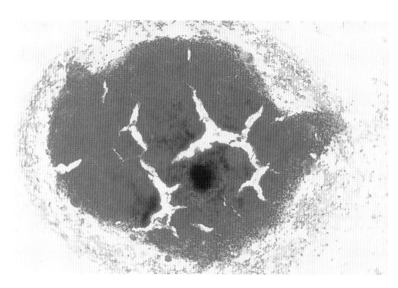

◀ 图 5-41　系统性肥大细胞增多症，骨髓涂片示骨髓片段中粒细胞及其前体细胞增多所致的骨髓增生活跃，MGG 染色（10×）

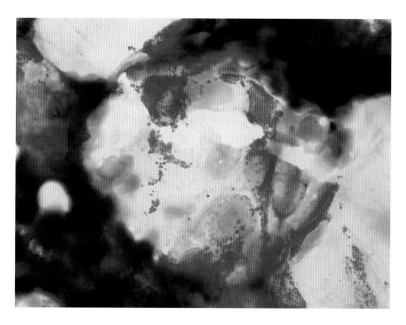

◀ 图 5-42　系统性肥大细胞增多症，骨髓涂片示骨髓片段中的肥大细胞。其梭形和胞质拖尾明显。MGG（100×）

存在肥大细胞簇[191]。细胞学典型的肥大细胞呈椭圆形或细长形，细胞核无分叶，胞质内充满紫色颗粒；细胞学非典型的肥大细胞有时可与嗜碱粒细胞相混淆。非典型的特征包括核裂片（图 5-43）、比正常更小的颗粒、少颗粒（图 5-43）和初始的染色质模式。最常见的肿瘤性肥大细胞是梭形和少颗粒型的。系统性肥大细胞增多症中的肥大细胞，根据其在骨髓涂片中的细胞学特征，分为以下几种：①细胞学正常；②非典型 I（细胞质伸长、偏心卵圆核和少颗粒）；③非典型 II（双叶或多叶细胞核，类似于体外培养的前体肥大细胞）；④非典型 III（具有异染颗粒的原始细胞）[188]。在对系统性肥大细胞增多症和反应性肥大细胞增多症的细胞学特征进行比较时，发现梭形细胞和颗粒减少且不规则分布的细胞在系统性肥大细胞增多症中更为常见，而不规则分叶核仅见于系统性肥大细胞增多症[194]。然而，在一种不常见的、尤为多见于儿童的系统性肥大细胞增多症变型，即所谓分化良好的系统性肥大细胞增多症，肥大细胞在细胞学上更为正常[195]。如果患者的病情进展缓慢，骨髓增生通常是正常的，并且含有少量细胞学上相当正常的肥大细胞。那些患有侵袭性疾病的患者更有可能表现为增生活跃骨髓象，伴粒细胞生成增多和大量形态不典型的肥大细胞。

Sperr 等[188]发现骨髓涂片中肥大细胞的比例＞5%，或非典型 II 型或 III 型肥大细胞占≥ 10%，与生存率差相关；在多变量分析中，计数涂片中肥大细胞的百分比仍然至关重要[188]。尽管骨髓涂片中＜ 5% 的肥大细胞并不能排除骨髓活检组织上肥大细胞的严重浸润，但涂片中的肥大细胞百分比具有预测意义[188]。已有报道肿瘤性肥大细胞吞噬嗜酸性粒细胞[196]。

粒细胞生成增加可能涉及中性粒细胞、嗜酸性粒细胞和嗜碱粒细胞。有些患者巨核细胞数量增加。如果骨髓中大量肥大细胞未被发现，则可能与慢性粒细胞白血病相混淆。有些患者有骨髓增生异常的特征，如环形铁粒幼红细胞或分叶少的巨核细胞。许多患者不符合任何骨髓增生异常的标准，但有髓系发育异常的特点[194]。

肥大细胞颗粒可以用阿尔新蓝染色，也可用 Romanowsky 染色（如 Giemsa 染色或 MGG 染色），也可用甲苯胺蓝染色。他们呈髓过氧化物酶和苏丹黑 B 阴性，PAS 和 CAE 阳性。肥大细胞可通过单克隆抗体 CD9、CD33、CD45、CD68 和 CD117 阳性，以及肥大细胞类胰蛋白酶的免疫细胞化学或免疫荧光染色加以识别，有时糜蛋白酶染色阳性。流式细胞学分析，是检测肿瘤性肥大细胞的敏感技术[197]。肥大细胞通过光散射特性和 CD117 的表达来识别；肿

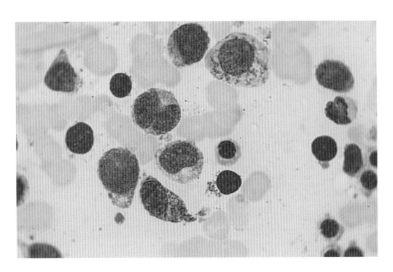

◀ 图 5-43　系统性肥大细胞增多症，骨髓涂片示 2 个异常肥大细胞和 3 个可能的肥大细胞前体细胞。其中 1 个肥大细胞颗粒减少，2 个肥大细胞核质比高于正常肥大细胞，MGG 染色（100×）

瘤性肥大细胞通常异常表达 CD2 和 CD25，并且 CD63 和 CD69 表达增加 [197]。然而，CD2 和 CD25 在分化较好的肥大细胞中可能不表达 [180]；相反，它们可能在伴 PDGFRA 或 PDGFRB 重排的慢性嗜酸性粒细胞白血病的肥大细胞中表达。

患有皮肤肥大细胞增生症的儿童骨髓可增生减低，B 祖细胞（haemtogone）增多 [190]；可能有轻度红系细胞和巨核细胞发育异常。

3. 骨髓组织学

绝大多数患者存在骨髓活检组织学异常 [182, 183, 198]（图 5-44），但在一项研究中，15%～20% 的患者在 2 次双侧活检中，只有 1 次呈阳性 [199]。肥大细胞的局灶性浸润最常见，

常位于小梁旁和血管周围，或小梁间结节性浸润。可伴有间质浸润 [200]。血管周围病变可与显著的内膜和外膜增生和胶原纤维化有关。可能有多层肥大细胞包绕血管（图 5-45）。嗜酸性粒细胞数量不等，通常集中在浸润区域的周围（图 5-46 和图 5-47）。淋巴细胞、浆细胞、巨噬细胞和成纤维细胞也经常出现在浸润区。偶尔淋巴细胞会聚集在病灶的中心或周围 [183, 201]，免疫细胞化学分析显示淋巴细胞由 B 和 T 细胞混合而成 [202]。据报道，B 细胞的数量多于 [203] 或等于 [204] T 细胞数量。淋巴细胞无任何免疫表型异常，为多克隆性 [204]。通常浸润区出现密集的网状纤维网，有时也有胶原沉积。可能存在

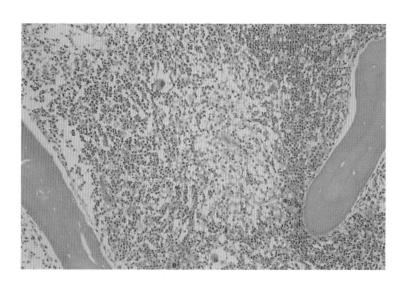

◀ 图 5-44　系统性肥大细胞增多症，骨髓活检切片示增生极度活跃，伴肥大细胞松散的灶性聚集（视野中央），HE 染色（10×）

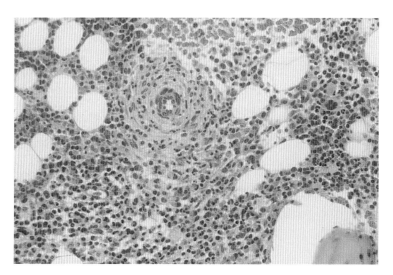

◀ 图 5-45　系统性肥大细胞增多症，骨髓活检切片示肥大细胞呈同心圆样环绕血管，HE 染色（25×）

经许可转载，图片由温哥华的 Bakul I.Dalal 博士提供

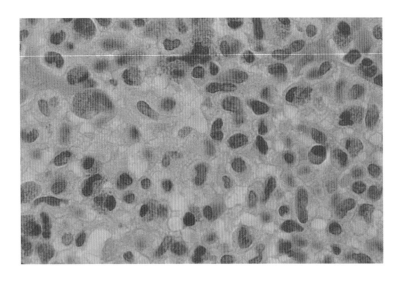

◀ 图 5-46　系统性肥大细胞增多症，骨髓活检切片（与图 5-44 为同一患者）显示大量异常肥大细胞（明显多形性的核，中等量的淡染胞质）、嗜酸性粒细胞和少量淋巴细胞，HE 染色（100×）

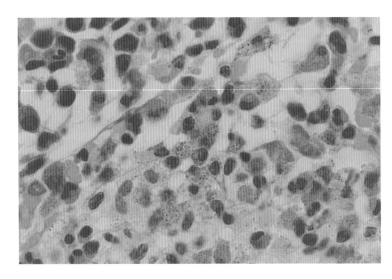

◀ 图 5-47　系统性肥大细胞增多症，骨髓活检切片（与图 5-44 为同一患者）显示肥大细胞胞质内的嗜碱性颗粒，Giemsa 染色（100×）

骨硬化、骨质疏松症或骨转换增加的证据，破骨细胞、成骨细胞和骨样组织都增加[201]；有时会出现小梁旁纤维化，可能与骨转换增加有关。

　　肥大细胞形态多变，这可能导致其识别困难，尤其是在 HE 染色切片上。它们可能呈纺锤形，类似成纤维细胞（图 5-48），或者有丰富的淡粉色胞质和不规则胞核，易与巨噬细胞混淆。Giemsa 染色显示紫色胞质颗粒（图 5-47），尽管这些颗粒通常很少。甲苯胺蓝染色，颗粒呈深粉红色或紫色（图 5-49）。标本脱钙可导致甲苯胺蓝的异染丢失。Zenker 和 B5 固定液可能会干扰 Giemsa 和甲苯胺蓝的反应。肥大细胞具有非特异性酯酶活性，这可以通过莱德染色法在石蜡切片和树脂包埋切片中得到证实；但是，这种染色法在酸性脱钙石蜡包埋标本中效果不佳，而且中性粒细胞的染色也会很强。在树脂包埋标本中，可以证实肥大细胞特有的 ε- 氨基己酸盐活性。在石蜡包埋切片中，肥大细胞类胰蛋白酶是首选的免疫组织化学染色，因为它具有高度的特异性和敏感性（图 5-50）。肥大细胞还表达肥大细胞糜蛋白酶、波形蛋白、CD45、CD68、CD117、溶菌酶、S100、α_1 抗胰蛋白酶和 α_1 抗糜蛋白酶[205]。虽然肥大细胞表达 CD68（图 5-51），但它不具有特异性。CD68 的广谱特异性单克隆抗体（如 KP1）可标记正常、反应性和肿瘤性肥大细胞，

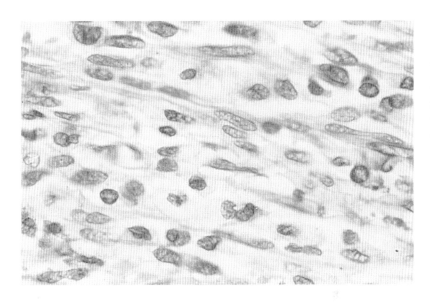

◀ 图 5–48　系统性肥大细胞增多症，骨髓活检切片，示梭形肥大细胞，HE 染色（100×）

经许可转载，图片由澳大利亚珀斯的 Wendy Erber博士和 Leonard Matz 博士提供

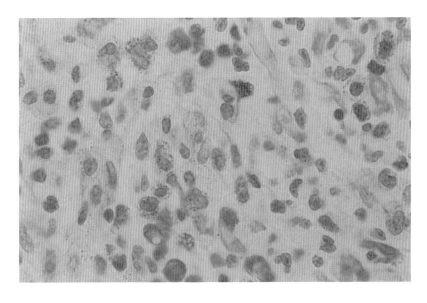

◀ 图 5–49　系统性肥大细胞增多症，骨髓活检切片（与图 5–44 为同一患者）示肥大细胞胞质中的紫色异染颗粒。甲苯胺蓝（100×）

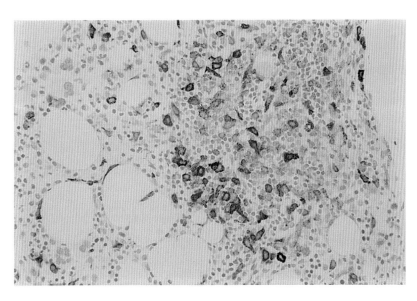

◀ 图 5–50　系统性肥大细胞增多症，骨髓活检切片示肥大细胞增多，有些细胞呈梭形。肥大细胞类胰蛋白酶染色（20×）

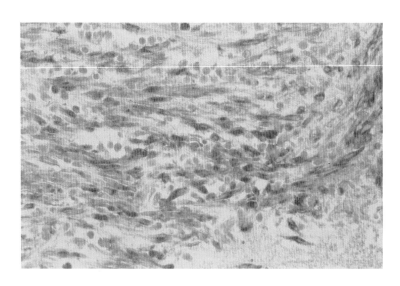

◀ 图 5-51　系统性肥大细胞增多症，骨髓活检切片（与图 5-48 为同一患者）CD68 单克隆抗体（McAb）免疫组织化学染色［碱性磷酸酶 - 抗碱性磷酸酶（APAAP）技术］（40×）

经许可转载，图片由 Wendy Erber 博士和 Leonard Matz 博士提供

而特异性较高（CD68R）的抗体（如 PG-M1）不标记正常或反应性肥大细胞，但可标记侵袭性系统性肥大细胞增多症中的肿瘤性肥大细胞[200]。在系统性肥大细胞增多症（以及 MDS）中，类胰蛋白酶阳性肥大细胞增多，但糜蛋白酶阳性肥大细胞通常没有增加[206]。通常存在 CD2、CD25 或两者的异常表达，可具有诊断意义，是 WHO 分类中诊断的次要标准之一（图 5-52）。然而，在分化良好的系统性肥大细胞增多症中，肥大细胞可能不表达这些抗原[195]。2/3 的系统性肥大细胞增多症患者对抗酒石酸酸性磷酸酶的单克隆抗体呈阳性反应[207]。正常和肿瘤性肥大细胞均表达 CD117（KIT）。CD34 呈阳性的前体造血细胞、少数其他早期造血细胞（细胞学上可能是原红细胞和早幼粒细胞）和偶尔可见的小淋巴细胞（可能是 NK 细胞的一个亚类[208]）也可弱表达 CD117（KIT）。肥大细胞中可检测到干细胞因子（KIT 的配体），它具有膜结合和颗粒染色模式[203]。CD30 有胞质着色[209]。磷酸化 STAT5 是突变 KIT 的下游靶点，在肿瘤性肥大细胞中呈异常核阳性；在正常或反应性肥大细胞中呈阴性，但在 1 名伴 FIP1L1-PDGFRA 融合基因的嗜酸性粒细胞白血病患者中被检测到[210]。

肿瘤性肥大细胞对骨髓的弥漫性浸润很少发生。弥漫性浸润者比局灶性病灶细胞形态更为单一。肥大细胞通常呈梭形，可能表现出核异型性。有明显的纤维化，且骨硬化经常出现。外周血中通常存在非典型的肥大细胞，因此可以做出肥大细胞白血病的诊断[198]。

Lennert 和 Parwaresch[186] 根据骨髓活检结果将患者进行预后分组。他们描述了 3 种主要的受累模式：① Ⅰ 型，局灶性浸润，但骨髓造血正常；② Ⅱ 型，多灶性病变，粒细胞生成明显增加，脂肪成分消失；③ Ⅲ 型，弥漫性浸润。Ⅰ 型为隐匿性系统性肥大细胞增多症，Ⅱ 型为侵袭性系统性肥大细胞增多症，Ⅲ 型为肥大细胞白血病。其他研究发现骨髓增生活跃对预后有不利影响[184]。

儿童肥大细胞增生症可能累及骨髓[190]。

4. 流式细胞学免疫分型

肥大细胞表达 CD45、CD33、CD117（强阳性）、CD11c、CD71 和 FcεRI。它们不表达 CD34、CD38 或 CD138。肿瘤性肥大细胞常表达 CD25、CD2 或两者兼而有之。膜 CD30 可表达，特别是在侵袭性系统性肥大细胞增多症和肥大细胞白血病中，而在隐匿性疾病中较少表达[209]。CD45 表达增强[211]。CD45 强表达伴

CD25 表达在肿瘤性肥大细胞中有很高的特异性（100%）和敏感性（90%）[211]。通常 CD35、CD59 和 CD63 强表达，CD69 中度表达；CD63 强表达不是正常肥大细胞的特征[212]。

5. 细胞遗传学和分子遗传学

克隆性细胞遗传学异常已在许多系统性肥大细胞增多症的患者中得到证实[213]。检测到的异常包括 8 三体、9 三体、11 三体、del（5q）、del（7q）、7 号单体和 del（20q）。细胞遗传学异常在伴有相关血液肿瘤（如慢性粒单核细胞白血病或 MDS）的患者中更为常见，在这些患者

中，通过 FISH 检查可以证实肥大细胞和其他髓系细胞具有相同的细胞遗传学异常[214]。当相关肿瘤为淋系来源时，情况可能并非如此[214]。

如果使用敏感技术，75%[215]～90%[180] 的惰性和侵袭性系统性肥大细胞增多症患者中可检测到 KIT 突变（D816V 最常见）。在一项研究中发现，在相当一部分患者的其他细胞系中也存在该突变：CD34 呈阳性的造血干细胞（34%）、嗜酸性粒细胞（31%）、单核细胞（21%）、中性粒细胞（21%）和淋巴细胞（10%）[180]。无论有无嗜酸性粒细胞增多症患

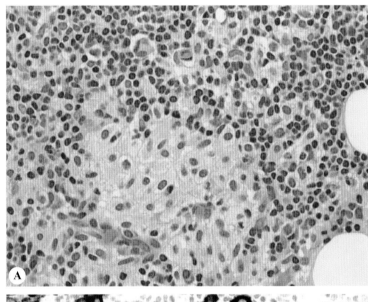

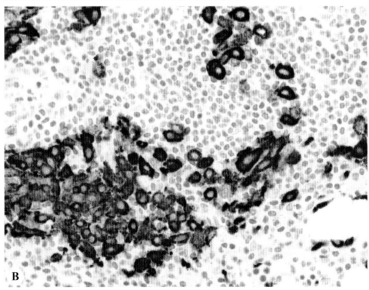

◀ 图 5-52　系统性肥大细胞增多症，骨髓活检切片示 CD117 和肥大细胞类胰蛋白酶表达及 CD25 的异常表达

A. HE 染色（50×）；B. 肥大细胞类胰蛋白酶（50×）

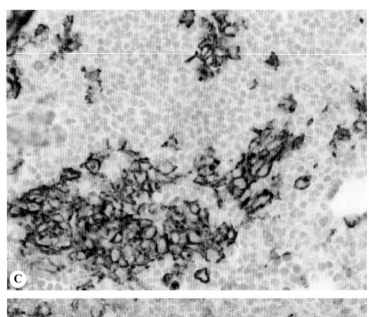

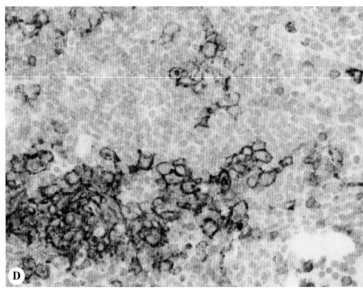

◀ 图 5-52（续） 系统性肥大细胞增多症，骨髓活检切片示 CD117 和肥大细胞类胰蛋白酶表达及 CD25 的异常表达

C. CD117（50×）; D. CD25（50×）

者，均可在嗜酸性粒细胞中发现该突变[180]。使用高度敏感的聚合酶链反应（PCR）技术，可以在外周血白细胞中检测到 D816V 突变[216]。分化良好的系统性肥大细胞增多症显示了更广泛的 KIT 突变谱，除了 D816V 外，还报道了 I817V 和 N819Y[195]。分子分析可能与治疗和诊断相关，因为缺乏 KIT D816V 突变而具有替代突变的罕见患者对伊马替尼有反应，如 KIT K509I[217]、KIT F522C[217]、KIT V560G[217] 和 KIT A502-Y503dup[218]。TET2 突变作为第二突变见于 21%~30% 的病例[219, 220]。TET2 和

SRFS2 突变（后者见于 24% 的病例中发现）与晚期疾病相关，SRFS2 突变与肥大细胞增多症伴相关血液肿瘤[220]。NRAS 突变也可能存在，并且可以在 KIT 突变发生之前出现[221]。对 150 名患者进行二代测序检测发现，最常见的突变基因包括 TET2（29%）、ASXL1（17%）、CBL（11%）、SF3B1 或 DNMT3A 或 JAK2（各 6%）、U2AF1（4%）和 RUNX1（3%）[215]。不良预后与更多的突变相关，在系统性肥大细胞增多症的特定亚型中，ASXL1[215, 222]、RUNX1[215] 和 CBL[222] 突变具有独立的预后意义。

6. 问题和陷阱

由于浸润的局灶性和骨髓穿刺抽吸的困难性，骨髓抽吸正常时不能完全排除肿瘤性肥大细胞浸润的可能。我们已经观测到骨髓抽吸正常，而骨髓环钻活检出现明显肿瘤细胞浸润的情况。同样也要认识到，即使患者有严重的全身症状，但在环钻活检切片中检测到的肥大细胞浸润可能非常轻微。肥大细胞类胰蛋白酶的免疫组织化学染色在检测浸润方面是非常有价值的，因为肿瘤性肥大细胞在细胞学上可能是非典型的，并且 Giemsa 或甲苯胺蓝染色的异染性降低。然而，只有在怀疑诊断正确性时，才应用适当的免疫组织化学染色。

系统性肥大细胞疾病的误诊并不少见，主要是因为肥大细胞被误认为成纤维细胞或巨噬细胞（包括上皮样细胞）。局灶性骨髓病变可能被误当作肉芽肿或淋巴瘤的局灶性浸润，如血管免疫母细胞性 T 细胞淋巴瘤或淋巴浆细胞性淋巴瘤。可通过与原发性骨髓纤维化相混淆，然而，当系统性肥大细胞增多症继发骨髓纤维化时，可通过识别纤维组织中的肥大细胞，从而与其他原因引起的骨髓纤维化相鉴别。在肥大细胞浸润严重的患者中，由于细胞核间距均匀，可能误诊为毛细胞白血病，这也是毛细胞白血病的典型特征。获得正确诊断的 3 个关键因素是：①常规检查 Giemsa 染色切片；②明确任何明显肉芽肿或浸润灶的细胞类型；③考虑肥大细胞增生症的可能。全身性肥大细胞病的"假肉芽肿"常伴有嗜酸性粒细胞和淋巴细胞，有时还有淋巴结节和浆细胞；肥大细胞可能表现出非典型性。肥大细胞也常见于淋巴浆细胞性淋巴瘤的骨髓浸润灶中（见下文）。然而，这些反应性肥大细胞在形态学上是正常的，在浸润区数量较少。血管免疫母细胞性 T 细胞淋巴瘤中，可能会出现异质性细胞群（通常包括浆细胞、淋巴细胞和大量嗜酸性粒细胞）的局灶性或弥漫性浸润（见下文）。然而，免疫母细胞常常很突出，这不是系统性肥大细胞增多症的特征。

根据定义，皮肤肥大细胞增生症仅限于皮肤。然而，在最初只明显累及皮肤的患者中，骨髓浸润偶有发生。在一项儿童皮肤肥大细胞增生症的研究中，10/15 的骨髓活检标本中出现肥大细胞、嗜酸性粒细胞和早期髓系细胞在血管周围和骨小梁周围的局灶性聚集[191, 223]。同样，在 30 名成人色素性荨麻疹患者中，18 名有骨髓浸润[224]。此外，还报道过一例色素性荨麻疹患者骨髓中存在克隆性细胞遗传学异常，提示骨髓中肿瘤细胞隐匿性浸润[213]。皮肤肥大细胞增生症患者行骨髓活检检查时，建议使用肥大细胞类胰蛋白酶免疫组织化学染色来标记肥大细胞。

与药物超敏反应相关的异常浸润（被称为"嗜酸性纤维组织细胞病变"[225]）现阶段指嗜酸性粒细胞和肿瘤性肥大细胞的增生，主要发生在惰性系统性肥大细胞增多症患者中。

肥大细胞疾病也可以起源于胚系 KIT 突变。家族性疾病通常局限于皮肤，但有 1 名患者发生了新的胚系突变（KIT F522C），细胞学上正常肥大细胞明显增多[226]。其他家族性疾病患者骨髓中有肥大细胞浸润，但未作形态描述[227]。

许多系统性肥大细胞增多症患者有其他髓系细胞受累。在一些患者中，血小板计数、白细胞或血红蛋白显著升高，从而诊断为原发性血小板增多症、慢性粒细胞白血病或真性红细胞增多症。这类患者很可能代表多个谱系分化的 MPN，而不是两种不同疾病的共存。同样，系统性肥大细胞增多症患者中出现 MDS 或 AML 可能代表肿瘤克隆的演变。在 2016 版 WHO 分类中，这两组患者被归类为"系统性肥大细胞增多症伴相关血液肿瘤"，而不是"骨髓增殖性肿瘤，不能分类"或"骨髓增生异常／骨髓增殖性肿瘤，不能分类"。

（八）急性肥大细胞白血病

急性肥大细胞白血病比较罕见，可以原发，也可以由系统性肥大细胞增多症转化而来。

1. 外周血

血涂片显示不成熟的肥大细胞，该类细胞核圆形、椭圆形或分叶，胞质颗粒多少不等（图 5-53）。血涂片中肥大细胞＞ 10% 与骨髓涂片中肥大细胞＞ 20% 相关联，因此出现此种情况提示 WHO 分类的肥大细胞白血病[181, 188]。

2. 骨髓细胞学

骨髓涂片显示不成熟的肥大细胞。如果形态学无法确定，肥大细胞类胰蛋白酶染色可显示肥大细胞分化的特点。依据 WHO 分类标准，涂片中计数 20% 肥大细胞可诊断为肥大细胞白血病[181]。

3. 细胞化学

肥大细胞的甲苯胺蓝染色呈异染性。CAE 染色阳性。

4. 骨髓组织学

骨髓环钻活检显示不成熟肥大细胞骨髓侵犯。在 HE 染色中，与大多数其他髓系原始细胞相比，该类细胞胞质更丰富，核间距更明显（图 5-54）。在 Giemsa 染色中，胞质颗粒明显。免疫组织化学肥大细胞类胰蛋白酶染色可以明确系别。

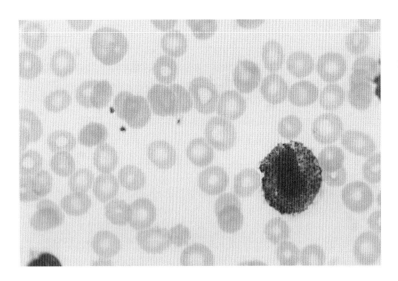

◀ 图 5-53　急性肥大细胞白血病外周血涂片中的异常肥大细胞。MGG（100×）

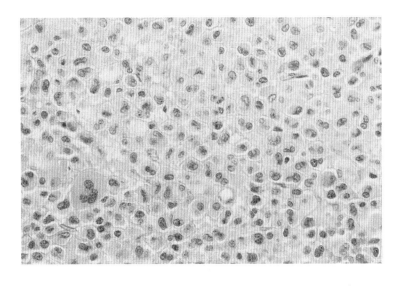

◀ 图 5-54　急性肥大细胞白血病患者骨髓环钻活检示骨髓被肥大细胞取代。HE 染色（40×）

（九）骨髓增殖性肿瘤，不能分类

偶尔有患者是明确的骨髓增殖性肿瘤，但其不满足某一类型的诊断标准或同时具有两种不同类型骨髓增殖性肿瘤的特点。WHO 将其归类为不能分类的范畴[228]。适用的诊断标准如图 5-55 所示。这组患者已被关注[149, 213, 229, 230]。

Pettit 等[229] 报道了一组介于真性红细胞增多症和原发性骨髓纤维化之间的患者，他们被称为"过渡期骨髓增殖性疾病"。这些患者一般符合真性红细胞增多症的标准，但除此之外，他们有中度至明显脾大、外周血涂片出现幼红粒细胞、髓外造血以及骨髓高度增生伴网状纤维增多。在大多数患者中，这种情况在数年内具有稳定的特征，因此似乎并不代表真性红细胞增多症和真性红细胞增多症后骨髓纤维化之间的过渡阶段。

真性红细胞增多症研究组[149] 将"未分化慢性骨髓增殖性疾病"定义为脾大伴血涂片出现幼红幼粒细胞，无红细胞容量增加、无 Ph 染色体或明显骨髓纤维化。

```
┌─────────────────────────────────┐
│        明确 MPN 证据             │
│  （如门静脉血栓和 JAK2 突变）    │
└─────────────────────────────────┘
               但是
┌─────────────────────────────────┐
│  不满足 MPN 某一亚型的标准       │
│              或                  │
│  同时存在两个或多个亚型 MPN 的临 │
│  床病理学特点                    │
└─────────────────────────────────┘
               加
┌─────────────────────────────────┐
│ 无 BCR-ABL1，  无 PDGFRA, PDGFRB │
│ 或 FGFR1 重排，无 PCM1-JAK2,     │
│ ETV6-JAK2 或 BCR-JAK2            │
└─────────────────────────────────┘
               ↓
          ╭─────────────╮
          │ 骨髓增殖性肿瘤，│
          │   不能分类    │
          ╰─────────────╯
```

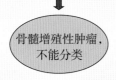

▲ 图 5-55　**2016 WHO 骨髓增殖性肿瘤，不能分类的**诊断标准

患者可同时具有系统性肥大细胞增多症和不同骨髓增殖性肿瘤（包括慢性粒细胞白血病、真性红细胞增多症、原发性血小板增多症和原发性骨髓纤维化）的特点[213]。尽管在 WHO 分类中，这些患者被归类为"系统性肥大细胞增多症伴相关血液肿瘤"，但归类为"骨髓增殖性疾病，不能分类"可能更合适。

同时具有两种类型 MPN 特征的患者，或者具有 MPN 特征但不能归类为某一特定类型的 MPN 患者并不奇怪。首先，所有的 MPN 都是多能干细胞或多能干细胞突变的结果，它们具有增殖和分化为不同谱系细胞的潜力；其次，网硬蛋白和胶原沉积是不同亚型 MPN 常见的继发变化。

二、骨髓增生异常／骨髓增殖性肿瘤

2001 年世界卫生组织的分类纳入了一组既有骨髓增生异常又有骨髓增殖性肿瘤特征的血液肿瘤。这个概念被保留在 2008 年的分类及其 2016 年的修订版中。在这类疾病中有 4 个已经确定的独立亚型和 1 个不能分类型。

（一）慢性粒单核细胞白血病

FAB 工作组将慢性粒单核细胞白血病（CMML）归入 MDS。后来建议将其分为 MDS 型和 MPN 型两种类型。世界卫生组织分类中认可了发育不良和增殖特征并存的特点，将 CMML 归入 MDS/MPN。根据 FAB 工作组的规定[231]，CMML 的外周血单核细胞计数 > 1×10^9/L 且原始细胞 < 5%，骨髓原始细胞 < 20%。WHO 的定义与其相似，单核细胞计数 ≥ 1×10^9/L 的一种 MDS/MPN 亚型（与 2008 年分类的 > 1×10^9/L 相比，有一点不明原因的微小变化），无 Ph 染色体或 BCR-ABL1 融合基因，外周血和骨髓中原始细胞＜ 20%[232]。此外，若无两系或多系髓系细胞明显发育异常，则必须存在克隆性细胞遗传学异常或持续≥ 3 个月不明原因的单核细胞增多。诊断标准如图 5-56 所示。CMML 需要与 aCML 区别开来，它与 aCML 有一些共同的特点。尽管骨髓检查对 CMML 的诊断至关重要，但仔细分析外周血的特征在鉴别诊断中同样重要。骨髓活检只能提供补充信息。

据估计，美国的发病率为每年 0.37～ 0.41/10 万，男性发病率明显高于女性[5]。临床上，CMML 以贫血为特征，常表现为肝脾大。少部分患者存在单核细胞组织浸润引起的淋巴结肿大、皮肤浸润和浆液性渗出。确诊通常具有偶然性，或发生在患者出现贫血症状或器官肿大时。

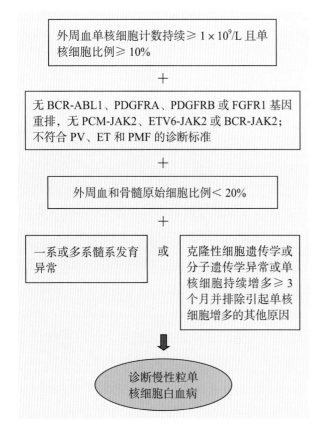

▲ 图 5-56　2016 WHO 慢性粒单核细胞白血病（CMML）诊断标准

ET. 原发性血小板增多症

在 WHO 分类中，CMML 被分为 3 个级别：① CMML-0（原始细胞 + 幼单核细胞外周血＜ 2%，骨髓＜ 5%）；② CMML-1［原始细胞 + 幼单核细胞外周血 2%～4%（但＜ 5%），骨髓 5%～9%］；③ CMML-2（原始细胞 + 幼单核细胞外周血 5%～19%，骨髓 10%～19%，或有 Auer 小体）[232]。

1. 外周血

通常有贫血，最常见的是正细胞性贫血，但有时是大细胞性或双相性贫血。单核细胞增多。单核细胞在形态上可以是正常的，也可以表现出不典型的特征，如细胞核形状怪异、细胞质嗜碱性增强或颗粒增多。中性粒细胞计数通常增多，但对诊断不是必要的，有时会出现中性粒细胞减少。中性粒细胞形态上可以是正常的，也可以有不同比例的发育异常特征。幼稚粒细胞很少，通常＜ 5%。可以出现原始细胞和幼单核细胞，其数量具有重要的预后意义（＜ 5% 与 5%～19%）[232]。血小板计数正常或减少。

2. 骨髓细胞学

骨髓增生活跃。粒系前体细胞增多（图 5-57）。通常单核细胞和幼单核细胞明显增多，但并非都如此，可能是因为幼单核细胞很难与早幼粒细胞区分开，也可能是因为成熟单核细胞由骨髓提前释放。骨髓中的原始细胞（和幼单核细胞）比例可以高达 19%。这些细胞是否＜ 10% 或在 10%～19% 具有不同的预后意义[232]。

铁染色可显示异常的铁粒幼红细胞，储存铁增加或二者同时存在。有些患者存在幼红细胞和巨核细胞发育异常，但并非都如此。MPO 和 SBB 染色可用于原始细胞增多的情况下，既可以确定系列又可以确认是否存在 Auer 小体。非特异性酯酶（如 αNAE）染色有利于识别前体单核细胞，联合 CAE 染色对于粒系细胞的识别最有意义。

3. 骨髓组织学

CMML 的诊断通常是通过外周血和骨髓涂片的特征；骨髓活检在诊断中不起主要作用。几乎所有的患者骨髓增生活跃，粒系生成增加。一部分还有单核细胞增多（图 5-58）。可以存在浆细胞样树突状细胞结节（图 5-59），为肿瘤克隆的一部分[233-235]。在一些 MDS 患者中也可见类似的结节。有时浆细胞样树突状细胞浸润灶位于小梁旁[236]。这些细胞不同程度表达 CD68 和 CD68R，具有低增殖活性，不表达溶菌酶或 CD163；半数或以上的患者表达 CD123。它们的存在似乎与对强化疗耐药有关[234]。部分 CMML 患者（并非全部）出现幼红细胞和巨核细胞发育异常。有时会出现幼稚前体细胞异常定位（见下文），并且可能会出现原始细胞增多。由于单核细胞和幼单核细胞通常 CD34 阴性，因此免疫组织化学的 CD34 染色作用很小。网状纤维常呈弥漫增加。

我们观察到 1 名 CMML 演变为 AML 的患者中结晶贮积的组织细胞（免疫球蛋白正常，无副蛋白）（图 5-60）。

4. 免疫表型

免疫表型多有异常[232]。

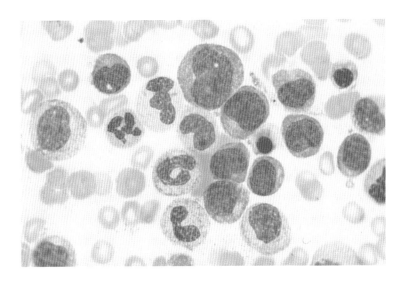

◀ **图 5-57　CMML 骨髓涂片，示粒细胞及其前体细胞增多，MGG 染色（100×）**

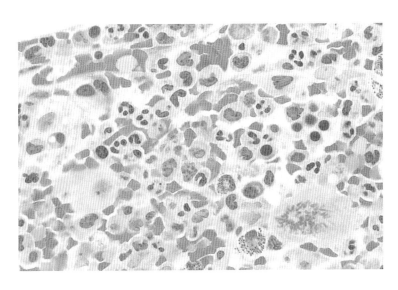

◀ **图 5-58　一例 CMML 患者骨髓活检切片示中性粒细胞增多，单核细胞和幼单核细胞，一个分叶少的巨核细胞和一个巨核细胞分裂象，HE 染色（40×）**

经许可转载，图片由 David Swirsky 医生（已故）提供

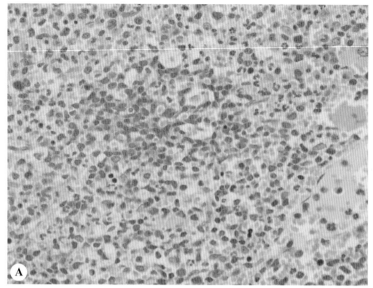

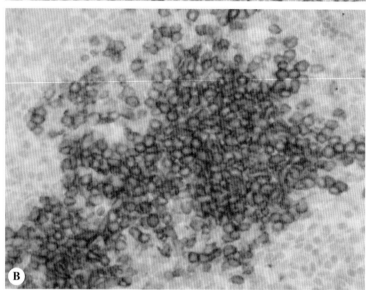

◀ **图 5-59　CMML 骨髓活检切片示浆细胞样树突状细胞结节**

A. HE 染色（40×）；B. 免疫组织化学 CD123 染色（20×）

5. 细胞遗传学和分子遗传学

可能存在的克隆性细胞遗传学异常包括 +8、-7、del（7q）和 12p 异常。可能突变的基因包括 ASXL1、TET2、SRFS2、SETBP1、RUNX1、NRAS 和 CBL。CBL 和 TET2 的纯合突变可能是由于获得性的单亲二倍体导致的[237]。

6. 问题和陷阱

仔细分析细胞学特征是区分不典型的不成熟单核细胞和幼单核细胞的关键。后者染色质非常细致，可能存在核仁。将不成熟单核细胞误认为幼单核细胞可导致急性单核细胞性白血病的误诊。

（二）不典型慢性髓细胞性白血病，*BCR-ABL1* 阴性

不典型 CML[238-240] 是一种罕见的 Ph 阴性、*BCR-ABL1* 阴性的疾病，发病年龄中位数较高，预后较 CML 差。据估计，美国每年的发病率为 $0.01/10^5$，男性明显高于女性[5]。诊断标准如图 5-61 所示。常见的临床特征是贫血和脾大。该病看似起源于多能髓系干细胞，或者可能起源

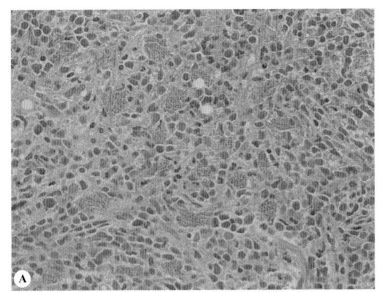

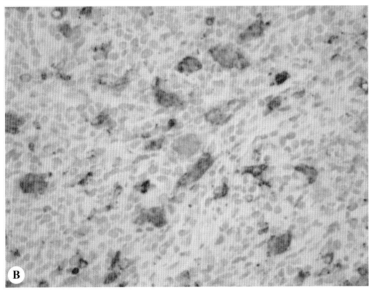

◀ 图 5–60　CMML 进展为急性髓细胞
性白血病患者的骨髓活检切片，可见结
晶贮积的组织细胞

A. HE 染色；B. 免疫组织化学 CD68R（单
克隆抗体，克隆号 PGM1）染色，（40×）
（译者注：原著表述有误，应为 CD68R 不
是 CD58R）

于多能造血干细胞，因为偶有向急性淋巴细胞
转化的病例。

外周血特征的分析在诊断中具有重要意义。
骨髓细胞学和组织学不是特别重要。

1. 外周血

白细胞随着中性粒细胞及其前体细胞的增
加而增多（图 5-62）。与 CML 相比，单核细胞
增多较为明显，而嗜酸性粒细胞和嗜碱粒细胞
缺乏或增多不明显。平均而言，白细胞计数不
像 CML 那么高，而贫血更为严重。血小板计数
通常不升高，常常降低。细胞发育成熟过程不

如 CML 正常，可能存在明显的发育异常特征。
部分患者显示中性粒细胞及其前体细胞核染色
质凝集明显。与 CMML 最大的区别是在 aCML
中早幼粒细胞、中幼粒细胞和晚幼粒细胞比例
达到 10% 或更高，而在 CMML 中通常＜ 5%。

2. 骨髓细胞学

骨髓增生活跃。尽管有核细胞增生程度
不如 CML，但是粒细胞和幼单核细胞均增多
（图 5-63），而且粒红比通常＜ 10∶1。原始细
胞可能增多但比例＜ 20%。1/3 的患者存在巨
核细胞减少。

3. 骨髓组织学

aCML 的骨髓组织学可能与 CML 相似，特别是在低倍镜下。然而，随着骨髓正常结构被破坏变得更加混乱。骨髓增生极度活跃且以粒系为主。幼红细胞在骨髓中呈单个或小簇分布，很难发现结构良好的幼红细胞造血岛。巨核细胞数量可能增加，有时出现异常；较 CML 中的巨核细胞更具有多形性。当单核细胞增加（图 5-64）这一形态学特征最易于区分 aCML 和 CML。单核细胞的识别通过其核形不规则、核染色质凝集程度较中性粒细胞低，以及中等量的细胞质，HE 染色呈粉红色。不典型 CML 可以有不同程度的网状纤维、胶原纤维增生和骨硬化。

4. 细胞遗传学和分子遗传学

aCML 无特异性细胞遗传学或分子遗传学异常。一些患者细胞遗传学是正常的，而另一些则表现出克隆性细胞遗传学异常，如 +8 或 del（20q）。1/3 的患者存在 NRAS 或 KRAS 突变。CBL 突变发生在大约 8% 的患者中[173]。SETBP1 和 ETNK1 突变相对较为常见[240]。CSF3R 突变已有报道，存在该基因突变时应除外慢性中性粒细胞白血病。

5. 问题和陷阱

类白血病反应有时类似 aCML。考虑到临床特征，如有必要，在一段时间的随访后重新检查外周血和骨髓，可以做出正确的诊断。

仅仅从组织学的角度来区分 aCML 和 CML 并非总是可行。细胞遗传学和分子遗传学分析是鉴别 aCML 和 CML 的加速期所必需的。同

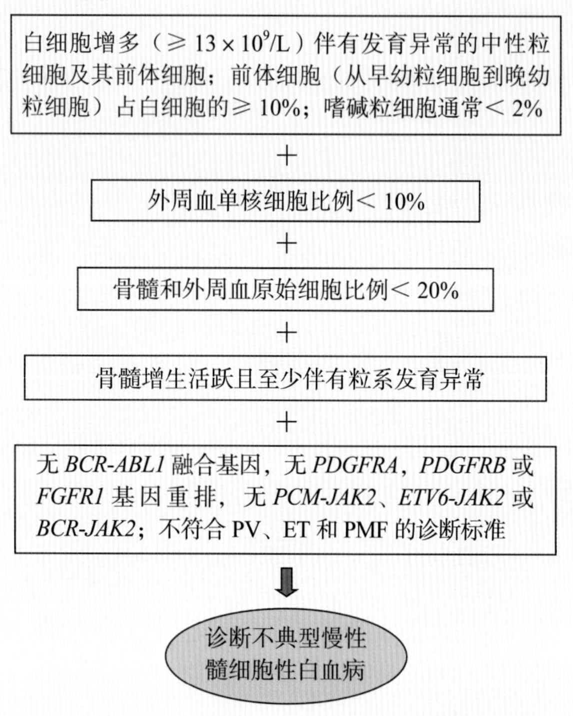

白细胞增多（≥ 13×10^9/L）伴有发育异常的中性粒细胞及其前体细胞；前体细胞（从早幼粒细胞到晚幼粒细胞）占白细胞的 ≥ 10%；嗜碱粒细胞通常 < 2%

+

外周血单核细胞比例 < 10%

+

骨髓和外周血原始细胞比例 < 20%

+

骨髓增生活跃且至少伴有粒系发育异常

+

无 BCR-ABL1 融合基因，无 PDGFRA、PDGFRB 或 FGFR1 基因重排，无 PCM-JAK2、ETV6-JAK2 或 BCR-JAK2；不符合 PV、ET 和 PMF 的诊断标准

↓

诊断不典型慢性髓细胞性白血病

▲ 图 5-61 **2016 WHO 不典型慢性髓细胞性白血病（aCML），BCR-ABL1 阴性诊断标准**

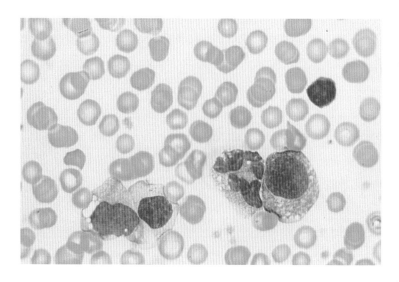

◀ 图 5-62 **aCML，BCR-ABL1 阴性**，外周血涂片示一个中幼粒细胞、一个异常巨大多分叶核粒细胞、一个异常单核细胞、一个无法辨认的细胞和一个淋巴细胞。**MGG 染色（100×）**

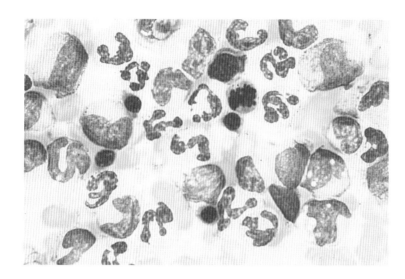

◀ 图 5-63　aCML，*BCR-ABL1* 阴性，骨髓涂片（与图 **5-62** 为同一患者），示粒细胞、单核细胞及前体细胞增多，**MGG** 染色（**100×**）

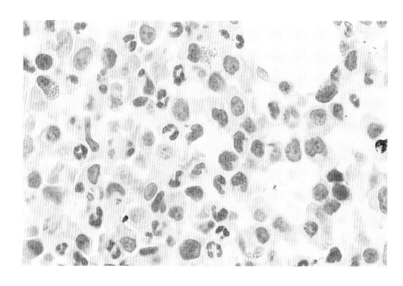

◀ 图 5-64　**aCML**，*BCR-ABL1*阴性的骨髓活检切片，可见粒系细胞增生，前体细胞增多及大量的异常单核细胞，**HE** 染色（**100×**）

样，CMML 和 aCML 通常在组织学上无法区分；仔细分析血细胞计数和涂片是必要的。

（三）幼年型粒单核细胞白血病

幼年型粒单核细胞白血病（Juvenile myelomonocytic leukaemia，JMML）的主要特征为 Ph 染色体阴性、BCR-ABL1 阴性，多发生于 5 岁以下幼年期。JMML 是兼有幼年型慢性粒细胞白血病，婴幼儿单体 7 综合征和儿童其他类型 MDS/MPN 特征的疾病[1, 241, 242]。多发性神经纤维瘤 Ⅰ 型和 Noonan 综合征患儿患 JMML 的风险增加。3/4 的患儿在诊断时年龄＜ 3 岁，男性的发病率是女性的 2 倍。据估计，

美国每年发病率为 $1/10^6$ [5]。临床特征通常包括贫血、肝大、脾大、淋巴结肿大、扁桃体肿大和皮疹。贫血可以是大细胞性或正细胞性的。红细胞生成逆转为胎儿红细胞生成特点（血红蛋白 F 和红细胞碳酸酐酶升高，血红蛋白 A2 降低）。常伴有高丙球蛋白血症，并且自身抗体明显增加。诊断标准见图 5-65。在 2016 版 WHO 分类中，单核细胞计数发生原因不明的微小变化，从 2008 版 WHO 分类中的＞ 1×10^9/L 修订为≥ 1×10^9/L。

1. 外周血

中性粒细胞增多，单核细胞明显增多，有时出现粒系前体细胞或有核红细胞（图 5-66）。

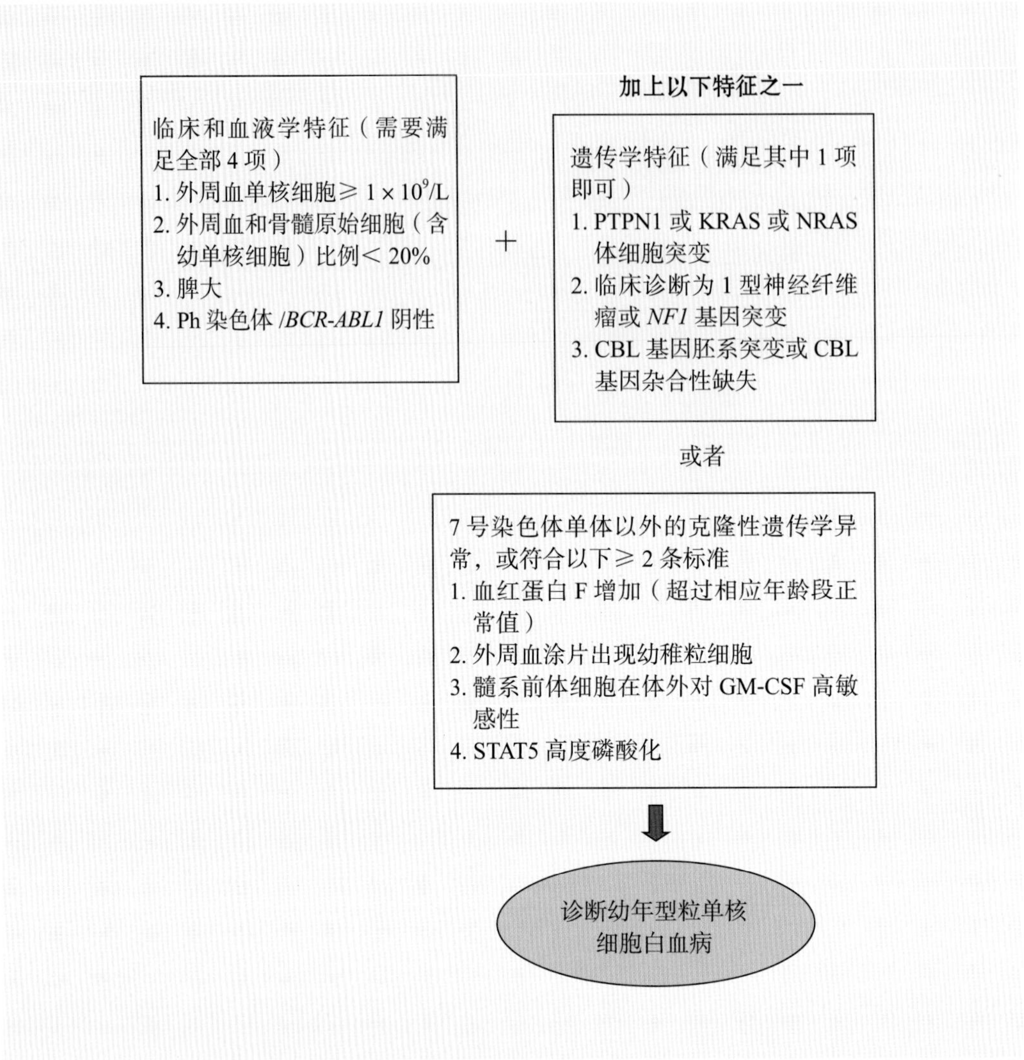

临床和血液学特征（需要满足全部 4 项）
1. 外周血单核细胞≥ $1 \times 10^9/L$
2. 外周血和骨髓原始细胞（含幼单核细胞）比例＜ 20%
3. 脾大
4. Ph 染色体 /*BCR-ABL1* 阴性

+

加上以下特征之一

遗传学特征（满足其中 1 项即可）
1. PTPN1 或 KRAS 或 NRAS 体细胞突变
2. 临床诊断为 1 型神经纤维瘤或 *NF1* 基因突变
3. CBL 基因胚系突变或 CBL 基因杂合性缺失

或者

7 号染色体单体以外的克隆性遗传学异常，或符合以下≥ 2 条标准
1. 血红蛋白 F 增加（超过相应年龄段正常值）
2. 外周血涂片出现幼稚粒细胞
3. 髓系前体细胞在体外对 GM-CSF 高敏感性
4. STAT5 高度磷酸化

诊断幼年型粒单核细胞白血病

▲ 图 5-65　2016 版 WHO 诊断幼年型粒单核细胞白血病（JMML）的标准

GM-CSF. 粒细胞 - 巨噬细胞集落刺激因子；Ph. 费城染色体

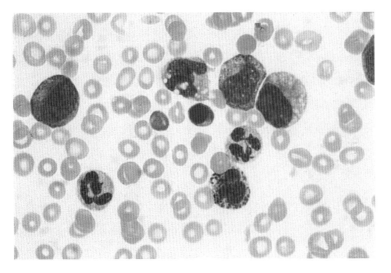

◀ 图 5-66　JMML 患者外周血涂片中可见单核细胞、嗜碱粒细胞、发育异常的中性粒细胞、中性粒细胞前体和血小板减少，MGG 染色（100×）

常见贫血和血小板减少。血红蛋白 F 升高时，Kleihauer 试验可显示含有血红蛋白 F 的细胞群（图 5-67）。

2. 骨髓细胞学

骨髓涂片示粒系增生并可伴单核细胞增多，可见髓系发育异常（图 5-68）。

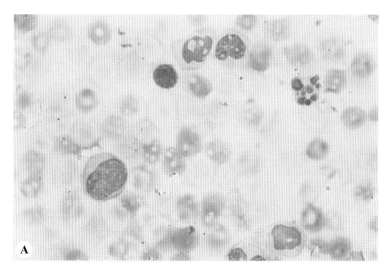

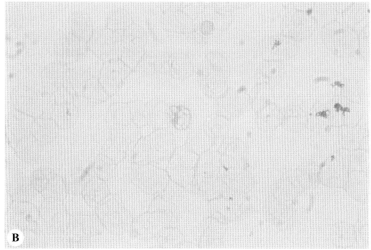

◀ 图 5-67　JMML 患者的外周血 **Kleihauer** 试验（与图 5-66 为同一患者）示含有血红蛋白 F 的细胞被染成粉红色

A. Kleihauer 试验（100×）；B. 阴性对照。Kleihauer 试验（100×）

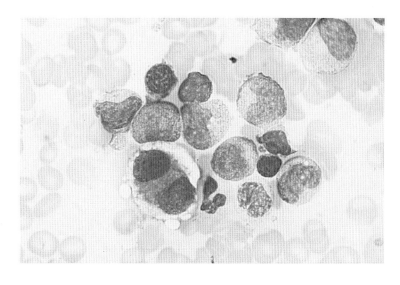

◀ 图 5-68　JMML 患者骨髓涂片，示粒细胞前体和发育异常的双核小巨核细胞，**MGG** 染色（100×）

3. 骨髓组织学

特征与成人型 CMML 相似。单核细胞成分可能不明显。

4. 细胞遗传学和分子遗传学

Ph 染色体和 BCR-ABL1 融合基因阴性。许多患者就诊时细胞遗传学正常，但在疾病过程中出现克隆异常。总体而言，细胞遗传学正常者占 40%～67%，7 号单体占 25%～33%，而其他染色体异常（包括 8 号三体和其他染色体异常）则占 10%～25%[241]。

JMML 的患儿中约 15% 伴有神经纤维瘤，如咖啡斑。这些患者的某种 NF1 基因构成异常，并且通常是获得性单亲同二体导致的等位基因的体细胞缺失。携带 NF1 基因突变的 JMML 患者，有和无神经纤维瘤病表现的数量相当[241]。另外，JMML 中有 15%～30% 的患者发现有 Ras 基因（NRAS 和 KRAS2）的点突变。另一组儿童携带 PTPN11 突变，该基因突变发生于 Noonan 综合征。PTPN11 在 RAS 通路中编码一种蛋白质，而 NF1 基因产物是 RAS 通路的负调控因子，说明在 JMML 肿瘤形成和进展中，可能与 NF1、RAS 和 PTPN11 有关联（这些基因在很大程度上彼此排斥）[241-242]。

5. 问题与陷阱

疱疹病毒感染引起的类白血病反应可类似于 JMML。EB 病毒、巨细胞病毒、微小病毒 B19[243]、人类疱疹病毒 6 型感染后已观察到此类反应。JMML 中逆转性胎儿红细胞生成，在类白血病反应中检测不到。在诊断困难时，观察上述特征，并进行细胞遗传学和分子遗传学分析，以及相应的病毒学检查将很有意义。

应当指出，患有 Noonan 综合征的儿童除了 JMML 的发病率增加外，还可能进展为类似的综合征，无须治疗即可缓解[244]。在患有 Wiskott-Aldrich 综合征的婴儿中观察到类似于 JMML 的临床病理综合征，具有自发性粒细胞 - 巨噬细胞集落生长，但血红蛋白 F 却没有增加[245]。

（四）骨髓增生异常 / 骨髓增殖性肿瘤伴环形铁粒幼红细胞和血小板增多（MDS/MPN-RS-T）/ 难治性贫血伴环形铁粒幼红细胞和血小板增多（RARS-T）

铁粒幼红细胞增多和血小板增多并存相对常见[230]。在 2008 年 WHO 分类中，难治性贫血伴环形铁粒幼红细胞和显著血小板增多（RARS-T）是一个暂定亚型。在 2016 修订版中，将其列为明确亚型，重新命名为骨髓增生异常 / 骨髓增殖性肿瘤伴环形铁粒幼红细胞和血小板增多[246]，修订的诊断标准见图 5-69。MDS/MPN-RS-T 的诊断可以建立在先前诊断为

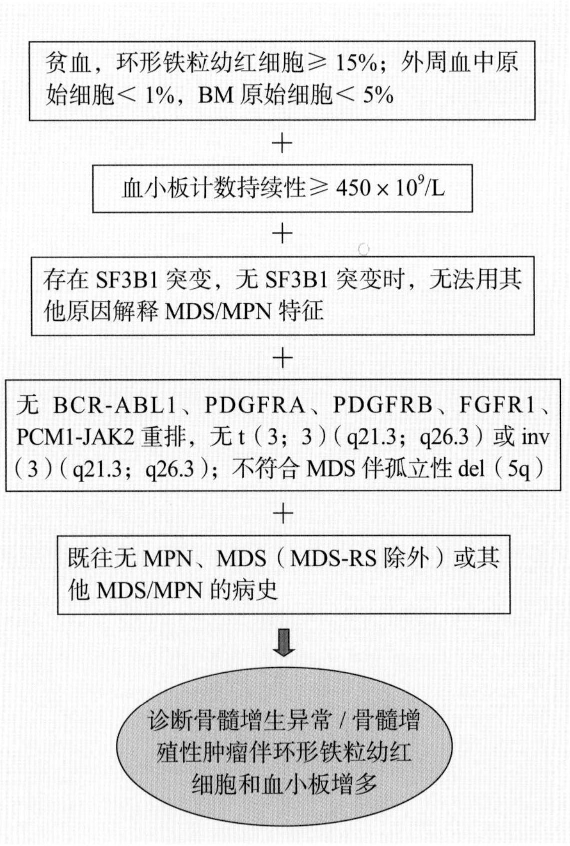

贫血，环形铁粒幼红细胞≥ 15%；外周血中原始细胞＜ 1%，BM 原始细胞＜ 5%

$+$

血小板计数持续性≥ 450×10^9/L

$+$

存在 SF3B1 突变，无 SF3B1 突变时，无法用其他原因解释 MDS/MPN 特征

$+$

无 BCR-ABL1、PDGFRA、PDGFRB、FGFR1、PCM1-JAK2 重排，无 t（3；3）(q21.3；q26.3）或 inv（3）(q21.3；q26.3）；不符合 MDS 伴孤立性 del（5q）

$+$

既往无 MPN、MDS（MDS-RS 除外）或其他 MDS/MPN 的病史

↓

诊断骨髓增生异常 / 骨髓增殖性肿瘤伴环形铁粒幼红细胞和血小板增多

▲ 图 5-69 骨髓增生异常 / 骨髓增殖性肿瘤伴环形铁粒幼红细胞和血小板增多（MDS/MPN-RS-T）的诊断标准

MDS-RS. 骨髓增生异常伴环形铁粒幼红细胞

RARS-T 的基础上，但作为疾病的进展更为正确。生存期长于骨髓增生异常伴环形铁粒幼红细胞和骨髓增生异常伴单系发育异常，但较原发性血小板增多症的生存期短[246]。

1. 临床特征

常伴脾大。

2. 外周血

血涂片表现为正细胞性或大细胞性贫血，常表现为双相性贫血。可能有大血小板和其他系的发育异常（图 5-70）。

3. 骨髓细胞学

骨髓涂片示环形铁粒幼红细胞，并可见其他发育异常特征。

4. 骨髓组织学

增生活跃且红系增多（图 5-71）。巨核细胞胞体大、分叶多，网状纤维轻度增多。

5. 细胞遗传学和分子遗传学

核型通常正常。据报道有一位患者核型为 ins（3；3）（q26；q21q26）[247]，但这种情况可能不应该归为此类。2/3 的患者存在 SF3B1 突变，

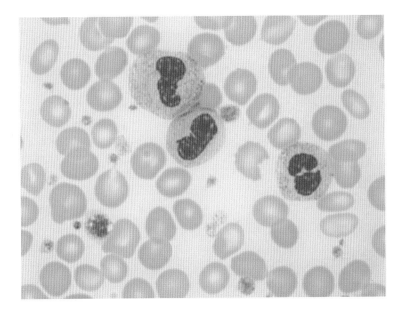

◀ 图 5-70　**MDS/MPN-RS-T** 患者血涂片示轻度红细胞大小不均、发育异常的中性粒细胞、血小板增多和巨大的血小板；有一个低色素性红细胞，**MGG** 染色（**100×**）

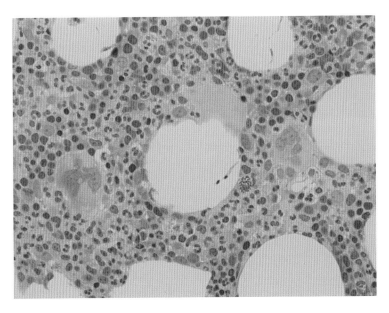

◀ 图 5-71　**MDS/MPN-RS-T** 患者的骨髓活检切片示骨髓结构紊乱，红系细胞增生，几个大的云朵样核的巨核细胞，**HE** 染色（**50×**）

该突变也可见于 RARS 患者[248]。突变导致 ALAS2 基因上调以及将铁从线粒体转运至细胞质相关的基因 ABCB7 的下调，上述异常也见于 RARS[249]。除 SF3B1 突变外，JAK2 V617F 突变也很常见，此突变在约一半患者是纯合突变[250, 251]。JAK2 V617F 出现在最初表现为 RARS 且血小板计数正常且伴有血小板计数升高的患者中[248]。发生在 PV 中的 JAK2 EXON12 突变，在 MDS/MPN-RS-T 中也有报道[248]。一些患者的 MPL 突变与 JAK2 V617F 共存[248] 或单独存在[251]，另一些患者的 CALR 突变。在另一项研究中，在 9 名患者中有 5 名发现了 TET2 突变，其中 3 名同时伴有 JAK2 V617F 突变[252]。因此，除了具有 MPN 特征突变之外，还有一些具有 MDS 特征的突变。本病可转化为纤维化和发生急性变，有报道由 JAK2 野生型细胞转化而来的 AML[87]。

6. 问题与陷阱

组织学表现与 ET 相似，但骨髓增生活跃，红系增生和存在环形铁粒幼红细胞可以区分。

（五）骨髓增生异常 / 骨髓增殖性肿瘤，不能分类

除了符合 WHO 分类中 MDS / MPN 4 个特定类别的患者外，还有一些患者具有骨髓增生异常和骨髓增殖的特征[253, 254]。诊断标准如图 5–72 所示。

一些患者系统性肥大细胞增多症和 MDS/MPN 并存[213]。在 WHO 分类中，这些被归入"系统性肥大细胞疾病伴相关的血液肿瘤"，而不是 MDS/MPN，不能分类。

三、伴有 PDGFRA、PDGFRB 或 FGFR1 重排，或 PCM1-JAK2 融合的髓系 / 淋系肿瘤

2016 版 WHO 分类修订版确认了一组以其

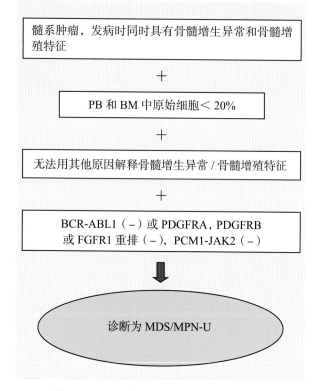

▲ 图 5–72　2016 版 WHO MDS/MPN-U 的诊断

遗传学异常为最佳特征的血液肿瘤，即伴有 3 个编码特定异常酪氨酸激酶重排基因中的一个，或者伴有 PCM1-JAK2 融合基因（一个临时的类别）[255-257]（表 5–5）。这 4 组肿瘤有一些共同的特征，特别是通常表现为慢性髓系肿瘤和嗜酸性粒细胞分化，但它们也有不同的特点。所有这些疾病都可能存在淋巴样成分。诊断这类疾病对于治疗的意义，印证了对造血肿瘤进行分子分类的重要性。与 PDGFRA 和 PDGFRB 重排相关的肿瘤对伊马替尼治疗有效。FGFR1 重排相关肿瘤也可导致组成性激活的酪氨酸激酶的表达，使开发基因产物的有效抑制药成为可能，同时也可考虑作为干细胞移植的适应证。伴有 PCM1-JAK2 融合基因的患者对鲁索替尼有一定的反应。

（一）伴有 PDGFRA 重排的髓系 / 淋系肿瘤

在这组肿瘤中最常见的是 CEL 伴 FIP1L1-

表 5-5　常见与 PDGFRA，PDGFRB 或 FGFR1 重排或 PCM1-JAK2 融合相关的髓系和淋系肿瘤

基因重排	融合基因	细胞遗传学异常
PDGFRA	FIP1L1-PDGFRA	通常无（隐蔽性缺失），有时出现 4q12 断裂点的异位
	BCR-PDGFRA	t（4；22）（q12；q11）
PDGFRB	ETV6-PDGFRB	t（5；12）（q32；p13.2）
	HIP1-PDGFRB	t（5；7）（q32；q11.2）
	CCDC6-PDGFRB	t（5；10）（q32；q21.2）
FGFR1	FGFR1OP1-FGFR1	t（6；8）（q27；p11.2）
	CEP110-FGFR1	t（8；9）（p11.2；q33.2）
	ZNF198-FGFR1	t（8；13）（p11.2；q12.1）
	BCR-FGFR1	t（8；22）（p11.2；q11.2）
PCM1 和 JAK2	PCM1-JAK2	t（8；9）（p22；p24.1）

PDGFRA 融合基因，该融合基因是由一个 4q12 的隐匿性缺失导致的，很少由于易位形成该基因或其变异型[258]，而 PDGFRA 的激活突变是一种少见的机制[256]。大多数患者表现为慢性期嗜酸性粒细胞白血病，多表现为脾大，并可能由于释放的嗜酸性粒细胞颗粒内容物造成心脏和其他组织损伤。少数患者表现为 AML 或 T 淋巴母细胞淋巴瘤伴嗜粒细胞增多。初始表现是 CEL 者，可能发生急性转化。本病以男性为主，大多数患者是中青年，这类疾病对伊马替尼治疗非常敏感。

在伴 t（4；22）（q12；q11）和 BCR-PDGFRA 融合基因的细胞 / 分子变异型中，血液学特点似乎介于 CEL 伴 FIP1L1-PDGFRA 融合基因和 CML，BCR-ABL1 阳性之间，这些病例可发生 T 系或 B 系急性淋巴细胞白血病转化。

1. 外周血

通常表现为嗜酸性粒细胞增多，但并非是一成不变[259]。嗜酸性粒细胞在细胞学上可能是正常的，也可能是异常的（图 5-73）。有时中性粒细胞增多，可出现贫血和血小板减少，但是原始细胞通常不增加。

2. 骨髓细胞学

骨髓中嗜酸性粒细胞及其前体细胞增多（图 5-74）。

3. 骨髓组织学

骨髓活检切片显示嗜酸性粒细胞及其前体增多，在大多数患者中肥大细胞也有所增加，可有细胞学异常（图 5-75），通常此类疾病中

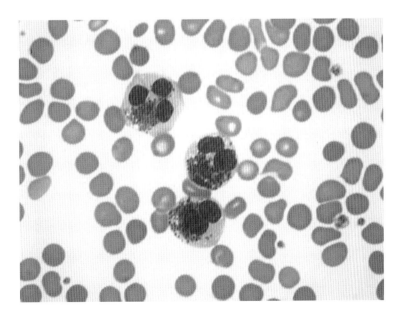

◀ 图 5-73　MPN 伴 FIP1L1-PDGFRA 融合患者的 PB 涂片显示 3 个部分脱颗粒的嗜酸性粒细胞，MGG 染色（100×）

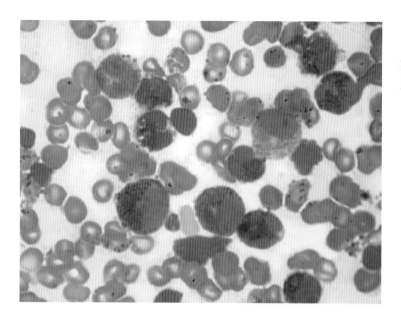

◀ 图 5–74 MPN 伴 FIP1L1-PDGFRA 融合患者的 BM 涂片显示嗜酸性粒细胞及前体细胞增多。MGG（100×）

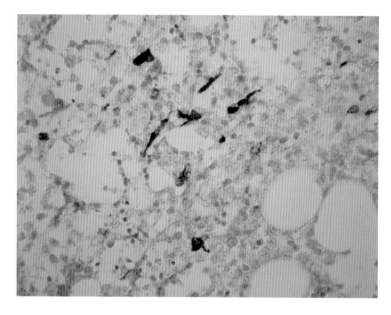

◀ 图 5–75 MPN 伴 FIP1L1-PDGFRA 融合患者的 BM 活检切片显示肥大细胞增多，其中大多数为梭形。肥大细胞类胰蛋白酶的免疫过氧化物酶染色（40×）

的肥大细胞较系统性肥大细胞增多症少见，但有时肥大细胞浸润明显，并出现集簇。肥大细胞通常显示出 CD25 而不是 CD2 的异常表达（而在系统性肥大细胞增多症中，CD2 和 CD25 双表达常见）。在一名患者中，肥大细胞在磷酸化 STAT5 的过度表达方面与系统性肥大细胞增多症相似，可能由于异常的酪氨酸激酶活性所致[210]。可出现 Charcot-Leyden 结晶[260]，网硬蛋白增多，部分患者表现为胶原纤维增生[261]。

4. 细胞遗传学和分子遗传学

细胞遗传学检查通常正常。很有必要对 FIP1L1-PDGFRA 融合基因进行分子检查。聚合酶链反应（最好是巢式 PCR）和 FISH 方法均可使用。

5. 问题和陷阱

鉴别诊断包括其他可导致嗜酸性粒细胞增多的病因。如果不排除 CEL 伴 PDGFRA 重排，就不能诊断为"特发性高嗜酸性粒细胞增多综合征"。如果发现这种基因改变，即不能诊断特发性高嗜酸性粒细胞综合征。

系统性肥大细胞增多症是一个重要的鉴别诊断。尽管这两种疾病均可出现肥大细胞增多，但本病与系统性肥大细胞增多症不同，其分子生物学改变、治疗方案和预后均有所差别。

（二）伴有 PDGFRB 重排的髓系 / 淋系肿瘤

这类肿瘤中最常见的是 MPN 或 MDS/MPN 伴 t（5；12）（q32；p13.2）和 ETV6-PDGFRB 融合基因。最常见的血液学表现是 CMML 伴嗜酸性粒细胞增多，但有些患者为 CEL 或 aCML[257]，可发生急性转化。T 淋巴母细胞淋巴瘤也有报道[257]。这类疾病中，男性是女性的 2 倍，发病高峰期在中年早期。脾大常见，也可出现肝大。与 PDGFRB 重排相关的髓肿瘤对伊马替尼敏感，当这种治疗可行时，预后会更好。

1. 外周血

通常有嗜酸性粒细胞增多，有时为单核细胞增多或嗜中性粒细胞增多，还可能存在前体中性粒细胞。PRKG2-PDGFRB 融合与嗜碱粒细胞分化有关，可出现贫血或血小板减少。

2. 骨髓细胞学

骨髓涂片显示为增生活跃（图 5-76），通常伴有嗜酸性粒细胞和前体细胞的增加，单核细胞和中性粒细胞也有不同程度的增加。

3. 骨髓组织学

骨髓活检显示增生活跃，嗜酸性粒细胞、中性粒细胞和单核细胞均有不同程度的增加。肥大细胞增多，呈梭形。肥大细胞常表现为 CD2 和 CD25 的异常表达。

4. 细胞遗传学和分子遗传学

除了最常见的易位外，t（5；12）（q32；p13.2）也可导致 ETV6-PDGFRB 融合，至少有 32 个异位与 PDGFRB 有关[257]。应特别排除 Ph 样急性 B 淋巴细胞白血病（B-ALL）伴 PDGFRB 重排的患者。分子分析（如 FISH）可用于 PDGFRB 重排的确认，但 FISH 并不总能检测到异常，如果检测结果呈阴性或不可用，那么可尝试在具有 5q31～33 断点的患者中进行伊马替尼治疗。

5. 问题和陷阱

这种情况不应与系统性肥大细胞增多症相混淆，由于其重要的治疗意义，故正确鉴别很重要。

（三）伴有 FGFR1 重排的髓系 / 淋系肿瘤

这是一组细胞遗传学和分子异质性的疾病。然而，FGFR1 重排相关的不同遗传亚群之间有

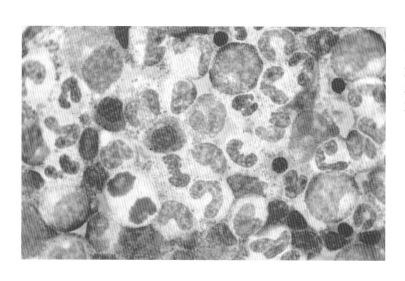

◀ 图 5-76 **CEL 伴 t（5；12）（p33；p12）**患者的骨髓涂片显示骨髓增生活跃伴中性粒细胞和嗜酸性粒细胞增多，**MGG 染色（100×）**

着共同的临床和血液学特征。多数患者表现为 CEL 伴早期 AML 或淋巴母细胞淋巴瘤 / 白血病的转化。淋系肿瘤通常为 T 系，有时也为 B 系。常见的临床特征是肝、脾大和全身症状，可有淋巴结病或纵隔肿块。大多数患者是年轻人，男性的优势并不明显。目前预后不良。

1. 外周血

嗜酸性粒细胞增多和中性粒细胞增多常见，有些患者可表现为单核细胞增多。

2. 骨髓细胞学和组织学

骨髓增生活跃，处于慢性期的患者中性粒细胞、嗜酸性粒细胞和单核细胞均有不同程度的增加（图 5-77）。偶有肥大细胞增加，CD25 表达异常[263]。有些患者的骨髓出现髓系原始细胞或淋系原始细胞浸润。

3. 细胞遗传学和分子遗传学

4 种最常见的细胞遗传 / 分子遗传异常见表 5-5，此外，有 ≥ 10 个其他易位导致的 FGFR1 重排被报道[257]，其中 21 三体是最常见的继发性异常。

（四）伴有 PCM1-JAK2 融合的髓系 / 淋系肿瘤

伴 t（8；9）（p22；p24.1）和 PCM1-JAK2 的血液肿瘤在 2016 修订版的 WHO 分类中被确认为暂定类型。

1. 临床特征

男性明显占优势，可出现肝脾大。

2. 外周血

血液学特征可能类似于 MPN、MDS/MPN 或 AML，常见嗜酸性粒细胞增多、中性粒细胞和粒系前体细胞，有时也可见单核细胞增多或嗜碱粒细胞增多，偶有 B- 或 T- 淋巴母细胞成分。

3. 骨髓细胞学和组织学

骨髓增生活跃，常伴有明显的嗜酸性粒细胞、中性粒细胞及其前体细胞成分（图 5-78），有时红细胞生成增加伴发育异常，有些患者出现骨髓纤维化。

4. 细胞遗传学和分子遗传学

除 了 t（8；9）（p22；p24.1） 和 PCM1-JAK2 相关的 WHO 暂定类型外，还有另外两组与 JAK2 重排相关的定义不太明确的髓系肿瘤，它们有一些共同的特征，如 t（9；12）（p24；p13）；ETV6-JAK2 和 t（9；22）（p24；q11.2）；BCR-JAK2。但是 B-ALL 伴有这两种易位应该加以区分，因为它们可能提示 Ph 样 ALL。

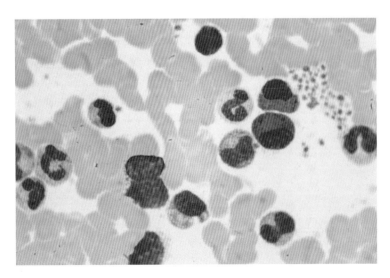

◀ 图 5-77 CMML 伴嗜酸性粒细胞增多和 t（8;13）（p11.2;q12.1）患者的骨髓涂片示中性粒细胞和 2 个嗜酸性粒细胞的前体，这 2 个嗜酸性中幼粒细胞有一些嗜碱性染色的颗粒，这是在反应性和肿瘤性条件下都可见的非特异性特征，MGG 染色（100×）

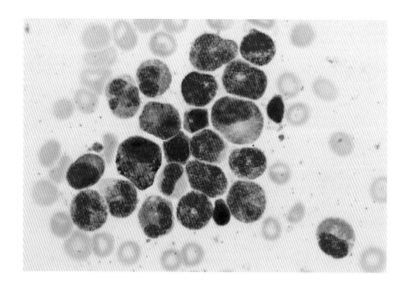

◀ 图 5-78　伴有 PCM1-JAK2 融合基因的 MPN 患者骨髓涂片示嗜酸性粒细胞、中性粒细胞及其前体细胞增多

经许可转载，图片由慕尼黑的 Torsten Haferlach 博士提供

（刘恩彬　译）

第6章 淋巴组织增殖性疾病
Lymphoproliferative Disorders

在本章中，我们将讨论淋系急性和慢性白血病，以及霍奇金淋巴瘤和非霍奇金淋巴瘤。疾病实体将根据 2008 年世界卫生组织淋巴系统肿瘤分类的 2016 年修订版进行分类[1]。2016 年 WHO B、T 和自然杀伤（NK）系肿瘤（不包括霍奇金淋巴瘤）分类修订版见表 6-1 和表 6-2，霍奇金淋巴瘤分类修订版见表 6-3。在 2016 年 WHO 修订版中，免疫缺陷相关淋巴增生性疾病被单独分类。

一、淋巴组织增殖性疾病中的骨髓浸润

骨髓浸润在淋巴组织增殖性疾病中很常见。这种浸润可通过多种方法检测，包括骨髓涂片和骨髓活检切片的显微镜检查、免疫表型和分子生物学技术（见第 2 章）。可以使用骨髓涂片、骨髓活检标本的印片，抽吸碎片或骨髓活检标本的薄切片进行细胞学细节的评估。组织学特征可通过骨髓活检标本或抽吸碎组织切片进行评估。浸润模式只能通过骨髓活检标本的切片来充分评估。可以观察到 6 种单独或组合的主要生长模式[4-7]（图 6-1）。这种模式在淋巴增生性疾病的鉴别诊断中非常重要，而且对预后也有重要意义。这 6 种模式分别为：①间质性；②结节状；③小梁旁；④随机灶性；⑤窦内；⑥弥漫性。

1. 间质性浸润

指个别肿瘤细胞散布于造血细胞和脂肪细胞之间。虽然有更广泛的骨髓受累，但仍有相当多的正常造血细胞保留，骨髓结构也未被破坏。

2. 结节状浸润

是指非小梁旁、圆形或卵圆形淋巴样细胞聚集，边界清楚；有时形成或植入淋巴滤泡。瘤细胞偶可贴近骨小梁，但不会沿着它扩散。

3. 小梁旁浸润

是指肿瘤细胞紧邻骨小梁，表现为覆盖在小梁上的条带或与小梁相邻的宽基底的聚集体的形式。

4. 随机灶性浸润

指肿瘤细胞被残余的骨髓造血细胞所隔离，不规则分布。肿瘤细胞的聚集与骨小梁没有特殊的关系，边缘不规则。

5. 窦内浸润

指肿瘤细胞存在于窦内，这种模式可以单独存在[8, 9]，但比较罕见，也可以和其他类型的浸润并存。它是几个淋巴瘤亚型的特征性改变。除非形态非常典型，否则不使用免疫组织化学很难识别，随着免疫组织化学技术的广泛应用，这种浸润模式越来越容易被识别。

6. 弥漫性浸润

提示骨髓中正常成分的广泛替代，包括造血组织和脂肪，使骨髓结构消失。

弥漫浸润的另一名称是"填充骨髓"模式[5]；后一术语可能更可取，因为它意思明确，而"弥漫"也可以被认为包括间质浸润。

表 6-1　2016 年 WHO B 系肿瘤分类 [2, 3]

B 细胞前体肿瘤
- B- 淋巴细胞白血病 / 淋巴瘤, 非特指
- B- 淋巴细胞白血病 / 淋巴瘤, 伴重现性遗传学异常

成熟 B 细胞肿瘤
- 慢性淋巴细胞白血病 / 小淋巴细胞性淋巴瘤
- 单克隆 B 淋巴细胞增多症
- B- 细胞幼淋巴细胞白血病
- 脾边缘区淋巴瘤 *
- 毛细胞白血病
- *脾 B- 细胞淋巴细胞淋巴瘤 / 白血病, 不能分类*
  - *脾弥漫性红髓小 B 细胞淋巴瘤*
  - *毛细胞白血病变异型*
- 淋巴浆细胞性淋巴瘤
- 意义不明的 IgM 单克隆性丙球蛋白病
- 重链病
- 浆细胞肿瘤 (包括浆细胞白血病和意义不明的非 IgM 单克隆丙球蛋白病)
- 黏膜相关淋巴样组织结外边缘区淋巴瘤 (MALT 淋巴瘤)
- 结内边缘区 B 细胞淋巴瘤
- 滤泡性淋巴瘤
- 儿童滤泡性淋巴瘤
- 原发性皮肤滤泡中心淋巴瘤
- 套细胞淋巴瘤
- 弥漫大 B 细胞淋巴瘤, 非特指
- 富于 T 细胞和组织细胞的大 B 细胞淋巴瘤
- 原发性中枢神经系统弥漫大 B 细胞淋巴瘤
- 原发性皮肤弥漫大 B 细胞淋巴瘤, 腿型
- EBV 阳性弥漫大 B 细胞淋巴瘤, 非特指
- *EBV 阳性黏膜皮肤溃疡*
- 慢性炎症相关弥漫大 B 细胞淋巴瘤
- 淋巴瘤样肉芽肿病
- 原发性纵隔 (胸腺) 大 B 细胞淋巴瘤
- 血管内大 B 细胞淋巴瘤
- *伴 IRF4 重排大 B 细胞淋巴瘤*
- ALK 阳性大 B 细胞淋巴瘤
- 浆母细胞淋巴瘤
- 原发性渗出性淋巴瘤
- HHV-8 相关淋巴组织增殖性疾病
- 多中心 Castleman 病
- HHV-8 阳性弥漫大 B 细胞淋巴瘤, 非特指
- HHV-8 阳性嗜生发中心性淋巴增殖性疾病
- Burkitt 淋巴瘤
- *伴 11q 异常 Burkitt 样淋巴瘤*
- 高级别 B 细胞淋巴瘤
  - 伴 MYC 和 BCL2 和 (或) BCL6 重排的高级别 B 细胞淋巴瘤
  - 高 B 级细胞淋巴瘤, 非特指
- 具有介于 DLBCL 和经典霍奇金淋巴瘤之间特征不能分类的 B 细胞淋巴瘤

临时实体用斜体表示
*. 包括具有绒毛状淋巴细胞的脾淋巴瘤
DLBCL. 弥漫大 B 细胞淋巴瘤; EBV.EB 病毒; HHV-8. 人类疱疹病毒 8 型

表 6-2　2016 年 WHO T 细胞和 NK 细胞肿瘤 [2] 分类

T- 细胞和 NK 细胞前体肿瘤
- T 淋巴母细胞性白血病 / 淋巴瘤
- 早期 T 细胞前体淋巴母细胞白血病
- *NK- 淋巴母细胞白血病 / 淋巴瘤*

成熟 T 细胞和 NK 细胞肿瘤
- T- 细胞前淋巴细胞白血病
- T- 细胞大颗粒淋巴细胞白血病
- *慢性 NK 系淋巴增殖性疾病*
- 侵袭性 NK 细胞白血病
- 儿童系统性 EB 病毒阳性 T 细胞淋巴瘤
- 成人 T 细胞白血病 / 淋巴瘤
- 结外 NK/T 细胞淋巴瘤, 鼻型
- 肠道 T 细胞淋巴瘤, 包括肠病相关 T 细胞淋巴瘤
- 肝脾 T 细胞淋巴瘤
- 皮下脂膜炎样 T 细胞淋巴瘤
- 蕈样肉芽肿病
- Sezary 综合征
- 原发性皮肤 CD30 呈阳性的 T 淋巴细胞增殖性疾病
- 原发性皮肤外周 T 细胞淋巴瘤, 罕见亚型
- 血管免疫母细胞性 T 细胞淋巴瘤和其他 T 滤泡辅助细胞来源的结内淋巴瘤
- ALK 阳性间变性大细胞淋巴瘤
- ALK 阴性间变性大细胞淋巴瘤
- *乳房移植物相关间变性大细胞淋巴瘤*
- 外周 T 细胞淋巴瘤, 非特指

临时实体用斜体表示
NK. 自然杀伤
经许可转载, 引自国际癌症研究机构

各种浸润模式可组合性出现, 包括间质 – 结节状、间质 – 弥漫性和间质 – 窦内浸润。特定组合的存在可以提供有用的不同诊断信息, 因为有些与个别淋巴瘤亚型密切相关, 或者在某些亚型中罕见。

其他少见的浸润模式包括血管周围浸润, 在一些 T 细胞淋巴瘤中有报道 [7], 以及骨髓中小动脉、小静脉等较大血管的血管内浸润。

在 B 细胞淋巴瘤中, 骨髓浸润在低级别肿瘤中比在高级别肿瘤中更常见。总的来说, 与 T 细胞淋巴瘤相比, 骨髓浸润在 B 细胞淋巴瘤可能更常见 [10, 11], 但在 T 细胞淋巴瘤中检测到的浸润频率在系列报道中差异很大。不同浸润模式的相对频率在 T 型和 B 型淋巴瘤及不同组织学类型之间存在差异, 但在一般情况下, 局

表 6-3　2016 年 WHO T 细胞和 NK 细胞肿瘤[2] 分类

类　别	特定的组织学特征 *
结节性淋巴细胞为主型霍奇金淋巴瘤	典型的 Reed-Sternberg 细胞少见或缺如；可见 LP 细胞（淋巴细胞为主）；淋巴细胞、组织细胞显著增生或两者同时增生；在结内通常呈结节状生长模式
经典型霍奇金淋巴瘤 结节硬化型经典型霍奇金淋巴瘤	典型的 Reed-Sternberg 细胞通常非常少见；可见 Reed-Sternberg 腔隙性变异型细胞；淋巴结内有明显的胶原条带
混合细胞型经典型霍奇金淋巴瘤	典型 Reed-Sternberg 细胞比较常见；反应性增生的细胞多少不等；可能有杂乱的纤维化；淋巴结浸润典型表型为滤泡间或弥漫性浸润
富于淋巴细胞的经典型霍奇金淋巴瘤	少量典型的 Reed-Sternberg 细胞；小淋巴细胞伴少见浆细胞和嗜酸性粒细胞的背景；在淋巴结中，背景滤泡模式常被保留
淋巴细胞消减型经典霍奇金淋巴瘤	模式不同；结节状态缺如；可能类似于混合细胞亚型，但具有丰富的 Reed-Sternberg 细胞；肿瘤细胞可能是多形性和融合的；反应性细胞很少；纤维化可能是广泛的

*. 组织学特征在淋巴结中最明显，骨髓活检切片中不是所有的特征都明显；在骨髓中，各种亚型的经典型霍奇金淋巴瘤浸润都表现为广泛的纤维化和少量的 Reed-Sternberg 细胞
经许可转载，引自国际癌症研究机构

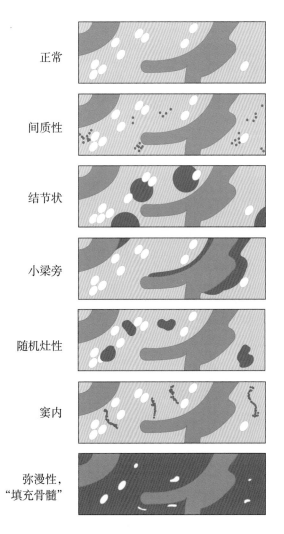

▲ 图 6-1　淋巴增殖性疾病的骨髓浸润模式

正常

间质性

结节状

小梁旁

随机灶性

窦内

弥漫性，
"填充骨髓"

灶性浸润比弥漫性浸润更常见[12]。B 细胞淋巴瘤尤其如此，弥漫性浸润在 T 细胞淋巴瘤中比在 B 细胞淋巴瘤中更为常见。

网硬蛋白沉积增多仅局限于骨髓浸润区，在淋巴瘤中较为常见[13]，而胶原纤维并不常见。

在检测淋巴瘤骨髓浸润方面，由于局灶性浸润和纤维化经常发生，骨髓活检往往比骨髓涂片成功率会更高。

然而，有时在抽吸液中发现细胞学上独特的淋巴瘤细胞，但在活检切片中却未发现。在 93 名淋巴瘤患者的系列报道中，Foucar 等[12] 发现，79% 的患者中，骨髓活检切片和涂片均为阳性，仅骨髓活检切片为阳性的占 18%，仅涂片为阳性的占 3%。同样，Conlan 等[10] 报道了 102 名骨髓受累的非霍奇金淋巴瘤（non-Hodgkin lymphoma，NHL），其骨髓活检切片、骨髓凝块切片及骨髓涂片阳性率分别为 94%、65% 及 46%；只有 6% 的患者骨髓涂片阳性，而骨髓活检阴性。在 502 例经骨髓活检确诊的非霍奇金淋巴瘤患者中，有 160 名患者同时做了涂片，发现骨髓受累程度因淋巴瘤类型的不

同而不同；在 18 名弥漫大 B 细胞淋巴瘤患者中有 7 名通过两种方法检测均为阳性，在 43 名滤泡性淋巴瘤患者中有 34 名、5 名套细胞淋巴瘤患者中有 4 名、29 名淋巴浆细胞性淋巴瘤患者中有 25 名、37 名结外边缘区淋巴瘤患者中有 34 名为阳性；淋巴结边缘区淋巴瘤（1 名）、脾边缘区淋巴瘤（8 名）、Burkitt 淋巴瘤（5 名）为阳性[14]。在本系列 14 名骨髓活检阳性的霍奇金淋巴瘤患者中，只有 1 名患者同时显示有涂片样本受累，这与骨髓中霍奇金淋巴瘤的典型反应性基质纤维化相一致。当骨髓样本量足够多时，骨髓浸润的检出率增高；同样还可以通过增加骨髓活检标本的大小或进行多次活检来实现。骨髓活检标本的连续切片也提高了骨髓浸润的检出率[15]。

在石蜡包埋组织切片上进行的免疫组织化学技术（见前文）对于确定淋巴浸润的性质，以及评估浸润的程度是有帮助的[16]。流式细胞术免疫表型可显示在切片中无法观察到的小细胞群，但当浸润是局灶性或有纤维化时可能就无法显示。利用聚合酶链反应（PCR）检测免疫球蛋白（Ig）重链（IGH）和 T 细胞受体（TCR）位点重排的分子遗传分析，可应用于骨髓涂片或已固定的组织切片，在诊断困难的患者中，有效地明确其克隆性。然而，在骨髓活检切片中有明确的形态学证据证实了 B 细胞 NHL 骨髓浸润的患者中，通过 PCR 对骨髓涂片标本进行克隆性 IGH 重排分析的敏感性为 57%～80%[17, 18]。

上述技术是互补的，其检测骨髓浸润的敏感性在淋巴瘤亚型之间有所不同。因此，应根据临床情况选择需要使用的技术方法。

骨髓浸润可以是一致的（与淋巴结或其他部位的组织学类型相同）或不一致的（不同的组织学类型）。在文献系列报道中不一致率为 16%～40%[10, 19–21]。少数情况下，6%～21% 的患者存在淋巴瘤的分级不一致。不一致性最常见于 B 细胞淋巴瘤。尽管 Conlan 等在 25% 的 T 细胞淋巴瘤中观察到不一致性[10]，但在其他两组 T 细胞淋巴瘤系列报道中未发现这种不一致性[22, 23]。一个令人惊讶和相对常见的情况是，淋巴结为滤泡性淋巴瘤，而骨髓却是淋巴浆细胞性淋巴瘤[19, 21]。这可能代表了骨髓内肿瘤分化的改变，这种现象在淋巴结的滤泡性淋巴瘤中很容易识别[24]。需要记住的是，这种不一致性的骨髓浸润有时表现为克隆性非相关性肿瘤[25]。

骨髓受累的临床重要性因非霍奇金淋巴瘤的类型而异。一般来说，在低级别淋巴瘤中，骨髓浸润不会对临床预后产生不利影响。在髓外高级别淋巴瘤患者中，骨髓中存在高级别淋巴瘤是预后不良的征象，通常预示中枢神经系统受累[26]。在高级别淋巴瘤患者的骨髓中存在低级别淋巴瘤被认为对预后没有不良影响[20]，但有证据表明这些患者有持续的低级别淋巴瘤晚期复发的风险[26]。

7. 问题和缺陷

骨髓的淋巴瘤浸润需要与反应性淋巴细胞浸润区分开来。流式细胞术免疫分型可以为肿瘤浸润提供证据，但在选择正确的设门和解释时必须谨慎。例如，必须将骨髓原始血细胞与白血病淋巴母细胞区分开。

在组织学切片中，应同时考虑浸润模式和细胞学特征。基质浸润既可发生在肿瘤中，也可发生在反应性病变中。小梁旁浸润和"充填骨髓"（弥漫性浸润）几乎总是肿瘤的表现。淋巴瘤结节状浸润必须与结节性增生区分（见前文）。仅根据小淋巴细胞结节诊断淋巴瘤时应谨慎，因为目前还没有明确的标准来确定不常见的小结节是否为肿瘤。反应性淋巴细胞结节通常体积小，边缘清楚，有多形细胞群，主要由小淋巴细胞组成，免疫母细胞、巨噬细胞和浆细胞数量较少。在这种反应性结节的中心可以看到一个小的供血毛细血管，有时在骨髓周围可见反应性嗜酸性粒细胞冠。肿瘤性淋巴细胞浸润结节通常较大，界限不清，通常围绕脂肪细胞并向外延伸，由相对均一的细胞组成。在某些情况下，仅从形态学上无法区分反应性和肿瘤性病变。除非发现明显异常的 B 细胞免疫表型（如套细胞淋巴瘤或 B 细胞慢性淋巴细胞白血病），否则免疫组织化学染色的价值是有限的。完全由 B 细胞组成的结节通常是肿瘤性的，但是 B 和 T 细胞的混合群在反应性和肿瘤性结节中都可以看到。虽然有研究认为 BCL2 免疫组织化学染色可能有助于区分反应性和肿瘤性淋巴聚集[27、28]，但另一项报告没有证实这一发现[29]。因为 BCL2 主要由大多数成熟的 T 淋巴细胞和 B 淋巴细胞（非生发中心细胞）表达，所以这显然不是一种可靠的鉴别方法。

在困难的情况下，骨髓标本的流式细胞术分析是有帮助的，它可以检测形态学无法识别的异常表型或表达单型性免疫球蛋白轻链的小群淋巴瘤细胞。PCR 技术在骨髓涂片样本中的应用证实了克隆性 IGH 或 TCR 位点重排对诊断也有帮助[30]；在一项研究中，PCR 检测 κ 基因重排的敏感性高于仅仅应用 IGH 基因分析[31]。等量 PCR 的克隆性检测可以被成功地用于骨髓活检切片，特别是处理组织样本时如果用乙二胺四乙酸（EDTA）或其他非酸性脱钙的方法。

二、B 细胞淋巴瘤和白血病

（一）B 淋巴母细胞白血病 / 淋巴瘤

这种疾病长期以来被血液学家认为是急性淋巴细胞白血病（ALL），并根据谱系进行了细分。所有患者中 3/4 为 B 系，1/4 为 T 系。在世界卫生组织的分类中，所有 B 系 ALL 都与

B 系淋巴母细胞性淋巴瘤合并，称为 B 淋巴母细胞白血病 / 淋巴瘤[1]，并进一步分为"未特指"[32] 和"重现性遗传学异常"[33]。白血病期的 Burkitt 淋巴瘤患者不包括在这类前体肿瘤中，因为它们具有成熟的 B 免疫表型。B 系淋巴母细胞性淋巴瘤 / 白血病的发病率在幼儿中最高，在 25—45 岁最低，然后在 70 岁左右再次上升到高峰[34]。

法美英（FAB）小组将所有患者按细胞学特征分为 L1、L2、L3 三大类[35]。目前认为，FAB L1 和 L2 之间的区别几乎没有临床意义。然而，"ALL"中的 FAB L3 的细胞学特征应该被识别，因为它通常代表 Burkitt 淋巴瘤，这种情况应该被识别并排除在前体 B 肿瘤组之外。

大多数 B 淋巴母细胞白血病 / 淋巴瘤（B-ALL/LBL）表现为 ALL，它是一种由骨髓中肿瘤克隆性未成熟淋巴样细胞增生引起的疾病，具有淋巴母细胞的形态学特征。少数患者表现为 B 淋巴母细胞性淋巴瘤，占淋巴母细胞性淋巴瘤的 10%～15%，而更常见的是 T 淋巴母细胞性淋巴瘤[36]。

B-ALL 常见的临床特征为瘀青、苍白、骨痛、淋巴结肿大、肝脾大。该病的高发期为儿童期，但各个年龄段均可发病。B 淋巴母细胞性淋巴瘤的常见临床特征为（局部或全身性）淋巴结肿大、皮肤和骨浸润[37]。骨痛是由于骨膜抬高引起的，腹痛是因为肝和脾的包膜被拉伸。骨病损通常是溶解性的。B 淋巴母细胞性淋巴瘤多见于儿童和成人，1/3 的患者年龄 > 18 岁[37]。

1. 外周血

在大多数 B 系 ALL 的患者中，外周血中存在与骨髓中类似的白血病淋巴母细胞（见下文）；因此，白细胞总数通常会增加。正常细胞常色素性贫血和血小板减少症也很常见。在 B 淋巴母细胞性淋巴瘤中，外周血通常正常；

当外周血出现淋巴母细胞时，则等同于 ALL。伴 t（5；14）（q32.33；q32.33）和 IGH/IL-3 的 B-ALL/LBL 的罕见患者，可表现为反应性嗜酸性粒细胞增多，外周血淋巴母细胞少或缺如。

2. 骨髓细胞学

在 B- 系 ALL 中，骨髓细胞显著增多，并见大量白血病母细胞浸润。正常造血细胞数量减少，但形态基本正常。不同患者的母细胞细胞学形态各异。在 FAB 分类中（图 6-2），ALL L1 的细胞体积较小，外形相对均一，细胞核圆形，细胞外形规则。核质比高，染色质分布均匀，核仁不明显。在 ALL L2 中（图 6-3），母细胞一般体积更大，多形性更明显。胞质丰富，细胞核形态多样，核仁突出。骨髓坏死可能使所有情况复杂化，而且抽吸液中很少含有坏死细胞。

B 淋巴母细胞性淋巴瘤骨髓通常正常。当浸润骨髓时，在细胞学上无法将这些肿瘤细胞与 ALL 细胞区分开来。传统上，＜ 25% 或 30% 骨髓淋巴母细胞的患者被归类为淋巴母细胞性淋巴瘤，而广泛浸润的患者则归类为 ALL。这种区别在某种程度上比较武断，因为这些淋巴母细胞不仅在形态学上，而且在免疫表型上与 ALL 肿瘤细胞无法鉴别。

3. 流式细胞免疫表型

B-ALL/LBL 表达 B 细胞相关抗原如 CD19、

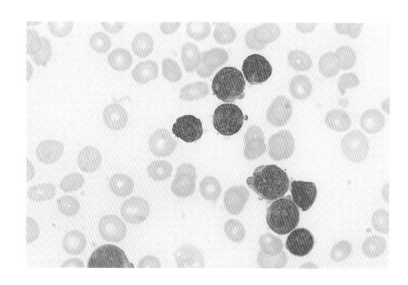

◀ 图 6-2　骨髓（BM）穿刺，急性淋巴细胞白血病（ALL），法美英（FAB）L1，显示小至中等大小的母细胞均匀分布，核质比高，MGG 染色（100×）

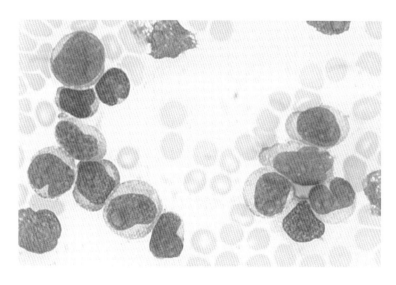

◀ 图 6-3　骨髓穿刺，FAB L2 ALL，示大的多形性母细胞，MGG 染色（100×）

细胞质 CD22、CD24 和 CD79a（框 6-1）。多数患者终末脱氧核苷转移酶（TdT）阳性。3 个免疫表型组被认为是类似于正常 B 淋巴细胞成熟的连续阶段。欧洲白血病免疫特征小组（EGIL）[38] 将它们定义如下。

框 6-1 B 淋巴细胞白血病 / 淋巴瘤

- 流式细胞免疫表型
  - CD19+、cCD22+、CD24+、CD79a+、TdT+、CD34+/-、CD20 表达不一
    - ◆ 最不成熟组：cIg-，SmIg-，CD10-
    - ◆ 普通型 ALL：CD10+，cIg-，SmIg-
    - ◆ 前体 B-ALL：CD10+/-，cIg(μ) +，SmIg-
- 免疫组织化学
  - CD10+/-、CD20-/+、CD34+/-、CD79a+、PAX5+、TdT+、BCL6-
- 细胞遗传学和分子遗传学分析多数患者为异常核型
  - 最常见的异常是超二倍体和易位 t（1；19）（q23；p13.3）、t（12；21）（q13.2；q22.1）（隐型）和 t（9；22）（q34.1；q11.2）
  - 较少见但有预后意义的是 t（4；11）（q21；q23.3）
  - 最常见的融合基因包括 ETV6-RUNX1、TCF3-PBX1 和成人 BCR-ABL1（表 6-4）

+. ＞ 90% 的患者为阳性；+/-. ＞ 50% 阳性；-/+. ＜ 50% 阳性；-. ＜ 10% 阳性

ALL. 急性淋巴细胞白血病；c. 细胞质；Ig. 免疫球蛋白；SmIg. 膜表面免疫球蛋白；TdT. 末端脱氧核苷酸转移酶

(1) 第一组，最不成熟组（pro-B-ALL）的细胞表达一种或多种上述 B 细胞相关抗原，但不表达常见的 ALL 抗原（CD10）或细胞质或膜表面免疫球蛋白。

(2) 第二组，也是涵盖了绝大多数的患者，被称为普通型 ALL，细胞表达 CD10。细胞质和膜外免疫球蛋白无表达。

(3) 第三组，称为前体 B-ALL，细胞表达 B 系标记，常表达 CD10；根据定义，它们在细胞质中表达 IgM 的 μ 链，而非膜表面免疫球蛋白。

值得注意的是，EGIL 组第 4 类成熟 B 的主要代表 Burkitt 淋巴瘤，WHO 将其归类为成熟 B 细胞瘤，而非淋巴母细胞白血病 / 淋巴瘤。前体 B 淋巴母细胞性淋巴瘤的免疫表型与 ALL 相似。

4. 细胞遗传学和分子遗传学分析

高达 90% 的患者都有明显的核型异常，这种细胞遗传学的异常具有独立的预后价值[39]。B 系患者中最常见的异常是超二倍体和转位（1；19）（q23；p13.3），隐性 t（12；21）（p13.2；q22.1）和 t（9；22）（q34.1；q11.2）。t（4；11）（q21；q23.3）较少见，但具有相当大的预后意义。在 2008/2016 年 WHO 分类中，使用遗传分析对 B-ALL/ 淋巴母细胞性淋巴瘤患者进行了细分（表 6-4）。

超二倍体核型通常分为高超二倍体（＞ 50 条染色体）和低超二倍体（47～50 条染色体）。高超二倍体是在儿童中最常见的异常（25% 的患者），预后相对良好。15% 的患者可见低超二倍体，并与中等程度的预后有关。在 WHO 分类中，只有属于高超二倍体组的患者才被归类为具有超二倍体。t（1；19）（q23；p13.3）可见于 2%～5% 的儿童 ALL 患者中。以前认为它与预后不良有关，但随着现代强化治疗的应用，目前预后相对较好。由 t（9；22）（q34.1；q11.2）易位而形成的费城染色体，在 25% 的儿童 ALL 患者和 15%～25% 的成人患者中均可见；它以前与预后不良有关，但通过使用酪氨酸激酶抑制药等特殊治疗，预后已得到明显改善。t（4；11）（q21；q23.3）重排在儿童 ALL 患者中占比＜ 5%；它与 B 幼淋免疫表型和不良预后相关。其他具有 11q23.3 断点的易位比较少见，通常表明预后不良。t（12；21）（p13.2；q22.1）重排出现在 10%～30% 的儿童 ALL 患者中。它可能与 B 幼淋、普通型 ALL 或前 B 的免疫表型相关，并具有中等至良好的预后。这种异常通常不能通过常规的细胞遗传学分析证实。正常的核型与中等程度的预后相关。

细胞遗传学异常可以通过常规的细胞遗传学分析或荧光原位杂交（FISH）来检测。另外，同样的分子遗传异常可以通过脱氧核糖核酸

表 6-4　2016 年 WHO 伴重现性遗传学异常的 B- 淋巴细胞白血病 / 淋巴瘤的分类[33]

遗传特征	流行病学和其他特征	预　后	常见免疫表型
t（9、22）（q34.1；q11.2）；BCR-ABL1	随年龄增长而显著增加	以前比较差，但是随着特殊治疗有了改善	CD10+，CD19+，TdT+　CD13 及 CD33 可能是异常表达；常表达 CD25
t（v；11q23.3）包括（4；11）（q21；q23.3）；KMT2A-AFF1	不常见；婴儿多见；白细胞常升高	KMT2A-AFF1 预后差	CD10-，CD19+，CD24-，CD15 可能是异常表达
t（12；21）（p13.2；q22.1）；ETV6-RUNX1	常见；主要见于儿童	良好	常见 CD10+、CD19+ CD34+、CD9- CD13 可能是异常表达
超二倍体（> 50 条染色体）	常见；主要见于儿童	良好	常常 CD10+、CD19+、CD34+
次二倍体（< 46 条染色体）	不常见	预后差	CD10+、CD19+
t（5；14）（q31.1；q32.1）；IL-3/IGH	罕见；嗜酸性粒细胞升高；母细胞计数可能较低		CD10+、CD19+
t（1；19）（q23；p13.3）；TCF3-PBX1	不常见（6% 儿童）	目前疗效良好	CD10+、CD19+，胞质 μ 链，CD9 强阳，CD34 常阴
BCR-ABL1 样：常见 CRLF2 重排或编码酪氨酸激酶的基因如 ABL2、PDGFRB、CSFR1 或 JAK2 重排（临时实体）	常见（10%～25%）	差，但酪氨酸激酶抑制药可能是有益的	CD10+、CD19+、CRLF2 在亚群中强表达
i（amp）（21）	罕见	相对较差	表达 B 系标记，CD7 常表达

TdT. 末端脱氧核苷酸转移酶；+. 阳性；-. 阴性
经许可转载，引自国际癌症研究机构

（DNA）分析（PCR）或核糖核酸（RNA）分析[反转录酶（RT）-PCR] 来检测。t（12；21）（p13.2；q22.1）的检测通常需要应用 FISH 或分子分析，以此来检测 ETV6-RUNX1（TEL-AML1）融合基因。其他可以通过分子分析检测到的融合产物包括与 t（9；22）相关的 BCR-ABL1、与 t（1；19）相关的 TCF3-PBX1（E2A-PBX），以及与 t（4；11）相关的 KMT2A-AFF1（MLL-AF4）。

B 淋巴母细胞性淋巴瘤的细胞遗传学和分子遗传学特征与 B-ALL 相似。

5. 骨髓组织学

在 B- 系 ALL 中，骨髓被淋巴母细胞弥漫性浸润，它们取代了大多数造血细胞和脂肪细胞。浸润细胞大小不一，但平均约为红细胞直径的 2 倍。其特征为细胞核大，胞质少（图 6-4）。有 1～2 个小至中等大小的核仁。有丝分裂的数目比大多数成熟 B 细胞肿瘤多，但比 Burkitt 淋巴瘤 /FAB L3 ALL 少。B 淋巴母细胞性淋巴瘤患者的有丝分裂数量少于 T 淋巴母细胞性淋巴瘤患者[40]。偶尔可见骨髓坏死。多达 57% 的 ALL 患者出现不同程度的网硬蛋白纤维化，1/4 的患者出现胶原纤维化（图 6-5）[41]。白血病缓解后网状纤维化缓慢消退。肝纤维化是导致偶尔骨髓穿刺失败的原因。血管生成增加，但没有任何预后意义[42]。骨小梁变薄，提示骨质疏松。

根据骨髓穿刺或外周血涂片肿瘤细胞的细胞学特征，诊断 ALL 通常很容易。因此，骨髓活检通常不必要。当外周血中有少量白血病的迹象，骨髓干抽时，诊断则依赖于骨髓活检。此外，治疗方案越来越多地依赖治疗后不久（如 7 或 14 天）的骨髓淋巴母细胞数量来决定下一

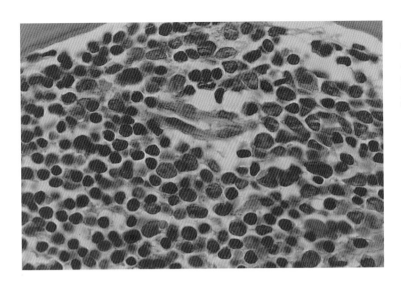

◀ 图 6-4　骨髓活检切片，ALL，示以小淋巴母细胞为主的弥漫性浸润。注意高的核质比和细腻的点彩状染色质，HE 染色（100×）

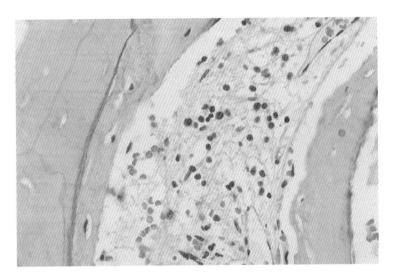

◀ 图 6-5　骨髓活检切片，均 ALL，示骨发生，坏死导致骨髓纤维化；在死骨的针状体表面有骨发生；白血病淋巴母细胞散在分布于纤维组织中，HE 染色（40×）

步的治疗。如果穿刺量不足，此时可能需要骨髓活检，并辅以免疫组织化学检查。

如果在 B 淋巴母细胞性淋巴瘤进展过程中发生骨髓浸润，其细胞学特征与 ALL 相似，但浸润初始时常呈斑片状，其间见有残留的造血组织和脂肪。

6. 免疫组织化学

B-ALL/LBL 细胞表达 CD79a（有时在 T-ALL 中也表达）和 PAX5（框 6-1）。CD10、CD20 和 TdT 的表达各异，TdT 表达在 pro-B-ALL 和普通型 ALL 中更常见。根据定义，普通型 ALL 肿瘤细胞均表达 CD10，它在前体 B-ALL 中常见；CD20 更多表达在表型成熟的

患者中。MUM1/IRF4 在 10% 的患者中表达[43]。BOB1 在大多数患者中都有表达，但由于它常在 T 系 ALL 中表达[43]，因此在诊断上帮助不大。1/4 的患者表达 OCT2[43]。B 淋巴母细胞不表达 CD1、CD3、CD4 或 CD5，但偶见髓系抗原如 CD13 或 CD33 的表达。CD45 常常但并非总是阳性，它在 ALL 母细胞中表达通常比在髓母细胞中表达更强。

7. 问题和缺陷

B 系 ALL 最主要的鉴别诊断为 T 系 ALL 和急性髓细胞性白血病（AML）。一般而言，ALL 的母细胞核质比高，其形态较 AML 母细胞更为规则。无伴随的骨髓增生异常，原始细

胞胞质内通常不含颗粒。细胞化学和组织化学对 AML 的诊断很重要，但必须注意的是，阴性反应与 ALL 或伴少量髓样分化的 AML（FAB M0 分类）是一致的。因此，免疫表型分析对确诊 B-ALL/LBL 至关重要。

同样，区分 B 淋巴母细胞性淋巴瘤及成熟 B 细胞淋巴瘤伴骨髓浸润是有必要的。与 Burkitt 淋巴瘤的鉴别很重要，但同时也很困难。细胞学细节和有丝分裂计数增高是鉴别 Burkitt 淋巴细胞瘤的有用指征；免疫组织化学可以显示典型的免疫表型（TdT 阴性、CD34 阴性、CD20 阳性、CD10 阳性、BCL2 阴性）和极高的增殖指数，基因分析提示 MYC 重排。在大细胞淋巴瘤中，与 ALL/ 淋巴母细胞性淋巴瘤相比，Burkitt 淋巴瘤瘤细胞体积更大，更具多形性。在低级别淋巴瘤中，浸润常呈局灶性，细胞核至少有一定程度的染色质浓缩；核分裂象少见。当浸润程度较重，尤其是因切片太厚，细胞学细节难以评估时，慢性淋巴细胞白血病容易和 ALL 混淆。母细胞变异型套细胞淋巴瘤因染色质模式与 ALL 相似，造成诊断困难，这时免疫表型有助于两者的鉴别。

白血病前的骨髓发育不良是 ALL 的罕见表现，见于 2% 的儿童和一些成人 [44, 45]。与再生障碍性贫血相比，中性粒细胞减少通常比血小板减少更明显。骨髓活检显示骨髓细胞减少，造血细胞通常也减少。巨核细胞可能会有所残留。在大多数报告的患者中，未发现淋巴母细胞增多。与再生障碍性贫血不同的是，有时可见淋巴样浸润的细胞丰富区 [47]。两者共同的特征是可见网硬蛋白，以及成纤维细胞数量的增加 [44]。据报道，2 名 ALL 患者的再障症状与急性细小病毒感染有关 [48]，但这在发病机制中是否常见或重要尚不清楚。造血功能的恢复通常是自发的，间隔几周后，骨髓和外周血都恢复正常。在淋巴样细胞无明显增加的情况下，很难将白血病前骨髓发育不良与再生障碍性贫血区分开来，尽管网状纤维和成纤维细胞增多可能提示再生障碍性贫血不是正确的诊断。

在诊断复发的 ALL 时，应该注意，在患儿中常见大量类似于 ALL L1 淋巴母细胞的未成熟淋巴样细胞 [46]。即使在未患 ALL 的青少年和成年人中，这种细胞也可能存在，但并不常见。"原始淋巴细胞（haematogone）"这一术语已被用于描述这些细胞。它们可能表达 CD34、CD10 和 TdT，这时容易造成与 ALL 的混淆。在停止 ALL 化学药物治疗后可观察到这类细胞（图 6-6），在慢性髓细胞性白血病（CML）

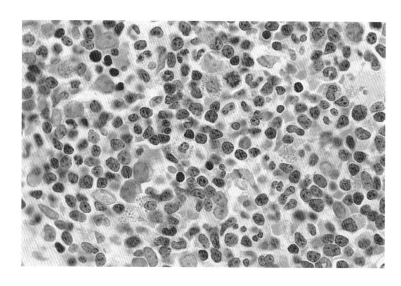

◀ 图 6-6　一名 3 岁感染患儿的骨髓活检切片，显示原始淋巴细胞

母细胞危象化学药物治疗后[49]，在骨髓移植后，在获得性免疫缺陷综合征、再生障碍性贫血和感染期间，在患有非造血肿瘤的儿童、患有遗传疾病如 Blackfan-Diamond 综合征和 Shwachman-Diamond 综合征的儿童、在儿童期短暂的幼红细胞减少、先天性巨细胞病毒感染（高达 40% 的细胞）[50]，在铜缺乏症的患者[51]，在各种良性环境中，甚至在健康儿童（在作为骨髓捐赠者时发现）等情况下，均可发现这类细胞。

脐带血干细胞移植后[52]，"母细胞样细胞"（作者认为它与"原始淋巴细胞"不同）的增加似乎特别普遍。流式细胞术免疫表型分析显示，haematogones 倾向于强表达 TdT，CD10 和 CD19 表达较弱，而 ALL 的母细胞则显示出相反的表达模式[53]。与白血病淋巴母细胞相比，"原始淋巴细胞"的异质性更大，它包含未成熟细胞（表达 CD19、弱表达 CD22、TdT 和 CD34）、中间细胞（表达 CD19、弱表达 CD22 和 CD10）和更成熟的细胞（表达 CD19、CD20 和弱表达 CD22，有或无膜表面免疫球蛋白）[54, 55]。与 ALL 母细胞相比，其黏附分子，如 CD44 和 CD54 表达的异质性也更大[54]。CD34 和 CD123 的表达通常不一致（在早期"haematogones"CD34 阳性而 CD123 阴性，在晚期则相反），在白血病淋巴母细胞中通常是一致性表达，而且两者常常是同时阳性[56]。"原始淋巴细胞"CD81 高表达，而 80% 的白血病 B 淋巴母细胞显示低表达[57]。"原始淋巴细胞"表面抗原无异常或同步表达，但在白血病淋巴母细胞中这种现象却很常见[55]。在一项组织学研究中，与表达 CD34 或 TdT 的细胞相比，表达 CD20 的细胞更多，并且没有 5 个以上的未成熟细胞聚集[54]。在另一项组织学研究中，"原始淋巴细胞"表达 CD34、TdT、CD20 和 PAX5，频率呈递增顺序，而白血病淋巴母细胞表达

TdT 和 PAX5 的比例相等，在 CD20 呈阳性的患者中，表达 CD20 的比例相等；CD20 在"原始淋巴细胞"中呈异质性表达，而在白血病淋巴母细胞中表达较一致[58]。

急性淋巴细胞白血病与儿童的小细胞肿瘤易于混淆，如神经母细胞瘤、Ewing 肉瘤和其他原始神经外胚叶肿瘤（primitive neuroectodermal tumor，PNET）、横纹肌肉瘤、髓母细胞瘤和视网膜母细胞瘤。值得注意的是，白血病淋巴母细胞可能不表达 CD45，神经内分泌肿瘤可表达 PAX5[59]，大部分患者的母细胞均表达 CD99，它是在 Ewing 肉瘤 /PNET 中普遍表达的抗原。

在维持治疗期间，血液学家应警惕全血细胞减少、巨细胞增生和发育不良特征可能是治疗的可逆效应，特别是对甲氨蝶呤而言。

重要的是，临床和实验室血液学家和血液病理学家需要使用相同的术语，或至少理解彼此的术语。值得注意的是，2008 WHO 分类及其 2016 修订版使用缩写"B-ALL"表示前体 B 淋巴母细胞白血病 / 淋巴瘤。以前，这个缩写用于表示成熟的"B-ALL"，通常等同于 Burkitt 淋巴瘤。由于这两者的治疗完全不同，所以病理科医生和临床医生之间相互沟通是非常必要的。

（二）慢性淋巴细胞白血病 / 小淋巴细胞性淋巴瘤

慢性淋巴细胞白血病（CLL）是一种成熟 B 淋巴细胞向骨髓浸润，并在外周血循环的肿瘤性增殖所导致的疾病。它通常是一种中老年疾病。CLL 与小淋巴细胞性淋巴瘤（SLL）（见后文）的年发生率为 5/10 万，从年轻人微不足道的数据上升到 65 岁以上人群年发生率 > 10/10 万[34, 60]。SLL 的发病率为 CLL 的 1/3[60]。男性患病率是女性的 1.7 倍。诊断中位年龄为 70 岁。白种美国人的发病率高于黑种人或亚裔

美国人。家族性疾病虽然罕见，但在本病中比在任何其他类型的淋巴增生性疾病中更常见。在疾病早期诊断的患者可能没有异常的阳性体征。在严重的疾病中，常见的临床特征为淋巴结病、肝大和脾大。免疫麻痹，B 和 T 细胞功能受损，免疫球蛋白浓度降低较常见。自身免疫现象也很常见。

不同水平的外周血淋巴细胞计数，如 > $5 \times 10^9/L$ 或 > $10 \times 10^9/L$，被认为是诊断 CLL 的标准。WHO 分类要求 ≥ $5 \times 10^9/L$ 的单克隆淋巴细胞，且具有典型的免疫表型[61]。

在 WHO 分类中，CLL 与 SLL 归为一类。小淋巴细胞性淋巴瘤是一种以淋巴结病为特征的淋巴增生性疾病，其受累淋巴结的组织学特征与慢性淋巴细胞性淋巴瘤相同。与 CLL 的主要不同之处在于，SLL 只含有少量的白血病成分，而且骨髓浸润的发生率较低。部分患者临床上仅局限于一个淋巴结组。另一些患者表现为全身淋巴结肿大，可伴有肝大或脾大。免疫表型与 CLL 无明显区别。

在诊断慢性淋巴细胞白血病时，外周血检查必不可少。骨髓涂片与活检相比，它的重要性不大，因为后者能提供对诊断和预后都很重要的信息。其他成熟淋巴细胞肿瘤，如果不做骨髓活检和免疫组织化学，很容易与 CLL/SLL 混淆。

在大多数患者中，CLL 的病程相对缓慢，中位生存期 > 10 年。然而，在少数人群中，可转化为更具侵袭性的疾病。最常见的转化是以外周血中淋巴母细胞数量的逐渐增加为特征的，称为幼淋巴样细胞转化。转化为大 B 细胞淋巴瘤，Richter 综合征的情况则少见得多。文献报道了 CLL[62] 和 SLL[63] 向霍奇金淋巴瘤的转化。值得注意的是，某些明显的大细胞转化是克隆性不相关的，因此"Richter 综合征"一词可能优于 Richter 转化。

1. 外周血

血常规显示成熟小淋巴细胞均匀分布，细胞核圆形，染色质团块化（常呈镶嵌状），胞质稀少，细胞外形规则（图 6-7）。其他患者的细胞没有那么明显或更多的多形性。被称为涂片细胞或涂抹细胞的破损细胞是特征性的，但并不特异，因为它们偶尔会出现在其他各种情况下。晚期疾病有贫血和血小板减少症。自身免疫性溶血性贫血可发生于慢性淋巴细胞白血病的早期或晚期。血膜显示为球形细胞，直接抗球蛋白检测为阳性。当骨髓储备充足时，还会出现多色性贫血，网状细胞计数增加。1%～5% 的患者发生血小板自身免疫性破坏[64]，在早期疾病中可能只出现血小板减少。纯红细胞再生

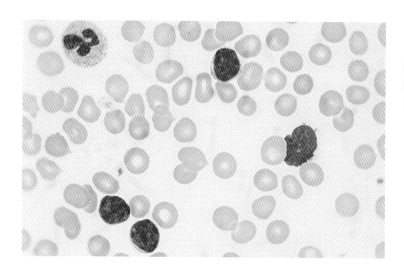

◀ 图 6-7 外周血（PB）片，慢性淋巴细胞白血病（CLL），可见均匀分布的成熟小淋巴细胞。有一个涂片细胞。MGG 染色（100×）

障碍是一种较少见的并发症；外周血显示形态正常的红细胞，缺乏多色性。

CLL 患者可能有一小部分细胞具有前淋巴细胞的形态，即具有突出的核仁和更丰富的细胞质。有 > 10% 的淋巴细胞出现的患者已被归入 CLL-FAB 分类中的混合型（图 6-8）；一些患者前淋巴细胞计数保持稳定，疾病表现类似经典的 CLL[65]。其他患者则表现为前淋巴细胞逐渐增加计数，以及更具侵袭性的过程，可能代表前淋巴细胞样转化。当 CLL 转化为大细胞淋巴瘤时，转化细胞很少出现在外周血中（图 6-9），但当转化细胞出现时，其细胞学特征与白血病期的大细胞淋巴瘤相似。

在 SLL 患者中，淋巴细胞计数在表现时通常是正常的，外周血膜没有特殊的异常。许多患者在发病过程中发展为淋巴细胞增多症[61]，通常在发病后的最初几年[66]。

2. 骨髓细胞学

骨髓细胞数量增多，成熟淋巴细胞数量增加，形态较一致。正常造血细胞数量减少，随着疾病的进展持续下降。骨髓淋巴细胞的各种比例，如 > 30% 或 40%，已被认为是诊断 CLL 的必要条件。如果抽吸液没有被外周血稀释，而且有其他典型特征，那么 30% 这个数字对于诊断已经足够了。在一项研究中，吸取液中淋巴细胞的百分数显示了独立的预后意义[67]。在

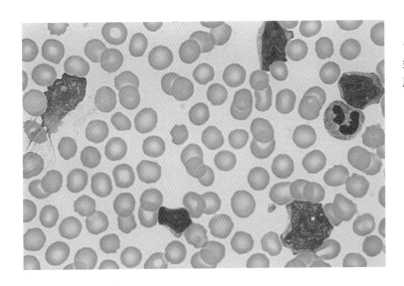

◀ 图 6-8　PB 涂片，CLL/ 混合细胞型，示多形性淋巴细胞和一个涂片细胞。MGG（100×）

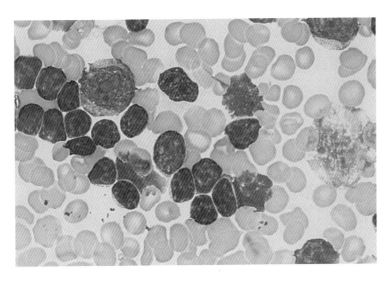

◀ 图 6-9　PB 涂片，Richter 综合征，显示成熟的小淋巴细胞、涂片细胞和一个有巨大核仁的大细胞。MGG（100×）

SLL 中，骨髓浸润在大多数患者中特别明显，但在临床表现明显的患者中并不绝对是这样。浸润细胞的细胞学特征与 CLL 相同。

当 CLL 合并自身免疫性溶血性贫血时，骨髓显示红细胞增生，而特发性血小板减少时巨核细胞增多，至少在那些有足够造血储备的患者中是如此。在纯红细胞再生发育不全中，除了原红细胞外，缺乏任何红细胞前体。

当 CLL 发生前淋巴细胞样转化时，骨髓中出现大量的前淋巴细胞。Richter 转化有时发生在骨髓中，但更多的是最初发生在髓外部位，而骨髓浸润是晚期事件。骨髓浸润细胞通常具有多形性大 B 细胞淋巴瘤的形态，常伴有免疫母细胞特征，免疫母细胞为大细胞，胞质深嗜碱性，核大，中央核仁明显（图 6-10）。

3. 流式细胞免疫表型

CLL 细胞中单克隆 Smlg 的表达较弱，无论 IgD 是否存在，通常为 IgM（框 6-2）。它们表达其他 B 细胞标志物，如 CD19 和 CD24。CD22 在细胞质中表达，但在细胞表面表达微弱（如果有的话）。CD20 也弱表达。1/4 的患者表达 CD11c[70]。FMC7 通常为阴性，CD79b 为弱或阴性。CD5 和 CD23 在大多数患者中都有细胞表面表达[71, 72]。CD5 的表达较正常 T 细胞弱。CD5 和 CD19 的共表达可以通过两种颜色的免疫荧光来显示。CD5 呈阳性的细胞群的克隆性可以通过显示轻链限制来证明。一种使用免疫表型数据的评分系统已被用于区分 CLL 和其他 B 细胞淋巴增生性疾病[71, 72]。以下 5 个特征每一项均得 1 分，包括 Smlg 表达弱、CD5 表达、CD23 表达、FMC7 阴性和 CD79b（或 CD22）表达缺失。大多数 CLL 患者得分为 4 分或 5 分；少数为 3 分。与正常细胞和其他肿瘤 B 细胞相比，CD200 表达上调；它可以并入上述评分系统，取代 Smlg，从而增加敏感性和特异性[73]。CD38 在 40%～50% 的患者中表达。CD38 或 ZAP70 的表达提示预后较差，两

框 6-2 慢性淋巴细胞白血病

- 流式细胞免疫表型
  - CD5+、CD19+、CD23+、CD24+、CD200+、细胞核 LEF1+、弱 Smlg（IgM+、IgD+/-）、CD11c -/+
  - CD10-、CD22-、CD79b-、FMC7-
  - CD38 和 ZAP70 的可变表达；如果阳性，则有不良预后意义
- 免疫组织化学
  - CD5-、CD20+/-、CD23+/-、CD43+、CD79a+、PAX5+、LEF1+ CD10-、CD11c-、cyclin D1-、BCL6-
- 细胞遗传学和分子遗传学分析
  - 无特殊异常，许多患者核型正常
  - 最常见的细胞遗传学异常是 del（13）（q12-14）、三体 12、del（6）（q21）、del（11）（q22-23）和 del（17）（p13）

+. > 90% 的患者为阳性；+/-. > 50% 阳性；-/+. < 50% 阳性；-. < 10% 阳性

Ig. 免疫球蛋白；LEF1. 淋巴增强结合因子；Smlg. 膜表面免疫球蛋白

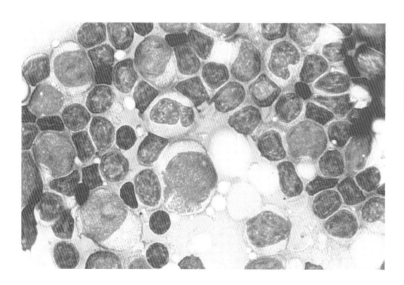

◀ 图 6-10 骨髓涂片，Richter 综合征（与图 6-9 相同患者），成熟的小淋巴细胞与较多大核仁的大细胞混合，MGG 染色（100×）

者的表达均与未突变的免疫球蛋白可变区基因相关。LEF1（lymphoid enhancer binding factor 1，淋巴增强结合因子 1）在 CLL 细胞（和正常 T 细胞）细胞核中表达，但在其他小 B 细胞肿瘤中不表达[74]。

外周血淋巴细胞流式细胞术分析对微小残留病变的检测有一定作用。免疫表型在 Richter 转化中可以发生改变。也有学者观察到 CD52 和 CD62L 表达的丢失或减少，以及 CD71 表达增加[75]。

4. 细胞遗传学和分子遗传学分析

据报道，在不同类型的患者中，正常的核型占 40%～72%[76-78]。最常见的细胞遗传学异常是 del（13）（q14.3）和 12 三体，后者通常与其他的改变有关。其他异常包括 6q21、11q22-23 或 17p13 的缺失、17p 异常，以及 14q+。正常的核型 del（13q）和大多数孤立的 12 三体患者与典型的形态和良好的预后相关。具有额外异常的 12 三体、14q+、del（6q）和 17 染色体异常与非典型免疫表型和较差的预后相关[78]。与传统的细胞遗传学分析相比，FISH 分析提示克隆异常的患者比例要高得多[79, 80]。CLL 和 SLL 患者的细胞遗传学异常分布可能不同，在一项研究中，del（13q）在 CLL 中更为常见[81]。TP53 异常、del（17p13）和 TP53 突变很重要，因为它们预示着含氟达拉滨的化学药物治疗方案疗效欠佳，在开始治疗前应进行相关检测。

分子遗传学分析表明，CLL 可能是由生发前 B 淋巴细胞缺乏体细胞超突变（40%～50% 的患者）或生发后 B 淋巴细胞发生体细胞超突变（50%～60% 的患者）引起的[61]。属于前者的患者预后较差。发生 13q14 异常的患者更多的是基因突变[61]。BCL6 在 1/3 的患者中有突变，这与生发中心后起源有关，但与 BCL6 表达无关[82, 83]（见下文）。

Richter 转化与复杂核型、9，9p、17，17p 缺失、MYC 的重复重排、IGH 重排、CDKN2A 的缺失，以及 TP53 的缺失有关[75]。

5. 骨髓组织学

通常，骨髓中的绝大多数肿瘤细胞是小淋巴细胞（图 6-11）。这些细胞比正常的淋巴细胞略大。细胞核内染色质粗块状，核仁不明显；细胞质很少。在石蜡和树脂包埋的标本切片中，核轮廓线有些不规则。除了主要的小淋巴细胞外，还有少量的幼淋巴细胞和副免疫母细胞。后者是中等大小的细胞，细胞质丰富，细胞核大，核仁突出。副免疫母细胞的胞质不如免疫母细胞的嗜碱性强。前淋巴细胞大小介于小淋巴细胞和副免疫母细胞之间，细胞核内染色质分散，核仁大而突出。可见增殖中心，伴有结节状或弥漫性浸润。在弥漫性浸润的患者中，局灶性增生中心有时具有"假滤泡"的特征，在低倍镜下弥漫性浸润的增殖中心表现为苍白结节。增殖中心包含较多的幼淋巴细胞和副免疫母细胞，尽管在骨髓中很少观察到，但与 CLL 患者淋巴结中的情况相同。偶见 CLL 在浸润区域内及周围有明显的非肿瘤性肥大细胞。小血管增加[84]。

CLL 中可见骨髓浸润的 4 种组织学类型，包括基质性（图 6-12 和图 6-13）、结节性（图 6-14）、弥漫性（填充骨髓）（图 6-15）和混合性[4, 85]。混合型表现为结节性和基质性浸润的结合。除非以前的治疗或偶发性疾病改变了基质环境，否则一般不会出现小梁旁浸润。一种非常不寻常的浸润模式是反应性生发中心显著增加，或随机分布或在小梁旁，骨髓则显示肿瘤细胞的弥漫性浸润[86]；这被描述为滤泡间的浸润模式。通常情况下，网状纤维几乎没有增加[13]。

骨髓活检切片检查为 CLL 提供了一个有价值的预后判断指标，在一定程度上独立于临床分期。大多数研究者已经证明弥漫性模式（预

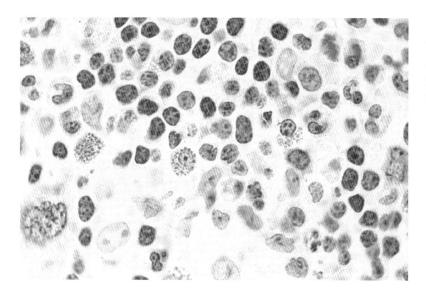

◀ 图 6–11 骨髓活检切片，CLL，显示成熟的小淋巴细胞浸润在残留的正常造血细胞之间。树脂包埋，HE 染色（100×）

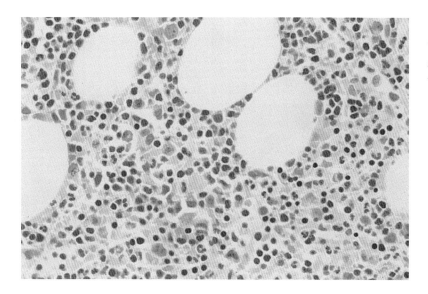

◀ 图 6–12 骨髓活检切片，CLL，显示基质浸润。树脂包埋，HE 染色（40×）

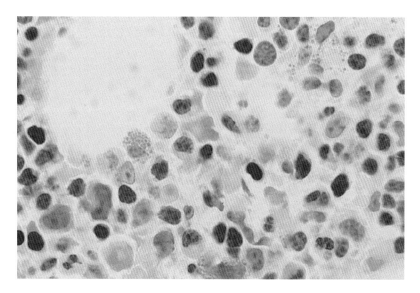

◀ 图 6–13 骨髓活检切片，CLL，显示基质浸润。树脂包埋，HE 染色（100×）

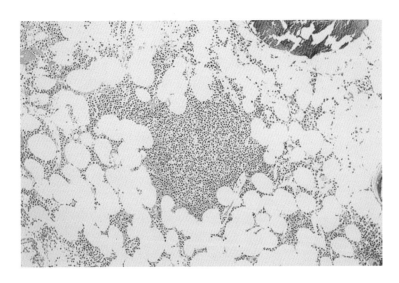

◀ 图 6-14　骨髓活检切片，CLL，显示结节状浸润。树脂包埋，HE 染色（10×）

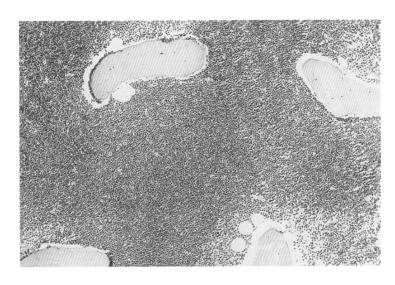

◀ 图 6-15　骨髓活检切片，CLL，显示弥漫性浸润（"填充骨髓"模式）。树脂包埋，HE 染色（10×）

后不良）与非弥漫性（结节和基质）模式（预后良好）的患者之间的预后存在统计学上显著差异[4, 85, 87]。一些研究者进一步发现，混合模式患者的预后介于上述两者之间[4]。Frisch 和 Bartl 报道了一些不同的发现[88]，他们发现弥漫性浸润者的生存期最短，而基质性浸润者的生存期比结节性浸润者短。人们已尝试将临床分期系统与骨髓浸润模式联系起来，并取得了一定的成功。一般来说，在一个阶段内，骨髓弥漫性浸润的患者比非弥漫性浸润的患者预后更差[85, 87]。

骨髓活检对于评估治疗的反应也很重要，因为当抽吸液中的淋巴细胞的百分比不再增加时，可能会有残留的淋巴样结节[67]，被称为结节性部分缓解。评估对治疗的反应时，免疫组织化学染色有助于区分少量残留病变和形成残留淋巴样结节的反应性 T 细胞。

在 CLL 的幼淋巴细胞样转化中[65]，骨髓中的幼淋巴细胞和副免疫母细胞数量增加（图 6-16）。这需要区别于 CLL/ 混合细胞类型（图 6-17）（见前文）。在 Richter 综合征中[89, 90]，只有少数患者有骨髓浸润；浸润细胞为免疫母细胞，混杂奇异巨细胞，其中一些类似于 Reed-Sternberg 细胞（图 6-18）。在大多数患者中，

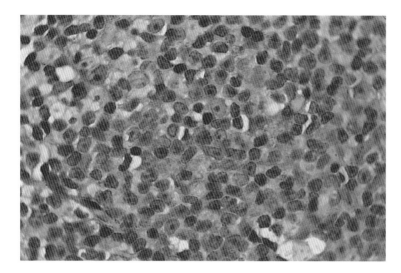

◀ 图 6–16 骨髓活检切片，CLL，显示增殖中心的副免疫母细胞和幼淋巴细胞，Giemsa 染色（100×）

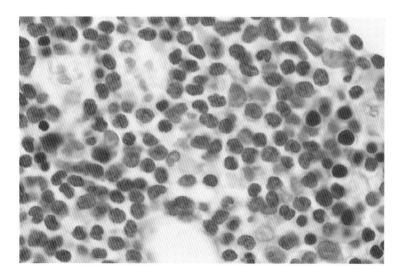

◀ 图 6–17 骨髓活检切片，CLL / 混合细胞型，示多形性小、中型淋巴细胞，HE 染色（100×）

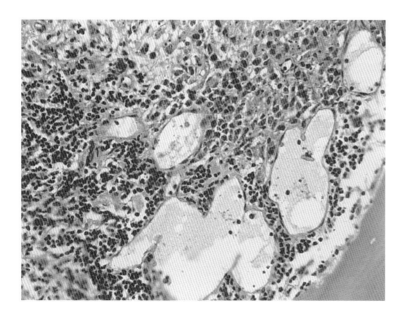

◀ 图 6–18 骨髓切片，CLL Richter 转化；部分切片显示残留的成熟小淋巴细胞（左下）和部分多形性副免疫母细胞浸润（右上），HE 染色（40×）

骨髓仅表现出 CLL 特征性的特点。在罕见的霍奇金淋巴瘤转化的患者中，骨髓可能受累。

根据活组织切片检查确诊的 SLL 患者，骨髓受累的发生率在报道的系列中为 30%～90%[12, 91, 92]。各种浸润模式已有报道。Pangalis 和 Kittas[92] 在所有 6 名骨髓浸润患者中均发现结节样浸润，但在其他患者中[6, 12, 68] 观察到局灶性、基质性和偶见弥漫性浸润。浸润的细胞学特征与慢性淋巴细胞白血病相似，主要是小淋巴细胞，呈圆形或稍不规则，偶有副免疫母细胞。在 SLL 中，未发现骨髓形态改变与生存率之间有相关性[92, 93]。

6. 免疫组织化学

CLL 细胞表达 B 细胞标记 CD20 和 CD79a（表 6–2）。CD20 的表达往往较弱。CD5、CD23 和 CD43 标记通常为阳性，可用于区分 CLL 与其他小 B 细胞淋巴增生性疾病。CD23 在 CLL 小淋巴细胞的表达有时较弱，但该抗原在幼淋巴细胞和副免疫母细胞中表达较强，突出了增殖中心[94]。有时，只有增殖中心的细胞表达 CD23。增殖标志物 Ki-67 的表达局限于增殖中心和散在的副免疫母细胞。CD10 染色阴性。cyclinD$_1$ 通常为阴性，但偶尔在增殖中心细胞中表达[61]。LEF1 表达被发现是有用的，因为它在其他小 B 细胞肿瘤为阴性；LEF1 在 T 细胞和某些弥漫大 B 细胞淋巴瘤中也有表达[95, 96]。免疫组织化学可以检测具有不良预后意义的 ZAP70 表达[97]。P53 的核染色提示 TP53 的半合性缺失[98]。BCL6 的表达与较差的预后相关[83]。

在大细胞转化中，细胞表达 CD79a，但 CD20 染色可能呈阴性；类似 Reed-Sternberg 细胞的多形性肿瘤细胞常表达 CD30。关于 CD5 和 CD23 的报道数据很少，但至少有一部分患者的表达丢失。Ki67 染色显示高增殖率。

7. 问题和缺陷

在 CLL 早期，克隆性淋巴细胞计数低至 5×10^9/L 的患者，只要有典型的形态学和免疫表型，流式细胞术显示 CD5 呈阳性的 B 细胞单型性 Ig 轻链表达，就可以诊断 CLL。需要将 CLL 与单克隆 B 淋巴细胞增多症区别开来（见下文）。

持续性多克隆 B 细胞淋巴细胞增多症是一种罕见的疾病，通常与年轻或中年女性吸烟有关[99, 100]；有时会与 CLL 混淆。淋巴细胞增多通常是轻微的，有典型的形态异常，包括双核和深裂的核。少数患者有淋巴结病和脾大。尽管可能存在细胞遗传学异常和寡克隆 BCL2/IGH 重排，但在免疫表型或分子遗传学分析中未发现克隆性的证据[101]。骨髓可见基质及窦内浸润[102]。

淋巴增殖性疾病，可被误诊为 CLL，包括 B 细胞幼淋巴细胞白血病、淋巴浆细胞性淋巴瘤、滤泡性淋巴瘤、套细胞淋巴瘤、脾边缘区淋巴瘤、T 细胞性幼淋巴细胞白血病和 T 细胞性大颗粒淋巴细胞白血病。正确的诊断需要依据相关的细胞学特征和免疫表型，在某些情况下，还需要借助分子遗传学分析。仔细评估细胞学特征和免疫表型，与其他小 B 细胞淋巴增殖性疾病的鉴别通常不难。非典型细胞学特征（混合细胞型和幼淋巴细胞样转化的患者）可与同样表达 CD5 的套细胞淋巴瘤相混淆。在这种情况下，免疫表型和分子遗传学分析有助于鉴别；CD200 在套细胞淋巴瘤中失表达是特别有用的指标。

骨髓活检有助于区分 CLL 与其他小 B 细胞淋巴增殖性疾病的组织学特征包括非小梁旁模式、浸润组织中的副免疫母细胞，以及在某些情况下出现的增殖中心。当 CD5 和 CD23 的表达非常弱或仅局限于 CLL 细胞亚群时，需要谨慎地进行免疫组织化学的解释。CD5 在 T 细胞中表达较强，而 T 细胞可能大量存在，并与 CLL 细胞混合。与此类似，在伴有非肿瘤性 T 细胞的浸润灶中，对 ZAP70 表达的解释可能也很困难，因为后者也强表达 ZAP70。

（三）单克隆性 B 细胞淋巴细胞增多症

这个病名表明克隆性淋巴细胞计数 <
5×10^9/L，无淋巴结病变、肝大、脾大或其他
髓外受累的证据。通常是偶然发现。高达 75%
的患者具有典型的 CLL 细胞遗传学异常。这可
能是慢性淋巴细胞白血病的前兆，也可能是该
病的早期阶段。所有患者的骨髓在流式细胞仪
检测中均为异常，多数为组织学异常，浸润为
基质或局灶性；区分 CLL 需要结合临床、血液
学和免疫表型特征[61, 103]。

（四）B 细胞幼淋巴细胞白血病

B 细胞幼淋巴细胞白血病（B cell prolymp-
hocytic leukemia，B-PLL）是一种非常罕见的疾
病，是由具有独特细胞学特征的成熟 B 细胞克
隆增殖引起的。B-PLL 在临床、细胞学、免疫
表型和遗传方面与 CLL 不同，在 WHO 分类中
被认为是一个独立的实体[104]。它比 CLL 少见
得多，并且一般发生在年龄较大的人群中。性
别分布均等[104]。患者通常有明显的脾大，淋
巴结少。其诊断需要排除 t（11；14）（q13.3；
q32.33）异常疾病，因为其特征可能与套细胞淋
巴瘤的特征相重叠。B-PLL 的诊断中，外周血
检查是最重要的；骨髓涂片和活检不那么重要。

1. 外周血

白细胞通常相当高，可达（50～100）× 10^9/L
或更高。根据定义，幼淋巴细胞要达到淋巴样
细胞的 55% 以上。可能有贫血和血小板减少。
白血病细胞比 CLL 细胞更大，在许多情况下更
不均一。大小不等，较大的细胞有较丰富、弱
嗜碱性的细胞质和圆形的细胞核，内含一个突
出的核仁（图 6-19）。较小的细胞往往有较高
的核质比，核仁不太明显。

2. 骨髓细胞学

骨髓中浸润的细胞与外周血中的细胞外
观相似。其形态通常不如血液中的细胞具有特
征性。

3. 流式细胞免疫表型

PLL 细胞表现出较强的单克隆 SmIg 表
达，通常为 IgM，有或无 IgD 表达。表达广
谱 B 细胞标记，但其免疫表型与 CLL 不同；
CD5 和 CD23 表达较少（分别为 20%～30% 和
10%～20%），而 CD22、CD79b 和 FMC7 通常
呈阳性[104]（框 6-3）。约半数患者表达 CD38
和 ZAP70，CD11c 常表达[105]。

4. 细胞遗传学和分子遗传学分析

没有特异性的相关细胞遗传学异常，但有
复杂的核型报道，有 14q+、3- 三体、12- 三
体、del（6q）、del（11）（q23）、del（13）（q14）

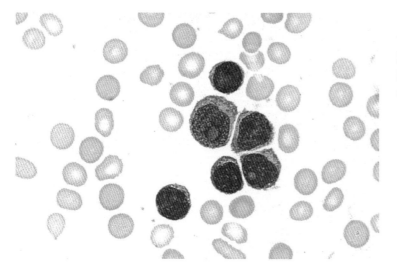

◀ **图 6-19　PB 涂片，B 细胞幼淋巴细
胞白血病（B-PLL），可见幼淋巴细
胞胞质丰富，单个明显核仁，MGG 染色
（100×）**

和 del（17p）。TP53 在 > 50% 的患者中发生突变[105]。过去，细胞学与上述 t（11；14）（q13.3；q32.33）相似的患者被认为是 B-PLL[106]，但现在这些被认为是套细胞淋巴瘤的白血病期。

5. 骨髓组织学

尽管薄切片和树脂包埋技术使其更容易识别，但在组织切片中识别幼淋巴细胞可能是困难的。细胞略大于 CLL，细胞核圆形[107]。染色质粗块化，有一个明显的核仁（图 6-20 和图 6-21）。有丝分裂计数比弥漫大 B 细胞淋巴瘤低得多，但容易和弥漫大 B 细胞淋巴瘤混淆。一些患者显示嗜酸性粒细胞、浆细胞或窦性扩张。

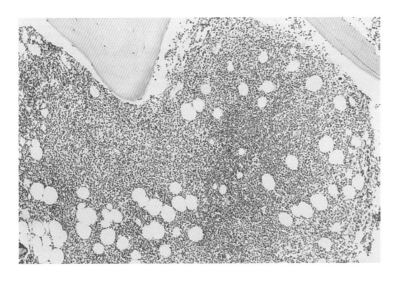

◀ 图 6-20　骨髓活检切片，B-PLL，示间质弥漫性浸润。树脂包埋，HE 染色（10×）

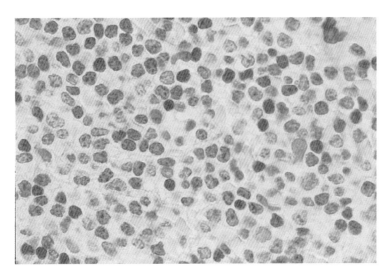

◀ 图 6-21　骨髓活检切片，B-PLL，示中大小细胞弥漫性浸润，许多细胞有单个突出的核仁，HE 染色（100×）

骨髓浸润有 4 种类型，包括间质性、间质结节性、间质弥漫性（图 6-20）和弥漫性（图 6-21）。最常见的是间质性结节。单纯的结节状浸润发生在慢性淋巴细胞白血病中，在慢性淋巴细胞白血病中则没有。未见增殖中心。与 CLL 相比，所有患者均显示网硬蛋白增加。

6. 免疫组织化学

广谱 B 细胞标记 CD20 和 CD79a 为阳性（框 6-3）。CD5、CD10、CD23、CD43、cyclin D_1、SOX11 染色常为阴性。以 Ki-67 表达为代表的增殖活性一般高于 CLL，为 20%～30%，但没有在 CLL 增殖中心看到的增强区域。

7. 问题和缺陷

B 细胞幼淋巴细胞白血病需要与 CLL、混合细胞型（CLL/ PL）和其他具有白血病成分的 B 细胞淋巴增殖性疾病，特别是与套细胞淋巴瘤区别开来。细胞学特征比组织学特征更有助于鉴别诊断。B-PLL 比 CLL/PL 的外周血淋巴细胞比例更高，B-PLL 的外周血淋巴细胞比例＞ 55%。免疫表型是可变的，但 FMC7 强表达有助于区别于 CLL。cyclin D_1 和 SOX11 表达缺失是区别于套细胞淋巴瘤的重要指标。尽管细胞学特征通常能得出正确的诊断，B 细胞和 T 细胞性幼淋巴细胞白血病（T-PLL）之间的鉴别仍需要进行免疫表型分析。

（五）毛细胞白血病

毛细胞白血病是一种罕见的疾病，源于生发中心后 B 细胞的克隆性增生，尤其是脾增生，具有特异性的形态学和免疫表型。该疾病的男性年发病率（0.62/100 000）是女性年发病率（0.16/100 000）的 3 倍多[34]。在 WHO 分类中被视为一种特殊类型[108]。常见的临床表现为脾大及由贫血和中性粒细胞减少引起的症状和体征，可能伴有免疫应答缺陷。

肿瘤细胞胞质内几乎总是有抗酒石酸酸性磷酸酶（tartrate resistant acid phosphatase，TRAP）活性，这种活性在其他淋巴增生性疾病中很少见。

通常因为外周血检查怀疑该病，并经骨髓抽吸确诊。然而，毛细胞在血中可以不常见，特征性的骨髓网纤维化通常导致抽吸困难。骨髓活检切片检查在诊断中起着重要的作用。

1. 外周血

毛细胞通常存在于外周血中，数量少，有些情况下不能被检测到。全血细胞减少常见。中性粒细胞减少和单核细胞减少尤其严重。白血病细胞比 CLL 细胞大，并含有丰富的弱嗜碱性细胞质，胞质边缘不规则（图 6-22）。细胞核可能圆形、椭圆形、肾形或哑铃形，或者双叶状。染色质稍浓缩，但无明显的核仁。若不能获得合适的靶免疫表型，TRAP 酶活性在确定诊断中起着重要作用。

2. 骨髓细胞学

通常很难或不可能抽吸到骨髓。当获得抽吸物时，特征细胞具有与极少数循环肿瘤细胞相同的形态学特征。抽吸物通常是分离的，但有碎片存在时，肥大细胞通常非常突出。

罕见情况下可发生大细胞转化，尤其是腹部淋巴结[109]。有时转化细胞也存在于骨髓中（图 6-23）。

3. 流式细胞免疫分型

细胞强表达 SmIg，1/3 的患者表达 IgM 伴或不伴 IgD，其余 2/3 为 IgA 或 IgG。通常表达全 B 标记 CD19、CD20、CD22 和 CD24，但 CD5 和 CD23 典型为阴性（框 6-4）。CD20 和 CD22 强表达。通常对 FMC7 有反应，此外还表达好几种标志，这些标志在 B 谱系慢性白血病中并不常见 –CD11c（强表达），CD25、CD71、CD103、CD123、CD200，及多种标志物在浆细胞亦有表达。annexin A1 表达被认为对该诊断有高度敏感性和特异性。通常表达

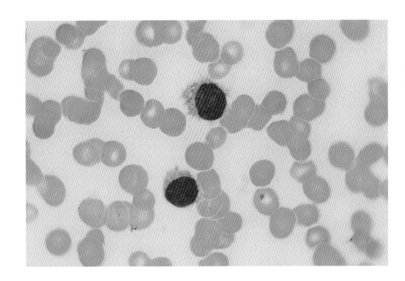

◀ 图 6-22　PB 涂片，毛细胞白血病，显示 2 个毛细胞，有弱嗜碱性细胞质，有不规则的毛发样突起，MGG 染色（100×）

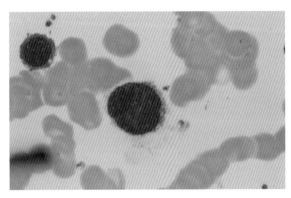

▲ 图 6-23　BM 涂片显示一个伴有转化的毛细胞白血病患者骨髓中的一个大的非典型细胞，MGG 染色（100×）

经许可转载，图片由伦敦的丹尼尔·卡托夫斯基教授提供

框 6-4　毛细胞白血病
• 流式细胞免疫分型
– CD11c+、CD19+、CD20+、CD22+、CD24+、CD25+、CD71+、CD79a+、CD79b+、CD103+、CD123+、CD200+、强 SmIg、FMC7+
– CD5–、CD10–/+、CD23–
• 免疫组织化学
– CD11c+、CD20+、CD79a+、DBA.44+、TRAP+、PAX5+、CD25+、CD123+、CD103+、TBX21+、BRAF2 V600E+
– CD5–、CD10–/+、CD23–、CD43–、BCL6–、cyclin D1–/+
• 细胞遗传学和分子遗传学分析
• *BRAF V600E*

+. > 90% 的患者阳性；+/–. > 50% 阳性；–/+. < 50% 阳性；–. < 10% 阳性

SmIg. 膜表面免疫球蛋白；TRAP. 抗酒石酸酸性磷酸酶

cyclinD_1[59]。CD10 在 20% 的患者中表达[110]。

4. 细胞遗传学和分子遗传学分析

BRAF 突变（*BRAF V600E*）与毛细胞白血病密切相关，在第一个系列报道中 48 名患者均有 BRAF 突变[111]，在第二个系列报道的 53 名患者中，79% 的患者有 BRAF 突变[112]；突变通常是杂合子，但有时为纯合子[111]。等位基因特异性 PCR 可用于确认诊断，但没有免疫组织化学敏感[113]。肿瘤克隆源于生发中心后 B 细胞，80% 患者伴有免疫球蛋白可变区基因高突变[14]。

5. 骨髓组织学

除了早期患者外，所有患者中骨髓累及程度非常广泛[115-118]。浸润通常是局灶随机的或弥漫的；局灶累及通常广泛，呈大的斑片状，累及多达 50% 的骨髓。骨髓内未发现明显的结节状，或者对特定的骨髓区域的好发区域。第三种浸润模式是指在严重低增生骨髓基质中浸润[117, 119]。罕见患者在血液或骨髓活检切片中看不到毛细胞，但脾中可检测到肿瘤细胞[120]。

浸润包括广泛分布的单核细胞，大小为 10~25μm，低倍镜下有着醒目的外观（图 6-24）。相对较宽的核间距是由于一个丰富的淡染或水清样细胞质，部分是由于胞质回缩，特别是石蜡而非树脂包埋切片中（图 6-25）；在网状纤维化的背景下，这种外观更加突出。肿瘤细胞核形态温和、淡染、斑点染色质；核仁不显著（图 6-25）。细胞核大小形状各异，包括圆形、椭圆形、锯齿形、哑铃形和双叶状。有丝分裂计数低。在某些病例中，局灶毛细胞细胞核呈梭形或纺锤形，使细胞呈成纤维样外观；然而，纤维或纺锤形模式也可能是由于伴随簇状成纤维细胞[117]。红细胞可能出现在浸润区域，明显外渗或被一层毛细胞包围；这种外观类似于脾或肝中见到的红细胞湖[116, 117]在浸润区常出现明显的反应性浆细胞、淋巴细胞和肥大细胞。

除了浸润最严重的区域，均可见残余造血。造血成分散在分布于浸润的毛细胞中，由孤立的红细胞簇和巨核细胞组成；前体粒细胞特别稀少[117, 118]。

当骨髓内细胞稀疏，位于脂肪细胞间的小簇状毛细胞和残余造血细胞可被识别。

网状纤维化发生于骨髓浸润区，产生特征性的网状图案，纤细的网状纤维围绕单个细胞和细胞簇（图 6-26）。这可能是由于毛细胞合成纤维连接蛋白[121]。胶原纤维化极为独特[13, 122]。罕见患者有骨硬化[123, 124]。

当发生大细胞转化时，在环钻活检切片中可发现大的非典型细胞（图 6-27）。

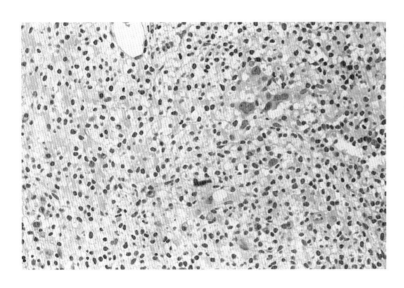

◀ 图 6-24　BM 环钻活检切片，毛细胞白血病，显示毛细胞弥漫浸润，注意细胞的特征性"间隔"排列。树脂包埋，HE 染色（20×）

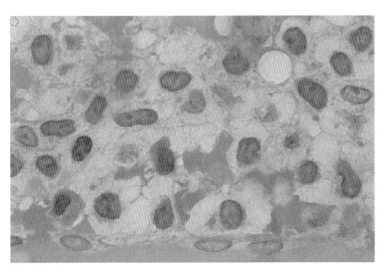

◀ 图 6-25　BM 环钻活检切片，毛细胞白血病，显示各种形态的温和的细胞核，被皱缩的胞质包裹，胞质边缘不规则；细胞周围有透明空隙。树脂包埋，HE 染色（100×）

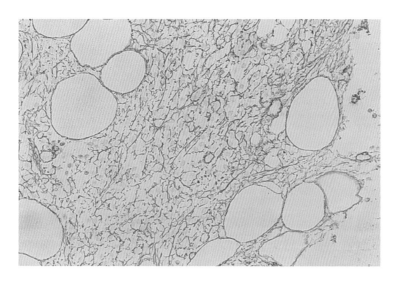

◀ 图 6-26　BM 环钻活检切片，毛细胞白血病，显示网状纤维增加。树脂包埋，Gomori 染色（20×）

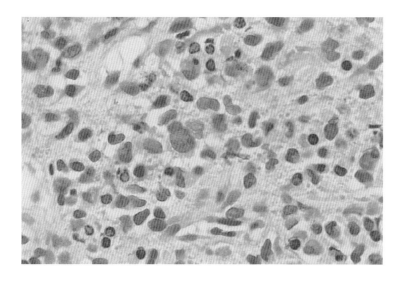

◀ 图 6-27　BM 环钻活检切片，毛细胞白血病的大细胞转化，显示几个大的非典型细胞，HE 染色（40×）

经许可转载，图片由丹尼尔·卡托夫斯基教授提供

　　很多关于预后数据的信息来自患者脾切除术或干扰素治疗的时期。这些数据可能与接受核苷类似物治疗的患者无相关性。组织学浸润程度 [116, 125] 和细胞形态学对预后有重要意义。据发现浸润程度较轻预示着脾切除术有良好的疗效 [125] 和更长的生存期 [116]。细胞核的形态对预后有重要意义，与那些显示中等大小、卷曲的或大的锯齿状核 [116] 相比，细胞小、圆形或卵圆形核的患者预后较好。有人认为预后相关性更多地与在这 3 种类型中核尺寸的增加有关，超过核形状本身 [126]。与核糖体层状复合物相对应的杆状细胞质包涵体的存在，也被发现与预后更差相关 [116]。

　　目前最常用于治疗的两种化学药物治疗药物是 Pentostatin 和 Cladribine，比以前使用 α 干扰素更有效，观察到 3/4 的使用 Pentostatin 患者，而仅小部分使用 α 干扰素的患者，可以清除骨髓毛细胞，达到完全缓解 [127, 128]。随着毛细胞的清除，增加的网状纤维逐渐减少，但一般来说，网状纤维的消失滞后于毛细胞的消失。当达到完全缓解时网状纤维化可以完全被清除。罕见的骨硬化病变也可以消失 [123]。已注意到 Cladribine 治疗引起低增生的高发率，通常治疗后仍然存在很多年 [129]。免疫组织化学在发现治疗后患者残留毛细胞起着重要的作用。

6. 免疫组织化学

毛细胞表达 B 细胞相关抗原 CD20、CD79a[130]，抗原由单克隆抗体 DBA.44、CD123、CD11c 和 TBX21 抗体识别（框 6-4）。CD5 和 CD23 染色阴性。多达 20% 患者表达 CD10。多达一半的患者表达 SOX11[105]。CD68 可出现胞质点状阳性染色。通常表达 cyclinD$_1$，但表达程度一般弱于套细胞淋巴瘤。在解读切片中 CD20 染色时，重要的是要确保阳性细胞有毛细胞的特征性形态，因为大多数 B 淋巴细胞表达该抗原。DBA.44 较少与正常淋巴细胞反应，但评估细胞学特征仍然很重要。在 B 系肿瘤中，annexin A1 对毛细胞具有高度特异性；然而它的表达必须与 B 细胞标记相比较，因为髓系细胞和一些 T 细胞也是阳性[108, 131]。识别 TRAP 的单克隆抗体也可用于确认毛细胞白血病的诊断[132, 133]，但是与造血成分的交叉反应，使得其在微小骨髓浸润灶包括治疗后标本应用上令人不满意。TRAP 和 DBA.44 的组合应用有 100% 的敏感性和 97% 的特异性[134]。免疫组织化学 VEI 抗体，用于骨髓穿刺标本与 BRAF V600E 反应比 PCR 更敏感，也适用于环钻活检切片[113]；它有助于确定微小残余病灶[135]。

7. 问题和陷阱

毛细胞白血病的鉴别诊断包括其他淋巴增生性疾病、原发性骨髓纤维化、系统性肥大细胞增多、再生障碍性贫血与低增生性骨髓增生异常（MDS）。毛细胞白血病骨髓浸润的形态特征不同于其他淋巴增生性疾病。尤其是肿瘤细胞的间距，网状纤维的规则的网络结构，有助于区别于其他淋巴增生性疾病。如果发现窦内浸润，要考虑到脾的弥漫性红髓小 B 细胞淋巴瘤。共表达 CD22，annexin A1 和 CD11c，强 TRAP 阳性为最有用的标记。毛细胞白血病和系统性肥大细胞增多症的区别依赖于前者显示 B 细胞标记的表达，与 DBA.44 的反应，后者

通过胰蛋白酶免疫染色鉴定证实肥大细胞。在过去，一些毛细胞白血病的患者被误诊为原发性骨髓纤维化。自从毛细胞白血病独特的组织学特征现在已经被公认，这个诊断问题不应该再出现了。低增生亚型的毛细胞白血病和再生障碍性贫血和低增生的 MDS 的鉴别诊断依赖于对浸润性肿瘤细胞的识别。在疑难患者中，细胞化学与免疫表型分析极其有用。在环钻活检切片中，50% 的患者显示 cyclinD$_1$ 核表达，但是表达弱于套细胞淋巴瘤和其他特征有助于作出区分[136]。与血涂片相比，在酸脱钙的环钻活检标本中，VEI 抗体染色可能相当弱且仅部分细胞呈阳性[113]；敏感性为 91%[113] 和 88%[137]。在慢性淋巴细胞白血病中，VE1 染色偶尔呈阳性，但仅存在于小部分细胞中[137]。

免疫组织化学染色在评估治疗后环钻活检切片中的残余病灶非常有用，因为低水平基质浸润很容易被忽视。

（六）淋巴浆细胞性淋巴瘤

WHO 分类中淋巴浆细胞性淋巴瘤包括 Waldenström 巨球蛋白血症，其定义为淋巴浆细胞性淋巴瘤，伴有任何浓度的 IgM 副蛋白[138]。这排除了其他特殊性淋巴瘤伴有浆细胞分化的亚型。伽马重链病可以有相似的组织学特征，但被视为一个独立的实体。WHO 定义的淋巴浆细胞性淋巴瘤的发病率在美国白种人男性为每年 0.91/10 万，女性为每年 0.48/10 万[34]。中位发病年龄为 70 岁[139]。该病变有家族聚集性，家族成员可同时罹患其他 B 细胞肿瘤[139]。有几个系列报道相当部分患者伴有丙型肝炎感染[138, 140]。

单克隆免疫球蛋白的分泌常见，通常为 IgM，但有时是 IgG、IgA 或免疫球蛋白轻链。临床特征多变。一些患者表现为淋巴瘤的典型特征，如淋巴结病或脾大。然而，其他人则表现为由于异常单克隆免疫球蛋白存在所致的症

状和体征，不一定有显著的淋巴瘤症状。临床表现包括：① Waldenström 巨球蛋白血症，由于产生大量的 IgM- 副蛋白；②冷血凝素病（CHAD），当副蛋白是冷凝集素时，特异性针对Ⅰ，或者较少见的Ⅰ型红细胞抗原（见问题和陷阱）；③特发性或原发性冷球蛋白血症，当副蛋白本身是冷球蛋白或对另一种免疫球蛋白有抗体活性时，免疫复合物为冷球蛋白；④由于 C1 酯酶抑制药缺乏所致的获得性血管水肿，当免疫反应涉及副蛋白，导致 C1 酯酶抑制药消耗，随后补体过度激活与血管水肿的易感性；⑤周围神经病变；⑥轻链相关淀粉样变性。这些特殊的类型和其他一些罕见的情况可能与淋巴浆细胞性淋巴瘤组织学特征有关，更多细节见第 7 章。罕见弥漫大 B 细胞淋巴瘤继发于浆细胞性淋巴瘤，与预后更差相关。淋巴浆细胞性淋巴瘤可能先于 IgM 单克隆丙球蛋白病出现，意义不明[141]（见下文）。

1. 外周血

有些患者外周血象正常。另一些则有循环浆样淋巴细胞（图 6-28），通常存在数量很少，有或无少量浆细胞伴随。浆样淋巴细胞略大于正常淋巴细胞，显示多种特征的组合，通常与浆细胞分化相关，如较丰富的嗜碱性细胞质，偏心核，粗糙团块状染色质或在细胞核附近存在苍白淡染区（hof，核周空晕），代表 Golgi 区。在某些患者，会出现贫血和增加的背景染色，由于副蛋白的存在导致聚合体（rouleaux）形成。患者的副蛋白是一种冷凝集素显示红细胞凝集，除非血涂片制作过程中血液标本持续保温。偶尔，在有冷球蛋白的患者，血涂片可见冷球蛋白，副蛋白球状或纤维状沉积。

2. 骨髓细胞学

骨髓抽吸物可能正常或异常（图 6-29）。骨髓的淋巴瘤细胞从不常见到大量均可存在。它们与外周血中的肿瘤细胞有相同的细胞学特征。细胞通常由于免疫球蛋白的积累所致的包含细胞质或显著的细胞核内包涵体，但对于肿瘤性增生来说，这些特征都不是特异的；包涵体通常为 PAS 阳性，这是由于 IgM 中有高碳水化合物含量。有时肥大细胞或巨噬细胞增多。

3. 流式细胞免疫分型

细胞表达 B 细胞标志物，如 CD19、CD20、CD22、CD79a 和 CD79b；大部分患者存在 FMC7 反应性，常有 CD38 表达。CD5 和 CD10 通常为阴性，但是，在一些研究系列中，CD23 呈阳性表达并不罕见[138]（框 6-5）。通常有细胞膜和细胞质的免疫球蛋白表达，典型的为 IgM，无 IgD。浆细胞表达 CD38，CD138，单型 Ig，通常表达 CD19。

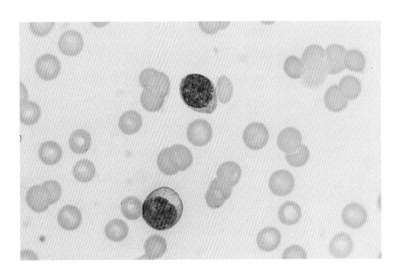

◀ 图 6-28　PB 涂片，淋巴浆细胞性淋巴瘤，显示一个淋巴细胞，一个浆细胞样淋巴细胞，聚集体（rouleau）的形成和背景染色增加。患者有高浓度的免疫球蛋白 IgM 副蛋白及 Waldenström 巨球蛋白血症的临床特征。MGG（100×）

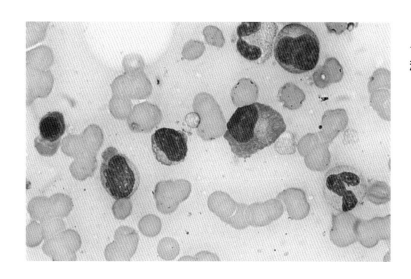

◀ 图 6-29 骨髓抽吸，淋巴浆细胞性淋巴瘤，MGG 染色（100×）

框 6-5 淋巴浆细胞性淋巴瘤

- 流式细胞免疫分型
  - CD19+、CD20+、CD22+（弱）、CD25+、CD79a+、CD79b+、FMC7+、cIg+、SmIg+（通常为 IgM）
  - CD23-/+、CD5-、CD10-
- 免疫组织化学
  - CD20+、CD79a+、CD38+（浆细胞）、CD138+（浆细胞，VS38c（浆细胞）、PAX5+、BCL2+、MUM1/IRF4+（淋巴浆细胞和浆细胞）
  - CD23-/+、CD5-、CD10-、CD43-、cyclinD1-
- 细胞遗传学和分子遗传学分析
  - 4 三体、del（6）(q21-22.1)、t（9；14）(p13；q32)、+12、+18q11-q23
  - MYD88 L265P 存在于 90%~95% 的患者中
  - 1/3 的患者存在 CXCR4 突变
  - 接近 1/5 患者的 ARID1A 突变

+. > 90% 的患者阳性；+/-. > 50% 阳性；-/+. < 50% 阳性；-. < 10% 阳性

c. 胞质；Ig. 免疫球蛋白；SmIg. 膜表面免疫球蛋白

4. 细胞遗传学和分子遗传学分析

肿瘤克隆源于生发中心后 B 细胞，伴有高突变的免疫球蛋白可变区基因。

据报道编码 B 细胞特异性激活蛋白，累及 IGH 和 PAX5 的 t（9；14）(p13.2；q32.33) 异位，为淋巴浆细胞性淋巴瘤一个常见的发现 [142, 143]，但相关性并不特异，其他研究人员未发现强相关性。其他异常包括 del（6）(q21-22.1)、4 三体、12 三体和 +18q11-q23 [139, 141]。细胞遗传学异常通常发生于那些细胞具有更大程度的多形性的患者，通常与复杂的核型有关 [144]。总的来说，6q- 是观察到的最常见的突变，其次是 18 三体和 del（13）(q14) ≤ 10% 的患者有 4 三体，del（17）(p13)、del（11）(q22)、12 三体或涉及 IGH 的易位 [145]。

MYD88 L265P 突变具有高度的特征性，在一个系列的 104 个淋巴浆细胞性淋巴瘤患者中有 93% 被发现 [146]。1/3 的患者发现 CXCR4 突变，与疾病的不良预后相关 [147]。CXCR4 突变是亚克隆的。在另一系列 54 名患有 Waldenström 巨球蛋白血症患者，CD79A 的突变率为 5.5%，CD79B 为 9% [148]。

5. 骨髓组织学

骨髓受累是淋巴浆细胞性淋巴瘤的常见表现，报道发生率为 50%~80% [66, 67,149]。结节通常为椭圆形，与发生于 CLL 相比，境界欠清楚。浸润类型为基质性、结节性、小梁旁、弥漫性和混合性 [12, 14, 72, 92, 149, 150]。在一个系列报道中，111 名患者均有 IgM 表达，弥漫性和基质浸润是常见的，而结节性和小梁旁浸润不常见，分别见于 6% 和 4% 患者 [151]。相反的报道发现，59 名患者，2/3 有大片状浸润；那些并非大片状浸润的病例，37% 有小梁旁浸润，56% 有小梁旁加结节状浸润，37% 窦内浸润，绝大多数受试患者显示表达 MYD88L265P，支持该诊断 [152]。许多浸润细胞是小而成熟的淋巴细胞。

其他细胞显示不同程度的浆样分化（图 6-30 至图 6-32）。除了浆细胞通常的核和细胞质特征外，还可能有胞质内或明显的胞核内包涵体细胞（分别是 Russell 小体和 Dutcher 小体）。罕见的患者有印戒细胞[153]。可能存在少量免疫母细胞。有些患者显示广泛的淋巴样细胞谱系（淋巴细胞、淋巴浆细胞样细胞、浆细胞和免疫母细胞），有丝分裂象常见。肥大细胞的增加（过表达 CD154）诱导 B 细胞增多，通常伴随着肿瘤浸润（图 6-33）。在浸润区域网状纤维经常增加[13]。在有副蛋白的情况下，骨髓血管可含有代表免疫球蛋白的均匀的 PAS 阳性物质[154]。可见到小梁旁和基质 PAS 阳性免疫球蛋白结晶沉积，罕见情况下可见淀粉样变，少数患者可见肉芽肿，偶尔出现反应性淋巴滤泡[14]。

浸润方式与细胞学特征被发现与预后有关。弥漫性浸润与疾病晚期和预后最差相关[92, 149]。结节状浸润预后最佳，而基质 - 结节混合浸润处于中间[149]。

利妥昔单抗治疗后，CD20 呈阳性的淋巴细胞可以消失，因此其组织学特征与多发性骨髓瘤相似[155]。

6. 免疫组织化学

小淋巴细胞 CD20、CD45、CD79a 和 PAX5 阳性。CD5、CD10 和 CD43 通常为阴性。CD23 可以为阳性或阴性，据报道阳性范围比例差异较大[139]。在一系列研究中，12/52 患者 CD5 弱表达，15/51 患者中 CD23 弱表达[152]。浆细胞和具有浆样特征的细胞表达 CD38、CD138，该抗原可被 VS38c、MUM1/IRF4 和单型细胞质免疫球蛋白检测到[156]。克隆性不仅可以通过免疫组织化学方法显示 κ 或 λ 轻链限制显示，也可通过原位杂交显示 κ 或 λ 信使 RNA；κ 表达比 λ 更常见。

7. 问题和陷阱

淋巴浆细胞性淋巴瘤必须与其他伴有浆样分化的淋巴瘤区别。如前所述（见下文），部分淋巴结有滤泡性淋巴瘤的患者，骨髓浸润有淋巴浆细胞性淋巴瘤的组织学特征。脾脏及其他边缘区淋巴瘤也可以有成熟的浆细胞成分，类似淋巴浆细胞性淋巴瘤（见下文）。CLL 细胞的骨髓浸润可能与淋巴浆细胞性淋巴瘤混淆。有用的鉴别特征包括缺乏生发中心、存在小梁旁浸润、成熟的浆细胞成分和显著的肥大细胞浸润，所有这些都倾向于淋巴浆细胞性淋巴瘤而不是 CLL 的诊断。窦内浸润常见于脾边缘区淋巴瘤，而在淋巴浆细胞性淋巴瘤的系列患者中不常见。免疫表型分析将解决大多数诊断问题，除了与边缘区淋巴瘤鉴别仍为常见的困难，因为这些病变具有与淋巴浆细胞性淋巴瘤相同

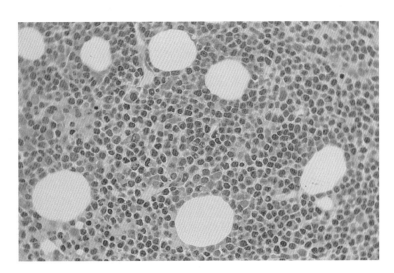

◀ 图 6-30 骨髓环钻活检切片，淋巴浆细胞性淋巴瘤，淋巴细胞，浆样淋巴细胞和偶尔的浆细胞呈弥漫性浸润，注意细胞质和明显的细胞核内包涵体。树脂包埋，HE 染色（40×）

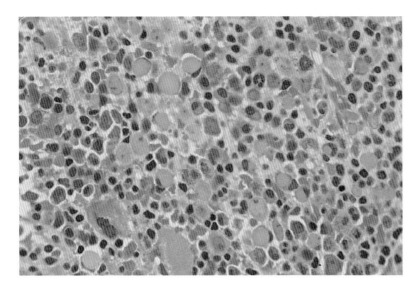

◀ 图 6–31　骨髓活检切片，淋巴浆细胞性淋巴瘤，显示弥漫的淋巴细胞，浆样淋巴细胞和浆细胞浸润，注意大的细胞质包涵体（Russel 小体）压缩细胞核，形成印戒样外观。树脂包埋，HE 染色（40×）

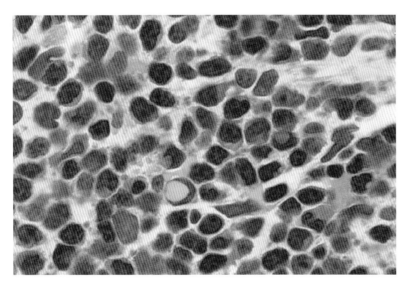

◀ 图 6–32　骨髓活检切片，淋巴浆细胞性淋巴瘤，显示弥漫的淋巴细胞，浆样淋巴细胞浸润，注意细胞质和明显的细胞核内包涵体。树脂包埋，HE 染色（100×）

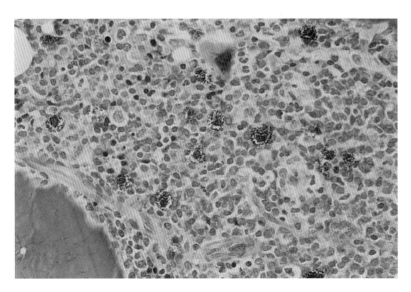

◀ 图 6–33　骨髓活检切片，淋巴浆细胞性淋巴瘤，显示反应性肥大细胞。树脂包埋，Giemsa 染色（40×）

的免疫表型。出现 MYD88 L265P 突变有助于诊断，尽管它可以在少数其他低级别 B 细胞淋巴瘤患者中见到，应该结合其他临床和病理特征综合阐述[157]。

有人认为慢性冷凝集素疾病不应归类为淋巴浆细胞性淋巴瘤，因为尽管存在副蛋白，组织学并不显示浆样特征，且未能发现典型的 MYD88 L265P 突变[158]。

（七）意义不明 IgM 单克隆抗体

这种情况定义为 IgM 副蛋白浓度 < 30g/L，骨髓淋巴浆样细胞浸润 < 30%，不伴有贫血或淋巴增生性疾病的临床特征[159]。可能存在 MYD88 L265P 和 CXCR4 突变。进展为淋巴浆细胞性淋巴瘤的比率很低。

（八）重链病

这些条件在第 7 章中讨论。

（九）滤泡性淋巴瘤

滤泡性淋巴瘤，根据 WHO 分类中所定义，是发生于滤泡中心细胞（中心细胞和中心母细胞）的淋巴瘤，其生长模式通常至少部分为滤泡状[160]。虽然淋巴结呈滤泡状生长模式，在骨髓滤泡罕见。WHO 分类中，滤泡性淋巴瘤根据中心母细胞的比例分为 4 个级别，包括 1 级、2 级、3A 级和 3B 级。80%～90% 的患者为 1 级或 2 级。3B 滤泡性淋巴瘤生物学行为似乎不同于其他类型的滤泡性淋巴瘤，尽管它是一种侵袭性疾病，有些患者似乎通过含蒽环类药物治疗可治愈[161]。如果任何大小的弥漫性区域主要或全部由中心母细胞组成，患者被认为合并弥漫大 B 细胞淋巴瘤，不管其为何种级别[160]。很高比例的患者有一种特殊的易位，t（14；18）（q32.33；q21.33），涉及 IGH 位点和 BCL2 基因。2016 WHO 分类中，儿童型滤泡

性淋巴瘤被认为是一种独立存在的疾病，伴有极好的预后，t（14，18）缺失，未见有累及骨髓的报道。

滤泡性淋巴瘤在儿童罕见，在青少年中也相当不常见。发病贯穿整个成年期，在美国白种人中发病率稳步提高，从 40 岁时 1/100 000 每年到 70 岁时 > 10/100 000 每年。美国黑种人和亚裔发生率较低。不同于其他所有成熟性 B 细胞淋巴瘤，在某些系列的患者中女性发病率偏高。起病平均年龄在西班牙裔、黑种人和亚太岛民美国人中低于非西班牙裔美国白种人[162]。最常见的临床特征为淋巴结病，局灶性或弥漫性，部分患者有肝大或脾大。晚期疾病患者也可能有胸腹水渗出，渗出液中含有肿瘤细胞。滤泡性淋巴瘤在发现时通常已经广泛播散（Ⅳ期）。

在少数含有循环淋巴瘤细胞的患者，滤泡性淋巴瘤的诊断通常可以从外周血细胞的细胞学和免疫表型特征来怀疑。由于浸润的局灶性特征和浸润区域网状纤维沉积的增加，骨髓抽吸通常检测不到骨髓受累。因此，如果需要准确的分期，环钻活检很重要。然而，Ⅲ期和Ⅳ期患者治疗方案通常相同，在这些患者中，骨髓检查并非必需。

转化不仅包括弥漫大 B 细胞淋巴瘤（DLBCL），也包括 B-ALL 和 Burkitt 淋巴瘤，或界于 Burkitt 淋巴瘤和 DLBCL 之间淋巴瘤。如果转化为后面两种肿瘤伴有次级染色体重排，导致 MYC 重排，则被归类为高级别 B 细胞淋巴瘤，伴有 MYC 和 BCL2 重排。淋巴母细胞转化也可由 MYC 重排的获得引起[163]，但无相关分类。MYC 重排与预后不良尤其相关。亦可发生复发为有着共同克隆特征的经典霍奇金淋巴瘤。

1. 外周血

患者就诊时血液计数和血涂片检查通常都是正常的，即使是Ⅳ期患者。当伴有严重骨髓侵犯时，血红蛋白浓度和血小板、中性粒细胞

计数可能减少。极少数患者有循环肿瘤细胞。这些现象可能不常见、可见、罕见或大量。细胞学特征因患者而异。一部分患者，尤其是那些细胞丰富的，细胞小于正常淋巴细胞，核质比非常高，染色质浓缩，某些核可见狭窄核沟（图6-34）。另一部分患者，细胞稍增大，细胞学特征包括稀少的细胞质，成角形态，染色质均匀而非团块状染色质和狭窄核沟。淋巴瘤细胞比大多数CLL的细胞具有更多的多形性。

一般来说，只有小淋巴样细胞，存在于外周血中，与组织学上中心细胞相对应。甚至那些在组织切片中有很大比例的中心母细胞，通常只有中心细胞在循环中。

就诊时无外周血异常的患者在疾病进展中会发展为异常。少数转化为大B细胞淋巴瘤的患者中，血液中出现了与中心母细胞相对应的大细胞（图6-35）。这些细胞相当多形性，细胞质丰富，很少的染色质浓缩，显著的通常位于外周的核仁；细胞核可能主要为圆形或有核沟，在多因素分析中，血红蛋白<120g/L，淋巴细胞计数<1.0×10^9，与预后更差有关[164]。

2. 骨髓细胞学

通常伴有骨髓浸润（>40%的患者）[160]，即使外周血正常。然而，由于浸润通常呈斑片

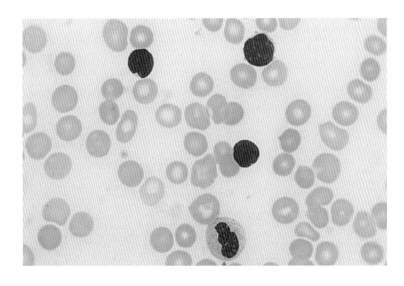

◀ 图6-34 PB涂片，滤泡性淋巴瘤，表现为非常小的淋巴细胞，核浓染，有切迹，细胞质非常稀少，MGG染色（100×）

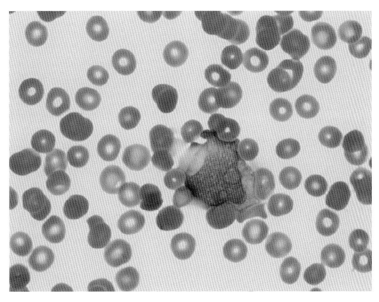

◀ 图6-35 PB涂片，转化的滤泡性淋巴瘤，表现为中心母细胞，MGG染色（100×）

经许可转载，图片由伦敦的文奇苏博士提供

状，并伴有网状纤维化，即使组织学上可以检测到浸润，抽吸液也可以正常。当抽吸异常时，这些细胞可能表现出与外周血中相同的形态学特征，但是它们通常不太容易被肯定地识别。

3. 流式细胞免疫分型

滤泡性淋巴瘤细胞呈强阳性表达 SmIg（ IgM 伴或不伴 IgG，IgD 阴性），B 细胞标记阳性如 CD19、CD20、CD22、CD24 和 CD79a（框 6-6）。通常 CD5 阴性，有时 CD38 呈阳性。通常表达 CD10、CD79b 及 FMC7 检测抗原。骨髓流式细胞术与环钻活检行免疫组织化学检查在疾病分期的检查中可以互补。在一项研究中，60 名患者伴有骨髓浸润，流式细胞术假阴性 23%，组织学假阴性 8%[165]。

框 6-6　滤泡性淋巴瘤

- 流式细胞免疫分型
  - CD10+/−、CD19+、CD20+、CD22+、CD24+、CD79a+、CD79b+、SmIg+
  - CD5−、CD23−
- 免疫组织化学
  - CD20+、CD79a+、PAX5+、BCL2+（ 从 1 级 100% 至 3 级 75%）BCL6+/−（骨髓），CD10−/+（骨髓）
  - CD5−、CD23−、CD43−、cyclinD1−、MUM1/IRF4−
- 细胞遗传学和分子遗传学分析
  - 大多数患者有 t（14；18）（q32.33；q21.33）或变异易位 −t（2；18）（p11.2；q21.33）或 t（18；22）（q21.33；q11.22）− 也会使 BCL2 失调
  - 小部分缺乏 BCL2 重排和表达这些患者常有 t（3；14）（q27.3；q32.33）或与 BCL6 失调相关的不同程度的易位；这些患者中的细胞表达 BCL6 不表达 BCL2 和 CD10

+. > 90% 的患者阳性；+/−. > 50% 阳性；−/+. < 50% 阳性
−. < 10% 阳性
SmIg. 膜表面免疫球蛋白

4. 细胞遗传学和分子遗传学分析

大多数患者有 t（14；18）（q32.33；q21.33）易位，导致 BCL2 癌基因的失调（框 6-6）。可以通过传统的细胞遗传学分析或 FISH 检测到易位。涉及 *BCL2* 基因的重排也可以通过 PCR 或 RT-PCR 检测出来。FISH 比 PCR 检测 t（14；18）更敏感。少数患者显示 1～2 种变异的易位，

涉及 *BCL2* 基因，t（2；18）（p11.2；q21.33）或 t（18；22）（q21.33；q11.22）。次级染色体异常很常见。这些包括 7 三体、18 三体和 6q23-26 或 17p 缺失。少数患者没有 t（14；18）或任一变异的易位。这些患者似乎分成两组：① BCL2 表达常伴有 18 三体；②无 BCL2 表达，通常伴有 t（3；14）（q27.3；q32.33），其他 3q27（BCL6）重排或 5′ BCL6 缺失[160, 166]。t（14；18）的缺失是在 3B 级滤泡性淋巴瘤中更常见[167]。t（3；14）（q27.3；q32.33）的存在，或者与 BCL6 重排有关的一种变异易位也与 CD10 和 BCL2 阴性、组织学上大滤泡、疾病晚期和巨大肿块相关，但预后并无更差[168, 169]。可能发生 BCL2 突变（12% 的患者在诊断时），与较短的转化时间相关[170]。在一个系列报道中有 11% 的患者有 STAT6 突变[171]。

肿瘤细胞显示高突变的免疫球蛋白可变区基因，具有广泛的克隆内异质性，表明生发中心起源，伴有持续的突变活性[160]。

在缺乏形态学证据表明骨髓有浸润的情况下，可以通过 PCR 检测到骨髓内克隆性 B 细胞；这一发现是独立的预后不良的指标[172]。

DNA 分析表明健康人有非常少量的 t（14；18）细胞[173]，表明可能需要进一步的遗传事件来诱导滤泡性淋巴瘤的发生。

5. 骨髓组织学

25%～68% 的患者伴有骨髓浸润[12, 68, 69, 174, 175]。骨髓浸润在 3B 滤泡性淋巴瘤中不常见，在一项研究中，23 名患者中发现有 7 名（17%）患者[161]。在骨髓环钻活检切片中不可能准确对滤泡性淋巴瘤分级，因此，在那些最初诊断是通过骨髓活检确诊的患者，不推荐进行分级。在多元分析中，骨髓浸润与预后稍差有关[164]。浸润主要是局灶性的，很少是基质性或弥漫性的。局灶性病变在位置上绝大多数位于骨小梁旁（图 6-36 和图 6-37），但也可能有随机性局灶

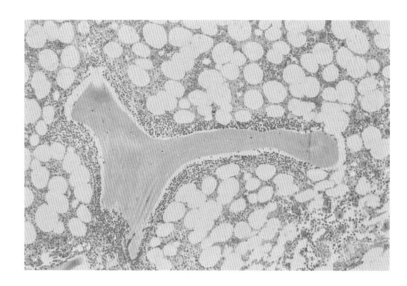

◀ 图 6-36　骨髓环钻活检切片显示低级别滤泡性淋巴瘤的小梁旁浸润。低倍镜下，与周围邻近造血组织更多为淡紫色–蓝色相比，Giemsa 染色呈蓝绿色，有助于突出这样的淋巴浸润，Giemsa 染色（4×）

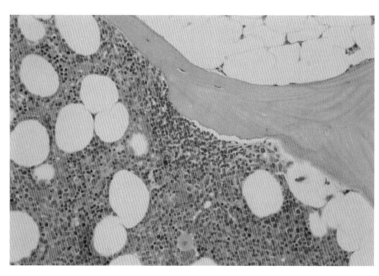

◀ 图 6-37　骨髓环钻活检显示低级别滤泡性淋巴瘤的微小浸润。浸润区很致密，新月状，尽管很小，可以清楚地看到沿着小梁边缘最长轴排列，HE 染色（10×）

性浸润，通常与骨小梁旁累及相关。当浸润较严重时，单个局灶性病灶可融合并代替大部分区域的骨髓，然而，通常仍可见到骨小梁旁淋巴细胞聚集。据报道通常＜ 5% 患者呈滤泡（结节）状生长方式（图 6-38），类似于淋巴结内所见 [10, 12, 176-179]。但在一项 134 个患者的研究中观察到 8% [14]，肿瘤性滤泡位于小梁间，偶尔与小梁边缘相连，但不沿小梁边缘扩散。它们通常出现在浸润严重的骨髓中，并伴有广泛的小梁旁或弥漫浸润。

罕见呈结节状浸润，而无小梁旁浸润成分 [180]。浸润程度和浸润方式被发现具有预后意义 [174]。10% 以上的小梁间隙被淋巴瘤细胞占据，

以及两种不同浸润方式（如小梁旁和结节状）而非单一浸润模式（主要是小梁旁）与更坏的预后与有关 [174]。在一项对 768 名有活检标本的患者研究中，在 13.8% 的明显 1 期疾病中检测到骨髓浸润，6.2% 的患者疾病特异性预后指数恶化 [175]。小部分淋巴结诊断为低级别滤泡性淋巴瘤骨髓中可见不一致的大 B 细胞淋巴瘤 [14]。

骨髓中主要的淋巴瘤细胞是小核裂淋巴细胞（小滤泡中心细胞或中心细胞）（图 6-39 和图 6-40）。这些细胞常比小淋巴细胞大，胞质含量不等，有不规则通常成角或拉长的核。与正常小淋巴细胞相比，核染色质致密和团块状不明显。核裂不仅在树脂包埋组织切片中可见，

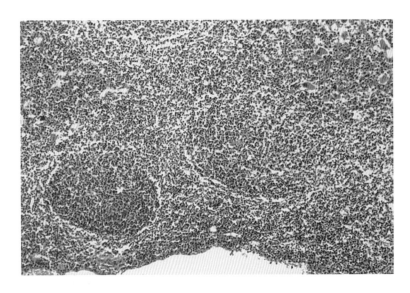

◀ 图 6-38　骨髓活检切片，滤泡性淋巴瘤，显示弥漫浸润伴有滤泡形成，HE 染色（10×）

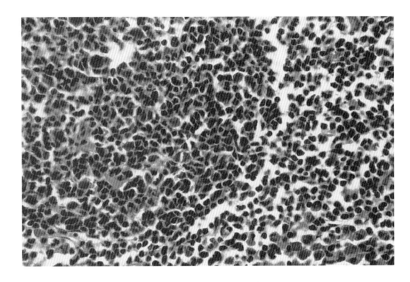

◀ 图 6-39　骨髓活检切片，滤泡性淋巴瘤（与图 6-38 为同一患者），显示滤泡主要由中心细胞组成，偶尔有中心母细胞，HE 染色（40×）

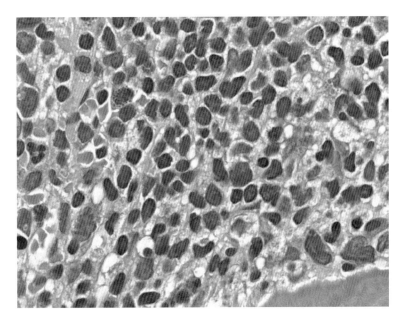

◀ 图 6-40　骨髓活检切片，滤泡性淋巴瘤，显示浸润主要由中心细胞（偶尔有中心母细胞）组成；也要注意浸润边缘的嗜酸性粒细胞。嗜酸性粒细胞的反应性聚集在骨髓的肿瘤和非肿瘤性的淋巴细胞边缘是一个常见的发现，HE 染色（100×）

在优质石蜡包埋组织切片中也可见。数量不等的稍小的大细胞，可能有核裂（大的中心细胞）或无核裂（中心母细胞）。大的中心细胞有不规则或裂隙状细胞核，而中心母细胞有圆形或卵圆形的细胞核；两种类型的细胞均有中等量的细胞质，贴近核膜的小核仁。核仁在中心母细胞中比在大的中心细胞中更为突出。也可能有一些大细胞有大的中位核仁，类似免疫母细胞。在伴随的淋巴结标本中发现这部分细胞的比例相当不一样。WHO 分类尚未建立对骨髓浸润进行分级的标准。然而，在 3 级疾病中，可以看到显著比例的较大细胞（图 6-41）。少数患者有上皮样肉芽肿（图 3-43），被认为是对存在的肿瘤性淋巴细胞的反应。丰富的反应性的小淋巴细胞（主要是 T 细胞）为更常见的滤泡性淋巴瘤浸润骨髓的伴随改变。网状纤维在浸润区显著增多[13]。

化学药物治疗后，原先浸润区域可能被认为是细胞稀疏的小梁旁病灶，含有增加的网状纤维，有或无可识别的肿瘤细胞[178]。

如果由于放射治疗或干细胞采集导致疾病分期显著受限，此时骨髓活检尤其具有提示意义。如果计划进行放射免疫治疗，也应进行环钻活检，因为 > 25% 的浸润是这种疗法的禁忌证[181]。

6. 免疫组织化学

肿瘤细胞表达 CD20、CD79a 和 BCL2（框 6-6）。与淋巴结中发现相比，CD10 和 BCL6 的表达常阴性。CD5、CD23、CD43、cyclin D$_1$、MUM1/IRF4 通常为阴性。Falini 和 Mason[182] 认为 BCL2 强染色有助于突出特征性有核裂细胞的存在，而 West 等[183] 发现 BCL2 仅在表达阴性的时候具有诊断价值。阐述 BCL2 染色是非常复杂的，因为通常存在大量反应性 T 细胞表达该抗原（除了 CD3 和 CD5）。肿瘤细胞 BCL2 的表达在与其他具有相似组织学特征的淋巴增生性疾病的鉴别中作用不大，这些疾病也通常阳性。骨髓内有滤泡的患者例外。West 等[183] 发现在鉴别滤泡性淋巴瘤浸润和不典型淋巴增生中，有帮助的免疫组织化学特征包括较高比例的 CD20 呈阳性的 B 细胞，较低比例的 CD5 呈阳性的 T 细胞，以及 CD10 呈阳性。但是，应该指出的是后者不常见，因为该抗原在滤泡性淋巴瘤常下调，除了那些形成良好的滤泡中心的细胞。滤泡形成细胞表达全 B 细胞抗原、CD10、BCL2 和 BCL6，并由滤泡树突

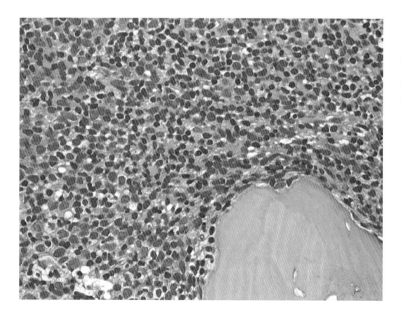

◀ 图 6-41 BM 环钻活检切片，来源于淋巴结活检为滤泡性淋巴瘤 3A 级患者，显示小梁旁淋巴浸润，主要为中心细胞和大量中心母细胞，高于常见滤泡性淋巴瘤累及骨髓，HE 染色（20×）

状细胞网络支持[179]。

一种不常见的 CD10 阴性，MUM1/IRF4 阳性的表型与高级别、缺乏 BCL2 重排和异位，或 Bcl6 扩增相关[184]。

抗 CD20 单克隆抗体治疗后（如利妥昔单抗），环钻活检切片可能显示 B 细胞浸润消失，但反应性 T 细胞浸润仍持续存在[185]。在一些患者中，经过这样的免疫治疗后不久会出现免疫表型的变化，B 细胞不能表达 CD20[186]；这种现象可以持续几个月，但并不与应答失败有关。

7. 问题和陷阱

滤泡性淋巴瘤中弥漫性生长方式不常见，在这样患者中，必须通过显示典型的免疫表型或相关易位的证据来证实[160]。骨髓中缺乏滤泡性生长模式是无足轻重的，如果这种生长方式在其他部位被证实。

在滤泡性淋巴瘤中，同一患者的其他部位看到的组织学表型与骨髓不一致并不罕见。偶尔滤泡性淋巴瘤患者骨髓有弥漫大 B 细胞淋巴瘤浸润。尽管不常见，但在临床上很重要，因为会改变处理方式。更多时候，患者在髓外部位表现为弥漫大 B 细胞淋巴瘤，在骨髓发现低级别滤泡性淋巴瘤。也有观察发现滤泡性淋巴瘤患者中骨髓浸润为淋巴浆细胞性淋巴瘤相似的不一致表型，这种不一致的模式可能并无临床意义。

滤泡性淋巴瘤的骨髓浸润可与其他小细胞 B 细胞淋巴增生性疾病混淆，特别是 CLL，套细胞淋巴瘤与脾边缘区淋巴瘤。CLL 一般未见到小梁旁浸润，单纯的结节性浸润在滤泡性淋巴瘤中非常罕见。滤泡性淋巴瘤和套细胞淋巴瘤和脾边缘区淋巴瘤仅凭组织学基础鉴别是困难的，尽管基质成分存在强烈支持其中一种诊断；诊断通常需要仔细考虑形态学及免疫表型和分子遗传学分析。

1. 滤泡性淋巴瘤的亚型 – 原发性皮肤滤泡中心细胞淋巴瘤

这是 2016 年 WHO 分类中的一个独特实体。研究发现骨髓活检显示 11% 的患者有浸润，通常为唯一的皮肤外表现，并表明预后不良[187]。

2. 滤泡性淋巴瘤的亚型 – 原位滤泡性肿瘤

这种疾病以前被称为原位滤泡性淋巴瘤，为 2016 年 WHO 分类中的一个独特实体。髓外部位诊断为该病的患者，偶尔可检测到骨髓受累。

（十）套细胞淋巴瘤

套细胞淋巴瘤是一个独特的实体，可根据形态学、临床、免疫表型和分子遗传学特征来识别[188]。淋巴瘤细胞类似于淋巴滤泡套区的淋巴细胞[189, 190]。套细胞淋巴瘤发生于成年人，有明显的男性优势（男女比例 2：1）。发病率从 40 岁开始微不足道的数字，到 75 岁以上每年 5/10 万男性，2/10 万女性[34]。一般临床特征表现为淋巴结肿大，脾大（通常显著可见），肝大，胃肠道和 Waldeyer 环受累。胃肠道受累通常表现为多发性淋巴瘤性息肉病，通常但并不总是套细胞淋巴瘤。淋巴结的组织学特征包括有弥漫性或模糊性结节生长模式，淋巴瘤细胞有生长在残留的正常淋巴滤泡周围的套区的趋势。罕见患者有真正滤泡模式[188]。一些套细胞淋巴瘤患者有类似淋巴母细胞的细胞（"母细胞亚型"）。其他的有高度多形性细胞（"多形性亚型"）。两种亚型都与预后不良相关。

白血病性非淋巴结套细胞淋巴瘤是一种亚型，伴有外周血、骨髓、某些情况下脾受累，不伴有显著淋巴结肿大；预后比表现为淋巴结受累的经典型套细胞淋巴瘤好。

1. 外周血

许多患者外周血显示没有异常。在两个系列研究中，20%～30% 的患者发展为白血病期[190, 191]。但是，在另一个大系列研究中，77%的患者在疾病过程的某个点外周血可检测到淋巴瘤细胞[192]。白细胞可显著升高，但并不常见[189, 193]。在很多情况下肿瘤细胞比那些 CLL 大，从小到中或大不等（图 6-42）。它们具有特征性的多形性；有些有显著的核仁，有些有不规则的，成角的或裂隙状细胞核[193]。与滤泡性淋巴瘤的中心细胞相比，细胞趋向于更加多形性，较少成角，核裂较宽，细胞质较多。有些患者有外周血淋巴细胞更类似于 CLL，尽管可能有一些核裂细胞，诊断主要依赖淋巴结组织学[189]。在母细胞亚型的白血病期，外周血中通常存在一系列谱系的肿瘤细胞，从有不规则核的小淋巴细胞，到中等大小淋巴样细胞，核

染色质模式类似于淋巴母细胞[194]（图 6-43）。多形性亚型不太常见，但是如同命名所指出的，通常是大细胞，表现出更大的变异性和非典型性细胞的。在惰性的非结节状套细胞淋巴瘤中，外周血通常受累[188, 195]。白细胞，而非单核细胞计数，淋巴细胞计数或血红蛋白，对于疾病晚期（Ⅲ 或 Ⅳ）患者有独立预后意义，被用于 MIPI 预后指数中[196]。修订版预后指数对于任何分期患者，包括利妥昔单抗治疗，白细胞仍有其预后重要性[197]。

2. 骨髓细胞学

大部分患者伴有骨髓浸润，包括许多外周血并无淋巴瘤细胞的患者[190, 191]。浸润细胞具有同血中相同的细胞学特征（图 6-44）。

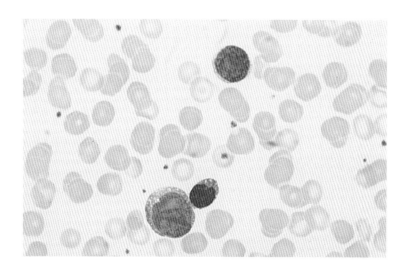

◀ 图 6-42　PB 涂片，套细胞淋巴瘤，表现为多形性淋巴细胞，MGG 染色（100×）

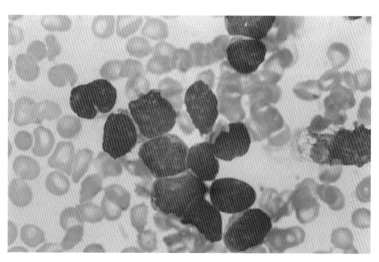

◀ 图 6-43　PB 涂片，母细胞样套细胞淋巴瘤，显示多形性淋巴细胞。部分有弥漫的染色质模式和类似淋巴母细胞，MGG 染色（100×）

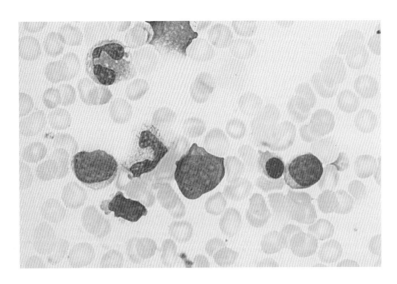

◀ 图 6-44 **B** 骨髓抽吸，套细胞淋巴瘤，表现为多形性淋巴细胞，大小不等，从小的成熟淋巴细胞到大的淋巴样细胞，伴有多个核仁，**MGG** 染色（**100×**）

3. 流式细胞免疫分型

细胞表现出强烈的 SmIg 表达，通常为 IgM，有时也有 IgD；少数表达 IgG（框 6-7）。λ 轻链表达比 κ 更常见，对于 B 细胞淋巴瘤来说这种状况并不常见。B 细胞标志物 CD19、CD20、CD79a 和 CD79b 呈阳性。CD5 通常是阳性的，抗原可被 FMC7 检测到，但通常不表达 CD10 或 CD23。CD11c 几乎总是阴性[70]。CD200 不表达。非典型模式并不少见，包括 52 例患者的一项研究中，CD23 阳性率为 21%，CD10 阳性率为 8%，FMC7 阴性率为 11%，CD5 阴性率为 5%[198]。

4. 细胞遗传学和分子遗传学分析

一种特征性易位，t（11；14）（q13.3；q32.33），涉及 CCND1（BCL1）基因，编码 cyclin D$_1$，如果使用 FISH 技术，几乎在所有的套细胞淋巴瘤都能检测到[199]（框 6-7）。CCND1 邻近于 14q32.33 的 IGH 位点发生失调。易位也可以通过常规细胞遗传学分析和 RT-PCR 检测，但它们的敏感性不如 FISH。该易位并非套细胞淋巴瘤特有。尽管 t（11；14）和 B-PLL 的患者诊断现在被认为代表套细胞淋巴瘤，易位也见于一些如脾边缘区淋巴瘤和多发性骨髓瘤。少数套细胞淋巴瘤有一个变异易位 t（11；22）（q13.3；q11.22）涉及 CCND1 基

框 6-7 套细胞淋巴瘤

- 流式细胞免疫分型
  - CD5+、CD19+、CD20+、CD22+、CD79a+、CD79b+、SmIg+（通常为 IgM，有时为 IgD）
  - FMC7+/-、CD10-/+、CD11c-、CD23-、CD200-
- 免疫组织化学
  - CD5+、CD20+、CD79a+、cyclinD1+、BCL2+、PAX5+、SOX11+、cyclin D$_1$+
  - CD43+/-、CD10-/+
  - CD23-、BCL6-、MUM1/IRF4-、LEF1-
- 细胞遗传学和分子遗传学分析
  - 大多数患者有 t（11；14）（q13.3；q32.33）
  - 少数有变异易位 t（11；22）（q13.3；911.22）
  - CCND1 是重排，极少 CCND2 或 CCND3

+. > 90% 为阳性；+/-. > 50% 阳性；-/+. < 50% 阳性；-. < 10% 阳性

Ig. 免疫球蛋白；SmIg. 膜表面免疫球蛋白

因和位于 22q11.22 处 λ 轻链位点，或类似的涉及 κ 位点的易位。在罕见情况下为编码 cyclin D$_2$（CCND2）或 cyclinD$_3$ 的基因（CCND3）失调。对于 CCND1、CCND2 失调可能由于邻近 IGH、IGL 或 IGK 位点。继发染色体异常可包括 del（11）（q22-23）、12 三体、13q14 缺失和 17p 缺失。位于 11q22-23 处的 ATM 基因突变和（或）缺失很常见[188]。可能是由于 TP53 缺失或突变，CDKN2A（INK4A）和 CDKN2B（INK4B）表达丢失（在母细胞亚型），CDKN1B（KIP1）的表达减少，BMI1 表达增加[200]。NOTCH1 可能发生突变。TNFAIP3、

TP53、ATM 和 CDKN2A 可能缺失。BCL2 高表达，MYC 有时过表达[200]。微阵列分析显示，在增殖细胞中特征性基因的表达与相当更好的预后相关[201]。

在大多数患者中，肿瘤克隆似乎源于生发中心前（IGH 未突变）细胞，但在少数情况下似乎起源于生发中心后（IGH 高突变）细胞[188, 202]。与 CLL 相比，ZAP70 的表达相对较低，在高突变或未突变的 IGH 基因患者之间没有差异[202]。

5. 骨髓组织学

骨髓受累很常见，发生于 3/4 以上的患者[10, 190, 191, 203]。浸润可能是基质性、小梁旁、随机局灶或弥漫性分布[5, 193, 204, 205]。然而，与滤泡性淋巴瘤相比，小梁旁浸润并不常见[205]。在一个 22 名患者研究中，54.5% 呈弥漫型浸润，36.4% 呈结节状浸润[14]。在惰性套细胞淋巴瘤，浸润为基质性，无免疫组织化学可不明显[195]。骨髓受累偶尔发生于髓外部位被认为是原位套细胞瘤。相反，髓外套细胞淋巴瘤患者偶尔在骨髓滤泡中发现有原位套细胞淋巴瘤[206]。形态学因患者而异。典型患者为一致的小淋巴样细胞，核主要为圆形或不规则（图 6-45），母细胞亚型类似于淋巴母细胞，而多形性亚型特征为较大的细胞，显示富于细胞和细胞核多形性。增殖率是一个重要的预后因素，这可以通过计算有丝分裂来评估[188] 或对 Ki-67 进行染色（见后文）。有可能混有上皮样巨噬细胞[193]。小部分患者可见肉芽肿和反应性滤泡[14]。偶尔会有裸生发中心，类似于在某些情况下淋巴结中所见[207]。浸润区网状纤维增加。骨髓浸润对于晚期患者（Ⅲ或Ⅳ期）没有任何独立的预后意义[196]，但对于疾病任何分期的患者，其治疗方案包括利妥昔单抗，浸润被发现是独立的不良预后特征[197]。

6. 免疫组织化学

套细胞淋巴瘤细胞表达 CD5、CD20、CD79a、CD43、BCL2 和 PAX5（框 6-7）。cyclin D_1 的核染色通常是具有说服力，在一个系列报道中 72% 的骨髓受累患者发现[208]（图 6-45），但技术上的进步意味着绝大部分患者显示阳性染色。值得注意的是，不同比例的肿瘤细胞核染色阳性。SOX11 在 3/4 的患者中表达，特别适用于罕见的 cyclinD$_1$ 阴性患者，其 SOX11 表达为强阳性[209]。缺乏 SOX11 表达是惰性病变的特征[210]。CD10、CD23 和 BCL6 通常为阴性。基因表达谱分析表明 CD10 呈阳性者为生发中心来源[211]。表达增殖标志物如 Ki-67 的细胞比例变化很大，具有重要的预后意义[212]；存在＞30% 的 Ki-67 阳性细胞与不良预后相关，然而当 Ki-67 阳性细胞＜10% 时，有着更惰性的临床过程[188]。评估 Ki-67 表达通常仅在那些局灶结节状或弥漫性浸润患者中有可行性。呈基质浸润于正常造血细胞间的肿瘤细胞 Ki-67 阳性难以判读。

7. 问题和陷阱

套细胞淋巴瘤需要与其他小 B 细胞淋巴增殖性疾病鉴别，尤其是 CLL、B-PLL、滤泡性淋巴瘤和边缘区淋巴瘤。免疫表型分析对准确诊断至关重要，CD5、CD20 和 cyclin D_1 是最有用的标记。CLL 细胞也表达 CD5。但 cyclin D_1 阴性，CD200 呈阳性。cyclin D_1 可以在毛细胞白血病中表达，但表达强度更弱[136]。在 B-PLL 中，无 cyclin D_1 表达，CD5 通常为阴性。滤泡性淋巴瘤的肿瘤细胞可能表达 CD10，但 CD5、cyclin D_1 均为阴性。边缘区淋巴瘤缺乏 CD5 和 cyclin D_1 表达，可以与套细胞淋巴瘤鉴别。

滤泡性淋巴瘤骨髓浸润通常以小梁旁浸润为主的模式，在套细胞淋巴瘤中较少见。额外的基质浸润在套细胞淋巴瘤中很常见，而在滤泡性淋巴瘤中罕见。也可能有窦内浸润，这在 CLL 和滤泡性淋巴瘤中都很少见，尽管在边缘区淋巴瘤常见。

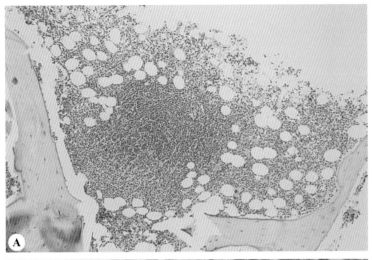

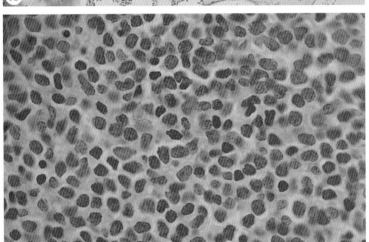

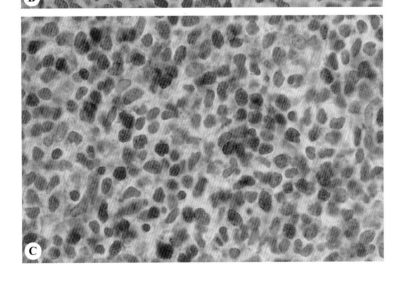

◀ 图 6-45　环钻活检切片，套细胞淋巴瘤

A. 混合性基质和结节状浸润，结节紧挨着小梁。HE 染色（5×）。B. 非常不规则的小中型淋巴细胞，较大细胞几乎没有染色质浓缩，HE 染色（100×）。C. 核的 cyclinD_1 染色，注意并非所有细胞均呈阳性染色。免疫过氧化物酶（100×）

（十一）黏膜相关淋巴样组织的结外边缘区淋巴瘤（MALT 淋巴瘤）

WHO 分类中有 3 种类型的淋巴瘤被称为"边缘区"淋巴瘤——淋巴结、脾、黏膜相关淋巴样组织（MALT）——即使对于脾型的细胞来源仍有一些不确定性[213]。MALT 淋巴瘤是相对惰性的肿瘤，发生在许多结外部位，包括胃肠道、唾液腺、眼眶、肺还有皮肤。最常见的主要部位是胃，与幽门螺杆菌[214] 和 H.heilmanni 感染相关。免疫增生性小肠病，称为 α 重链病，至少部分患者与空肠弯曲杆菌感染有关，被认为是 MALT 淋巴瘤的一种亚型。其他部位的 MALT 淋巴瘤至少一部分患者似乎也与慢性感染有关，包括多种微生物。

1. 外周血

外周血受累罕见。MALT 淋巴瘤细胞是小的中心细胞样细胞，细胞核不规则，细胞质稀少。

2. 流式细胞免疫分型

细胞表达 SmIg（IgM，较少出现 IgG 或 IgA）B 细胞标志物如 CD19、CD20、CD22，CD79a 和 CD79b，但不表达 CD5、CD10，CD23 或 cyclin D_1[213]。不同程度的弱表达 CD11c 和 CD43[213]。

3. 细胞遗传学和分子遗传学分析

根据部位不同，细胞遗传学 / 分子病变的发生率和发生频率不同[213]。据报道有 20%～75% 的患者使用 FISH 或比较基因组杂交技术发现 3 三体[213, 215, 216]。7，12 和 18 三体较少见[215]。结外 MALT 淋巴瘤通常与 t（11；18）（q22.2；q21.32）有关，导致 BIRC3-MALT1（AP12-MLT）融合基因形成。在一项研究中，在 33 名（27%）边缘区 MALT 型淋巴瘤患者中，有 9 名出现 t（11；18），但并未见于淋巴结内或脾边缘区淋巴瘤[217]。不常见的相关改变包括 t（1；14）（p22.3；q32.33）；IGH/BCL10，

t（3；14）（p13，q32.33）；IGH/FOXP1 和 t（14；18）（q32.33；q22.2）；IGH/MALT。t（11；18）和 t（1；14）都是与预后较差相关[218]。

推测的起源细胞是生发中心后边缘区 B 细胞，显示高度突变免疫球蛋白可变区基因[206]。

4. 骨髓细胞学和组织学

通常认为 MALT 淋巴瘤中骨髓浸润罕见。然而，在一个大宗的系列研究中，158 名患者中 20% 显示骨髓浸润[219]；在另一项研究中，72 名非胃 MALT 淋巴瘤患者 10% 显示骨髓浸润[220]。据报道，肺和眼 MALT 淋巴瘤比胃 MALT 淋巴瘤骨髓浸润更常见[213]。我们观察到一些患者结节状和小梁旁混合浸润（1/4 的患者）和形成大结节（图 6-46）。间质浸润有时还伴有其他模式[221]。小梁旁浸润为唯一的浸润模式也有报道[222]。在一项对 118 名患者的研究中，浸润模式为弥漫性 10%，间质性 27%，小梁旁 19.5%，结节状 41.5%；6% 的患者有反应性淋巴滤泡的存在，118 例患者中有 2 例主要是窦内浸润[14]。肿瘤细胞主要是小淋巴细胞，具有不同程度的单核细胞和浆细胞分化。偶尔在结节内观察到反应性生发中心（图 6-47）。

5. 免疫组织化学

肿瘤细胞表达 CD20 和 CD79a。CD5、CD10、CD23 和 cyclinD_1 染色通常是阴性。BCL6 表达也缺失。CD43 的表达多变[213]。结节可以通常表现为以淋巴滤泡为中心，支撑的滤泡树突网表达 CD21、CD23 和 CD35，提示有如同其他原发结外部位所见的滤泡植入。免疫增殖性小肠疾病的患者表达 α 重链。

6. 问题和陷阱

MALT 淋巴瘤累及骨髓和外周血的相对少见，仅见于疾病的晚期。如果综合临床特征考虑，不太可能与其他淋巴增生性疾病混淆。然而，在骨髓活检标本分期中，反应性淋巴样结

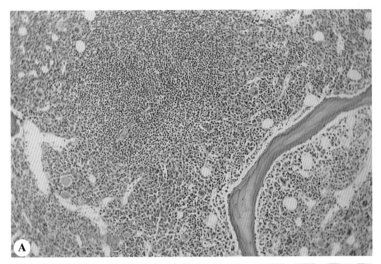

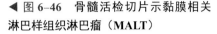

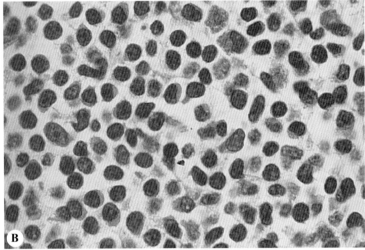

◀ 图 6-46　骨髓活检切片示黏膜相关淋巴样组织淋巴瘤（MALT）

A. 大而边界不清的结节，HE 染色（10×）。B. 浸润的肿瘤细胞小且成角，HE 染色（100×）（经许可转载，图片由伦敦的 Peter G. Isaacson 教授提供）

节很难与 MALT 淋巴瘤做出明确区分。仔细评估任何额外的浸润（包括检查组织多个水平的切片），在个别情况下可能需要免疫表型和 PCR 免疫球蛋白克隆性分析。

（十二）脾边缘区淋巴瘤

世界卫生组织分类将脾边缘区淋巴瘤（splenic marginal zone lymphoma，SMZL）定义为一个独立的实体[223, 224]。依据脾切除标本病检或根据血液与骨髓的病理改变，常可做出脾边缘区淋巴瘤的诊断。以脾淋巴瘤伴绒毛状淋巴细胞（splenic lymphoma with villous lymphocytes，SLVL）为表现形式的患者，多数归属为脾边缘区淋巴瘤[225, 226]，根据外周血细胞学和免疫表型常可明确其诊断；然而，少数既往诊断为 SLVL 的患者，现在被归属为脾弥漫性红髓小 B 细胞淋巴瘤[227]。SMZL 患者通常 > 50 岁，没有性别差异或女性稍多[228]。一些患者为丙型肝炎病毒携带者。可能存在低水平的副蛋白或自身免疫性疾病[228]。获得性 C1 抑制药缺乏症与该淋巴瘤存在密切关联[229]。

SMZL 是一种惰性淋巴瘤，伴发脾大（有报道称出现于 93% 的患者）[228]，但通常没有淋巴结肿大。在发病的第 10 年，近 18% 的患者出现弥漫大 B 细胞淋巴瘤的转化[228]；转化淋巴瘤组织学常富含 T 细胞和组织细胞[230]。

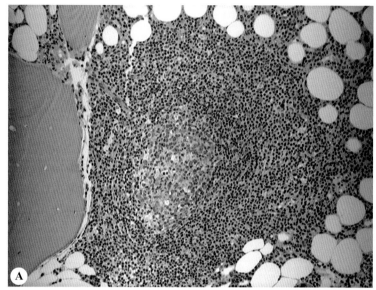

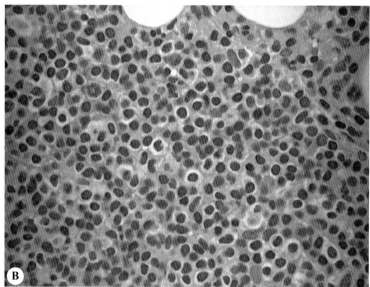

◀ 图 6-47　结外（肺）边缘区淋巴瘤的骨髓活检

A. 反应性生发中心被相对一致的"单核细胞样" B 细胞包饶，HE 染色（10×）。B. 生发中心周围被单形性"单核细胞样" B 细胞包饶，HE 染色（60×）

1. 外周血

白细胞正常到中度升高。通过脾切除诊断的患者中，近 70% 有外周血受累[231]。循环肿瘤细胞为多形性小淋巴细胞，包括"绒毛"淋巴细胞和一些浆细胞样淋巴细胞（图 6-48）。偶尔也有浆细胞。一项研究显示，1/3 的患者外周血中有绒毛淋巴细胞[231]。绒毛淋巴细胞比 CLL 细胞略大，细胞核圆形或椭圆形，染色质中度凝集，约半数的患者中见有小核仁。瘤细胞质中等嗜碱性，可见短而细的细胞质突起，通常位于细胞的一极。

一些患者患有特发性血小板减少性紫癜或贫血[223]。一些患者有低浓度的副蛋白血症。

2. 骨髓细胞学

50% 的 SMZL 患者骨髓涂片未见异常，骨髓活检标本中少数患者出现瘤细胞的结节状浸润[225]。淋巴瘤细胞是小淋巴细胞，一些细胞出现浆细胞样分化。表现为 SLVL 的患者，其骨髓被肿瘤细胞浸润。

3. 流式细胞免疫表型

瘤细胞表达 SmIg（IgM 与 IgD）和 B 细胞标志物，如 CD19、CD20、CD22、CD79a 和

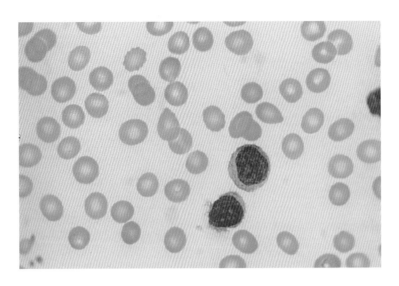

◀ 图 6-48　脾边缘区淋巴瘤的外周血涂片，示 **2** 个淋巴细胞，其中之一有绒毛状突起，**MGG** 染色（**100×**）

CD79b（框 6-8）。1/3 的患者 CD25 呈阳性表达，1/3 的患者 CD10 呈阳性表达，约一半的患者 CD11c 呈阳性表达[232]。大多数患者表达 FMC7 抗原[233]。CD5 通常为阴性，但有报道 1/4 的患者为阳性[234]；CD5 呈阳性表达的患者中，CD5 呈阳性的肿瘤细胞出现于外周血和骨髓，而脾脏中肿瘤细胞 CD5 为阴性[235]。CD43、CD103、annexin A1、BCL6 和 cyclin D1 呈特征性的阴性表达[223]。

4. 细胞遗传学与分子遗传学

三号染色体三体出现于 18% 的患者[215, 236]（框 6-8），显著低于其在 MALT 淋巴瘤中的检出率。七号染色体和十二号染色体也见于少数患者。既往 20% 的患者报告有 t（11；14）（q13；q32）的重排[237]，上述患者现被认为是套细胞淋巴瘤[223]。复发性易位包括 t（6；14）（p21.1；q32.33），t（9；14）（p13.2；q32.33）和 t（2；7）（p11.2；q21.2）；IGK / CDK6。与 MALT 不同，t（11；18），t（14；18）和 t（1；14）未见于该淋巴瘤[223]。易位可发生于 1q、8q 及 14q[234]。

7q31-32 和 7q36.2 等位基因缺失常见[223, 238]，导致 POT1 和 SHH 丢失；30% 的患者有 7q 缺失[239]。10% 的患者出现 TP53 丢失或失活。3q 和 12q 获得，以及 6q 缺失也有报道[234]。

近半数的患者，肿瘤细胞起源于生发中心后 B 细胞，具有免疫球蛋白可变区基因的超突变与一些克隆内变异[223, 240, 241]。有报道 1 名患者起初为未突变基因，而体细胞超突变出现在疾病进展期[240]。

复杂性重排，14q 重排和 TP53 缺失为预后不良因素，但同时纳入年龄和贫血状况考量时，上述遗传学改变均不具有预后意义[234]。

其他的分子遗传学异常包括：NOTCH2 突

变（占患者的 1/5）[242] 和 BIRC3 突变（占患者的 10%）[243]。KLF2 失活突变是最常见（42%）的突变，且为特异性突变[244]。

在 B 细胞淋巴瘤中，7q 缺失，以及 NOTCH2 和 KLF2 基因的突变对 SMZL 的诊断具有极高的特异性[223, 239]。

5. 骨髓组织学

经脾切除诊断的患者中，80% 的患者存在骨髓浸润[231]。侵犯骨髓的瘤细胞常表现为混合型浸润模式，由基质型、结节型、窦内浸润型和小梁旁浸润型等模式混杂构成；偶尔表现为弥漫型的浸润模式（图 6-49）。其中，以多结节型浸润模式[245] 和窦内浸润模式[230, 246] 最具特异性（图 6-50）。1 项纳入 19 名患者的研究中，4 名发生弥漫型浸润，3 名为基质型浸润，3 名为小梁旁浸润型，7 名为结节型浸润模式[14]，2 名为窦内浸润模式。窦内浸润的肿瘤细胞 CD27 呈阴性表达，而呈基质型和结节型浸润的肿瘤细胞 CD27 呈阳性表达[247]。在结节型浸润模式内偶尔可见生发中心及其周围的边缘区[230]，生发中心周围环绕着肿瘤细胞[230, 241, 245]。窦内浸润模式不是 SMZL 所特有，但当其为主导模式时，高度提示该诊断。但是，纯窦内浸润模式罕见[245]。肿瘤细胞由

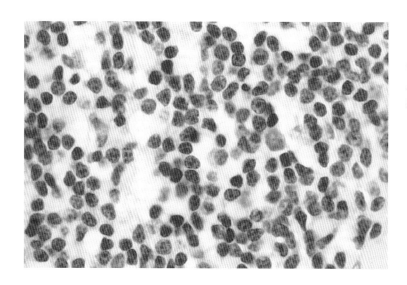

◀ 图 6-49　脾边缘区淋巴瘤骨髓活检，示成熟的小淋巴细胞弥漫浸润，少量细胞具有浆细胞样特征。树脂包埋，HE 染色（100×）

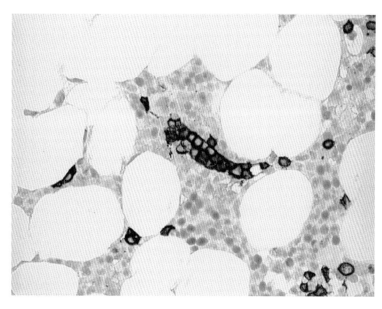

◀ 图 6-50　脾边缘区淋巴瘤骨髓活检，示肿瘤脉管内浸润，脉管内瘤细胞 CD20 呈阳性，呈线性排列。骨髓基质内亦间散在 CD20 呈阳性的淋巴细胞。CD20 免疫标记（40×）

小淋巴细胞与浆细胞和（或）浆样细胞构成。40% 的患者为单免疫球蛋白表型的浆细胞浸润，这些患者罹患副蛋白血症的概率更高[230]。在类似比例的患者中，浆细胞为多免疫球蛋白表型，可能是反应性的浆细胞[230]。

6. 免疫组织化学

肿瘤细胞表达 B 细胞标记 CD20 和 CD79a。CD5、CD10、CD43、cyclinD₁、annexin A1 和 LEF1 呈阴性表达。有研究提示，1/3 的患者 DBA.44 染色呈阳性[230]，另一项研究则发现大多数患者 DBA.44 染色呈阳性[233]。CD20 或 CD79a 免疫染色可以证明肿瘤细胞的窦内浸润。通过使用 CD34 识别血管内皮细胞，也可以显示窦内浸润的肿瘤细胞。病变内的反应生发中心缺乏 BCL2 表达，而生发中心周围的瘤细胞表达 BCL2[248]。

7. 问题和陷阱

SMZL 需要与其他小 B 淋巴细胞增生性疾病相鉴别，如毛细胞白血病、CLL 和套细胞淋巴瘤。上述疾病也常表现为外周血淋巴细胞增多与脾大。SMZL 的循环肿瘤细胞体积大于 CLL，较毛细胞有更高的核质比。CD5 和 CD23 阴性表达支持 SMZL 的诊断。与毛细胞白血病相反，SMZL 的 TRAP 标记通常为阴性。SMZL 与其他部位来源的边缘区淋巴瘤比较，具有相似的免疫表型，免疫染色对此的鉴别意义有限。

SMZL 肿瘤细胞的窦内浸润，可借助免疫染色来避免漏诊。然而，如果小 B 淋巴细胞在骨髓内展现为单一的窦内浸润模式，需鉴别于脾脏弥漫性红髓小 B 细胞淋巴瘤（见后文）或吸烟相关的多克隆 B 淋巴细胞增多[101]。在骨髓活检切片中，毛细胞白血病具有特征性的骨髓浸润模式，其与 SMZL 区别不困难。然而，由于 SMZL 常出现单型性的浆细胞成分，导致其与淋巴浆细胞性淋巴瘤的鉴别非常不易[230]，有些患者展现出两者间的重叠。MYD88 突变在 SMZL 中很少发生，近来被广泛用于与淋巴浆细胞性淋巴瘤的鉴别。

（十三）淋巴结边缘区 B 细胞淋巴瘤

淋巴结边缘区淋巴瘤（包括既往归类为单核细胞样 B 细胞淋巴瘤）是一种罕见病[249]，在 WHO 分类中被列为一个独立的实体[250]。通常表现为淋巴结肿大，需要鉴别于外边缘区淋巴瘤（MALT 淋巴瘤）的淋巴结内扩散，以及缺乏 CD10 表达的滤泡性淋巴瘤[184, 251]有些患者有丙型肝炎病毒的感染。该病变的骨髓内浸润非常少见。

1. 外周血

外周血很少受累，循环肿瘤性单核样 B 细胞体积小到中等，与毛细胞有些相似。其细胞核均质，圆形、肾形或不规则形，细胞质相对丰富，弱嗜碱性，有少量毛发样突起[248, 252]。

2. 流式细胞免疫表型

淋巴瘤细胞表达 SmIg 和 B 细胞标记，如 CD19、CD20、CD22、CD79a 和 CD79b。通常不表达 CD5、CD10、CD23 或 cyclinD₁。少数患者表达 CD11c。

3. 细胞遗传学与分子遗传学

有些患者有 3、7 或 18 三体综合征[215, 236]。

4. 骨髓组织学

骨髓通常不被累犯[250, 252-255]。如发生骨髓侵犯，浸润的模式可以是基质型[250]，小梁旁型[252]，结节型[250, 255]，偶尔为窦内型浸润[250]。一项纳入 6 名患者的研究中，2 名呈弥漫型浸润，2 名呈基质型浸润，其余 2 名依次为小梁旁型与结节型浸润[14]。骨髓内的肿瘤细胞由单核样 B 细胞，小淋巴细胞和浆细胞构成[256]，有时浆细胞的分化可以非常突出[250]。

5. 免疫组织化学

淋巴瘤细胞表达 B 细胞标志物 CD20 和 CD79a。CD5、CD10、CD23 和 cyclinD₁ 染色通

常为阴性[257]。20%～75% 的患者表达 CD43[250]。

6. 问题与诊断陷阱

淋巴结边缘区淋巴瘤浸润骨髓时，需要鉴别于其他小 B 淋巴细胞增殖性疾病，特别是 CLL，滤泡性淋巴瘤和套细胞淋巴瘤。淋巴结边缘区淋巴瘤有单核细胞样 B 细胞的成分，缺乏 CD5、CD10 和 CD23 的表达，这些特征有助于鉴别诊断。与 SMZL 和 MALT 型边缘区淋巴瘤鉴别时，需要综合考虑患者的临床特征和外周血的改变，肿瘤的免疫表型不具有鉴别价值。

（十四）脾脏 B 细胞淋巴瘤 / 白血病，无法分类

1. 脾脏弥漫性红髓小 B 细胞淋巴瘤

2016 年修订的 WHO 分类中，在脾脏 B 细胞淋巴瘤 / 白血病，无法分类的标题下，包括了 2 个暂定的肿瘤实体与其他一些无法准确分类的患者。脾脏弥漫性红髓小 B 细胞淋巴瘤是两个临时的肿瘤实体之一。该病变与 SMZL 有很多相似之处，但两者脾的组织学改变不同，是诊断的基础[227]。临床上前者有明显的脾大而无淋巴结肿大。组织学表现为弥漫性红髓浸润，累及髓索和髓窦。

(1) 外周血：淋巴细胞数量常轻度增多，可见绒毛样淋巴细胞。可出现血小板减少症。

(2) 骨髓细胞学：骨髓内见小淋巴细胞浸润，淋巴细胞通常具有绒毛样凸起。

(3) 流式细胞免疫表型：肿瘤表达 B 细胞标记。CD5、CD10、CD23，以及毛细胞白血病的标记呈阴性表达。

(4) 细胞遗传学与分子遗传学：尚未发现特征性的细胞遗传学改变。肿瘤表现出复杂性核型，有观察到 t（9；14）（p 13.2；q 32.33）与 IGH/PAX5 的重排。CCND3 突变率较高并过表达[227]。

(5) 骨髓组织学：窦内浸润模式较常见，有时是唯一的浸润模式。可能伴随结节型或基质型浸润，或两者兼有[258]。

(6) 免疫组织化学：肿瘤表达 B 细胞标记。DBA.44 也可呈阳性表达，但不表达 TRAP 及其他毛细胞白血病的典型标记。

(7) 问题和陷阱：在伴有脾大的小 B 细胞淋巴瘤的鉴别诊断中，应注意考虑到该肿瘤的可能性。其与 SMZL 的鉴别诊断困难，只能依靠对脾脏组织学特征的评价来区分。

2. 毛细胞白血病变异型

毛细胞白血病变异型非常罕见，形态学与毛细胞白血病有相似之处，但事实上并不是真正的毛细胞白血病的亚型。不同之处在于两者在细胞学和血液学特征各异，以及对各种治疗药物的反应性亦有别[259]。毛细胞白血病变异型是 2016 年 WHO 脾脏 B 细胞淋巴瘤 / 白血病，无法分类项目下的第二个暂定实体[227]。它与脾弥漫性红髓小 B 细胞淋巴瘤和 SMZL 的关系目前尚不清楚。其主要的临床特征是脾大。

(1) 外周血：不同于毛细胞白血病，该病变外周血中的白细胞数量通常是中到显著升高，肿瘤细胞负荷大。贫血和血小板减少症各见于 50% 的患者，但与毛细胞白血病比较，全血细胞减少少见，单核细胞与中性粒细胞减少也不常见。瘤细胞的细胞质较经典的毛细胞更为嗜碱，细胞核染色质中度凝集，有显著的核仁，上述细胞学特征有助于与毛细胞白血病鉴别（图 6-51）。此外，可以出现数量不等的双核细胞与染色质浓染的大细胞[259]。有时观察到母细胞样或扭曲核的肿瘤细胞[227]。

(2) 骨髓细胞学：骨髓抽吸穿刺的成功率较毛细胞白血病高，穿刺涂片中的细胞学特征与外周血相同。

(3) 流式细胞免疫表型：与毛细胞白血病比较，毛细胞白血病变异型的细胞化学和免疫标记有所不同。TRAP 染色常为阴性，而 CD11c、

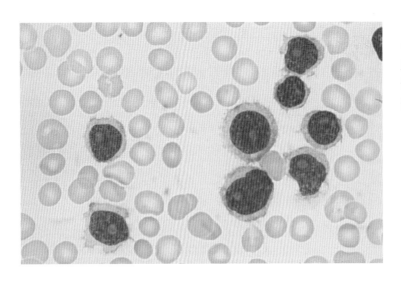

◀ 图 6-51　毛细胞白血病变异型的外周血涂片。肿瘤细胞核有突出核仁，类似于淋巴母细胞，细胞质弱嗜碱性，伴头发样突起，MGG 染色（100×）

CD19、CD20、CD22、FMC7、DBA.44 和各种浆细胞标记呈阳性表达。此外，肿瘤不表达毛细胞白血病的标志物 CD25、CD123、HC2 和 annexin A1，亦不表达 CD10 和 CD200[110, 227]。

（4）细胞遗传学与分子遗传学：近一半的患者中，瘤细胞来源于生发中心后 B 细胞，其伴有免疫球蛋白可变区基因的超突变；而略过半的患者中，未检测到体细胞超突变[114]。细胞遗传学异常较多样，最常见的报道是 5、6 或 12 染色体三体，10、12 或 17 染色体单体和 14q32.33 位点断裂。MAP3K1 基因有检测到突变[227]。

（5）骨髓组织学：骨髓活检标本的组织学特征与毛细胞白血病不同[259]。毛细胞白血病变异型常呈基质型浸润模式，少见融合型的浸润模式（常见于毛细胞白血病）。瘤细胞可以紧密排列而缺乏细胞间裂隙（常见于毛细胞白血病），也可以兼有紧密排列与疏松排列的特征。细胞核染色质中度凝集，核仁明显。此外，窦性浸润模式常见[245]。网状纤维仅轻微增多。

三、弥漫大 B 细胞淋巴瘤，其他大 B 细胞与高级别 B 细胞淋巴瘤

2016 修订版 WHO 分类中，大 B 细胞淋巴瘤被进一步分型，其主要的病理实体包括：①弥漫大 B 细胞淋巴瘤，非特指（DLBCL-NOS），该实体所占的比例最大且仍具有异质性；② 13 种特定亚型的大 B 细胞淋巴瘤；③两种其他亚型的高级别 B 细胞淋巴瘤；④ B 细胞淋巴瘤，不能分类（表 6-1）[3]。此外，与免疫缺陷相关的病变被独立分类。目前，与骨髓浸润相关的大 B 细胞淋巴瘤的特殊类型包括富含 T 细胞 / 组织细胞的 DLBCL、浆细胞性淋巴瘤、ALK 阳性大 B 细胞淋巴瘤和血管内大 B 细胞淋巴瘤。一些大 B 细胞淋巴瘤尚未见外周血与骨髓累犯的报道，本节将不予讨论。应该注意的是，当下已发表的 DLBCL 资料，并不一定等同于 WHO 所指的 DLBCL-NOS，其中可能未排除一些特殊亚型。

（一）弥漫大 B 细胞淋巴瘤，非特指（DLBCL-NOS）

DLBCL-NOS 是最常见的 NHL 亚型，在成人患者中 ≥ 1/4[3]，但在儿童和青少年少见。其发病率稳步上升，> 75 岁的人群年发病率高达每年 50/10 万[34]。

2016 修订版 WHO，将 DLBCL-NOS 定义为由中等或大 B 细胞构成的肿瘤，细胞核≥正常巨噬细胞核，或≥正常淋巴细胞核的 2 倍，

组织学呈弥漫型浸润模式。基于细胞学和组织学特征，DLBCL-NOS 被划分为中心母细胞型、免疫母细胞型、间变型，以及罕见变异体（见后文）。或者基于免疫表型或基因表达谱分类，将 DLBCL-NOS 划分为生发中心 B 细胞样亚型与活化的 B 细胞样亚型，该分类具有预后意义并决定患者的治疗方案选择[3, 260]。形态学、免疫表型和基因表达亚型之间的相关性尚不完善。

DLBCL-NOS 中的中心母细胞亚型，临床上表现为侵袭性淋巴瘤，可为原发或者由滤泡性淋巴瘤转化而来。大多数中心母细胞型淋巴瘤由中心母细胞和免疫母细胞两种细胞成分构成。WHO 规定该亚型中免疫母细胞的比例 < 90%[3]。免疫母细胞亚型也是一类侵袭性淋巴瘤，其免疫母细胞的比例 > 90%[3]。免疫母细胞亚型可以发生于健康的人群，或是既往罹患先天性免疫缺陷症的患者，或是后天感染人免疫缺陷病毒与有免疫抑制治疗史的人群。EB 病毒感染可能是该亚型的发病机制之一。免疫母细胞亚型也可发生于低级别淋巴组织增殖性疾病的转变（如慢性淋巴细胞白血病或淋巴浆细胞瘤）。有研究表明其预后较中心母细胞亚型更差。

1. 外周血

淋巴瘤细胞很少出现在外周血。大 B 细胞淋巴瘤的组织学亚型不同，其对应的循环肿瘤细胞形态也有差别。如原发瘤来源于滤泡性淋巴瘤的转化，循环肿瘤细胞通常为中心细胞。如中心母细胞发生血行播散，循环肿瘤细胞体积大（图 6-52），细胞质丰富，细胞核分叶状不规则，1 个或多个核仁位于细胞核周。如原发瘤为免疫母细胞亚型，循环肿瘤细胞体积大，胞质嗜碱性，有突出的中央位的核仁。有潜在免疫缺陷的患者，其外周血淋巴细胞显著降低。获得性免疫缺陷综合征患者可出现全血细胞减少。如原发瘤为间变亚型，循环肿瘤细胞体积大，多型性明显。淋巴细胞计数 ≤ 1.0×10^9/L 提示预后不良[261]，低单核细胞计数也是预后不良的指标[3]。

2. 骨髓细胞学

中心母细胞亚型的骨髓浸润少见，但比外周血扩散的发生率高。一项研究表明，有 15% 的患者检测到骨髓浸润。起源于滤泡性淋巴瘤的 DLBCL，骨髓内的浸润细胞中，中心细胞较中心母细胞常见。有报道原发肿瘤尽管呈典型的中心母细胞亚型的形态，骨髓内的浸润细胞仍显示为中心细胞，提示可能有潜在的滤泡性淋巴瘤[20]。

免疫母细胞亚型的骨髓浸润也不常见，有报道 < 1/4 的患者发生骨髓侵犯[69]。髓内侵犯

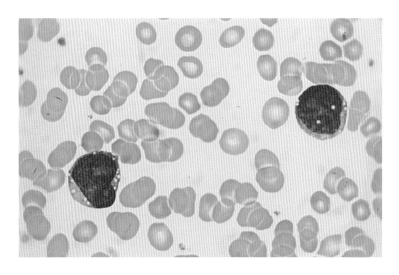

◀ 图 6-52 弥漫大 B 细胞淋巴瘤（DLBCL-NOS）（中心母细胞亚型）的外周血涂片。瘤细胞体积大，核质比高，细胞质中等量，嗜碱性，可见细胞内空泡，核仁位于细胞核外围，MGG 染色（100×）

的瘤细胞形态如前所述（图 6-53）。少数患者髓内侵犯的肿瘤表现为低度恶性淋巴瘤，通常是滤泡性淋巴瘤，偶有为小淋巴细胞性淋巴瘤，伴浆细胞样分化[20]，其预后优于伴有免疫母细胞骨髓浸润的患者。

间变亚型的骨髓浸润，瘤细胞大而多形性。

3. 骨髓组织学

中心母细胞亚型发生骨髓浸润的概率为 20%～30%[10, 12]。浸润至骨髓内的瘤细胞可以为中心母细胞，也可以是低级别的滤泡性淋巴瘤[10, 12, 21]。浸润灶与原发瘤组织学特征的不一致性常见。中心母细胞浸润的模式可以为局灶性或弥散性。细胞形态上，可以由单一性的中心母细胞构成，也可以由中心母细胞，免疫母细胞及大的分叶核细胞混合构成（图 6-54）。根据定义，免疫母细胞的比例≤ 90%。免疫母细胞亚型的骨髓浸润率为 15%～20%[10, 69]，浸润的模式可以是局灶位于骨小梁旁，抑或为弥漫浸润[10, 12, 154]。该亚型的骨髓浸润也可表现为低级别淋巴瘤。免疫母细胞比中心母细胞的体积更大，细胞质更丰富，可见突出的大核仁（图 6-55）。一些瘤细胞细胞核有显著分叶，或表现为双核与多核形式。仅基于形态学，通常不能区分免疫母细胞为 T 系或 B 系来源[262]。间变亚型发生骨髓侵犯时，尚未观察到有髓内浸润的模式。

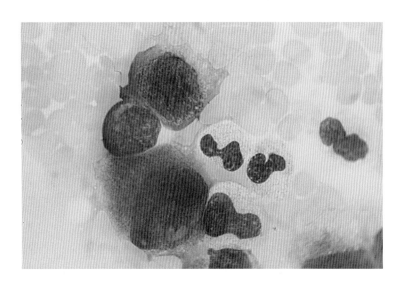

◀ 图 6-53 **DLBCL-NOS**（免疫母细胞亚型）的骨髓穿刺涂片。该患者为获得性免疫缺陷综合征患者，肿瘤细胞体积中 - 大，细胞质嗜碱性，可见大的核仁，**MGG** 染色（**100×**）

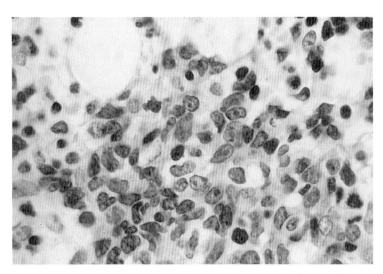

◀ 图 6-54 **DLBCL-NOS**（中心母细胞亚型）骨髓活检标本。浸润肿瘤细胞由多形性中心母细胞和少量的免疫母细胞构成。树脂包埋，HE 染色（**100×**）

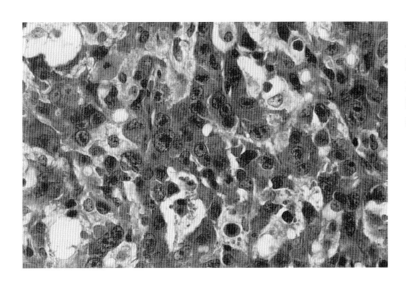

◀ 图 6-55 DLBCL-NOS（免疫母细胞亚型）患者骨髓活检标本（与图 6-53 为同一患者），显示多形性免疫母细胞弥漫浸润，注意突出的中央位核仁，HE 染色（40×）

　　总体而言，DLBCL 与其他 B 系淋巴组织增殖性病变比较，骨髓侵犯的发生率偏低。一项 632 名患者的研究中，骨髓浸润的发生率为 12.7%[263]。另一项 113 名患者的研究中，骨髓浸润的发生率为 16%[264]。一项纳入 64 名患者的研究中，弥漫型浸润模式占 52%，结节型浸润模式占 33%，小梁旁浸润模式最少见[14]。此外，骨髓内的肉芽肿，坏死和反应性淋巴滤泡改变分别占 17%、15% 和 3%[14]。一项针对 1774 名 DLBCL 患者的研究中，骨髓侵犯的检出率为 12.4%，其中 7.4% 的 I 期患者发生骨髓侵犯[175]。经骨髓活检证实的骨髓浸润，被认为是独立的预后因素。根据当前指南[175]，某些患者如检出髓内侵犯，需予中枢神经系统的预防性治疗，但也有研究持相反的观点[181]。如骨髓活检示肿瘤组织呈弥漫型浸润模式，提示预后不良[265, 266]。有两项研究表明，与原发瘤细胞形态一致的骨髓浸润为独立于 IPI 的预后不良因素，而与原发瘤形态不一致的骨髓浸润（如浸润灶为低级别 B 细胞淋巴瘤）与不良预后无关[263, 267]。第三项研究表明，一致性和不一致性的髓内浸润均与无进展生存期负相关，但只有一致性浸润与肿瘤的总生存期负相关，并且是独立于 IPI 的危险因素[268]。第四项研究提示，一致性的骨髓受累与无进展生存期和总体生存期呈负相关，不一致性的髓内浸润仅与无进展生存期负相关[269]。当 PET-CT 扫描用于分期检测时，是否有必要再予骨髓活检，目前尚无定论[3, 266, 270]。有研究发现，PET-CT 扫描较骨髓活检更为敏感，尽管偶有遗漏的患者[266]。另一项针对 232 名患者的研究发现，如未予骨髓活检，10% 患者的临床分期将被低估[270]。较为一致的意见是，大多数患者不需要骨髓活检，仅少数患者需予此项检查，目的在于评价骨髓浸润病灶是否为低级别淋巴瘤，以决定治疗方式[271]。罕见的是，某些 DLBCL 患者有并发的非相关性骨髓疾病，因出现全身症状和血细胞减少症而被发现[272]。

4. 细胞遗传学与分子遗传学

　　不同的 DLBCL 亚型对应的细胞遗传学改变有所不同（框 6-9）。生发中心型 DLBCL 起源于生发中心 B 细胞，在多数患者可检测出 IgH 体细胞超突变，40% 的患者出现 t（14；18）（q32.33；q21.33）改变，导致 BCL2 基因重排。其次为 t（3；14）（q27.3；q32.33）和其他涉及 3q27.3 的重排，导致 BCL6 基因的重排[273]。非整倍核型较常见，包括 Y、6、13、15 和 17 号染色体缺失，以及 X、3、5、7、12 和 18 号染色体的获得。

框 6-9　弥漫大 B 细胞淋巴瘤，非特指

- 流式免疫表型
  - CD19+、CD20+、CD22+、CD79a+、SmIg+/–、CyIg–/+
  - CD5、CD10、CD30 不同程度的表达
  - CD34–、TdT–
- 免疫组织化学
  - CD20+、CD79a+、PAX5+、OCT2+、BOB1+
  - CD5、CD10、CD23、CD30、MUM1/IRF4、BCL2 和 BCL6 不同程度的表达
  - CD15–、CD34–、TdT–
- 细胞与分子遗传学
  - 复杂核型改变常见。常见异常包括 t（14；18）（q32.33；q21.33），t（3；14）（q27.3；q32），t（1；3）（q34；q27.3），t（2；3）（q35；q27.3），t（3；12）（q27.3；q13），t（3；22）（q27.3；q11），inv（3）（q13 q27.3），t（2；17）（p23；q23.1）。非整倍性改变，包括 Y、6、13、15 和 17 号染色体缺失，X、3、5、7、12 和 18 染色体获得；出现 3q27.3 断裂的患者，常存在 BCL6 异常表达；CDKN2A 缺失（25% 患者），TP53 突变（20% 的患者）或 MYC 异常（单打击，< 10% 的患者）
  - EBER 可能阳性

+. > 90% 患者阳性；+/–. > 50% 患者阳性；–/+.< 50% 患者阳性；–.< 10% 患者阳性
EBER.EB 病毒早期 RNA；SmIg. 膜表面免疫球蛋白；TdT. 末端脱氧核苷酸转移酶

涉及 3q27.3 的转位可见于 DLBCL-NOS 所有亚型，但与活化 B 细胞亚型的相关性最强。此亚型无体细胞超突变[274]，但显示位于 3q27.3 区的 BCL6 基因重排。其他细胞遗传异常包括 3q 和 18q21–22 的获得，以及 6q21–22 的缺失[3]。此外，还可见 Y、8、10、14 和 21 号染色体的缺失；3、7、12 和 18 号染色体的获得。

单打击 MYC 重排的发生率，占生发中心型与活化 B 细胞亚型患者的 10%，其改变提示预后不良[3]。

基因表达微阵列将 DLBCL-NOS 分为 3 类，包括生发中心 B 细胞亚型，活化 B 细胞亚型和"未分类"型。第一类亚型的预后优于后两者[275]。BCL2 重排与 REL 扩增最常见于生发中心亚型，少见于活化 B 细胞亚型[3, 275]。

前两类的基因表达谱标签，在一定程度上，分别与中心母细胞和免疫母细胞形态学分类相关。基因表达谱分类也与肿瘤的免疫表型特征相关（见后文）。利妥昔单抗问世前，研究者发现生发中心 B 细胞亚型的预后优于活化 B 细胞亚型。近期有研究报道，接受利妥昔单抗及联合化学药物治疗的患者，生发中心 B 细胞亚型的预后也好于活化 B 细胞亚型[276]。反映肿瘤基质成分的基因表达谱微阵列同样能提示预后。与细胞外基质沉积和巨噬细胞浸润相关的表达谱提示预后良好，而与血管密度相关的表达谱提示预后不良[276]。

很多 DLBCL-NOS 患者有高突变的 IGH，在 GCB 亚型中伴有进行突变的证据，在不相关的基因包括 MYC 和 PAX5 中通常伴有体细胞高突变。在 < 10% 的患者中发现"单打击"MYC 重排，通常伴有其他的复杂的基因异常。在 20% 伴有 MYC 发生重排的患者中，如果有同时发生的 IGH 和 BCL2 或 BCL6 重排，或两者同时重排，这样的患者现在归类于高级别 B 细胞淋巴瘤，伴有 MYC 和 BCL2 和（或）BCL6 重排，而不是诊断为 DLBCL-NOS（见下文）。

5. 免疫组织化学

肿瘤细胞表达 B 细胞标记 CD 20、CD22、CD79a、PAX5、OCT2 和 BOB1（框 6-9）[59]。CD5、CD10、CD30、CD43、BCL2、BCL6 和 MUM1/IRF4 有不同程度的表达。cyclin D$_1$ 和 SOX11 阴性[3]。

肿瘤的遗传学亚型与免疫组织化学标记间有一定的相关性，CD10、BCL6、GCET1、HGAL 和 LMO2 多见于 GCB 亚型[3, 277–280]。BCL2 表达与基因谱的表达模式无相关性[3]。CD5[278] 和 cyclin D$_2$[277] 表达与 ABC 亚型相关，其阳性表达提示预后不良。BCL2 和 MYC 共表达也提示预后不良，但两者在基因水平均有重排的患者不再归类为 DLBCL-NOS[3]。p53 表达也有报道，但表达率在不同的报道并不一致[3]。Ki-67 染色阳性率也不一致，但通常增殖指数较高。TdT 和 CD34 阴性表达。CD30 呈阳性表

达多出现于间变亚型[3]。SmIg（IgM、IgG 或 IgA）在多数间变亚型患者阳性表达。伴有浆细胞分化的患者，可出现细胞质内免疫球蛋白的阳性表达。免疫标记的组合可用于推断肿瘤的遗传学亚型[278]（图 6-56），但该方法对未能分类的患者识别能力有限。

BCL6 和 CD10 表达提示预后良好，BCL2 或高增殖指数提示预后较差[281-284]。IPI 评价为中等预后的患者，如 Ki-67 阳性率＞ 75% 提示预后不良。IPI 评价为低危的患者，如 BCL2 阳性率＞ 75% 提示预后不良[279]。MUM1/IRF4 的表达与预后不良相关[284]。p53 中的过表达同样与预后不良相关[285, 286]。CD40 表达提示预后良好[287]。

一项研究提示，当仅纳入接受 R-CHOP

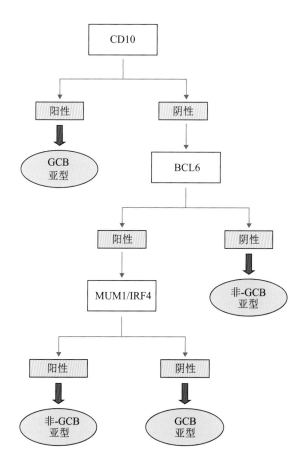

▲ 图 6-56 **DLBCL-NOS 亚型分类流程。基于 CD10、BCL6 和 MUM1/IRF4 表达状况** [277]，**将其分类为生发中心 B 细胞样（GCB）亚型与非 GCB 亚型**

方案（利妥昔单抗、环磷酰胺、阿霉素、长春新碱和泼尼松 / 泼尼松龙）治疗的患者时，GCB 或 ABC 免疫表型（根据 CD10、BCL6 和 MUM1 的表达定义）不具有预后意义[279]。但是，患者对其他化学药物治疗药物的治疗反应，可能与肿瘤亚型的划分有关。

6. 问题和陷阱

诊断为 DLBCL-NOS 首先需要排除 WHO 分类中其他特指的 B 细胞肿瘤。需要与侵袭性套细胞淋巴瘤相鉴别。免疫母细胞亚型可能与浆母细胞性浆细胞瘤混淆。DLBCL-NOS 也容易与各类 T 细胞淋巴瘤和其他肿瘤混淆。间变亚型需与间变性 T 细胞淋巴瘤和癌区分。免疫组织化学对诊断至关重要。

（二）富含 T 细胞 / 组织细胞的大 B 细胞淋巴瘤

有时，DLBCL 内有许多反应性细胞，其数量甚至远超肿瘤细胞，并遮掩肿瘤细胞。这样的患者被命名为富含 T 细胞 / 组织细胞的大 B 细胞淋巴瘤（图 6-57 和图 6-58）。该病变可以原发，也可继发于结节性淋巴细胞为主型的霍奇金淋巴瘤[288]。通常组织细胞很突出，但也有患者富含 T 细胞而缺乏组织细胞。EBV 阳性的患者不归类于此病变[288]。该肿瘤男性发病率高，中位年龄偏低，多数患者位于进展期，预后较差[289, 290]。

1. 骨髓组织学

骨髓浸润的发生率为 17%～60%[288]，有报道比其他类型的 DLBCL 的骨髓累犯更常见[291]。骨髓浸润可为局灶性或弥漫性。非典型 B 细胞体积大，通常具叶状核，核仁突出，分布于含有大量小 T 淋巴细胞和组织细胞的背景中。少见的情况下，肿瘤 B 细胞可类似于中心母细胞，单核霍奇金细胞，R-S 细胞或 LP 细胞[288]。

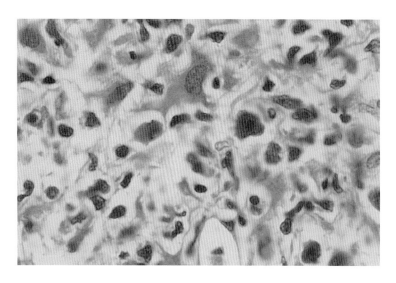

◀ 图 6-57 富含 T 细胞 / 组织细胞的大
B 细胞淋巴瘤的骨髓活检切片，HE 染
色（100×）

经许可转载，图片由西澳大利亚珀斯的
Wendy Erber 和 Leonard Matz 提供

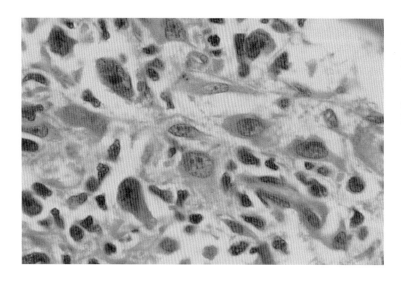

◀ 图 6-58 富含 T 细胞 / 组织细胞的大
B 细胞淋巴瘤的骨髓活检切片，HE 染
色（100×）

经许可转载，图片由 Wendy Erber 和
Leonard Matz 提供

2. 免疫组织化学

肿瘤细胞为 B 细胞（CD20 和 CD79a 呈阳性），
也表达 CD45。CD15、CD30 和 CD138 呈阴性表
达。BCL6 通常阳性，BCL2 与 EMA 有时阳性。
反应性淋巴细胞 CD3 呈阳性（图 6-59），主要
为 CD8 阳性亚型。反应性巨噬细胞表达 CD68。

3. 问题与诊断陷阱

骨髓抽吸较困难，即使抽出细胞，流式细
胞仪检测会有误诊风险，因为大多数细胞是反
应性 T 细胞，大的单克隆 B 细胞的数量可能过
少。组织学上可能与经典霍奇金淋巴瘤相混淆，
或与含有散在大 B 细胞的 T 细胞淋巴瘤。其诊
断有时需要综合 HE 染色和免疫染色切片，来

寻找肿瘤。但是，尽管骨髓经常被浸润，该肿
瘤罕见原发于骨髓。

（三）原发性中枢神经系统弥漫大 B 细胞
淋巴瘤

中枢神经系统与眼内淋巴瘤都是包含在此
类型中，该肿瘤的骨髓内侵犯非常罕见。

（四）原发性纵隔（胸腺）大 B 细胞淋
巴瘤

原发性纵隔（胸腺）大 B 细胞淋巴瘤是
大 B 细胞淋巴瘤的独特亚型，好发于年轻女
性，肿物体积大[292]。骨髓浸润的发生率低，为

2%[292]～4%[293]。通常表达 CD19、CD20、CD22、CD23、CD79a 和 PAX5，在某些情况下，细胞也表达 MUM1/IRF4、BCL6 和 CD10[59, 294]。CD5 和 SmIg 呈阴性表达[59, 294]。

（五）血管内大 B 细胞淋巴瘤

血管内大 B 细胞淋巴瘤是大 B 细胞淋巴瘤的一种罕见亚型，表现为肿瘤细胞局限于小到中等大的血管腔内[295]。在欧洲的患者中，最常见的受累部位是皮肤和中枢神经系统。在亚洲人群，骨髓是最常见的受累部位，常有肝脾大，但无淋巴结肿大[296, 297]。其他器官的受累也有报道，包括肾、肝、肺和胃肠道。

1. 外周血

报道称曾有患者因在外周血样本的检查中，发现被抽吸出的团状淋巴瘤细胞而确诊[298]。通常情况下，循环中的淋巴瘤细胞检出率并不高。外周血可能还有其他外周血异常，包括白细胞减少症，自身免疫性溶血性贫血和全血细胞减少症。贫血，血小板减少症和全血细胞减少在亚洲患者中很常见[295, 296, 299]；孤立的白细胞减少症较少见。

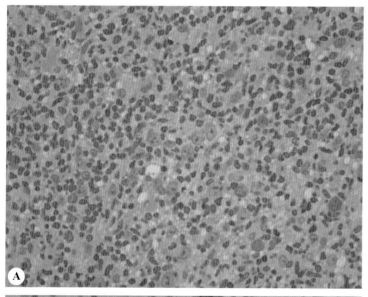

◀ 图 6-59 富含 T 细胞／组织细胞的大 B 细胞淋巴瘤的骨髓活检切片

A. HE 染色示在反应性背景中，肿瘤细胞体积大，散在分布，具有突出的嗜酸性核仁（40×）；B. CD20 免疫标记示肿瘤细胞为 B 细胞源性，背景仅见少量反应性小 B 细胞（40×）

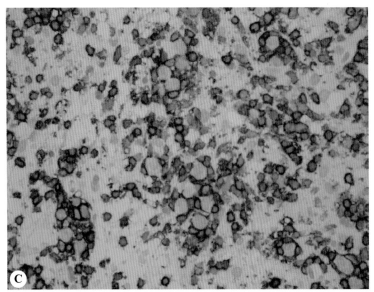

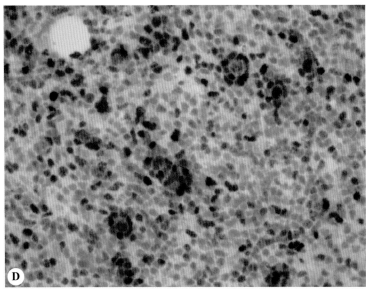

◀ 图 6-59（续）　富含 T 细胞 / 组织细胞的大 B 细胞淋巴瘤的骨髓活检切片
C. CD3 的免疫标记示反应性小 T 细胞远多于肿瘤性 B 细胞（40×）；D. MUM1/IRF4 免疫标记示反应性 T 细胞包围肿瘤 B 细胞，两类细胞均表达该抗原（40×）

2. 骨髓细胞学

亚洲人群在骨髓抽吸活检标本中，可检测到淋巴瘤细胞。瘤细胞体积大，细胞核不规则，细胞质嗜碱性，有时可见细胞质空泡[299]。偶尔在西方人群中，也可检测到淋巴瘤细胞（图 6-60）。反应性噬血细胞也是病变的特征，该现象甚至可见于缺乏骨髓侵犯的患者[300]。

3. 骨髓组织学

少数情况下，基于骨髓活检可以做出血管内大 B 细胞淋巴瘤的诊断[301]。欧洲患者骨髓浸润少见，发生率为 14%[302]。亚洲患者的骨髓浸润常见，噬血现象也较多见[296, 299]。浸润骨髓内的肿瘤细胞体积大，呈叶状核，可见突出核仁，细胞质中等量，嗜碱性，主要位于血窦内；肿瘤细胞也可类似于 R-S 细胞[303]。骨髓活检或抽吸骨髓成分可成为初诊材料（图 6-61）。

4. 免疫组织化学

脉管内浸润的肿瘤细胞，可通过免疫标记 B 细胞（CD20 或 CD79a）和 CD34 染色勾勒血管轮廓来显示（图 6-61 和图 6-62）。MUM1/IRF4 多呈阳性表达，CD5 阳性率为 38%，

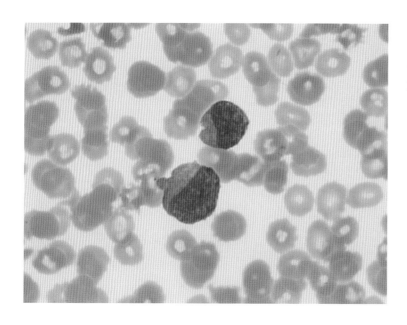

◀ 图 6-60　血管内大 B 细胞淋巴瘤骨髓抽吸细胞涂片，示 2 个淋巴瘤细胞，MGG 染色（100×）

CD10 阳性率为 13%[297, 304]。

（六）起源于 HHV-8 相关多中心性 Castleman 病的大 B 细胞淋巴瘤

这是一种侵袭性淋巴瘤，肿瘤细胞呈浆母细胞形态。主要发生于获得性免疫缺陷综合征的患者，淋巴瘤细胞感染人类疱疹病毒 8 型（HHV-8）。当外周血出现浆母细胞时，提示病变向白血病演进[305-307]。瘤细胞质表达 IgMλ 但不表达 CD79a 或 CD138，CD20 有时阴性表达。肿瘤细胞可能来源于未受抗原刺激的幼稚细胞，而非终末分化的 B 细胞[308]。

（七）原发性渗出性淋巴瘤

原发性渗出淋巴瘤是大 B 细胞淋巴瘤的亚型，主要见于获得性免疫缺陷综合征患者，其与 HHV-8 感染相关，通常伴有 EBV 的共同感染。其表现为胸腔、心包积液或腹腔积液，但无肿物形成。淋巴瘤细胞通常局限于起源的体腔，骨髓浸润不是该病变的特征[309]。值得注意的是，淋巴结外的大细胞淋巴瘤，可具有相似的免疫表型且与疱疹病毒感染关联，偶尔这样的患者曾有骨髓浸润报道[306, 310]。

原发性渗出淋巴瘤向 B 细胞谱系分化的证据，通过免疫组织化学的方法，有时无法得以印证，但通常存在 IGH 重排[310]。肿瘤表达 CD30 和 HHV-8 潜伏期相关核抗原（LANA）、EBER、CD38、CD138、CD30 和 EMA 通常阳性[311]。

（八）浆母细胞性淋巴瘤

浆母细胞性淋巴瘤通常与免疫缺陷有关，包括 HIV 感染，大多数患者有 EBV 感染。骨髓浸润在 HIV 阳性的患者中常见（40% 患者），当该淋巴瘤发生于 HIV 阴性患者中则骨髓浸润不常见（20%）[312]。该肿瘤表达 CD38、CD138、IRF4/MUM1，有时候表达 CD30、CD79a 和 EMA。HHV8 染色提示须排除原发性渗出性淋巴瘤和源于 Castleman 病的 DLBCL。

（九）ALK 阳性大 B 细胞淋巴瘤

有报道 24 名 ALK 阳性大 B 细胞淋巴瘤患者，有 6 名出现骨髓侵犯，浸润骨髓的瘤细胞呈弥漫分别，至少在切片的部分区域呈弥漫分布[313]。肿瘤细胞类似于免疫母细胞，常伴有浆母细胞的分化。他们表达 CD138，MUM1/IRF4，EMA，免疫球蛋白和 ALK（细胞质

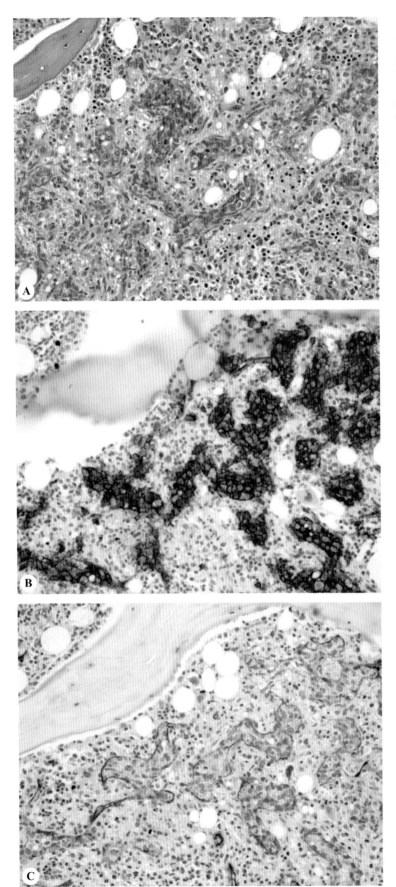

▲ 图 6-61　血管内大 B 细胞淋巴瘤的骨髓活检切片，脉管内瘤细胞排列紧密，体积大，非典型性明显

A. HE 染色（20×）；B. CD20 免疫标记（20×）；C. CD34 免疫标记（20×）

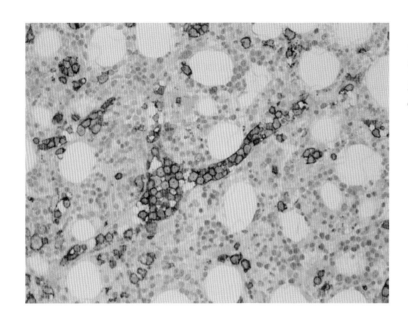

◀ 图 6-62　血管内大 B 细胞淋巴瘤的骨髓活检切片（与图 6-60 为同一患者）。脉管内瘤细胞体积大，非典型性明显。**CD20 免疫标记（40×）**

颗粒状阳性）；CD30 和 B 细胞标记呈阴性表达 [313, 314]。CD20 和 PAX5 不表达，或在少数细胞呈弱阳性表达。涉及 ALK 基因的不同重排 / 融合位点已被报道。

（十）伴有 MYC 和 BCL2 和（或）BCL6 重排的高级别 B 细胞淋巴瘤

2016 修订版 WHO 分类中，引入此类别，其涵盖了既往被命名为"双打击"或"三打击"的淋巴瘤 [315]。形态学上，该病变类似于 DLBCL-NOS 或呈现出介于 DLBCL 和 Burkitt 淋巴瘤之间的特征（图 6-63），骨髓浸润常见（图 6-64）。明确的诊断，有赖于通过 FISH 检测出 MYC 和 BCL2 和（或）BCL6 基因的重排，而免疫组织化学双重或三重表达不能作为诊断的依据。

（十一）Burkitt 淋巴瘤

Burkitt 淋巴瘤是一种侵袭性淋巴瘤，其临床特征取决于其是地方性，散发性还是免疫缺陷相关性。地方性 Burkitt 淋巴瘤好发于热带的非洲和新几内亚，尤其好发于儿童，以颌骨肿物形成为最突出的临床特征。散发性的 Burkitt 淋巴瘤在全球范围内广泛分布，发生于任何年龄；最常见的临床特征是腹部肿物形成和恶性胸膜或腹腔积液。免疫缺陷相关的 Burkitt 淋巴瘤多数情况发生在获得性免疫缺陷综合征患者，但也发生于其他免疫缺陷患者，尤其是器官移植后患者。HIV 感染患者罹患 Burkitt 淋巴瘤的风险度，与患者 CD4 呈阳性的 T 淋巴细胞的水平并无关联。而且，与其他 HIV 感染相关的 NHL 比较，Burkitt 淋巴瘤的发生率不受高效抗反转录病毒的治疗影响 [316]。临床特征上，与免疫缺陷相关的 Burkitt 淋巴瘤更接近于散发性患者，但脑膜和骨髓受累似乎特别常见。EBV 感染是地方性 Burkitt 淋巴瘤的重要致病因素，与免疫缺陷相关的患者 EBV 的感染比例也较高，但其很少见于散发性患者。在获得性免疫缺陷综合征相关的患者，EBV 感染率在非洲地区比发达国家更高 [317]。EBV 阳性与 EBV 阴性患者比较，肿瘤的起源细胞有所不同。EBV 相关的患者起源于生发中心后的记忆 B 细胞，EBV 阴性患者起源于生发中心 B 细胞 [317]。不计入 HIV 感染的患者，Burkitt 淋巴瘤罕见于发达国家，年发病率＜ 1/100 万，男性患者是女性的 3 倍 [34]。

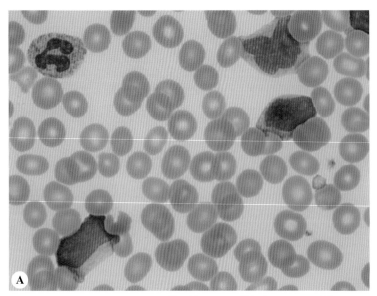

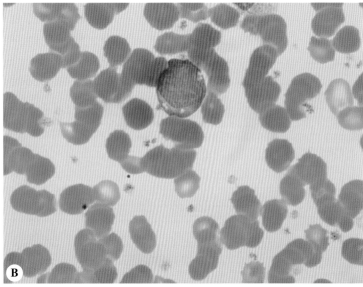

◀ 图 6-63　高级别 B 细胞淋巴瘤（MYC 和 BCL2 基因双重排）的外周血涂片

A. 大的淋巴瘤细胞没有明显的诊断性特征，MGG 染色（100×）。B. 淋巴瘤细胞具有类似于 Burkitt 淋巴瘤的特征，MGG 染色（100×）

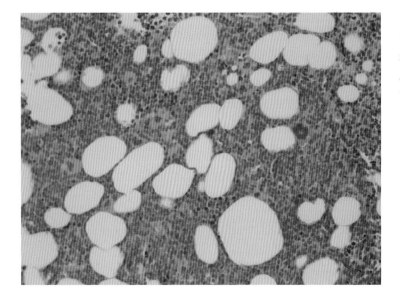

◀ 图 6-64　高级别 B 细胞淋巴瘤（MYC 和 BCL2 基因双重排）的骨髓活检切片。肿瘤细胞弥漫浸润于骨髓基质，HE 染色（20×）

Burkitt 淋巴瘤可显示浆样细胞分化，多见于免疫缺陷患者。有些患者肿瘤细胞的多形性较显著，但与经典型患者比较，临床病理特征并无差异[318]。

急性淋巴细胞白血病的 FAB L3 类别，通常是 Burkitt 淋巴瘤的白血病表现。此种状况时，将其归类为 Burkitt 淋巴瘤比急性淋巴细胞白血病更为合适。

1. 外周血

大多数 Burkitt 淋巴瘤患者外周血无异常。即使出现骨髓侵犯，循环淋巴瘤细胞仅见于不足一半的患者。一些患者最初外周血无异常，当疾病进展或复发时出现循环淋巴瘤细胞。循环肿瘤细胞中等大小，体积较一致，细胞核母细胞样，染色质点彩状，核仁小而可辨，细胞质强嗜碱性，有突出的细胞质空泡。获得性免疫缺陷综合征患者外周血播散更为常见。即便在无骨髓累犯患者，也普遍存在全血细胞减少。地方性 Burkitt 淋巴瘤少见出现白血病相与骨髓侵犯[318]。

2. 骨髓细胞学

文献报道 Burkitt 淋巴瘤骨髓侵犯的发生率 5%～20%。地方性患者[319, 320]与非地方性患者[321-323]比较，骨髓浸润的发生率相近。根据我们的经验，骨髓浸润在获得性免疫缺陷综合征相关性 Burkitt 淋巴瘤的发生率更高。当出现

骨髓浸润时，通常髓内瘤细胞数量较多，骨髓抽吸（图 6-65）与骨髓活检的方法均能检测出肿瘤细胞。如髓内浸润的瘤细胞数量少，使用骨髓抽吸的方法仍有可能做出诊断，涂片中肿瘤细胞的异型性使其容易被识别[324]。有些患者尽管未出现骨髓浸润，但非肿瘤性的淋巴细胞数量增多[322]。有白血病表现的患者通常出现重度的骨髓浸润[322]。

3. 流式免疫表型

肿瘤细胞表达 B 细胞标记 CD19、CD20、CD22 和 CD79a, SmIg（IgM）强表达（框 6-10）。通常表达 CD10，但不表达 CD5 或 CD23。CD45 表达比 ALL 更强[325]。CD34 和 TdT 通常阴性表达，少数情况下，可出现前 B 细胞标记的表达[318]。CD21 在地方性患者中可能阳性表达，但在散发性患者常为阴性[325]。

4. 细胞遗传学与分子遗传学

Burkitt 淋巴瘤的遗传学特征为涉及 MYC（8q24.21）与 IgH（14q32.33），κ（2p11.2）和 λ（22q11.22）基因的转位（框 6-10）。上述 t（8；14）（q24.21；q32.33），t（2；8）（p12；q24）或 t（8；22）（q24；q11.2）转位，导致 MYC 癌基因紧邻其中一种免疫球蛋白。地方性 Burkitt 淋巴瘤的基因断裂点常涉及重链连接区，而散发性患者的基因断裂点涉及 IGH 转化区。继发

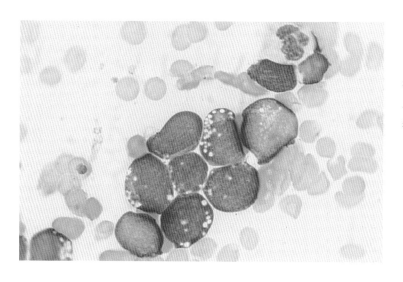

◀ 图 6-65　**Burkitt 淋巴瘤的骨髓细胞学涂片。** 该患者为获得性免疫缺陷综合征患者，出现白血病相。淋巴瘤细胞胞质嗜碱性明显，细胞质空泡化，MGG 染色（100×）

框 6-10　Burkitt 淋巴瘤

- 流式免疫表型
  - CD19+、CD20+、CD22+、CD79a+、SmIg+
  - CD10+/−、CD5−、CD23−、TdT−、CD34−
- 免疫组织化学
  - CD20+、CD79a+、PAX5+、BCL6+、CD10+
  - CD43−/+、CD5−、CD23−、BCL2−、TdT−、CD34−
  - Ki-67 增殖指数＞99%
- 细胞与分子遗传学
  - 大多数患者具有 t（8；14）（q24.21；q32.33）。少数患者具有 t（2；8）（p11.2；q24.21）和 t（8；22）（q24.21；q11.22）转位；MYC 异常表达；TCF3、ID3、CCND3 和 T53 基因变异
  - EBER 可能阳性，特别是地方性与获得性免疫缺陷综合征相关性患者

+.＞90% 患者阳性；+/−.＞50% 患者阳性；−/+.＜50% 患者阳性；−.＜10% 患者阳性

EBER.EB 病毒早期 RNA；SmIg. 膜表面免疫球蛋白；TdT. 末端脱氧核苷酸转移酶

性的细胞遗传异常较常见，+7q 和 del（13q）提示预后不良[326]。TP53 突变见于 1/3 的患者[325]。微阵列分析表明，Burkitt 淋巴瘤具有独特的分子特征，然而有一定比例的患者与弥漫大 B 细胞淋巴瘤的分子特征有重叠[327, 328]。对诊断困难的患者，如存在 MYC 基因重排，且缺乏 BCL2 或 BCL6 重排，则支持 Burkitt 淋巴瘤。有些患者如有 MYC 蛋白表达，且有其他典型的 Burkitt 淋巴瘤特征，即便无 MYC 基因易位，仍可做出 Burkitt 淋巴瘤的诊断[318]。值得注意的是，MYC 重排阴性的患者可能代表一类新近描述实体，即"Burkitt 样淋巴瘤，伴 11q 异常"[329]。

5. 骨髓组织学

骨髓浸润可以表现为基质型，结节型或弥漫型[322-324]。瘤细胞中等大小，核圆形或卵圆形。核膜裂隙或折叠核很少见，可见小核仁，核分裂象多见。经仔细寻找可见瘤细胞内空泡（图 6-66）。偶尔可观察到星空现象（图 6-67）。骨髓内坏死可见于治疗前或治疗后，以化学药物治疗后多见。网硬蛋白常增多。在一些患者中，淋巴瘤细胞异质性更明显，核轮廓不规则，

可伴有浆细胞样分化。

6. 免疫组织化学

淋巴瘤细胞表达 CD20，CD22，CD79a 和 CD10，CD20 的表达可能很弱。CD38，CD43 和 CD77 可以呈阳性表达[318]。BCL2 通常为阴性。Ki-67 增殖指数高，通常＞99%。肿瘤不表达 CD34 和 TdT。肿瘤表达 BCL6。BCL2 通常阴性，但 1/5 患者呈弱阳性表达[318]。有浆细胞分化的患者表达细胞质免疫球蛋白[325]。MUM1/IRF4 与 OCT2 的表达，分别见于 10% 与 80% 的患者[43]。SOX11 在多达一半的患者中表达[105]。在适当的组织学背景下，CD10 阳性，BCL2 阴性，BCL6 阳性的免疫表型，以及 Ki-67 高增殖率指数，是 Burkitt 淋巴瘤的诊断依据。

7. 问题和陷阱

基于独特的细胞学特征，骨髓抽吸诊断 Burkitt 淋巴瘤通常容易。骨髓活检诊断 Burkitt 淋巴瘤较困难，因为肿瘤细胞胞质空泡和"星空"外观等诊断特征常是不存在。准确的评估肿瘤细胞大小，细胞核特征，以及易见的核分裂，有助于做出诊断。免疫组织化学检查对鉴别诊断非常重要。Burkitt 淋巴瘤 CD5 和 cyclin D_1 阴性，CD10 阳性，而母细胞亚型的套细胞淋巴瘤 CD10 阴性，CD5 和 cyclin D_1 阳性。BCL2 强阳性表达需考虑到高级别 B 细胞淋巴瘤伴 MYC 和 BCL2 和（或）BCL6 重排的可能性。

儿童期的小细胞肿瘤如腺泡状横纹肌肉瘤，细胞质空泡也很常见，可能被误诊为 Burkitt 淋巴瘤甚至导致误治[330]。

四、T/NK 细胞淋巴组织增生性疾病

在 2001 WHO 分类发布之前，T/NK 细胞白血病 / 淋巴瘤的分类通常不太令人满意。问

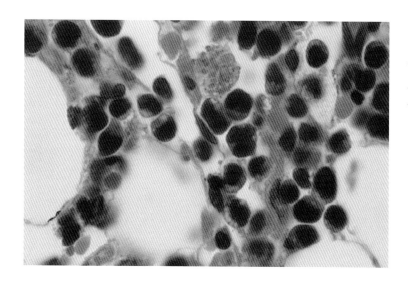

◀ 图 6-66 Burkitt 淋巴瘤的骨髓活检切片。该患者为获得性免疫缺陷综合征患者，表现为弥漫性瘤细胞浸润，注意其突出的细胞质空泡，HE 染色（100×）

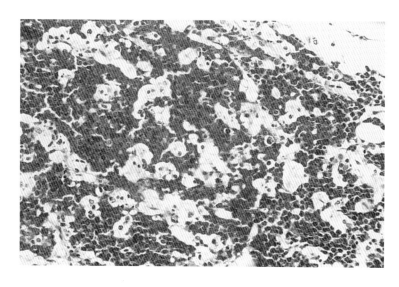

◀ 图 6-67 Burkitt 淋巴瘤的骨髓活检切片。该患者为获得性免疫缺陷综合征患者，表现出"星空样"外观，HE 染色（20×）

题包括：①病理学家和血液学专家对于同一种疾病的认识错误；②难以将不同的病理学分类联系起来；③对同一种疾病使用不同的术语；④用相同的术语（如慢性 T 淋巴细胞白血病）表示不同的疾病；⑤未能识别部分疾病（如成人 T 细胞白血病 / 淋巴瘤）；⑥将一个特定的实体（如成人 T 细胞白血病 / 淋巴瘤）分为同一类中不同的类别；⑦由于 T 细胞淋巴瘤的组织学表现十分多样，很难设定出一种可重复的分类；⑧难以将组织学诊断与患者的预后联系起来。

WHO 分类为这一领域带来了一定程度的明确性，尽管与我们对 B 细胞淋巴增殖性疾病

的了解相比，对这些疾病的发病机制的了解仍然非常有限。我们将 2008 WHO 分类及 2016 修订版作为讨论这组疾病的框架，前提是不仅形态学，而且临床、免疫表型、细胞遗传学和分子遗传学特征也都是该类定义的组成部分[1]。T 细胞肿瘤分为 T 细胞性幼淋巴细胞白血病 / 淋巴瘤（类似于胸腺或胸腺前细胞）和成熟 T 细胞肿瘤，有时称为"外周 T 细胞淋巴瘤"，类似于胸腺后细胞。由于某些细胞毒性 T 细胞淋巴瘤和 NK 细胞淋巴瘤之间的临床和免疫表型之间的关系，T 细胞和 NK 细胞肿瘤被归为一类。

T 细胞淋巴瘤的常见骨髓浸润模式不同于

B 细胞淋巴瘤。通常浸润基质，随机、灶性、结节性或弥漫性浸润。结节性浸润与 B 细胞淋巴瘤，以及淋巴组织反应性增生中所见的不同，结节边界通常不清。可有骨小梁旁浸润[8, 22]，但不常见。T 细胞淋巴瘤与 B 细胞淋巴瘤不同之处还包括前者的反应性改变更多见；如嗜酸性粒细胞增多、血管增生、多克隆性浆细胞增生、巨噬细胞增生活化、噬血现象、上皮样细胞增生、肉芽肿形成、滤泡增生，以及网状纤维增生。

外周 T 细胞淋巴瘤被报道的骨髓浸润频率为 10%[331]～80%[22]。这一巨大的差异部分归咎于一些病变组织学诊断不明确，需要免疫表型以证实。另外有部分是因为过去报道的任一系列的患者中，不同疾病的骨髓累及率不同。

T 系的淋巴瘤和白血病的诊断及分类不总是基于淋巴结组织学就能完成。外周血和骨髓细胞的免疫表型及细胞学特征非常重要。骨髓环钻术取得的活检组织的形态学通常没有淋巴结组织学，以及外周血的细胞学重要。然而，在有些患者中，一当其他可诊断的组织不可用时，可通过骨髓活检来明确诊断[8, 22]。在其他患者中，病变提示 NHL，但是除非经过免疫表型或分子遗传学检测确定有抗原受体的克隆性重排（通常为 T 细胞受体），不然无法证实诊断。鉴别诊断包括霍奇金淋巴瘤、富于 T 细胞的大 B 细胞淋巴瘤、组织细胞肿瘤、获得性免疫缺陷综合征、自身免疫性疾病及病毒相关性噬血细胞增多症。

NK 细胞肿瘤因缺少现有适用于大部分患者的合适克隆性标志物，诊断较为复杂。患者具有侵袭性病程，或有克隆性的细胞遗传学标志物可被认为有肿瘤性病变。然而对于其他不具有侵袭性病程及细胞遗传学异常的患者来说，有时难以确定病变是反应性还是肿瘤性。

（一）T 淋巴母细胞白血病 / 淋巴瘤

急性淋巴细胞白血病中 15% 的儿童患者和 25% 的成人患者为 T 细胞系。T 系 ALL 与 T 淋巴母细胞性淋巴瘤密切相关，两者肿瘤细胞都类似于前体 T 细胞。在 2016 年修订版 WHO 分类中，它们构成了一个单独的诊断类型，其中暂定的一类早期 T 细胞前体淋巴母细胞白血病，是一个重要的亚类[332]。T 淋巴母细胞性淋巴瘤比 T 淋巴母细胞白血病骨髓浸润少见，早期骨髓很少或无浸润。在常规化学药物治疗之前，骨髓浸润通常发生在那些最初骨髓正常的患者身上，这给了我们对疾病本质的历史认识。该疾病的白血病和淋巴瘤形式都在儿童比成人身上更常见。在所有的淋巴母细胞性淋巴瘤中，包括绝大多数儿童患者，85%～90% 是 T 系的[36, 333]。

T 淋巴母细胞白血病 / 淋巴瘤男性占绝大多数。胸腺浸润很常见的，可与胸腔、心包积液及上腔静脉阻塞相关。也可表现为有淋巴结肿大、肝大或脾大。

1. 外周血

T-ALL 的外周血涂片常显示血循环中的原始细胞（图 6-68）。T 淋巴母细胞淋巴瘤外周血通常是正常的，但有些患者有少量的循环肿瘤细胞。T 淋巴母细胞可具有 FAB-L1 或 L2 细胞学特征。虽然有时可观察到复杂、卷曲或深染的细胞核，但在细胞学基础上很难与 B 淋巴母细胞鉴别。

2. 骨髓细胞学

T-ALL 的骨髓各处均有淋巴母细胞浸润，而在 T 淋巴母细胞性淋巴瘤中，骨髓通常是正常的，有些患者可有不同程度的浸润。通常，骨髓中有 25% 以上的淋巴母细胞则归类为 ALL，而比例更低的患者则被归类为淋巴母细胞性淋巴瘤[332]。骨髓正常的淋巴母细胞性淋巴

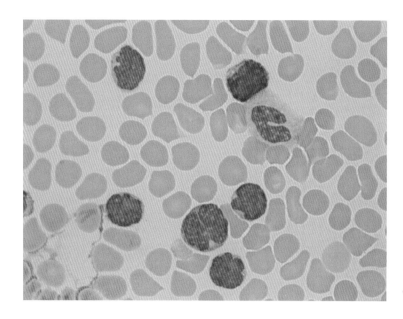

◀ 图 6-68 外周血涂片，T-ALL，显示大小不等的原始细胞，核扭曲、不规则，部分细胞染色质浓缩，MGG 染色（100×）

瘤患者，若病情进展，可出现骨髓浸润。

3. 流式细胞学免疫分型

T 淋巴母细胞表达多种 T 细胞抗原，如 CD2、CD3（浆表达，伴或不伴膜表达）、CD4、CD5、CD7 和 CD8。此外，他们可能表现出不成熟的特征，如 CD4 和 CD8 的共表达或 CD1a 的表达（框 6-11）。常表达 CD99 和 TdT，CD34 也可以是阳性的，这些进一步证明了肿瘤的前体性质。CD10 也可阳性，尽管表达弱于 B 系 ALL，CD79a 也在 10% 的患者中表达[332]。有 1/5～1/3 的患者报告了 CD13 或 CD33 的异常表达[332]。

这些患者之前被分为 4 种免疫表型亚型，所有亚型 CD3 均有胞质或胞膜表达。

(1) 祖 T-ALL：是免疫表型最不成熟的一型。细胞不表达 CD2、CD5 或 CD8，但可表达 CD7。

(2) 前 T-ALL：细胞表达 CD2、CD5 或 CD8，但不表达 CD1a。

(3) 皮质 T-ALL：细胞表达 CD1a，伴或不伴 CD3 膜表达。

(4) 成熟 T-ALL：细胞 CD3 膜表达，但不表达 CD1a。

许多具有祖 T 细胞或前 T 细胞免疫表型的患者现在被称为"早期 T 细胞前体淋巴母细胞白血病"，这是由其免疫表型定义的。该疾病表达 CD7 和 CD3 胞质阳性，但不表达 CD1a 或 CD8，以及至少表达一种髓系或干细胞标志物，如 CD11b、CD13、CD33、CD34、CD65、CD117 和人类白细胞抗原（HLA）–DR[332]。T 淋巴母细胞性淋巴瘤的免疫表型特征与 T-ALL 相似，虽然淋巴母细胞性淋巴瘤往往具有更成熟的表型，但并没有明显的区分，部分患者不能基于这些特征来鉴别。

4. 细胞遗传学和分子遗传学分析

细胞遗传学异常常见，虽然没有特别高频率发生的改变。然而，一些隐性易位和隐性缺失及其相关的分子异常发生频率很高。许多更常见的异常是涉及 TCR 位点的易位，尤其是位于 14q11.2 的 TRA/TRD 位点和位于 7q34 的 TRB 位点，以及位于 7p14.1 的 TRG 位点（框 6-11）。此外，常有 TLX1（HOX11）和 TLX3（HOX11L2）重排，以及 SIL-TAL1 融合。几乎所有病例的 PCR 检测都显示 TCR 基因克隆性重排，也有 20% 的病例有 IGH 的重排[332]。总的来说，发生在 T 淋巴母细胞淋巴瘤和 T-ALL

中类似的细胞遗传学和分子异常，除了涉及 9q34［包括 t（9；17）（q34；q22-23）］的异常，均在淋巴瘤病例中更为常见[334]。

5. 骨髓组织学

T-ALL 骨髓浸润恒定且广泛。在 T 淋巴母细胞性淋巴瘤中，60% 的患者在诊断时有骨髓浸润[12]；浸润最初是局灶性的，但随着病情的发展，局灶性病变扩散并融合形成弥漫型浸润。白血病型和淋巴瘤型的细胞学特征非常相似[40]。淋巴母细胞为小或中等大小，稍大于小淋巴细胞，胞质稀少，相对较大、深染的细胞核。核仁通常相对较小，染色质细颗粒状。核分裂象常见，部分患者可见核分叶、卷曲或折叠。有些病例还有小的深染细胞核[40]。淋巴母细胞常有显著的围血管浸润趋势[154]。当骨髓受累轻微时，淋巴母细胞在骨髓活检切片中难以辨认，而在涂片中更容易观察。

6. 免疫组织化学

T 淋巴母细胞表达 CD3（胞质或胞膜），常表达 CD5、CD7 和 TdT（框 6-11）。可表达 CD1a、CD4、CD8、CD34、CD43、CD45 和 CD45RO。CD10 和 CD79a 可弱表达，但细胞通常不表达其他 B 细胞或髓系相关抗原。在早期 T 细胞前体淋巴母细胞白血病中，CD7 和 CD3 有表达；不表达 CD1a 和 CD8，且原始细胞会表达早期髓系 / 干细胞标志物，如 CD34、CD117、CD13 和 CD33。

7. 问题和陷阱

T-ALL/T 淋巴母细胞性淋巴瘤的主要鉴别诊断是 B 淋巴母细胞白血病 / 淋巴瘤和 AML（见前文）。

自身免疫性淋巴细胞增生综合征的淋巴细胞聚集和白血病的浸润之间需要进行鉴别。前一种情况的细胞免疫表型与后者不同，显示异质性的淋巴细胞群，包括不表达 CD4 或 CD8 的 T 细胞增多[335]。

（二）NK 淋巴母细胞白血病 / 淋巴瘤

这一暂定的 WHO 分类定义仍不明确。这类疾病表达 CD56，也和 T 细胞一样表达 CD2、CD7 等标志物[336]。

（三）T 细胞性幼淋巴细胞白血病

T 细胞性幼淋巴细胞白血病最初作为一种与 B-PLL 细胞学特征相似的 T 系肿瘤由 Galton 等发现[337]。FAB 小组接受了这一术语[338]，并建议将与 B-PLL 不太相似的细胞较小的患者纳入这一分类；这些小细胞变体随后被发现与其他患者具有相同的临床表现、免疫表型、细胞遗传学和分子遗传学异常。在 WHO 分类中，T 细胞性幼淋巴细胞白血病，包括小细胞型，被认为是一个单独的实体[339]。毛细血管扩张性共济失调综合征患者易感。

T 幼淋巴细胞白血病是一种罕见的疾病，约占成人成熟淋巴细胞白血病的 2%。主要发生于老年人。患者通常表现为明显的脾大、肝大和淋巴结肿大。其他临床特征包括皮肤浸润和浆液性渗出。

1. 外周血

白细胞通常很高，贫血和血小板减少常见[339]。在某些情况下，循环肿瘤细胞的大小

框 6-11　T 淋巴母细胞白血病 / 淋巴瘤

- 流式细胞学免疫表型
  - 所有患者：cCD3+、CD10-/+、CD34+/-、TdT+
  - 不同程度表达：CD1a、CD2、SmCD3、CD5、CD4、CD7 和 CD8
- 免疫组织化学
  - TdT+、CD2+/-、CD3+/-、CD4+/-、CD5+/-、CD7+/-、CD8+/-、CD10-/+、CD34+/-、CD43+/-
- 细胞遗传学和分子遗传学
  - 没有特征性改变，但涉及 TCR 位点的易位，尤其是位于累及 14q11.2 的 TRAD 位点，以及位于 7q34 的 TRB 位点常见

+. > 90% 患者阳性；+/-. > 50% 阳性；-/+. < 50% 阳性；-. < 10% 阳性

c. 胞质；Sm. 膜；TdT. 末端脱氧核苷酸转移酶

与正常的小淋巴细胞相似，而在另一些情况下，细胞体积更大，大小相当于 B-PLL 肿瘤细胞[340]。当细胞较大时，细胞质通常相对丰富，有一个突出的居中核仁。有些病例在细胞学上无法与 B-PLL 细胞区分，但大多数患者可以鉴别。细胞质通常嗜碱性，细胞核不规则。在以小细胞为主的情况下，核质比较高，核仁较小且不太明显（图 6-69）；细胞核通常不规则（"多形性"），也可有胞质空泡。在小部分患者中肿瘤细胞具有脑回样核[339]。

2. 骨髓细胞学

骨髓中浸润的细胞与血液中细胞外观一致，但形态通常保存欠佳。

3. 流式细胞学免疫表型分析

白血病细胞表达 T 细胞相关抗原 CD2、CD3 和 CD5（框 6-12）。与其他大多数具有成熟 T 细胞免疫表型的白血病相比，这些细胞特征性表达 CD7。在大多数患者（60%）中，CD4 阳性，CD8 阴性。在 1/4 的患者中，细胞同时表达 CD4 和 CD8[341]。最少见的情况（15% 的患者）是 CD4 阴性，CD8 阳性。在大多数患者中 CD25 不表达。CD52 表达强烈，与阿仑单抗（抗 CD52）的免疫治疗相关。

4. 细胞遗传学及分子遗传学

75% 的 T-PLL 患者显示 14 号染色体异常，如 inv（14）（q11.2q32.13）或 t（14；14）（q11.2；q32.13）[106]，导致 TCL1A（TCL1）和 TCL1B 靠近位于 Xq28M 的 TCP1 基因位点或 TRAD 位点而失调[339]（框 6-12）。部分 8q 的部分三体或多体通常包括 8q 三体、具有双着丝粒的染色体（8）（11p）和 t（8；8）（p11-12；q12）[339]。少数患者的其他异常包括 7q 三体或部分三体，以及 6q 和 12p13 缺失。其他分子遗传异常包括 ATM 基因的突变和缺失，以及 JAK3 和 STAT5B 的突变[339]。

框 6-12　T 细胞性幼淋巴细胞白血病

- 流式细胞学免疫表型
  - CD2+、CD3+（可能弱表达）、CD5+、CD7+、CD52+（强阳性）、TCL1+
  - CD4+/–、CD8–/+、CD25–
- 免疫组织化学
  - CD2+、CD3+、CD5+、CD7+、TCL1+
  - CD4+/–、CD8–/+、CD25–
- 细胞遗传学和分子遗传学
  - 大部分患者有 inv（14）（q11.2；q32.13）或 t（14；14）（q11.2；q32.13）；小部分有 t（X；14）（q28；q11.2）；8q 三体常见；TCL1 失调

+. > 90% 的患者呈阳性；+/-. > 50% 阳性；-/+. < 50% 阳性；–. < 10% 阳性

5. 骨髓组织学

即使在那些有明显白细胞增多的患者中，有时也只有中度的肿瘤细胞浸润[207]。浸润模式

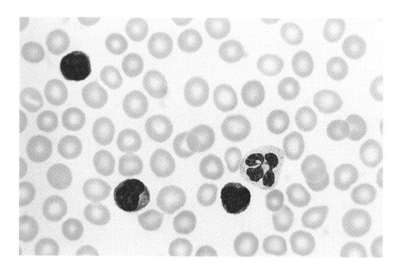

◀ 图 6-69　外周血涂片，T 细胞性幼淋巴细胞白血病（T-PLL），可见致密不规则的核，其中一个细胞可见明显的中等大小核仁。MGG 染色（100×）

与 B-PLL 相似（见前文）。在大多情况下，不规则的细胞核和稀少的细胞质提示为 T 系肿瘤（图 6-70），但有病例与 B-PLL 难以区分。网状纤维增生比 B-PLL 更常见[107]。

6. 免疫组织化学

细胞 CD2、CD3、CD5、CD7 呈阳性（框 6-12）。大多数情况下 CD4 阳性，CD8 阴性。细胞不表达 B 细胞标志物或未成熟标志物，如 CD1a 和 TdT。TCL1A 在 70% 的患者中表达，与该抗原反应的单克隆抗体可助于诊断[342]。在以小细胞为主的变型中，表达 Ki-67 的增殖指数可能比预期的高很多，而在许多其他淋巴瘤中细胞体积小，通常等同于增殖活性低的惰性疾病。

7. 问题和缺陷

T 细胞性幼淋巴细胞白血病需要与 B-PLL 和其他具有成熟 T 细胞表型的白血病区分开。小细胞变异型必须与 CLL 区分开。脑回状核的患者需要与 Sézary 综合征相鉴别。免疫表型分析、相关的白血病细胞细胞学特征，以及临床特征有助于鉴别。

（四）T 细胞性大颗粒淋巴细胞白血病

T/NK 系的大颗粒淋巴细胞（large granular lymphocyte，LGL）占外周血淋巴细胞的

10%～15%[343]。LGL 白血病的大多数病例为 T 系，细胞 CD3 阳性，常表达 CD8 和其他 T 细胞标志物。TCR 基因有克隆性重排。CD3 表达和 TCR 重排将这些病例与少数 NK 系病例区分开来（见后文）。

T 细胞性大颗粒淋巴细胞白血病（T-LGL 白血病）主要发生在老年人（中位年龄 60 岁）[344]。近 1/3 的患者在诊断时没有症状[345, 346]。然而，许多患者有细胞减少症（最常见的是中性粒细胞减少症），因此可出现反复的细菌感染，累及皮肤、口咽和肛周区域，或出现贫血症状。这和 Felty 综合征（类风湿关节炎伴脾大和白细胞减少）有较强的关联性。淋巴结肿大不常见，但肝、脾肿大常见[344, 347]。这种疾病通常具有较长的生存期，在一些系列研究中，中位生存期达 166 个月[345]。在少数患者中，尤其是那些细胞共表达 CD3 和 CD56 的患者，这些疾病的临床行为更具侵袭性，与侵袭性 NK 细胞白血病相似[348]。

1. 外周血

由于 LGL 细胞数量的增加，外周血白细胞升高[349, 350]。偶尔，患者尽管 LGL 细胞数量有增加，但是血白细胞也可正常。肿瘤细胞在形态上与正常 LGL 非常相似（图 6-71）。细胞核呈圆形或卵圆形，染色质中等浓缩；细胞质丰

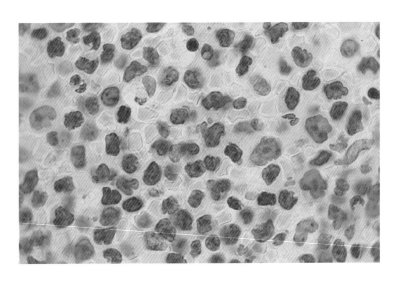

◀ 图 6-70　骨髓环钻活检切片，T-PLL，显示大小不等的幼淋巴细胞，核仁明显，尤其是在较大的细胞中；注意高度不规则的细胞核。树脂包埋，HE 染色（100×）

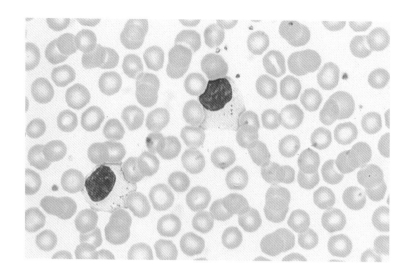

◀ 图 6–71　外周血图片，T 细胞性大颗粒淋巴细胞白血病。图示 2 个大颗粒淋巴细胞，MGG 染色（100×）

富，弱嗜碱性，含有细或粗的嗜天青颗粒。涂片细胞罕见。一些患者伴孤立性中性粒细胞减少、血小板减少或更少见的贫血。有报道过周期性血小板减少症的患者[351]。这些细胞减少症的出现取决于骨髓浸润程度的比例，似乎具有免疫基础。有时可出现巨噬细胞增多症。

2. 骨髓细胞学

骨髓呈不同程度的肿瘤细胞浸润，这些细胞具有与外周血肿瘤细胞相同的细胞学特征。在疾病早期，浸润可能很小。在重度中性粒细胞减少症患者的骨髓中，常不成熟粒细胞，数量正常。但缺乏成熟的中性粒细胞。轻度中性粒细胞减少症患者粒细胞的成熟可正常。血小板减少症患者的巨核细胞数量通常正常，但也有报道无巨核细胞性血小板减少症的病例[352]；在 1 名周期性血小板减少症患者中，骨髓中巨核细胞在血小板计数的最低点之前消失[351]。当贫血明显时，骨髓可能表现为成熟红细胞缺乏（纯红细胞再生障碍）或巨幼红细胞增生。

3. 流式细胞学免疫表型

肿瘤细胞通常 T 细胞受体（TCR）αβ、CD2 和 CD3 阳性，有时表达 CD5、CD16 和 CD57，CD7 通常为阴性[344]（框 6–13）。通常 CD8 阳性，CD4 阴性。CD11b 表达程度不一，NK 细胞标志物 CD56 通常为阴性。在极少数患者

中，细胞同时表达 CD3 和 CD56，这种表型和更具侵袭性的临床生物学行为相关[348]。CD94（KIR，杀伤细胞抑制性受体）亚型的表达受限或缺失提供了克隆性的替代证据。少数病例有其他异常或不太常见的表型，如 TCRαβ 和 CD4 阳性或 TCRγδ 阳性，以及 CD8 阳性或 CD4 阴性 /CD8 阴性[353]。TCRαβ 阳性、CD4 阳性和 CD8 阴性或弱阳的病例具有不同的疾病特征，可能与巨细胞病毒感染有病因学上的关系[354]。

框 6–13　T 细胞性大颗粒淋巴细胞白血病

- 流式细胞学免疫表型
  - CD2+、CD3+、CD5+、CD8+、TCRαβ+、CD16+/–、CD57+/–
  - CD4–、CD7–、CD56–
- 免疫组织化学
  - CD2+、CD3+、CD8+、CD5+/–、TIA-1+/–、穿孔素+/–、颗粒酶 B+/–、CD7–/+、CD57+/–
  - CD4–、CD56–、CD25–
- 细胞遗传学和分子遗传学
  - 无特异细胞遗传学异常
  - 大部分病例有 TRB 或 TRAD 位点单克隆性重排
  - STAT3 突变

+. > 90% 的患者呈阳性；+/–. > 50% 阳性；–/+. < 50% 阳性；
–. < 10% 阳性
TCR. T 细胞受体

---

4. 细胞遗传学和分子遗传学分析

未发现一致的细胞遗传学异常（框 6–13）。大多数情况下可以检测到 TCR 基因位点的单克

隆重排（通常是 TRB，少见有 TRAD）。在一个系列研究者中 40% 的患者发生了 STAT3 突变[355]，另一个系列研究中有 33% 的患者发生了 STAT3 突变[356]。

5. 骨髓组织学

大多数患者的骨髓增生活跃，但也可以增生大致正常或增生低下[357]。尽管浸润程度通常不明显，但几乎所有患者都有肿瘤细胞浸润。肿瘤细胞为小和中等大小淋巴细胞（图 6-72），细胞核轮廓不规则，核染色质浓缩，核仁不明显[358]。胞质内有一圈薄带，无明显颗粒。浸润模式通常为间质内和窦内浸润（图 6-73）；常见随机的局灶性或结节性浸润，但是是反应性的而不是肿瘤浸润的一部分[353, 358-360]。部分患者可有浆细胞增多[358]。重度中性粒细胞减少症患者通常在中幼粒细胞阶段出现明显的成熟停滞，并且出现凋亡细胞的数量增加。血小板减少症患者的巨核细胞数量通常充足或数量增加，尽管有报道无巨核细胞性血小板减少症[361]。贫血患者常表现为单纯红细胞再生障碍，晚期红细胞前体减少。在少数患者中发现与骨髓三系成熟障碍之间的关系。网状纤维通常增多[362]，但不明显（Bauermeister 分级 2~3 级；WHO 1 级）。

6. 免疫组织化学

肿瘤细胞表达 CD2、CD3 和 CD8；CD5 在大多数患者中弱表达，而 CD7 和 CD56 通常为阴性；CD57 表达通常为阳性（框 6-13）。3/4 的患者在细胞质颗粒中表达 TIA-1，一半的

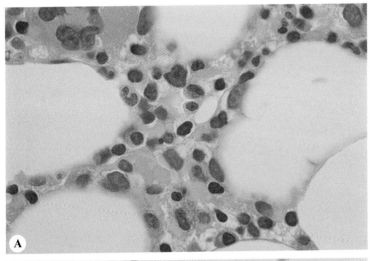
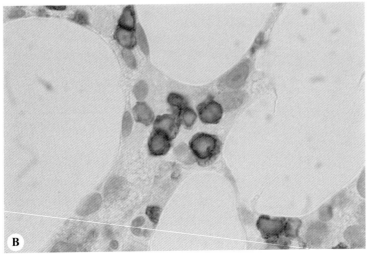

◀ 图 6-72 骨髓环钻活检切片，T 细胞性大颗粒淋巴细胞白血病

A. 偶尔出现核轮廓不规则的小 - 中大小淋巴细胞，HE 染色（100×）。B. 免疫组织化学显示浸润的肿瘤细胞。CD3（100×）

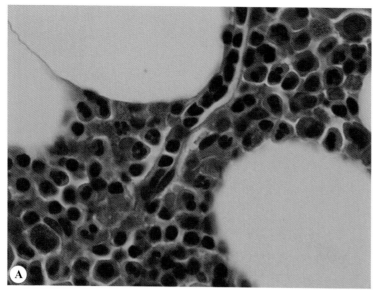

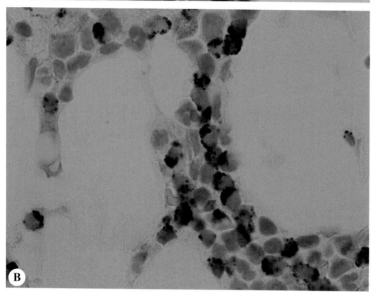

◀ 图 6-73 骨髓活检切片，**T** 细胞性大颗粒淋巴细胞白血病

A. 窦内浸润，HE 染色（100×）。B. 浸润的肿瘤细胞表达颗粒酶 B（100×）

患者表达颗粒酶 B[357]。可表达颗粒酶 M[353]。CD95（Fas）和 Fas 配体常为阳性[353]。CD57 仅在少数人中表达[357]。免疫组织化学显示间质内簇状和窦内及毛细血管内淋巴细胞的存在，后者几乎呈单排排列。

7. 问题和缺陷

T-LGL 白血病的骨髓浸润可能很轻微，且没有明显的特点。如果没有免疫组织化学，它可能会被完全忽略或误认为各种低级别 B 细胞淋巴增生性疾病。LGL 的非克隆性病变也可与 T-LGL 白血病混淆。为诊断骨髓浸润必须行外周血涂片和骨髓穿刺片检测，并进行免疫表型分析。在大多数情况下，外周血 LGL 的独特形态提示了诊断，免疫表型和克隆性研究证实了这一点。

LGL 的反应性增生可能和明显的骨髓浸润相关。例如之前报道的与美罗华单抗引起的自身免疫性中性粒细胞减少症相关[363]。

（五）NK 系慢性淋巴增生性疾病

2016 修订版 WHO 分类包括一类持续性 NK 细胞不明原因增多（通常 ≥ 2×10⁹/L，持续时间＞ 6 个月）的暂时分类[364]。至少在一些患者中，这种情况是肿瘤性的，证实有克隆性细胞遗传学或分子异常[356]，X 染色体基因的扭曲表达[365]，CD94（KIR）亚型的表达缺失或限制性表达[364]，或者随后转化为更具侵袭性的情况。而在其他患者中，对 X 连锁基因的分析表明这种病变可能不是克隆性的。

患者通常无症状，也无异常体征。外周血 LGL 升高。骨髓浸润为间质内和窦内浸润[364]。免疫表型通常显示 CD8、CD16、TIA-1、颗粒酶 B 和 M 的表达；CD2、CD5、CD7 和 CD57 弱表达或缺失，表面 CD3 缺失。CD56 一致阳性。有两种 NK 细胞群，其中一种表型异常。已发现的分子异常为 STAT3 突变，在一个系列研究的 61 名患者中有 30 名被检测到有 STAT3 突变[356]。

（六）侵袭性 NK 细胞白血病

与惰性的 NK 细胞增殖不同，侵袭性 NK 细胞白血病因其临床病程被视为肿瘤。它在中国人中比白种人更常见，常发生在青少年和年轻成人身上，中位年龄为 40 岁[366]。90% 以上患者的肿瘤细胞有 EBV 感染的证据[366-368]。B 症状和肝脾大常见[344]，但淋巴结肿大则较

少[366]。可伴有凝血障碍或噬血细胞综合征[366]。临床过程具有侵袭性，对治疗耐受，生存期通常＜ 2 个月[344, 366, 368-370]。

1. 外周血

外周血显示不同数量的 LGL[366]。部分患者血循环中的细胞与正常 LGL 相似。细胞可能具有各种异常形态，如体积增大、不规则或深染的核、染色质分散或明显的核仁[366, 368]（图 6-74）。循环中可有正常红细胞和髓系细胞。贫血、血小板减少和中性粒细胞减少很常见[366]。

2. 骨髓细胞学

大多数患者显示有类似于外周血的细胞浸润[368]（图 6-75）。巨噬细胞和噬血细胞增多[366]。

3. 流式细胞学免疫表型分析

肿瘤细胞 CD3、CD4、TCRαβ 和 TCRγδ 均为阴性[344, 368, 371]（框 6-14）。它们通常表达 CD2、CD16（3/4 的患者）、CD56、CD94 和 CD161。CD8、CD11b、CD57（通常为阴性）和 CD69 存在不同程度的表达。

4. 细胞遗传学和分子遗传学分析

许多患者显示克隆性细胞遗传学异常，尽管没有一致形式的报道[344]（框 6-14）。TCR 基因没有重排。在大多数情况下，EBV-EBER

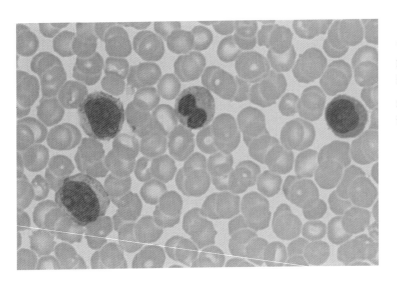

◀ 图 6-74 外周血涂片，侵袭性 NK 细胞白血病，显示 3 个肿瘤性淋巴细胞和 1 个中性粒细胞，MGG 染色（100×）

经许可转载，图片由中国香港的 Dr. K. F. Wong 提供

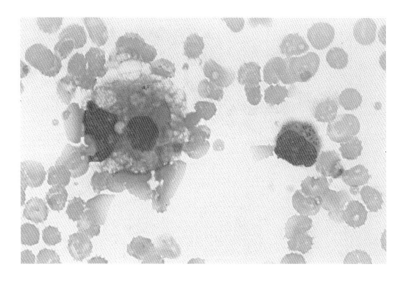

◀ 图 6-75 骨髓抽吸物涂片，侵袭性 NK 细胞白血病（与图 6-74 为同一患者）示一个中等大小的颗粒性肿瘤淋巴细胞；反应性巨噬细胞增生和显著的噬血现象，**MGG** 染色（**100×**）

经许可转载，图片由 Dr. K. F. Wong 提供

可通过原位杂交检测[368]。女性病例可以通过 X 连锁多态性分析证实克隆性，在男性和女性中可以通过 EBV 游离基因的克隆性来证明[366]。

框 6-14　侵袭性 NK 细胞白血病

- 流式细胞学免疫表型
  - CD2+、CD16+、CD56+、CD8+/-、CD57-/+
  - CD3-、CD4、TCRαβ-、TCRγδ-
- 免疫组织化学
  - CD2+、CD56+、TIA-1+/-、穿孔素 +/-、颗粒酶 B+/-、CD57-/+
  - CD3-、CD3ε+、CD4-
- 细胞遗传学及分子遗传学
  - 常见细胞遗传学异常，但是未见一致性异常
  - 无 TCR 重排
  - 大部分患者 EBER+

+. > 90% 的患者呈阳性；+/-. > 50% 阳性；-/+. < 50% 阳性；-. < 10% 阳性

EBER. EB 病毒早期 RNA；TCR. T 细胞受体

5. 骨髓组织学

骨髓浸润程度变化很大。浸润类型可为弥漫性、间质内或血管中心性。可见中等大小的单形性细胞，细胞核圆形，染色质浓缩[368]。部分患者可见噬血现象。可见坏死[366]。

6. 免疫组织化学

肿瘤细胞表达 CD56，而 CD3 和 CD4 阴性（框 6-14）。CD3ε 的表达可能导致 CD3 与某些

抗体的反应呈阳性。

7. 问题和缺陷

通过免疫表型和 TCR 分析可以很容易地将其与 T-LGL 白血病区分开来。而在区分侵袭性 NK 细胞白血病和"NK 细胞慢性淋巴组织增殖性疾病"时有更明显的问题，这在很大程度上是由于后者的性质通常不太明确[372]。需在疾病病程的基础上加以鉴别。根据定义，侵袭性 NK 细胞白血病是一种进展迅速的疾病，而 NK 细胞的慢性淋巴组织增殖性疾病是惰性病程，几乎没有进展的趋势。

不能仅根据 CD56 的表达就诊断为侵袭性 NK 细胞白血病，因为 CD56 的表达也可提示其他肿瘤，如多发性骨髓瘤、母细胞性浆细胞样树突状细胞肿瘤、急性髓细胞性白血病和一些非造血系统肿瘤。

（七）儿童 EB 病毒阳性 T/NK 细胞增殖性疾病

在 2016 WHO 分类修订版中将几种疾病归为一类[373]。"儿童系统性 EBV 病毒阳性 T 细胞淋巴瘤"可能有骨髓浸润，伴有组织细胞增生、噬血现象[374]（图 6-76）和全血细胞减少。该疾病在日本、中国和美洲土著中比其他人种

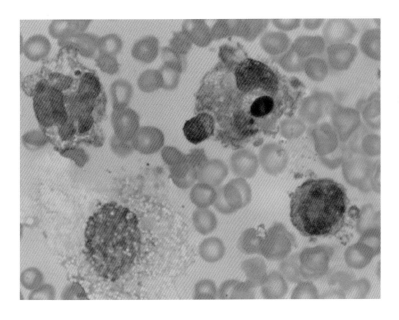

◀ 图 6-76　一位 2.5 岁儿童 EBV 病毒阳性 T 细胞淋巴组织增殖性疾病的女孩的骨髓涂片。图示肿瘤细胞（底部右侧）和噬血巨噬细胞，MGG 染色（100×）

更常见。当急性 EBV 感染后，淋巴瘤细胞表达 CD2、CD3、TIA 和 CD4，或在慢性活动性 EBV 感染时，淋巴瘤细胞表达 CD8；CD56 为阴性。

"T 细胞和 NK 细胞型慢性活动性 EB 病毒感染，系统型"，涵盖了从慢性感染到肿瘤的一系列疾病；偶见骨髓浸润，这种情况会因噬血现象的增多而变得复杂[375]。

"严重蚊虫叮咬过敏症"是一种 EBV 阳性的 NK 细胞淋巴组织增殖性疾病，可出现 NK 细胞增多症，同样也可因噬血现象增多而变得复杂。

（八）结外 NK/T 细胞淋巴瘤鼻型

这种疾病在临床和病理学上都不同于侵袭性 NK 细胞白血病[376]。大多数患者与 EBV 感染有关，这种疾病在远东、太平洋岛[377]，以及中美洲和南美洲比在世界其他地方更常见。男性患者是女性的 2 倍[377]。55 岁以上发病率明显增加[377]。以前的命名包括血管中心性 T 细胞淋巴瘤、多形性网状细胞增多症和致死性中线性肉芽肿。它是一种侵袭性疾病，通常表现为鼻子或上颚的破坏性肿块。虽然这种肿瘤最常见于鼻咽部，但也可以出现在其他部位，包

括皮肤，而无鼻咽的受累[368]。原发性肿瘤常因肿瘤细胞浸润血管壁而广泛坏死。大多数患者表现为 NK 表型，有些患者为 T 细胞或混合 T/NK 表型。预后通常较差[370, 378]。

1. 外周血

少数散播性疾病的患者有全血细胞减少症。很少出现白血病阶段。循环中肿瘤细胞有嗜天青颗粒，但通常有较高的核质比和比 T-LGL 白血病细胞更为分散的染色质[370]。

2. 骨髓细胞学

在少数患者骨髓中可见中等大小细胞浸润[370]细胞具有高核质比、多形性核和嗜天青质胞质颗粒。可见噬血现象[376]。

3. 流式细胞学免疫表型

通常有 CD56、CD69 和 CD94 的表达，但不表达 CD161；CD16 表达不一[371]。肿瘤细胞不同程度表达 T 细胞相关抗原。CD3 通常为阴性，CD2 通常为阳性，常表达 CD5 和 CD7。细胞可 CD4 或 CD8 阳性。细胞毒性颗粒，如 TIA-1、穿孔素和颗粒酶 B，Fas（CD95）和 Fas 配体常有表达[376]。

4. 细胞遗传学和分子遗传学分析

没有一致的细胞遗传学异常被报道。最常

见的异常是 del（6）（q21q25）[376]，i（6）（p10）[363]
和 del（13）（q14q34）[379]。TCR 和 IGH 基因位
点为胚系模式。EBV 以克隆性游离基因的形式
存在[376]。

5. 骨髓组织学

骨髓浸润不常见；在一个系列报道中，25
名中有 2 名在诊断时发现有骨髓浸润，另有 3
名在随访中发现[380]。一般的是微小的间质内浸
润。肿瘤细胞中等大小、多形性、核质比高。
可有噬血现象。

6. 免疫组织化学

CD56 的免疫组织化学有一定作用，但
EBV-EBER 的原位杂交在显示浸润的肿瘤细
胞时更为敏感[380]。在骨髓中检测到 EBV 阳性
细胞提示预后不佳[376]。胞质 CD3ε 表达[376]，
因此 CD3 的免疫组织化学可能对某些抗体呈
阳性。

7. 问题和缺陷

对于侵袭性 NK 细胞白血病，CD56 的表
达不应被过度解释。

（九）Sézary 综合征

蕈样肉芽肿病和 Sézary 综合征是密切相
关的皮肤 T 细胞淋巴瘤，在 WHO 分类中，根
据起源细胞和临床行为的不同其将其分开分
类[381]。Sézary 综合征是一种侵袭性疾病，而
蕈样肉芽肿病则更惰性。这两种病变都比较罕
见的，美国白种人男性的发病率为每年 0.64/10
万，美国白种人女性为 0.36/10 万[34]；美国黑
种人的发病率更高。30 岁以上发病率稳定上
升。这两种病变都有真皮和表皮内肿瘤细胞浸
润。表皮浸润呈局灶性；表皮内淋巴细胞的聚
集可形成线状排列，从基底膜上代替原有的基
底细胞，或更有特征的簇状分布，称为 Pautrier
脓肿或微脓肿。Pautrier 脓肿是由小的脑回样细
胞构成的，原发性皮肤 T 细胞淋巴瘤的重要特

征，但由于成人 T 细胞白血病 / 淋巴瘤也可发
生，因此不具有诊断价值，也不是所有的患者
都存在[381]。Sézary 综合征的特征是广泛的红斑，
由肿瘤细胞浸润皮肤和循环中的肿瘤细胞引起；
尽管皮肤组织学可能不明显，但这些特征出现
时即可被检测到。皮肤斑块和肿瘤不常见。在
2016 修订版 WHO 分类中，Sézary 综合征的诊
断需要红斑、广泛淋巴结肿大，以及皮肤、淋
巴结和外周血中存在克隆性肿瘤 T 细胞。必须
有以下一个或多个诊断条件：①循环中 Sézary
细胞 $\geqslant 1 \times 10^9$/L；② CD4 呈阳性的 T 细胞与
CD8 呈阳性的 T 细胞的比例 $\geqslant 10 : 1$；③一个或
多个 T 细胞抗原的丢失[381]。

1. 外周血

根据定义，Sézary 细胞存在于外周血中。
肿瘤细胞的大小从正常的小淋巴细胞到 2～3
倍。个别患者可能以小细胞或大细胞为主。
Sézary 细胞具有较高的核质比。染色质高度浓
缩，有时很深染。细胞核被描述为"卷曲"或
"脑回样"，这些名称指那些核分叶交织在一起，
类似于大脑的卷曲（图 6-77）。这导致细胞核
表面可见核沟。在大的 Sézary 细胞中比在小的
细胞中更容易分辨出分叶。核仁通常不明显，
但有时可见于大细胞中。小细胞胞质稀少，但
在大细胞中则更为丰富，无颗粒，可能含有一
圈空泡，PAS 阳性。与正常淋巴细胞大小相似
的 Sézary 细胞很难明确辨认。超微结构检查可
显示细胞核的特征形状（图 2-32）有助于辨别。
有些患者有嗜酸性粒细胞增多症[382]，通常与他
们的红皮病程度有关。除非疾病非常严重，一
般不会出现贫血和细胞减少。

2. 骨髓细胞学

骨髓抽吸物通常正常的，即使在循环肿瘤
细胞比例高的患者中也是如此[382]。然而，也可
发生 Sézary 细胞不同程度的浸润，特别是在疾
病的晚期。

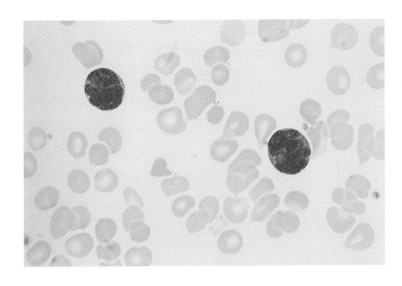

◀ 图 6-77 外周血涂片，Sézary 综合征，显示 2 个核卷曲、胞质稀少的细胞，MGG 染色（100×）

3. 流式细胞学免疫表型

正向和横向光散射都很高[383]。Sézary 细胞通常为 CD4 阳性，CD8 阴性；细胞表达 T 细胞标志物，通常包括 CD2、CD3、CD5 和 TCRαβ（框 6-15）；也表达 CD279（PD-1）[381]。一般 CD7[384] 和 CD26 为阴性，部分患者缺少 CD2、CD4 和 CD5 的表达[383]。在少数患者中，CD8 阳性，CD4 阴性。CD25 通常不表达。

框 6-15 Sézary 综合征

- 流式细胞学免疫表型
  - CD2+、CD3+、CD4+、CD5+、TCRαβ+、CD279+
  - CD7-/+、CD26-/+
  - CD8﹣、CD25-
- 免疫组织化学
  - CD2+、CD3+、CD4+、CD5+、PD-1（CD279）+
  - CD7-/+、CD8-、CD25-
- 细胞遗传学和分子遗传学
  - 常见多重细胞遗传学异常，但未见持续性的突变模式
  - 单克隆性 TCR 重排

+. > 90% 的患者呈阳性；+/-. > 50% 阳性；-/+. < 50% 阳性；-. < 10% 阳性
TCR. T 细胞受体

4. 细胞遗传学和分子遗传学

目前已有一些细胞遗传学异常的报道，常见复杂的核型（框 6-15）。包括 1p-、6q-、10q- 和 8q+，其中 iso（17q）尤其具有特征性[381]。TCR 基因有单克隆重排。常见基因突变、拷贝数变异和缺失等基因组的不稳定性[381]。

5. 骨髓组织学

骨髓浸润为间质内浸润，浸润不明显，有时甚至不存在[381, 385]。与疾病分期有一定的相关性。

浸润的细胞通常小而形态不规则，细胞核卷曲、深染（图 6-78）。在少数患者中，有大量的具有明显核仁的大淋巴细胞。有时浸润是多形性的，包括奇异的多核细胞。转化细胞的明显占比具有较差的预后意义[385]。伴有浸润的骨髓还可显示有嗜酸性粒细胞、巨噬细胞或浆细胞的增多，并出现肉芽肿[385]。网状纤维中等程度增多。

当骨髓没有任何非典型细胞浸润时，无嗜酸性粒细胞和巨噬细胞增多，肉芽肿和小圆淋巴细胞聚集不会出现[385]。细胞学正常的淋巴细胞聚集的存在没有任何不良的预后意义。

骨髓活检和克隆性研究不具有临床意义，因为除了通过外周血检查获得的信息外，没有额外的预后相关信息[386]。

6. 免疫组织化学

肿瘤细胞表达 T 细胞标志物 CD3 和 CD5（框 6-15）。大多数患者的细胞 CD4 阳性，CD8 阴性；少数患者为 CD8 阳性，CD4 阴性。罕见

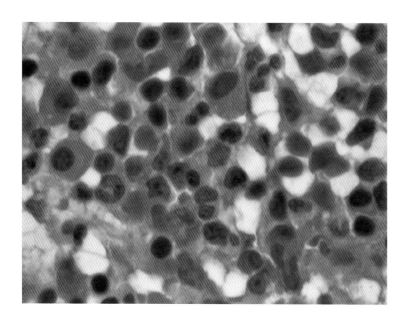

◀ 图 6-78 Sézary 综合征骨髓环钻活检切片。示淋巴样细胞轻度间质内浸润，细胞核不规则（脑回状），HE 染色（100×）

情况下 CD4 和 CD8 都是阴性。细胞毒性颗粒相关蛋白通常不表达。

7. 问题和缺陷

当患者缺乏临床可见的皮肤病损，但循环肿瘤细胞出现具有 Sézary 细胞特征的细胞时，之前诊断为 Sézary 细胞白血病，现在被认为是 T-PLL 的脑回型变体。

（十）蕈样霉菌病

蕈样霉菌病是一种亲表皮 T 细胞淋巴瘤，最初以片状红斑为特征，随后发展为斑块、结节和霉菌性肿瘤。病变通常发生在非日晒区域[387]。浸润的细胞类似 Sézary 细胞。疾病晚期可累及淋巴结和转化为大细胞淋巴瘤。

1. 外周血

循环中的肿瘤细胞有时类似于 Sézary 细胞，但不总是如此。如果是肿物形成而不是斑块则更常出现。如果发生大细胞转化，循环中可能有大的肿瘤细胞。

2. 骨髓细胞学

骨髓很少浸润，一般不作检查。

3. 流式细胞学免疫表型

肿瘤细胞通常为 CD4 阳性、CD8 阴性；表达 T 细胞标志物，通常包括 CD2、CD3、CD5 和 TCRαβ；CD7 通常阴性，不表达 CD2 和（或）CD5[383]。然而，当蕈样霉菌病累及外周血时，通常会出现 CD2、CD3、CD5 和 CD7 的表达缺失[388]。肿瘤细胞表达皮肤淋巴细胞抗原[387]，反映其源于皮肤归巢 T 细胞或皮肤固有记忆 T 细胞[381,387]。在少数患者中，CD8 阳性，CD4 阴性。CD25 通常不表达。大细胞有时 CD30 阳性[387]。

4. 骨髓组织学

骨髓很少浸润。

（十一）皮下脂膜炎样 T 细胞淋巴瘤

骨髓浸润罕见是这类皮肤淋巴瘤的特征，但常见反应性噬血现象，也可出现细胞减少[389]。

（十二）原发性皮肤 γ-δT 细胞淋巴瘤

骨髓浸润通常不是这种皮肤淋巴瘤的特征，但脂膜炎样肿瘤患者可出现噬血细胞综合征[390]。在报道过的 1 名罕见的骨髓浸润患者中，出现了淋巴组织细胞浸润，表现为浸润的肿瘤性淋巴细胞包绕脂肪细胞的边缘；表达 CD2、CD3、CD4、CD7、CD8 和颗粒酶 B，不表达 CD5[391]。

（十三）血管免疫母细胞性 T 细胞淋巴瘤

这是一种滤泡辅助 T 细胞的淋巴瘤[392, 393]。并不是所有的患者都有明显的 TCR 基因重排，以作为其克隆性的依据[331]，这可能是因为肿瘤细胞的比例非常低。

这是一种罕见的淋巴瘤，美国的发病率为每年 0.071/10 万人[377]。主要见于老年人，55 岁以上发病率稳步上升，男女比例为 1.5：1[377]。患者通常表现为晚期症状，包括皮肤浸润和胸腔积液[394]。诊断依靠淋巴结组织学。典型表现为淋巴结结构破坏，生发中心消失，高内皮静脉显著增生，淋巴细胞、浆细胞、免疫母细胞、上皮样巨噬细胞和类似滤泡树突状细胞的树突状细胞混合浸润[331, 395, 396]。许多患者有细胞外 PAS 阳性物质沉积。

典型的临床表现是发热和淋巴结肿大、自身免疫性溶血性贫血和其他自身免疫现象、药物过敏反应和多克隆高丙种蛋白病。有些患者冷凝集素反应阳性，有些则冷球蛋白阳性。

10%～15% 的患者转化为更具侵袭性的 T 细胞淋巴瘤。一些患者发展为 DLBCL，目前认为大多数情况下是由于 EB 病毒感染再激活，然后在疾病相关免疫缺陷的情况下发生了肿瘤转化[392]。

1. 外周血

通常为正色素正细胞性贫血，红细胞叠连增加，红细胞沉降率升高。偶尔贫血是成白红细胞性贫血。常见合并自身免疫性溶血性贫血。红细胞凝集素可以出现在那些冷凝集阳性的患者中。一些患者伴淋巴减少症、血小板减少症、中性粒细胞增多症、嗜酸性粒细胞增多症或嗜碱性粒细胞增多症[396, 397]。浆细胞、浆细胞样淋巴细胞和非典型淋巴细胞与病毒感染或免疫反应性的患者中的细胞类似。报道有明显的多克隆浆细胞增多症（浆细胞 8.6×10^9/L）[398]；

这可能是短暂的病变。外周血肿瘤细胞少见（图 6-79）；多为中小型细胞，核质比高，细胞质弱嗜碱性[399]。

2. 骨髓细胞学

骨髓抽吸物可表现为非特异性改变，如慢性病性贫血的特征。可以有小淋巴细胞浸润，有时表现为不规则的细胞核，以及非典型淋巴细胞，包括免疫母细胞。背景炎症细胞包括嗜酸性粒细胞和浆细胞会增多，后者有时数量丰富[398]。

3. 流式细胞学免疫表型分析

肿瘤细胞表达 T 细胞相关抗原，如 CD2 和 CD5（框 6-16）。循环肿瘤 T 细胞中可表达胞质 CD3 阳性，而不表达胞膜 CD3[400-402]。CD7 不常表达。大多数情况下，细胞表达 CD4 而不表达 CD8。常表达 CD10、CD57 和 BCL6[403]。CD56 为阴性[402]。表达 CXCL13[404]。常表达滤泡辅助 T 细胞的标志物如 CD279 等常表达，CD200 常为阳性[392]，TCRαβ 可能不表达，TCRγδ 通常为阴性[401402]。

框 6-16　血管免疫母细胞性 T 细胞淋巴瘤

- 流式细胞学免疫表型
  - CD2+、CD4+、CD5+、CD10+、CD57+、cCD3+、SmCD3 表达不一，CD200、PD-1（CD279）+、CD7+/-
  - CD8-、CD56-、TCRαβ+ 或 -、TCRγδ-
- 免疫组织化学
  - CD2+、CD3+、CD4+、CD5+、BCL6+、CD279+
  - CD7+/-、CD10+/-、CD57+/-、CXCL13+/-、CD7+/-、ICOS（CD278）+/-
  - CD8-
- 细胞遗传学和分子遗传学
  - 常见复杂核型的细胞遗传学异常。最常见的异常是 3 号染色体三体、5 号染色体三体、21 号染色体三体、X 染色体的额外拷贝和 del（6q）单克隆 TCR 重排
  - 在大多数情况下可检测到的 TCR 单克隆重排

+. > 90% 的患 TCR 单克隆重排者呈阳性；+/-. > 50% 阳性；
-/+. < 50% 阳性；-. < 10% 阳性
c. 细胞质；ICOS. 诱导性 T 细胞协同共刺激因子；Sm. 表面膜；
TCR. T 细胞受体

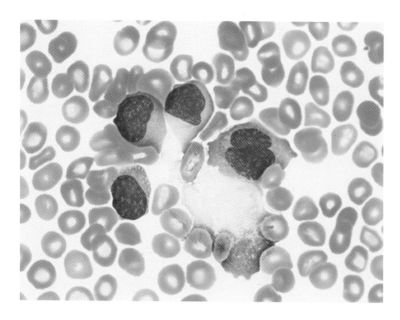

◀ 图 6-79 外周血涂片 血管免疫母细胞性 T 细胞淋巴瘤。显示多形性细胞，胞质中等程度嗜碱性，MGG 染色（100×）

4. 细胞遗传学和分子遗传学分析

大多数患者显示细胞遗传学异常，核型复杂，多种遗传学不相关的克隆的频率较高[405]。最常见的异常是 3 号染色体三体、5 号染色体三体、21 号染色体三体、del（6q）和额外的 X 染色体拷贝（框 6-16）。1 号染色体的结构异常、额外的 X 染色体和复杂的异常克隆与不良预后有关[406]。TRB 和 TRG 的单克隆重排见于 75% 的患者，高达 25% 的患者出现单克隆 IGH 重排[407]。在许多情况下，特别是在含较多 B 免疫母细胞的患者中，利用原位杂交技术，可以在肿瘤内浸润的 B 细胞中检测到 EBV-EBER。

5. 骨髓组织学

报道骨髓浸润发生率差异较大，为 10%[331]～60%[408, 409]。病变可为单灶或多灶，浸润模式为间质内、散在灶性、结节性、骨小梁旁或弥漫性[23, 404, 410]。浸润形态具有多形性，由淋巴细胞、浆细胞、免疫母细胞、巨噬细胞组成，有时也由肥大细胞、嗜酸性粒细胞或中性粒细胞组成（图 6-80 至图 6-82）。可有噬血现象[410]。多克隆性浆细胞可以非常多，达 40%～50%[404]，并且可以在没有浸润的情况下增加[404]。肿瘤性淋巴细胞有稍不规则的细胞核，可以是小和中等大小的，也可以是中等和大的细胞。在一些患者可有胞质透亮的免疫母细胞和类似于单核霍奇金细胞或偶尔类似于 R-S 细胞的细胞[23]。由于存在上皮样巨噬细胞，局灶性病变可类似于肉芽肿[409]。部分患者伴毛细血管增生，有时呈树枝状。网状纤维增生常见，偶见胶原纤维增生[411]。

骨髓增生常见。在任何一个或所有的主要造血谱系中都可见异常分布和成熟障碍。单纯红细胞再生障碍已有报道[404]。虽然血管免疫母细胞性 T 细胞淋巴瘤有时在骨髓活检时即有疑诊，但诊断通常需要淋巴结活检。淋巴结受累的典型特征是树枝状的高内皮静脉，滤泡树突状细胞增生和细胞外 PAS 阳性物质的沉积，这些特征在骨髓浸润中通常不存在。

6. 免疫组织化学

浸润的非典型淋巴细胞通常表达 CD2 和 CD3（框 6-16）。在大多数情况下，细胞 CD4 阳性而 CD8 阴性。B 细胞标志物（CD20 和 CD79a）为阴性。在 80% 的患者中，有不同程度的 CD10 阳性肿瘤细胞，而在大多数其他 T 细胞淋巴瘤中 CD10 不表达[412]；然而，当淋巴结浸润呈阳性时，骨髓中往往不表达

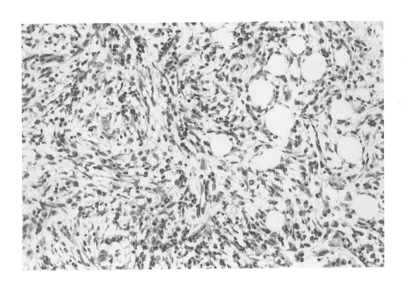

◀ 图 6-80　骨髓活检切片，血管免疫母细胞性 T 细胞淋巴瘤，显示多形性淋巴浸润和不规则的纤维化，HE 染色（10×）

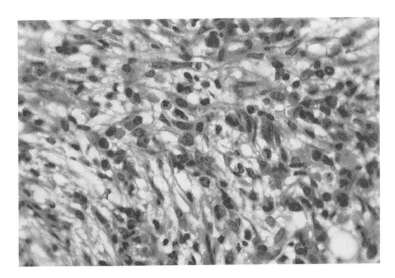

◀ 图 6-81　骨髓活检切片，血管免疫母细胞性 T 细胞淋巴瘤（与图 6-80 为同一患者），显示由中淋巴细胞、成纤维细胞、嗜酸性粒细胞、免疫母细胞和浆细胞混合浸润，HE 染色（40×）

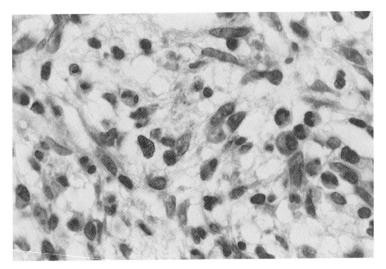

◀ 图 6-82　骨髓活检切片，血管免疫母细胞性 T 细胞淋巴瘤（与图 6-80 为同一患者），显示成纤维细胞、嗜酸性粒细胞和中等大小淋巴细胞，核不规则，HE 染色（100×）

CD10[404, 413]。在一个包含 91 名患者的系列报道中，各种抗原的表达频率为 CD3 100%、CD2 97%、CD5 93%、CD279（PD-1）92%、CD45 90%、CD4 82%、CD10 56%、CD7 47% 和 CD30 11%[414]。CD279 的表达也可见于其他假定滤泡辅助 T 细胞的 T 细胞淋巴瘤中表达[415]。肿瘤细胞也表达 CXCL13[404] 和 ICOS（诱导性 T 细胞协同共刺激因子，CD278）进一步证实肿瘤和滤泡辅助 T 细胞的关系。

在 1/3 的患者中，有大量表达 CD20 和 CD79a 阳性的 B 细胞 EBV 病毒 –EBER 阳性[416]。当浆细胞浸润严重时，免疫组织化学或 mRNA 原位杂交有助于证实轻链的限制性表达。

7. 问题和缺陷

诊断血管免疫母细胞性 T 细胞淋巴瘤需要密切结合临床特征、淋巴结组织学、细胞遗传学和分子遗传学结果。类似的多形性浸润可发生在霍奇金淋巴瘤、富于 T 细胞和组织细胞的大 B 细胞淋巴瘤，以及炎症性和自身免疫疾病的骨髓。如果不进行肥大细胞类胰蛋白酶免疫组织化学染色，系统性肥大细胞增多可能被误诊为缺乏明显淋巴细胞异型性的血管免疫母细胞性 T 细胞淋巴瘤。在一些患者中，浆细胞浸润非常明显，因此鉴别诊断包括浆细胞肿瘤[404, 416]。骨髓增殖可提示骨髓增殖性肿瘤[404]

或骨髓增生异常。

（十四）成人 T 细胞白血病 / 淋巴瘤

成人 T 细胞白血病 / 淋巴瘤（ATLL）是一种发生于 T 细胞早期被反转录病毒 HTLV-1（人类嗜 T 细胞病毒 –1）感染的个体中的特殊肿瘤。这种病毒在任一部位整合到宿主 T 细胞中，但在单个患者的肿瘤性 T 细胞克隆，中则整合在同样的位置。感染该病毒的人患白血病 / 淋巴瘤的终身风险为 1%～2%。ATLL 病例主要发生在已知该病毒特有的某些地区，特别是日本和加勒比地区，以及接收来自这两个地区的移民的国家。南美洲也有患者报道，在世界各地，包括来自中非和西非、中东和中国台湾的患者，以及澳大利亚土著人中有发现少量患者[384, 417-420]。ATLL 主要发生在成人，但也有罕见的儿童患者报道，尤其是在南美洲。可能一些因素的共同作用是疾病发展的必要因素；这些因素在日本和西印度群岛可能有所不同，因此在日本发病年龄常较晚。

这类疾病可以表现为淋巴瘤，不累及骨髓和外周血，也可以表现为同时伴有组织浸润和外周血及骨髓受累的白血病 / 淋巴瘤形式。这种疾病很少局限于骨髓[421]。大多数患者都表现为急性病程，但也可以是慢性和隐袭性病

表 6-5　成人 T 细胞白血病 / 淋巴瘤（ATLL）亚型

分　类	外周血淋巴细胞	组织浸润	生　化
隐袭性 ATLL	淋巴细胞数＜ 4×10⁹/L，和≥ 5% 异常淋巴细胞或组织学肺或皮肤浸润的证据	可浸润肺或皮肤，但通常不浸润淋巴结、肝、脾、胃肠道或中枢神经系统，也无胸腹水	LDH 升高至正常值上限的 1.5 倍，无高钙血症
慢性 ATLL	淋巴细胞数＞ 4×10⁹/L，且 T 淋巴细胞数＞ 3.5×10⁹/L，伴形态学异常，偶有明显的 ATLL 细胞（如花样细胞）；大部分患者有＞ 5% 的异常淋巴细胞	可浸润肺、皮肤、淋巴结、肝或脾，但通常不浸润胃肠道或中枢神经系统，也无胸腹水	LDH 升高至正常值上限的 2 倍无高钙血症
淋巴瘤性 ATLL	淋巴细胞数＜ 4×10⁹/L，且异常细胞＜ 1%	组织学显示淋巴瘤改变	可有 LDH 升高或高钙血症
急性 ATLL		所有其他情况	

LDH. 乳酸脱氢酶

程[420, 422]（表 6-5）。在细胞学和组织学上，ATLL 表现不一。Suchi 等[395] 报道说，隐袭性病程更可能见于那些组织学上低级别的淋巴瘤中，但 Jaffe 等[418] 未观察到组织学分级与预后之间的任何关系。

急性期的最主要的临床特征是淋巴结肿大、皮肤浸润和伴有高钙血症的骨病变。有些患者有脾大和肝大。免疫缺陷可导致机会性感染。急性型的预后一般较差，中位生存期 < 1 年。

外周血涂片检查在诊断中非常重要。骨髓穿刺和环钻活检重要性更低。

1. 外周血

约 3/4 的患者外周血有循环肿瘤细胞，这具有特异性。肿瘤细胞极具多形性，大小、形状、核质比和染色质浓缩程度都有不一致（图 6-83）。细胞质从稀少到中等丰富不一，有时呈嗜碱性。部分细胞可见核仁和开放、粗糙的染色质，而其他大多细胞染色质浓缩。细胞核的形态不一，部分呈分叶状像叶子或花瓣。可能有一些脑回样核的细胞一些脑状细胞，但从多形性的程度可易与 Sézary 综合征区分。

因为骨髓通常浸润不严重，所以通常很少出现贫血或血小板减少。但嗜酸性粒细胞增多症不少见[419]。

2. 骨髓细胞学

有白血病表现的患者具有不同程度的骨髓浸润，浸润细胞形态与上述类似（图 6-84）。

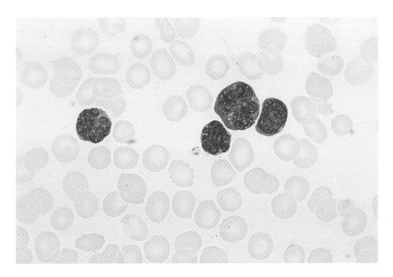

◀ 图 6-83 外周血涂片，成人 T 细胞白血病 / 淋巴瘤（ATLL），示高度多形性细胞，其中最大的细胞具有"三叶草"或"花瓣状"分叶核，有明显的中等大小核仁，MGG 染色（100×）

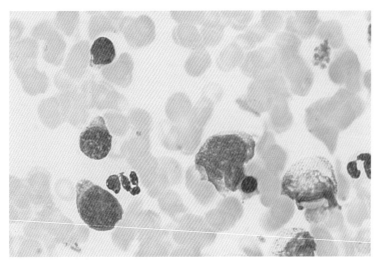

◀ 图 6-84 骨髓抽吸细胞学，ATLL，示淋巴样细胞浸润；大小有很大差异；最大的细胞有分叶状核，MGG 染色（100×）

3. 流式细胞学免疫表型分析

ATLL 的细胞通常 CD2、CD3 和 CD5 呈阳性（框 6-17）。大多数情况下不表达 CD7。细胞通常是 CD4 阳性，CD8 阴性；少部分患者肿瘤细胞是 CD4 阴性，CD8 阳性或 CD4 和 CD8 均为阳性[423]。成人 T 细胞白血病/淋巴瘤与其他类型的成熟 T 细胞淋巴瘤的不同之处在于大多数情况下，CD25 强表达于所有或大多数细胞。CD30 可表达于大细胞[423]。肿瘤细胞具有 CD45RA 阴性、CD45RO 阳性的记忆 T 细胞表型，但却起源于 CD45RA 阳性记忆 T 细胞[424]。

框 6-17 成人 T 细胞白血病/淋巴瘤

- 流式细胞学免疫表型
  - CD2+、CD3+、CD4+、CD5+、CD25+
  - CD7-、CD8-
- 免疫组织化学
  - CD2+、CD3+、CD4+、CD5+、CD25 强 +、FOXP3+
  - CD7-、CD8-
- 细胞遗传学和分子遗传学
  - 大部分患者有细胞遗传学异常，3 号染色体三体、7 号染色体三体和 6q 缺失最常见
  - HTLV-1 的单克隆整合
  - 大部分基因有持续性的突变

+. > 90% 的患者呈阳性；+/-. > 50% 阳性；-/+. < 50% 阳性；
-. < 10% 阳性
HTLV-1. 人类嗜 T 细胞病毒 -1

---

4. 细胞遗传学和分子遗传学分析

大部分患者有染色体核型异常，虽然目前尚无一致改变的报道。最常见的是 3 号染色体三体，7 号染色体三体和 6q 异常[425]。可有 TCR 位点的单克隆重排。

5. 骨髓组织学

3/4 的患者有骨髓浸润。骨髓受累的模式通常为间质性、散在灶性或弥漫性，偶尔为骨小梁旁型。浸润程度通常较轻。

不同病例浸润的性质有很大的不同。许多病例所示细胞大小差异较大，细胞核从中等到大不等（图 6-85 和图 6-86）。其他患者以小细胞或大细胞为主。细胞极具多形性。在较大的细胞中，细胞核呈泡状，核膜清晰，有 2～5 个明显的核仁；较小的细胞通常染色质浓缩。细胞核形状各异，圆形、椭圆形、锯齿状、分叶状或卷曲。可见巨细胞，其中一些可类似于 Reed-Sternberg 细胞，而其他细胞核聚集、染色质粗糙团块状、核仁显著[395]。核分裂象多见（图 6-86）。除了肿瘤细胞外，通常还可见大量的嗜酸性粒细胞和浆细胞。骨髓血管有时可增生。

ATLL 的一个可变的特征是广泛的骨吸收，伴有大量吸收陷窝和单核或多核破骨细胞形成（图 6-87）。骨重塑可能与成骨细胞活性不同程度的增加，以及骨小梁旁纤维化有关[418, 426]。在某些情况下，当活检切片中没有观察到浸润时，破骨细胞也可明显增多[419]。

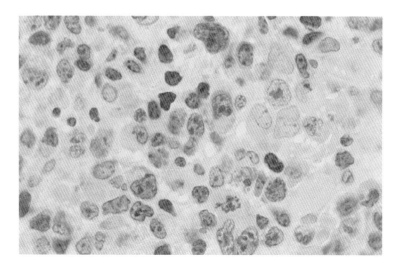

◀ 图 6-85 骨髓活检切片，ATLL 示高度多形性的小、中和大淋巴细胞弥漫浸润。树脂包埋，HE 染色（100×）

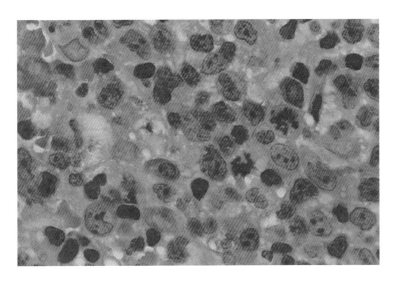

◀ 图 6-86　骨髓活检切片，ATLL，示高度多形性的中等和大淋巴细胞弥漫浸润。注意较多核分裂象。树脂包埋，HE 染色（100×）

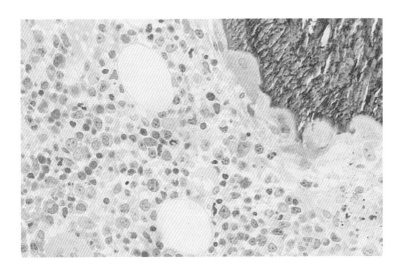

◀ 图 6-87　骨髓活检切片，ATLL，示多形性中、大淋巴细胞的大量浸润；注意吸收陷窝中的大量破骨细胞，使骨小梁呈锯齿状。树脂包埋，HE 染色（40×）

6. 免疫组织化学

肿瘤细胞 CD2、CD3、CD5 呈阳性，CD25 和 FOX3P 也特征性强阳性（框 6–17）。在大多数患者 CD4 阳性。大细胞可表达 CD30 阳性[423]。

7. 问题和陷阱

骨髓浸润的程度可能很轻，单凭形态学难以分辨。CD3 的免疫组织化学染色有助于识别间质内非典型细胞的微小浸润。即使在那些有重度浸润的患者中，其组织学特征也与其他外周 T 细胞淋巴瘤非常相似；在 ATLL 中，CD25 特征性强表达，而其他外周 T 细胞淋巴瘤最多是弱表达。密切关注骨髓穿刺或血涂片中的细胞

学特征并产生高度怀疑，对诊断有重要意义。破骨细胞活跃度增加是诊断 ATLL 的一个有用指征。

（十五）肝脾 T 细胞淋巴瘤

这是一种临床上表现为侵袭性的淋巴瘤，年轻男性的典型表现为 B 症状、肝脾大和细胞减少。淋巴结肿大不常见[427]。这是一种罕见的淋巴瘤，在美国每年的发病率为 0.0 004/100 000，美国黑种人中的发病率至少是白种人的 3 倍[377]。有相当小部分患者发生在移植后或免疫抑制治疗后[428]。在大多数情况下，肿瘤细胞表达 TCR 的 γδ 形式，通常在外周血 T 淋巴细胞的一小部分上表达。在少数具

有相似临床和病理特征的患者中，肿瘤细胞表达 αβTCR 和（或）γδTCR[429]。

1. 外周血

由于消耗，常有 Coombs 阴性的溶血性贫血和血小板减少症。血白细胞通常正常，但在一个系列研究中的大多数患者外周血循环都有循环肿瘤细胞[430]。

2. 骨髓细胞学

骨髓细胞增生活跃，红细胞和巨核细胞增生。骨髓通常有中等大小的淋巴细胞浸润，可聚集呈团块状[431]。细胞的染色质中等程度分散，胞质中度嗜碱性[427]（图 6–88）。胞质内可见细颗粒状[430]。骨髓浸润程度轻 - 中度不等。可有反应性噬血现象。肿瘤细胞本身也可出现吞噬红细胞现象[432]。

3. 流式细胞学免疫表型分析

大部分病例中瘤细胞表达 CD2 和 CD3，常表达 CD7，但 CD4、CD5 和 CD8 呈阴性（框 6–18）。CD7 也常为阴性。在大多数病例中细胞表达 TCRγδ，但不表达 TCRαβ；少数病例则相反。CD56 在多数病例中表达[427, 433]，CD16 可在部分病例中表达[416]。

4. 细胞遗传学和分子遗传学分析

典型的细胞遗传学异常是 7q 等臂染色体的多拷贝（框 6–18），以及 8 号染色体三体。大部分患者显示有 TRG 或 TRD 的单克隆重排，但一般没有 TRB 重排。

框 6–18　肝脾 T 细胞淋巴瘤

- 流式细胞学免疫表型
  - CD2+、CD3+、TCRγδ+
  - CD7+/–、CD56+/–、CD8–/+
  - CD4–、CD5、TCRαβ-（罕见 TCRαβ+）、CD57–
- 免疫组织化学
  - CD2+、CD3+、TIA-1+、颗粒酶 M+
  - CD7+/–、CD11b+/–、CD16+、CD56+/–、CD8–/+
  - CD4–、CD5、TCRαβ-（罕见 TCRαβ+）、穿孔素 –，颗粒酶 B-
- 细胞遗传学和分子遗传学
  - 8 号染色体三体和 i（7）(q10) 是最常见的分子改变
  - 大多数情况下存在 TRG 单克隆重排，但无 TRB 重排

百分比：+. > 90% 的患者呈阳性；+/–. > 50% 阳性；–/+. < 50% 阳性；–. < 10% 阳性
TCR.T 细胞受体

5. 骨髓组织学

骨髓增生活跃，常有红系和巨核系增生。大多数患者有骨髓浸润，最初不明显，可通过免疫组织化学的帮助辨识[430]。浸润为间质内、窦内或两者兼有；常见严重的窦内淋巴细胞浸润伴窦腔扩张。肿瘤细胞多形性，中等 - 大细胞（图 6–89），核边缘不规则，小细胞内染色质粗糙凝结成块，较大细胞内染色质更为分散，

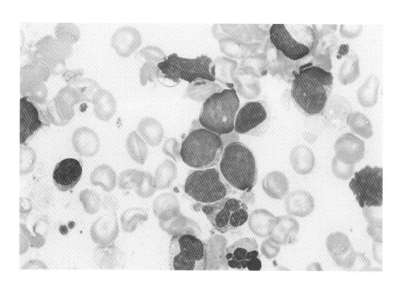

◀ 图 6–88　骨髓涂片，肝脾 T 细胞淋巴瘤，示中等大小的淋巴瘤细胞，核质比高，有多个小核仁，MGG 染色（100×）

经许可转载，图片由 Dr. Elizabeth Lombard 提供

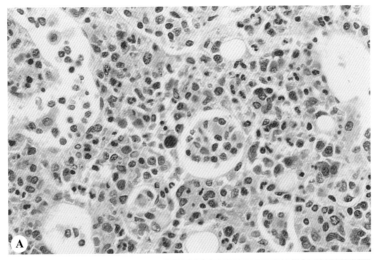

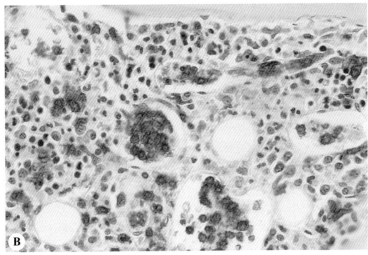

A. HE 染色（40×）；B. CD45RO 免疫组织化学（40×）（经许可转载，图片由 Dr. Elizabeth Lombard 提供）

有显著的小核仁[430]。最初，浸润不明显，要借助免疫组织化学加以辨别[430]。浆细胞和小血管常增多[430]。可有反应性噬血现象[430]。当疾病进展为致命性的白血病阶段时，可见弥漫性骨髓浸润和大细胞转化。

6. 免疫组织化学

肿瘤细胞表达 CD3，多数情况下表达 CD56 和 CD11b（框 6-18）。大多数患者不表达 CD4、CD5、CD8、CD57 和 TCRαβ。然而，1/4 患者的肿瘤细胞表达 CD8[434]，少数患者表达 TCRαβ；60% 的患者表达 CD7 和 CD16[434]。常表达细胞毒性颗粒蛋白 TIA-1 和颗粒酶 M，但不表达穿孔素或颗粒酶 B[428]。不表达 B 细胞标志物。

7. 问题和缺陷

骨髓浸润程度可能非常轻微，尤其是在单纯窦内浸润的患者中，CD3 的免疫组织化学染色对识别肿瘤细胞十分重要。CD34 免疫组织化学染色可以显示血管内皮细胞，也有助于识别窦内浸润。

（十六）ALK 阳性的间变性大细胞淋巴瘤

间变性大细胞淋巴瘤（anaplastic large cell lymphoma，ALCL）是一种侵袭性淋巴瘤，被认为起源于 T 系，即使不表达相关抗原时[435]。大多数病例与特征性 t（2；5）（p23.2–23.1；q35.1）易位、其他变型易位或其他涉及 2 号染色体和 ALK 基因的重排相关，这些突变形成

NPM1-ALK 融合基因或变体，以及 ALK 蛋白和 CD246 的表达[436, 437]。

间变性大细胞淋巴瘤病变年龄范围广，发生于儿童、青少年和成人。通常表现为淋巴结内和结外病变，症状明显的进展期疾病改变[438]，通常伴有全身淋巴结肿大、皮肤浸润和全身症状。患者常较年轻，男性好发（男女比例为 3∶1）。在有效的治疗后，通常比其他 T 细胞淋巴瘤，包括 ALK-ALCL 的预后要好（见下文）。

1. 外周血

外周血中肿瘤细胞不常见，出现可能提示预后较差[439]。当出现时，淋巴瘤细胞可以是大而多形的（图 6-90）。在小细胞亚型中，循环肿瘤细胞可具有致密的、分叶状或花瓣状的细胞核及嗜天青颗粒，或体积较大，胞质嗜碱性，有空泡[440]。可出现全血细胞减少，不仅因为骨髓浸润，也和噬血现象相关。有报道罕见的白血病自发消退的患者[441]。

2. 骨髓细胞学

至少 1/4 的患者被报道有骨髓浸润[435, 442]。淋巴瘤细胞不常见（图 6-91），通常少于骨髓细胞的 5%。肿瘤细胞大而多形，有些体积大如巨核细胞。细胞质弱到强嗜碱性，可有细小空泡[443, 444]；有时空泡大而明显[445]。可有明显的 Golgi 区。细胞核有不规则的折叠，染色质粗

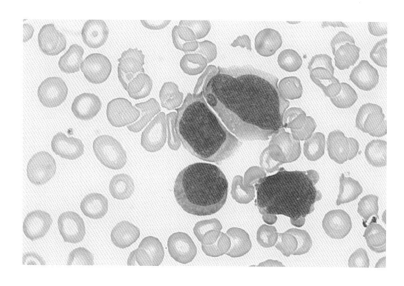

◀ 图 6-90　外周血涂片，ALK 阳性的间变性大细胞淋巴瘤，示大的多形性淋巴瘤细胞，MGG 染色（100×）

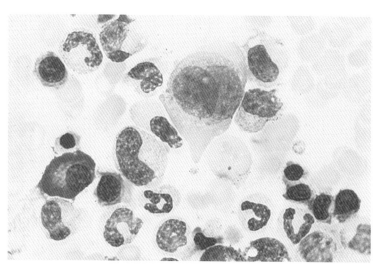

◀ 图 6-91　骨髓抽吸液涂片，ALK 阳性的间变性大细胞淋巴瘤，示一个大的双核淋巴瘤细胞，MGG 染色（100×）

颗粒状，有多个明显的核仁[325]。有些患者偶尔可有具吞噬功能的肿瘤细胞。常伴明显的巨噬细胞增生和噬血现象增多，可掩盖肿瘤的浸润。肿瘤细胞和正常造血细胞都可有吞噬现象[445]（图 6-92）。巨噬细胞多为成熟的巨噬细胞。即使在骨髓中无淋巴瘤细胞或只有极少量的淋巴瘤细胞存在，也可有明显的噬血现象[443]。

3. 流式细胞学免疫表型分析

肿瘤细胞表达 CD30（框 6-19）。在许多情况下，它们也表达活化标志物，如 HLA-DR、CD25 和 CD71。CD2、CD3（仅少数患者呈阳性）、CD4、CD5、CD7、CD8、CD45 和 CD45RO 的表达不一。CD5 和 CD8 通常为阴性[446]，罕见表达 CD15。不表达 B 细胞标记。CD56 在近 20% 的患者中表达，与较差的预后相关[447]。半数或更多患者异常表达 CD13[448, 449] 和 CD33[449] 表达。尽管常有 TRB 位点重排，但很少表达 TCRαβ[450]。

4. 细胞遗传学和分子遗传学分析

大多数患者有 t（2；5）（p23.2–23.1；q35.1）而形成 NPM1-ALK 融合基因，可通过传统细胞遗传学分析、RT-PCR 或 FISH 检测到[451–453]（框 6-19）。表 6-6 显示了已报告的各种易位和其他位点重排[453–460]。与 ALK 阴性 ALCL 不同的继发性细胞遗传学异常包括 –4、11q-、13q-、+7、+17p 和 +17q[435]。

5. 骨髓组织学

研究发现，多达 1/3 的患者中有骨髓受累[435, 443, 444, 461]，与较差的预后相关[442]，但大部分早期研究未将这种情况与 ALK 阴性 ALCL（预后较差相关）区分开来。当免疫组织化学应用后，病变的检测率显著提高，高达 30%[435, 442]。ALCL 的浸润模式可以是间质性、散在灶性（有时形成很小的淋巴瘤细胞簇，甚至是单个细胞）或弥漫性。部分患者背景骨髓纤维化。

细胞学特征变化较大，大多数情况肿瘤细胞极具多形性，包括多核巨细胞和分叶状、环状或胚胎样核的细胞，有时核紧贴胞膜[461]（图 6-93 和图 6-94）。可有似免疫母细胞的细胞，或类似 R-S 细胞的细胞。而在其他情况下，肿瘤细胞的多形性较低。有报道淋巴组织细胞亚型和小细胞亚型[436]。核分裂很常见[23]。浸润明显的区域可伴有网状纤维增生。

6. 免疫组织化学

ALK 蛋白在伴 t（2；5）患者的细胞核和

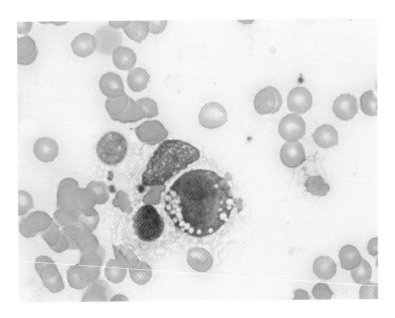

◀ 图 6-92　骨髓抽吸液涂片，ALK 阳性的间变性大细胞淋巴瘤，示一个巨噬细胞吞噬红细胞，一个血小板，一个淋巴瘤细胞和一个淋巴细胞；注意淋巴瘤细胞的明显的空泡，MGG 染色（100×）

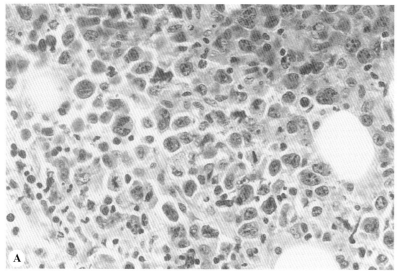

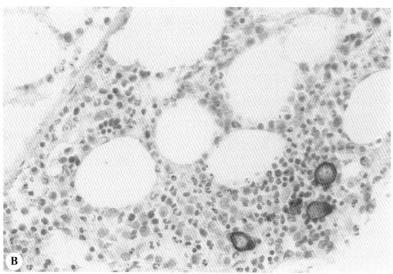

◀ **图 6-93　骨髓环钻活检切片，ALK 阳性的间变性大细胞淋巴瘤**

A. 高度多形性大淋巴瘤细胞的密集浸润，HE 染色（40×）。B. CD30 免疫组织化学染色，可见间质内淋巴瘤细胞浸润。IHC CD30（40×）（经许可转载，图片由墨尔本的 Surender Juneja 教授提供）

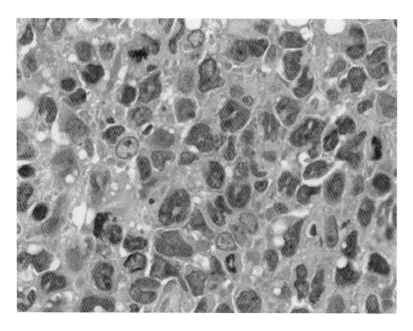

◀ **图 6-94　骨髓环钻活检切片，间变性大细胞淋巴瘤，HE 染色（100×）**

细胞质（Golgi 区和胞膜）中表达，但在不同染色体重排的患者中蛋白的定位不同[438, 453, 456]（表 6-6）。然而，经典型易位的患者偶尔仅有胞质着色，特别是小细胞变异型[437, 462]。比起多克隆抗体，更倾向于使用单克隆抗体如 ALK-1[463] 或 ALKc，因为前者可能会有假阳性[454]。肿瘤细胞表达 CD30，在大多情况下表达 EMA（框 6-19）。白细胞共同抗原（CD45）仅在 50% 的患者中表达。CD3 和 CD45RO 表达不一。2/3 的患者表达 CD43[435]，有时也表达细胞毒性颗粒蛋白（TIA-1、颗粒酶 B 或穿孔素）。在一个包含 27 名患者的系列研究中，有不同程度 TIA-1（54%）、CD45（48%）、CD4（46%）、CD5（36%）、CD2（22%）、CD7（22%）、CD3（11%）、CD8（8%）和 CD56（4%）的表达[414]，80% 的患者表达 CD99（也表达于 Ewing 肉瘤）[464]。不表达 B 细胞标记。CD68 的表达可以用 KP1 单克隆抗体检测，但 PG-M1（CD68R）无法检测[435]。CD15 通常为阴性[435]。在一组研究中，16% 的患者表达 CD56，提示预后不佳[438]。

7. 问题和缺陷

微小的浸润可能会被忽略。CD30、ALK

和 EMA 的免疫组织化学染色在识别小簇淋巴瘤细胞和散在的单个淋巴瘤细胞时非常有用[442]。ALK 染色是最具特异性的标志物，因此在该疾病中作用极大。

框 6-19 ALK 阳性的间变性大细胞淋巴瘤

- 流式细胞学免疫表型
  - 细胞在 SSC/CD45 散点图上常落入单核细胞区
  - CD30+
  - CD2、CD3、CD4、CD5、CD7、CD8、CD15、CD45、CD45RO 不同程度表达
  - CD13 和 CD33 表达于近一般的患者
- 免疫组织化学
  - CD30+、ALK（CD246）+（表 6-6）、CD56+-/CD45+/-、EMA+/-、TIA-1+/-、穿孔素 +/-、颗粒酶 B+/-
  - CD2、CD3、CD4、CD5、CD7、CD15、CD43 和 CD45RO 不同程度表达
  - CD8-、BCL2-[182]
  - CD99 表达率为 80%
- 细胞遗传学和分子遗传学
  - 大多数患者有 t（2；5）（p23.2-23.1；q35.1）和 NPM1-ALK 融合。不太常见的包括 t（1；2）（q21；p23）导致 TMP3-ALK 融合，inv（2）（p23q35）导致 ATIC-ALK 融合，t（2；3）（p23；q21）导致 TFG-ALK 融合，t（2；5）（q37；q31），t（2；13）（p23；q34），CLTC-ALK 融合可能源于 t（2；17）（p23；q23），t（2；22）（p23；q11）和由 t（X；2）（q11；p23）导致的 MSN-ALK 融合
  - 克隆性 TCR 重排

+. > 90% 的患者呈阳性；+/-. > 50% 阳性；-/+. < 50% 阳性；-. < 10% 阳性
EMA. 上皮细胞膜抗原；SSC. 侧向散射光

表 6-6 细胞遗传学异常和分子遗传学异常的关系，以及 ALK 模式的分布

细胞遗传学异常	频 率	融合基因	ALK 分布
t（2；5）（p23.2-23.1；q35.1）	84%	*NPM1-ALK*	细胞核及细胞质；小细胞亚型通常仅表达于核
t（1；2）（q21.3；p23.2-23.1）	13%	*TPM3-ALK*	细胞质，伴边缘强化
inv（2）（p23.2-23.1q35）	1%	*ATIC-ALK*	细胞质
t（2；3）（p23.2-23.1；q12.3）	< 1%	*TFG-ALK*	细胞质
t（2；17）（p23.2-23.1；q23.1）	< 1%	*CLTC-ALK*	细胞质，颗粒状表达
t（2；17）（p23.2-23.1；q25.3）	< 1%	*RNF213（ALO17）-ALK*	细胞质
t（2；19）（p23.2-23.1；p13.12-13.11）	< 1%	*TPM4-ALK*	细胞质
t（2；22）（p23.2-23.1；q12.3）	< 1%	*MYH9-ALK*	细胞质
t（X；2）（q12；p23.2-23.1）	< 1%	*MSN-ALK*	细胞膜

可有明显的巨噬细胞聚集和噬血现象增多，而淋巴瘤的浸润却不明显，因此可能误诊为恶性组织细胞增生症。鉴别诊断还包括 ALK 阴性 ALCL、霍奇金淋巴瘤、DLBCL 的多形性亚型、转移癌和无色素性黑色素瘤。因 ALCL 经常不表达 CD45，而有些非淋巴造血系统肿瘤（如胚胎性癌）CD30 呈阳性，故 ALCL 的诊断需从综合评估组织学和免疫组织化学特征。那些表达 CD30 的癌基本是抗细胞角蛋白抗体是阳性的。尽管早期红细胞 CD30 可以阳性，但只要记住这些细胞的细胞学特征，与这类淋巴瘤的多形性肿瘤细胞相鉴别，诊断问题不大。

（十七）ALK 阴性的间变性大细胞淋巴瘤

ALK 阴性的间变性大细胞淋巴瘤是 CD30 阳性，而 ALK 阴性的淋巴瘤，其细胞学特征与 ALK 阳性 ALCL 非常相似[465]。其缺少 ALK 重排，发病年龄大于 ALK 阳性 ALCL，预后较差。其他临床特征与 ALK 阳性 ALCL 相似。肿瘤细胞缺少 ALK 表达，EMA 阳性率较低（40%）；其他免疫表型与 ALK 阳性 ALCL 相似，但不完全相同（框 6-20）。在包含 31 名患者的系列研究中，有不同程度的 CD4（68%）、CD45（59%）、CD2（58%）、CD3（45%）、TIA-1（27%）、CD5（19%）、CD8（16%）和 CD7（16%）表达[414]。CD99 的表达率较低[464]。有些可表达颗粒酶 B 和穿孔素[465]。CD30 表达均一强阳性。常表达 CD43[465]。少数患者表达 CD56，提示预后不佳[438]。1/4 的患者有 ERBB4 的异常表达[466]。1/5 的患者有骨髓受累，与 ALK+ALCL 中观察到的比例相似[467]。已验证的重复基因学异常包括 30% 的患者有 DUSP22 重排，8% 的患者 TP63 重排；前者预后较好，后者预后差[468]。其他患者可有 STAT3 或 JAK1 激活突变（20% 的患者），或有涉及 ROS1 或 TYK2 的基因融合[469]。

框 6-20　ALK 阴性的间变性大细胞淋巴瘤

- 流式细胞学免疫表型
  - CD30+
  - CD2、CD3、CD4、CD5、CD7、CD8、CD15、CD45 和 CD45RO 不同程度表达
- 免疫组织化学
  - CD30+
  - CD45+/-、CD43+/-、TIA-1+/-、GrB 和穿孔素 +/-、CD15-/+、EMA-/+
  - CD2、CD3、CD4、CD5CD7 和 CD45RO 不同程度表达；CD99 表达于近一半患者
  - ALK（CD246）-
- 细胞遗传学和分子遗传学
  - 克隆性 TCR 重排
  - DUSP22 或 TP63 重排

+. > 90% 的患者呈阳性；+/-. > 50% 阳性；-/+. < 50% 阳性；-. < 10% 阳性
EMA. 上皮细胞膜抗原

问题和缺陷

与外周 T 细胞淋巴瘤、非特指型和经典型霍奇金淋巴瘤的鉴别较困难。免疫表型差异在进行鉴别时有重要作用。

（十八）肠病相关性 T 细胞淋巴瘤

患有成人乳糜泻的疾病患者易患这种淋巴瘤，男性占比较大。预后较差，部分原因是出血、穿孔、瘘管形成和营养不良，5 年生存率为 20%[470]。这是一种罕见的淋巴瘤，美国发病率为每年 0.005/100 000 人[377]。

骨髓浸润不常见，在一个系列研究中 24 名患者有 2 名（8%）骨髓有浸润[470]。外周血受累更为少见。可能有贫血和嗜酸性粒细胞增多[471]，以及乳糜泻导致的脾功能减退。噬血综合征不罕见[472]。

固有层淋巴细胞典型的免疫表型是 CD2 阳性、CD3 阳性、CD4 阴性、CD5 阴性、CD8 阴性、CD7 阳性、CD103 阳性，以及表达细胞毒性颗粒蛋白。部分患者表达 CD8，部分可表达 CD30[470,472]。

伴有 TRB 或 TRG 重排。分子分析显示，在一组包含 38 名患者的系列研究中，有 22 名

患者有 9q 的获得^[473]。

生和嗜酸性粒细胞增多。常有血管增生。

（十九）非特殊型外周 T 细胞淋巴瘤，非特指型

这一分类代表一组不符合任一特定疾病诊断标准的外周 T 细胞淋巴瘤^[474]。美国的发病率之前估计是每年 0.25/100 000 人，男女比例为 1.8∶1，45 岁以上的发病率增加^[377]。淋巴上皮样淋巴瘤（Lennert 淋巴瘤）被认为是该种疾病的一种形态变型，而具有滤泡 T 辅助细胞表型的淋巴瘤现已从这一大类中删除^[474]。

患者通常出现症状时就有广泛的淋巴结病变，结外浸润比 B 细胞淋巴瘤更常见。全身症状包括发热常见。这些淋巴瘤临床病程具有侵袭性，尽管有可能治愈，但比起侵袭性 B 细胞淋巴瘤，这类疾病具有更高的复发率和更差的预后^[475, 476]。

这类淋巴瘤中大多数的肿瘤细胞是成熟的 CD4 呈阳性的细胞，表达与正常外周血 T 细胞不同的异常免疫表型。准确诊断通常依靠淋巴结组织学和免疫表型，骨髓细胞学和组织学对诊断有所帮助。肿瘤细胞的特征是核大小和形态差异明显，通常有大量的反应性巨噬细胞增

1. 外周血

外周血受累罕见。在少数患者中有循环肿瘤细胞，细胞可以是中等或大的细胞，或两者兼而有之。细胞通常是高度多形性的。细胞核圆形、椭圆形或分叶状，染色质弥漫均匀或团块状。通常有一个或多个不同位置、明显的核仁。胞质常呈中度嗜碱性。没有特异的细胞学特征能将这组 T 细胞淋巴瘤与 B 系淋巴瘤鉴别开。有时可见嗜酸性粒细胞增多。

2. 骨髓细胞学

骨髓抽吸液可以是正常的，也可含有异常的淋巴样细胞，类似于外周血中有时见到的淋巴样细胞（图 6-95）。可伴噬血综合征^[474]。

3. 流式细胞学免疫表型分析

免疫表型具有异质性。大部分患者细胞表达 CD3、CD4 和 TCRαβ，CD8 阴性^[477]（框 6-21）。小部分患者 CD8 阳性或 CD4 和 CD8 均阴性。CD2、CD5、CD7 表达情况不一。细胞毒性 T 细胞标志物有时可呈阳性。CD20、CD79a、CD15 或 CD30 可见异常表达^[474, 478]，CD52 仅表达于 40% 的患者^[479]。

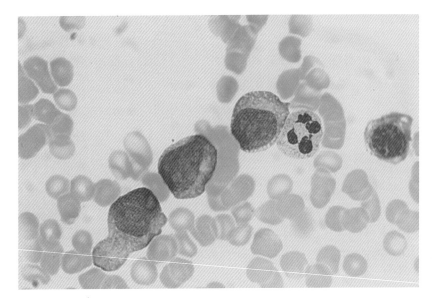

◀ 图 6-95　骨髓涂片，非特殊型外周 T 细胞淋巴瘤，示具有丰富嗜碱性胞质和明显核仁的大细胞，MGG 染色（100×）

4. 细胞遗传学和分子遗传学分析

常见细胞遗传学异常，但尚未观察到一致或特异性异常（框 6-21）。1、2、3、8 和 14 号染色体的异常最常见[480–483]。TCR 基因中常有一个位点伴有单克隆重排。

5. 骨髓组织学

在大多数已发表的系列研究中，大部分患者均有骨髓受累[8, 22, 320]。在多变量分析中，骨髓受累是总体生存期的独立预后因素[484]。浸润模式可为间质内、局灶性或弥漫性[8, 22, 23, 331]。我们也有观察到骨小梁旁浸润，但这相当罕见。肿瘤细胞通常具有高度的多形性，在大小、核形状、染色质，以及核仁的数量和大小上都有明显的差异。一些细胞的细胞核可能具有明显非典型性，有不同描述如卷曲、高度扭曲、脑回状或分叶状。也可以是小淋巴细胞样，细胞核圆形或不规则，染色质粗糙，还混合有不同程度的中等大小淋巴细胞和免疫母细胞（图 6-96 和图 6-97）。T 免疫母细胞特征为丰富苍白或透亮的胞质。在部分患者中以中等或大细胞占多。可见类似于 R-S 细胞的多核细胞。骨髓中常见明显的反应性改变[22]。淋巴瘤细胞有时只是异常浸润灶的一小部分，其他还有非肿瘤性淋巴细胞、浆细胞和噬血性巨噬细胞。也可有上皮样细胞团（图 6-96）。间质改变包括血管增生、灶性出血和坏死以及网状纤维增生。网状纤维在肿瘤浸润区增多，而在非浸润区增加通常增生程度较低。

6. 免疫组织化学

在大多数情况下，肿瘤细胞表达 CD3 和 CD45RO（框 6-21）。细胞可表达 CD4 和 CD43，但 CD5、CD7 和 CD52 的表达常有缺失。Lennert 淋巴瘤的肿瘤细胞通常为 CD8 阳性[474]。虽然 CD20 或 CD79a 可能出现异常表达，但 B 细胞标志物通常为阴性[474, 478]。

7. 问题和陷阱

骨髓浸润需要与反应性浸润鉴别，如常见

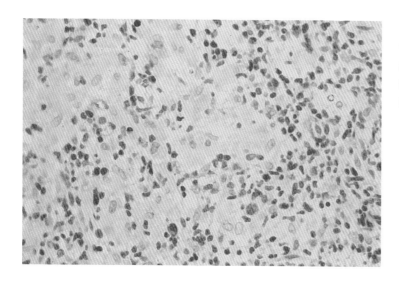

◀ 图 6-96　骨髓活检切片，外周 T 细胞淋巴瘤，非特指型（Lennert 淋巴瘤），示多形性淋巴浸润，混合有上皮样巨噬细胞。树脂包埋，HE 染色（20×）

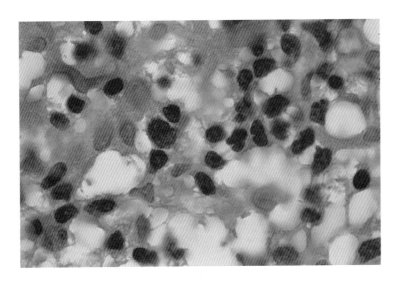

◀ 图 6-97　骨髓活检切片，非特殊型外周 T 细胞淋巴瘤非特指型（Lennert 淋巴瘤）（与图 6-96 为同一患者），示上皮样巨噬细胞和细胞核不规则的中等大小淋巴样细胞。树脂包埋，HE 染色（100×）

于 HIV 感染和自身免疫性疾病患者的多形性淋巴细胞聚集[22]。需密切关注临床特征、其他部位的组织学表现，以及免疫表型和分子遗传学结果来确定诊断。霍奇金淋巴瘤和富含 T 细胞 / 组织细胞的 DLBCL 累及骨髓可能与外周 T 细胞淋巴瘤的累及相似，通过仔细评估肿瘤细胞的免疫表型通常可以做出区分。由于 CD30 在 > 1/4 的患者中表达，因此必须与 ALK 阴性 ALCL 区分开[474]。常见中性粒细胞和嗜酸性粒细胞增多，造血细胞有时会出现非典型改变，因此可能会与骨髓增生性疾病甚至骨髓增殖异常混淆[485]。当巨噬细胞、嗜酸性粒细胞和成纤维细胞出现明显的反应性增生时，可能会和系统性肥大细胞增多症相混淆。Giemsa 染色加上肥大细胞类胰蛋白酶的免疫组织化学可鉴别系统性肥大细胞增生中的肿瘤性肥大细胞。

（二十）霍奇金淋巴瘤

霍奇金淋巴瘤（又称霍奇金病）包括一组淋巴瘤，通常发生于淋巴结源性，有一些共同的临床和组织学特征。现在公认的被分为两组不同的诊断类别：经典型霍奇金淋巴瘤，占所有患者的 95%，以及结节性淋巴细胞为主型霍奇金淋巴瘤（NLPHL）[486-488]（表 6-3）。这两个实体的病因、流行病学、组织病理学特征、免疫表型、分子遗传特征与疾病病程均有差异[488-491]。免疫表型和遗传学差异总结于表 6-7。在 NLPHL 中肿瘤细胞明确是 B 细胞来源，而经典型霍奇金淋巴瘤虽然大部分患者肿瘤细胞为 B 系，但还是有部分细胞不表达 B 细胞的常规标志物。免疫球蛋白的合成缺陷，以及特征性 B 细胞相关抗原的失表达是因为免疫球蛋白重链编码或调节区域的严重突变，B 细胞特异性转录因子的下调和甲酰化导致的重链表观遗传基因沉默[492]。经典型霍奇金淋巴瘤中罕见报道有明确 T 细胞源性的患者[493]，但是 WHO 认为 T 细胞相关抗原的表达大多是异常表达或人工导致[488]。

（二十一）经典型霍奇金淋巴瘤（霍奇金病）

在发达国家，经典型霍奇金淋巴瘤的发病率为每年 2～3/10 万人[34]，在年轻人中达到高峰，在晚年出现第二个高峰。一些患者在病原学上与 EBV 有关，HIV 阳性人群的发病率会增加。在发展中国家，儿童和青少年的患者要更常见，而且发现与 EBV 感染更有相关性。性别和中位发病年龄在不同的组织学类型之间有所不同。最常见的表现是淋巴结肿大，最常累

表 6-7　结节性淋巴细胞为主型霍奇金淋巴瘤（NLPHL）与经典型霍奇金淋巴瘤肿瘤细胞的基因学和表型特征的比较

	NLPHL	cHL
CD45	+	−
CD15	−	+/−
CD20	+	−/+
CD30	−	+
CD45	+	−
CD79a	+	−/+
BCL2	−	+/−
BCL6	+	−
BOB1	+	−
OCT2	+	−/+
PAX5*	+（强）	+（常弱表达）
MUM1/IRF4	+	+
EMA	+/−	−
免疫球蛋白基因	持续有体系超突变	有体系超突变，但不持续
免疫球蛋白 J 链	+/−	−
膜表面免疫球蛋白	+/−	−
EBV	−	+ 或 −

*. PAX5 基因编码 B 细胞特异性激活蛋白（BSAP）；†. EBV LMP1 表达（潜伏膜蛋白 1）或通过原位杂交检测 EBV 编码的早期 RNA（EBER）
EBV. EB 病毒；EMA. 上皮细胞膜抗原

及颈部淋巴结。纵隔淋巴结肿大也很常见。晚期疾病患者可出现肝、脾大。发热、出汗和体重减轻等全身症状在晚期疾病患者中很常见。HIV 阳性患者相关霍奇金淋巴瘤很少[494]，HIV 阴性患者中更是罕见，多局限于骨髓。

肿瘤细胞包括称为 Reed-Sternberg 细胞的独特的多核细胞。这些是巨细胞，可以是双核、多核或分叶状核；有大的核仁和丰富的细胞质[487]。也可见外观相似但具有单个圆形核及大的核仁的大细胞，称为单核霍奇金细胞。组织学诊断不仅需要特征性肿瘤细胞的存在，还应该有相对应的细胞背景，因为在其他淋巴瘤和反应性条件下（如传染性单核细胞增多症）也可以看到形态类似于单核霍奇金细胞和 R-S 细胞的细胞。背景常有明显的炎症反应，肿瘤细胞与数量不一的淋巴细胞、巨噬细胞、嗜酸性粒细胞、浆细胞和成纤维细胞混合。一些组织学亚型有明显的纤维化。

经典型霍奇金淋巴瘤的初次诊断偶尔是通过骨髓检查，特别是在 HIV 阳性患者和淋巴细胞消减型患者中，临床表现为不明原因的发热和全血细胞减少[495]。更常见的是，骨髓检查是已确诊患者分期的一部分。检查浸润的情况通常需要环钻活检。双侧活检或大样本单次活检的检出率较高[496]。尽管穿刺组织学切片偶尔能做出诊断，但穿刺涂片中很少会有可诊断细胞。并不是所有的患者都需要骨髓检查来进行分期，因为可以结合临床和实验室检查来判断哪些患者可能有浸润[497, 498]。在一项研究中，发现环钻活检的结果只影响 < 1% 患者的治疗[499]；在另一项研究中，只有 2.2% 的患者从Ⅲ期变化到Ⅳ期（这种改变不影响治疗）[500]。在对 1000 多名患者的进一步研究中，29% 症状倾向于无骨髓受累的患者的检出率非常低，尤其是那些既没有 B 症状也没有肝脏受累或其他膈下疾病，且组织学不是淋巴细胞消减型或混合细胞型的患者的骨髓浸润患病率仅为 0.3%[501]。最近，一项对 454 名进行了 PET-CT 分期的患者的研究发现，6% 的患者有骨髓浸润。然而，尽管骨髓活检中 27 名骨髓受累患者中有 5 名从Ⅲ期提高到Ⅳ期，但没有一例Ⅰ期或Ⅱ期患者的分期提高，因此，没有治疗上的意义[502]。

对 140 名患者的进一步研究也显示，可以进行 PET-CT 检查时，无须进行活检[270]。一项对 570 名进行了充分活检的患者研究发现，

8.8% 的患者有浸润，但只有 3 例从中危组转变成了高危组[175]。B 症状、Ⅲ 或 Ⅳ 期、贫血、年龄＞ 35 岁、白细胞＜ 6.0×10^9/L 和髂骨或腹股沟受累的患者更容易发生骨髓浸润；可以通过这些因素决定是否需要骨髓活检[498]。

1. 外周血

外周血表现为非特异性异常。可能会有贫血、正常红细胞或是正常染色体，也可能是较少出现的低色素小细胞性贫血。经常形成红斑，红细胞沉降率上升。一些患者可有中性粒细胞增多症、嗜酸性粒细胞增多症或血小板增多症。患者偶尔会有淋巴细胞增多症。淋巴细胞减少常见，重度的淋巴细胞减少见于晚期疾病或组织学分类较差的患者。在有骨髓浸润的患者中贫血、白细胞减少和全血细胞减少很常见，但成白红细胞贫血相当少见。自身免疫性血小板减少性紫癜是一种罕见的并发症。经典霍奇金淋巴瘤的肿瘤细胞很少在外周血循环出现，偶尔会有这种现象的报道，但最近几十年没有，因此已报道的患者的诊断可能会受到怀疑。

在多因素分析中，白细胞计数增加和淋巴细胞计数减少具有预后意义[503]。

2. 骨髓细胞学

骨髓抽吸物通常只表现反应性改变。由于粒细胞（中性粒细胞和嗜酸性粒细胞）增生，骨髓通常是增生活跃的。巨噬细胞和浆细胞经常增多。红细胞增生低下，可能表现为慢性病贫血的症状。巨核细胞数量正常或增多。

即使进行骨髓穿刺，穿刺标本中也不会经常出现肿瘤细胞。当有 Reed-Sternberg 细胞时，因为细胞大，双核或多核，以及有大、明显、通常位于中央的核仁（图 6-98），使得它们非常醒目。R-S 细胞可能被淋巴细胞呈花环状围绕[504]。MGG 染色显示，这些细胞和单核霍奇金细胞都有中度嗜碱性的胞质；圆形、深蓝色、包涵体样核仁。

3. 流式细胞免疫表型

肿瘤细胞在细胞学检查中非常罕见，血液和骨髓的流式细胞学检查不具有价值[477]。

4. 细胞遗传学和分子遗传学分析

PCR 分析 TCR 和 IgH 位点时通常表现为多克隆模式。然而，分离出的肿瘤细胞进行 PCR 分析，通常显示它们有 IgH 重排，表明是单克隆的[505]。用同样的方法检查时，有很少的经典型霍奇金淋巴瘤会显示克隆性 TCR 重排而没有 IgH 重排。没有一致的细胞遗传学异常。高达 40% 的结节硬化型和 30%～90% 的混合细胞型霍奇金淋巴瘤中可检测到 EBV 基因的表

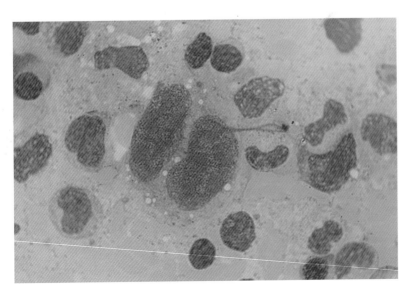

◀ 图 6-98　BM 穿刺活检，合并获得性免疫缺陷综合征的霍奇金淋巴瘤患者，示 Reed-Sternberg 细胞，一个具有明显包涵体样核仁的双核巨细胞，MGG 染色（100×）

达，不同的地区和年龄的检出率不同。

5. 骨髓组织学

5%～15% 的患者会有骨髓浸润。男性、老年人、HIV 阳性、组织学类型不佳，以及疾病晚期的人群中骨髓浸润更为常见[497, 506]。结节硬化型经典型霍奇金淋巴瘤中骨髓浸润不常见（3%～5%），混合细胞亚型中较常见（10%），据报道高达 50%～60% 的淋巴细胞消减型中有骨髓浸润[291]。在 HIV 阳性的患者中，通常是通过环钻活检来诊断的。如果 PET-CT 阴性，可能不需要进行环钻活检来进行分期；在一项对 955 名患者的 Meta 分析中，只有 1.1% 的 PET-CT 阴性患者在活检中检测到有骨髓浸润[507]。

HE 染色显示，Reed-Sternberg 细胞和单核霍奇金细胞表现为嗜酸性或嗜双色性细胞质，每个核或核分叶都可见一个大的嗜酸性核仁（图 6–99 至图 6–102）。已详细描述了各亚型 Reed-Sternberg 细胞的特征[487]。根据是否已经确诊为经典型霍奇金淋巴瘤，骨髓浸润的诊断标准不同。1971 年的安娜堡会议上起草了推荐诊断标准[487, 508]。首次诊断需要在适当的细胞背景中确定 Reed-Sternberg 细胞的存在（图 6–101）。结节硬化型例外，在适当的细胞背景（图 6–102）中出现不同形态的 Reed-Sternberg 细胞（陷窝细胞）则可以明确诊断[509]。如果

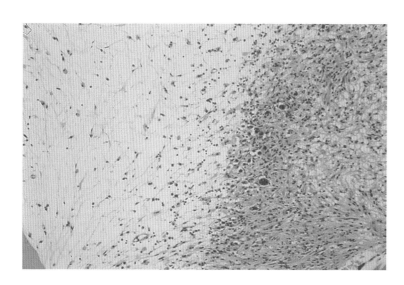

◀ 图 6–99 骨髓环钻活检切片，结节硬化型经典型霍奇金淋巴瘤，显示异常浸润（右）和骨髓增生异常（左），HE 染色（4×）

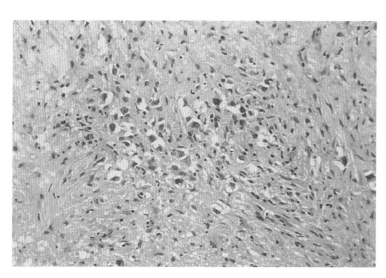

◀ 图 6–100 骨髓环钻活检切片，结节硬化型经典型霍奇金淋巴瘤（与图 6–99 相同的患者），显示纤维化和单核霍奇金细胞、嗜酸性粒细胞以及小淋巴细胞的混合浸润，HE 染色（20×）

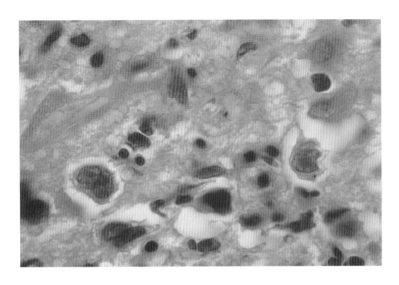

◀ 图 6-101 骨髓环钻活检切片，结节硬化型经典型霍奇金淋巴瘤（与图 6-99 为相同的患者），显示 R-S 细胞（左）和单核霍奇金细胞（右），HE 染色（100×）

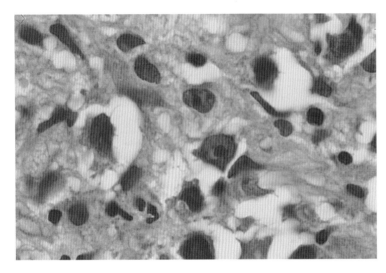

◀ 图 6-102 骨髓环钻活检切片，结节硬化型经典型霍奇金淋巴瘤（与图 6-99 为相同的患者），显示 1 个陷窝细胞（左）和 2 个单核霍奇金细胞（中），HE 染色（100×）

已经在其他组织中确诊，且进行骨髓活检是为了分期，那么浸润的标准就不那么严格了。在适当的细胞背景中出现单核霍奇金细胞就足够了[508]；大的不典型细胞的出现，或伴有适当的炎症细胞的坏死、局灶性或弥漫性纤维化提示经典型霍奇金淋巴瘤，但不能做出诊断。当有可疑的特征时，有必要进行免疫组织化学染色和连续切片。

浸润模式有时为局灶性，但更多的是弥散浸润。局灶性病变主要是随机分布，也有一些是近骨小梁旁浸润[496, 510]。局灶性浸润在结节性硬化型中最常见，而淋巴细胞消减型以弥漫性浸润为特征。局灶性病变往往是细胞丰富，

伴小淋巴细胞和不同数量的嗜酸性粒细胞、浆细胞、巨噬细胞和 R-S 细胞及其变体混合浸润。淋巴细胞浸润无细胞异型性征象。弥漫性浸润时，浸润模式更为多变[496, 510-512]。我们可辨识出如下 4 种模式。

(1) 在大多数患者中，骨髓细胞丰富，有如上所述的混合细胞浸润。

(2) 在其他患者中，骨髓局部被致密的纤维组织替代，少量的巨噬细胞和淋巴细胞浸润；嵌入纤维中的肿瘤细胞相对稀疏。

(3) 在第三种模式中，骨髓通常细胞较少，伴有松散、细胞稀疏的结缔组织，这些结缔组织间散布着细胞更密集的病灶，包括淋巴细胞、

巨噬细胞、R-S 细胞及其他形式的肿瘤细胞。

(4) 在罕见的第四种类型中，骨髓细胞非常丰富，主要由 R-S 细胞及其变异型细胞组成；反应性细胞不多。

在同一个活检标本或同一患者的不同活检标本中可以看到这些浸润模式的不同组合。此外，背景可有明显的无定形嗜酸性背景物质。治疗前偶见坏死[512]，但在治疗后的患者中更常见。肉芽肿有时与浸润有关，但在没有骨髓浸润的患者中也可发生。网状纤维在浸润灶常增生，并可出现胶原化。有时会出现骨质溶解或骨硬化，骨重塑常增加[496]。骨髓的组织学表现通常与淋巴结不同。不能仅根据骨髓组织学对疾病进行亚分类。局灶浸润时，由于粒细胞增生，其余骨髓通常富于细胞。在浸润灶边缘和非受累骨髓中均可有嗜酸性粒细胞和中性粒细胞增生。无浸润的骨髓中也可出现巨核细胞和浆细胞增多。也常见含中性粒细胞残影的巨噬细胞[513]。

未发现骨髓浸润的患者骨髓通常表现为反应性改变。通常包括粒细胞生成增加（中性粒和嗜酸性粒细胞）、红细胞生成减少、巨核细胞增多、浆细胞增多、淋巴细胞浸润（包括淋巴细胞聚集）、巨噬细胞增多和增大、噬血现象增多、水肿、红细胞外渗、储存铁增多，偶尔会出现结节病样肉芽肿[496, 510]；在这些肉芽肿内罕见的巨细胞中偶尔可以看到星状体。骨髓增生低下可见于一些淋巴细胞消减型经典霍奇金淋巴瘤患者，而这些患者中未检测到骨髓浸润[495]。

治疗成功后，淋巴瘤浸润消失，包括纤维化在内的反应性改变消退。当仅有网状纤维增生时，可完全消退；当有胶原化时，一些患者完全消退，另一些患者则部分消退。

6. 免疫组织化学

经典型 R-S 细胞及它们的单核变异型均 CD30 呈阳性，大部分患者这些细胞 CD15 呈阳性但 CD45 阴性（框 6–22）。在一部分患者中，R-S 细胞和单核霍奇金细胞表达 CD20，小部分患者表达 CD79a。据报道 CD20 的表达有不良的预后意义[503]。BCL2 的表达在 1/3～3/4 患者中有报道，而 BCL6 通常不表达[514, 515]。PAX5 可以表达[514]，但表达通常较弱。MUM1/IRF4 在大多数患者中表达[514, 515]，少数阴性患者的预后似乎更差[515]。不表达 B 细胞转录因子 OCT2 和 BOB1。肿瘤细胞 CD3 基本为阴性；不表达 EMA 和 ALK（CD246）。在 EBV 阳性的患者中，免疫组织化学可用于检测 EBV 潜伏膜蛋白（LMP1）或用原位杂交来证实 EBER 在单核霍奇金细胞和经典型 R-S 细胞中的表达。

框 6-22　经典型霍奇金淋巴瘤

- 流式细胞学免疫表型：通常不具有诊断价值
- 免疫组织化学
  - CD30+、PAX5+、MUM1/IRF4+
  - CD15+/−、BCL2+/−、CD20−/+、CD79a−/+、EBV LMP1 根据亚型 −/+ 或 +/−（表 6-8）
  - CD2−、CD3−、CD5−、CD7−、CD45−、CD45RO−、BCL6−、OCT2−、BOB1−、EMA−、ALK（CD246）−
- 细胞遗传学和分子遗传学未发现一致的细胞遗传学异常。只有在分析孤立肿瘤细胞时，才能检测到 IGH 单克隆重排。与 EBV 相关的患者中，EBER 呈阳性

+. > 90% 的患者呈阳性；+/−. > 50% 阳性；−/+. < 50% 正；< 10% 正 EBER. EB 病毒早期 RNA；EBV. EB 病毒；EMA. 上皮细胞膜抗原；LMP1. 潜伏膜蛋白 1

反应性淋巴细胞主要为经过抗原刺激的 T 细胞，表达 CD3 和 CD45RO，有时可表达 CD57；相比于 CD8 呈阳性的 T 细胞，CD4 呈阳性的 T 细胞占大多数。

7. 问题和陷阱

经典霍奇金淋巴瘤骨髓浸润可与外周 T 细胞淋巴瘤或大 B 细胞淋巴瘤（尤其是富含 T 细胞/组织细胞的大 B 细胞淋巴瘤）的浸润相混淆，这两种淋巴瘤都可能具有类似于 R-S 细胞的肿瘤细胞。免疫组织化学染色通常可以做出正确的诊断。然而，在 2008 和 2016 修订版 WHO 分类中，有一些"灰区"病例被定义为"介

于 DLBCL 和经典型霍奇金淋巴瘤之间的 B 细胞淋巴瘤，不可分类"，无法将其归入更具体的类别。

在识别肿瘤浸润时，当纤维化有非常明显时会出现一个特有的问题[516]。即十分类似原发性骨髓纤维化，因为这类患者通常有脾大、全血细胞减少和影像学上可证实的骨硬化。经典型霍奇金淋巴瘤中大的肿瘤细胞有时会被误认为巨核细胞或癌细胞。CD42b 和 CD61 单克隆抗体可用于鉴别巨核细胞。细胞角蛋白染色有助于鉴别癌细胞。

值得注意的是，经典霍奇金淋巴瘤的组织学亚型在骨髓组织学上不能用以可靠地区分。

（二十二）结节性淋巴细胞为主型霍奇金淋巴瘤

结节性淋巴细胞为主型霍奇金淋巴瘤是一种少见的 B 细胞肿瘤，定于源于由炎症背景下可见特征性的大肿瘤细胞。肿瘤细胞胞质稀少，单个分叶状细胞核，有多个小核仁；这种细胞以前被称为 L&H 细胞［淋巴细胞和（或）组织细胞 R-S 细胞变型］或"爆米花细胞"，但现在更倾向于使用 LP 细胞[490, 491]。NLPHL 被认为是生发中心 B 细胞起源[489]。

通常表现为局部淋巴结肿大。患者多为男性，发病高峰在 30—50 岁；男性中位发病年龄要早 10 年[517]。预后良好，但可发生晚期复发。有时复发为 DLBCL。在早期外周血计数和涂片正常的患者，或晚期 PET-CT 扫描骨髓表现正常的患者中，通常认为无须进行骨髓活检[518]。

1. 外周血
外周血无特异性。

2. 骨髓细胞学
骨髓穿刺标本通常正常。

3. 流式细胞学免疫表型
由于肿瘤细胞在血液中不存在，而且在骨髓吸出物中也很少有肿瘤细胞，因此不需要进行流式细胞学免疫表型分析。

4. 细胞遗传学和分子遗传学分析
免疫球蛋白基因克隆性重排。没有一致的细胞遗传学异常，但是常见 3q27 断裂易位和 BCL6 重排是常见的[489]（框 6-23）。肿瘤细胞中未检测到 EBV。

5. 骨髓组织学
骨髓浸润不常见（在一个系列研究中仅有 6%）[519]，可为局灶性或弥漫性。浸润通常类似于富于 T 细胞和组织细胞的大 B 细胞淋巴瘤，浸润提示预后不良[520]。肿瘤细胞可较少，所以需要免疫组织化学来显示[519]。

6. 免疫组织化学
肿瘤性 LP 细胞 CD15 和 CD30 阴性（表 6-7 和框 6-23）。CD45、CD20、CD79a 阳性可表达免疫球蛋白。此外，EMA 也常阳性。不表达 BCL2[514]，而强表达 BCL6[514]。CD40、CD75 和 BCL6 的表达证实肿瘤的生发中心起源。背景的反应性 T 细胞主要为 CD4 呈阳性的 T 细胞。

框 6-23　结节性淋巴细胞为主型霍奇金淋巴瘤

- 流式细胞学免疫表型
  - 通常无诊断价值
- 免疫组织化学
  - CD20+、CD40、CD45+、BCL6+、CD75+、BOB1+、OCT2+、MUM1/IRF4+、PAX5+
  - CD79a+/–、EMA+/–、CD15–、CD30–、BCL2–
- 细胞遗传学和分子遗传学
  - 50% 的患者有 3q27 断裂后易位导致的 BCL6 重排

+. > 90% 的患者呈阳性；+/–. > 50% 阳性；–/+. < 50% 阳性；
–. < 10% 阳性
EMA. 上皮细胞膜抗原

---

7. 问题与陷阱
由于骨髓浸润在 NLPHL 中非常罕见，因此如果发现骨髓浸润，诊断应十分严格。当有浸润时表现可十分类似富于 T 细胞和组织细胞的大 B 细胞淋巴瘤（表 6-59）；在 NLPHL 中，LP 细胞通常被表达 MUM1/IRF4，以及不同程

度表达 CD278、CD279 和 CXCL13 的活化 CD4 呈阳性的 T 细胞包围。随着 NLPHL 疾病的演变，两者病变表现越来越相似，如果没有其他组织确定的原发确诊，可能对这两种病变无法做出鉴别。CD4 呈阳性的反应性 T 细胞占优有助于诊断 NLPHL，而 CD8 呈阳性的 T 细胞通常在富含 T 细胞 / 组织细胞的大 B 细胞淋巴瘤中占优。然而，有新的证据表明 NLPHL 的弥漫型与富含 T 细胞 / 组织细胞的大 B 细胞淋巴瘤相关。

（二十三）移植后和其他免疫缺陷相关的淋巴组织增殖性疾病及其与 EB 病毒的关系

许多已讨论过的实体在免疫缺陷患者中发病率增高，或主要发生于免疫缺陷患者。在本节中，我们将与免疫缺陷相关的淋巴组织增生性疾病、非肿瘤性疾病和淋巴瘤性疾病结合起来讨论，其中许多与 EBV 感染有关。

EB 病毒能在体内外感染 B 淋巴细胞。在体外，它能转化和永生化 B 淋巴细胞。原发性感染通常发生在儿童期，大多数人无症状。在更发达的国家，原发性感染往往推迟到青春期或成年早期，导致传染性单核细胞增多症（"腺热"）。

EB 病毒与许多不同类型的淋巴瘤和非肿瘤性淋巴组织增生性疾病的发病机制有关[521]（表 6–8）。许多 EBV 相关淋巴瘤发生在免疫功能低下的个体中。利用 EBV-EBER 原位杂交技术可以在肿瘤细胞内检测到 EBV 潜伏感染的证据。肿瘤细胞有时可表达 EBV 潜伏蛋白、潜伏膜蛋白 1（LMP1）和 EBV 核抗原 2（EBNA-2），并可通过免疫组织化学检测。

目前发现的免疫抑制相关的移植后淋巴组

表 6–8　**EBV 相关淋巴瘤和非肿瘤性淋巴组织增生性疾病**

淋巴瘤或淋巴组织增生性疾病类型	要　点
非肿瘤性淋巴组织增生性疾病	
致死性传染性单核细胞增多症	最常见于 XLP 和 SCID，通常伴有噬血细胞综合征
T/NK 细胞型慢性活动性 EBV 感染，系统型	
多形性移植后或免疫抑制相关性淋巴组织增生性疾病	传染性单核细胞增多症、旺炽性滤泡增生、浆细胞增生、多形性 PTLD、EBV 阳性皮肤黏膜溃疡
非霍奇金淋巴瘤	
Burkitt 淋巴瘤	几乎所有的地方性病例，约 1/3 的 HIV 相关病例，约 10% 的散发病例，部分发生于 X 连锁淋巴增生综合征，部分发生于 ALPS 中
弥漫大 B 细胞淋巴瘤	约 40%～50% 的 DLBCL 病例发生在 HIV 阳性患者中，一些病例发生在其他免疫缺陷综合征（包括 ALPS）中，一些病例发生在老年患者中，推测这些老年患者可能有年龄相关的免疫功能下降（在 2016 修订版 WHO 分类中定义为 "EBV 阳性 DLBCL, NOS"），偶尔出现在免疫力正常的个体中。通常出现在结外部位，可见浆母细胞样或 HRS 细胞样的细胞
原发性渗出性淋巴瘤	HHV8 和 HIV 是共同作用因素；可见腔外受累和罕见的纯腔外型。肿瘤细胞表达 EBER，但不表达 EBV-LMP1
HHV8 阳性嗜生发中心淋巴组织增生性疾病	特征为 HHV8 和 EBV 的混合感染；大多数患者免疫功能低下，但有些患者的免疫功能明显正常

（续表）

淋巴瘤或淋巴组织增生性疾病类型	要 点
淋巴瘤样肉芽肿	遗传性和获得性免疫缺陷患者的发病率更高。预后分级取决于 EBV 阳性大 B 细胞的含量
慢性炎症相关 DLBCL	通常与结核分枝杆菌引起的脓胸相关
浆母细胞淋巴瘤，主要发生于口腔	主要见于 HIV 阳性患者
浆细胞瘤或浆细胞骨髓瘤 a	移植后（部分病例）
MALT 的 EBV 阳性结外边缘区淋巴瘤	MALT 淋巴瘤的罕见亚型，常伴有明显的浆细胞分化；皮肤或皮下组织中出现的疾病被视为 PTLD
CLL 或低级别非霍奇金淋巴瘤的大细胞转化	部分病例
T/NK 细胞淋巴瘤，鼻型	主要但不仅限于华裔或来自中美洲、南美洲的人群
侵袭性 NK 细胞白血病	中国人常见
儿童 EBV 阳性 T 淋巴细胞增生性疾病	可在原发性 EB 病毒感染后或慢性活动性 EB 病毒感染患者中出现
霍奇金淋巴瘤	
经典型霍奇金淋巴瘤（结节硬化型和混合细胞亚型）	至多 50% 的病例发生于发达国家，大多数病例位于发展中国家，几乎 100% 的病例发生在 HIV 阳性患者中；占结节性硬化型的 10%～50%，混合细胞型的 32%～96%；EBV 相关在儿童病例中更常见；一些霍奇金淋巴瘤病例发生于原发性免疫缺陷综合征、移植后和医源性免疫抑制患者中

织增生性疾病，主要在实质脏器（肾、心脏、心 / 肺、胸腺和肝）移植后 [522]，在较小程度上也发生于骨髓移植后 [523]。实体器官移植后的发病率与免疫抑制程度有关，在一些患者中，发病率高达 20%～25%。心脏 / 肺和肠移植后发病率最高。骨髓移植后，10 年的累计发病率为 1%，大多数患者发生在前 6 个月 [524]。尽管发病率较低，但骨髓移植后半数以上的恶性疾病是由 EBV 相关的淋巴组织增生引起的 [523]。由于原发 EBV 感染的风险更大，与之相关的，儿童的发病率也更高。EBV 相关的淋巴组织增生通常发生在实体器官移植后 6 个月或更长时间。类似的淋巴组织增生性疾病可发生于先天性和其他获得性免疫缺陷患者，包括重症联合免疫缺陷病、毛细血管扩张性共济失调综合征、Wiskott-Aldrich 综合征、腺苷酸脱氨酶缺乏症、

X- 连锁淋巴增生性疾病（Duncan 综合征）、高免疫球蛋白 M 综合征、Chediak-Higashi 综合征、常见的各种免疫缺陷和 HIV 感染，以及甲氨蝶呤或环孢素治疗类风湿性关节炎、皮肌炎或 Wegener 肉芽肿病后或英夫利昔单抗、相关单克隆抗体治疗克罗恩病后。EBV 相关的淋巴组织增生可由原发感染（从供体组织或血液或血液制品中获得的病毒）或病毒潜伏性感染的再激活引起。移植时的原发感染风险最高。感染 B 细胞的增殖的病毒可以是供体或宿主。在实体器官移植后，它们通常（但不总是）宿主源性，而骨髓移植后，它们通常是供体源性 [525-527]。

所发现的淋巴增生性疾病涵盖多克隆到寡克隆增殖到单克隆性淋巴瘤 [528-531]。移植后观察到的淋巴增生性疾病通常是多灶性、发生于

结外。病变常发生于肠道、中枢神经系统或移植器官中发育，这表明微环境因素在病变发展中起一定作用。一极是多克隆性增生，在临床和病理学上类似于严重的传染性单核细胞增多症（伴有发热、咽痛和颈部淋巴结肿大），而在另一个极端，病变是高级别、单克隆的、临床上侵袭性强的淋巴瘤。

移植后淋巴组织增生性疾病的分类基于细胞的形态，以及是否有免疫组织化学、细胞遗传学或分子遗传学单克隆性的证据。克隆性可以通过研究抗原受体基因重排，或通过肿瘤细胞内 EBV 游离基因形式的克隆性来证明[532]。

多形性移植后淋巴组织增生性疾病的特征是由混合细胞群形成的破坏性浸润，细胞包括免疫母细胞到浆细胞的全 B 细胞分化谱系[533]。尽管少数患者似乎是多克隆的，但大多数多形性移植后淋巴增生性疾病的患者为单克隆性。大约一半的患者骨髓中有多形性淋巴样细胞聚集，包括淋巴细胞、浆细胞样淋巴细胞和浆细胞[534]（图 6-103 和图 6-104）。骨髓抽吸物有时可出现大量浆细胞和非典型淋巴细胞[534]。在大多数有骨髓形态学改变的患者的活检切片中，可检测到病毒感染（EBER 阳性）的细胞，但在缺乏形态学改变的患者中则没有检测到[534]。多克隆浆细胞增多症也可作为 EBV 相关的淋巴组织增生性疾病发生。

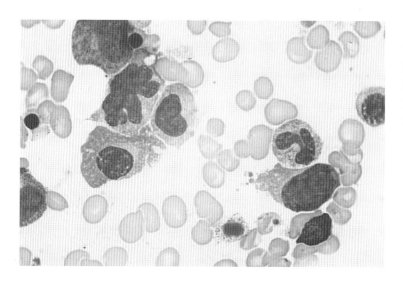

◀ 图 6-103　一名免疫抑制患者的骨髓抽取，该患者患有致命性多克隆性组织 EBV 相关淋巴组织增生性疾病，图示为正常粒细胞、1 个浆细胞和 3 个非典型淋巴细胞，MGG 染色（100×）

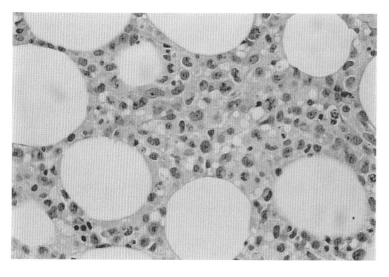

◀ 图 6-104　骨髓环钻活检，多形性移植后淋巴组织增生性疾病，HE 染色（40×）

单形性移植后淋巴组织增生性疾病通常是 B 细胞增生，尽管也报道有少量的 T 细胞和 NK 细胞淋巴瘤。大多数患者为 DLBCL-NOS（常为免疫母细胞或浆母细胞形态变型），少数患者为 Burkitt 淋巴瘤。在有骨髓浸润的患者中，这类疾病在形态学上类似于发生在非免疫功能低下患者的淋巴瘤。经典型霍奇金淋巴瘤也可作为移植后淋巴组织增生性疾病发生。

在 2016 修订版 WHO 分类中，与免疫缺陷相关的淋巴组织增生性疾病被分为 4 类（表 6-9）。并非所有都与 EBV 相关。

表 6-9　2016 修订版 WHO 分类中免疫缺陷相关性淋巴组织增生性疾病的分类

潜在情况	意见
原发性免疫功能紊乱[535]	可能是非肿瘤性的（如 ALPS 中表型异常的 CD4-/CD8- 多克隆 T 细胞浸润或高免疫球蛋白 M 综合征中表达免疫球蛋白 M 和 D 的浆细胞）或肿瘤性的（NHL，或更少见的 cHL 或 NLPHL、T-ALL、T-PLL）；不同免疫缺陷综合征可与特定淋巴瘤或白血病相关，如 T-PLL 和毛细血管扩张性共济失调综合征[535]）
HIV 感染[536]	主要是 B 系 NHL（DLBCL-NOS、BL、PEL、浆母细胞淋巴瘤），也可以是 cHL
移植后[537]	多克隆和寡克隆性淋巴组织增生性疾病、传染性单核细胞增多症、浆细胞增生和淋巴瘤——主要是 B 系 NHL（DLBCL-NOS 和其他大 B 细胞淋巴瘤，BL），也包括多发性骨髓瘤、肝脾 T 细胞淋巴瘤、其他 T/NK 细胞淋巴瘤和 cHL
其他医源性免疫缺陷	主要是 B 系 NHL，与移植后疾病谱相似；与甲氨蝶呤、环孢素、硫嘌呤，以及可能和抗肿瘤坏死因子 α 单克隆抗体相关

ALPS. 自身免疫性淋巴细胞增生综合征；BL.Burkitt 淋巴瘤；DLBCL. 弥漫大 B 细胞淋巴瘤；HIV. 人类免疫缺陷病毒；HL. 霍奇金淋巴瘤；NHL. 非霍奇金淋巴瘤；NK. 自然杀伤；NLPHL. 结节性淋巴细胞为主型霍奇金淋巴瘤；NOS. 非特指；PEL. 原发性渗出性淋巴瘤；T-ALL. 急性淋巴细胞白血病；T-PLL.T 幼淋巴细胞白血病

（李　剑　陶丽丽　尹为华　曾子淇　梅开勇　译）

第7章 浆细胞肿瘤
Plasma Cell Neoplasms

一、多发性骨髓瘤

多发性骨髓瘤是由骨髓内一种在形态学和功能上都与浆细胞密切相关的克隆性肿瘤细胞增殖引起的疾病。世界卫生组织（WHO）的分类使用术语"浆细胞性骨髓瘤"[1]，但这一术语尚未在血液学专家中得到广泛接受。"骨髓瘤病"这个名称现在很少使用。在绝大多数情况下，肿瘤细胞分泌一种蛋白质，即完整的免疫球蛋白（Ig）或免疫球蛋白轻链。临床特征直接产生于肿瘤增殖的影响，或者间接来自多发性骨髓瘤细胞产生的蛋白质（通常被指定为一种副蛋白）的影响。

多发性骨髓瘤是一种主要为中老年人的疾病。就诊的中位年龄约为 70 岁[2]。报道的发病率为 2～4/10 万人，男性发病率较高；英国的一项人口调查发现，成年人每年发病率为 7.8/10万人，年龄标准化发生率为每年 4.8/10 万人（欧洲人口标准化）[3]。美国白种人的年龄标准化发病率为男性每年为 6/10 万人，女性每年为 4/10 万人[4]。这种疾病在非裔美国人和英国的加勒比地区比在白种人中更常见，美国黑种人的发病率是白种人的 2 倍，男性占优势（分别为 12/100 000 和 10/100 000）[4]。美国黑种人的发病年龄略低于美国白种人，中位数为65.8岁，69.8 岁[5]。华裔的发病率较低。存在家族性患者[6]。

临床特征有贫血、骨痛、病理性骨折、高

钙血症、肾衰竭和复发性感染。少数患者有肝大或淋巴结肿大。脾大偶尔存在。有症状性骨病变的患者通常有一般骨质疏松症或散在的骨溶解性病变，但偶尔患者有骨硬化。分泌的副蛋白在 60% 的患者中为 IgG，IgA 为 20%；在一些患者中，除了完整的免疫球蛋白外，还有多余的单克隆轻链（本周蛋白）分泌物，在15%～20% 的患者中，只产生轻链（本周多发性骨髓瘤）。少数患者产生 IgM、IgD 或 IgE 副蛋白。偶尔患者有两种截然不同的副蛋白。少数患者在血清或尿液中没有副蛋白（非分泌型多发性骨髓瘤）。任何分泌的副蛋白，由于它产生于单克隆的细胞，只包含一个单一类型的轻链，κ 或 λ。高分子量的单克隆免疫球蛋白，通常只在或主要在血清中检测到；而除非同时伴有肾衰竭，低分子量的本周蛋白只在尿液中检测到。正常血清免疫球蛋白的浓度在 90% 的患者中降低。

如果满足以下 3 个标准中的 2 个，可以确诊多发性骨髓瘤。

- 骨髓涂片中＞ 10% 的浆细胞。
- 血清或尿液中的副蛋白。
- 溶骨性骨病变或骨质疏松症[7]。

图 7-1 显示了 WHO 分类[1]的诊断标准。如果 IgG 副蛋白的浓度＞ 30g/L，IgA 副蛋白＞ 25g/L 或尿轻链在 24h 内＞ 1g，则多发性骨髓瘤的概率很高，但一些患有这种疾病的患者没有满足这些标准。区分冒烟性骨髓瘤与其

他患者是很有用的（图 7-2）[1]。"症状性骨髓瘤"一词已用于有症状、组织或终末器官损伤的患者。冒烟性骨髓瘤可以进展为"症状性"骨髓瘤或淀粉样变性。

在大多数患者中，多发性骨髓瘤之前存在不能明确意义的单克隆 γ 病（MGUS）（见下文）。在一些表现为原发的多发性骨髓瘤患者中，对之前诊断血清的回顾性分析表明，游离轻链比值提示为隐匿的浆细胞肿瘤[8, 9]。

多发性骨髓瘤现在的中位生存率为 5.5 年。在美国，黑种人的生存率比白种人高[5]。存活情况通常终止于难治性疾病，有时伴有白血病期。部分患者向免疫母细胞性淋巴瘤转化。相当一部分患者（治疗后有 10% 的患者存活 5～10 年）死于继发性骨髓增生异常或急性骨髓性白血病（AML），这些并发症很可能是由烷化剂的使用引起的。

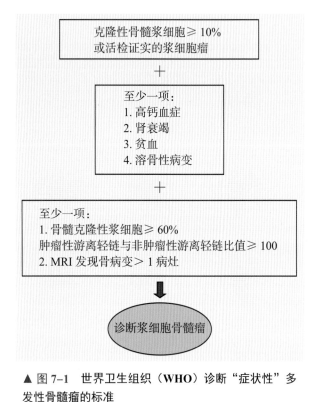

▲ 图 7-1 世界卫生组织（WHO）诊断"症状性"多发性骨髓瘤的标准

MRI. 磁共振成像

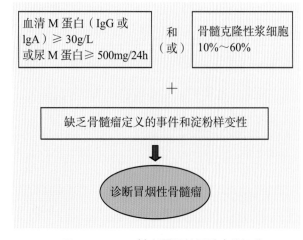

▲ 图 7-2 WHO 诊断冒烟性骨髓瘤的标准

Ig. 免疫球蛋白

（一）外周血

绝大多数患者有贫血症，为正常细胞性正常色素性或不常见的巨细胞性贫血。在大多数患者中，由于血液中存在副蛋白、红细胞叠连和背景嗜碱性染色增加。这些特征不发生在细胞只分泌本周蛋白或无分泌的少数患者中。血涂片偶尔是成红白细胞性，通常可以找到少量的浆细胞或浆样淋巴细胞。在病情较进展的患者中，可能有血小板和中性粒细胞减少。5% 或更多的循环浆细胞的存在是一个独立的不利预后指标[10]。无论是在就诊时或在疾病的末期，偶见大量的、显示轻微至明显的异型性循环肿瘤细胞。于是使用指定术语浆细胞白血病。患者偶尔有中性白细胞性类白血病反应，中性粒细胞可见毒性颗粒和杜勒小体[11]。

（二）骨髓细胞学

骨髓特征非常多变。浆细胞通常增加，通常占骨髓有核细胞的 30%～90%。多发性骨髓瘤细胞可能在形态上相当正常，显示典型正常浆细胞的核偏位、块状染色质和 Golgi 区，或者可能是中度或严重发育不良。一种常见的细胞学异常是细胞核浆不同步，细胞质是成熟的，但核要么具有弥漫的染色质模式，要么含有突出的核仁（图 7-3 和图 7-4）。其他的细胞异常包括明显的多形性、细胞增大、高核质比、多核（图 7-5）、核分叶（图 7-5）、多发性骨髓瘤细胞吞噬（图 7-6）和核分裂的存在。吞噬可以是噬红细胞[12]或噬血细胞[13]。偶尔多核性可多达每个细胞 40 个核[14]。有时有巨大的发育不良的浆细胞。达雷妥尤单抗治疗失败后观察到巨大多核浆细胞[15]。细胞质异常可包括非常不规则的胞质边缘、没有明显 Golgi 区的一致的嗜碱性、胞质嗜酸性和火焰样嗜酸性边缘（图 7-5）。细胞质可能是丰富的，或可能含有嗜天青颗粒[16]、空泡状或内质网扩张的囊泡（图 7-7）。多个长针状结构形态类似于 Auer

棒[17]（图 7-8），基本上但不完全局限于表达 κ 轻链的患者；它们由溶菌酶而不是免疫球蛋白组成[18]。在这种情况下，也可以看到巨噬细胞摄入 Auer 棒状结构[19]。胞质嗜天青颗粒（图 7-9）可能与 Auer 棒状晶体具有类似意义[20]。多发性骨髓瘤细胞可以有小的、大的或巨大的球形包含物，称为 Russell 小体（图 7-10）。不着色的巨大空穴可以给人一个印戒样外观[21]。多发性骨髓瘤细胞可有多个小的空泡状或球形包含物，含有弱嗜碱性物质（图 7-11），被称为"Mott 细胞"（明显的空泡状或球形包含物是 Russell 小体）。似乎位于核内而实际上位于细胞质内的内含物（Dutcher 小体）[22]也可

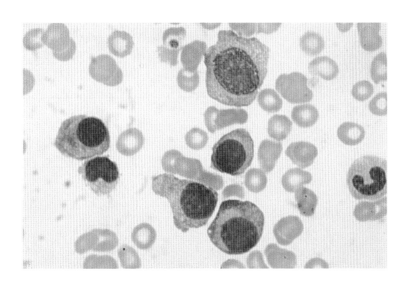

◀ 图 7-3　骨髓（BM）涂片，多发性骨髓瘤，显示从浆母细胞到成熟浆细胞的一系列细胞，MGG 染色（100×）

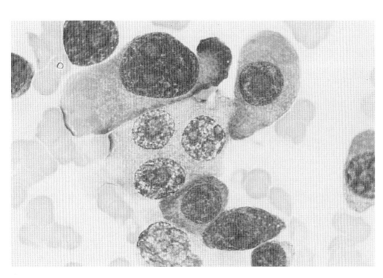

◀ 图 7-4　骨髓涂片，多发性骨髓瘤，显示浆母细胞，其中一个是三核的，MGG 染色（100×）

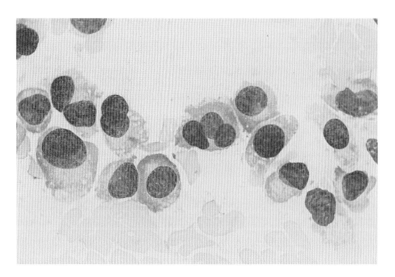

◀ 图 7-5　骨髓涂片，多发性骨髓瘤，显示双核和多核多发性骨髓瘤细胞和具有火焰样胞质的多发性骨髓瘤细胞，MGG 染色（100×）

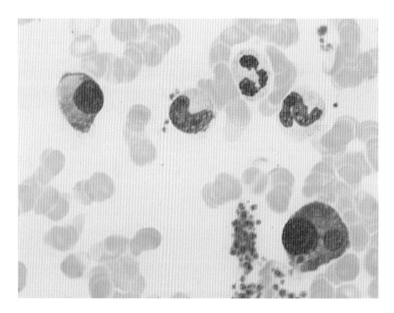

◀ 图 7-6　骨髓涂片，多发性骨髓瘤，显示一个具有双叶核的多发性骨髓瘤细胞和另一个已吞噬了一个红细胞的瘤细胞，MGG 染色（100×）

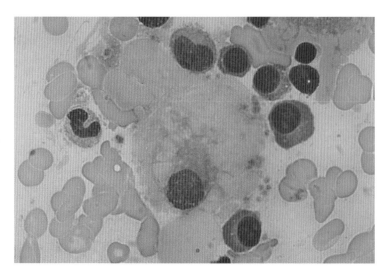

◀ 图 7-7　骨髓涂片，多发性骨髓瘤，显示多发性骨髓瘤细胞，其中一个具有被免疫球蛋白严重扩张的内质网，MGG 染色（100×）

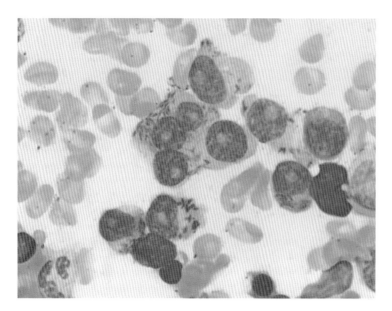

◀ 图 7-8　骨髓涂片，多发性骨髓瘤，显示多发性骨髓瘤细胞含有大量 Auer 小体样晶体，MGG 染色（100×）

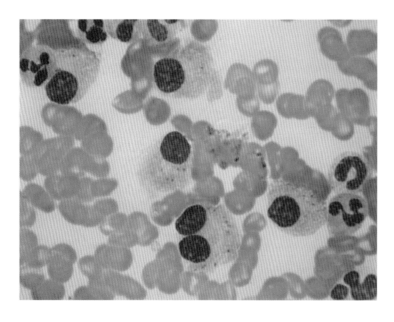

◀ 图 7-9　骨髓涂片，多发性骨髓瘤，显示多发性骨髓瘤细胞含有大量嗜天青颗粒，MGG 染色（100×）

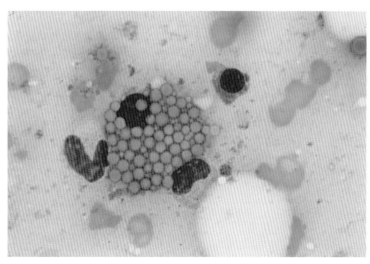

◀ 图 7-10　骨髓涂片，多发性骨髓瘤，显示 Mott 细胞内的许多 Russell 小体，MGG 染色（100×）

存在（图 7-12），它们的存在与 IgA 亚型和 t（4；14）[23] 相关。偶尔多发性骨髓瘤细胞在巨噬细胞周围形成玫瑰花环[24]。含铁血黄素偶尔存在于多发性骨髓瘤细胞[25]。在部分患者，细胞学特征是浆细胞样淋巴细胞，而不是浆细胞。很少骨髓涂片含有淀粉样物质（图 7-13）。偶尔也有报道富含免疫球蛋白晶体的巨噬细胞[26]——"晶体储积性组织细胞增生症"和细胞外晶体[27]。含有晶体的多发性骨髓瘤细胞可以与晶体储积的组织细胞共存[28]。假 Gaucher 细胞也有报道[29]。

单靠骨髓涂片形态来诊断多发性骨髓瘤并不总是可能的。骨髓内以零散分布的方式为特点，涂片中不一定含有大量的浆细胞；多发性骨髓瘤细胞的形态也不一定非常异常。5% 的患者获得的是非诊断性的骨髓涂片。没有特定的浆细胞比例能够可靠地将多发性骨髓瘤与反应性浆细胞增生或 MGUS 鉴别。在可疑的情况下，不仅需要评估骨髓细胞学和组织学，还要评估临床、放射学和生化特征。

骨髓涂片不仅对多发性骨髓瘤的诊断有价值，而且对确定预后也具有价值。涂片中浆细胞的百分比[30-33] 及其发育不良程度[32-35] 都与预后相关。在冒烟性骨髓瘤中发现存在 20% 或更多的浆细胞可预测进展[36]。国际多发性骨髓瘤工作组建议，如果符合冒烟性骨髓瘤诊断标准，

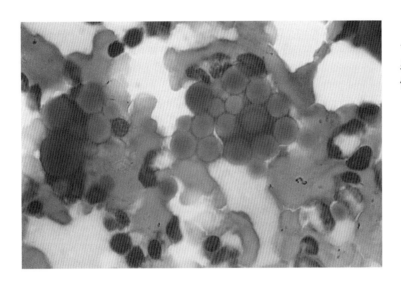

◀ 图 7-11　骨髓涂片，多发性骨髓瘤，显示 2 个 Mott 细胞包含多个 Russell 小体，MGG 染色（100×）

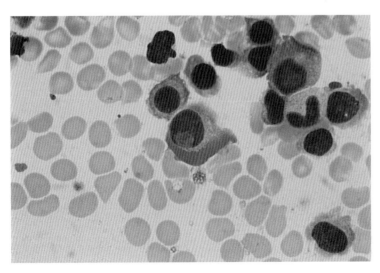

◀ 图 7-12　骨髓涂片，多发性骨髓瘤，显示由细胞质陷入形成的 Dutcher 小体。也有"火焰细胞"，MGG 染色（100×）

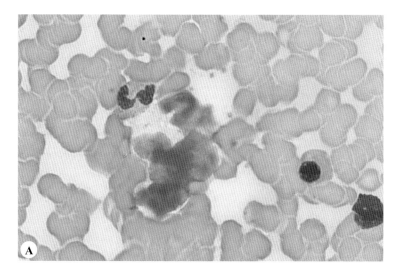

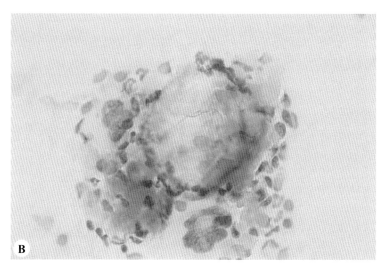

◀ 图 7-13 骨髓涂片显示淀粉样蛋白

A. MGG 染色（100×）;B. 刚果红染色（50×）

但在骨髓中具有 60% 以上的克隆性浆细胞的患者，应接受治疗，而不是被观察[37]。

（三）流式细胞术免疫表型

多发性骨髓瘤细胞对大多数 B 细胞标志物产生阴性反应，但阳性反应通常通过 CD79a 获得。此外，正常浆细胞和多发性骨髓瘤细胞都表达 CD38 和 CD138。正常浆细胞通常表达 CD19 和 CD45，但不表达 CD56，而多发性骨髓瘤细胞通常过度表达 CD56，不表达 CD19，CD45 是阴性的或弱的[38, 39]。CD200 通常异常表达，但表达强度非常可变[40]。CD117 在一定比例的多发性骨髓瘤和 MGUS 表达，但不在正常浆细胞表达[41]。其他抗原在正常浆细胞中不表达，但在多发性骨髓瘤细胞中可能表现出异常表达，包括 CD13、CD20、CD28、CD33 和 CD52。膜表面免疫球蛋白（SmIg）可以表达，而正常浆细胞只表达细胞质免疫球蛋白[38]。当细胞学特征是淋巴浆细胞的特征时，CD20[1] 可以有很强的表达。浆细胞的 CD86 表达与较差的预后相关[42]。CD56 阴性与浆母细胞形态和更具侵袭性的疾病相关[42]。在罕见的 IM 型多发性骨髓瘤中，免疫型有点不同。有 CD38 和 CD138 的表达，但不表达 CD56 或 CD117[43]。CD20 在 IgM 型多发性骨髓瘤中表达的频率更大，在一个研究系列中出现 58% 的患者表达，而对照组的预期表达率是 5%～20%[44]。CD117 在冒烟性骨髓瘤中比在明显多发性骨髓瘤中的表达更频繁，在 MGUS 比多发性骨髓瘤更频繁；多发性骨髓瘤中的表达与更好的预后相关[45]。流式细胞术测定还表明，正常非克隆性浆细胞在 MGUS 中仍然可以检测到，而在＜ 1/4 的多发性骨髓瘤患者中检测到，通常＜ 5%[46]。多克隆浆细胞数量较多，在就诊和复发时都有更好的预后[47]。

CD19、CD20、CD38、CD45、CD56、CD138 和细胞质 κ 和 λ 的组合被发现是一个具有成本效益的套餐[48]。流式细胞术检测可用于监测强化治疗后的微小残留病灶。在通常 CD19 阴性、CD56 阳性表型患者中，如果细胞表现出 CD38 和 CD138 的强烈表达以及 CD45 的弱表达，细胞一开始就会被设门。在设门细胞中，正常浆细胞（CD19 阳性、CD56 阴性或弱表达）与肿瘤性浆细胞区分开来。使用更大的抗体组（CD19、CD27、CD45、CD56 和 CD117），一种适用于识别最小残留病灶的异常免疫表型，可在 99% 以上的患者中检测到[49]。然而，应该指出，多发性骨髓瘤的免疫表型往往不稳定；在一项对 56 名中位 7 个月重复调查患者的研究中，41% 的患者改变了他们的免疫表型[50]。

（四）骨髓组织学

骨髓活检可用于多发性骨髓瘤的诊断和评估预后。建议在诊断时即使获得足够的涂片，也进行针芯活检，因为当未获得足够的涂片时，可能需要作为基线来评估治疗后活检[2]。活检在 5%～10% 的患者中是非诊断性的，要么是因为早期疾病，要么是因为浸润模式是结节性的，而不是弥漫性的，而活检只包含了无浸润的骨髓[51]。此外，网状纤维增加可能意味着多发性骨髓瘤细胞不容易涂片。由于对组织进行

采样的数量比涂片量大，而且可以确定浸润模式，因此活检可在涂片不合格时确认多发性骨髓瘤的诊断。然而，有时从涂片中获得的诊断信息比从针芯活检中获得更多的诊断信息，因此这两项检查应视为相辅相成。可以看到 3 种主要的浸润模式：①间质性，有或没有骨小梁旁浆细胞聚集；②结节状或宽带状；③充填骨髓[51]。罕见情况下，可观察到假血管瘤样生长模式[52]（图 7-14）。当浸润是间质性的，多发性骨髓瘤细胞分散在造血细胞和脂肪细胞之间（图 7-15），而在"充填骨髓"模式中（图 7-16），骨髓的正常结构被抹去。在反应性浆细胞中，浸润是间质性的，看不到浆细胞的大量聚集。一些组织病理学家认为，毛细血管周围的浆细胞提示反应性浆细胞增生，而不是多发性骨髓瘤[51]，但我们和其他人也在肿瘤性浆细胞时观察到这一特征[53, 54]（图 7-17）。骨小梁旁浸润模式（图 7-18）可能发生，但并不常见。多发性骨髓瘤细胞表现出不同程度的发育不良。在某些患者，它们在形态上与正常浆细胞非常相似。而其他患者，多发性骨髓瘤细胞非常大，有核仁、多形性的（图 7-19）或明显的母细胞样，具有弥散的染色质模式和突出的核仁（图 7-20）。核浆不同步是常见的。Dutcher 小体（图 7-19）、Russell 小体（图 7-21）、胞质晶体（图 7-22 和图 7-23）和莫特细胞（图 7-24）可能很明显。Dutcher 小体，虽然显然是在核内，是由于细胞质插入核内所致。偶尔多发性骨髓瘤细胞有一个印戒样外观，可类似癌[21]。在少数患者中，细胞具有成熟的小淋巴细胞样细胞特征，可通过 CD138 的表达和缺乏 CD45 的表达[55] 来区分。

可能与多发性骨髓瘤相关的其他变化包括造血减少，即使没有肿瘤细胞大量浸润、血管或基质淀粉样蛋白沉积、网状纤维沉积增加、淋巴细胞浸润，以及偶尔出现的肉芽肿

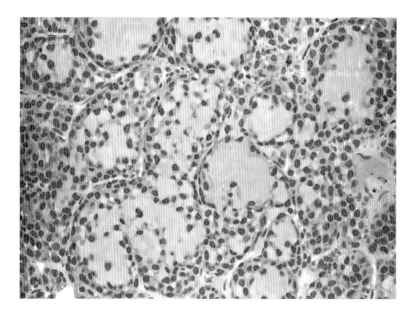

◀ 图 7–14　骨髓针芯活检切片，多发性骨髓瘤，显示细胞学异型性的浆细胞的浸润与不寻常的假血管瘤样生长模式，浆细胞衬覆的血管状空间（血湖）充满了红细胞和血浆，HE 染色（40×）

经许可转载，图片由西蒙·奥康纳博士提供

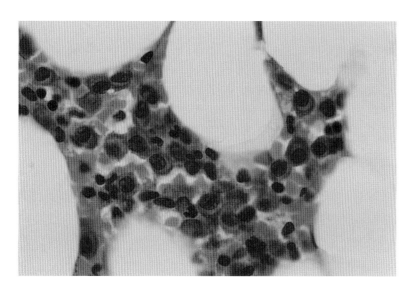

◀ 图 7–15　骨髓针芯活检切片，多发性骨髓瘤，显示骨髓的浆细胞间质性浸润，HE 染色（100×）

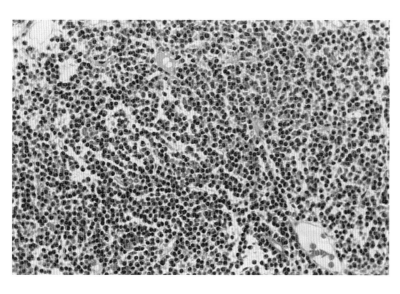

◀ 图 7–16　BM 针芯活检切片，多发性骨髓瘤，显示浆细胞的弥漫浸润（包绕骨髓），HE 染色（20×）

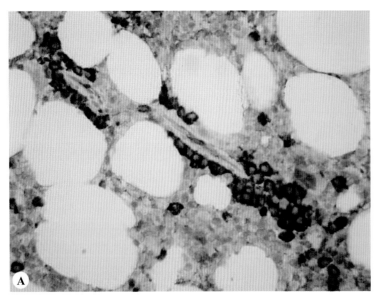

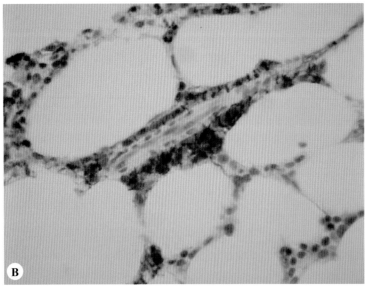

◀ 图 7-17　BM 针芯活检切片，多发性骨髓瘤，显示毛细血管周围的浆细胞

A. λ 轻链的免疫过氧化物酶（40×）；B. CD56 的免疫过氧化物酶（40×）

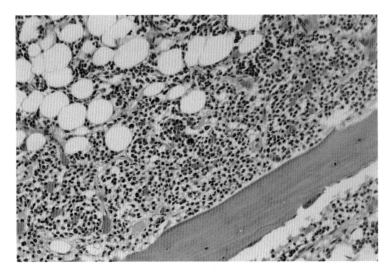

◀ 图 7-18　骨髓针芯活检切片，多发性骨髓瘤，显示一个骨小梁旁多发性骨髓瘤的浸润，HE 染色（20×）

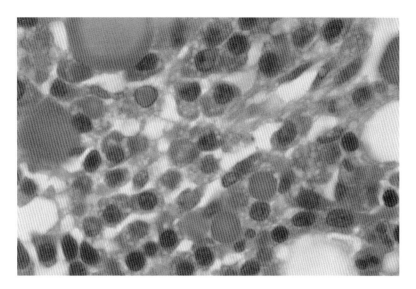

◀ 图 7–19　骨髓针芯活检切片，多发性骨髓瘤，显示具有中度核多形性和大量嗜酸性核内包涵体（Dutcher 小体）和细胞质内包涵体（Russell 小体）的浆细胞，HE 染色（100×）

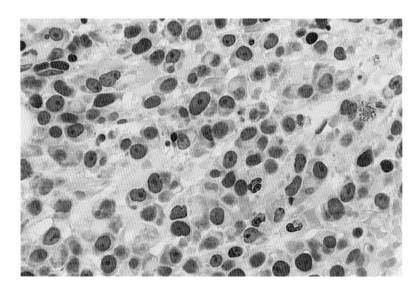

◀ 图 7–20　骨髓针芯活检切片，多发性骨髓瘤（浆母细胞型），显示核大小、形状有明显变化和突出的居中核仁的浆母细胞。树脂包埋，HE 染色（100×）

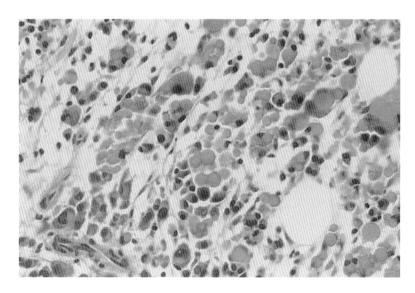

◀ 图 7–21　骨髓针芯活检切片，多发性骨髓瘤，显示大量的 Russell 小体，HE 染色（40×）

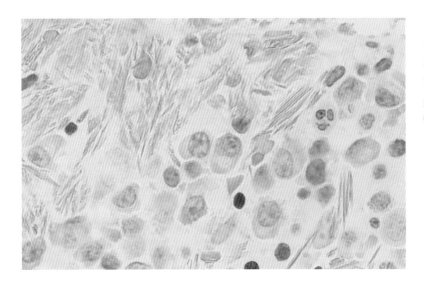

◀ 图 7-22　骨髓针芯活检切片，多发性骨髓瘤，显示免疫球蛋白晶体的显著沉积，HE 染色（100×）

经许可转载，图片由 P. Hayes, Chatham 医生提供

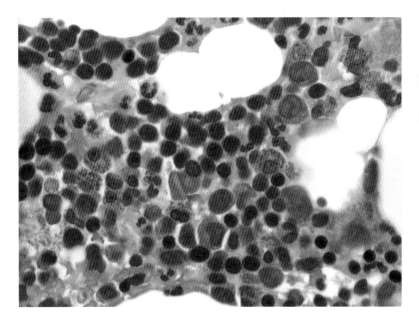

◀ 图 7-23　骨髓针芯活检切片，来自多发性骨髓瘤治疗（随访活检）的患者。有一个浆细胞的胞质内含有晶体状免疫球蛋白包涵体，HE 染色（60×）

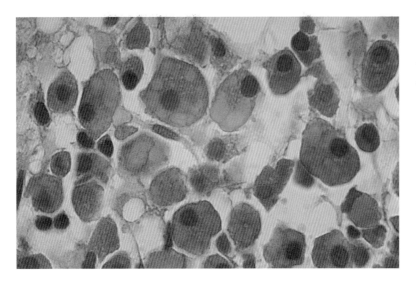

◀ 图 7-24　骨髓针芯活检切片，多发性骨髓瘤，显示多发性骨髓瘤细胞具有被免疫球蛋白扩张的内质网（Moot 细胞），HE 染色（100×）

（图 3-44）。骨髓内血管增多，与更差的预后相关[56, 57]；这可能是因为肿瘤性血管化和不利的细胞遗传学异常[58]之间的相关性，以及肿瘤性血管化和晚期临床阶段、更高的细胞学等级和较高的增殖指数[59]之间的关联。血管增多与多发性骨髓瘤细胞血管内皮生长因子的表达相关[59]。在中性粒细胞类白血病反应患者中，有惊人的粒细胞增生，也有可能含有大量嗜中性粒细胞的巨噬细胞[60]。偶尔，网状纤维沉积明显增加，也有胶原蛋白沉积；这似乎与 IgD 型多发性骨髓瘤[61, 62]特别相关，可能罕见情况下与 POEMS 综合征有关（见下文）。胶原蛋白沉积多见于 II 型，而非 I 型[63]，同样发生于原发性骨髓纤维化。如果进行系统的评估，淀粉样蛋白沉积在高达 10% 的患者骨髓中出现[64]，通常累及小血管。偶尔，小血管壁在无淀粉样蛋白形成的情况下，由于轻链沉积（图 7-25）可导致过碘酸希夫反应（PAS）阳性增加。含有免疫球蛋白晶体的巨噬细胞可以存在，在树脂包埋切片中 HE 染色呈粉红色，姬姆萨染色呈深蓝色，但在石蜡包埋组织切片中染色弱[26]。细胞外菱形和六角形的晶体也有报道[27]。偶尔患者有丰富的假 Gaucher 细胞[29]。

骨骼变化通常与多发性骨髓瘤相关，伴有弥漫性骨质疏松症，所有骨小梁变薄，溶骨性病变伴破骨细胞再吸收。破骨与成骨活性之间没有关系[65]。弥漫性骨质疏松症被发现与骨髓充填式浸润模式有关，而溶骨性病变多见于结节状浸润的患者[51]。破骨活性与浆细胞浸润程度相关。偶尔患者有骨硬化（图 7-26），当发现这一点时，应考虑 POEMS 综合征的可能性。继发性甲状腺功能减退症的变化可能出现在肾功能不全的患者中，特别是在使用双膦酸盐治疗的患者[66]。双膦酸盐治疗也可能与海绵状、重塑性较差的骨骼的不规则增殖有关（图 7-27）。

多发性骨髓瘤的预后可能与：①浆细胞浸润的广泛程度（组织学分期）；②浆细胞浸润的模式；③细胞学特征（组织学分级）[51]。Bartl 等[51]发现，结节状浸润模式与更具侵袭性的疾病相关，比间质性浸润模式伴或不伴骨小梁旁浆细胞浸润预后更差；充填骨髓模式比其他任何模式的预后都差。Pich 等证实了这一点[67]。这两组人和其他一些研究者也能够将预后与多发性骨髓瘤细胞的发育不良程度联系起来[65, 67-69]。Bartl 和 Frisch[65] 提出了将多发性骨髓瘤分为 3 类：①低级别，其中浆细胞成熟，

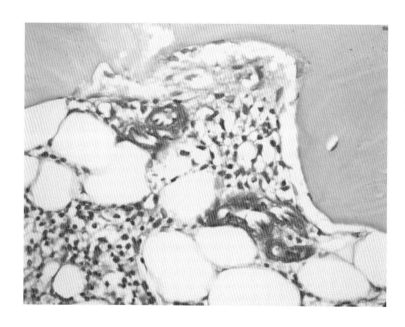

◀ 图 7-25　骨髓针芯活检切片，来自轻链型多发性骨髓瘤患者。由于轻链沉积，小的间质血管管壁轻微增厚，**PAS 强着色。PAS（40×）**

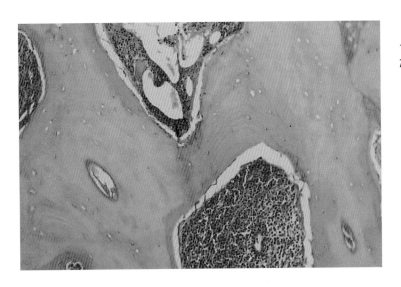

◀ 图 7-26　骨硬化性骨髓瘤的骨髓针芯活检切片，HE 染色（10×）

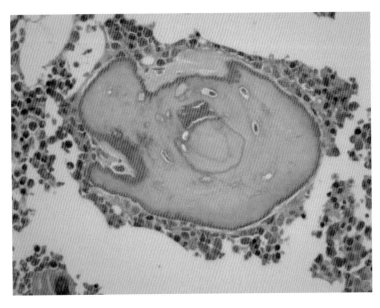

◀ 图 7-27　多发性骨髓瘤的骨髓针芯活检切片显示，由于双膦酸盐治疗造成的骨骼结构异常，HE 染色（40×）

最少发育不良；②中级别，其中浆细胞有发育不良，但无明显的母细胞样；③高级别，由浆母细胞组成。这 3 个等级的中位存活率分别为60 个月、32 个月和 10 个月[34, 51]。少数显示高核分裂数（＞ 1 个 / 高倍视野）的多发性骨髓瘤患者存活率较短[70]，然而，高核分裂率不一定存在于组织学高级别的患者中。血管生成与不良预后相关[71]。最好的预后是在那些有冒烟性骨髓瘤的患者中发现的。从组织学上讲，这些患者有最小的间质浸润，主要是成熟的浆细胞[65]。在冒烟性骨髓瘤中，发现有跨越骨髓空间的浆细胞成片的存在，可以预测进展[36]。在

3 个回顾性研究患者中，关于骨髓中无症状淀粉样蛋白沉积物的存在是否恶化了预后的数据相互矛盾[72]。发现骨髓或其他地方存在淀粉样蛋白沉积物，不影响接受强化化学药物治疗后自体干细胞移植的患者的预后[64]。应该指出，关于预后因素的现有信息大部分早于当前、更有效的治疗方法。

在随访期间，与骨髓涂片膜相比，针芯活检部分更准确地反映疾病负荷[73]。治疗反应与减少浆细胞负荷和破骨活性有关。皮质类固醇治疗患者可能患有骨质疏松症。接受双膦酸盐治疗的患者可能表现出骨发生，具有广泛的骨

缝连接[65]。经过强化治疗和自体干细胞移植，在完全缓解的患者活检中成熟小 B 细胞的增加已发现具有良好的预后意义[74]。

（五）免疫组织化学

多发性骨髓瘤细胞在绝大多数的情况下表达单一类型免疫球蛋白，即表达 κ 或 λ 轻链，而不是两者都表达（图 7-28）。在 85% 的非分泌型多发性骨髓瘤患者中可以看到表达[1]。通常有 CD38、CD138 和 MUM1/IRF4 的表达，VS38c 也是阳性反应[75-77]。具有浆细胞形态的患者表达 CD38 配体、CD31，但很少具有浆母细胞特征的患者表达[78]。CD79a 的表达是常见的，但在相当大比例的情况下，肿瘤细胞不能表达这种抗原或显示明显低于伴随的非肿瘤性浆细胞的表达水平。在一小部分患者中，细胞表达 CD45、CD19 或 CD20，但大多数患者不表达。在一项研究中，10% 的患者在诊断时表达 CD20，并与小的成熟浆细胞形态和 t（11；14）相关[79]，在另一项研究中，在 32% 的患者中发现了表达[80]。PAX5 通常不表达。显示淋巴浆细胞特征的患者更有可能表达 CD20、PAX5 和 cyclinD₁。通常表达 CD56[81]（在一项研究中 73%[80]），因为它不是由正常的浆细胞表达，这可能是诊断有用的。CD56 还可用于低水平残留疾病的检测。CD200 表达在 80% 的患者中检测到，患者有 ≥ 50% 的 CD138 阳性浆细胞[40]。其他各种抗原，包括 CD10、CD22、CD45RO、CD30、CD52、CD117 和非造血抗原，如上皮细胞膜抗原（EMA）和 Vimentin 有时

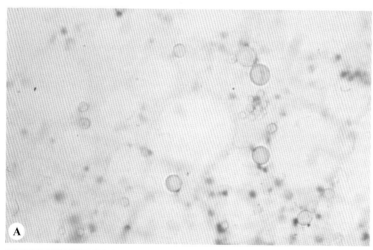

◀ 图 7-28　骨髓针芯活检切片，来自一个多发性骨髓瘤患者，有大量的 Russell 小体

A. κ 轻链的免疫过氧化物酶染色，显示 Russell 小体是折光的，但没有阳性反应。（50×）。B. λ 轻链的免疫过氧化物酶染色，在 Russell 小体显示阳性，且环绕周围的胞质表现出强阳性（50×）

表达[82]。然而，与正常浆细胞相比，CD30 和 EMA 的表达在多发性骨髓瘤中不太常见。在检测到 t（11；14）（q13.3；q32.33）的大多数患者中观察到 cyclinD₁（由 CCND1 编码）的核表达，而在其他患者中仅少数表达[83]。在 10% 的患者中被发现 CD23 在细胞膜和有时在 Golgi 区表达，其表达与 11 号染色体的异常有关，尤其是 t（11;14）且伴有浆细胞白血病时[84]。t（11；14）的存在与 CD20 表达概率较高、CD56 表达概率较低有关[84]。FGFR3 的免疫组织化学用于识别由于 t（4；14）（p16.3；q32.33）易位[85] 而导致的 FGFR3 功能障碍患者。在 IgM 型多发性骨髓瘤中，有 MUM1/IRF4 表达和常见 cyclin D₁ 的表达，但不表达 CD20、PAX5 或 CD117[43]。治疗后，CD138 阳性物质可能大量存在于间质中；在这种情况下，马松三色染色这些物质可阳性[86]。表达神经元特异性烯醇酶已有报道[87]。与流式细胞计数免疫表型相比，免疫组织化学显示的浆细胞明显较多，轻链限制性浆细胞明显增多；然而，流式细胞术在检测是否为异常免疫表型方面有优势[88]。

免疫组织化学可以给出预后信息。在一项研究中，在 24% 的患者中检测到 cyclinD₁ 表达，并与高级别和高分期疾病相关[89]；在第二项研究中，表达更高的增殖指数和更差的预后相关[42]。然而，在第三项研究中，使用自体干细胞移植治疗的相对年轻的患者，其中 39% 的患者有 cyclinD₁ 表达，没有预后意义[80]。CD45RO 的表达与较差的预后相关[90]。缺乏 CD79a 的表达（在本研究中 21% 的患者中观察到）和 EMA 的缺乏表达（在 40% 的患者中观察到）被发现与更差的预后相关[80]。免疫组织化学可用于评估微血管密度，微血管密度在多发性骨髓瘤中增加，并与更差的预后相关[91]。

在低水平残留疾病中，可以发现单一表型的浆细胞簇，而正常浆细胞是散在的；肿瘤性浆细胞常表达 CD56，有时表达 cyclinD₁[73]。

（六）细胞遗传学和分子遗传学分析

由于多发性骨髓瘤细胞的增殖率低，细胞遗传学分析表明，只有 30%～50% 的患者出现克隆异常，而荧光原位杂交（FISH）技术在绝大多数情况下表现出异常。染色体非整倍体和在 14q32.33 处涉及 IGH 位点的染色体易位都很常见。在＞95% 的患者[92] 中，FISH 可以证明有 14q32.33 断裂点的易位，这表明这些是疾病进化的早期事件。描述了 20 多个不同的伴侣染色体。这些易位包括 t（4；14）（p16.3；q32.33）、t（6；14）（p21.1；q32.33）、t（8；14）（q24.21；q32.33）、t（9；14）（p13.2；q32.33、t（11；14）（q13.3；q32.33）（已证实为最常见的易位）、t（14；16）（q32.33；q23.2）和 t（14；20）（q32.33；q12）。t（11；14）易位与淋巴浆细胞样形态学、cyclinD₁ 的上调、相对低的副蛋白浓度、低的超二倍体率和预后至少不比这种疾病的平均值差[93] 有关；在 IgE、IgM 和非分泌型多发性骨髓瘤的患者中，其发生率要高得多[94]。在分子水平上，t（11；14）中 IGH 位点的断裂点与套细胞淋巴瘤相关的 t（11；14）断裂点不同，在开关区域[95] 中。其他已证实的易位有时为 22q11.22 断裂点，与 λ 轻链基因的相关，如 t（8；22）（q24.21；q11.22）和 t（16；22）（q23.2；q11.22）。经常出现的非整倍体包括 13 单体和 3、5、6、7、9、11、15、17 和 19 三体[96-99]。常见的缺失为 13q14、13q34、17p13 和 11q[100]。在＞50% 的患者中，有 50% 以上的患者出现超二倍体，其余患者表现出低二倍体、假二倍体和接近四倍体[99]。在非常大的研究系列患者中（1064），不同异常的频率是：del（13q），48%；超二倍体，39%；t（11；14），21%；t（4；14），14%；累及 MYC 的易位，13%；和 del（17p），11%[101]。在一项对 IgM

型多发性骨髓瘤的研究中，8 名患者中有 4 名有 del（13q），8 名患者中有 5 名有 t（11；14）（cyclin D$_1$ 表达）[43]。

11q、13q14 和 17p13 的缺失被发现预后显著性差[100, 102]，当通过标准细胞遗传学分析证明时，13q14 异常被相当一致地发现预后不良，但仅由 FISH 证明的则不然。在一个研究系列中，8 三体与疾病进展有关[95]，但在另一个序列中，21 三体是预后不利，3 三体和 5 三体是预后有利，其他三体没有预后显著性意义[103]，t（4；14）易位与较短的生存[103, 104] 相关。更差的预后也与 t（14；16）有关，而 t（11；14）与预后稍好有关。发现超二倍体比其他异常的核型（假二倍体、低二倍体和亚四倍体组合在一起）有较好的预后[105]，而低二倍体与不良预后[102] 有特别关系。在单变量分析非常大的研究系列患者，del（13），t（4；14）和 del（17p）是不利的，而超二倍体是有利的[101]。在多变量分析中，t（4；14）、del（17p）、高 β_2 微球蛋白和血红蛋白浓度 < 100g/L 的血红蛋白浓度具有不良预后意义，但发现 del（13q）的预后意义，是因为它与其他两个不利的重排[101] 有关。在用硼替佐米治疗的患者中，异常的非超二倍体克隆的存在具有预后不良意义[106]。

建议在诊断时对在风险分层中有用的细胞遗传学异常进行 FISH 检测，并可直接治疗，特别是超二倍体、t（11；14）和 t（6；14）（标准风险）；t（4；14）（中间风险）；t（14；16）、t（14；20）和缺失（17p）（高风险）[107]。英国血液学会（BSH）指南建议 t（4；14）和 1q+ 也应被视为高风险[108]。同样，国际多发性骨髓瘤工作组确定 1q21 扩增、TP53 丢失 / 缺失（17）（p13）和 t（4；14）为识别高危疾病的潜在标志物[37]。有人建议，如果阵列比较基因组杂交，用于检测染色体物质的获得和缺失，与 FISH 相结合，细胞遗传学分析是没有必要的[109]。

在一项研究中，通过原位杂交检测的 CCND1 信使核糖核酸（mRNA）在 32% 的患者中被发现，表达与高级别和高分期疾病相关[89]。MYC 经常在复杂的易位中受累。可能会丢失 TP53，与疾病进展相关。NRAS 和 KRAS 突变也与疾病进展相关。BRAF 突变只发生在 4%～5% 的患者，但可能使疾病易受 BRAF 抑制药的影响。

表观遗传事件包括肿瘤抑制基因、DAPK、SOCS1、CDKN2B（p15） 和 CDKN2A（p16）的超甲基化。

另一种适用于多发性骨髓瘤分子遗传学分析的技术是基因表达的微阵列分析。潜在用途包括：① 检测 13q14 丢失；② 检测通过接近 IGH 位点激活的基因的过度表达，如伴 t（4；14）的 MMSET，伴 t（4；14）的 FGFR3，伴 t（11；14）的 CCND1，伴 t（6；14）的 CCND3 和 t（14；16）的 MAF；③ 对治疗反应的预测。微阵列分析可以区分多发性骨髓瘤和 MGUS 的细胞与正常的浆细胞，但不能区分这两种疾病。

（七）问题和陷阱

在就诊时对多发性骨髓瘤呈中性粒细胞类白血病反应的患者[11]（图 7-29），这个情况需要区别于慢性中性粒细胞白血病。在这两种情况下，中性粒细胞都有毒性颗粒和多赫勒小体，因此诊断需依靠补充测试[11, 110]。

由于多发性骨髓瘤浸润的零散特点，涂片和针芯活检切片有时候可以是非诊断性的。最好对骨髓碎片进行凝块制备，以及制作楔形膜片。骨髓凝块切片在一些针芯活检切片阴性的患者是诊断性的，反之亦然[111]。涂片和针芯活检对多发性骨髓瘤细胞负荷的估计之间的相关性很差[112]。总体而言，涂片往往低估了多发性骨髓瘤细胞负荷，特别是当它显示 10% 或更少的浆细胞时[112]（图 7-30）。

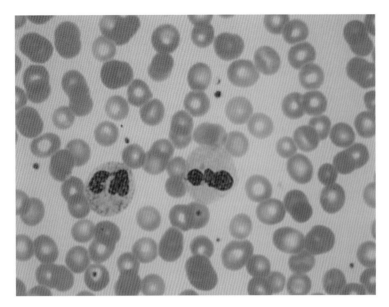

◀ 图 7-29　外周血涂片，来自 1 名患有多发性骨髓瘤和中性粒细胞类白血病反应的患者。图示一个具有毒性颗粒的中性粒细胞，另一个具有多赫莱小体（DÖhle bodies），MGG 染色（100×）

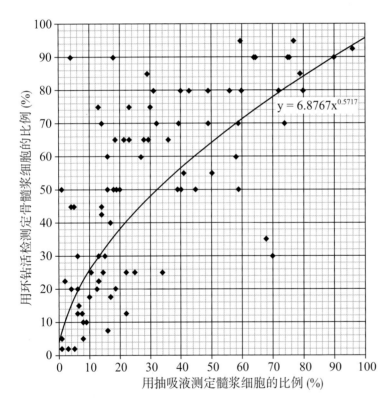

$$y = 6.8767x^{0.5717}$$

◀ 图 7-30　在 159 名多发性骨髓瘤患者诊断时，通过针芯活检和骨髓涂片测量的浆细胞比例

经许可转载[112]，图片由 *British Journal of Haematology* 提供

经过强化治疗后，骨髓活检和免疫组织化学对低水平疾病的检测比血清和（或）尿液蛋白免疫固定电泳的敏感度低[113]。

在区分多发性骨髓瘤与反应性浆细胞增生和其他具有浆分化的淋巴增殖性疾病时可能会出现问题。因此，诊断必须基于临床、生化、放射学、细胞学和组织学特征的相关性。诊断

并不总是容易和敏感的，可能需要生化测试，不仅需要血清蛋白电泳，还需浓缩尿样免疫固定电泳检测本周蛋白。测量血清中游离 κ 与 λ 轻链的比值也很有用，在本周多发性骨髓瘤患者中，甚至在大多数非分泌多发性骨髓瘤患者中也是异常的。

骨髓浆细胞数量的增加可被视为各种条件

下的一种反应现象。它们可以包括 > 10% 的细胞（图 7-31），有时相当多。罕见情况下，多达 30%～50% 的浆细胞作为反应性变化存在；30% 报道在 Sjögren 综合征患者[114]，50% 在梅毒患者，50% 在人类免疫缺陷病毒（HIV）阳性的结核病患者[115] 和 ≥ 50% 的复发 AML 患者[116]。在用高剂量美法仑和外周血干细胞移植治疗的多发性骨髓瘤患者的血液恢复过程中，报道骨髓内显著的反应性浆细胞增生达 10%～80%[117]；反应性浆细胞根据基因型和表型与多发性骨髓瘤细胞可鉴别。IgG4 相关性疾病可类似多发性骨髓瘤，个别患者报道多达 15% 的异常多克隆浆细胞[118]。由于没有能够准确地区分多发性骨髓瘤和反应性病变的阈值，因此必须评估细胞学特征（和其他病理和临床特征）以及浆细胞的数量。浆母细胞和明显的浆细胞发育不良的存在，如体型巨大、惊人的核分叶和突出的核仁，均强烈提示多发性骨髓瘤。

据报道，3 个组织特征是多发性骨髓瘤特有的：①浆细胞的同质结节，占据至少半个高倍视野；②单一表型的浆细胞聚集占据脂肪细胞之间空隙；③明显的弥漫性浆细胞增多，具有单一表型的轻链表达[70]。

在 MGUS 中可见浆细胞数量的增加（见下文），因此需要将这种情况与多发性骨髓瘤[119, 120] 区分开来。在多发性骨髓瘤的一些患者中，肿瘤细胞具有淋巴浆细胞样特征，而不是浆细胞；此类患者需要与淋巴浆细胞性淋巴瘤区分开来。

在极少数多发性骨髓瘤，显示非常明显的成纤维细胞反应，可能难以识别扭曲的浆细胞（图 7-32）；免疫学化学是有用的，可确认他们的存在。

在一些多发性骨髓瘤患者中，肿瘤细胞非常不成熟或异型，因此在细胞学上与大细胞淋巴瘤或其他肿瘤（包括癌、黑色素瘤和 AML）的肿瘤细胞无法区分。具有免疫母细胞特征的浆母细胞型多发性骨髓瘤和大细胞淋巴瘤尤其可能混淆。多发性骨髓瘤细胞有时也类似于癌细胞形成黏附性块状[121]。如果不考虑浆细胞肿瘤的可能性，免疫组织化学可能会增加混乱，因为多发性骨髓瘤细胞可以是 CD45 阴性和 EMA 阳性。巨型、多形性浆细胞可能与巨核细胞混淆（图 7-33 和图 7-34）。当有诊断困难时，仔细的寻找通常发现，即使在间变型多发性骨髓瘤中，一些细胞也表现出浆样分化的明显迹象。

Giemsa 染色在明显间变的肿瘤中突显浆细胞分化非常有用，但免疫组织化学使用适当的抗体套餐，对做出正确的诊断通常至关重

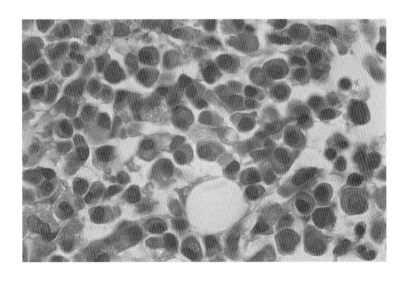

◀ 图 7-31　BM 针芯活检切片显示人类免疫缺陷病毒（HIV）感染的大量反应性浆细胞浸润，HE 染色（100×）

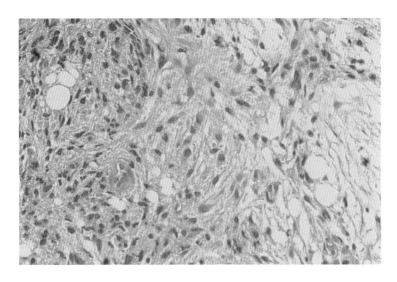

◀ 图 7-32　骨髓针芯活检切片，多发性骨髓瘤，显示对多发性骨髓瘤浸润的成纤维细胞反应。免疫组织化学可用于识别纤维组织中扭曲的肿瘤细胞，**HE染色（40×）**

经许可转载，图片由博尔顿的 J. Jip 医生提供

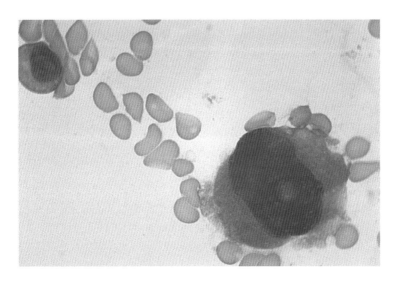

◀ 图 7-33　骨髓涂片，多发性骨髓瘤，显示一个巨大的多发性骨髓瘤细胞，很容易与巨核细胞混淆；一个明显位于核内的包涵体（**Dutcher** 小体）的存在是正确诊断的线索，**MGG 染色（100×）**

要。大细胞淋巴瘤可以通过免疫组织化学从多发性骨髓瘤区分，因为淋巴瘤细胞通常 CD45、CD79a 和 CD20 呈阳性，并且不表达胞浆型免疫球蛋白。大 B 细胞淋巴瘤也很少表达 CD56。多发性骨髓瘤细胞通常 CD45 和 CD20 阴性，CD79a 的表达不一，单一表型免疫球蛋白呈强的细胞质表达。获得性免疫缺陷综合征相关的大细胞淋巴瘤没有任何明显的浆细胞分化的可能不表达 CD20，但通常表达 CD45。间变性大细胞淋巴瘤是可与间变型多发性骨髓瘤混淆的一种大细胞淋巴瘤；这两种情况通常 B 细胞标记为阴性，可能缺乏 CD45 表达，但 CD30 呈阳性，并可表达 EMA 和 CD56。ALK 染色可用于区分 ALK 阳性的间变性大细胞淋巴瘤与多发性骨髓瘤，但不能区分 ALK 阴性的类别。CD45RO，常用作 T 细胞标记，在某些多发性骨髓瘤患者表达[90]。使用寡核苷酸或肽核酸标记的轻链限制性探针检测 κ 和 λ 轻链 mRNA，有助于区分多发性骨髓瘤与大细胞淋巴瘤和其他肿瘤。

间变性癌细胞不表达 CD45 或 CD20，通常表达 EMA 和高或低分子量细胞角蛋白。然而，在这方面，应该指出，一些多发性骨髓瘤细胞也表达 EMA，同样，CD138 可能由非淋巴肿瘤，包括一些间变性肿瘤表达。通常的做法是应用一组广泛的单克隆抗体，尝试确定间变性肿瘤的性质。如果反应都是阴性的，重要的是要考虑到间变型多发性骨髓瘤，并进行 κ 和 λ 轻链免疫染色或原位杂交。在这种情况下，CD138 的免疫染色和 VS38c 抗原反应也很有用[76, 77]。需要注意的是，VS38c 还与内皮细胞、淋巴浆细胞性淋巴瘤中的淋巴瘤细胞、弥漫大 B 细胞淋巴瘤患者中的淋巴瘤细胞，以及一些非造血肿瘤的肿瘤细胞发生反应[42]。MUM1/IRF4 也可以表达于其他肿瘤和正常浆细胞，以及一定比例的正常生发中心后 B 细胞和活化 T 细胞。

二、浆细胞白血病

当肿瘤细胞大量存在于外周血液中时，浆

细胞白血病一词可用于指定原发性白血病或多发性骨髓瘤的末期。浆细胞白血病被定义为循环血液中存在 $\geq 2 \times 10^9$/L 的浆细胞，也构成 $\geq 20\%$ 的循环细胞[122]。2016 年对 WHO 分类的修订要求 $> 2 \times 10^9$/L 的循环浆细胞或浆细胞 $> 20\%$ 的循环细胞[1]。原发或始发性浆细胞白血病患者表现出多发性骨髓瘤常见的临床特征，如骨痛、溶骨性病变、高钙血症和肾衰竭，但他们的髓外病变发生率较高，而且，通常伴有肝大和脾大。这种疾病比多发性骨髓瘤更具侵袭性，平均存活率＜ 1 年。既往已有多发性骨髓瘤的患者继发浆细胞白血病属于晚期疾病，通常难以治疗。他们的预后同样很差。

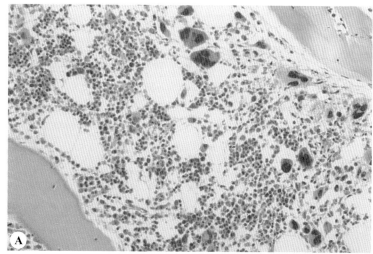

◀ 图 7-34　**BM** 针芯活检切片（与图 7-33 为相同患者）显示与巨核细胞混淆的巨型多发性骨髓瘤细胞。然而，巨型细胞对 **CD61** 呈阴性，对浆细胞标记呈阳性，并表现出轻链限制性

A. HE 染色（20×）；B. VS38c 呈阳性反应。免疫过氧化物酶（40×）

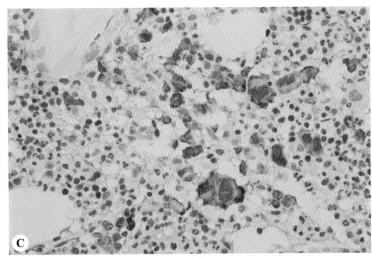

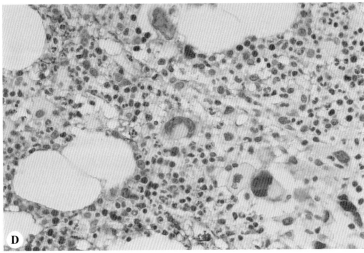

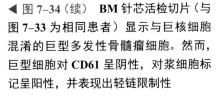

◀ 图 7-34（续）　BM 针芯活检切片（与图 7-33 为相同患者）显示与巨核细胞混淆的巨型多发性骨髓瘤细胞。然而，巨型细胞对 CD61 呈阴性，对浆细胞标记呈阳性，并表现出轻链限制性

C. 抗 κ 的阳性反应。免疫过氧化物酶（40×）。D. 抗 λ 的阴性反应。免疫过氧化物酶（40×）

（一）外周血

血涂片显示大量循环的肿瘤性浆细胞（图 7-35），其形态在患者之间从类似于正常浆细胞的细胞到原始的母细胞，只显示浆细胞分化的最小证据。有时它们具有浆样淋巴细胞的细胞特征[123]（图 7-36）。贫血几乎不变，中性粒细胞减少和血小板减少很常见。红细胞叠连形成的增加和背景染色增加是常见的，在处于多发性骨髓瘤的末期浆细胞白血病的患者，这些异常往往是惊人的，因为副蛋白水平通常很高。

（二）骨髓细胞学

骨髓被肿瘤细胞大量浸润，表现出与外周血液中相同的形态特征。正常的造血成分减少。

（三）流式细胞术免疫表型

免疫表型与多发性骨髓瘤相似，但 CD20 表达频率较低，CD56 频率较低[124]。CD38 的表达较弱[125]。

（四）骨髓组织学

浆细胞弥漫浸润，浆细胞占骨髓中大多数细胞[126, 127]。在大多数情况下，细胞学特征与多发性骨髓瘤相似；在少数患者中，细胞非常不成熟，几乎没有浆细胞分化的形态证据（图 7-37）。

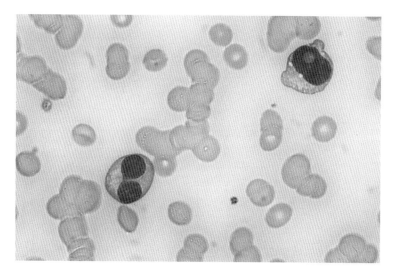

◀ 图 7–35　外周血涂片，浆细胞白血病，显示明显的红细胞叠连形成和 2 个发育不良的浆细胞，其中一个有明显的核内包涵体（Dutcher 小体），MGG 染色（100×）

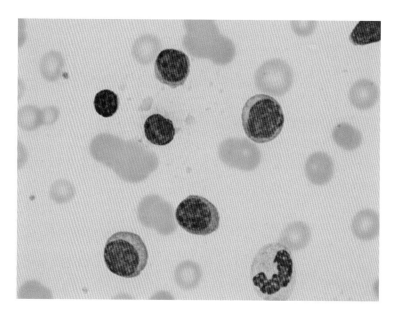

◀ 图 7–36　外周血涂片，来自 1 名患有浆细胞白血病的患者，显示浆细胞样淋巴细胞，MGG 染色（100×）

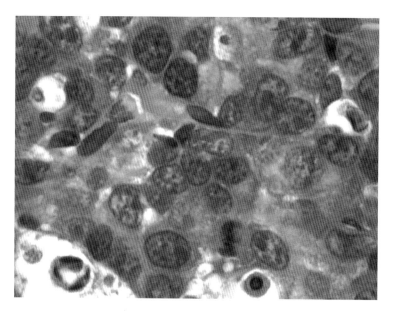

◀ 图 7–37　来自浆细胞白血病患者的 BM 针芯活检切片，显示高度异型的浆母细胞，HE 染色（100×）

（五）细胞遗传学和分子遗传学分析

克隆性细胞遗传学异常在浆细胞白血病中很常见。尽管没有一致性关联性被识别，13 单体是常见的 [97, 98]，并且经常有染色体重排，如隐秘的 t（4；14）（p16.3；q32.33），有 14q32.33 断裂点。13 单体和 t（11；14）（q13.3；q32.33）和 t（14；16）（q32.33；q23.2）比多发性骨髓瘤更普遍，与多发性骨髓瘤相比，低二倍体常见，而超二倍体则不常见 [97, 99, 128]。RB1 缺失常见 [97, 98]。

三、不能明确意义的非 IgM 型单克隆 γ 球蛋白病

在 2016 WHO 分类修订版中，MGUS（曾称"良性单克隆性 γ 病"）分为 3 类，包括非 IgM MGUS、轻链 MGUS 和 IgM MGUS，因此需要修改术语。非 IgM MGUS 表示浆细胞克隆的增殖，产生一种副蛋白，但没有多发性骨髓瘤或相关疾病特征的疾病迹象。副蛋白通常是一个完整的免疫球蛋白（IgG 或 IgA，但偶尔 IgD，IgE 或双克隆），指定非 IgM MGUS。然而，在 1/5 的情况下，只有轻链（本周蛋白），即指定的轻链 MGUS。副蛋白浓度相对较低（例如，IgG 副蛋白 < 30g/L 的患者；IgA 副蛋白 < 20g/L 的患者），并且通常稳定。参考《WHO 2016 年标准》（图 7-38）。由于没有疾病的特征，诊断必然是偶然发现的。非 IgM MGUS 很常见。在 50 岁以上的人群中，有 3% 的人可以检测到副蛋白，70 岁或以上的人高达 5%，85 岁或以上的人可检测到 7.5% [129]。非洲血统者的流行率高于白种人，非裔美国人的患病率是白种人的 3 倍 [130, 131]。中国的发病率较低 [132]。免疫不全通常不是一个特征，但在人口调查中，28% 的被检测者与 MGUS 有正常免疫球蛋

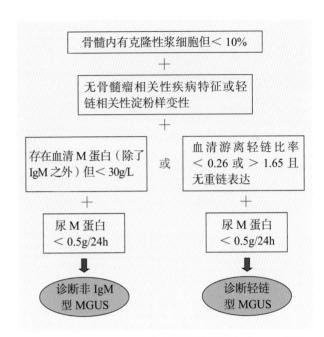

▲ 图 7-38 WHO 2016 年不能明确意义的非 IgM 型单克隆性 γ 病（非 IgM 型 MGUS）和轻链型 MGUS 的诊断标准

白的减少 [129]，在一个大型的长期研究中，比例达 38% [133]。大多数非 IgM MGUS 患者没有尿的本周蛋白，但在同一人群调查中，21.5% 的被检测者中检测到 [129]。并不总是可以根据任何单一特征区分多发性骨髓瘤和 MGUS。有必要评估临床和血液学特征、骨髓细胞学和骨髓组织学，以便加以区分。还需要一段时间的观察，以确定副蛋白的浓度是稳定的，并且没有出现疾病特征。应该指出，虽然这个情况可能是临床良性的，但它确实代表一个肿瘤性增殖。在已做出 MGUS 诊断的患者，由于骨矿物质密度降低，骨骼骨折的发生率增加 [134]。如果患者被长期跟踪，很大一部分最终发展为多发性骨髓瘤、轻链相关淀粉样变性或 B 细胞淋巴瘤。在 1300 多名 MGUS（其中少数患有 IgM MGUS）的患者中，随访 5～40 年，累计进展率为 12%，10 年为 25%，25 年为 35% [135]。在副蛋白浓度 > 10g/L 的患者中 [136]，进展的可能性更大。副蛋白浓度、血清自由轻链比值和两种非受累免疫球蛋白的减少是进展的预测因素 [133]。虽然在

非裔美国人中患病率更高，但患多发性骨髓瘤的发病率并不高于美国白种人[131]。因为无法预测个别患者的进展可能性，因此，称为"不能明确意义的单克隆性 γ 病"优于先前使用的"良性单克隆性 γ 病"。

需要注意的是，虽然非 IgM MGUS 的定义包括骨髓中浆细胞＜ 10% 和正常骨骼影像学，但在决定是否需要进一步检查的个体患者时，应当应用常识。在本来健康的老年人身上偶然发现一种副蛋白不一定是骨髓检查或影像学检查的指征。

（一）外周血

外周血涂片可能显示红细胞叠连形成增加，但这通常明显比多发性骨髓瘤少，不发生贫血，不存在循环浆细胞。

（二）骨髓细胞学

骨髓可能完全正常表现，或者浆细胞可能增加。浆细胞通常≤ 5% 的有核细胞，但可能达到 10%。＞ 2% 的浆细胞的存在被发现可预测后期进展[136]。浆细胞在形态上通常相当正常，但可以见到轻微的发育不良特征。在一项研究中，发现＞ 10% 的浆细胞中存在核仁，对多发性骨髓瘤有强烈的预测，而不是 MGUS[137]。偶尔观察到类似 Gaucher 细胞的晶体储积巨噬细胞，可能比伴随的浆细胞[26]更显眼。

（三）流式细胞术免疫表型

通常两个浆细胞群被证明——普通多克隆浆细胞（CD19 阳性，CD56 阴性）和单克隆浆细胞（通常为 CD19 阴性和 CD56 阳性或 CD56 阴性）。

（四）骨髓组织学

浆细胞浸润通常是微小的，间质浆细胞稍增加和毛细血管周围灶性聚集，通常与反应性浆细胞变无法区分[51]。偶尔会观察到含晶体的巨噬细胞，可能比伴随的浆细胞[26]更显眼。

（五）免疫组织化学

CD138 和 MUM1/IRF4 染色对于突出浆细胞数量增加非常重要。CD56 和 cyclinD$_1$ 有时表达，而反应性浆细胞中缺乏表达。mRNA 的原位杂交，或者在技术上足够时，κ 和 λ 轻链的免疫组织化学染色显示 κ：λ 或 λ：κ 在 65% 的患者＞ 4 的比值，大多数比值在 4～16。相比之下，几乎所有出现明显多发性骨髓瘤的患者都有 κ：λ 或 λ：κ ＞ 16 的比值，最大者可＞ 100[138]。因为它表示正常情况的逆转，因此 λ 以较低的比值＞ κ，比 κ ＞ λ 更可靠地提示单克隆浆细胞。

（六）细胞遗传学和分子遗传学分析

由于肿瘤细胞在骨髓细胞中所占比例较低，且增殖率较低，细胞遗传学分析在非 IgM 型 MGUS 患者中表现出任何克隆异常的情况并不常见。然而，FISH 技术显示，具有 14q32.33 断裂点的易位，如 t（4；14）（p16.3；q32.33）和 t（11；14）（q13.3；q32.33），发生的频率与多发性骨髓瘤相似[96]。还证实了各种非整倍体（如 +3、+7、+9、+11）和 13q-。然而，13 单体被发现比多发性骨髓瘤更不常见，如果存在，则很可能预测疾病进展[96]。

（七）问题和陷阱

当浆细胞占总细胞的 5% 以下时，很难估计 κ：λ 比值，以及在相当少数患者中无法证明异常的 κ：λ 比值[139]。然而，应该指出，如果已知患者有一种副蛋白，这不是必需的检查。在这种情况下，针芯活检的主要目的是利用浆细胞的分布和细胞学及其数量等标准来区分 MGUS 和多发性骨髓瘤。

四、不能明确意义的 IgM 型单克隆 γ 球蛋白病（IgM 型 MGUS）

此情况由浓度＜ 30g/L 的 IgM 副蛋白定义，伴有骨髓的克隆性淋巴浆细胞，或者少见的、在缺乏淋巴瘤或终末期器官损伤的临床病理特征的情况下，浆细胞＜ 10%。当副蛋白具有临床影响时，如冷凝集素或冷球蛋白引起的神经病变或疾病特征[140]，建议使用 "IgM 相关疾病" 一词。本周蛋白有时存在。男性为主。与非 IgM 型 MGUS 不同，该情况在白种人比在黑种人或亚洲人群中更常见[140]。可发生进展为淋巴瘤或轻链相关淀粉样变性，但在 68 名患者的研究系列中未观察到进展至多发性骨髓瘤[133]。进展的可能性比在非 IgM MGUS[133] 中更大。副蛋白浓度和血清游离轻链比值是进展的预测因素[133]。

肿瘤细胞表达 CD20。PAS 染色可以突显出具有细胞质免疫球蛋白的浆细胞的存在。骨髓检查可能是区分淋巴浆细胞性淋巴瘤 / 瓦氏巨球蛋白血症球的唯一方法，因为诊断为骨髓内淋巴瘤重度浸润（高达 70%）可存在于无症状患者，副蛋白浓度＜ 10g/L 和游离轻链比值可以正常[141]。

MYD88 突变在超过一半的 IgM 型 MGUS 患者中发现[142]，并预测疾病进展[143]。CXCR4 突变在 1/5 的患者中被发现[140]。

五、瓦氏巨球蛋白血症

瓦氏描述为 "原发性高球蛋白血症" 的疾病，是一种以淋巴瘤为特征的疾病，最常见的是淋巴浆细胞性淋巴瘤，分泌大量 IgM 副蛋白导致高黏度，尽管这个词通常使用得更宽松，包括 IgM 浓度低且没有高黏度特征的患者。大多数患者表现为淋巴浆细胞性淋巴瘤的变异型，

根据临床和生化特征，而不是按细胞学或组织学标准，区别于此淋巴瘤的其他患者。不常见的情况下，瓦氏巨球蛋白血症（IgM 副蛋白为 3.2～8.8g/L，具有高黏度的临床特征）是黏膜相关淋巴样组织结外边缘区淋巴瘤（MALT 淋巴瘤）的表现[144]。

在 WHO 分类的 2016 年修订版中，瓦氏巨球蛋白血症被定义为一种淋巴浆细胞性淋巴瘤，累及骨髓，具有任何浓度的 IgM 副蛋白。主要的表现和症状要么是淋巴瘤的特点，要么是由 IgM 高浓度所致血液高黏度引起的。肝大，脾大和淋巴结肿大是常见的；在结外部位（如眼附属器或肺）出现淋巴瘤的频率较低。由高浓度的副蛋白引起的临床特征包括贫血（由于血浆体积大大增加）、视力受损、脑部症状、心力衰竭和出血倾向。在一些患者中，副蛋白具有冷凝集素或冷球蛋白的特性，而在另一些患者中，副蛋白是淀粉样蛋白。外周神经病变很常见，副蛋白有时可表现出对神经抗原有抗体活性。瓦氏巨球蛋白血症的发病率为多发性骨髓瘤的 1/10。可发生家庭聚集[145]。可转化为弥漫大 B 细胞淋巴瘤。很少有转化为急性淋巴细胞白血病[146]。

（一）外周血

通常有正常细胞性正常色素性贫血，红细胞叠连形成增加和背景染色增加。有些患者有血小板减少。当副蛋白具有冷凝集素或冷球蛋白的特性时，可以在血涂片中见到红细胞凝集素或冷球蛋白沉淀物。淋巴细胞计数可能是正常或升高的，肿瘤细胞通常是成熟的小淋巴细胞，表现出部分浆细胞分化的特征。

（二）骨髓细胞学

骨髓被肿瘤细胞浸润，这些细胞通常具有小淋巴细胞的形态，伴有不同比例的细胞显示

一些浆细胞样特征（图 7-39 和图 7-40）。浆细胞通常增加，在某些患者中，浆分化是明显的。有时存在核内或胞质内包涵体，通常为 PAS 阳性。巨噬细胞和肥大细胞经常增加（图 7-39）。淋巴浆细胞样细胞可以聚集在巨噬细胞周围。

（三）骨髓组织学

骨髓组织学是不均一的[147-149]。在一些患者中，浸润细胞主要是淋巴细胞，包括浆样淋巴细胞，而在另一些患者中，有明显的浆细胞分化。有些患者有淋巴细胞的间质浸润或形成边界清楚的结节，但在大多数情况下，呈弥漫浸润或混合性结节状和弥漫浸润模式。也可发生骨小梁旁浸润，通常伴有网状纤维沉积增加。不同比例细胞显示出浆样分化的特征，包括 Russell 小体和 Dutcher 小体（图 7-41）。PAS 染色可以突显胞质型免疫球蛋白（图 7-42）。成熟的浆细胞通常增加，巨噬细胞、肥大细胞、嗜酸粒细胞也增加。肥大细胞可能与淋巴细胞浸润有特别关联。总体而言，大约一半的患者显示网状纤维沉积增加。当骨髓涂片正常时，针芯活检切片有时会显示有浸润。罕见情况下，瓦氏巨球蛋白血症中可观察到包括骨髓间质的副蛋白沉积和血窦内副蛋白所致的异常染色模式（图 7-43）。

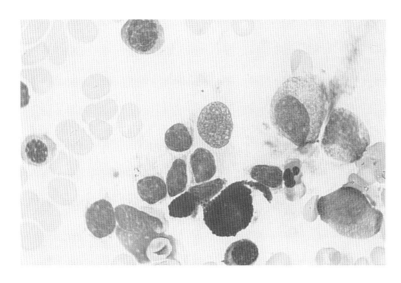

◀ 图 7-39 骨髓涂片，瓦氏巨球蛋白血症，显示肥大细胞和成熟的小淋巴细胞，MGG 染色（100×）

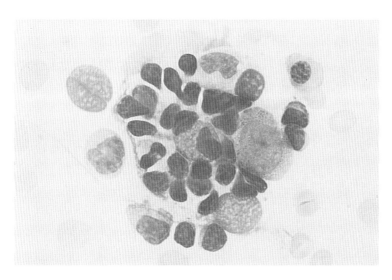

◀ 图 7-40 骨髓涂片，瓦氏巨球蛋白血症（与图 7-39 相同），显示成熟的小淋巴细胞和一个浆细胞样淋巴细胞聚集在巨噬细胞周围，MGG 染色（100×）

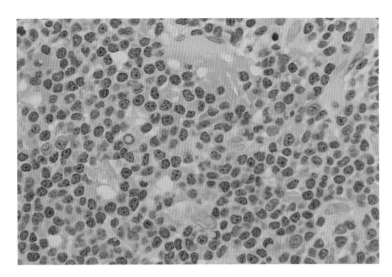

◀ 图 7–41 骨髓针芯活检切片，瓦氏巨球蛋白血症，显示小淋巴细胞的弥漫浸润，其中一些显示浆细胞分化的证据［**Dutcher** 小体，"时钟脸"样染色质模式和（或）Golgi 区］。树脂包埋，HE 染色（**40×**）

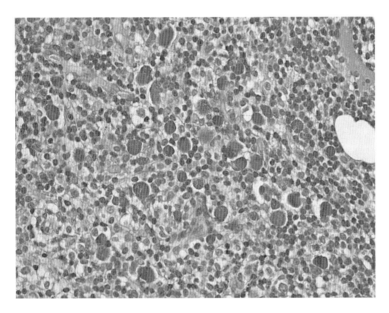

◀ 图 7–42 骨髓针芯活检切片，显示含有 **IgM** 的浆细胞。消化后 **PAS** 染色（**40×**）

（四）免疫组织化学

免疫组织化学特点在不同患者之间有不同，因浆分化程度而异。大多数细胞通常表达 CD79a，而任何肿瘤性浆细胞均显示单一表型的胞质型免疫球蛋白（κ 或 λ），并与 VS38c、CD38、CD138 和 MUM1/IRF4 发生反应。与大部分多发性骨髓瘤的例子相比，淋巴浆细胞性淋巴瘤中的肿瘤性浆细胞不表达 CD56。

（五）细胞遗传学和分子遗传学分析

非特异性细胞遗传学异常包括 6q、13q、

三体 3 和三体 4。MYD88 L265P 在 90% 的患者中被发现，在 30%～40% 患者中发现一个亚克隆 CXCR4 突变[150]。ARID1A 在 10%～20% 患者中发生变异，CD79B 在 10% 患者中发生变异[150]。

六、其他与副蛋白分泌相关的综合征

许多其他相对不常见的综合征与副蛋白的分泌有关。其中，淋巴增殖性疾病的特征是突出的；另一些患者临床和病理特征与副蛋白的

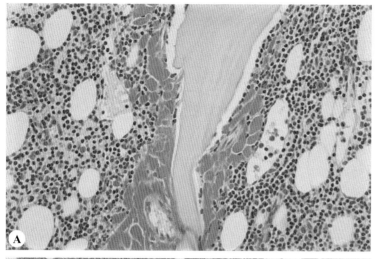

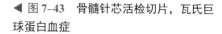

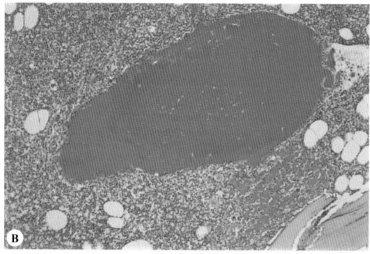

◀ 图 7-43　骨髓针芯活检切片，瓦氏巨球蛋白血症

A. 邻近骨小梁的 IgM 副蛋白的基质沉积。PAS 染色（20×）。B. 窦内的副蛋白。PAS 染色（10×）

特性有关，只有详细的研究才揭示了浆细胞、浆样淋巴细胞或淋巴细胞异常克隆的存在。表7-1 中总结了这些情况，以及与存在副蛋白相关的其他情况[151]。

（一）轻链相关性淀粉样变性

轻链相关性淀粉样变性（AL 淀粉样变性），在 WHO 分类中被指定为"原发性淀粉样变性"，是一种由浆细胞肿瘤（或更少见的为淋巴浆细胞性肿瘤）引起的疾病，其中有产生淀粉样蛋白的轻链[152-157]。这种疾病的特征通常是由淀粉样变性引起的，而不是由浆细胞增殖的其他后果引起的。心力衰竭和肾衰竭或肾病综合征是常见的表现。临床特征还包括肝大、自

主和外周神经病变、腕管综合征、巨舌症和出血倾向[158]。在少数患者中，AL 淀粉样变性与明显多发性骨髓瘤有关，与瓦氏巨球蛋白血症或其他形式的淋巴浆细胞性淋巴瘤有关，或与慢性淋巴细胞白血病有关[155, 158]。然而，在大多数患者中，如果不是由于轻链型淀粉样变性的特性，浆细胞肿瘤将被归类为 MGUS。在少数患者中，血清或尿液中无法检测到副蛋白，但在这个组中，该疾病也是由浆细胞的肿瘤性增殖造成的，尽管是隐匿的。术语"原发淀粉样变性"有时也用于描述没有多发性骨髓瘤或其他明显浆细胞肿瘤证据的患者。淀粉样蛋白可以由 κ 或 λ 轻链形成，但在大多数患者中（70%～80%），它来自 λ 轻链。

表 7-1 单克隆性 γ 病

- 浆细胞多发性骨髓瘤（包括冒烟性骨髓瘤）
- （骨的或髓外的）孤立性浆细胞瘤
- 淋巴浆细胞性淋巴瘤包括瓦氏巨球蛋白血症和伴有血清或尿的副蛋白的其他类型非霍奇金淋巴瘤
- 非 IgM 型不能明确意义的单克隆 γ 病（MGUS），包括仅轻链型 MGUS（曾称"特发性本周氏蛋白尿症"）
- IgM 型 MGUS
- 轻链相关性淀粉样变性
- 轻链或其他免疫球蛋白沉积症
- 成人获得性 Fanconi 综合征（单克隆轻链的肾小管沉积和排泄）
- 原发性冷球蛋白血症（Ⅰ型和Ⅱ型冷球蛋白血症）
- 慢性冷血凝集素病
- α，γ 和 μ 重链病
- POEMS 综合征
- TEMPI 综合征
- 单克隆性 γ 病相关的获得性血管水肿（获得性 C1 抑制药缺陷）
- 单克隆性 γ 病伴外周神经病变
- 硬化性黏液水肿（皮肤黏液性沉积加血清副蛋白）
- 系统性毛细血管渗漏综合征伴有副蛋白血症

IgM. 免疫球蛋白 M；POEMS. 进行性多发性周围神经病、肝脾肿大、内分泌紊乱、M 蛋白增高和皮肤色素沉着；TEMPI. 毛细血管扩张、促红细胞生成素增高、红细胞增多、M 蛋白增高、肾周积液和肺内分流

1. 外周血

外周血可能正常，或可能显示通常与多发性骨髓瘤或淋巴浆细胞性淋巴瘤有关的特征。偶尔，存在脾功能减退特征，表明脾被淀粉样蛋白浸润，并变得功能不良。在一个大研究系列的 9% 的患者中观察到血栓形成，可提示脾功能减退[156]。使用敏感的免疫表型技术，可在少数患者的外周血液中检测到单克隆浆细胞，它们的存在提示预后更差[159]。

2. 骨髓细胞学

骨髓涂片从正常到正常形态的浆细胞数量增加，到明显的多发性骨髓瘤或淋巴浆细胞性淋巴瘤而不同。在一研究系列患者中，40% 的患者骨髓浆细胞为 ≥ 10%[156]；数量增加提示预后更差[159]。当骨髓涂片显然正常时，即使浆细胞总数没有增加，κ：λ 的不平衡也会提示异常克隆的细胞的存在。罕见情况下，从淀粉样变性患者身上吸出的骨髓含有摄入淀粉样蛋白的

嗜中性粒细胞[160]或细胞外淀粉样蛋白沉积物（图 7-13）。

3. 骨髓组织学

骨髓活检切片可能正常或显示浆细胞增加、淀粉样蛋白沉积或两者兼而有之。浆细胞增加的患者可能也有淋巴细胞聚集，偶尔患者有肉芽肿[157]。有时，存在多发性骨髓瘤或淋巴浆细胞性淋巴瘤的特征。淀粉样蛋白可以在小血管壁（图 7-44 和图 7-45）或间质中检测到（图 7-46）。一个大型研究系列中 56% 的患者骨髓切片中检测到淀粉样蛋白[160]。在另一项 100 名患者的研究中，60% 的骨髓切片检测出淀粉样蛋白，其中 39% 的患者在血管中、21% 的患者在基质中检测到淀粉样蛋白[157]。在同一研究系列中，当补充免疫组织化学时[157]，83% 的患者中检测到肿瘤性浆细胞浸润。在 HE 染色的切片，淀粉样蛋白是均匀和粉红色的（图 7-44），而在 Giemsa 染色它是蓝色的（图 7-45）。用刚果红色呈橙红色（图 7-44）或天狼星染色呈红色，并且两个染色在用偏振光检查时都有苹果绿色双折光（图 7-44，图 1-56）。刚果红荧光显微镜被发现比偏振光的显微镜更敏感，这两种技术都高度特异性[161]。淀粉样蛋白经晶体紫和甲基紫异染后，用硫黄素 T 染色激发荧光[162]。AL 淀粉样蛋白可以通过用高锰酸钾预处理，去除刚果红染色，从而区别于血清淀粉样蛋白 A（AA）型淀粉样蛋白[162]。当样本中包括骨皮质外筋膜和脂肪组织时，检查这一点很重要，因为即使在没有髓内沉积的情况下，它也可能是淀粉样蛋白沉积的部位（图 1-56）。

针芯活检在 AL 型淀粉样变性的诊断中非常重要。在一个研究系列中，估计有 96% 的患者会进行骨髓针芯活检和腹部脂肪垫活检的组合来检测[157]；另一个研究报道，组合检测的敏感性为 85%[158]。

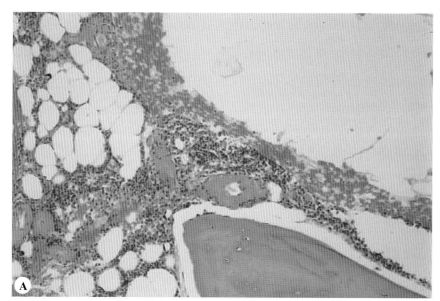

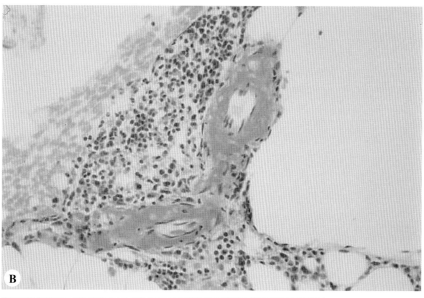

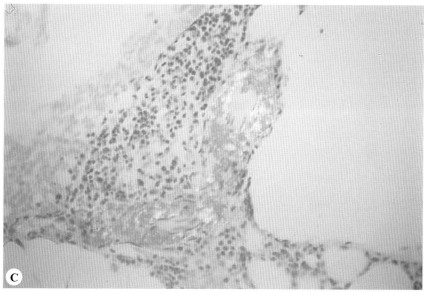

◀ 图 7-44　骨髓针芯活检切片，显示小血管壁的淀粉样蛋白

A. HE 染色（10×）；B. 刚果红染色（40×）；C. 刚果红染色在偏振光下观看（40×）

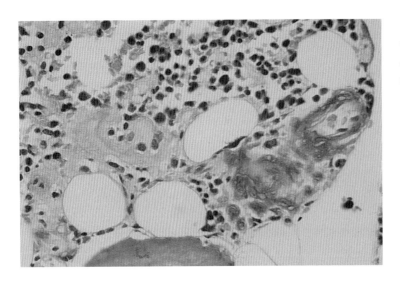

◀ 图 7-45 骨髓针芯活检切片，显示
小血管壁的淀粉样蛋白，Giemsa 染色
（40×）

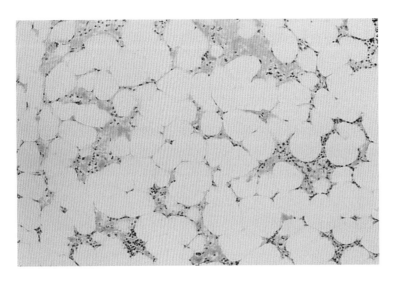

◀ 图 7-46 骨髓针芯活检切片，轻链
相关性淀粉样变性（AL 型），显示无定
形嗜酸性物质在间质的沉积，HE 染色
（10×）

4. 免疫组织化学

淀粉样蛋白可以使用单克隆抗体进行证明，该抗体与 AL 和其他形式的淀粉样蛋白共同的 P 蛋白发生反应。有时可以使用类型特异性抗轻链血清对 AL 淀粉样蛋白进行阳性确认，然而，这在一个研究系列中 < 50% 的患者[163] 和另一个研究中 67% 的患者[157] 是可行的。肿瘤性淋巴细胞和浆细胞，当存在数量增加时，显示出预期的反应模式。轻链限制性在绝大多数具有 ≥ 6% 浆细胞的人和 2/3 具有 5% 或更少浆细胞的人中是明显的[157]。

5. 细胞遗传学和分子遗传学分析

克隆性染色体异常在 AL 淀粉样变性中很常见，但由于肿瘤细胞在骨髓细胞中所占的比例较低，证明这些异常需要 FISH 技术[164]，最好是在纯化浆细胞上进行，或者通过将 FISH 与免疫球蛋白的免疫细胞化学相结合。数量异常，包括单体和三体，与复杂的细胞遗传学异常一样常见。t（11；14）和 del（13q）都发生在相当大比例的患者[165]。预后不良与 t（11；14）有关[166]。异常结果的模式与 MGUS 和多发性骨髓瘤观察到的模式相似，但 t（11；14）表现过多。MYD88 L265P 在 IgM 相关轻链淀粉样变性中很常见[167]。

6. 问题和陷阱

由于单克隆性 γ 病在老年人中相当常见，

因此不能假定淀粉样变性和副蛋白患者必然患有 AL 淀粉样变性。一些此类患者有遗传性淀粉样变性[163]，在其他患者中，这种关联可能是巧合的。应避免误诊，因为针对 AL 淀粉样变性的治疗可能具有明显的致病性。测量血清中游离 κ 与游离 λ 轻链的比值，有助于在没有血清副蛋白的患者中提供浆细胞肿瘤的证据，但同样需附带条件，这不能证明其因果关系。

（二）轻链和重链沉积症

轻链沉积症[162, 168-170] 描述了游离轻链系统性沉积引起的器官损伤综合征。浆细胞相关的肿瘤增殖，可以是隐匿的或隐秘的。很少与淋巴浆细胞性肿瘤、边缘区淋巴瘤或慢性淋巴细胞白血病有关[1]。70% 的患者具有相关的临床特征，最常见的是多发性骨髓瘤，但偶尔有孤立性浆细胞瘤、淋巴浆细胞性淋巴瘤或其他非霍奇金淋巴瘤。其余患者要么具有通常被解释为 MGUS（15% 的患者）的特点，要么没有可检测的血清或尿的副蛋白（15% 的患者）[162]。然而，那些没有可检测的副蛋白的人有一个隐匿的浆细胞肿瘤，即产生轻链类型的肿瘤细胞，有沉积和损伤组织的倾向。与具有 λ 轻链的患者相比，具有 κ 轻链的患者过表达。在偶发患者中，类似的综合征除了轻链之外还与重链的全身沉积相关（轻链和重链沉积症），建议将"单克隆免疫球蛋白沉积症"一词列入这些患者[170, 171]；轻重链沉积症是 WHO 2016 年分类修订版的首选术语[1]。主要的器官损伤是肾脏，肾小球和肾小管沉积导致肾病综合征，肾衰竭或两者兼而有之。Fanconi 综合征也可发生，伴有葡萄糖和磷酸盐的肾丢失。在 69 名并存多发性骨髓瘤的患者中，84% 肾功能受损，32% 心脏受累；轻链淀粉样变性和肾病分别见于 17% 和 13% 的患者[172]。偶尔患者表现出肝或肾上腺受累的临床特征。

外周血和骨髓细胞学

除了那些通常与肾衰竭或多发性骨髓瘤或其他浆细胞肿瘤相关的之外，没有特定的外周血发现。

骨髓可能表现正常，或可能显示通常与 MGUS、多发性骨髓瘤或相关疾病相关的特征。一些最初没有多发性骨髓瘤证据的患者，后来进展成该疾病的典型特征。在那些骨髓明显正常的患者中，可以通过流式细胞术检测来证明浆细胞的单克隆种群。罕见地，轻链沉积在骨髓中，无论是在间质或血管壁[162, 169]。HE 染色时，轻链沉积在形态上与淀粉样蛋白沉积相似，但它们不会刚果红着色，或用偏振光显示双折光，并且对硫黄素 T 反应较弱或反应微弱；它们是 PAS 阳性和 Giemsa 或高莫瑞三色染色蓝色。轻链沉积的性质可以通过免疫组织化学与抗 κ 或抗 λ 血清确认，但技术上是困难的，因为背景染色。

测量血清中游离 κ 与游离 λ 轻链的比值可用于诊断。

（三）原发性和其他副蛋白相关的冷球蛋白血症

浆细胞疾病可导致冷球蛋白血症，或者当具有冷球蛋白（Ⅰ型冷球蛋白血症）特征的副蛋白分泌时，或者当一种副蛋白对另一种免疫球蛋白具有抗体活性，而形成的免疫复合物是冷球蛋白（Ⅱ型冷球蛋白血症）时；在后一种类型中，副蛋白通常是 IgMκ，对多克隆 IgG 具有抗体活性（即具有类风湿因子活性）。在 1/4 的患者中，冷球蛋白血症是多发性骨髓瘤或瓦氏巨球蛋白血症的一种表现。在其他 3/4 的患者中，浆细胞没有明显肿瘤增殖，使用"原发性冷球蛋白血症"一词，但如果能找到根本原因，这个术语是不适当的。在这些情况下，分泌副蛋白的细胞克隆太小，无法产生任何病理表现，而不是由于冷球蛋白的特性。

大多数 Ⅱ 型冷球蛋白血症患者是继发于丙型肝炎感染，而有些患者与淋巴增殖性疾病[173]或自身免疫性疾病（如 Sjögren 综合征）相关[173]，而少数患者与乙型肝炎感染有关[174]。一些丙型肝炎相关的患者在骨髓中有单克隆的淋巴细胞浸润，而少数患者有明显的低级别非霍奇金淋巴瘤[174]。冷球蛋白血症的临床特征，如紫癜和外周发绀，可与免疫球蛋白在冷却时沉淀有关，或在 Ⅱ 型冷球蛋白血症中，与免疫复合形成有关。一些 Ⅱ 型冷球蛋白血症患者患有多关节痛、周围神经病、干燥综合征或由于肾小球肾炎所致的肾损伤。2016 年 WHO 分类允许在 Ⅰ 型或 Ⅱ 型冷球蛋白血症而没有淋巴瘤或浆细胞肿瘤的明显证据的患者中诊断 IgM 型 MGUS[140]。

1. 外周血

在没有明显多发性骨髓瘤或淋巴浆细胞性淋巴瘤的情况下，外周血涂片通常是正常的。在少数患者中，存在冷球蛋白沉淀物，通常为弱嗜碱性球状体，较少像晶体或纤维状沉积。偶尔，冷球蛋白沉淀物已被中性粒细胞或单核细胞摄入，并被视为球状物，可变的嗜碱性细胞质包涵物（图 7-47）。

2. 骨髓细胞学和组织学

在 Ⅰ 型冷球蛋白血症中，骨髓发现要么正常，要么是多发性骨髓瘤、低级别非霍奇金淋巴瘤或 MGUS。在骨髓涂片中偶尔会有冷球蛋白沉积（图 7-48）。在丙型肝炎相关的 Ⅱ 型冷球蛋白血症中，骨髓可能正常，可能显示由成熟的小淋巴细胞、幼淋巴细胞和副免疫母细胞组成的寡克隆淋巴细胞浸润[174]，或可能显示明显的低级别 B 细胞淋巴瘤。

3. 细胞遗传学和分子遗传学分析

IGH/BCL2 重排和 t（14；18）被发现在与丙型肝炎感染相关的混合性冷球蛋白血症中很常见[174, 175]。

（四）慢性冷血凝素病

慢性冷血凝素病（chronic cold haemagglutinin disease, CHAD）是一种以慢性、冷诱发的溶血性贫血为特征的疾病，其病因是淋巴增殖性疾病，通常是隐匿的。冷凝集素通常是 IgM κ。

1. 外周血

除非是从热血中准备的，否则血涂片显示

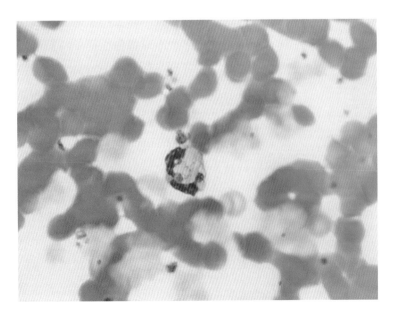

◀ 图 7-47 外周血涂片，来自 1 名 IgGκ 副蛋白（12g/L）的患者，显示中性粒细胞内和红细胞之间的冷球蛋白。也有红细胞叠连形成的增加。MGG 染色（100×）

红细胞凝固。如果最近出现了溶血症，则一些球形核细胞可能与多彩巨细胞一起出现。有些患者有淋巴细胞增多，细胞要么具有正常成熟淋巴细胞的形态，要么表现出一些浆细胞的特征。对 C3d 直接抗球蛋白测试呈阳性。

2. 骨髓细胞学和组织学

骨髓外观从正常到明显淋巴增殖性疾病而变化。组织学以前曾报道为淋巴浆细胞性淋巴瘤或边缘区淋巴瘤，但现在被认为不同于这两个疾病[176]。大多数患者都有小淋巴细胞的结节状浸润，结节外散在克隆性的浆细胞[176]。在少数患者中，只有轻微的基质浸润。通常有红细胞增生。

3. 流式细胞术免疫表型

肿瘤细胞通常表达 IgM κ，它们表达 CD19、强 的 CD20、CD27、CD79b、FMC7 和 CD200。接近一半表达 CD5，而 CD10、CD11c 和 CylinD1 不表达[176]。CD22 弱表达，CD25 和 CD95 表达[177]。据报道，CD23 没有表达[176] 或有时表达[177]。CD305 不表达，CD185 弱表达[177]。

4. 免疫组织化学

肿瘤细胞 IgM、IgD、CD20、CD27 和 PAX5 呈阳性，并可能 CD5 阳性。它们不表达 CD11c、CD23、CD38 或 MUM1/IRF4[176]。

5. 细胞遗传学和分子遗传学分析

MYD88 L265P 突变是淋巴浆细胞性淋巴瘤的特征，已报道存在于 1/4 的患者中[177]，也有报道未发现突变[176]。

（五）α 重链病

α 重链病是 MALT 淋巴瘤的变异型，也称为免疫增生性小肠病（immunoproliferative small intestinal disease，IPSID）[81]。它通常主要影响小肠，并与截断的 IgA 重链分泌到血清或肠腔内有关。有些患者演变为大细胞淋巴瘤。这种疾病尤其见于地中海地区、中东、远东和非洲社会经济条件较差的年轻的人当中。在早期阶段，经常可以看到对抗生素治疗的反应。空肠弯曲杆菌的感染是一个病因[178]。血清 IgA 可能会增加，或者血清中可能有游离 α 链。

外周血和骨髓细胞学

外周血通常不显示特异性异常。很少有循环浆细胞样淋巴细胞[178]。骨髓通常是正常的，但可能被浆细胞或淋巴浆细胞浸润，这些细胞在缺乏 κ 或 λ 的情况下合成 α 链。

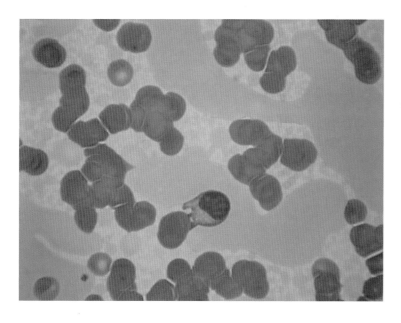

◀ 图 7-48　骨髓涂片，来自 1 名多发性骨髓瘤和相关的冷球蛋白血症患者，显示骨髓中冷球蛋白的沉积。淋巴浆细胞样细胞也很明显，MGG 染色（100×）

（六）γ 重链病

γ 重链病是一种淋巴浆细胞肿瘤，其特征是淋巴结肿大、肝大、脾大和累及韦氏环，以及有缺陷的 IgG 重链的分泌。γ 重链分泌也被描述为与一系列明确定义的 B 细胞细胞肿瘤相关，包括脾边缘区淋巴瘤和结外边缘区（MALT）淋巴瘤[179, 180]。许多患者有相关的自身免疫性疾病，最常见的是类风湿关节炎或系统性红斑狼疮[179, 181]。有些患者已经发展为淀粉样变性，罕见情况下，淀粉样蛋白（AH 淀粉样蛋白）来自免疫球蛋白重链，而不是轻链[182]。

1. 外周血

贫血、白细胞减少症和血小板减少症很常见。贫血和血小板减少症本质上可能是自身免疫[81]。大约一半的患者外周血有非典型淋巴浆细胞和一些浆细胞。部分患者有嗜酸粒细胞增多。

2. 骨髓细胞学和组织学

骨髓可有也可无浸润[179]。浸润的通常是淋巴细胞、淋巴浆细胞或浆细胞。浸润可以是灶性的[181]。混合嗜酸粒细胞和巨噬细胞，可产生类似于血管免疫性 T 细胞淋巴瘤的浸润。细胞表达 CD20，但不表达 CD5、CD10、CD23 或 CD43[179]。浆细胞可以通过 CD138 的表达来识别，没有轻链表达。

（七）μ 重链病

μ 重链病[180, 183-186]是一种淋巴增殖性疾病，其特征是有缺陷的 IgM 重链分泌，有或没有游离轻链。在发表的文献中描述的大多数患者都有慢性淋巴细胞白血病的病理特征，尽管报道 1 名患者与瓦氏巨球蛋白血症[187]有关，另 1 名除了通常的低级别疾病之外，还伴有弥漫大 B 细胞淋巴瘤[188]。肝大和脾大是常见的，腹部淋巴结肿大比外周淋巴肿大更突出。轻链分泌可引起本周蛋白尿和淀粉样变性。

外周血和骨髓细胞学

大多数患者表现出与慢性淋巴细胞白血病无法区分的特征，只是除了成熟的小淋巴细胞外，还经常存在有空泡的浆细胞[81, 180]。

（八）POEMS 综合征

POEMS 或"进行性多发性周围神经病、器官肿大、内分泌紊乱、M 蛋白增高和皮肤改变"综合征[1, 189-192]描述了一个奇怪的病理表现症候群，这些表现与多发性骨髓瘤（特别是大多是，骨硬化性骨髓瘤）、孤立性浆细胞瘤和淋巴浆细胞性淋巴瘤有关。此外，POEMS 已经描述了伴有骨髓表现，但对于许多相关的病理特征将被指定为 MGUS 的患者。该综合征是罕见的，发生于比常见多发性骨髓瘤更年轻的年龄。它被认为是一种副肿瘤综合征[1]。多发性周围神经病既有运动神经病变，也有感觉障碍，但运动神经病变占主导地位。器官肿大是指肝大，脾大和淋巴结肿大。肿大淋巴结的病理特征近似于卡斯尔曼病（Castleman 病）的透明血管型，有滤泡增生，血管增生和淋巴细胞，浆细胞和免疫母细胞的间质浸润。内分泌紊乱可能包括原发性腺功能不全、甲状腺功能减退症、甲状旁腺功能减退、原发性慢性肾上腺皮质功能减退症（Addison 病）和糖尿病。M 蛋白增高存在于 3/4 的患者中，通常是 IgGλ 或 IgAλ。15% 的患者是无分泌性的[193]。由于副蛋白的浓度通常较低，因此应使用免疫固定法进行检测。皮肤改变包括皮肤增厚，类似于硬皮病、水肿、多毛、色素沉着和雷诺现象。该综合征的其他特征包括胸膜渗出、腹水、视盘水肿、肺高压、限制性肺病和杵状指。

1. 外周血

没有特定的外周血特征。贫血是罕见的，

可发生红细胞增多和血栓形成[51]。

2.骨髓细胞学和组织学

骨髓发现从正常到明显的淋巴浆细胞性淋巴瘤或多发性骨髓瘤改变。在 1/4 的患者中，骨髓看起来正常[193]；在同一个大的研究系列患者中，17% 的患者被认为具有多发性骨髓瘤的特征，而其余患者浆细胞略有增加。

组织学发现可以有独特的结节状淋巴聚集（由混合的 T 和 B 细胞组成），通常有浆细胞环绕，巨核细胞数量增加并成簇[194]。浆细胞几乎总是 λ 限制性，但有背景多表型浆细胞的增多[194]。巨核细胞在细胞学上可能异常，具有小的无分叶和少分叶核、分离核和染色质增粗的核[194]。浆细胞呈血管内皮生长因子（vascular endothelial growth factor，VEGF）强着色，被疑为该综合征的病因[195]。骨硬化是常见的，但有些患者有溶骨性病变。可能有胶原纤维化，尤其是骨小梁旁纤维化（图 7-49）。罕见情况下在针芯活检标本中发现卡斯尔曼病（图 7-50）。已经有报道部分[1]但不是所有[194]卡斯尔曼病相关的患者有人类疱疹病毒 8 型感染。

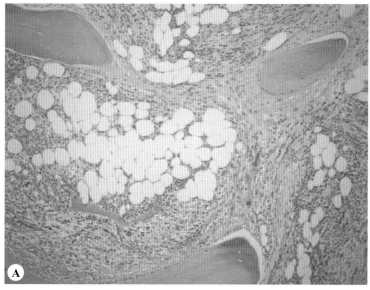
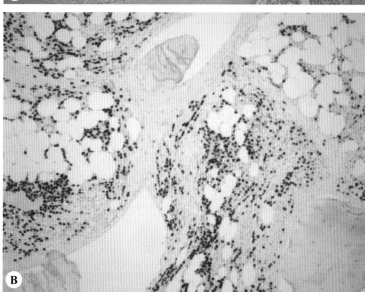

◀ 图 7-49　**POEMS 综合征的针芯活检切片**

A.胶原蛋白纤维化，特别是在骨小梁旁分布，HE 染色（20×）；B.肿瘤细胞，尤其与胶原纤维化区域相关。MUM1/IRF4 免疫过氧化物酶（20×）

（九）TEMPI 综合征

TEMPI 综合征描述了另一种与浆细胞肿瘤有关的罕见的副肿瘤综合征，作为临时实体列入 WHO 分类 2016 年修订版[1]。其特征是毛细血管扩张、促红细胞生成素增高和红细胞增多、M 蛋白增高（通常为 IgGκ）、肾周积液和肺内分流。骨髓显示除了红细胞增生之外，还有克隆性浆细胞，后者通常 < 10%[1]。

（十）与浆细胞肿瘤相关的获得性血管水肿

所述的大多数获得性血管水肿患者都与肿瘤性浆细胞增殖或其他成熟的 B 细胞肿瘤有关，伴或不伴有副蛋白分泌[196-198]。相关疾病包括多发性骨髓瘤、淋巴浆细胞性淋巴瘤、脾边缘区淋巴瘤和其他非霍奇金淋巴瘤、特发性冷球蛋白血症、MGUS 和慢性淋巴细胞白血病。获得性血管水肿的机制是过度消耗引起的

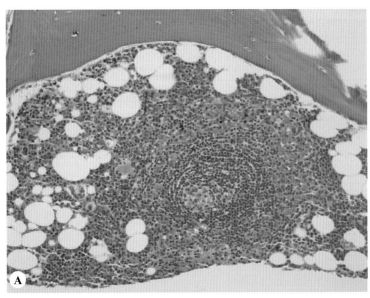

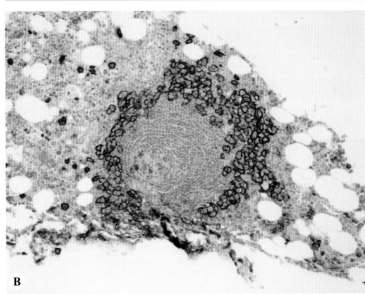

◀ 图 7–50 骨髓针芯活检切片，来自一个 POEMS 和卡斯尔曼病的患者，显示淋巴滤泡被浆细胞包绕

A. HE 染色（20×）；B. CD138 的免疫过氧化物酶染色表明，与人类疱疹病毒 8 型相关的卡斯尔曼病相比，这些肿瘤性浆细胞明显地环绕着滤泡（20×）

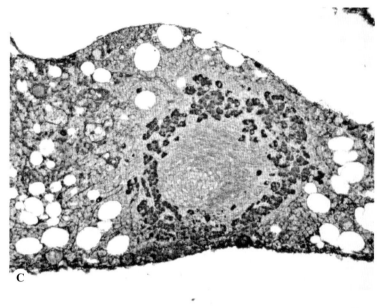

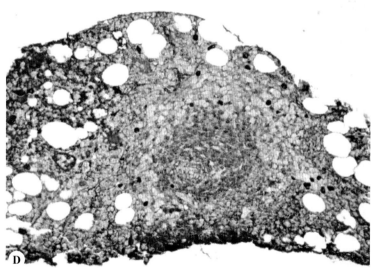

◀ 图 7-50（续）　骨髓针芯活检切片，来自一个 POEMS 和卡斯尔曼病的患者，显示淋巴滤泡被浆细胞包绕

C. λ 轻链的免疫过氧化物酶染色。D. κ 轻链的免疫过氧化物酶染色，显示浆细胞是轻链限制性的，只表达 λ 轻链（20×）（经许可转载，图片由明尼苏达州罗切斯特的 Ahmet Dogan 医生提供）

C1 抑制药缺乏，C1 抑制药的消耗很可能是由于冷球蛋白的沉淀，一种涉及副蛋白或将自身抗体与肿瘤细胞结合的免疫反应。C1 抑制药的缺乏可以早于明显的淋巴增殖疾病多年前就出现[199]。

外周血和骨髓细胞学

外周血和骨髓发现通常与多发性骨髓瘤、淋巴浆细胞性淋巴瘤或其他淋巴增殖性疾病相关。在少数情况下，骨髓只显示浆细胞略有增加或看起来正常。

（罗东兰　译）

第8章 红系、粒系及巨核系生成障碍

Disorders Of Erythropoiesis, Granulopoiesis And Thrombopoiesis

在本章中，我们将讨论先天性和获得性非肿瘤性血液系统疾病，这些疾病主要影响单一谱系——红细胞系、粒细胞系或巨核细胞系。如需更详细地讨论外周血的特征，请参考 *Blood cells* 这一实用指南[1]。在大多数情况下，诊断是基于外周血、骨髓活检特征，以及辅助检查的综合评估。一般来说，穿刺活检并不重要，也不常进行。感染所引起的变化已在第3章中讨论过，因此这里不再进一步讨论。

一、红系异常

（一）缺铁性贫血

缺铁性贫血是由于铁摄入不足、体内铁流失增加或两者兼有所导致的。外周血特征、辅以生化分析，一般就足以做出明确诊断。在较复杂的患者中，通过骨髓穿刺活检可做出明确诊断。骨髓活检不是很重要，如果在脱钙过程中铁析出，组织切片可能会引起误诊。

在缺铁性贫血诊断中，有用的生化试验包括血清铁蛋白和血清铁浓度的评估，后者仅在与转铁蛋白浓度或血清总铁结合能力同时评估的情况下有用。当血清转铁蛋白浓度和总铁结合能力增加，就会出现血清铁蛋白和血清铁浓度降低。可溶性血清转铁蛋白受体的浓度也会增加，而这项试验对缺铁症不是很有特异性，因为如果红细胞生成增加，其浓度也会增加。

1. 外周血

外周血最初表现为正细胞性正色素性贫血，随后，当铁缺乏更严重时，表现为小细胞性低色素性贫血。红细胞也表现为大小不一、反色素沉着症和异形红细胞增多症，特别是椭圆形红细胞的存在。部分患者表现为血小板增多症、血小板减少症或偶见多叶核嗜中性粒细胞。

2. 骨髓细胞学

红系中度增生可使骨髓细胞密度轻度增加。红细胞表现为异形小红细胞和幼红细胞，后者小于正常红细胞，胞质稀少或不规则，胞质空泡形成（图 8-1）。机体有轻度的造血功能障碍时，只有在中度贫血时才表现显著[2]。铁染色显示有铁质颗粒严重减少或消失，巨噬细胞内完全或几乎没有铁质，而巨噬细胞通常含有机体的铁质储备（图 2-2）。由于铁在骨髓中的分布不均匀，因此必须有大量的骨髓碎片用来进行铁染色评估后，才能得出贮存铁缺乏的结论。缺铁时，骨髓有时偶见巨核细胞，但粒细胞生成和血小板生成通常正常。骨髓中缺铁但红细胞发生正常的个体应被视为铁耗竭而非铁缺乏，相当比例的健康女性属于这一群体。

3. 骨髓组织学

骨髓活检切片显示轻度细胞增生，红细胞增生，铁储存缺乏。巨核细胞有时增加（图 8-2）。

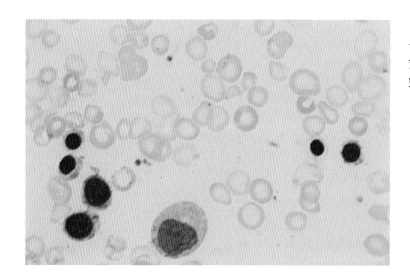

◀ 图 8-1 骨髓（BM）涂片，缺铁性贫血。表现为幼红细胞胞质内血球化差，空泡化，MGG 染色（100×）

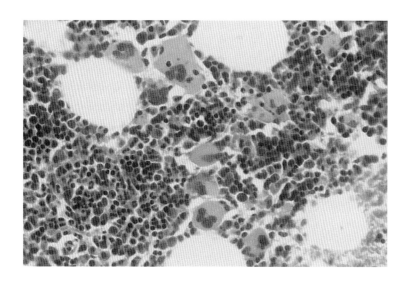

◀ 图 8-2 骨髓活检切片，缺铁性贫血，HE 染色（40×）

4. 问题和缺陷

肠外铁治疗后，骨髓针吸液的 Perls 染色可显示巨噬细胞内的铁，但这种铁不能用于红细胞发生[3]；染色的特征为均匀的蓝色颗粒，通常呈曲线排列[4]。在树脂包埋的脱钙组织切片上进行 Perls 染色，可准确地评估铁质储量。然而，应该指出的是，石蜡包埋的活检标本（在绝大多数实验室中使用）所需的脱钙导致了部分或全部铁的析出。因此如果存在可染铁，可以排除铁缺乏的诊断，但不可能明确说明铁储量缺乏或降低。这同样适用于以酸和螯合剂为基础的脱钙方法。因此，从已脱钙的活检组织标本切片中，不能做出铁缺乏的诊断。

（二）铁粒幼细胞贫血

铁粒幼细胞贫血，作为骨髓增生异常（MDS）的一个特征，如伴环形铁粒幼细胞和单系或多系发育异常的（含环形铁粒幼细胞的难治性贫血或含多系发育异常的难治性贫血）MDS，已在第 4 章中讨论。环形铁粒幼细胞贫血也可为遗传性[5-9]（表 8-1）或继发于外源性因素，如铅、酒精和包括氯霉素、异烟肼、夫西地酸和利奈唑胺等药物[10, 11]。有时铜缺乏症是因为锌过量这，这可导致获得性环形铁粒幼红细胞生成[12]。骨髓涂片是最易诊断环形铁粒幼细胞贫血的方法，但树脂包埋的骨髓活

413

表 8-1　先天性铁粒幼细胞贫血的病因

病　因	基　因	遗　传
线粒体疾病[5]		
Pearson 综合征	线粒体	
Kearns-Sayre 综合征	线粒体	
与小脑性共济失调共存的铁粒幼细胞贫血	编码线粒体蛋白的 ABCB7 突变[6]	常染色体隐性遗传
线粒体肌病、乳酸性酸中毒和铁粒幼细胞贫血	编码尿苷合酶 PUS1 突变	常染色体隐性遗传
线粒体耗竭综合征	导致线粒体 DNA 衰竭的一系列常染色体基因中的任何一个基因发生突变	常染色体隐性遗传
拮抗吡哆醇的铁粒幼细胞贫血	编码线粒体载体蛋白的 SLC25A38 突变	常染色体隐性遗传
具有系统性特征的铁粒幼细胞贫血	编码线粒体蛋白的 NDUFB11 突变	X 连锁隐性遗传
其他		
X 连锁的铁粒幼细胞贫血	ALAS2 编码 ALA 合成酶	X 连锁隐性遗传
维生素 B$_1$ 反应性铁粒幼细胞贫血	SLC19A2 编码一种硫胺转运蛋白	常染色体隐性遗传
红细胞生成性卟啉病（罕见）	UROS 编码尿卟啉原Ⅲ合成酶	常染色体隐性遗传
红细胞生成性原卟啉病（1 个患者）[8]	FECH 编码亚铁螯合酶	具有不完全外显性的常染色体显性遗传
常染色体隐性遗传性铁粒幼细胞贫血	GLRX5 编码戊二醛[2] 或 HSPA9	常染色体隐性遗传
常染色体隐性遗传性具有综合征特征的铁粒幼细胞贫血	YARS2, TRNT1 或 WFS1 突变	常染色体隐性遗传

DNA. 脱氧核糖核酸

检标本也可诊断。

1. 外周血

先天性和继发性环形铁粒幼细胞贫血通常伴有异形红细胞增多症和低色素血症（图 8-3），而相比之下，当环形铁粒幼红细胞生成是 MDS 的一个特征时，通常会伴有大细胞增多症。但 Pearson 综合征和 WFS1 或 NDUFB11 突变的患者属于例外情况。一个与低表达 FECH 多态性相关的环形铁粒幼细胞贫血和促红细胞生成素原卟啉病患者，其红细胞大小正常[8]；其他患有这种类型的卟啉症的患者仅偶尔可见环形铁粒幼细胞。在一些患者中，外周血涂片呈双态性，即混合有低色素性小红细胞和正色素性正常红细胞。在先天性患者中，贫血程度可以从中度到重度不等；在继发性患者中，贫血程度可从轻微到中度不等。在男性有环形铁粒幼细胞贫血的家庭中，女性杂合子可以显示少量的低色素小细胞的红细胞簇。

2. 骨髓细胞学

骨髓表现为细胞轻度增多和红细胞轻度增生。部分幼红细胞表现为小的正红细胞成熟和胞质不规则或空泡化的不完全血红蛋白化（图 8-4）。铁染色可以显示包括易见的环状铁粒幼细胞在内的异常铁粒幼细胞的存在（图 8-5）。铁储量通常会增加。浆细胞可能含有含铁血黄素（图 2-4）。突变的 ABC7 基因杂合携带者可导致半合子男性出现共济失调性铁粒幼细胞贫血，骨髓中可能出现一些环形铁粒幼细胞[6]。一种独特的先天性"铁粒幼细胞"贫血患者已经被描述，尽管其表现为一个双态血

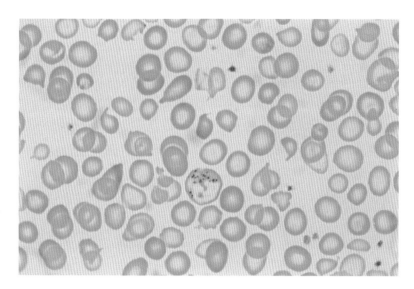

◀ 图 8-3　一个患有先天铁幼粒细胞贫血男孩的外周血（PB）涂片，显示许多低色素性和小细胞性细胞；有中度异形红细胞症和一个包含多个 Pappenheimer 小体 的 细 胞，MGG 染色（100×）

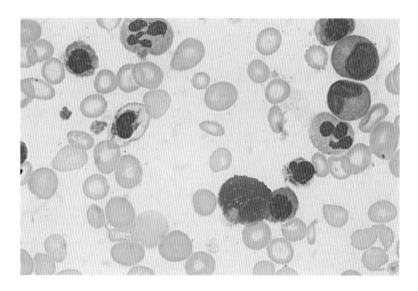

◀ 图 8-4　患有先天铁幼粒细胞贫血男孩的 BM 涂片（与图 8-3 是同一患者）显示粒细胞前体和 5 个幼红细胞，其中 1 个具有严重的血红蛋白化障碍，MGG 染色（100×）

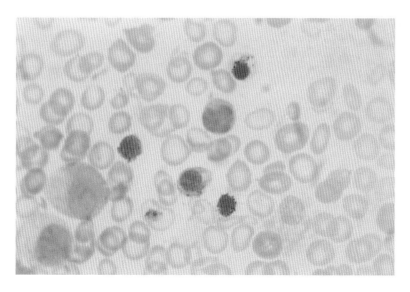

◀ 图 8-5　患有先天铁幼粒细胞贫血男孩的 BM 涂片（与图 8-3 是同一患者）显示异常的铁粒幼细胞，包括一个环形铁粒细胞。Perls 染色（100×）

涂片和一个 ALAS2 突变，但环形铁粒幼细胞数量＜ 1%[13]。

3. 骨髓组织学

骨髓活检切片显示一定程度的红细胞增生。在树脂包埋的切片中可以检测到储存铁的增加，有时也可以检测到环状铁粒幼细胞，但石蜡包埋的脱钙活检标本切片中无法检测到异常的铁幼粒细胞；然而，虽然储存铁的增加也许可被检测出来，但不能准确地定量。浆细胞可能含有含铁血铁黄素（图 2-8）。在怀疑先天性铁粒幼细胞贫血的患者中，无须进行骨髓活检，但如果怀疑患有获得性铁幼粒细胞贫血，特别是作为 MDS 的一个特征时，活检是有用的。

4. 问题和缺陷

要想单独从外周血和骨髓特征上区分先天性和获得性铁粒幼细胞贫血，以及原发与继发铁粒幼细胞贫血是不太可能的。有些患者需要家族史、药物史、分子遗传学分析和其他辅助检查来综合分析。

铁幼粒细胞贫血的诊断不能从酸性脱钙液处理的骨髓活检标本中得出。

（三）轻型地中海贫血和中间型地中海贫血

各种地中海贫血疾病，包括轻型地中海贫血，最容易通过外周血的特征来诊断，对于血液学家和病理学家来说，有必要了解其骨髓特征，避免误诊为其他疾病。骨髓针吸和骨髓穿刺活检在诊断中没有什么重要意义。

地中海贫血特征（也称为轻型地中海贫血）这个术语是用来描述一种无症状患者，通常是由于 2 个 β 球蛋白基因中一个突变或缺失，或者少见情况下，4 个 α 球蛋白基因中出现 1～2 个突变所致。中间型地中海贫血这一术语，是指比轻型地中海贫血更严重的一种有症状的情况，但一般不需要输血，且遗传基础多样化。

β 珠蛋白生成障碍性贫血的诊断是基于典型的血细胞计数和血涂片中显示血红蛋白 A2 比例升高。血红蛋白 F 比例可以升高或不升高。中间型 β 珠蛋白生成障碍性贫血的诊断是综合临床、血液学特征，以及高效液相色谱法（high performance liquid chromatography，HPLC）和脱氧核糖核酸（DNA）的结果分析。如果出现不能用其他更易诊断的疾病来解释的小红细胞症，如缺铁性贫血或 β 珠蛋白生成障碍性贫血，则可做出 α 珠蛋白生成障碍性贫血的推测性诊断。α 珠蛋白生成障碍性贫血的明确诊断需要 DNA 分析，大多数患者是由于一个或多个 α 基因缺失而导致的。

1. 外周血

β 珠蛋白生成障碍性贫血，以及在 α 基因的 2/4 基因缺乏的 α 珠蛋白生成障碍性贫血患者中，外周血表现为小红细胞性血症，有时存在一定程度的低色素性。有一部分 β 珠蛋白生成障碍性贫血的患者，也有嗜碱性点彩和中度异形红细胞症，包括靶细胞的存在。在只有 1/4 α 基因缺乏的 α 珠蛋白生成障碍性贫血患者中，造血异常非常少见，可能会被漏诊。对于中间型 β 珠蛋白生成障碍性贫血患者，其血液学特征介于轻型地中海贫血和重型地中海贫血之间。

2. 骨髓细胞学

在轻型地中海贫血中，骨髓涂片显示红系中等程度增生。红细胞发生为小正红细胞，伴有中等程度的红细胞发生障碍，包括细胞核分叶和核形不规则（图 8-6）。铁染色显示有增多的铁质颗粒和偶见的环状铁幼粒红细胞。贮存铁一般是增加的。中间型地中海贫血，红细胞增生和造血障碍明显，贮藏铁增加；环形铁幼粒红细胞有时数量较多[14]。

3. 骨髓组织学

骨髓活检显示红细胞增生和造血障碍。

4. 问题和缺陷

如果不考虑到有地中海贫血的可能且不认为发育不良的特征局限于红系，那么中间型 β 珠蛋白生成障碍性贫血会被误诊为 MDS。

（四）重型地中海贫血

重型地中海贫血，提示机体处于输血依赖性的贫血状态，通常随后出现纯合性或杂合性 β 珠蛋白生成障碍性贫血。

1. 外周血

外周血表现出明显的小细胞低色素性、异形红细胞和大小不等红细胞症。嗜碱性点彩状，

Pappenheimer 小体和发育不良的循环幼红细胞也存在。如果患者已输血，则血涂片表现为双态性。

2. 骨髓细胞学

骨髓显示非常显著的红系增生，严重的红系发育不良和较差的血红蛋白化（图 8-7 和图 8-8）。一些幼红细胞含有胞质内包涵体，在使用 MGG 染色的涂片中很难观察到，这表示其沉淀了 α 链。巨噬细胞增多，其内可见吞噬变性的幼红细胞、细胞碎屑和含铁血黄素。一些患者中，细胞更新加快导致假 Gaucher 细胞和海蓝组织细胞形成（见下文）。铁染色显示很多

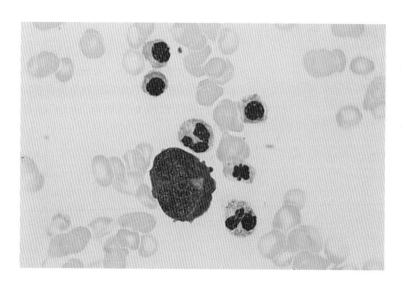

◀ 图 8-6 β 珠蛋白生成障碍性贫血骨髓涂片，显示红细胞增生和造血障碍。可见双核的早幼红细胞，以及体积小的晚幼红细胞且核不规则或分叶状，MGG 染色（100×）

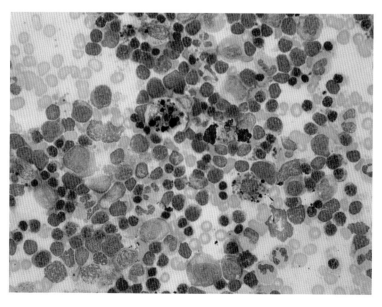

◀ 图 8-7 骨髓针吸涂片，重型 β 珠蛋白生成障碍性贫血，显示红细胞增生和巨噬细胞吞噬幼红细胞，细胞碎片和含铁血黄素，MGG 染色（40×）

异常铁幼粒细胞，以及常见少量环形铁幼粒细胞；有时环形铁幼粒细胞也会很多[14]。储存铁也显著增加。浆细胞可以含有含铁血黄素。

3. 骨髓组织学

骨髓切片显示骨髓腔内明显的红系增生，伴有脂肪组织消失。造血障碍也很明显，铁储量增加[15]（图 8-9）。可能存在假 Gaucher 细胞和海蓝组织细胞。浆细胞和窦内皮细胞可能含有含铁血黄素。

（五）血红蛋白 H 病

血红蛋白 H 病是由于 4 个 α 基因中的 3 个基因缺失或功能类似的基因缺陷导致的一种地中海贫血疾病。红细胞的寿命也会缩短。诊断依赖于外周血的特征和检测到存在失活的血红蛋白 H，骨髓检查的作用不大。使用适当的超活性染料，如亮甲苯基蓝，HPLC，可显示出红细胞中少量血红蛋白 H 和血红蛋白 H 包涵体。有时血红蛋白 H 病是获得性的，这是 MDS 的一个特征。

1. 外周血

外周血表现为明显的小细胞低色素性、异形红细胞及大小不等的红细胞血症。由于含有溶血性成分，也可出现点彩样红细胞增多，网

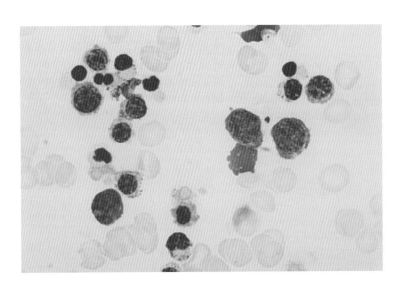

◀ 图 8-8　骨髓针吸涂片，重型 β 珠蛋白生成障碍性贫血，显示红系增生和红系生成障碍。几个细胞胞质含有包涵体，由沉淀的 α 链组成，MGG 染色（100×）

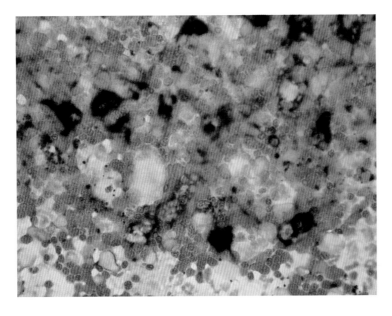

◀ 图 8-9　骨髓针吸涂片，重型 β 珠蛋白生成障碍性贫血，显示含铁负荷的巨噬细胞；这些细胞吞噬了大量的幼红细胞，为无效红细胞的生成提供有力证据，MGG 染色（40×）

织红细胞计数升高。

2. 骨髓细胞学

骨髓增生活跃，红系增生明显，表现出血红蛋白化缺陷和一些红系生成障碍的特点。

3. 骨髓组织学

由于红系增生，表现为骨髓增生活跃（图 8-10）。

4. 问题和缺陷

将获得性血红蛋白 H 病与更常见的遗传疾病鉴别开来是很重要的。这可能需要通过检测其他造血细胞系的情况。

（六）溶血性贫血

溶血性贫血可以是遗传性的也可以是后天获得性的。其病因、发病机制和形态学特征多种多样[1]。外周血检查对诊断非常重要，除了对检测合并的巨幼细胞贫血或纯红细胞再生障碍有用，偶尔也对检测相关的淋巴瘤有用，骨髓检查对溶血性贫血的诊断几乎没有帮助。

1. 外周血

溶血性贫血常见多染性贫血和网织红细胞计数增加。溶血严重的慢性患者常会出现巨细胞增多症。根据疾病的确切性质，其他形态特征是非常多样化的[1]。网织红细胞增多症常见，但如果同时存在人类细小病毒 B19 感染，或在

罕见的患者中出现明显的骨髓红细胞增多症，网织红细胞增多症就会缺乏[16]。

2. 骨髓细胞学

由于红系增生，骨髓腔内富于细胞（图8-11）。增生的程度反映了红细胞寿命缩短的程度。在某些患者身上，脂肪细胞完全消失。造血常为巨红细胞，即幼红细胞体积增大，但具有与正常红细胞相似的细胞核和细胞质特征。一些溶血性贫血的患者有明显的造血障碍。例如，在一个丙酮酸激酶缺乏症的患者中，这导致了将其误诊为先天性的促红细胞生成素不良贫血[17]。1 名纯正东南亚卵形红细胞症患儿，经子宫内输血抢救后，出现了伴有双核、多核、核碎裂、异常有丝分裂和增大的晚幼红细胞等造血功能障碍[18]。在自身免疫性溶血性贫血[19]中可发生短暂的造血功能障碍，在由 FAS 基因突变[20]引起的家族性自身免疫性淋巴增殖性疾病相关的溶血性贫血中也可观察到造血功能障碍。

当新生儿发生严重的溶血性贫血时，如新生儿溶血性疾病时，造血功能障碍通常是非常显著的。一种特殊的红细胞发生不良的特征与血红蛋白 C 疾病引起的溶血性贫血有关，表现为幼红细胞有不规则的核膜（图 8-12）。巨幼红细胞性红细胞发生应与轻度巨幼红细胞性红

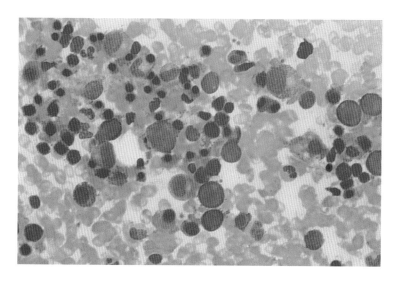

◀ 图 8-10 骨髓涂片，血红蛋白 H 病。可见显著的红细胞增生伴小正红细胞成熟现象，MGG 染色（40×）

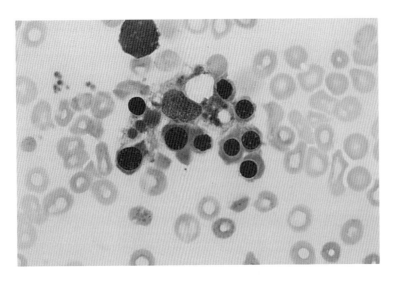

◀ 图 8-11 自身免疫性溶血性贫血的骨髓涂片，显示一个红细胞岛，由聚集在充满碎片的巨噬细胞周围的幼红细胞组成，MGG 染色（100×）

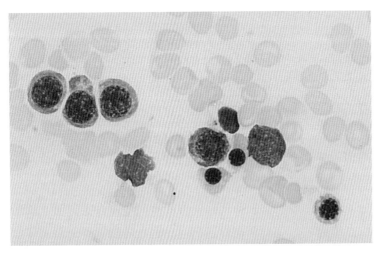

◀ 图 8-12 骨髓涂片。血红蛋白 C 疾病，可见红细胞增生，核外形不规则，是本病的特点，MGG 染色（100×）

细胞发生相区别，后者见于同时伴有叶酸缺乏症的溶血性贫血。当发生血管外溶血，骨髓内的巨噬细胞增加，并含有细胞碎片。明显的噬红细胞现象罕见[16]。除了严重的血管内溶血导致铁从体内流失外，铁的储存量通常会增加。沉积铁颗粒有某种程度的增加。

3. 骨髓组织学

由于红细胞增生，骨髓腔细胞密度增加（图 8-13）和不同程度的红系生成障碍。红细胞岛的数量增加，中央巨噬细胞体积大而突出，由于含铁血黄素增加，Giemsa 染色常呈棕绿色。Perls 染色可证实铁含量的增加。

4. 问题和缺陷

如果在进行骨髓穿刺和穿刺活检评估时没有检查外周血涂片，就有可能对溶血性贫血导致的不同程度的红细胞增生和造血困难做出错误的解释。这可能导致未能考虑溶血作为一种诊断的可能性。

（七）先天性红细胞发生障碍性贫血

先天性红细胞发生障碍性贫血（CDA）是一组多样化的遗传疾病[21, 22]，其特征均为红细胞发育不良和无效造血所引起的贫血。脾大和骨髓腔扩张是常见的症状，还可出现黄疸（反映出无效造血和红细胞寿命缩短）和胆结石。3 种主要的 CDA 类型已得到认可，但也报道了大量不符合这些类型的案例。外周血和骨髓穿刺涂片的特征对此病的诊断很重要。在 Ⅱ 型

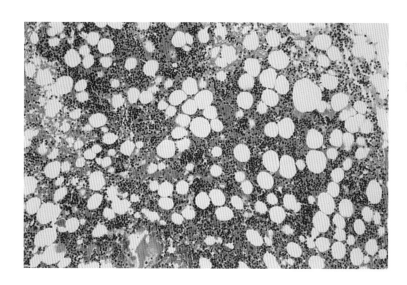

◀ 图 8-13　骨髓活检切片。自身免疫性溶血性贫血，可见红细胞增生，HE染色（10×）

CDA 中，需要阳性的酸化血清裂解试验来证实，这要使用大量正常血清排除假阴性结果。骨髓活检在诊断中不重要。在几例 CDA Ⅱ 型患者中，有报道合并人类细小病毒 B19（红细胞 B19）诱导的纯红细胞再生障碍[23]。

1. 外周血

具体的形态特征因 CDA 的类别而异（表8-2）。它们的特征是红细胞大小不均和异形红细胞增生（图 8-14 和图 8-15），通常表现为碎片和不规则收缩的细胞。常见嗜碱性点彩红细胞。在所有类型中，尽管存在不同程度的贫血，但网织红细胞计数都没有相应升高。

2. 骨髓细胞学

表 8-2 总结了不同类型 CDA 的骨髓特征，图 8-16 至图 8-18 给出了具体的说明。所有类型均有红细胞增生和红细胞发生不良。在 Ⅱ 型 CDA 中，细胞更新的增加导致可能出现假 Gaucher 细胞（图 8-19）。它们在 Ⅰ 型 CDA 患者（3/19 名）中出现的比例＜ Ⅱ 型（23/36 名）[24]。铁的储量通常会增加。骨髓细胞的超微结构检查在诊断上是有用的，在 CDA Ⅰ 型中表现为细胞核的"瑞士奶酪"外观，在 CDA Ⅱ 型中表现为双膜，代表内质网与细胞膜平行，在 CDA Ⅲ 型中表现出多种缺陷[22]。

表 8-2　先天性红细胞发生障碍性贫血的遗传、外周血和骨髓特征，最重要的诊断特征以粗体显示

	类型Ⅰ	类型Ⅱ（HEMPAS）	类型Ⅲ
遗传	常染色体隐性遗传	常染色体隐性遗传	常染色体显性遗传（两家系）
外周血	轻度至中度贫血，**大细胞增生**，明显的红细胞大小不等和异形红细胞增生，包括泪滴状红细胞，不规则收缩的红细胞和微球红细胞[24]，嗜碱性点彩状，有时见 NRBC	轻度至重度贫血，**正常红细胞**，中度的红细胞大小不等和异形红细胞增生，包括泪滴状红细胞、不同程度的色素不均、不规则收缩的红细胞和微球红细胞[24]，嗜碱性点彩状，有时见 NRBC	轻度贫血，**大细胞增多症（有特大型细胞）**，明显的红细胞大小不等和异形红细胞增多症，嗜碱性点彩状
骨髓	增生，轻度的巨幼红细胞，**中度的双核及核间染色质桥***，核出芽，核碎裂和 Howell-Jolly 小体增多，嗜碱性点彩状	增生，正常红细胞，**显著的双核及多核**，嗜碱性点彩状，核碎裂	增生，一些细胞巨幼红细胞样，**具有单核或显著多核的巨大的红细胞，单个细胞可多达 12 个核**；嗜碱性点彩状，核分叶，核碎裂

*. 偶尔这些特点罕见，需要根据分子检测做出诊断[25]

HEMPAS. 酸化血清裂解阳性的遗传性红细胞多核性；NRBC. 幼红细胞

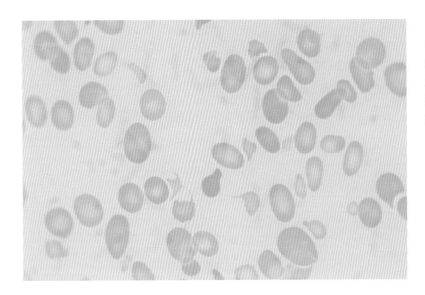

◀ 图 8-14　外周血涂片，先天性红细胞发生障碍性贫血 I 型，表现为大细胞增生，明显的大小不等的细胞增生和异形红细胞增生，MGG 染色（100×）

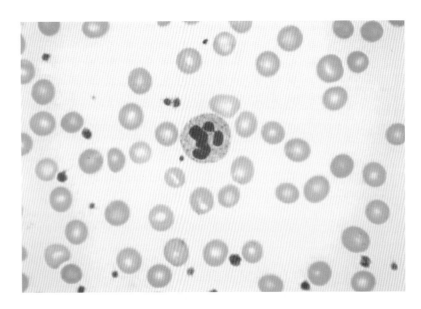

◀ 图 8-15　外周血涂片，先天性红细胞发生障碍贫血 II 型（HEMPAS），表现红细胞轻度大小不等，MGG 染色（100×）

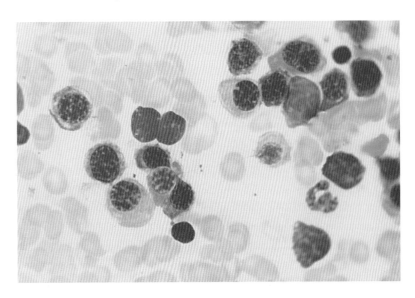

◀ 图 8-16　BM 涂片，先天性红细胞发生不良性贫血 I 型，表现为红细胞增生和红细胞发生不良，包括两对分别由细胞质桥和核桥连接的幼红细胞。细胞（右上）有 2 个细胞核在相当长的距离内连接在一起，是典型的 CDA 类型，MGG 染色（100×）

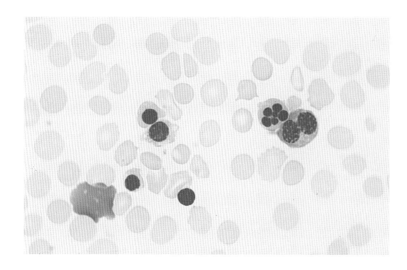

◀ 图 8-17　BM 涂片，先天性红细胞发生不良性贫血Ⅱ型，显示 1 个双核红细胞和 1 个多核红细胞, MGG 染色（100×）

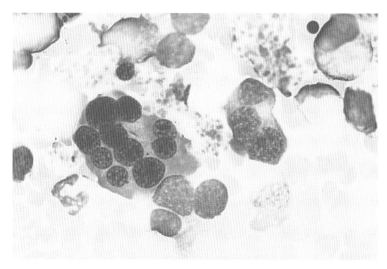

◀ 图 8-18　BM 涂片，先天性红细胞发生障碍性贫血Ⅲ型，显示巨大的多核红细胞，MGG 染色（100×）

经许可转载，图片由 Sunitha N. Wickram-asinghe 教授提供

3. 骨髓组织学

骨髓活检或骨髓凝块切片证实红细胞增生和红系生成障碍（图 8-20）。

4. 问题和缺陷

诊断延迟在 CDA 中很常见。贫血和黄疸的存在会导致婴儿期的患者误诊为遗传性球形红细胞增多症，但网状细胞计数并没有升高。其他 CDA 患者症状出现较晚。如果没有考虑到 CDA 的可能性，或者如果没有充分考虑到这些异常主要局限于红细胞系，就可能会被误诊为 MDS。CDA 可能与许多其他导致红系生成障碍的原因相混淆。在一个患有 EllisvanCreveld 综合征（一种罕见的常染色体隐性遗传疾病，以软骨发育不良、外胚层发育不良、多指畸形和先天性心脏病为特征）的患者，出现了造血功能障碍，却未发生贫血[26]。在偶见的甲羟戊酸激酶缺乏的患者中，报道了一种红细胞发生不良性贫血[27]。与 CDA Ⅰ型相似的造血功能障碍被认为是遗传性口形细胞增多症的一个特征[28]。丙酮酸激酶缺乏症中显著的造血功能障碍也指向了 CDA 的初步诊断[29]。在人类免疫缺陷病毒（HIV）感染的患者中，2% 的幼红细胞出现核间桥接[30]。

（八）巨幼细胞贫血

巨幼细胞贫血通常是由于维生素 B_{12} 或叶酸的缺乏引起的。较少的情况下，由于服用了干扰 DNA 合成的药物，或者罕见情况下是由

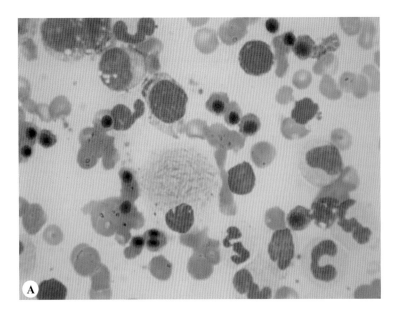

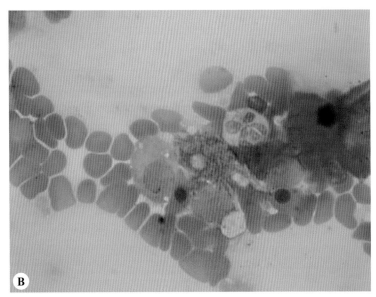

◀ 图 8-19　**BM** 涂片，先天性红细胞发生障碍性贫血 Ⅱ 型，显示假 **Gaucher** 细胞

A. MGG 染色（100×）；B. Perls 染色（100×）

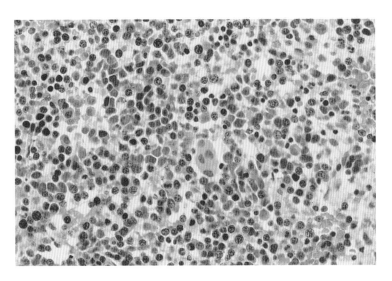

◀ 图 8-20　**BM** 血凝块切片，先天性红细胞发生不良性贫血 Ⅰ 型，明显的红系增生，出现大量未成熟的红系前体，明显的造血功能障碍。染色质模式极为异常，**HE** 染色（**40×**）

先天性代谢缺陷引起的。一些急性髓细胞性白血病（AML）或 MDS 患者也有巨幼红细胞生成。如果怀疑巨幼细胞贫血通常可以通过外周血涂片检查，如果特征十分典型，则常不必进行骨髓穿刺。目前现有可用的维生素 B_{12} 和叶酸的快速和普遍准确的化验方法，降低了骨髓检查的重要性。但如果缺乏典型的巨幼红细胞造血的外周血特征，或存在非典型特征，则应进行骨髓穿刺。当血涂片提示巨幼细胞贫血而化验结果正常时，也可能需要骨髓穿刺。巨幼细胞贫血患者的更深一步的检查包括血清维生素 B_{12} 和红细胞或血清叶酸的测定，在适当的

时候，可检测自身抗体。如果怀疑有恶性贫血，应进行壁细胞和内因子抗体检测；前者更敏感，但特异性不如后者。如果怀疑乳糜泻是叶酸或维生素 B_{12} 吸收不良引起的，那么相关的自身抗体（抗组织转谷氨酰胺酶和可能的抗肌内膜抗体）、抗麦醇溶蛋白抗体的检测和小肠活检也应进行。

引起婴幼儿巨幼细胞贫血的可能原因与后期生活中获得性贫血的原因大不相同。在出生后的前 2 年发生的巨幼细胞贫血，病因包括转钴胺素缺乏症（图 8-21）、先天性内因子缺乏、先天性维生素 B_{12} 吸收不良、先天性叶酸吸收

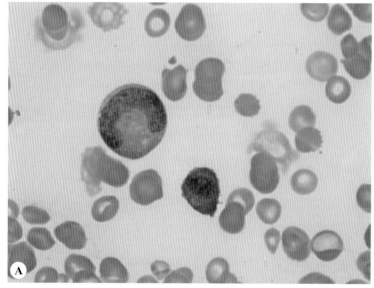

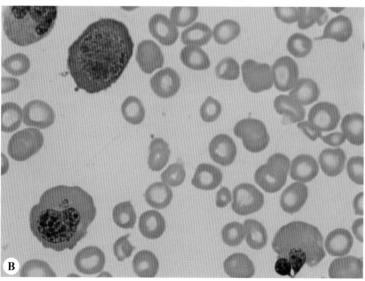

◀ 图 8-21　**BM 涂片，转钴胺缺乏症，出现巨幼红细胞**

A. 一个巨大晚幼粒细胞；B. 巨幼红细胞，MGG 染色（100×）

不良、羊奶贫血和母体维生素 B_{12} 缺乏（包括恶性贫血和母体纯素食饮食）[31]。

1. 外周血

多数情况下为大细胞性贫血，表现为特征性的卵圆形大细胞。很轻度的大细胞增多症，无贫血。一定程度的红细胞大小不等样增生和异形红细胞症是常见的，贫血严重时可出现明显的形态异常，如出现泪滴状红细胞、碎片、嗜碱性点彩状和偶见的 Howell-Jolly 小体及循环的巨噬细胞等。矛盾的是，在严重缺乏的情况下，平均细胞体积可以是正常的[32]。常出现多叶核的中性粒细胞，虽然不具有确定的诊断性，它们的出现高度提示巨幼红细胞生成。在开始服用维生素 B_{12} 或叶酸治疗后，这些症状会持续 1 周或更长时间。巨细胞（四倍体中性粒细胞）的数量也可能增加，但这一特征与巨幼红细胞生成的相关性不大。在严重的巨幼细胞贫血中，也会发生白细胞和血小板减少。

2. 骨髓细胞学

骨髓增生经常明显活跃。红系增生且以巨幼红细胞的存在为特征（图 8-22）。这些大细胞的染色质模式比胞质的成熟度更原始（核幼浆老）。晚幼红细胞可完全血红蛋白化，胞质缺乏嗜碱性。因此，它们可能被描述为原色，而这个术语在描述正常的红细胞发生时并不很恰当。因在正常的红细胞发生过程中，最成熟的红细胞是多色的。由于红细胞发生无效，因此与成熟的红细胞相比，早期的红细胞数量过多、巨噬细胞增多，并包含有缺陷的红细胞前体和细胞碎片。铁染色可见异常显著的铁质颗粒，有时可见环状铁幼粒细胞。贮存铁通常是增加的。浆细胞可能含有铁。有丝分裂计数增加，中期细胞检查发现染色体长度异常增长。

粒系也是增生性的，尽管其程度不及红系增生明显。巨大的晚幼粒细胞常出现（图 8-22）。它们的大小是正常粒系细胞的 2～3 倍，常有异常形状的细胞核，如 E 型或 Z 型，而不是 U 形。中幼粒细胞和早幼粒细胞的体积也增大，但这种异常不如晚幼粒细胞的异常那么明显。当幼红细胞的巨幼样细胞特征部分或大部分被同时存在的缺铁所掩盖时，巨大晚幼粒细胞的发现具有重要的诊断意义。

巨核细胞比正常巨核细胞有更多的分叶核和更细腻的点彩状染色质。

3. 骨髓组织学

随着脂肪细胞的减少，出现不同程度的细胞增多。在某些情况下，这种情况会非常严重，就像低倍镜检查急性白血病时看到的"填充骨髓"一样的外观。红系增生以未成熟前体细胞为主（图 8-23 和图 8-24）。早期的红细胞有大

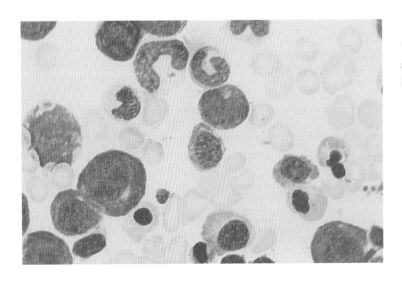

◀ 图 8-22　BM 涂片，巨幼细胞贫血，显示增生的巨幼细胞红细胞发生和一个巨大的晚幼粒细胞，MGG 染色（100×）

的、圆形至椭圆形的细胞核，有一个或多个嗜碱性核仁，核仁边缘不规则，常紧贴核膜（图 8-24）；通常有中等程度的强嗜碱性胞质。可见小的 Golgi 带。晚期红细胞表现为核浆成熟不同步，表现为胞核未成熟，而胞质已血红蛋白化。粒系前体增多，当存在较多的红系增生时，可能相对不明显。巨大晚幼粒细胞通常很常见（图 8-23）。巨核细胞数目可正常或减少。

4. 问题和陷阱

至关重要的是，在严重的巨幼细胞贫血中，骨髓穿刺液检查时不要将其误解为急性髓细胞性白血病。近年来，由于血液学家在明确解释巨幼细胞贫血患者的骨髓特征方面缺乏经验，这些错误发生的可能性有所增加。出现成熟阻滞和严重的造血障碍可能提示急性白血病，但这些也是严重的巨幼红细胞血症的特征。如果原粒细胞增多，就不会发生混淆，因为巨幼细胞贫血的骨髓中没有原粒细胞的增加。然而，当原始细胞均为红细胞时，可能会发生与纯红细胞白血病的混淆。重要的是，在这些患者中巨幼细胞贫血的诊断常要被考虑到。CD34 呈阳性的细胞数量增多增加了误诊的可能性[33]。应该寻找分叶核过多的中性粒细胞和巨大晚幼粒细胞，因为它们不是 AML 的特征。如果对正确的诊断有任何怀疑，应该进行维生素 B_{12} 和叶酸治疗的试验。

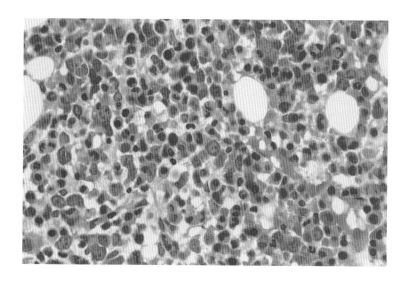

◀ 图 8-23　骨髓活检切片，巨幼细胞贫血，可见明显的红系增生，有大量早期、中期和晚期的巨幼红细胞。巨大晚幼粒细胞也存在。HE 染色（40×）

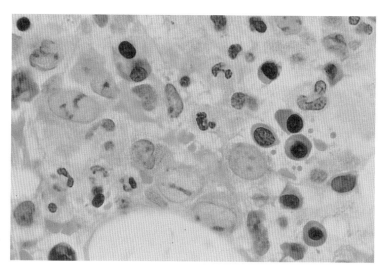

◀ 图 8-24　骨髓活检切片，巨幼细胞贫血。显示数个原红细胞，核仁明显，常被拉长，常靠近核膜。还有许多晚期巨幼红细胞。树脂包埋，HE 染色（100×）

同样重要的是，红细胞碎片的存在不要误诊为血栓性血小板减少性紫癜。如果误诊，将会应用血浆置换治疗[32]。

在诊断巨幼细胞贫血时，骨髓活检标本作用不大，但病理学家能够识别典型的组织学特征很重要，特别是遇到急性白血病时，这样就不会发生误诊（图 8-25）。如果组织学报告没有参考外周血涂片和骨髓穿刺的结果，或没有考虑巨幼细胞贫血的可能性，组织切片的巨幼样变细胞可能会被误认为急性白血病。较少见的情况是，在并发感染的患者中，如未能获得骨髓穿刺液，或外周血中存在未成熟细胞，这就会让临床怀疑白血病；在这种情况下，更可能误诊为白血病[34]。

由早期巨幼红细胞组成的红细胞岛，有时也会被误认为癌细胞簇或 MDS 中的未成熟前体的异常定位（图 4-84）。如果对它们的性质有任何怀疑，应使用免疫组织化学方法检测 E-cadherin 表达（glycophorin 的阳性不太一致）。

（九）慢性疾病贫血

慢性疾病贫血的特征是正细胞正色素性贫血，严重时为小细胞低色素性贫血。这种贫血继发于感染、炎症或恶性肿瘤。诊断通常基于外周血的特征和生化分析。血清铁和转铁蛋白降低，而血清铁蛋白正常或升高。血清转铁蛋白受体浓度趋于正常。有时需通过骨髓穿刺来确诊或排除具有慢性贫血特征的患者共存的缺铁状态。骨髓活检通常不能为诊断提供有用的信息。

1. 外周血

除了可能发生低色素血症和小细胞增多症外，由于血清中各种蛋白的反应性增加（也反映在红细胞沉降率的增加），外周血通常显示出红细胞叠连形成增加，有时背景染色加深。

2. 骨髓细胞学

骨髓通常具有正常的细胞密度。红细胞发生可能没有特别的异常，或许存在血红蛋白化缺陷的小红细胞。铁染色显示储存铁增加，而长期慢性病时通常显著增加。幼红细胞显示铁沉积颗粒减少或缺失。骨髓常表现出非特异性炎症改变，包括浆细胞、肥大细胞和巨噬细胞的增多。

3. 骨髓组织学

骨髓活检切片通常表现为正常细胞密度。可能会有淋巴小结、浆细胞、肥大细胞和巨噬细胞增多。Perls 染色显示储存铁增加。

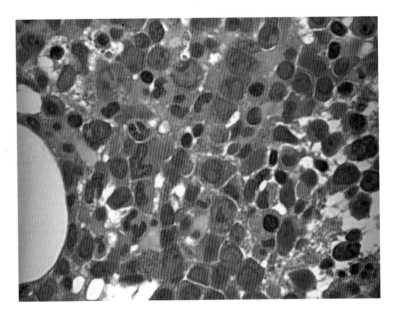

◀ 图 8-25　骨髓活检切片，维生素 B$_{12}$ 缺乏引起的巨幼细胞贫血。大量早期巨幼红细胞；晚期巨幼红细胞和吞噬巨噬细胞也存在。注意巨大晚幼粒细胞的存在，应避免误诊为红细胞白血病，HE 染色（60×）

4. 问题和缺陷

铁染色可能会出现假阴性，如果骨髓活检标本已脱钙，会引起患者有缺铁性贫血的错误假定。

（十）镰状细胞病

术语"镰状细胞病"包括镰状细胞贫血和来自于镰状细胞形成引起的组织损伤这一复合杂合状态。镰状细胞贫血是专指 β^S 基因纯合性功能障碍。其他形式的镰状细胞病包括复合杂合的状态，即镰状细胞/血红蛋白 C 疾病和镰状细胞/β 珠蛋白生成障碍性贫血。镰状细胞贫血的诊断依赖于外周血的特征和高效液相色谱法（或血红蛋白电泳）。血红蛋白 S 几乎包含了全部的血红蛋白，而血红蛋白 A 是缺失的。骨髓穿刺通常仅用于检测可疑的并发症，如巨幼细胞贫血、纯红细胞再生障碍或骨髓坏死。不建议进行骨髓活检。

1. 外周血

外周血表现为贫血，通常血红蛋白浓度为 60～100g/L。有不同数量的镰状细胞，且有靶细胞和不同程度红细胞多染色性，可能存在幼红细胞。患者出生 6 个月以后，脾功能减退的特征开始出现，尤其是可见到 Howell-Jolly 和 Pappenheimer 小体。中性粒细胞计数可能增加，特别是在镰状细胞病发作期间。尽管镰状细

胞/血红蛋白 C 疾病的患者可能有独特的 SC 畸形红细胞[35]，以及偶见含有血红蛋白 C 晶体的细胞，镰状细胞/β 珠蛋白生成障碍性贫血患者出现小红细胞症，但这些复合杂合状态患者的外周血涂片通常类似于镰状细胞贫血患者。

2. 骨髓细胞学

由于红系增生导致骨髓腔内造血细胞密度较高。红系生成障碍，包括细胞出现核内间桥、多核等（见前文）[36]。铁的储量常增加，镰状细胞也常见。有时它们比外周血循环中的镰状细胞要拉长很多。当出现巨幼细胞贫血、纯红细胞再生障碍或骨髓坏死等并发症情况时，相应的形态学特征则会叠加在这些潜在疾病的形态学特征上。骨髓巨噬细胞可能含有偶见的或大量的镰状细胞（图 8-26）。有时巨噬细胞增多，甚至海蓝组织细胞和假 Gaucher 细胞均可能出现（图 8-26 和图 8-27）[37]，导致骨髓细胞更新加快和出现骨髓梗死。偶尔，在镰状细胞发作危险期，足够的巨噬细胞被激活，使临床和病理特征类似于噬血细胞综合征[38]。在镰状细胞/β 珠蛋白生成障碍性贫血，红细胞发生增多且幼稚（图 8-28）。

3. 骨髓组织学

骨髓活检切片中由于红系增生而表现为细胞密度高。在骨髓窦内可见镰状细胞（图 8-29）。镰状细胞可使血管扩张，常见血管

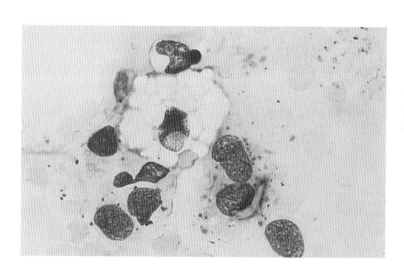

◀ 图 8-26 骨髓涂片，镰状细胞贫血。显示泡沫状巨噬细胞和包含一个镰状细胞的巨噬细胞，**MGG 染色（100×）**

经许可转载，图片由伦敦的 Sally Davies 教授提供

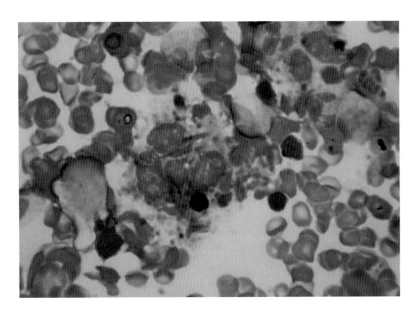

◀ 图 8-27　骨髓涂片，镰状细胞贫血，显示海蓝组织细胞吞噬镰状细胞，MGG 染色（100×）

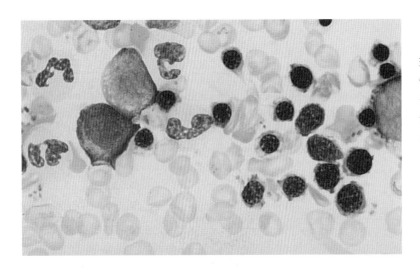

◀ 图 8-28　骨髓涂片，镰状细胞 / β 珠蛋白生成障碍性贫血，复合杂合性。显示红系增生及出现胞质稀少、血红蛋白化缺陷的幼红细胞增生；可见几个镰状细胞，MGG 染色（100×）

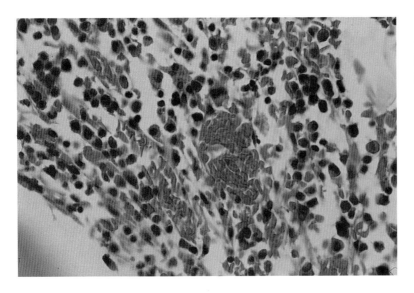

◀ 图 8-29　骨髓活检切片，镰状细胞贫血，可见不可逆的镰状红细胞增生引起髓窦扩张，HE 染色（40×）

周围纤维化[39]。至于骨髓涂片、骨髓切片中可能出现比外周血涂片中典型的镰状细胞拉长很多的细胞（图 8-30）。最近出现镰状细胞病危象的患者可能存在骨和骨髓梗死。泡沫状巨噬细胞和小的纤维化瘢痕可能代表以前有过骨髓梗死。骨小梁薄而不规则[39]。

4. 问题和缺陷

值得注意的是，在尸检的骨髓中，镰状细胞不仅存在于镰状细胞病患者中，也存在于具有镰状细胞特征的患者中。因此，镰状细胞的存在并不一定表明患者患有镰状细胞病，也不能表明镰状细胞病患者发生了镰状细胞危象。

（十一）纯红细胞再生障碍（包括戴 - 布二贫血综合征）

纯红细胞再生障碍被定义为一种严重贫血，伴有网织红细胞计数＜ 1%，正常细胞密度骨髓中的成熟红细胞＜ 0.5%[40]。纯红细胞再生障碍可以是原发的（体质性的），也可以是后天的；可以是急性或慢性的。

先天性纯红细胞再生障碍，又称戴 - 布二贫血综合征，是一种通常在出生第一年出现症状的慢性疾病。它似乎是一种由遗传性干细胞缺陷导致的三系疾病，而不是单纯的红细胞疾病。它表现出对皮质类固醇有一些反应。常为常染色体显性遗传，外显率是多变的，但也有常染色体隐性遗传的患者。许多患者似乎是散发性的。相当大一部分患者是由于在 19q13（RPS19）[41] 处编码核糖体蛋白 S19 的基因发生突变，而较少部分比例的患者是由于编码核糖体蛋白[42] 的其他基因发生突变。有时红细胞发育不良是短暂的[43]。绝大多数戴 - 布二贫血患者的红细胞腺苷酸脱氨酶升高，在一些家庭成员中，这可能是潜在的基因异常[43] 的唯一迹象。血红蛋白 F 通常升高，i 抗原持续表达。少部分患者随后出现骨髓再生障碍性贫血[44]、MDS[44] 或 AML。

1 岁以上婴儿，较常见可能患有急性纯红细胞再生障碍，即儿童期的短暂性红细胞减少症[45, 46]；在这种情况下，常由人类疱疹病毒 6 型（HHV-6）[47] 感染导致的再生障碍性贫血，仅持续数月，不需要特殊治疗。在与 HHV-6[48] 相关的患者中，前面已经描述了红细胞表面的球状和丝状突起。偶有患者由其他病毒感染引起，如 EB 病毒[49] 或人类细小病毒 B19[50]。短暂性红细胞减少已被描述为川崎病[51] 的一个特征。它也可以作为儿童期腹泻疾病的表现特征，其病因仍在探索中[52]。

在年龄较大的儿童和成人中，最常见的

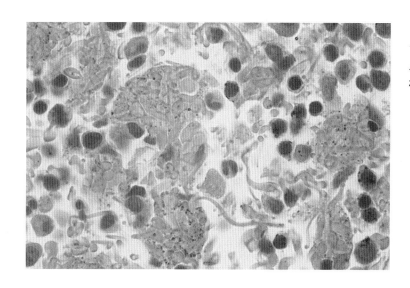

◀ 图 8-30　凝固的骨髓针吸细胞切片显示巨噬细胞内充满了镰状细胞和多个极长的镰状细胞，HE 染色（100×）

急性再生障碍性疾病是人类细小病毒 B19 感染；再生障碍性贫血通常持续时间较短，因此仅在那些固有的红细胞缺陷或缩短红细胞寿命的外在原因（即溶血性贫血或代偿性溶血）的受试者中才会引起症状性贫血。然而，在某些情况下，人类细小病毒 B19 持续感染，从而导致慢性纯红细胞再生障碍。这种情况特别在有明确先天或后天免疫缺陷病因的患者中容易发生，但也不是绝对的。先天性原因包括重症联合免疫缺陷病、高免疫球蛋白血症 M 综合征、Nezelof 综合征和低丙球蛋白血症。已报道的与慢性微小病毒感染相关的获得性免疫缺陷状态包括常见变异型免疫缺陷病[53]、HIV 感染和先前使用免疫抑制药物（如他克莫司）或针对淋巴细胞抗原的单克隆抗体（如利妥昔单抗[54, 55]和阿立单抗[56]）。在对实体肿瘤[57]和牛氏巨球蛋白血症[58]的化学药物治疗和急性淋巴细胞白血病（ALL）的维持治疗期间，慢性纯红细胞再生障碍曾发生在做过肾和骨髓移植术后的患者身上。这似乎与单克隆性 γ 链病和多发性骨髓瘤[59]有关。偶有细小病毒诱导的慢性纯红细胞再生障碍出现在免疫应答[60]无明显缺陷的患者中。已报道有 3 名婴儿在宫内感染细小病毒后出现持续性的纯红细胞再生障碍，当免疫球蛋白治疗将细小病毒从骨髓中清除后，这种情况并没有好转[61]。一种相关病毒，红细胞病毒 V9，已被报道与 1 名患者的急性贫血（加上中性粒细胞减少）有关[62]。

在成人中，慢性红细胞再生障碍性贫血通常是由免疫系统（T 细胞、NK 细胞或抗体介导）引起的，可能与胸腺瘤、霍奇金淋巴瘤或非霍奇金淋巴瘤、慢性淋巴细胞白血病、癌症、类风湿关节炎和系统性红斑狼疮有关。罕见患者与妊娠有关[63]。纯红细胞再生障碍是 T 细胞性大颗粒淋巴细胞白血病较为常见的并发症[64]，淋巴增生性疾病可能是隐匿性的。在一个系列性研究中，近 20% 的纯红细胞再生障碍患者归因于大颗粒性淋巴细胞白血病[65]。显著的红细胞发育不全也可能是蛋白质热量缺乏（kwashiorkor）的一个特征，可由体温过低引起[66]，可作为药物过敏反应的一部分发生，也可作为 MDS 的主要特征[67]。许多药物（如乙内酰脲、别嘌呤醇、咪唑硫嘌呤、异烟肼）都与纯红细胞再生障碍有关[68]。针对程序性死亡配体 1 途径（如派姆单抗）的药物免疫治疗，以及针对细胞毒性 T 淋巴细胞相关蛋白 4 途径（如伊匹木单抗）的药物免疫治疗，可能会诱发包括纯红细胞再生障碍（和自身免疫性溶血性贫血）在内的自身免疫现象[69]。跨越 ABO 血型障碍的干细胞移植可导致红细胞再生障碍，有时会自行消退。

1. 外周血

外周血表现无特殊异常。完全没有多色细胞，网状细胞计数为零或几乎为零。根据红细胞再生障碍的原因，相关的特征有所不同。大细胞增多症在戴 – 布二贫血综合征中较为常见，红细胞具有一些与胎儿红细胞相似的特征；偶见轻度中性粒细胞减少，血小板计数有时升高[45]。儿童期短暂性红细胞减少，红细胞大小正常，缺乏胎儿红细胞的特征。有 1/4 的患者会出现中度中性粒细胞减少症，有 1/3 的患者会出现血小板增多症[45, 46]。伴有非典型反应性淋巴细胞[47]的淋巴细胞增多。由于细小病毒诱导的再生障碍性贫血的症状主要局限于有潜在红细胞缺陷的患者，因此血涂片显示这些相关疾病的特征，最常见的是遗传性球形红细胞增多症或镰状细胞贫血。在这些情况下，尽管有明显的贫血，但无多色性，这是具有诊断意义的，此时应进行网织红细胞计数。在细小病毒诱导的红细胞再生障碍患者中，中性粒细胞和血小板计数偶尔会降低。与胸腺瘤或自身免疫性疾病相关的红细胞再生障碍的患者，有时也会出现中性粒细胞减少或血小板减少。在以红细胞再生障碍为主要特征的 MDS 患者中，有时可以检测到其他谱系细胞的发育不良特征。在有潜在的淋巴增生性疾病患者中，可能存在肿瘤细胞。

2. 骨髓细胞学

骨髓细胞密度常有所减少。成熟的红细胞显著减少。原红细胞数量正常或有时增加（图 8-31）。其他谱系通常正常。在戴 – 布二贫血综合征中（图 8-32），可见散在的原红细胞，有时成熟的迹象极少。血红素和成熟淋巴细胞可能增加[70]；血红素中 CD10 和末端脱氧核苷酸转移酶的表达是可变的[46, 47]。在儿童期出现的短暂性红细胞减少，粒细胞生成可能左移，

中性粒细胞减少的患者可能在中幼粒细胞[47]期明显停止成熟。在细小病毒诱导的发育不全中，常可见到有明显核仁的巨大原红细胞（图 8-33）。由于红细胞中的铁常已经沉积在铁库中，所以储存铁常会增加。

3. 骨髓组织学

骨髓细胞的总体数量某种程度上减少，明显缺乏红细胞岛和成熟的红细胞（图 8-34 和图 8-35）。易见具有强嗜碱性细胞质的大的原红细胞。有时其数量也会显著增加（图 8-36）。这可能存在非特异性炎症变化，包括淋巴细胞（包括血红素）、浆细胞、巨噬细胞（可能含铁）和肥大细胞的增多[71]。在细小病毒感染中，巨大的原红细胞，其大小可能是正常原红细胞

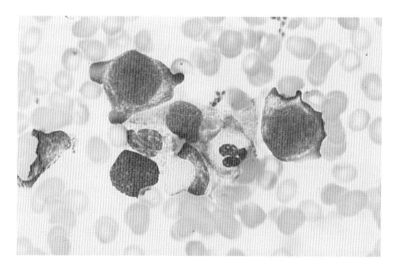

◀ 图 8-31　BM 穿刺涂片，慢性特发性纯红细胞再生障碍，显示原红细胞增多，以及缺乏成熟的红细胞，MGG 染色（100×）

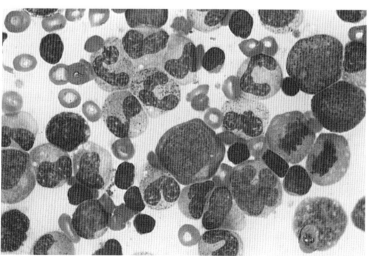

◀ 图 8-32　BM 穿刺涂片，戴 – 布二贫血综合征，显示单个中幼红细胞，未见成熟细胞，MGG 染色（100×）

经许可转载，图片由明尼阿波利斯的 Dr. Richard Brunning 提供

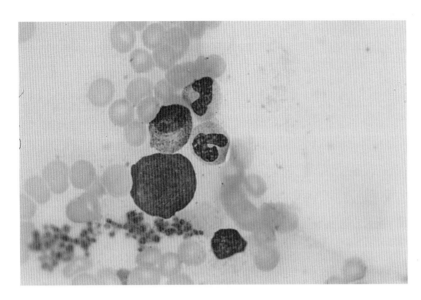

◀ 图 8-33　BM 穿刺涂片。人类免疫缺陷病毒（HIV）阳性儿童中由人类细小病毒 B19 感染引起的慢性纯红细胞再生障碍，MGG 染色（100×）

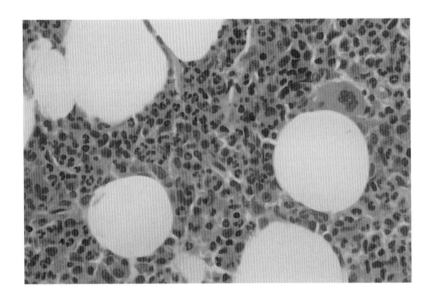

◀ 图 8-34　BM 活检切片，纯红细胞再生障碍，无红细胞岛和晚幼红细胞；仅偶见早幼和中幼红细胞，HE 染色（40×）

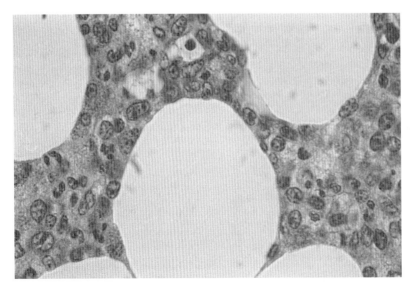

◀ 图 8-35　BM 活检切片，戴 - 布二贫血综合征，显示明显的原红细胞和早幼红细胞，但很少有成熟的红细胞（与图 8-32 为同一患者），HE 染色（100×）

经许可转载，图片由明尼阿波利斯的 Dr. Richard Brunning 提供

的许多倍，可显示核内嗜酸性病毒包涵体，伴有染色质的外周浓集（图 8-37）。在具有免疫功能的患者中，其骨髓富于细胞且巨核细胞增多[70]。免疫组织化学可显示细小病毒抗原。在儿童期出现的短暂性红细胞减少，可见大的原红细胞，其胞质内可能有小的空泡，但在细小病毒感染[47]时，未见核内病毒包涵体。

4. 问题和缺陷

偶然情况下，纯红细胞再生障碍患者的原红细胞显著增加（图 8-36），这可能导致与血液系统肿瘤的诊断相混淆。缺乏成熟的幼红细胞应提醒观察者这些细胞的真实性质，可通过

免疫组织化学来证实。

在有戴 - 布二贫血综合征或儿童期短暂红细胞减少的患儿中，血红素的增加可能引起患有急性淋巴细胞白血病（ALL）的怀疑。

由于红细胞再生障碍可能是 MDS 的主要表现，因此仔细检查其他谱系的发育不良特征是很重要的。

仔细检查骨髓的血涂片和免疫组织化学，有助于排除由 T 细胞性大颗粒淋巴细胞白血病继发的红细胞再生障碍。

值得注意的是，在免疫缺陷患者中，血清阴性并不能排除人类细小病毒 B19 作为红细胞

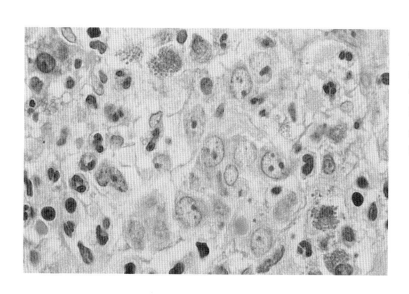

◀ 图 8-36 BM 活检切片，慢性纯红细胞再生障碍，可能本质上是自身免疫性的，表现为原红细胞显著增多，HE 染色（100×）

经许可转载，图片由 Vancouver 的 Dr. Haley 提供

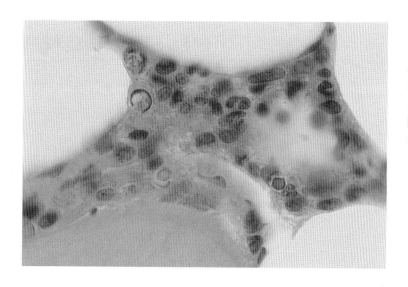

◀ 图 8-37 BM 活检切片，HIV 阳性儿童中由慢性人类细小病毒 B19 诱导的纯红细胞再生障碍（与图 8-33 为同一患者），显示数个凋亡细胞和一个含嗜酸性核内包涵体的原红细胞，HE 染色（100×）

再生障碍的原因；需要进行活检切片的免疫组织化学检测或外周血 DNA 分析。

（十二）红细胞增多症

红细胞增多症不仅可由骨髓增殖性肿瘤、真性红细胞血症引起，而且可由白细胞增多引起，也可来自于对缺氧的反应或是肿瘤分泌促红细胞生成素。先天性患者可由 EPOR、VHL、EGLN1 或 EPAS 突变引起。所有这些遗传性疾病均伴有红细胞增生，但无其他异常。在复合杂合了 JAK2 突变的单一患者中，还可表现巨核细胞异型性，这些异型巨核细胞被描述为大而不成熟[72]。

二、白细胞疾病

（一）先天性中性粒细胞减少症

严重的先天性中性粒细胞减少症是一组异质性的疾病，具有常染色体显性及隐性、X 染色体隐性遗传。Kostmann 综合征一词可能只适用于表现为常染色体隐性遗传和 HAX1 突变的患者，正如 Kostmann 最初报道的家族中所表现的那样。严重的先天性中性粒细胞减少症主要是常染色体显性遗传，可能是由于编码中性粒细胞弹性蛋白酶的 ELANE 基因突变所致[73]。更少见的是，严重的先天性中性粒细胞减少症由 GFI1、CSF3R［编码粒细胞集落刺激因子（G-CSF）受体的基因］[74, 75]、WAS[76]、HAX1、G6PC3 或 VPS45 [77, 78] 的突变引起。单一的先天性中性粒细胞减少症也可能表现为温和的良性临床病程。先天性中性粒细胞减少症可以发生周期性变化，在 3 周或更长时间内，中性粒细胞可以从非常低到正常或高于正常水平。严重的先天性中性粒细胞减少症和周期性中性粒细胞减少症在表型上有重叠，因为两者都表现

为常染色体显性遗传，是 ELANE 突变的结果。患者有时可表现为中性粒细胞减少症周期性变化，有时没有周期性变化，此外，一些家庭成员也会出现周期性的中性粒细胞减少症，而具有相同突变的其他成员则不会出现周期性改变[73]。在这些情况下，中性粒细胞在细胞学上是正常的或显示毒性改变，而无效生成性慢性粒细胞缺乏是一种常染色体显性遗传性疾病，可归因于中性粒细胞前体的加速凋亡，它以中性粒细胞减少为特征，伴有中性粒细胞特异性的细胞学异常[79, 80]。先天性中性粒细胞减少症也是其他先天性综合征的一个特征。例如，由 SBDS 基因的纯合性或复合杂合性突变引起的 Shwachman-Diamond 综合征，其特征是中性粒细胞减少加上外分泌胰腺功能障碍、生长迟缓和骨骼异常；可进展为再生障碍性贫血。严重的先天性中性粒细胞减少和周期性中性粒细胞减少症可发生在 X-linked Barth 综合征（线粒体异常的心肌病）中，该综合征是由 Xq28 处 TAZ（G4.5）基因突变引起的。

骨髓增生异常和 AML 经常发生在 Shwachman-Diamond 综合征中。如果用 G-CSF 预防早期死亡，在严重的先天性中性粒细胞减少症中，这些并发症发生率较高。CSF3R 基因体细胞突变增加了 MDS 和 AML 发生的可能性，但这并不是白血病发生的唯一途径[81, 82]。进展为 MDS 或 AML 不是周期性中性粒细胞减少的特征。未知机制的间歇性中性粒细胞减少可能发生在与 STK4 纯合子突变有关的免疫缺陷患者中，且情况可能是严重的[83]。在由双等位 AK 突变引起的错综复杂的发育不良中，中性粒细胞减少、单核细胞减少和免疫缺陷与各种贫血和血小板减少具有一致的特征。

1. 外周血

在严重的先天性中性粒细胞减少症中，外周血表现为严重的中性粒细胞减少症，常表现

为单核细胞增多症、嗜酸粒细胞增多症、血小板增多症，以及慢性或反复性感染所引起的如贫血和红细胞叠连增多。WAS 突变导致的中性粒细胞减少可能存在单核细胞减少、淋巴细胞减少和血小板计数低于临界值[76, 81]。在 G6PC3 突变导致的中性粒细胞减少中，可能存在间歇性血小板减少[84]。在 Shwachman-Diamond 综合征中，中性粒细胞减少可能是间歇性的[85]。在髓性粒细胞增多症中，中性粒细胞表现为多节段，染色质明显浓集，长丝分隔核叶[79]；在一些家族中也出现中性粒细胞空泡化。在 VPS45 突变的中性粒细胞中，中性粒细胞是少片段和少颗粒性的[77]；伴随发生贫血和血小板减少症，血小板大而 α 颗粒减少[86]。

2. 骨髓细胞学和组织学

大多数严重的先天性中性粒细胞减少症在早幼粒细胞分化阶段表现停滞（图 8-38）。据报道，这与 ELANE 突变（周期性中性粒细胞减少症除外）、WAS、CXCR2 和 G6PC3 的突变有关[78]。大且通常是双核的早幼粒细胞常见[87]。具有 HAX1 突变的细胞，在髓系前体细胞和中幼粒细胞阶段都被观察到阻滞[88]。双等位基因 G6PC3 突变的患者具有非常多样的形态，骨髓组织可以是低细胞密度、正常细胞密度或高细胞密度，伴或不伴成熟阻滞，也

可以表现为空泡化或包括骨髓钙化的发育异常[89]。在与 LAMTOR2（MAPBPIP）突变相关的患者中，骨髓中的中性粒细胞成熟似乎是正常的[90]，据报道，这也在两个无亲缘关系的具有种系 GSF3R 突变的家族出现[75]。在大多数其他基因亚型的先天性中性粒细胞减少症或 WHIM 综合征中（疣、低丙球蛋白血症、反复感染和粒细胞缺乏），不会出现成熟阻滞。血蒙脱酮可能增加。一些患者显示严重的所有粒细胞生成减少，残留的细胞有时形态不典型。后一种模式可能预示对 G-CSF 治疗无效[91]。严重的先天性中性粒细胞减少症和骨质疏松症之间的关系已被注意到[92]。在 Barth 综合征，中幼粒细胞阶段出现明显的成熟阻滞。三系骨髓发育不良可能与 WAS 突变有关[76, 81, 82]。先天性中性粒细胞减少与高免疫球蛋白 M 综合征的特征是成熟阻滞和早幼粒细胞空泡化[81]。与高免疫球蛋白 M 综合征有关的先天性中性粒细胞减少的特征是成熟阻滞和早幼粒细胞空泡化[81]。

在 Shwachman-Diamond 综合征中，骨髓可能出现粒细胞发育不良、核左移或明显的成熟阻滞[93, 94]；随着病情的发展，会发生广泛的骨髓发育不良[94]。髓性粒细胞增多症是骨髓细胞过多，伴有明显的粒细胞增生；中性粒细胞表现出与血液中相同的异常[79]（图 8-39）；巨核

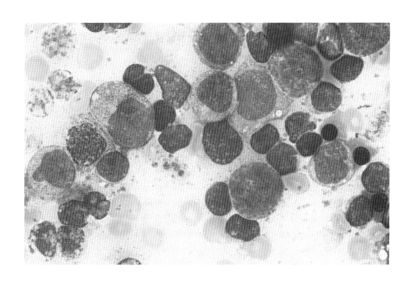

◀ 图 8-38　BM 涂片。严重先天性中性粒细胞减少，表现为中性粒细胞在早幼粒细胞期明显停止成熟；嗜酸粒细胞谱系细胞增多，MGG 染色（100×）

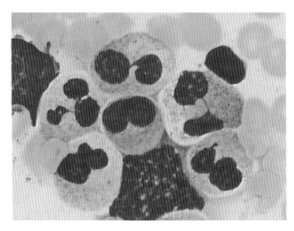

▲ 图 8-39　BM 涂片，来自于一个具有部分 WHIM 综合征（疣、低丙种球蛋白血症、反复感染和粒细胞缺乏）的特征的髓性粒细胞缺乏患者，表现为核裂片之间特有的长花丝，MGG 染色（100×）

经许可转载，图片由英国血液学杂志的 Dr. Véronique Latger-Cannard, Nancy 提供

细胞的分叶少也有报道[95]。在周期性中性粒细胞减少症中，在中性粒细胞减少期，表现为骨髓发育不全，缺乏中幼粒细胞阶段外的中性粒细胞成熟，但在中性粒细胞计数正常时，骨髓表现正常或显示粒细胞增生。在与 Cohen 综合征相关的中性粒细胞减少症中，骨髓检查显示左移颗粒生成[96]。中性粒细胞的吞噬现象已经在儿童慢性良性中性粒细胞减少症中描述过[97]。在 STK4 突变导致的中性粒细胞减少症中，骨髓表现正常[83]。在 VPS45 突变中，中性粒细胞增多，凋亡也增加；可出现网硬蛋白，有时可发生胶原纤维化和骨硬化[77, 86]。在网状组织发育不良中，可能存在发育不良或在早幼粒细胞阶段伴有中性粒细胞停止发育的增生[98]。

3. 细胞遗传学分析

Shwachman-Diamond 综合征可能与 7 号染色体长臂 i（7）（q10）的获得性同臂染色体有关，这不是疾病进展的预测因素[99]。也可观察到 7 号染色体单体和 del（20q），细胞遗传异常可能是短暂的[85]。

4. 分子遗传分析

除了上述引起的种系突变，包括 CSF3R 的罕见突变，CSF3R 的获得性突变也可能发生，并与 MDS 和 AML 的发生有关。

（二）Jordans 异常

Jordans 异常是一种以中性粒细胞空泡化为特征的先天性疾病，在某些情况下病因为肉碱缺乏。

1. 外周血

外周血涂片显示粒细胞中含有脂质空泡。

2. 骨髓细胞学

骨髓穿刺涂片显示，从原粒细胞开始，粒细胞形成的所有阶段都有空泡[100]。

（三）Pelger-Huet 异常

Pelger-huet 异常是一种以中性粒细胞核分叶过少为特征的先天性疾病。

1. 外周血

中性粒细胞主要是双叶核。有些中性粒细胞核不分叶。染色质团块粗糙。

2. 骨髓细胞学

成熟中性粒细胞表现出与外周血相同的异常。中幼粒细胞和早幼粒细胞染色质团块异常粗糙（图 8-40）。

（四）粒细胞缺乏症

粒细胞缺乏症是一种急性的、严重的、可逆的循环中性粒细胞缺乏，其起因是对药物或化学物质的特异反应。发病率在国家之间差别很大，如在一项研究中，发病率为每年 1.1～4.9/1000 万[101]。通常涉及的药物在国家之间也有所不同（表 8-3）[102]。至少有一些患者是由于抗体和药物的相互作用导致中性粒细胞的破坏而产生的。然而，有些患者可能是由于药物代谢异常造成的，因此在正常剂量下会产生毒性水平。药物接触可能是无意的，如当可卡因被左旋咪唑污染时[103]。持续性细小病毒感染是复发性粒细胞缺乏症的一个非常罕见的原

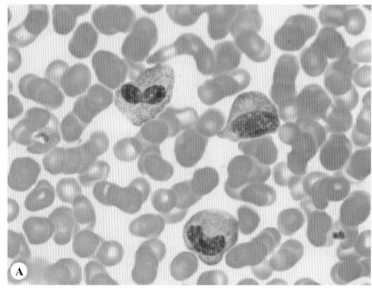

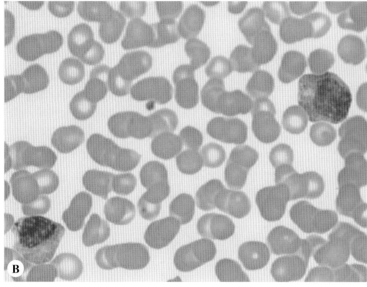

◀ 图 8-40　BM 抽吸涂片，来自于一个遗传性 Pelger-Huet 患者

A. 嗜中性粒细胞分叶减少，染色质异常浓集；B. 髓细胞和早幼粒细胞出现异常染色质浓集，MGG 染色（100×）

因 [104]。粒细胞缺乏症的临床特点是中性粒细胞缺乏症所致的脓毒败血症。

1. 外周血

中性粒细胞计数大大减少，通常 < 0.5×10^9/L。残留的中性粒细胞在形态上是正常的，由于常常叠加败血症它们经常表现出毒性变化。淋巴细胞可能发生反应性变化，包括大颗粒淋巴细胞、浆细胞样淋巴细胞增多和免疫原细胞的存在 [103]。在恢复过程中，有一种短暂的不成熟粒细胞进入外周血，引起类白血病反应。

2. 骨髓细胞学

骨髓涂片显示成熟中性粒细胞明显减少。

有时，中幼粒细胞也大大减少。粒细胞耗尽的间隔时间程度可以预测恢复的速度；如果存在早幼粒细胞和中幼粒细胞，恢复通常在 4～7 天，不需要使用生长因子，而如果不存在早幼粒细胞和中幼粒细胞，恢复需要 ≥ 14 天 [105]。在叠加脓毒症的严重情况下，大部分粒系细胞可能为具有很多颗粒的早幼粒细胞。这种表现常与早幼粒细胞白血病的颗粒过多相混淆。区分这两种情况的有用点，粒细胞缺乏症的早幼粒细胞中有显著的 Golgi 区，没有 Auer 棒和巨大颗粒。在用左旋咪唑污染的可卡因治疗的患者中，浆细胞可能增加，最多可达 30%[103]。

3. 骨髓组织学

骨髓切片显示缺乏成熟的粒细胞，经常由于感染而引起叠加的变化（图 8-41）。由于对小静脉的损害，导致基质发生改变，包括水肿和红细胞外渗等[71]。

（五）其他药物引起的中性粒细胞减少

许多细胞毒性药物导致中性粒细胞减少，

表 8-3　与粒细胞缺乏症有关的药物

药物类别	举　例
血管保护类	羟苯磺酸钙
抗甲状腺类	卡比马唑、甲巯咪唑、丙硫氧嘧啶
镇痛药	安乃静
利尿药	螺内酯
抗癫痫类	卡马西平
抗菌药及其相关	磺胺类包括磺胺甲基异噁唑、氨苯砜和柳氮磺胺吡啶；β 内酰胺类抗生素（青霉素和头孢菌素）
非甾体抗炎药	双氯芬酸钠、苯基丁氮酮
抗精神病类	氯氮平
抗心律失常类	普鲁卡因酰胺
铁螯合剂	去铁酮

这通常是短暂性的，但如果间歇性使用高剂量的药物则会很严重。其他药物可导致剂量相关的中性粒细胞减少，包括吩噻嗪类药物、抗甲状腺药物、氯氮平、齐多夫定和硫唑嘌呤。利妥昔单抗可导致骨髓迟发性长时间中性粒细胞减少，伴随骨髓内中粒细胞前体减少[106]；在早幼粒细胞阶段，颗粒发育明显停止[107]。

（六）自身免疫性中性粒细胞减少

自身免疫性中性粒细胞减少可以是孤立的现象，也可能是自身免疫性疾病（如系统性红斑狼疮）的一种表现。它也可能与胸腺瘤有关，也可能是 T 细胞性大颗粒淋巴细胞白血病的并发症（伴或不伴类风湿关节炎）。中性粒细胞减少症相关的 T 细胞性大颗粒淋巴细胞白血病可能是周期性发作[65]。

1. 外周血

中性粒细胞数量减少，但细胞形态正常。

2. 骨髓细胞学

粒系发育正常或增生，成熟中性粒细胞比例减少。可观察到骨髓巨噬细胞吞噬中性粒细胞这一少见现象[108]（图 8-42）。可能存在海蓝

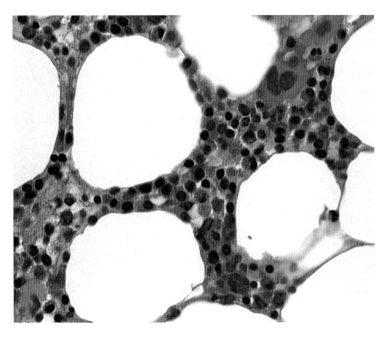

◀ 图 8-41　BM 活检切片，粒细胞缺乏症患者。明显缺乏中性粒细胞前体，HE 染色（40×）

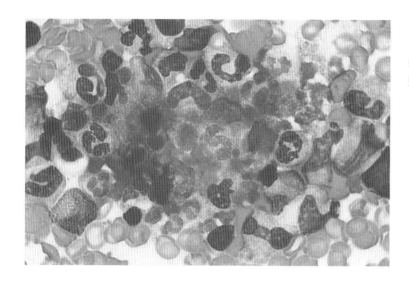

◀ 图 8-42　**BM 涂片。自身免疫性中性粒细胞减少症，显示巨噬细胞内的中性粒细胞影子，MGG 染色（100×）**

组织细胞[109]。在与胸腺瘤相关的粒细胞缺乏症中，骨髓出现发育到早幼粒细胞期的明显阻滞，或者完全没有中幼粒细胞生成[110]。

（七）特发性嗜酸细胞增多综合征

特发性嗜酸细胞增多综合征是一种病因和性质尚不清楚的疾病，其特征是持续性嗜酸粒细胞增多和嗜酸粒细胞产物对组织（通常包括心脏和中枢神经系统）造成损害。临床表现是由于这种组织损伤引起的。特发性嗜酸细胞增多综合征的定义是嗜酸粒细胞数 $> 1.5 \times 10^9$/L 并持续 $\geqslant 6$ 个月，且已导致组织损伤[111]。自从发现许多患者实际上是带有 FIP1L1-PDGFRA 融合基因的慢性嗜酸粒细胞白血病以来，高嗜酸粒细胞综合征的数量就大大减少了[112]。曾经描述的男性好发的特点也不明显了[113, 114]。

特发性嗜酸细胞增多综合征的诊断主要依靠外周血与临床特征和排他性诊断。如果要排除嗜酸粒细胞白血病的患者，没有细胞遗传学和分子遗传学的分析结果，就不能做出诊断（表 8-4）。骨髓穿刺和骨髓活检在排除嗜酸粒细胞白血病和淋巴瘤方面是重要的，后者是反应嗜酸粒细胞增多的重要原因。一些最初诊断为特发性嗜酸细胞增多综合征的患者可能是骨

髓增殖性肿瘤（MPN）。尽管最初并没有明确的证据表明这种潜在的疾病性质，有些患者随后转化为急性髓细胞性白血病。一些其他原因不明的嗜酸粒细胞增多是由异常的，有时是单克隆的 T 细胞分泌的细胞因子引起的[115]。

表 8-4　特发性嗜酸细胞增多综合征的诊断标准

- 持续 6 个月以上的嗜酸粒细胞计数 $> 1.5 \times 10^9$/L，伴有组织损伤
- 无法从临床病史、体格检查、辅助检查（如粪便检查和寄生虫血清学检查，系统性肥大细胞增多症和淋巴瘤而行骨髓活检）上找到嗜酸粒细胞增多的原因
- 骨髓细胞遗传学分析正常
- FISH 和巢氏 PCR 检测没有检测到 FIP1L1-PDGFRA 融合基因
- 没有异常 T 细胞群落

FISH. 荧光原位杂交；PCR. 聚合酶链反应

1. 外周血

嗜酸粒细胞计数明显升高，嗜酸粒细胞通常呈现一定程度的颗粒减少和胞质空泡化；有时可见完全无颗粒的嗜酸粒细胞。嗜酸粒细胞核可以是无节段的、多节段的，偶尔是环状的。中性粒细胞可能出现较多的粗颗粒。与嗜酸粒细胞白血病相反，外周血中通常只有偶尔出现的粒细胞前体。可出现轻度贫血和血小板减少，伴有红细胞不均和异形红细胞增多。有时可见有核的红细胞。

2. 骨髓细胞学

骨髓嗜酸粒细胞及其前体增多（图 8-43）。一些嗜酸粒细胞有嗜碱性染色的颗粒，但这一特性远不如 M4Eo 型 AML 显著（见前文）。母细胞没有增加。巨噬细胞可能含有 charot-leyden 晶体[116]。

3. 骨髓组织学

细胞密度可以正常或增加。嗜酸粒细胞及其前体增加（图 8-44）。1/3 的患者显示骨髓肥大细胞增加，同时 CD2 和 CD25 异常表达[117]。网状纤维会增加。重要的是要排除淋巴瘤的骨髓浸润，因为这很容易被忽略。然而，值得注意的是，在特发性高嗜酸粒细胞综合征中有反应性淋巴细胞聚集的报道[118]。

4. 问题和缺陷

特发性嗜酸细胞增多综合征是一种排除性诊断。骨髓涂片应检查是否有母细胞增加，这对嗜酸粒细胞白血病的诊断有提示作用。应仔细检查骨髓穿刺涂片和活检切片，是否存在系统性肥大细胞增多症的特征，因其偶尔表现为明显的嗜酸粒细胞增多。FIP1L1-PDGFRA 的骨髓细胞遗传学分析和外周血分子遗传学分析是必不可少的，因为克隆异常意味着该情况不是特发性，而是代表慢性嗜酸粒细胞白血病[112, 119, 120]。外周血淋巴细胞的免疫表型有提示作用，当发现异常克隆细胞群时，不能诊断为特发性嗜酸细胞增多综合征。T 细胞受体基因分析可以用来确定这样的细胞群体是否是单克隆。

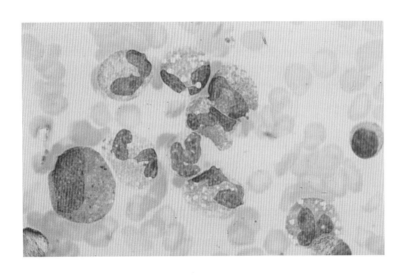

◀ 图 8-43　BM 抽吸涂片，特发性嗜酸细胞增多综合征。显示嗜酸粒细胞增生；可见嗜酸粒细胞部分脱颗粒。在分析 FIP1L1-PDGFRA 融合基因之前，对该患者进行的检查。MGG（100×）

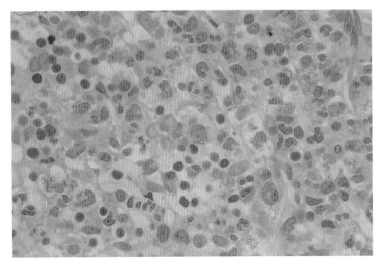

◀ 图 8-44　BM 活检标本，特发性嗜酸细胞增多综合征。表现为粒细胞增生和嗜酸粒细胞前体增多。在分析 FIP1L1-PDGFRA 融合基因之前，对该患者进行的检查。树脂包埋，HE 染色（40×）

尽管对一些明显的特发性高嗜酸粒细胞综合征的患者进行了彻底的检查，也只有当他们发展为粒细胞肉瘤或 AML 时，才能在回顾时确诊为慢性嗜酸粒细胞白血病。

（八）Chédiak-Higashi 综合征

Chédiak-Higashi 综合征是一种致命的遗传性疾病，在多个细胞谱系中存在溶酶体形成缺陷。患者有白化病、神经异常和复发性感染。尽管贫血和血小板减少也会发生，血液学异常在粒细胞中表现最为明显。

1. 外周血

所有的粒细胞谱系都有明显的异常。颗粒粗大且染色异常。淋巴细胞和单核细胞也可有异常突出的颗粒。随着疾病进展，出现贫血、中性粒细胞减少和血小板减少。

2. 骨髓细胞学

粒细胞前体和成熟粒细胞具有巨大颗粒、染色异常的特性[121]（图 8-45 和图 8-46）。有时也有空泡化。当出现继发性噬血细胞综合征时，很可能是免疫缺陷和叠加感染的结果。

3. 骨髓组织学

在粒细胞前体中可以看到巨大颗粒（图

8-46），但一般来说，骨髓涂片更容易见到。晚期可见明显的噬血细胞现象。

三、血小板障碍

（一）先天性血小板减少

先天性血小板减少是遗传性的，也可继发于子宫内感染、诱变剂暴露或母亲的抗血小板抗体对血小板的破坏。遗传性血小板减少症可以是单独的一种异常或综合征的一部分。具有灰色血小板综合征患者可发生脾大和髓外造血[122]。

1. 外周血

形态学特征取决于哪一种特定缺陷导致了血小板减少[1]。在遗传性血小板减少症中，血小板的体积可能正常，但在 Bernard-Soulier 综合征和 GATA1 突变患者，血小板体积会增大[123]，而 Wiskott-Aldrich 综合征患者，血小板体积减小。在灰色血小板综合征中，血小板体积增大，缺乏正常的嗜天青颗粒。在 GATA1 突变的患者中，血小板内可能颗粒减少[124]。在 May-Hegglin 异常和其他几种罕见的遗传性缺陷中，共同被称为 MYH9 相关障碍，血小板减

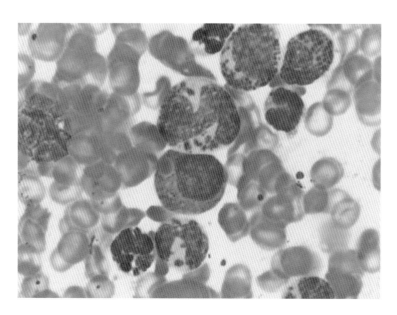

◀ 图 8-45 **BM 涂片，Chédiak-Higashi** 综合征，显示粒细胞及其前体中巨大、染色异常的颗粒，**MGG 染色（100×）**

经许可转载，图片由巴格达的 Dr. Abbas Hashim Abdulsalam 提供

少症和巨大血小板均与弱嗜碱性胞质内包涵体相关，这与中性粒细胞中 Dohle 体类似。当血小板减少是继发于子宫内血小板破坏或巨核细胞损伤时，血小板的大小和形态大多正常。

其他谱系一般正常，但患有血小板减少性紫癜（thrombocytopenia-absent radii，TAR）综合征的婴儿容易发生类白血病反应。患有低巨核细胞性血小板减少症的患者，因发生了 MPL

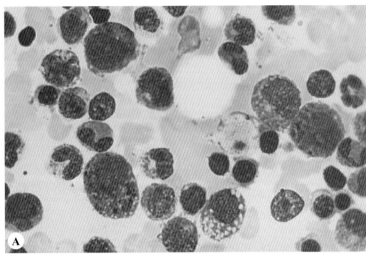

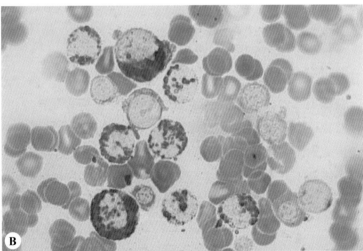

▲ 图 8–46 Chédiak-Higashi 综合征（A、B）BM 涂片，显示巨大颗粒和粒细胞前体的空泡化

A. MGG 染色（100×）；B. 苏丹黑 B（100×）；C 和 D. BM 活检。C. HE 染色显示巨大颗粒（100×）

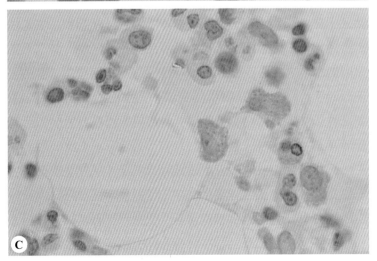

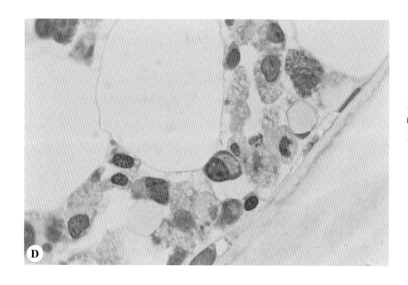

◀ 图 8-46（续） **Chédiak-Higashi 综合征（A 和 B）BM 涂片，显示巨大颗粒和粒细胞前体的空泡化**

D. Dominicini 染色显示巨大颗粒和空泡（100×）（经许可转载，图片由 Kirkaldy 的 Dr C. J. McCallum 提供）

或 HOXA11 基因突变，会进展为全血细胞减少[123, 125]。在这一阶段，我们观察到 2 名 MPL 突变患者（分别为 8 染色体三体和 7 染色体单体）出现了克隆性细胞遗传学异常[126]。Fanconi 贫血或先天性角化不良患者最初也可能表现为单纯的血小板减少，随后发展为再生障碍性贫血。SRC 突变与血小板体积范围相关，比正常血小板体积范围更小到更大，伴有 10%～30% 的灰色血小板[127]。由于纯合性且失功能性 THPO 突变引起的先天性血小板减少可进展为骨髓衰竭[128]。

2. 骨髓细胞学

在遗传性血小板减少症中，巨核细胞数量可能正常（如 Bernard-Soulier 综合征）或严重减少（如先天性低巨核细胞性血小板减少症）。由 MPL 突变导致的先天性低巨核细胞性血小板减少症中，巨核细胞体积小且未成熟[129, 130]；随着时间的推移，巨核细胞数量进一步减少，骨髓细胞密度很低[130]。在 TAR 综合征中，巨核细胞数量严重减少，体积小且核叶分叶差，嗜酸粒细胞很常见。尽管血小板产量为正常的 1/3[131]，在 wiskoett-aldrich 综合征中，巨核细胞大小和胞质正常，数量有所增加。而 Jacobsen 综合征（Paris-Trousseau 血小板减少症）与 11 号染色体长臂（11q23-ter）杂合的结构末端缺失，以及 FLI1 缺失相关，表现为正常巨核细胞和小而未成熟巨核细胞相混合，后者是由于成熟阻滞导致的[129, 132, 133]。在 ETV6 突变相关的常染色体显性遗传血小板减少症中，巨核细胞体积小且分叶少[134]。在 May-hegglin 异常中，骨髓可显示中性粒细胞内包涵体，以及正常大小的成熟巨核细胞中见到体积大的血小板出芽（图 8-47）。1 名可能患有 Epstein 综合征（血小板减少、感觉神经性耳聋和肾炎）（MYH9 相关性疾病之一）的患者的骨髓显示巨核细胞倍性增加[135]。在一个具有正常血小板体积的常染色体显性遗传的血小板减少症家族中，巨核细胞常表现数量减少、小且倍性低[123]。常染色体隐性遗传的异常巨核生成血小板减少症中，巨核细胞是正常的或数量增多，但体积小且畸形[136]。在由 GATA1 突变引起的巨大血小板减少症中，常为巨核生成异常的高细胞密度骨髓；巨核细胞体积相对较小[124, 137]，且倍性减少[124]；无论是否患有贫血或 β 相关的地中海贫血，红细胞发生可以正常或出现障碍[138, 139]。家族性血小板紊乱，有发生 RUNX1 突变相关的 AML（FPD/AML）倾向，巨核细胞往往相对较小且倍性降低[120]，可能存在小巨核细胞[129]。在其他以家族性血小板减少为特征的罕见综合征中，巨核细胞数量和体积都有不同程度的增加、正常或

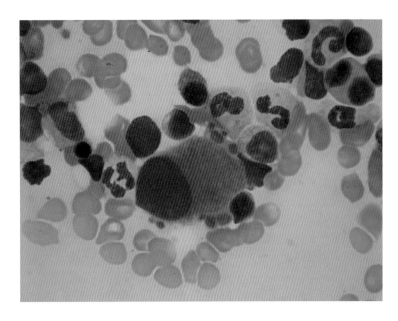

◀ 图 8-47　BM 穿刺涂片，May-Hegglin 异常，显示 2 个含有细胞质包涵体的中性粒细胞和一个正在出芽、生成大的血小板的巨核细胞，MGG 染色（100×）

减少[140]。因双等位基因 NBEAL2 突变引起的灰色血小板综合征，形成成熟血小板的巨核细胞减少，这些巨核细胞呈现颗粒减少和空泡化；中性粒细胞的伸入运动现象很明显[129, 141-143]。在由于 ANKRD26 突变的常染色体显性遗传血小板减少的患者中，巨核细胞数量增加，但体积小且细胞核分叶过少[139, 144]。由 ACTN1 突变引起的巨大血小板减少症的患者中，骨髓巨核系表现正常[145]。GFI1B- 相关的血小板减少症与 1 名患者的巨核细胞数量增加（伴有核分叶少和 α 颗粒缺乏）有关，而与另一名患者的[129]网状纤维化、巨核细胞体积大于或小于正常，以及细胞伸入运动增多有关[143]。有报道称，PRKACG 纯合性突变导致的巨大血小板减少症，出现了异常巨核细胞聚集[146]。双等位基因 THPO 失功能性突变患者的骨髓细胞密度减少[126]。

当血小板减少是由宫内引起巨核细胞损伤所导致时，这些细胞通常数量减少。当血小板暴露于母体的抗血小板抗体而遭到破坏时，巨核细胞的数量正常或增加。

3. 骨髓组织学

骨髓活检通常不需要用于确定先天性血小板减少症的原因，但它对巨核细胞数量和形态的准确评估有帮助。在 NBEAL2 突变引起的灰色血小板综合征中，存在相关的骨髓纤维化（2～3/4 级），可能是巨核细胞在髓内释放可刺激成纤维细胞的颗粒物质所致；这是随着年龄的增长而逐渐发生的。当灰色血小板综合征是由 GFI1B 突变引起时，巨核细胞会在窦内异常伸长并表达 CD34，而 CD42b 表达降低[143]，有轻度骨髓纤维化[129]。在 GATA1- 相关的巨大血小板减少症中，巨核细胞体积较小，细胞核怪异[137]。由 CYCS（编码线粒体细胞色素 C 的基因）突变引起的轻度常染色体显性血小板减少症，裸巨核细胞核增多，基质血小板增多，这反映了细胞凋亡增强导致血小板在基质而非血窦过早释放[147]。据报道，骨髓纤维化与 SRC 突变有关[127]。双等位基因 THPO 突变患者的骨髓细胞减少[128]。

（二）获得性血小板减少症

单纯性获得性血小板减少通常是由抗血小板抗体、药物依赖性抗体或免疫复合物引起的外周血小板破坏所致；后者可以在自身免疫性疾病和病毒感染（包括 HIV 感染）期间或之后附着在血小板上。血小板减少也可由血小板消耗引起，如血栓性血小板减少性紫癜或弥散性血管内凝血。较少见的是，获得性血小板减少是由巨核细胞发育不全引起的，如噻嗪类利尿药引起的，或巨核细胞不能产生血小板，如在一些 MDS 患者中出现的特发性血小板减少。抗体介导的低巨核细胞性血小板减少是一种罕见的病因[148]。具有获得性巨核细胞发育不全的患者，可能伴有阵发性睡眠性血红蛋白尿（paroxysmal nocturnal hemoglobinuria，PNH）型细胞（见下文）和高水平血小板生成素，可发展为再生障碍性贫血；识别它们在临床上很重要，因为它们可能对环孢素有反应[149]。特发性血小板减少性紫癜和罕见的低巨核细胞性血小板减少性紫癜是大颗粒淋巴细胞白血病的特征[65]。低巨核细胞性血小板减少症可能是胸腺瘤的并发症[150]。Castelman-Kojima 综合征是一种罕见的炎症性疾病，其特征是血小板减少、全身水肿、网硬蛋白纤维化和器官肿大（也称 TAFRO 综合征）[151]；血小板减少的机制尚不清楚。

1. 外周血

当血小板减少是由外周血破坏或血小板消耗的持续增加引起时，通常会表现为血小板体积增大和一些巨大血小板的出现。当血小板减少是由于不能产生所引起，如脓毒症或化学药物治疗期间，血小板体积是小的。当血小板减少是由于 MDS 引起时，血小板的体积会大小不一，并且可能出现低颗粒或无颗粒。

2. 骨髓细胞学

如果发生急性外周血小板破坏或消耗导致血小板减少，骨髓可能没有相关异常，巨核细胞数量正常。持续血小板减少时，巨核细胞数量增加（图 8-48），但细胞平均体积会减小。尽管同位素研究证明血小板更新率增加了，但血小板生成的形态学证据却很少。对于简单的特发性血小板减少性紫癜的成人或儿童，无须骨髓检查。然而，对成人患者有以下情况时建议做骨髓检查：①具有不典型特征；②年满 60 岁；③复发；④需要脾切除术[152]。对于有以下情况的儿童也同样建议做骨髓检查：①具有非典型特征；②复发；③需要皮质类固醇治疗[152]。

在特发性血小板减少性紫癜中，血小板减少的主要机制是血小板生存时间缩短和巨核细胞数量通常正常或增加。然而，巨核细胞的免疫损伤也可能导致无效的血小板生成[153]。

当血小板生成无效导致血小板减少时，如在 MDS 中，巨核细胞数量正常或增多，并可能表现出发育不良特征。在获得性巨核细胞发

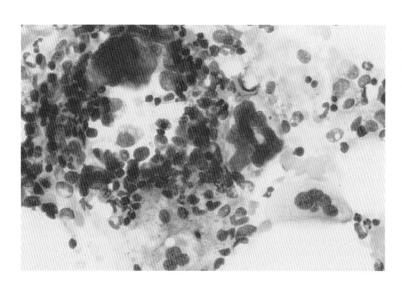

◀ 图 8-48　BM 穿刺涂片，特发性血小板减少性紫癜，显示 5 个不同大小和倍性的巨核细胞，MGG 染色（40×）

育不全中，例如，由药物不良反应所引起，巨核细胞通常形态正常，但数量减少。抗体介导的低巨核细胞性血小板减少可能是周期性的。在这种情况下，血小板计数下降时巨核细胞数量减少且体积变小。而当计数增加时巨核细胞数量正常或增加，细胞形态正常[148]。周期性无巨核细胞性血小板减少性紫癜可作为一种干细胞源性和自身免疫性疾病而发生；在这些患者中，巨核细胞数量的变化与血小板计数同步[154]。由于抗血小板生成素抗体的产生，给予聚乙二醇化的重组人血小板生成素的患者，可出现血小板减少；骨髓巨核细胞数量减少、体积小以及核分叶少和细胞质空泛[155]。

3. 骨髓组织学

在疑似免疫性血小板减少症中不需要做骨髓活检，但在确认巨核细胞发育不全和排查疑似 MDS（如老年患者）时是有用的。对于怀疑患有特发性血小板减少性紫癜的中老年患者，因为有伴有潜在肿瘤的可能，可以做骨髓穿刺和骨髓活检。

在特发性血小板减少性紫癜时，骨髓增生正常，巨核细胞数量增多（图 8-49）。巨核细胞平均直径减小。但其体积不同程度增大，因此虽然以小巨核细胞为主，也有较多的大核细胞。巨核细胞未见异常定位，且很少呈簇分

布[156]。少数特发性血小板减少性紫癜患者在诊断时表现为网硬蛋白纤维化，在一个系列研究中，32 名患者中有 3 名出现 Baurmeister 2 级网硬蛋白沉积[157]。在周期性抗体介导的无核细胞性血小板减少症中，血小板计数下降时巨核细胞数量减少，上升时巨核细胞数量正常[148]。在 Castelman-Kojima 综合征中，大量巨核细胞聚集[151]并伴有网硬蛋白纤维化。

4. 问题和缺陷

儿童单纯血小板减少的鉴别诊断包括急性淋巴细胞白血病。如果血红蛋白浓度和白细胞计数正常，白血病发生概率不大。然而，一部分小但占重要比例的被诊断为自身免疫性或病毒后血小板减少症的儿童却全部患有急性淋巴细胞白血病。这引起了关于是否需要对患有单纯性血小板减少症的儿童进行骨髓穿刺的争论[158]。有人担心，治疗前未进行骨髓检查而使用皮质激素，会导致对未确诊的急性淋巴细胞白血病患者的治疗不理想。因此，英国指南建议在使用皮质类固醇治疗之前进行骨髓穿刺，而在使用高剂量免疫球蛋白治疗或不需要治疗之前，骨髓穿刺是不必要的。然而，在美国的指南中指出，如果没有非典型性临床或血液学特征，则没必要进行骨髓检查。

频繁出现裸巨核细胞和反应性间质改变，

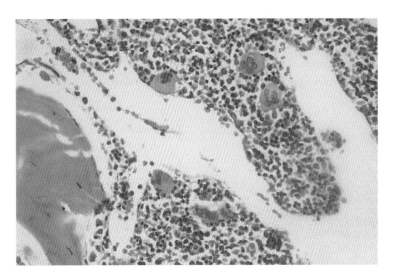

◀ 图 8-49　**BM 活检标本，特发性血小板减少性紫癜，巨核细胞增多，不聚集，位置正常；2 个巨核细胞靠近血窦区，HE 染色（40×）**

经许可转载，图片由 London 的 Dr. S. Wright 提供

可能提示未被怀疑的 HIV 感染或自身免疫性疾病，如系统性红斑狼疮，它是血小板减少的原因之一。

（三）家族性血小板增多

7% 的非裔美国人[159] 和 6% 的阿拉伯人[160] 中，杂合子和严重的血小板增多的纯合子已被报道，存在与不一致的轻度血小板增多有关的 MPL 多态性。此外，在意大利患者中也有报道一种 MPL 突变引起的常染色体显性家族性血小板增多症，这些患者可出现进行性脾大[161]。常染色体显性家族性血小板增多也可由血小板生成素（hrombopoietin，THPO）基因突变引起，导致血小板生成素产量增加；荷兰、波兰和日本家族已经描述了 4 种不同的突变[161, 162]。许多常染色体显性血小板增多的家族都出现 JAK2 V617I[163]、R564Q、H608N[164]、R867Q[165] 或 S755R/R938Q[165] 突变。常染色体显性 MPL（MPL S505N）及 THPO 突变，与原发性血小板增多症相似的血管并发症[161, 162] 有关。

1. 外周血

血涂片和计数显示血小板增多，通常表现为单一异常。MPL S505N 突变患者可出现泪滴状血细胞和贫血[162]。

2. 骨髓细胞学和组织学

常染色体显性遗传血小板增多和 MPL S505N 突变的患者，粒细胞生成增多，不典型巨核细胞和裸巨核细胞核增多；随着年龄的增长，巨核细胞聚集，网状纤维化并伴有一些胶原沉积[161]。在一个具有特异遗传性 MPL 相关血小板增多的阿拉伯家族中，巨核细胞的形态学正常，但数量增多且聚集成簇[166]。THPO 突变可能与骨髓细胞增多、巨核细胞增多和聚集，

以及轻度网硬蛋白增加有关[162]。在一个 JAK2 突变的家族中，巨核细胞增加，趋于聚集，似乎包括大的多叶核细胞，但无纤维化[163]。

3. 问题和缺陷

不推荐使用"原发性血小板增多症"一词来描述家族性血小板增多症，因为这种情况明显不同于常用于描述的 MPN。MPN 在儿童中很少见，大部分原发性血小板血症患者被发现是家族性的。因此，当在儿童或青少年中发现持续不明原因的血小板增多时，需要对父母和兄弟姐妹进行检查。

（四）反应性血小板增多症

感染、炎症和恶性疾病都可能会引起血小板计数增加。在反应性血小板增多症中，血小板数通常 $\leq 1000 \times 10^9$/L。

1. 外周血

与 MPN 相反，当血小板呈反应性增多时，血小板体积没有变大。血涂片显示其他反应性改变，包括白细胞增多和中性粒细胞增多，但嗜碱性粒细胞增多提示 MPN。

2. 骨髓细胞学

骨髓穿刺涂片见巨核细胞增多，形态正常。

3. 骨髓组织学

巨核细胞数量增加，平均直径增大，体积差异变化较大。无聚集或异常分布[156]。

4. 问题和缺陷

反应性血小板增多症的鉴别诊断，包括脾功能低下和原发性血小板增多症。因此，应在血涂片中寻找脾脏功能减退的改变。嗜碱粒细胞计数增加，骨髓中网硬蛋白沉积增加和巨核细胞聚集支持 MPN 的诊断。

（刘　芳　译）

第9章 杂类疾病
Miscellaneous Disorders

一、癌症的非转移性影响

有癌症病史但没有骨髓转移的患者可能会出现多种血液学异常。

（一）外周血

常出现贫血。红细胞可以是正常色素型正常细胞，也可以是低色素型小细胞。红细胞易出现叠连排列。一些患者外周血会有中性粒细胞、嗜酸粒细胞、单核细胞及血小板的增多。

（二）骨髓细胞学

红细胞发生通常表现为慢性病贫血的特征。也可有红系病态造血。粒系［中性粒细胞和（或）嗜酸粒细胞］可增多，也可表现为细胞胞质颗粒减少或一些细胞出现假 P-H 畸形[1]。巨核细胞、巨噬细胞及浆细胞常增多，有时肥大细胞的数量也增多。可发生骨髓坏死。这可能是由于肿瘤坏死因子所介导的[2]。

（三）骨髓组织学

红系生长受抑，粒系增生活跃伴巨核细胞数量增多（图 9-1）。有时会出现红系病态造血，粒系前体细胞异常定位和巨核细胞发育异常[1]。巨噬细胞、浆细胞和肥大细胞数量可能会增多。基质改变包括骨小梁旁纤维化、血窦充血、水肿及骨髓重塑[1]。晚期癌症患者骨髓会出现明胶样转化，有时可能范围较广。甲状旁腺激素分泌肿瘤患者可出现甲状旁腺功能亢进症。贮存铁可增多。

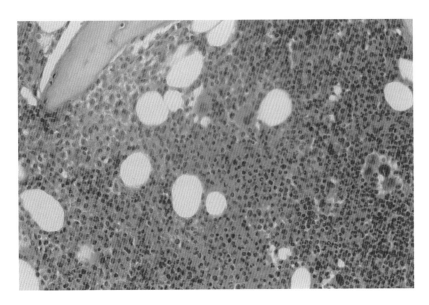

◀ 图 9-1 癌症患者的骨髓环钻活检显示粒系和巨核细胞的增生，骨小梁旁粒系前体细胞增多。血红蛋白量为 97g/L，白细胞和血小板计数均正常，HE 染色（25×）

二、骨髓增生异常伴多克隆造血

骨髓增生异常可以是原发性的，如遗传性疾病或骨髓增生异常（MDS），或者是继发性的。鉴别 MDS 是来源于其他原发性骨髓增生异常还是来源于继发性异常增生，这一点很重要。骨髓增生异常具有骨髓发育异常和无效性克隆造血的特征，是具有发展为白血病的潜能的前期肿瘤性病变。继发性骨髓增生异常既不是肿瘤性病变也不是白血病的前期病变。如果能消除引起继发性的根本原因，那么骨髓增生可恢复正常。在继发性骨髓增生异常中，当异常增生是由遗传性疾病所致时，骨髓表现为多克隆造血。

（一）增生异常是遗传性疾病的特征

红系病态造血是一种遗传性疾病，不仅见于先天性红细胞发生障碍性贫血和地中海贫血，也见于其他少见或罕见的缺陷病中，包括先天性红细胞生成性原卟啉病[3]、线粒体细胞病、遗传性铁粒幼细胞贫血[4]、血红蛋白 C 病[4]、不稳定血红蛋白杂合性[4, 5]、丙酮酸激酶缺乏症[4]，以及某些对维生素 B_1 反应伴有糖尿病和耳聋的贫血[4]。红系病态造血是"应激性红细胞发生"的特征，如在严重的溶血性贫血中。粒系病态造血也可能是遗传异常的一个特征，如线粒体细胞病和先天性骨髓粒细胞缺乏症。

在粒系的假 P-H 畸形中，成熟粒细胞出现细胞核分叶减少和染色质异常凝集成块，其前体细胞也表现出核染色质凝集成块（见下文）。红细胞、中性粒细胞和嗜酸粒细胞异常增生伴有 22q11.2 微缺失，可导致 diGeorge 综合征及相关疾病；其特征包括红系核分叶及多核，粒系核形怪异，核染色质凝集成块，胞质颗粒减少和巨核细胞增多[6]。家族性 GATA1 基因突变可引起贫血和中性粒细胞减少，并伴有骨髓增生低下和三系增生异常，可出现大红细胞症和假 P-H 畸形的中性粒细胞[7]。遗传性血小板减少症可有发育异常的巨核细胞。腺苷酸脱氨酶缺乏症不仅会导致重症联合免疫缺陷病，还会导致骨髓增生减低和增生异常，以致造成外周血和骨髓的细胞比例低；值得注意的特征包括中性粒细胞胞质颗粒减少和空泡化、细胞核固缩、假 P-H 畸形、大的（包括巨大的）血小板，以及轻度的巨幼样变的红系和胞体小的分叶少的巨核细胞，有时可聚集成簇[8]。网硬蛋白沉积和肥大细胞数量增多[8]。

在新生儿中，Down 综合征不仅与 GATA1 基因突变相关的短暂性骨髓异常造血（见前文）有关，而且与无明显克隆异常的婴儿三系造血异常有关。其中包括血红蛋白浓度和红细胞平均细胞体积（MCV）均高于正常水平，外周血幼红细胞（NRBC）、靶形细胞（靶形红细胞）及点彩红细胞增多，红系发育异常，血小板减少，巨大血小板，外周血见巨核细胞及胞质碎片，并且外周血原始细胞及中幼粒细胞增多，中性粒细胞异常增生（假 P-H 畸形和胞质颗粒减少）[9]。

（二）继发性骨髓增生异常

增生异常可继发于疾病、药物或毒物的接触（见下文）或者是免疫缺陷状态。最常见的疾病是感染。例如，人类免疫缺陷病毒（HIV）感染、结核、疟疾（恶性疟原虫和间日疟原虫）和利什曼病、严重疾病（通常患有多器官衰竭）[10]、肝病和自身免疫性疾病（见下文）。红系病态造血可能有自身免疫的基础，其曾在 Fas 或 Fas 配体缺乏相关的自身免疫性淋巴组织增生综合征被报道过[11]。急性人类细小病毒 B19 感染导致的完全性红细胞生成障碍易与先天性红细胞生成性障碍性贫血相混淆[12]，而慢性感染所导致的完全性的粒细胞发育不良（分叶减少，胞质颗粒增多或减少）易与 MDS 相混淆[13]。镰状细胞贫血出现显著的红系病态造血伴有过碘酸希夫反应（PAS）阳性的幼红细胞和出现抗 i 抗血清反应，这会被怀疑 Di Guglielmo 病的可能[14]。噬血细胞性淋巴组织细胞增生症与骨髓发育异常有关。在肝和其他实质性脏器移植后出现了造血细胞发育异常的改变[15]。红系病态造血常发生在造血干细胞移植后的最初几个月内（见下文）。在少数大颗粒淋巴细胞白血病患者中可见大红细胞症和骨髓三系发育异常。其他的淋巴瘤也可伴有骨髓发育异常。红细胞增多症是由单克隆免疫球蛋白介导的一种特殊类型的红系发育异常，其极少发生在淋巴组织增殖性疾病患者[16, 17]。在低温情况下，可见贫血伴铁粒红细胞发生[18]。

当维生素 B_{12} 和叶酸缺乏时会引起严重的巨幼细胞贫血，骨髓增生异常的特征非常突出，并伴有全血细胞减少；这种情况会导致误诊为 MDS 或红白血病。铜缺乏症会引起小细胞性、正常细胞性或大细胞性贫血，中性粒细胞减少，急性造血功能停滞，造血细胞空泡化，红细胞发育异常（巨幼细胞或铁幼粒红细胞），巨噬细胞及浆细胞内含铁血黄素沉积，骨髓增生减低和血红素的轻度增加（未成熟的淋巴样细胞）[19-23]（图 9-2，图 9-19 和图 9-20）；这也会被误诊为 MDS。蛋白质缺乏（营养不良）也会导致造血细胞发育异常。

自身免疫性疾病、HIV 感染、抗肿瘤和免疫抑制的化学治疗、其他药物和毒物、过量饮酒和蛋白质缺乏的特征性血液学改变在其他地方进行详细介绍。继发性骨髓增生异常的一般特征将在这里描述。

1. 外周血

常见贫血和血小板减少。一些患者有白细胞减少或全血细胞减少症。红细胞可大小不一，可呈大红细胞或异形红细胞。网织红细胞计数可能减少。中性粒细胞可出现非特异性的异常，如胞质空泡、胞质颗粒的改变、核形异常、双核及核碎屑。可出现无颗粒和假 P-H 畸形的中性粒细胞，但并不常见。

2. 骨髓细胞学

常见红系病态造血（图 9-3 至图 9-6）。红系发育异常包括细胞间桥增加，异常细胞核分叶、双核及胞质空泡。幼红细胞有时见巨幼样变[10]。可见环形铁粒幼细胞，虽然其通常出现在 MDS 中。粒系出现染色质凝集，核分叶少，核左移，胞质空泡，颗粒减少及多少不等的胞质颗粒和巨幼样变。红系及粒系的前体细胞可出现胞质空泡化。可见过多分叶核或未分叶核巨核细胞。与 MDS 相反，继发性骨髓增生异常较少见单核或双核巨核细胞。成红细胞是一种特殊类型的红系发育异常，其特征是成簇的紧密排列的幼红细胞，在其细胞连接处可见一明显的非嗜碱性的胞质区[16, 17]（图 9-7）。通过超微结构检查证实为交错的细胞膜。

3. 骨髓组织学

骨髓可增生活跃、正常或低下。通常情况下，骨髓增生活跃或正常与外周血细胞减少存在着不一致性。红系生成常减少。红系发育异常常表现为幼红细胞造血岛的紊乱，有时伴有巨幼红细胞症。巨核细胞出现非典型性，常聚集或出现"裸"核，但小巨核细胞并不是其特征性改变。常见反应性改变（如巨噬细胞增多伴噬血细胞现象、淋巴细胞及浆细胞增多），一些患者出现凝胶样变或基质水肿。骨髓结构紊乱伴有网硬蛋白的增生。

4. 问题和陷阱

不要对患有严重疾病患者的骨髓的增生异常进行过度解读，这一点是很重要的。MDS 的诊断需要评估临床、血液学、组织学及遗传学特征，而不仅仅是对发育异常的观察。区分由化学药物治疗药物直接所致的骨髓增生异常和药物诱导的 MDS 是非常重要的。因为前者在

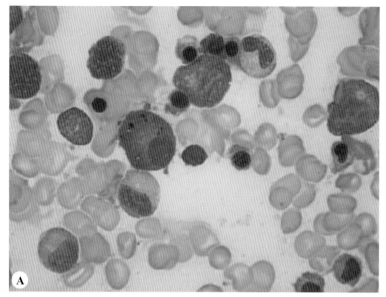

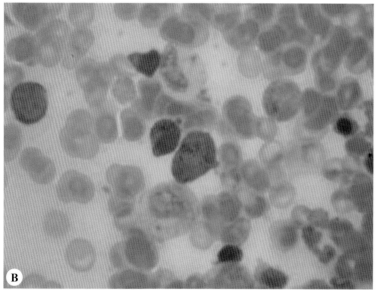

◀ 图 9-2　铜缺乏症患者的骨髓针吸涂片显示浆细胞中出现了含铁血黄素

A. MGG 染色（100×）；B. Perls 染色（100×）

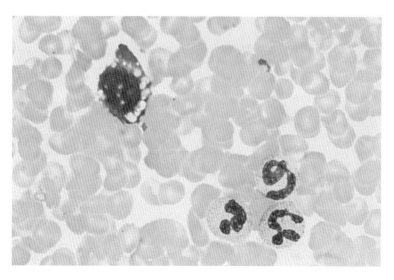

◀ 图 9-3　来自重症监护室内多器官功能衰竭患者的骨髓针吸涂片示胞质严重空泡化的发育异常的原红细胞，MGG 染色（100×）

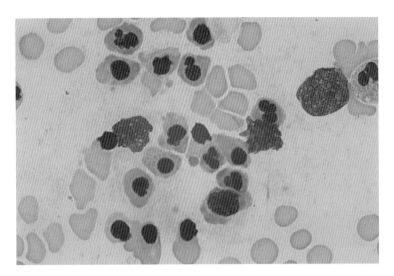

◀ 图 9-4　来自结核患者的骨髓针吸涂片示明显的红系发育不良，MGG 染色（100×）

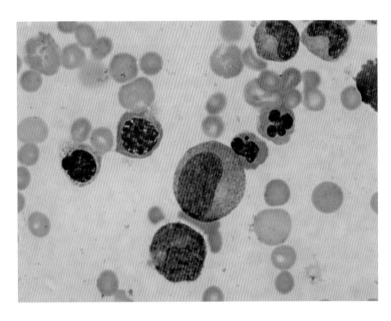

◀ 图 9-5　来自自身免疫性溶血性贫血患者的骨髓针吸涂片示显著的红系发育异常。胞质相连的 2 个不同的幼红细胞，1 个胞质具有嗜碱性点彩状物。另外 2 个幼红细胞具有分叶细胞核，MGG 染色（100×）

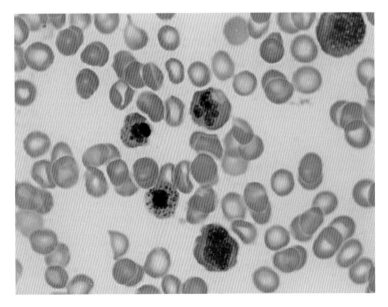

◀ 图 9-6　来自砷中毒患者的骨髓针吸涂片示幼红细胞核多分叶和胞质非常明显的嗜碱性点彩物，MGG 染色（100×）

经许可转载，图片由明尼苏达州的 Richard Brunning 博士提供

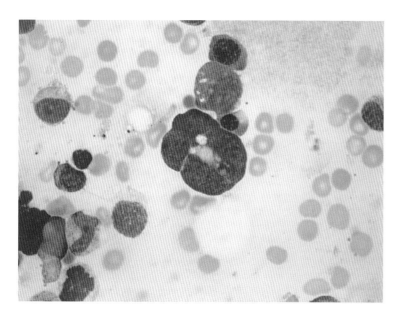

◀ 图 9-7 来自小淋巴细胞性淋巴瘤患者的骨髓针吸涂片示 synartesis，一种紧密相连的幼红细胞通过细胞交错结合在一起的现象；这是一种罕见的自身免疫相关的红系发育异常，MGG 染色（100×）

经许可转载，图片由雅典的 John Apostolidis 博士提供

致病因素停止后消失，而后者则不能。

利什曼病在骨髓检查可能会被漏诊，而这正是引起骨髓增生异常的原因[24]。据报道，骨髓发育异常与母细胞性浆细胞样树突状细胞肿瘤有关，但其中一些患者事先被诊断为 MDS。目前尚不清楚这些患者是否存在多克隆造血，或是否具有同一克隆起源的髓样和浆细胞样树突状细胞肿瘤[25]。

三、结缔组织和自身免疫性疾病的骨髓

结缔组织疾病很少有特异性异常，但非特异性异常很常见。

（一）外周血

在系统性红斑狼疮中，可出现以自身免疫为基础的溶血性贫血、血小板和中性粒细胞减少。在类风湿关节炎中，常表现为慢性病贫血（伴有背景染色加重和红细胞叠连排列的正常细胞正常色素型或小细胞低色素型贫血）类风湿关节炎和 T 细胞性大颗粒淋巴细胞白血病之间存在着相关性（见前文）。Felty 综合征可能是这类白血病的特征，即在类风湿关节炎中出现了脾大和全血细胞减少。

（二）骨髓针吸

可有多克隆性病态造血（见前文），淋巴细胞、浆细胞增多和慢性病贫血。通过骨髓中巨核细胞和红系前体细胞的增多可反映自身免疫性血细胞减少（血小板减少，溶血性贫血）。其他自身免疫过程，如纯红细胞再生障碍和再生障碍性贫血，对骨髓的影响更为直接。系统性红斑狼疮与可逆性的红系发育异常有关，包括可能以自身免疫为基础的铁幼粒红细胞[26, 27]；也可见假 P-H 畸形的中性粒细胞[28]。类风湿关节炎也与自身免疫性红系发育异常有关。在罕见情况下，如果抽吸的骨髓液是抗凝的并且涂片延迟，则可见特异性的 LE（红斑狼疮）细胞[29-31]（图 9-8）。它们是胞质内含有圆形无定形紫色物质的中性粒细胞，这些紫色物质是退化的细胞核。

（三）骨髓组织学

骨髓环钻活检切片显示与骨髓穿刺涂片相同的特征。此外，淋巴细胞灶的发生率增加。

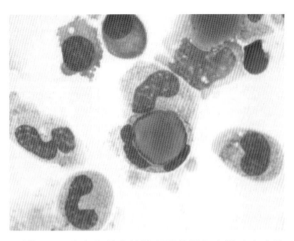

▲ 图 9–8　来自先前未被诊断系统性红斑狼疮患者的骨髓针吸涂片显示一个 LE（红斑狼疮）细胞。MGG（100×）（感谢洛桑的 Anne Angellilo-Scherrer 博士和 www. bloodmed.com）

发生在系统性红斑狼疮和类风湿关节炎基础上的再生障碍性贫血可见相关淋巴细胞灶的增多[32]。系统性红斑狼疮常见特征是幼稚前体细胞异常定位（ALIP）和红系及巨核细胞在骨小梁旁的异常定位[33]；也可见噬血细胞现象和骨髓坏死。

在这种情况下，在骨髓活检切片发现了极为罕见的 LE 细胞[34]。显著增加的网硬蛋白沉积也是一个特征。当有这种改变时可称为炎性骨髓病，当纤维化十分显著时，称之为炎性骨髓纤维化。在类风湿关节炎的骨髓中可见淀粉样物的沉积，在青少年时期发生的类风湿关节炎中可见噬血细胞现象。

（四）问题与陷阱

HIV 感染所致的骨髓改变与自身免疫性疾病（如系统性红斑狼疮）所致的炎性骨髓病的骨髓改变极为相似。

四、先天性免疫缺陷综合征

先天性免疫缺陷综合征是异质性的。可有 B 细胞或 T 细胞的缺陷，或者是 B 细胞、T 细胞、自然杀伤（NK）细胞及单核细胞缺陷的各种变化组合。有时可有特征性表现。常由 EBV 感染所致的淋巴组织增殖性疾病，以及在 X- 连锁淋巴组织增生综合征中的发生率增加，有时可发生致命性的传染性单核细胞增多症。自身免疫性淋巴细胞增生综合征（ALPS）与先天性免疫缺陷综合征相关，尽管其增加了感染的发生率，却具有鲜明的特征（见下文）。

（一）外周血

常见淋巴细胞减少，并出现自身免疫性溶血性贫血、血小板或中性粒细胞减少。有时会出现单核细胞或嗜酸粒细胞增多。在 Wiskott-Aldrich 综合征（维斯科特 – 奥尔德里奇综合征）中可出现伴有血小板的减少。

（二）骨髓细胞学

Good 综合征可并发纯红细胞再生障碍。

（三）免疫表型

T、B 和 NK 细胞之间多种组合的免疫表型存在缺失。骨髓有时可见 CD10 阳性的 B 祖细胞增多。在 X- 连锁淋巴组织增生综合征中，可见多克隆 B 细胞和 CD8 阳性的 T 细胞浸润。在 2 名因杂合子 IKZF1 基因突变导致的常见变异型免疫缺陷病患者的骨髓针吸物中，前 B 细胞（CD34 和 CD19 阳性）和更早期的前体细胞［CD34 和末端核苷酸转移酶（TdT）阳性但 CD19 阴性］数量减少，而浆细胞数量正常[35]。

（四）骨髓组织学

可能会有炎症性改变和机会性感染的证据。与上述 2 名患者相反，在 47 名具有常见变异型免疫缺陷病患者的骨髓环钻活检切片中，有 44 名存在浆细胞减少或缺失[36]。此外，所有患者均出现了 CD4 阳性或 CD8 阳性的 T 细胞的基质性或结节性浸润，这与自身免疫性血细胞减少有关。

五、自身免疫性淋巴组织增殖综合征

自身免疫性淋巴组织增殖综合征的特征是脾和淋巴结肿大，有时甚至出现肝大，这是由不表达 CD4 和 CD8（双阴性 T 细胞）的成熟 T 细胞引起的组织浸润所致。自身免疫性疾病的易发、B 细胞淋巴瘤和霍奇金淋巴瘤发生率的增加，这都可能是由 EBV 所引起的。通常是由于 FAS 基因突变引起 Fas 介导的细胞凋亡缺陷所导致的。

（一）外周血

常并发自身免疫性溶血性贫血，血小板减少或中性粒细胞减少。有时会出现单核细胞、嗜酸粒细胞或淋巴细胞增多。

（二）骨髓细胞学

淋巴样细胞浸润在细胞学上与 B 祖细胞浸润相似。

（三）免疫表型

这些增多的淋巴细胞表现出 CD3 阳性、TCRαβ 阳性，CD4 和 CD8 阴性。可将外周血中有 ≥ 1.5% 的双阴性的 T 细胞作为诊断标准。

（四）骨髓组织学

细胞浸润与 B 祖细胞浸润类似。

（五）问题和陷阱

浸润的淋巴样细胞在形态上类似于急性淋巴细胞白血病的淋巴母细胞，但是可以通过免疫表型区分。

六、抗癌和免疫抑制化学药物治疗的血液学影响

大多数抗癌和免疫抑制化学药物治疗药物对骨髓有损害。大多数会有骨髓抑制作用，某些会引起巨幼红细胞症，而有些则具有其他更为特异性的影响。骨髓损伤的性质取决于治疗的剂量和持续的时间。例如，药物在低剂量下可引起红系增生和巨幼红细胞发生，而在高剂量时可导致严重的发育不良。

一些抗癌药物也能诱发 MDS、急性髓细胞性白血病（AML）和罕见 ALL（见前文），从用药到血液肿瘤发作的间隔时间为几年。免疫抑制药物如硫唑嘌呤也能增加 AML 和 MDS 的发生率。阿仑单抗（抗 –CD52）同样也可诱导 MDS 的发生[37]。

伴有增生异常的早期可逆性骨髓损伤需与治疗相关的 MDS 进行鉴别。

（一）外周血

抗癌化学药物治疗最突出的影响是全血细胞减少。除长春新碱和博来霉素外，所有常用药物都是如此。在贫血发生之前可见明显的中性粒细胞和血小板减少。化学药物治疗引起的红系发育异常会在某种程度上导致红细胞大小不一和出现异形红细胞，以及点彩状红细胞和 Howell-Jolly 小体。当发生巨幼样变时，Howell-Jolly 小体的形成更为明显，并且常见巨幼红细胞。中性粒细胞中的异常增生也可能很明显，包括核形异常和胞质内核包涵体的出现。已发现一些药物包括苯丁酸氮芥、他克莫司和霉酚酸酯可导致可逆性的获得性假 P-H 畸形（图 9–9）。伊马替尼常引起贫血和中性粒细胞减少，并可导致全血细胞减少[38]。

血小板小但并未显示任何特异性的形态学

异常。长春新碱常引起血小板增多，但与其他对骨髓具有高毒性的药物联合使用时却并非如此。化学药物治疗后偶尔会出现微血管性溶血性贫血。这似乎是丝裂霉素 C 和吉西他滨治疗后的一个特殊征象[39]（图 9-10）。

阿仑单抗可引起贫血，中性粒细胞、淋巴细胞及血小板减少[37]。

（二）骨髓细胞学

骨髓穿刺涂片显示出不同程度的增生低下。如果在出现严重增生低下后进行骨髓穿刺检查，早期的再生可被误诊为成熟停滞的现象

（图 9-11）。红系异常增生通常显著。引起巨幼红细胞增生的药物包括甲氨蝶呤、环磷酰胺、柔红霉素、阿霉素、阿糖胞苷、羟基尿素（曾称羟基脲）、硫唑嘌呤和齐多夫定。除叶酸拮抗药外，抗癌化学药物治疗与维生素 B_{12} 或叶酸缺乏所引起的巨幼红细胞症的不同之处在于后者红系发育异常显著，但过多分叶中性粒细胞和巨幼变晚幼粒细胞却不明显。根据药物剂量不同，巨幼红细胞症可伴有红系的增生（图 9-12）或减低。其他药物可引起无巨幼红细胞症的骨髓异常增生。无论是巨幼红细胞还是幼红细胞的增生，红系的异常增生也许

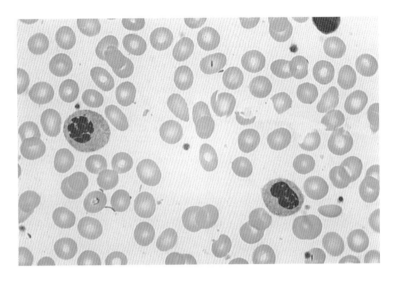

◀ 图 9-9 来自 1 名服用霉酚酸酯患者的外周血（PB）涂片显示中性粒细胞可逆的假 P-H 畸形，MGG 染色（100×）

经许可转载，图片由伦敦的 OzayHalil 博士提供

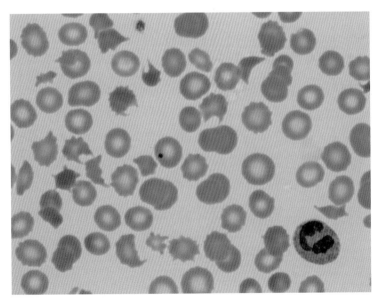

◀ 图 9-10 来自吉西他滨诱发的微血管性溶血性贫血患者的外周血涂片。除了可见裂片红细胞和严重的血小板减少外，从涂片中还可显示出脾功能低下（一个 **Howell-Jolly** 小体和棘形细胞增多）和肾衰竭（皱缩红细胞）的特征，MGG 染色（100×）

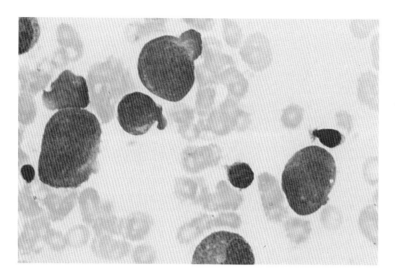

◀ 图 9-11 来自甲氨蝶呤严重不良反应患者的骨髓针吸涂片显示成熟停滞；可见 2 个早幼粒细胞和 1 个原红细胞，但成熟细胞严重减少，MGG 染色（100×）

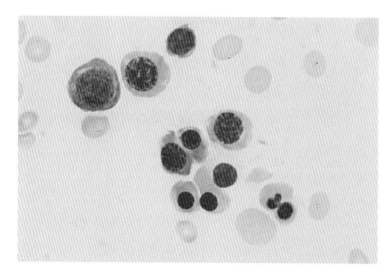

◀ 图 9-12 来自服用羟基脲治疗牛皮癣患者的骨髓涂片显示红系增生，轻度巨幼红细胞变和一个发育异常的幼红细胞，MGG 染色（100×）

会很明显。长春新碱和其他纺锤体毒性药物可致大部分幼红细胞停滞于有丝分裂期；这可在服用上述其中一种药物 1~2 天后的骨髓针吸涂片上观察到（图 9-13）。在使用化学药物治疗后不久进行骨髓针吸涂片显示细胞凋亡增加和吞噬细胞碎片的巨噬细胞数量增多。

当霉酚酸酯引起假 P-H 畸形时，在骨髓和外周血的粒系前体细胞会出现核染色质异常凝集和核碎裂（图 9-14）。阿仑单抗与骨髓异常增生、骨髓增生低下、细小病毒感染、巨细胞病毒感染和 EBV 相关的噬血细胞综合征的发生率增加有关[37]。

（三）骨髓组织学

暴露于化学药物治疗药物的细胞出现凋亡。凋亡细胞退化为颗粒状的嗜酸性碎片。随着化学药物治疗强度的增加，造血细胞耗竭严重，基质成分突出。扩张的血窦内含红细胞和纤维蛋白[40]，有时有残留的淋巴细胞和浆细胞，特别是后者沿小血管分布。红细胞可能从扩张和破裂的血窦中渗出。巨噬细胞明显。在骨髓损伤急性期可能会出现间质水肿；在这个阶段，间质黏蛋白染色阴性。随后可能出现典型的明胶样转化的特征。

在大多数急性白血病患者接受强化化学药

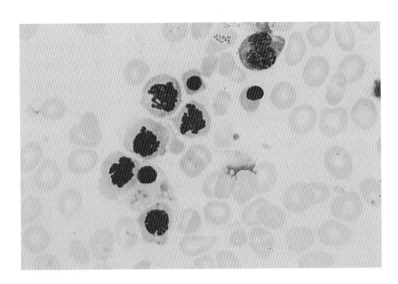

◀ 图 9-13 使用长春新碱 24h 后的骨髓针吸涂片显示 1 个双核红细胞和 4 个停滞在有丝分裂的幼红细胞，MGG 染色（940×）

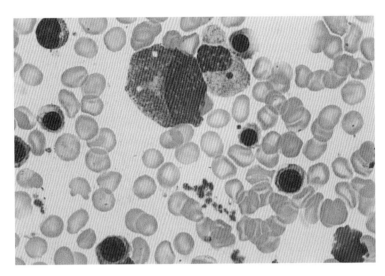

◀ 图 9-14 来自一位服用霉酚酸酯患者的骨髓针吸涂片显示 1 个染色质异常凝集的中幼粒细胞和 1 个出现核碎片的中幼粒细胞（与图 9-9 为同一患者）。MGG 染色（100×）

经许可转载，图片由 OzayHalil 博士提供

物治疗时[40, 41]，骨髓几乎无造血细胞，特别是在急性髓细胞性白血病治疗时。可见不同程度的基质损伤，包括基质坏死。存活的骨细胞减少[42]。与急性淋巴细胞白血病（ALL）相比，显著残留的浆细胞（图 9-15）是急性髓细胞性白血病的一个特征[41]。细胞耗竭持续 3~4 周，随后先是多泡脂肪细胞的再生，然后是造血细胞的再生。红系和巨核细胞的再生常发生在粒系细胞再生之前，但这不绝对。在再生的早期阶段，常可看到来自同一谱系的前体造血细胞簇（图 9-16）。可能见到靠近骨小梁的幼红细胞造血岛，幼稚前体细胞异常定位（ALIP）和巨核细胞簇这些异常现象。网硬蛋白纤维增加。

可能存在胶原蛋白沉积，成骨细胞活性增加和局灶性并发或骨小梁间骨发生[40]。可能会看到大量的骨缝形成，这些骨缝与骨软化症的类似[42]，并且骨骼重塑显著。骨组织的这些变化可能表明先前的坏死和骨小梁内死骨的中心区域常无骨细胞。

伊马替尼可导致骨髓异常增生[38]。

（四）问题与陷阱

巨核细胞簇和幼稚前体细胞异常定位（ALIP）是强化化学药物治疗恢复期间常见特征，并可持续数月。在这种情况下，这些异常不应该被误认为是 MDS 的证据。重要的是要

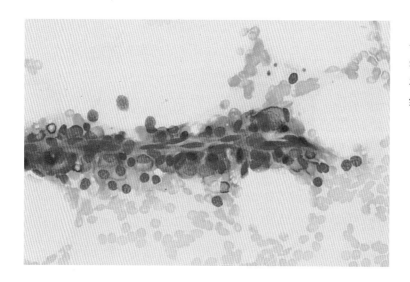

◀ 图 9-15　来自急性髓细胞性白血病化学药物治疗患者的骨髓针吸涂片，显示在严重骨髓增生低下的骨髓中，可见围绕毛细血管的浆细胞，MGG 染色（40×）

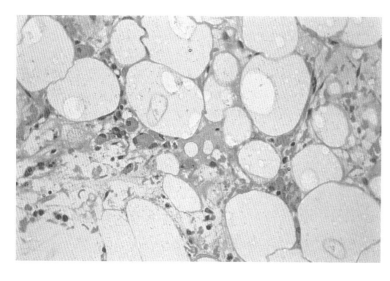

◀ 图 9-16　化学药物治疗后再生的骨髓环钻活检切片，显示细胞减少，间质水肿和一簇未成熟的再生巨核细胞。树脂包埋，HE 染色（20×）

知道化学药物治疗方案是否包括生长因子，如粒细胞集落刺激因子（G-CSF），因为这使原粒细胞和早幼粒细胞数量增加的原因复杂化了。停止化学药物治疗后，特别是在儿童中，B 祖细胞通常会增加。其不应与白血病复发相混淆。

七、其他药物和化学药品对血液的影响

抗癌及相关药物具有可预测的血液学毒性。其他药物更常引起具有免疫机制的特异性反应，如粒细胞缺乏症（见前文）、免疫性溶血性贫血和再生障碍性贫血（见下文）。还有一小部分其他药物具有可预测的毒性。氧化剂和化学物质可引起溶血性贫血。氯霉素除了会引起严重的特异性反应外，还会导致轻度骨髓抑制，包括环形铁幼粒红细胞和红系及粒系前体细胞空泡化。包括异烟肼和利福平在内的一些药物可导致铁粒幼细胞贫血[43]。抗菌药物利奈唑胺可引起红系前体细胞和环形铁粒幼细胞空泡化，并伴有贫血和全血细胞减少[44]。除用于抗癌治疗的药物外，其他药物可通过干扰维生素 B_{12} 和叶酸的代谢而引起巨幼红细胞症。一氧化二氮（一种羟钴胺的灭活药）可导致巨幼红细胞症，以及唯一 1 例被报道的明显由喷他脒治疗引起

的巨幼细胞贫血[45]。巨幼红细胞增生在接触过氧化亚氮的重症监护室患者中尤为常见[10]。利什曼病的锑剂疗法（葡萄糖酸锑钠）与严重贫血和骨髓幼红细胞核碎裂有关[46]。秋水仙碱的毒性会导致全血细胞减少，并伴有骨髓增生低下，中性粒细胞及造血前体细胞空泡化，中性粒细胞核异常改变和巨核细胞核分叶少[47]。丙戊酸可引起血小板和中性粒细胞减少、大红细胞症、纯红细胞再生障碍和骨髓三系发育异常[48,49]。干扰素可导致微血管溶血性贫血[50]。滥用可卡因可导致体温升高，导致中性粒细胞

及其他白细胞出现葡萄状核[51]。在下文对重组人类生长因子对血液学的影响进行了论述，其中包括骨髓增生异常。

铅中毒可出现点彩红细胞，低色素性小细胞型贫血，溶血性贫血和铁粒幼细胞增生（图 9-17）；铅的来源包括"草药"或其他替代药物、铅釉陶器、化妆品和受污染的大麻。砷可引起白细胞减少、贫血、血小板减少和伴有发育不良或巨幼红细胞发生的全血细胞减少[52-55]；据报道，引起砷中毒的原因包括使用"草药"和其他替代药物，以及试图谋杀。

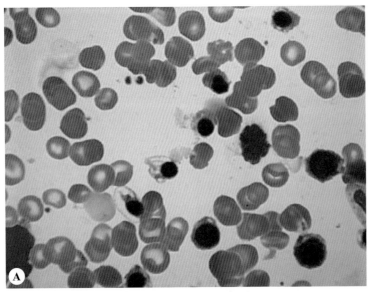
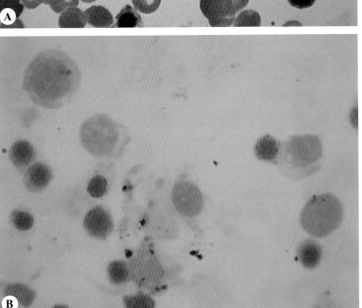

◀ 图 9-17　铅中毒患者骨髓针吸涂片
A. 幼红细胞胞质空泡化和低血红蛋白，MGG 染色（100×）；B. 环形铁粒幼细胞。Perls 染色（100×）

红细胞可是正常细胞或大细胞。红系发育异常非常显著，表现为点彩状红细胞（图 9-6）、双核及多核红细胞（图 9-18）、核分叶、核间桥、核碎裂和环形铁粒幼细胞[52-55]。砷中毒也可出现再生障碍性贫血[54]。锌中毒可引起铜缺乏症，并伴继发性贫血、中性粒细胞减少、铁粒幼细胞增生、红系及髓系前体细胞空泡化[56]。在用于治疗威尔逊病的降铜药物中，如青霉胺、曲恩汀和四硫代钼酸铵，也具有相类似的特征[57]（图 9-19 和图 9-20）。慢性苯暴露可导致红系异常增生（核出芽、核间桥和多核）、中性粒细胞异常增生（假 P-H 畸形、过度分裂和异常的有丝分裂形式）、嗜酸粒细胞异常增生（前体细胞中巨大颗粒）和巨核细胞异常增生（未分叶、过度分叶或多核），同时伴有发育不良和可变性的造血细胞减少[58]。维生素 A 过多可导致贫血、血小板减少，红系前体细胞和巨核细胞减少[59]。在接受硫代硫酸金钠药物治疗的患者中，在出现的淋巴样聚集物中可见胶体金颗粒[60]。

芥子气能产生与烷基化剂相似的影响；文献报道暴露于芥子气后出现了迟发性中性粒细胞减少、血小板减少和骨髓发育不良[61]。

八、照射对骨髓的影响

大部分照射会导致骨髓中性粒细胞和血小板计数下降。大剂量照射会引起全血细胞减少。因此，应在放射治疗期间对血细胞计数进行监测。

（一）外周血

血涂片可能会显示中性粒细胞及血小板减少和贫血的特征。

（二）骨髓细胞学

照射后骨髓的最初改变是造血细胞核固缩和核碎裂，随后造血细胞和脂肪细胞消失，出现明胶样转化。最后，在照射部位出现骨髓增生减低，脂肪细胞替代造血细胞。骨髓广泛的高剂量照射后可出现再生障碍性贫血。

（三）骨髓组织学

在接受高剂量照射的区域可能会出现骨髓坏死。在常见骨小梁附近的细胞减少，这是由于位于骨小梁间更为成熟的增殖后（非分裂）细胞具有更强的抗辐射能力。可见血管内皮细胞肿胀、血窦扩张、间质出血，有时伴有基质坏

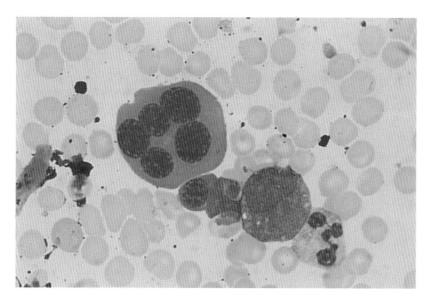

◀ 图 9-18 骨髓针吸涂片显示由砷中毒引起的红系发育异常，MGG 染色（100×）

经许可转载，图片由伦敦的 Adrian Newlands 教授提供

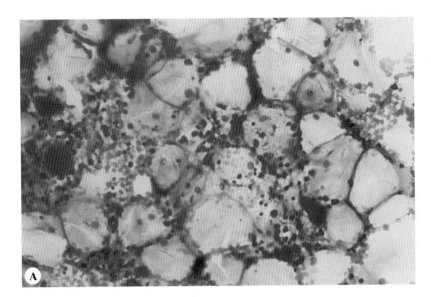

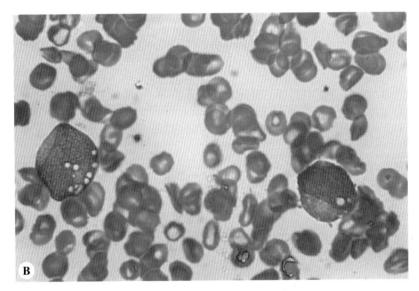

◀ 图 9–19　由于威尔逊病螯合治疗引起的铜缺乏症患者的骨髓针吸涂片

A. 骨髓增生低下 MGG 染色（20×）；B. 粒系前体细胞空泡化，MGG 染色（100×）（经许可转载，图片由墨尔本的 A. Grigg 博士提供）

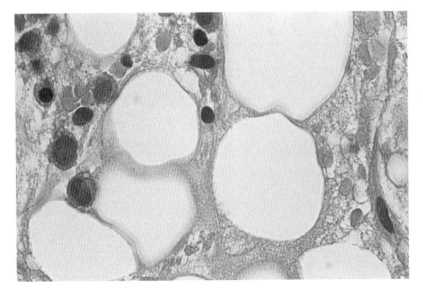

◀ 图 9–20　由于威尔逊病螯合治疗引起的铜缺乏症患者（与图 9–19 为同一患者）的骨髓环钻活检切片显示骨髓增生低下和粒系前体细胞空泡化，HE 染色（100×）

经许可转载，图片由 A. Grigg 博士提供

死。在嗜酸粒细胞碎片的背景上可出现具有含铁血黄素的巨噬细胞。随后，出现明胶样转化。急性期也可发生骨坏死，随后出现骨重塑和照射诱导的骨发育不良（图 9-21）。后期脂肪细胞或少数情况下纤维组织可永久性替代造血组织。

（四）问题与陷阱

重要的是要知道之前的照射病史，并避免在此类部位进行活检。

九、酒精对血液学的影响

过量摄入乙醇往往同饮食不足和肝脏疾病同时存在。但是，乙醇本身具有明确的血液学毒性。

（一）外周血

可见红细胞正常色素型的正常细胞性或大细胞性贫血。大细胞性贫血与巨幼细胞贫血的区别在于红细胞通常是圆形的而不是椭圆形的（图 9-22）。口形红细胞常见，有时也会出现靶形红细胞。已有双态血涂片的报道，但其并不常见。过量酒精摄入和急性酒精性肝病与溶血性贫血和高脂血症有关，血涂片可见球形或不规则皱缩红细胞；这就是所谓的 Zieve 综合征。中性粒细胞计数通常正常，但骨髓对感染

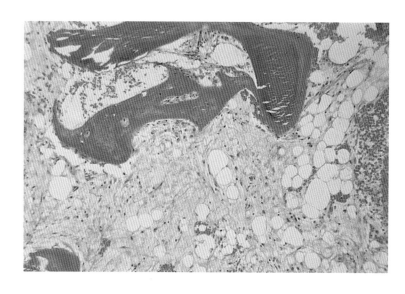

◀ 图 9-21 骨髓环钻活检切片显示骨髓基质改变和照射所引起的骨增生异常，HE 染色（10×）

经许可转载，图片由奥斯陆的 Ruth Langhol 博士提供

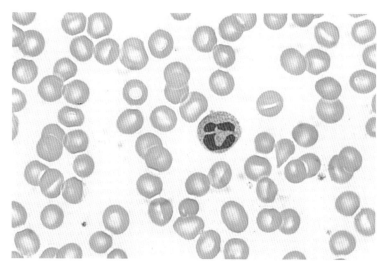

◀ 图 9-22 外周血涂片显示由于多量摄入酒精导致的伴有口形红细胞的大细胞增多症，MGG 染色（100×）

引起的中性粒细胞反应的能力降低，感染会导致中性粒细胞减少。中性粒细胞可出现空泡化。淋巴细胞计数减少。血小板减少也常见。如果突然停止酒精摄入，会发生反弹性的血小板增多。

（二）骨髓细胞学

红系增生可为正常红细胞、大红细胞或轻度巨幼变红细胞。铁质颗粒明显，可能有环形铁粒幼细胞，有时这种细胞会很多。还有其他红系发育异常的特征如多核红细胞。红系和粒系前体细胞可出现空泡化（图 9-23）。贮存铁增加；有时浆细胞中可见血红蛋白包涵体[62]。在 Zieve 综合征中可能会出现富含铁的泡沫样巨噬细胞（图 9-24）。巨核细胞数量增多[63]，但也有明显减少的报道[64]。有文献报道酒精可引起可逆性的骨髓发育不全[65]。

（三）骨髓组织学

骨髓环钻活检切片显示红系发育异常。在巨噬细胞、浆细胞[62]和血管内皮细胞[63]中铁含量增加。后者可在巨噬细胞铁含量没有增加的情况下被观察到[63]。巨核细胞数量可增多[63]或明显减少[64]。

（四）问题与陷阱

需要注意到过量饮酒可能会导致造血细胞减少和发育异常的特征。否则可能会被误诊为 MDS。

十、再生障碍性贫血

再生障碍性贫血是一种异质性疾病，以全血细胞减少和骨髓增生低下为特征，并且无任何明显的潜在肿瘤过程。它可以是遗传性或获得性的。尽管该病名称命名得很贴切，但由于涉及所有的造血谱系，因此在某种程度上该名称有误导性。原因总结在表 9-1 中[66-68]。再生障碍性贫血很少见。报道的发病率因国家不同而异，如一项研究表明，年发病率为 0.7～4.1/1000 万[69]。欧洲和北美的发病率低于世界其他地区，如亚洲，据报道泰国的年发病率为 4.1/1000 万，日本的年发病率为 11/1000 万。

虽然一些再生障碍性贫血是由遗传性疾病引起的，并且在婴儿期或儿童期出现，但发病率通常会随着年龄的增长而增加，在 10—25 岁和 60 岁以上为两个高峰时期。

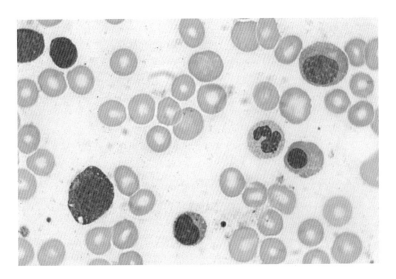

◀ 图 9-23　骨髓针吸涂片显示由过量酒精摄入导致大细胞红细胞增生症和红系空泡化（与图 9-22 为同一患者），MGG 染色（100×）

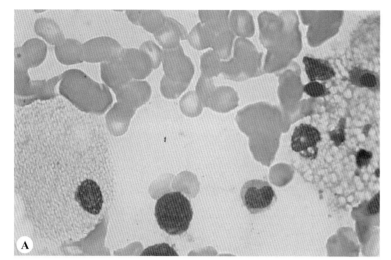
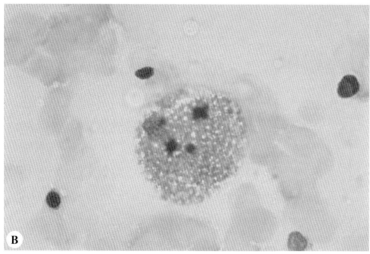

◀ 图 9-24 来自患有 Zieve 综合征患者的骨髓针吸涂片

A. 泡沫样巨噬细胞，MGG 染色（100×）；B. 富含铁的泡沫样巨噬细胞。Perls 染色（100×）（经许可转载，图片由伦敦的 Sue Fairhead 博士提供）

导致再生障碍性贫血最常见的遗传病是 Fanconi 贫血。这是一种常染色体隐性遗传病，该病患者的 DNA 修复机制存在缺陷。全血细胞减少通常发生在 5—10 岁。如果不进行骨髓移植，多数患者会死于感染或出血，但 20% 的患者会发展为 AML [70]。Fanconi 贫血是一种异质性疾病，涉及 ≥ 21 个不同的基因。由于二次获得性突变纠正或补偿了该病的遗传突变，其血细胞计数可自发改善 [71]。

其他可发展为再生障碍性贫血的遗传性疾病包括先天性角化不良（一种异质性疾病，具有 X- 连锁隐性，常染色体隐性或常染色体显性遗传。是由包括 DKC1、TERC 和 TERT 基因在内的 ≥ 12 个基因中的 1 个基因突变引起），

Hoyeraal-Hreidarsson 综合征（先天性角化不全症的严重变异），Shwachman-Diamond 综合征 [72] 和无生理缺陷的低巨核细胞性血小板减少症 [73]。

在 Shwachman-Diamond 综合征中，通常首先出现中性粒细胞减少，随后出现再生障碍性贫血引起的全血细胞减少。同样，在低巨核细胞性血小板减少症中，血小板减少发生在全血细胞减少之前。GATA2 单倍不足可表现为再生障碍性贫血，也可表现为免疫缺陷、低增生的 MDS 和 AML [67]；也可见具有多核的异常增生的巨核细胞 [74]。

获得性再生障碍性贫血的已知原因包括放射线暴露、自身免疫性疾病、药物和娱乐性药

表 9-1　引起再生障碍性贫血的原因

- 遗传性
  - Fanconi 贫血
  - 先天性角化不良
  - Diamond-Blackfan 综合征（疾病演变）
  - Shwachman-Diamond 综合征（疾病演变）
  - 无巨核细胞性血小板减少症（疾病演变）
  - Dubowitz 综合征
  - Seckel 综合征（罕见）
  - Nijmegen-breakage 综合征（罕见）
  - 共济失调 – 全血细胞减少综合征
  - 纯合 MPL 突变导致家族性再生障碍性贫血[66]
  - GATA2 单倍不足[67]

- 获得性
  - 药物（如氯霉素、苯丁氮酮、卡马西平、苯妥英钠、非尔贝酸酯、乙酰唑胺、吲哚美辛、吡罗昔康，金）
  - 化学物品（如苯、有机磷酸盐、氯代烃）
  - 辐射
  - 自身免疫（包括与大颗粒性淋巴细胞白血病和罕见的胸腺瘤相关的疾病，以及自身免疫性疾病，如系统性红斑狼疮、自身免疫性甲状腺疾病和嗜酸性筋膜炎，并可能与妊娠相关）
  - 造血干细胞、罕见情况下实体器官移植或输血后的移植物抗宿主病
  - 肝炎后（本质上可能是自身免疫而非病毒）[68]

- 未知

物［如氯霉素和 3，4 亚甲基二氧甲基苯丙胺（摇头丸）[75]］，以及化学药品（如苯）。再生障碍性贫血可继发于肝炎，该肝炎的临床表现与病毒性肝炎相似，但尚无病毒病因学的证据。再生障碍性贫血的发生与急性人类细小病毒 B19 感染有关[76]。再生障碍性贫血可能是系统性红斑狼疮的最初表现[77]。妊娠可能是再生障碍性贫血的一个罕见的原因[78]。在许多患者中由于病因不明，常使用"特发性再生障碍性贫血"这一名称。自身免疫可能来源于许多"特发性"患者。TERC 基因突变或 TERT 基因突变都可能导致特发获得性再生障碍性贫血的发生，该病无先天性角化不良表现[79]；这可能是因为这些基因突变使造血干细胞易受损伤[79]。

可从外周血和骨髓针吸液的检查中怀疑该患者患有再生障碍性贫血，但骨髓环钻活检是该疾病诊断所必需的。这是因为在再生障碍性贫血中获得足够的针吸液通常很困难，而且不同区域骨髓的增生减低程度不一。如果骨髓检查不能明确临床对再生障碍性贫血的怀疑，则需要在另一部位重复检查，这可能是因为受到骨髓增生不均匀的影响。

在干细胞移植和免疫抑制治疗发展之前，再生障碍性贫血预后差，重型患者的中位生存期 < 1 年。通过免疫抑制治疗（抗淋巴细胞球蛋白和环孢素）或从组织相容性的同胞中进行干细胞移植，再生障碍性贫血的预期 5 年存活率为 50%～70%。骨髓或其他干细胞移植可治愈再生障碍性贫血，而在进行免疫抑制治疗后，缺陷干细胞的持续存在有可能使该病演变为阵发性睡眠性血红蛋白尿（PNH）、MDS 或 AML。

根据外周血和骨髓的特征将再生障碍性贫血分为重型，极重型和非重型。如果 3 个外周血标准满足 ≥ 2 个，即网织红细胞计数 < 20×10^9/L，中性粒细胞计数 < 0.5×10^9/L 和血小板计数 < 20×10^9/L，则诊断为重型再生障碍性贫血；此外，骨髓细胞增生程度须小于正常的 25%（如残留的造血细胞比例 < 30%，增生程度为正常的 25%～50%）[32]。极重型再生障碍性贫血患者中性粒细胞计数 < 0.2×10^9/L。其他情况则被归为非重型再生障碍性贫血。

（一）外周血

重型患者以全血细胞减少和网织红细胞计数低为特征。淋巴细胞计数也低。可为正常或大细胞型贫血，多嗜性红细胞缺乏，可出现异形红细胞。有时异形红细胞显著。中性粒细胞通常有暗红色颗粒和高碱性磷酸酶活性，尽管没有任何明显的感染症状。血小板正常大小，相反，在由于血小板破坏增加所导致的血小板减少症中常见大血小板。巨幼红细胞症和边缘性血细胞减少症在免疫抑制治疗缓解后可持续存在。

（二）骨髓细胞学

可能很难抽出骨髓液，易出现"干抽"或"血抽"，但在大多数情况下抽吸出碎片（骨髓小粒）的可能性大[32]。在大多数患者中可抽吸出主要由脂肪构成而造血细胞少的碎片（骨髓小粒）（图 9-25）。细胞压片也表现为造血细胞少。

不同细胞谱系可受到不同程度的影响，以至于髓系，红系的比例可升高、正常或降低。红系发育异常可能常显著。在超微结构检查中可能会见富含铁的线粒体，但通常难见环形铁粒幼细胞；另外，红系的变化与 MDS 中所见的类似，包括不规则核和核裂、细胞间桥、核间桥、非典型核分裂、巨幼红细胞和双核红细胞[80-82]。粒系细胞异常增生变化不太常见，假 P-H 畸形中性粒细胞不是其特征。未成熟粒系前体细胞未见增多。在骨髓穿刺液中通常难见巨核细胞，以至于难以评估其形态，巨核细胞的异常增生不是该病的特征。

少数患者的骨髓穿刺液示细胞数量正常甚至是增加[80, 82]。这些患者的骨髓环钻活检标本显示这些"热点"与广泛的骨髓发育不良区域共存。

骨髓穿刺液示淋巴细胞相对增多，有时则是绝对增多。浆细胞、巨噬细胞和肥大细胞的数量也增加。有时可见泡沫样巨噬细胞，巨噬细胞内铁含量增加。发病后早期阶段，可有显著的噬血细胞现象[32]。

GATA2 单倍不足与特发性再生障碍性贫血的区别在于前者异常增生更为明显，这包括红系发育异常，小巨核细胞和少分叶及多分叶巨核细胞[67]。还可能出现浆细胞增多，这些浆细胞具有异常的 CD19 阴性和 CD56 阳性的免疫表型[67]。

（三）骨髓组织学

骨髓环钻活检对再生障碍性贫血的诊断至关重要。骨髓通常增生低下，并且造血细胞减少（图 9-26 至图 9-28）。造血细胞主要被脂肪组织代替，但也存在多少不等的炎细胞浸润，包括淋巴细胞、浆细胞、巨噬细胞、肥大细胞，有时还有嗜酸粒细胞[83]（图 9-27）。如同骨髓穿刺液检查一样，在疾病早期阶段可见明显的噬血细胞现象[32]。在残留的造血区域首先出现 CD4 阳性或 CD8 阳性 T 淋巴细胞的增加[84]。反应性的淋巴细胞灶也会增多，特别是在疾病早期和类风湿关节炎或系统性红斑狼疮情况下

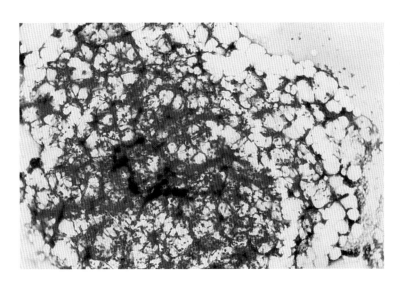

◀ 图 9-25　再生障碍性贫血患者的骨髓针吸涂片显示增生严重低下的碎片（骨髓小粒），MGG 染色（10×）

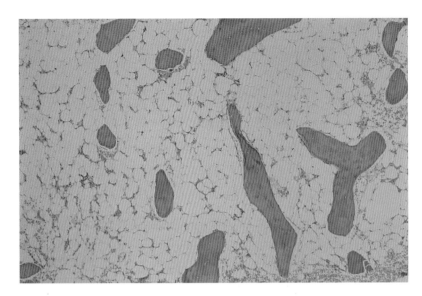

◀ 图 9-26　再生障碍性贫血患者的骨髓环钻活检切片显示显著的骨髓增生低下。树脂包埋，HE 染色（4×）

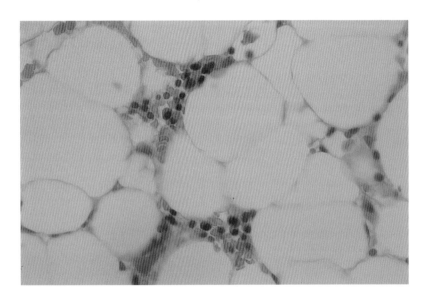

◀ 图 9-27　再生障碍性贫血患者骨髓环钻活检切片显示前体造血细胞减少；残余较多的浆细胞。树脂包埋。HE 染色（40×）

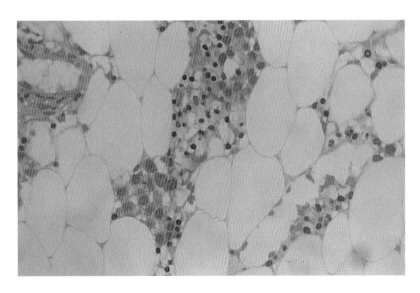

◀ 图 9-28　Fanconi 综合征患者的骨髓环钻活检切片显示大而不成形的幼红细胞造血岛，其内含有较多的幼红细胞。树脂包埋，HE 染色（20×）

发生的再生障碍性贫血[32]；这些淋巴细胞灶会伴有生发中心形成。可出现细胞坏死和核碎屑。血窦可能会破裂，并出现水肿和出血。有些患者因为炎细胞浸润显著，以至于并未立即显现出造血细胞的减少。血窦减少，但小动脉和毛细血管正常或增生[85]。残留的红系可出现增生异常的特征[83]。巨噬细胞内铁含量增加。在乙酰唑胺导致的再生障碍性贫血中可观察到一个特征。这些患者的骨髓可见造血细胞衰竭，残留异常的基质组织、淋巴细胞和浆细胞，却无脂肪组织增生。在 GATA2 单倍不足的患者中常见网硬蛋白的增加[67]。

在少数患者中某些区域骨髓增生正常或活跃。这些区域通常相邻血窦[85]，由均处于同一阶段的幼红细胞组成，并且这些细胞具有发育异常的特征[82]。这一发现在 Fanconi 贫血中更为常见（图 9-28）。在这种疾病中最初骨髓增生正常，随后出现增生减低。首先出现巨核细胞的减少，紧接着是粒细胞，随后是幼红细胞。原位检测凋亡的技术显示凋亡细胞显著增多[86]。

网状纤维几乎不增生。已有各种骨组织异常的报道。有文献报道，可有骨质疏松和其他的成骨或破骨细胞活性的增加，并伴有不规则的骨重塑[83]。骨质疏松是长期再生障碍性贫血的特征[42]。

当再生障碍性贫血缓解后，如经过抗胸腺细胞或抗淋巴细胞球蛋白治疗后，其发育异常特征会非常明显[87,88]，炎细胞浸润也会持续存在[88]。

三系发育异常和网硬蛋白沉积增加提示疾病进展和预后差（见问题和缺陷）。除此之外，组织学特征和预后几乎没有关系。在这个疾病中细胞的评估并无特别作用。有研究表明，在现代治疗方法发展之前，严重的炎细胞浸润与该疾病预后差相关[83,89]，但是在三组接受抗胸腺细胞免疫球蛋白或骨髓移植治疗的患者中并非如此[88,90]。

对于确定是否符合重型再生障碍性贫血的标准，用于评估骨髓增生程度的环钻活检是必不可少的，并且有助于鉴别低增生性 MDS。

（四）细胞遗传学和分子生物学分析

有研究表明，在多达 12% 的获得性再生障碍性贫血患者中发现有克隆性细胞遗传学异常[32]，最常见的是 6、8、13、15 或 21 的三体、del（13q）、–Y 和 5 染色体的异常，如 del（5q），或 7 号染色体异常，如 –7 和 del（7q）[32,91]。尽管这表明存在肿瘤性克隆，但并不预示其会发展为 MDS 或 AML[92]，这取决于特异性异常的检测。7 号染色体异常和复杂的细胞遗传学异常预示其向白血病转化[93]，而 del（13）（q12q14）提示预后良好[91]，并且三体并不意味着预后不良[94,95]。总而言之，克隆性细胞遗传学异常并不意味着预后差[95]。免疫抑制治疗后，异常克隆可能会消失[92]。在 Fanconi 贫血中，发现 3q26q29 的获得具有预后不良的意义[96]，而孤立性 1q + 与疾病的稳定性相关[97]。在 Shwachman-Diamond 综合征中，20q– 或 i（7q）（似乎与该综合征特别相关）的存在与稳定的临床病程相关[98]；克隆性可能在疾病随访过程中消失。

在免疫抑制治疗后出现的克隆性细胞遗传学异常更有意义。它们通常在疾病向 MDS 或 AML 进展时出现。这些异常包括 6 号染色体单倍体或 7 号染色体单倍体或缺失。

对患者行分子分析，在近一半的患者中检测到克隆性造血[99]；一些患者出现体细胞突变，如 DNMT3A 和 ASXL1，这具有预后不良的意义[99]。也会发生 PIGA、BCOR 和 BCORL1 的体细胞突变，并能预测免疫抑制治疗的疗效[91,99]。杂合性中性拷贝数缺失尤其与再生障碍性贫血相关[91]，特别是涉及 6p 和导致人类白细胞抗原（HLA）等位基因缺失。

现已发现了多种遗传性再生障碍性贫血的分子遗传学异常。Fanconi 贫血与染色体的脆性有关，暴露于二聚氧丁烷或丝裂霉素 C 等致裂药后的细胞遗传学检查具有重要诊断意义。

（五）免疫学表型

流式细胞学免疫分型可能检测 PNH 克隆，这表明对免疫抑制治疗有更好反应的可能性[100]。

（六）问题与陷阱

再生障碍性贫血的诊断不应该仅仅依靠骨髓穿刺。环钻活检是必不可少的，该检查可用以评估足够样本骨髓的增生程度和观察残余细胞的特征。环钻活检在区分再生障碍性贫血、低增生性 MDS 和 AML，以及在某些情况下由骨髓纤维化导致的信息不足的少细胞骨髓穿刺检查中显得尤为重要。在环钻活检切片中可能会见到异常细胞如原始细胞或毛细胞，但在增生低下的骨髓穿刺中无法观察到。

充分的临床病史对于避免在先前的放射治疗部位进行骨髓活检是很重要的，这些部位骨髓增生低下，其组织学特征可能与再生障碍性贫血难以区分（图 9-29）。值得注意的是，皮质下区域为骨髓低增生区（图 9-30），因此再

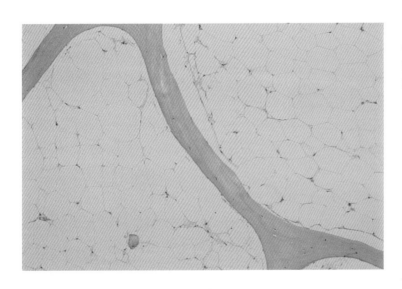

◀ 图 9-29 无意中取自以前放射治疗部位的骨髓环钻活检切片显示骨髓增生明显减低，HE 染色（10×）

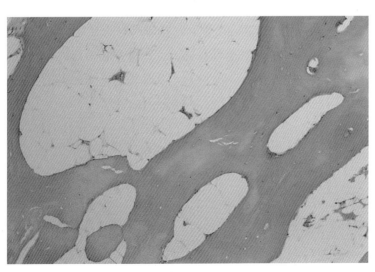

◀ 图 9-30 患有原发性血小板增多症患者的骨髓环钻活检切片，显示皮质下骨髓低增生区；其他地方造血细胞正常，伴巨核细胞增多，HE 染色（10×）

生障碍性贫血的诊断不应基于主要由皮质骨和皮质下骨髓组成的不充分的活检。

再生障碍性贫血与低增生性 MDS 有一定的关系，因为在再生障碍性贫血的某些患者中会出现肿瘤性克隆，并且其提示随后向 MDS 和 AML 进展。然而值得注意的是，尽管在增生低下的骨髓中检测到克隆性细胞遗传学异常表明是肿瘤性克隆，但这并不一定预示着疾病的进展。此类克隆性改变有时会自发消失。某些低增生性 MDS 可能代表了典型再生障碍性贫血向 MDS[73] 或 AML 演变的中间阶段。另外，MDS 还可伴有自身免疫性再生障碍[91]。再生障碍性贫血也可通过典型的高增生 MDS 进展为 AML[101]。长期存活的再生障碍性贫血患者进展为 MDS 和 AML 的比例可高到 10%[102]。在低增生性 MDS 和再生障碍性贫血的鉴别诊断中，最重要的特征是存在成簇的原始细胞，这提示前者的诊断；免疫组织化学中 CD34 对其两者的诊断具有重要作用。在某种程度上，已发现能预示向 AML 进展的其他特征，这些有助于诊断低增生性 MDS 的特征有：①三系非典型性，特别是巨核细胞的非典型性；②巨核细胞数量增加或成簇；③网硬蛋白纤维化[101]。在 Fanconi 贫血中，三系发育异常和网硬蛋白纤维化的发展可预示向 AML 的转化。再生障碍性贫血与 PNH 的关系稍后讨论。

值得注意的是，在儿童中，明显的再生障碍性贫血可能是 ALL 的一种再生障碍性表现。发生 ALL 的几个月之内可自发性恢复造血功能，在 ALL 再生障碍之前常有网硬蛋白的增加，并且有一部分患者骨髓中淋巴细胞也很突出[103]。DNA 分析表明，白血病中的肿瘤细胞在骨髓增生减低阶段能大量存在[104]。

仔细检查骨髓切片可避免混淆毛细胞白血病和再生障碍性贫血，但是如果仍存在疑问，免疫组织化学有助于诊断。

在较年轻患者中，确认或除外再生障碍性贫血的遗传学改变是很重要的，即使在没有其他各种综合性特征的患者中也是如此，因为这些诊断对治疗具有意义。

十一、骨髓再生障碍和增生减低的其他原因

强烈的细胞毒性化学药物治疗后可出现可逆性骨髓再生障碍。在不能对 EBV 产生正常免疫反应的受试者中，病毒的初次感染可能导致骨髓再生障碍。骨髓增生减低也可能是巨细胞病毒（CMV）或罕见情况下布氏杆菌感染的一个特征[105]。HIV 感染的晚期阶段与骨髓增生减低伴网硬蛋白纤维化有关。其他感染，包括弓形虫病，有时会导致骨髓再生障碍[106]。骨髓再生障碍也是移植物抗宿主病（graft versus host disease，GVHD）的特征之一（见下文）。

其他导致骨髓增生减低的原因包括饥饿、神经性厌食症（图 9-31）、严重的甲状腺功能减退症、垂体功能减退[107]、铜缺乏症（图 9-20）和砷中毒。

十二、Pearson 综合征和其他线粒体细胞病

一些伴有线粒体遗传的先天性综合征会在儿童时期出现贫血和血细胞减少[108]。可能伴有胰腺功能障碍、代谢紊乱或发育迟缓。

（一）外周血

可出现正常细胞正常色素或大细胞性贫血，可见中性粒细胞增多和血小板减少。贫血可严重到足以使儿童依赖输血[109]。

（二）骨髓细胞学

在经典的 Pearson 综合征中，可见伴有大量环形铁粒幼细胞形成的红系发育异常，红系及粒系前体细胞（图 9-32）和巨核细胞（图 9-33）空泡化。但是，线粒体细胞病具有异质性，不是所有的患者均可见这些特征[109]。

十三、与造血异常相关的其他体质异常

在新生儿时期，Down 综合征可能与其他原因不明的红细胞增多症或短暂性骨髓增生异常有关，后者是短暂性白血病[110]。随后出现三系骨髓增生异常。AML 的发生率，特别是急性巨核细胞白血病的发生率大大增加。

Griscelli 综合征是一种罕见的致死性疾病，其具有异常的色素沉着和可变的细胞免疫缺陷[111]。全血细胞减少是其特征。骨髓可能正常或出现淋巴组织细胞浸润和噬血细胞现象。

维生素 B_1 反应性贫血是一种常染色体隐性遗传疾病，不仅会导致巨幼细胞贫血，还会引起全血细胞减少和骨髓三系增生异常（图 9-34）。其特征包括小和少分叶巨核细胞、多核巨核细胞、少分叶中性粒细胞和环形铁粒幼细胞[112, 113]。

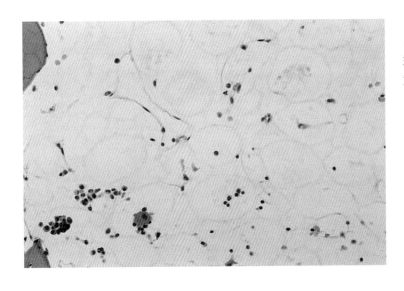

◀ 图 9-31　神经性厌食症患者的骨髓环钻活检切片显示骨髓增生显著减低，HE 染色（20×）

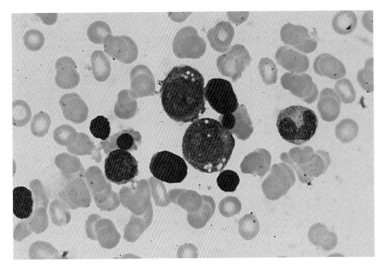

◀ 图 9-32　疑似 Pearson 综合征患者的骨髓针吸涂片显示前体造血细胞空泡化，MGG 染色（100×）

经许可转载，图片由巴基斯坦的 S. Jan 博士提供

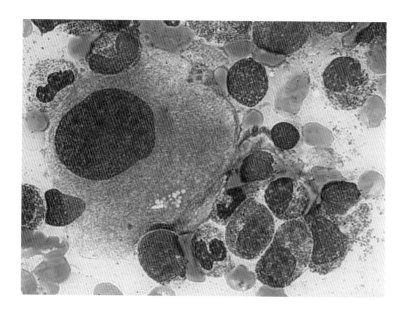

◀ 图 9-33 **Pearson** 综合征患者的骨髓针吸涂片显示空泡化的巨核细胞，**MGG** 染色（**100×**）

经许可转载，图片由雷恩的 Jean，Goasguen 博士提供

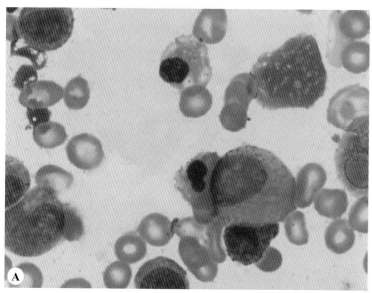

◀ 图 9-34 对维生素 B_1 敏感的巨幼细胞贫血患者的骨髓针吸涂片显示巨幼红细胞和环形铁粒幼细胞

A. MGG 染色（100×）;B. Perls 染色（100×）（经许可转载，图片由巴格达的 Abbas Hashim Abdu 提供）

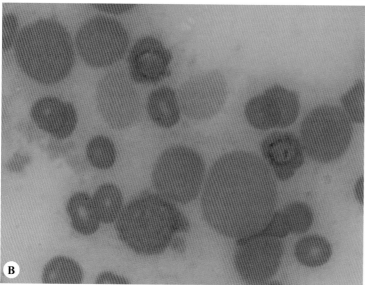

许多先天性代谢缺陷病可导致血液学异常，但往往未对骨髓的特征进行描述。异戊酸血症可引起中性粒细胞减少、血小板减少和全血细胞减少；骨髓可能有处于早幼粒细胞阶段的粒细胞生成停滞现象[114]。

十四、阵发性睡眠性血红蛋白尿

阵发性睡眠性血红蛋白尿是一种克隆性造血疾病，可出现骨髓衰竭和溶血，后者是由于红细胞对补体异常敏感引起的。PNH 是由多能造血干细胞的体细胞突变引起的。在大多数情况下，异常克隆的细胞和正常多克隆造血细胞共存；少数情况下，所有造血组织均有 PNH 克隆[115]。

该致病突变发生在 X 染色体上的 PIGA 基因，该基因编码一种对糖基磷脂酰肌醇(glycosyl phosphatidylinositol, GPI) 合成至关重要的蛋白质。这种蛋白质是红细胞膜上重要的组成部分，为许多蛋白质提供锚定；GPI 锚定蛋白包括 CD55(补体调节蛋白) 和 CD59。当血清酸化时，红细胞膜的缺陷在体外导致细胞裂解，在体内导致血管内溶血，这通常发生在夜间。

1/4 的 PNH 患者会发展成再生障碍性贫血[73]。相反，5%～10% 的再生障碍性贫血患者在发病过程中可获得 PNH 克隆，其通常伴随相应的临床改善[73, 115]。少数 PNH 患者可演变为 AML。红细胞特异性 PNH 缺陷使酸溶血试验呈阳性，偶尔还可在患有其他克隆性造血疾病的患者中检测到红细胞特异性 PNH 缺陷，包括 MDS（难治性贫血伴环形铁粒幼细胞 /MDS 伴环形铁粒幼细胞和单系发育异常和难治性贫血伴原始细胞增多 /MDS 伴原始细胞增多) 和骨髓增殖性肿瘤（原发性骨髓纤维化和未分类的骨髓增殖性肿瘤)。PNH 中发生克隆性细胞遗传学异常并不罕见[116]；但是，它们并不持续存在，通常也不能预测是否进展为 MDS 或 AML。当异常的克隆细胞消失和被正常的多克隆造血细胞代替时，PNH 可痊愈。

通过流式细胞学可诊断 PNH，使用单克隆抗体证实红细胞和中性粒细胞缺乏 GPI 锚连蛋白（见下文）。另外，可通过酸溶血试验（Hams 试验）或糖水试验检测红细胞的补体敏感性。

（一）外周血

阵发性睡眠性血红蛋白尿的特点是不同程度的慢性溶血伴发作时更为严重的溶血。除了出现与网织红细胞计数升高有关多嗜性红细胞外，红细胞未显示任何形态异常（图 9-35）。有些患者可出现中性粒细胞减少或血小板减少或两者兼有。中性粒细胞碱性磷酸酶活性通常较低或缺乏。

（二）骨髓细胞学

最典型的骨髓异常是由于红细胞增生（至少部分）引起的骨髓增生活跃（图 9-36），常伴有粒系和巨核系的增生。然而，在一些患者中，当骨髓增生减低时可出现 PNH 的特异性红细胞异常。造血细胞在形态上可以是正常的，也可以是发育异常的；出现发育异常时，通常较 MDS 轻，但形态存在一定的重叠[116]。其发育异常的特征包括出现点彩状红细胞、胞质空泡化、多核、核碎裂、核分叶和核间桥[117]。可见幼红细胞吞噬现象[118]。肥大细胞数量增多。

（三）免疫表型

PNH 的诊断可通过外周血细胞流式细胞学的免疫分型来证实其缺乏 GPI 锚连蛋白。红细胞缺乏 CD55 和 CD59。中性粒细胞缺乏 CD14、CD16、CD24、CD59 和 FLAER（荧光素标记的溶血素）。

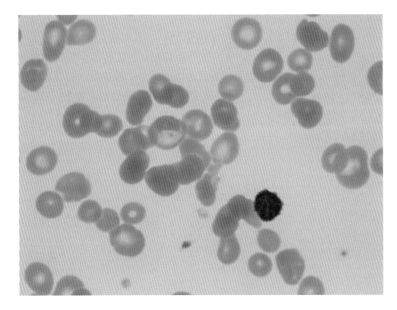

◀ 图 9-35 阵发性睡眠性血红蛋白尿（PNH）外周血涂片显示多个多嗜性大红细胞，MGG 染色（100×）

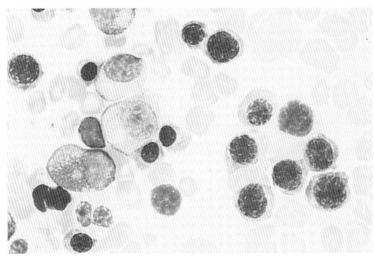

◀ 图 9-36 PNH 骨髓针吸涂片显示红系增生和染色质异常，MGG 染色（100×）

（四）骨髓组织学

骨髓环钻活检切片可显示红系增生或三系增生减低。

十五、骨髓和其他造血干细胞移植

可通过抽吸供者的骨髓获得适合移植的异体造血干细胞。或者，可以从脐带血中获得，也可以在生长因子（如 G-CSF）的刺激下从外周血中获得。由于干细胞移植需要事先进行免疫抑制，通常还需要消融化学药物治疗，因此

骨髓再生障碍的血液学特征先于干细胞移植引起的血液学特征。移植期间和移植后会出现许多形态学异常。此外，干细胞移植可能会因为各种病理过程而复杂化[119]，包括败血症、排斥反应和 GVHD。ABO 血型不合的移植可导致纯红细胞再生障碍（图 9-37）。移植后感染 CMV[120] 和人类疱疹病毒 6 型[121] 导致骨髓增生减低，引起全血细胞减少和噬血细胞性淋巴组织细胞增生。EBV 可诱导淋巴组织增殖性疾病的发生，但与实体器官移植后淋巴组织增殖性疾病的发生率相比不常见；1% 的干细胞移植患者可发生此病。人类疱疹病毒 8 型可引

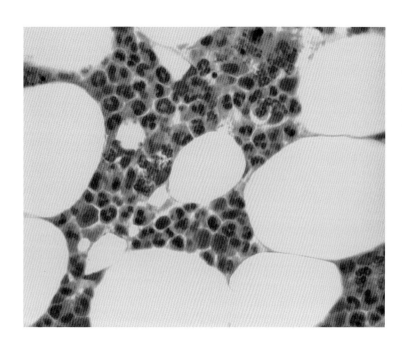

◀ 图 9-37 来自一例 ABO 血型不合的异体骨髓移植后红细胞再生障碍患者的骨髓活检切片。红系前体细胞显著缺乏和巨噬细胞内大量的凋亡细胞。HE 染色（40×）

起多克隆性浆细胞性淋巴组织增殖性疾病，并伴有骨髓衰竭和有时可出现噬血细胞现象，包括噬血细胞综合征[122]；这种并发症可发生在病毒的初次或再次感染。移植后免疫缺陷可引起慢性人类细小病毒 B19 诱导的红细胞再生障碍性贫血。移植后早期可出现脾功能减退。移植后会增加特发性血小板减少性紫癜（常与慢性 GVHD 相关）、自身免疫性中性粒细胞减少症、自身免疫性溶血性贫血和 Evans 综合征的发生率[123]。自体干细胞移植后可能会出现类似 GVHD 的自身免疫性疾病，这是由于 CD8 阳性淋巴细胞丢失了自我耐受所引起的。病理表现常局限于皮肤，但有严重骨髓增生减低的报道[124]。一些患者也可出现微血管性溶血性贫血，这是由于环孢素或其他药物导致血管内皮损伤所导致的。

自体干细胞移植可出现与异体干细胞移植后相同的某些病理过程，这是因为其存在一段时间的骨髓再生障碍和免疫缺陷，但 GVHD 不会发生。

移植后，骨髓环钻活检通常比外周血涂片或骨髓穿刺更具有意义。

（一）外周血

最初有 2～3 周的严重的全血细胞减少，随着移植后干细胞的增生，白细胞和血小板计数逐渐升高。如果移植失败或发生排斥反应，则计数不会上升或随后下降。可能会出现脾功能减退。那些出现自身免疫并发症或微血管性溶血性贫血的患者外周血可出现预期的变化。如果患者在移植后发生 EBV 诱导的淋巴组织增殖性疾病，那么外周血涂片可见红白细胞（leucoerythroblastic）和不典型淋巴细胞。

（二）骨髓细胞学

骨髓穿刺最初显示为严重的增生减低。随后，造血细胞逐渐再生。骨髓增生异常是其特征，特别是红系增生异常，包括异常的核形、核出芽或核碎裂、双核和环状铁粒幼细胞的出现[125, 126]。红系增生异常的改变最常见于移植后 1～2 个月，但是有时会持续更长的时间[125, 126]。在移植后的几个月内，B 祖细胞的数量会显著增加，其形态和免疫表型与 FAB 分类中 ALL 中的 L1 的淋巴细胞相类似[127]；随着随访时间的延长，这些表现不再明显。显著的淋巴细胞浸润可能是脐带血干细胞移植的一个特征[128]。如果发生排斥反应，可出现淋巴细胞、浆细胞、巨噬细胞和贮存铁增加等异常[119]。如果发生慢性细小病毒感染，骨髓穿刺液显示缺乏原红细胞阶段之后的幼红细胞。EBV 诱导的淋巴组织增殖性疾病与骨髓中高度非典型淋巴细胞浸润有关，包括奇异的浆细胞样淋巴细胞。移植失败的患者，特别是那些使用粒细胞 - 巨噬细胞集落刺激因子（GM-CSF）治疗的患者，在增生减低的骨髓中可见增多的泡沫样组织细胞[129]。当发生自身免疫性并发症时，可见红系或巨核细胞的增生，但这取决于适当的造血重建。

（三）骨髓组织学 [119, 130-132]

骨髓再生的速度取决于移植的类型；自体外周血干细胞移植后骨髓再生速度最快，其次是亲属的异体移植，非亲属的异体移植再生速度最慢。一般来说，移植后前 2 周骨髓细胞含量很低。此后，增殖细胞群以不同的速度出现。在移植的早期阶段，再生细胞灶通常只包含一个谱系的细胞，并且细胞全部处于同一发育阶段。细胞定位可能异常，粒系前体细胞灶位于小梁间，而不是位于小梁旁。巨核细胞常聚集

出现（图 9-38）。造血细胞，特别是幼红细胞，会出现增生异常。常伴有基质改变，如水肿、泡沫状巨噬细胞的出现、小肉芽肿的形成、血窦扩张、基质红细胞外渗；这些异常可能是由于移植前的消融疗法造成的，这些异常在白血病移植患者尤为明显。也可出现淋巴细胞灶，有时可伴嗜酸粒细胞。在急性白血病患者干细胞移植后可出现浆细胞增多。在网状纤维或胶原增多的患者中，会逐渐出现恢复正常或接近正常的基质重塑。如果发生排斥反应，除上文骨髓穿刺显示的明显特征外，骨髓环钻活检切片还显示出间质水肿和脂肪坏死。可能会出现小的淋巴母细胞样细胞灶。移植后骨髓增生低下可能是由于移植失败、疱疹病毒感染或移植物抗宿主病导致的基质损伤所引起的。在人类细小病毒 B19 感染所引起的慢性纯红细胞再生障碍中可见成熟红细胞选择性的缺失。

（四）问题与陷阱

接受自体干细胞移植的患者，由于先前化学药物治疗引起的干细胞损伤，MDS 的发生率会增加。但是，需谨慎的做出 MDS 的诊断，因为在骨髓移植后早期，骨髓结构紊乱和增生异常很常见。细胞遗传学和分子遗传学分析可将其区分。

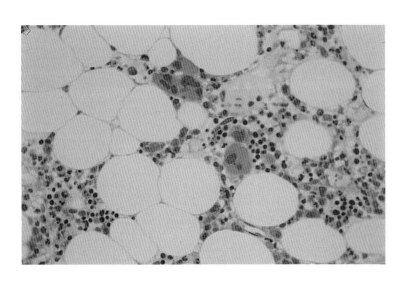

◀ 图 9-38　骨髓环钻活检切片显示骨髓移植后骨髓的再生情况，注意巨核细胞簇。树脂包埋，HE 染色（20×）

ALL 移植患者，移植后出现的大量 B 祖细胞需要与疾病复发相鉴别。免疫表型、细胞遗传学和分子遗传学分析可区分两者。

多发性骨髓瘤移植患者移植后最初的 1～2 个月会出现单克隆浆细胞的增多。这是多发性骨髓瘤肿瘤细胞的残留而不是疾病复发，并且不能预测疾病的进展[133]。

十六、移植物抗宿主病（包括供体淋巴细胞输入的影响）

移植物抗宿主病不仅发生在干细胞移植的环境中，而且在具有免疫活性、与组织不相容的淋巴细胞转移至免疫能力低下的宿主时也可发生。当母体淋巴细胞转移至患有重症联合免疫缺陷病的胎儿时，移植物抗宿主病可发生在子宫内。胎儿出生后，该病可发生在先天性和某些获得性免疫缺陷病的输血后。在接受霍奇金淋巴瘤治疗和接受核苷类药物（如氟达拉滨等）治疗的低级别淋巴组织增殖性疾病患者中已经证实会发生该病。移植物抗宿主病导致的骨髓再生障碍可发生在肝移植后，但并不常见，< 1% 的患者可发生[134]。

当输血的血液来自与宿主单倍体之一相同的 HLA 纯合子的供体时，也会发生移植物抗宿主病；宿主不能识别受体的淋巴细胞是外来的，因此不能摧毁它们，而受体的淋巴细胞能够识别并攻击宿主组织。在免疫正常的宿主中，GVHD 最常见的原因是来自家庭成员之间的近亲输血。

被越来越多用于治疗慢性髓细胞性白血病或其他造血肿瘤移植后复发的供体淋巴细胞输入也可并发 GVHD。实体器官移植后供体淋巴细胞无意转移同样能导致 GVHD[135]。

GVHD 的骨髓特征因是否有骨髓移植而不同。当仅具有活性的淋巴细胞被输入后，宿主的骨髓将处于受到免疫攻击的范围之内，并可导致骨髓再生障碍。在接受供体具有活性淋巴细胞骨髓的患者中，患者其他组织会受到攻击，但是由于骨髓是供体来源，因此供体淋巴细胞不会将其识别为异物。但是，包括骨髓基质细胞在内的供体细胞与宿主细胞之间的免疫反应可间接破坏骨髓组织。这种损害可能会很严重，包括造血细胞和基质的坏死、水肿和出血[42]。

以往认为的 Omenn 综合征，即以合并免疫缺陷和表现 GVHD 症状为特征的婴儿疾病，可能是由于淋巴细胞通过胎盘导致的 GVHD[136]。但是，现在被认为是一种遗传性疾病，是由重组激活基因之一的 RAG1 和 RAG2 突变所引起的[137]。

（一）外周血

在接受供体组织相容性淋巴细胞的患者中，骨髓增生减低的外周血表现为全血细胞减少。在骨髓移植受体患者中，没有特异性的外周血特征可提示发生了 GVHD，移植的征象延迟出现。

（二）骨髓细胞学

骨髓穿刺通常显示增生低下。在接受干细胞移植的患者中，骨髓嗜酸粒细胞比例＞7% 可提示急性 GVHD 的发生[138]。

（三）骨髓组织学

当行供体淋巴细胞移植而不是供体骨髓移植时，环钻活检组织学切片显示骨髓再生障碍。在骨髓移植的 GHVD 中，组织学异常包括造血细胞减少、巨噬细胞增多、幼红细胞吞噬现象、间质水肿和静脉周围淋巴细胞浸润[130]。

十七、造血生长因子和其他细胞因子对血液学的影响

越来越多的造血生长因子和其他细胞因子

被用于疾病治疗。其对血液学的影响往往是深远的。

（一）外周血

使用 G-CSF 和 GM-CSF 会引起中性粒细胞和单核细胞增多，并伴有明显的核左移、"毒性"颗粒形成、中性粒细胞空泡化和中性粒细胞的多种异常变化，包括中性粒细胞核异常分叶和巨大中性粒细胞的出现。G-CSF 治疗后，血液中可能会出现原始细胞[139]；GM-CSF 比 G-CSF 更能引起显著的单核细胞增多，并也能引起嗜酸粒细胞增多。在 MDS 患者中，G-CSF 的使用可能与外周血中大量的髓系原始细胞有关[140]。在 1 名 MDS 患者中，使用聚乙二醇化的 G-CSF 与骨髓髓系原始细胞显著增多（1%～30%），以及组织细胞性噬血细胞现象增多有关[141]。多种白细胞介素（IL-1、IL-2、IL-3、IL-6）和干细胞因子能引起中性粒细胞增多[142]。IL-2、IL-3 和 IL-5 能引起嗜酸粒细胞增多。IL-2、IL-3、IL-6、IL-11 和促血小板生成素可使淋巴细胞增多[143]。IL-1、IL-3、IL-6、促血小板生成素和促血小板生成素受体激动药（罗米司亭）可诱导血小板增多。促血小板生成素也可能使外周血中出现巨核细胞[144]。IL-2 可导致贫血和血小板减少，IL-6 和 IL-11 也可引起贫血[145]。促红细胞生成素可促进幼红细胞的增生而升高血红蛋白浓度。

（二）骨髓细胞学

使用 G-CSF 和 GM-CSF 会导致显著的粒系核左移。当这些细胞因子用于治疗骨髓抑制的患者时，核左移尤为突出。髓系原始细胞可达 20%～40%，早幼粒细胞可达 12%～60%，这可能与 AML 的 FAB 分型中的 M2 和 M3 相混淆[146]。在血液学正常的人中，G-CSF 可引起细胞显著增多和粒系所有阶段细胞数量增加[147]；

增多最多的是早幼粒细胞和中幼粒细胞。形态学改变包括细胞胞质颗粒增多，特别是早期细胞，以及环形核中性粒细胞的增多[147]。GM-CSF 可使巨噬细胞数量显著增加，并且与噬血细胞综合征的发生有关[148]。IL-5 可使骨髓嗜酸粒细胞增多。干细胞因子可能引起细胞增多并伴有早幼粒细胞增多，并在某些情况下使嗜碱性粒细胞和肥大细胞增多[142]。促血小板生成素（以聚乙二醇化的重组人类促血小板生成素的形式，现已停用）可引起大巨核细胞数量增加伴核分叶增多和丰富胞质[143]。罗米司亭使巨核细胞数量增加[149]；巨核细胞胞体大伴过多分叶核（图 9-39）和出现明显的伸入运动[150]（图 9-40）。

（三）骨髓组织学

使用过 G-CSF 和 GM-CSF 的骨髓可能出现增生减低、增生正常或增生活跃，这具体取决于患者的基础疾病和之前的治疗方法。可出现粒系增生、核左移和小梁旁粒系前体细胞增生（图 9-41）。可能出现类似 MDS 中的 ALIP 的粒系前体细胞聚集[146]。促血小板生成素可使巨核细胞的数量增加、胞体变大和分叶增多[143]，同时可出现巨核细胞聚集伴网状纤维沉积增加（图 9-42）。在另一项研究中发现促血小板生成素与非典型巨核细胞相关，包括胞体小分叶少核深染的巨核细胞以及胞体大的过多分叶核巨核细胞[144]。此外，在一些患者中，促血小板生成素与巨核细胞有丝分裂增加、伸入运动增加、窦内巨核细胞和骨发生有关[144]。罗米司亭能增加巨核细胞的数量。在一些患者中，它会导致细胞过度增生、巨核细胞聚集、伸入运动增多、核深染和过多分叶核巨核细胞[149]。它还会增加网硬蛋白沉积，并且在某些患者中会出现胶原蛋白沉积，这两种变化在停药后均可消失[149]。艾曲波帕，另一种促血小板生成素类似物，其能使网硬蛋白沉积增加，偶尔可出现胶原蛋白沉积。对于正在进

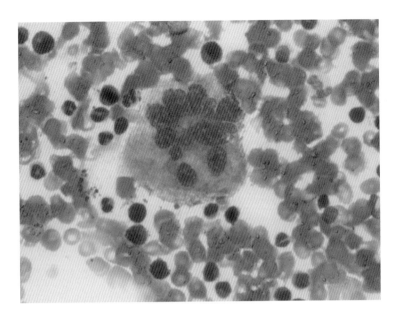

◀ 图 9-39　接受罗米司亭患者的骨髓针吸涂片显示具有过多分叶核的巨大巨核细胞，MGG 染色（60×）

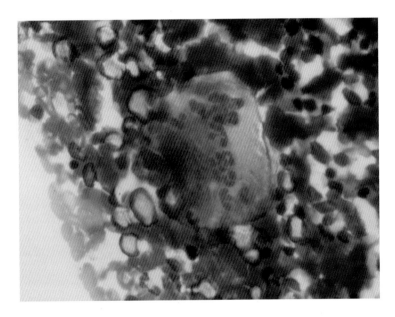

◀ 图 9-40　1 名接受罗米司亭治疗的特发性血小板减少性紫癜患者的骨髓针吸涂片显示伸入运动，MGG 染色（60×）

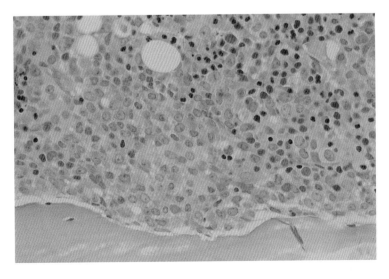

◀ 图 9-41　接受粒细胞集落刺激因子（G-CSF）患者的骨髓环钻活检标本，显示骨小梁旁粒系前体细胞的增生，HE 染色（40×）

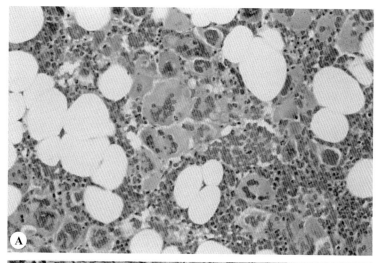

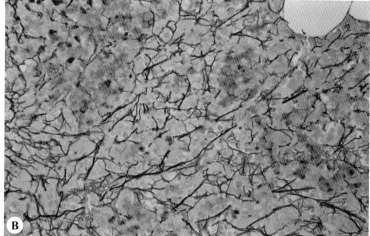

◀ 图 9-42　接受血小板生成素患者的骨髓环钻活检标本

A. 巨核细胞显著增生，呈多形性并聚集成簇，HE 染色（20×）；B. 网硬蛋白沉积增加。这两种异常在停止治疗后恢复正常。网状纤维染色（20×）

行的治疗，这些现象不是疾病的进展，并且与骨髓功能障碍无关；胶原沉积可能会逆转[151]。

（四）问题与陷阱

G-CSF 会使外周血中出现原始细胞，通常也会出现其他粒系前体细胞和成熟细胞出现"毒性"改变，如大量颗粒形成。这些原始细胞显示出与白血病髓系原始细胞不同的免疫表现[139]。其表达 CD34，但不表达 TdT，共表达 CD19、CD13 和弱表达 CD33[139]。

在 AML 诱导治疗后采用 G-CSF 治疗的患者中，原始细胞百分率的增高可能会被误诊为持续性白血病[152]。G-CSF 还可升高 MDS 中原始细胞的百分率，因而被误诊为 AML[140, 153]。

充分的临床病史能避免由于 G-CSF 治疗出现的 ALIP 而引起 MDS 误诊；同样，能避免由促血小板生成素引起的改变而出现骨髓增殖性肿瘤的误诊。

十八、蛋白质 – 能量营养不良和能量缺乏

（一）外周血

蛋白质 – 能量营养不良（夸希奥科或消瘦）通常与特定的血液病如铁、维生素 B$_{12}$ 或叶酸缺乏无关，但仍会发生贫血。红细胞常为正常细胞正常色素型。白细胞和血小板计数可能会

出现减低。能量摄入严重减少，如神经性厌食症，可导致轻度贫血；淋巴细胞、中性粒细胞和血小板减少；血涂片可能会出现少量的棘形红细胞。

（二）骨髓细胞学

蛋白质 - 能量营养不良疾病的骨髓通常表现为细胞减少，伴有正常红细胞，但红系造血异常（图 9-43）。常见巨大粒细胞（图 9-44），甚至见于大多数正常红细胞发生的患者。红系和粒系前体细胞可出现空泡化。巨核细胞异常增生罕见。铁贮存正常或增多。还可能出现异常铁粒幼细胞包括环形铁粒幼细胞。在神经性

厌食症中，骨髓增生减低，并可能出现明胶样转化。

十九、骨髓中的贮积病和贮积细胞

在各种遗传性疾病中，酶的缺乏会导致机体细胞（通常是巨噬细胞）中代谢物的积累。骨髓中含有过量相关代谢物的形态异常的巨噬细胞称为贮积细胞[154-158]。贮积细胞也可能是由于代谢物的异常负荷而导致正常细胞内的酶无法应对所致。骨髓针吸涂片和环钻活检均可用于检测贮积病。外周血细胞可能显示相关异常[154, 159]。

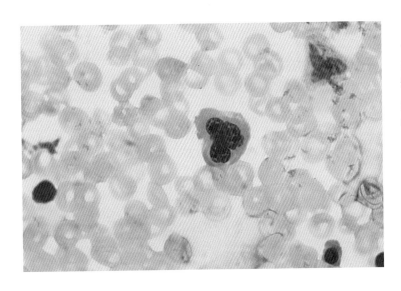

◀ 图 9-43　骨髓针吸涂片显示在蛋白质 – 能量营养不良时红系异常增生，MGG 染色（100×）

经许可转载，图片由 Sunitha Wickramasinghe 教授（已故）提供

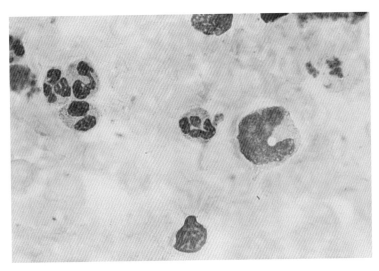

◀ 图 9-44　骨髓针吸涂片显示在蛋白质 – 热量营养不良时可见一巨大的晚幼粒细胞，MGG 染色（100×）

经许可转载，图片由 Sunitha Wickramasinghe 教授（已故）提供

（一）Gaucher 病

Gaucher 病（遗传性葡萄糖神经酰胺脂质病）是 GBA 基因突变引起的一种遗传性疾病，在该病中，葡糖脑苷脂在肝、脾和骨髓中的巨噬细胞中聚集。尽管 Gaucher 病可以很容易通过骨髓针吸涂片和环钻活检诊断，但当可检测相关酶（β 葡糖脑苷脂酶）时，可不必行这些检测[160]。Gaucher 病可通过骨髓移植转移至移植受体[161]。

1. 外周血

该病没有特异性的外周血特点，尽管可在外周血中看到 Gaucher 细胞，特别是在脾切术后更易见。由于脾功能亢进，全血细胞减少进展缓慢。Gaucher 病患者的单核细胞抗酒石酸酸性磷酸酶（TRAP）活性呈阳性，而正常人的单核细胞则非如此[158]。

2. 骨髓细胞学

Gaucher 细胞胞体大，呈圆形或卵圆形，核小，常呈偏心状，胞质丰富，呈弱嗜碱性，并含有波浪状或纤维状物质（图 9-45）。纤维状或条形状物是溶酶体伸长的结果。Gaucher 细胞可表现出广泛的幼红细胞吞噬[162]和血小板吞噬。Gaucher 细胞可呈现苏丹黑 B（SBB）

和 PAS 染色阳性。并且这些细胞非特异性酯酶和 TRAP 阳性，还可能会出现铁染色弥漫阳性表达，特别是年龄较大的儿童和成人。Gaucher 病患者会出现泡沫样巨噬细胞的增多，这些细胞与典型的 Gaucher 细胞相似，但其具有更强嗜碱性颗粒。

3. 骨髓组织学

Gaucher 细胞以单个、簇状或片状出现，有时可取代骨髓的大片区域（图 9-46）。这些细胞具有丰富的淡染的胞质，其类似于含水的丝绸或褶皱的薄纸。PAS 染色可以更好地显示这些纤维样结构。Perls 染色常呈阳性，即使在脱钙的标本也是如此。骨髓中可能会出现网状纤维和胶原蛋白沉积的增加[158]。在晚期疾病中，会出现溶骨性病变[163]。Gaucher 细胞的 TRAP 免疫组织化学染色显示强阳性，但 CD68R 染色通常能证明其是巨噬细胞来源。

葡糖脑苷脂酶可减少 Gaucher 细胞的数量，改善骨髓造血功能，但一项研究中发现其与意外增加的骨质减少有关[164]。

（二）假 Gaucher 细胞

在各种血液学疾病中[155]，骨髓中可以看到类似于 Gaucher 细胞的细胞，但超微结构检查

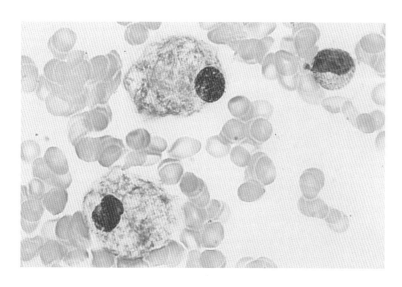

◀ 图 9-45 Gaucher 病时骨髓针吸涂片显示 2 个 Gaucher 细胞，MGG 染色（100×）

显示其与 Gaucher 细胞不同[155]，这些细胞是由于巨噬细胞摄入过量的葡糖脑苷脂引起的。其

见于慢性髓细胞性白血病（图 9-47）、慢性中性粒白血病[165]、慢性粒单核细胞白血病[166]、

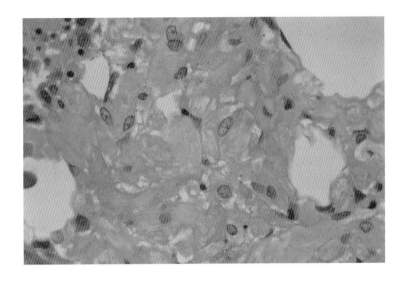

◀ 图 9-46　Gaucher 病骨髓环钻活检切片显示片状的巨噬细胞伴有水丝样胞质。树脂包埋，HE 染色（40×）

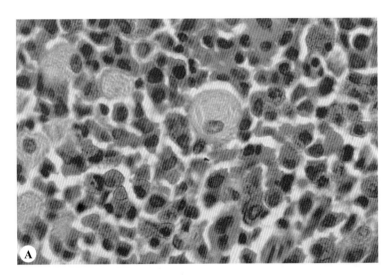

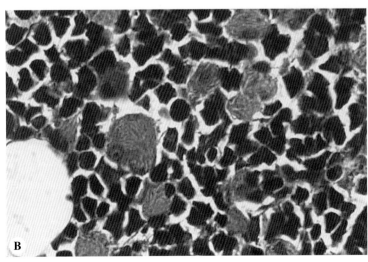

◀ 图 9-47　慢性粒细胞白血病的骨髓环钻活检切片显示假 Gaucher 细胞

A. HE 染色（100×）；B. Giemsa 染色（100×）

急性淋巴细胞白血病[167]、一些 MDS 患者[168]、重度和中度地中海贫血[169]、血红蛋白 E 病[169]、镰状细胞性贫血[170] 和先天性红细胞发生异常性贫血（特别是 II 型）。在霍奇金淋巴瘤、非霍奇金淋巴瘤、多发性骨髓瘤和其他多种疾病可偶然发现假 Gaucher 细胞[156, 171]。据相关研究表明这些细胞是由于反复输注血小板引起的[172]。Gaucher 细胞铁染色呈弥漫强阳性，而假 Gaucher 细胞则是阴性[173]。然而，在铁含量过多的患者，其假 Gaucher 细胞 Perls 染色则呈阳性（图 9-48）。

问题与陷阱

如果很难区分假 Gaucher 细胞和 Gaucher 细胞时，可以检测外周血白细胞的 β 葡糖脑苷脂酶。

在多发性骨髓瘤、淋巴浆细胞性淋巴瘤或免疫母细胞性淋巴瘤可以看到类似于 Gaucher 细胞的细胞，但这些巨噬细胞内含免疫球蛋白而不是葡糖脑苷脂，因而更好的称之为晶体贮存组织细胞[171, 174]。

与 Gaucher 细胞相似的细胞也存在于获得性免疫缺陷综合征（AIDS）合并非结核分枝杆菌感染患者的骨髓中[175]，在此情况下，是由于大量的分枝杆菌聚集在巨噬细胞的胞质内而引起的形态异常，而不是由于分解代谢物的贮存。在肾移植的免疫抑制患者中也存在类似报道[176]。抗酸杆菌染色易将两种细胞进行区分。

（三）晶体贮存组织细胞增生症

在淋巴浆细胞性淋巴瘤、多发性骨髓瘤、意义不明的单克隆丙球蛋白血症，以及与副蛋白存在有关的其他疾病中，可以观察到含有吞噬免疫球蛋白的溶酶体的巨噬细胞[171, 174, 177, 178]。在光学显微镜下，其与 Gaucher 细胞相似。这些细胞与 κ 轻链密切相关[179]；尽管免疫球蛋白（Ig）M 是最常见的，但与重链并无特定的关联。

（四）尼曼 - 皮克病

尼曼 - 皮克病是由 SMPD1 基因突变和神经鞘磷脂酶活性（A 型和 B 型）减低，或由 NCP1（C1 型）或 NCP2（C2 型）基因突变引起的脂质转运蛋白缺陷引起的一种遗传性疾病（神经鞘磷脂病）。其特征是在骨髓和其他组织中存在含有脂质的泡沫样巨噬细胞。

1. 外周血

在外周血可能存在含有脂质的单核细胞和

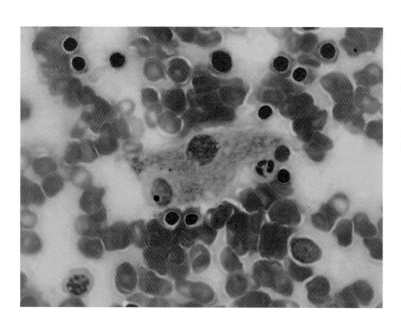

◀ 图 9-48　来自重型 β 珠蛋白生成障碍性贫血患者的骨髓针吸涂片显示铁染色阳性的假 Gaucher 细胞。Perls 染色（100×）

经许可转载，图片由诺丁汉的 Emma Das-Gupta 博士提供

淋巴细胞。脾功能亢进可导致贫血和各血细胞减少。

2. 骨髓细胞学

尼曼 – 皮克病中泡沫样巨噬细胞胞体大（直径 > 59μm），其细胞核常居中。Romanowsky 染色呈淡蓝色（图 9–49），而 PAS 和脂肪染色则不定。其具有层状物胞质内包涵体[180]。这些细胞六胺银染色可能呈阳性[181]。该细胞内偶见吞噬的幼红细胞[182]。海蓝组织细胞的数量也有所增加（见下文），这可能反映了鞘磷脂向类固醇的缓慢转化[156]。A 型和 B 型可能以泡沫样组织细胞为主，而 C 型则以海蓝组织细胞为主[182]。

3. 骨髓组织学

泡沫样巨噬细胞在 Giemsa 染色时呈蓝色，在 HE 染色时呈浅棕色或粉红色（图 9–50）；这些细胞 PAS 染色呈阳性，铁染色有时呈阳性[158]。泡沫样巨噬细胞中含有包涵体；在超微结构检查中，它们为亲脂性的电子致密结构[180]。

（五）其他引起泡沫样巨噬细胞的原因

其他可能导致骨髓中泡沫样巨噬细胞数量增加的代谢性缺陷病[157]，包括家族性高胆固醇血症[183]、高乳糜血症、Wolman 病（图 9–51）、晚期胆固醇酯累积病、Fabry 病、神经元脂褐

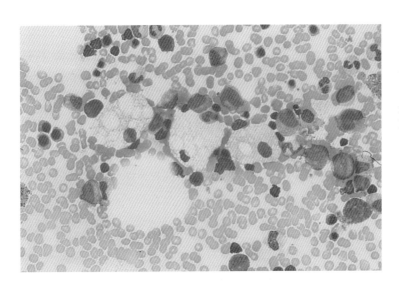

◀ 图 9–49　尼曼 – 皮克病骨髓针吸涂片显示泡沫样巨噬细胞，MGG 染色（40×）

经许可转载，图片由谢伯明翰的 S. G. Davis 博士提供

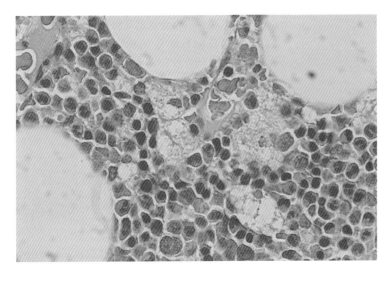

◀ 图 9–50　尼曼 – 皮克病骨髓环钻活检切片显示泡沫样巨噬细胞，HE 染色（50×）

素贮积病（贝敦病）、丹吉尔病、卵磷脂胆固醇酰基转移酶缺乏症、幼年型黄色肉芽肿[184] 和神经酰胺沉积病(Farber 病)[182]。在 Fabry 病中，贮积细胞具有小球状内含物，Romanowsky 染色呈弱嗜碱性，HE 染色呈弱嗜酸性；其 PAS 和 SSB 呈阳性[185]。大量泡沫样巨噬细胞的存在可能与全血细胞减少有关[184, 186]。

由于脂肪细胞的损伤（图 9–52），如创伤、脂肪坏死、骨髓梗死、感染、胰腺炎和近期在同一部分进行骨髓活检，也会使泡沫样细胞的数量增加[187]。与泡沫样巨噬细胞增多相关的获得性疾病包括朗格汉斯细胞组织细胞增生症（ Hand-Schüller-Christian 病、Letterer-Siwe 病和

嗜酸性肉芽肿）、骨髓转移瘤（图 9–53）、镰状细胞病（图 8–26）、获得性高胆固醇血症［如 Zieve 综合征（图 9–24）］，以及其他各种疾病[156]。在过去曾接受聚乙烯吡咯烷酮作为血浆扩容药的受试者中发现了泡沫样细胞；这些细胞含有无定形的灰蓝色物质，并且 PAS、黏液卡红和刚果红染色均呈阳性[187-190]。环钻活检切片显示纤维蛋白增加[190]。有时泡沫样细胞浸润严重，以至于可导致骨髓衰竭[190]。被用于启动血液透析[191] 和在受伤后[192] 作为血浆扩容药的羟乙基淀粉与泡沫样巨噬细胞有关；在 1 名患者中，泡沫样巨噬细胞广泛代替了骨髓造血组织，并伴有相关的贫血和血小板减少[192]。长

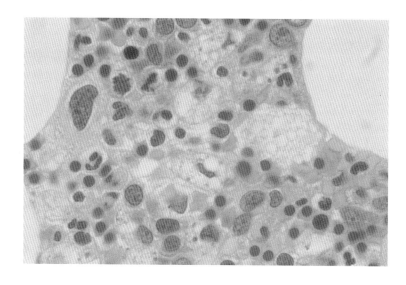

◀ 图 9–51　**Wolman 病骨髓环钻活检切片显示泡沫样巨噬细胞，HE 染色（100×）**

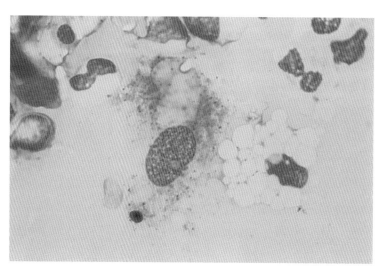

◀ 图 9–52　镰状细胞贫血骨髓针吸涂片显示 1 个泡沫样巨噬细胞和 1 个海蓝组织细胞，其内包含一簇的红细胞。**MGG 染色（100×）**

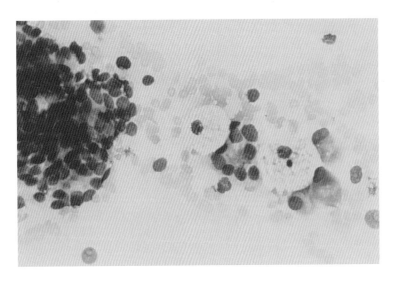

◀ 图 9-53　前列腺癌患者的骨髓针吸涂片显示一簇癌细胞、分散的癌细胞、2 个成骨细胞和 2 个泡沫样巨噬细胞。MGG 染色（40×）

期使用脂质乳剂静脉补充营养的患者中可见含有蜡样质的泡沫样巨噬细胞[193]（见后文）。据文献报道，在血红素氧化酶 1 缺乏症患者中可见泡沫样的含铁巨噬细胞[194]。

（六）含胆固醇结晶的巨噬细胞

在先天性和后天性可导致高血脂疾病中，骨髓巨噬细胞可能含有胆固醇晶体。这些疾病包括 α 脂蛋白缺乏症、高 β 脂蛋白症、糖尿病控制不佳和甲状腺功能减退症[42]。胆固醇晶体是可溶性的，因此在巨噬细胞内形成未染色的针状裂隙。

（七）海蓝组织细胞增生症

海蓝组织细胞增多症[195] 和蜡样脂质褐质症[196] 涵盖了一组遗传疾病，其特征是在骨髓、肝、脾和其他器官中存在"海蓝组织细胞"，这些细胞是含有蜡样脂质或脂褐素的特征性的巨噬细胞。该疾病的命名来源于 Romanowsky 染色下的贮存细胞的染色特征。在未染色的涂片中，蜡样脂质呈棕色。导致海蓝组织细胞增多的遗传性疾病，包括载脂蛋白 E 缺乏（APOE 突变）、Hermansky-Pudlak 综合征（伴出血的眼皮肤白化病）、Fabry 病（在石蜡切片中出现泡沫样细胞）[182] 和尼曼 – 皮克病（除了更多典型的贮存细胞，特别是 C 型）。

1. 骨髓细胞学

Romanowsky 染色中海蓝组织细胞呈蓝色或蓝绿色。其 SBB、PAS 和油红 O 染色阳性，铁染色有时也呈阳性。在紫外线照射下，海蓝组织细胞可发出黄绿色的荧光。

2. 骨髓组织学

海蓝组织细胞在 HE 染色中呈棕黄色，Giemsa 染色呈蓝色。PAS 染色呈阳性，有时铁染色呈弱阳性。其胞质耐酸并能自发荧光。

（八）其他引起海蓝组织细胞的原因

在各种不同的条件下[195]，骨髓中均可见海蓝组织细胞数量的增加，包括许多出现假 Gaucher 细胞或泡沫样巨噬细胞增加的相同疾病（图 9-52、图 9-54 和图 9-55）。这些疾病的主要特征是骨髓细胞增殖增加（如骨髓增殖性肿瘤、特发性血小板减少性紫癜、自身免疫性中性粒细胞减少症[197] 和严重的先天性中性粒细胞减少症[198]）。骨髓中海蓝组织细胞的出现还与高脂血症有关。较少出现外源性原因，如长时间静脉注射脂肪乳剂[193] 或服用丙戊酸钠[199]。

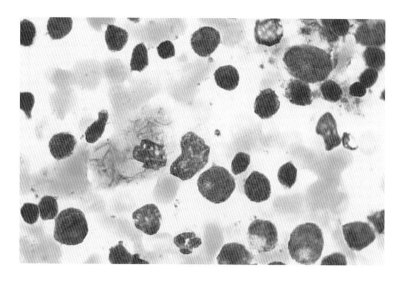

◀ 图 9-54　AML 患者的骨髓针吸涂片显示一个海蓝组织细胞。MGG（100×）

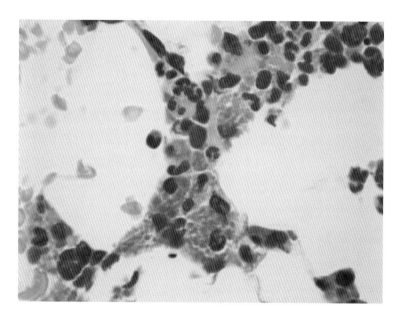

◀ 图 9-55　1 名患有真性多胱氨酸血症患者的骨髓环钻活检切片显示大量的海蓝组织细胞，Giemsa 染色（50×）

（九）髓系白血病中含晶体的巨噬细胞

1. 外周血

外周血未见特征性异常。

2. 骨髓细胞学和组织学

在急性早幼粒细胞白血病中，骨髓巨噬细胞可能含有 Auer 小体。在髓系白血病中也已经发现了 3 种脂质内含物。在上文中已对假 Gaucher 细胞和海蓝组织细胞进行了讨论。脂质内含物的第 3 种类型就是一种晶体，其在 MGG 染色中呈灰绿色（图 9-56），不具有双折光性，不能自发荧光，髓过氧化物酶和 SBB 染色通常呈阴性 [200-202]。在急性和慢性髓细胞性白血病中均可见这种灰绿色晶体，而在其他情况下则很少见 [201]。在慢性粒单核细胞白血病进展为 AML 患者中也观察到了含有晶体的组织细胞（见前文）。

（十）胱氨酸病

1. 外周血

外周血未见特异性异常。可发生进行性全血细胞减少 [203]。

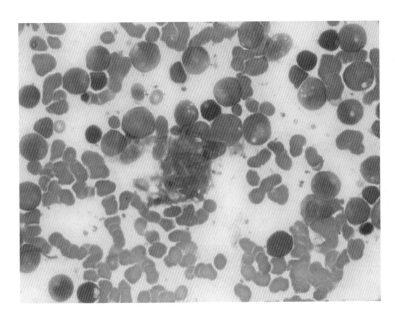

◀ 图 9-56　急性粒单核细胞白血病患者骨髓巨噬细胞中含有灰绿色晶体

经许可转载，图片由伦敦的 Konstantinos Liapis 博士提供

2. 骨髓细胞学

骨髓巨噬细胞内充满了几乎无色的各种形状的可折射晶体。当这些晶体是双折射时，最好在偏振光下观察，但在正常照明下也容易看到（图 9-57）。当其他诊断检查为阴性时，有时骨髓穿刺帮助确诊胱氨酸病[204]。

3. 骨髓组织学

晶体是无色的，在组织学切片中显示为负像（图 9-58 和图 9-59）。这些晶体在偏振光下具有双折射性[205]。可出现骨硬化症[206]。

（十一）高草酸盐尿症

高草酸盐尿症或草酸盐沉积症[207-209] 是一种代谢性疾病，在该疾病中草酸沉积在各种组织中，包括骨骼、骨髓、肝、脾和肾。肾沉积可导致肾衰竭。血液透析的使用延长了这些患者的寿命，使晚期患者的骨髓病变变得明显。

1. 外周血

肾衰竭可致贫血。脾功能亢进也可引起贫血，并可能导致全血细胞减少。草酸盐在骨髓中沉积会进一步加重贫血和其他血细胞减少，并在血涂片中出现成白红细胞。

2. 骨髓活检

小梁间骨髓被呈放射状排列的针状晶体广泛替代（图 9-60）。在晶体沉积物和吞噬晶体的周围有数量不等的上皮样细胞和包括异物巨细胞的多核巨细胞。周围的骨髓组织显示轻度的纤维化。骨小梁可能增厚，并出现晶体沉积。

（十二）黏多糖贮积症

黏多糖贮积症是一种以糖胺聚糖在体内各器官异常沉积为特征的遗传性疾病[154]。该病是由于缺乏水解糖胺聚糖所需的溶酶体酶所致。

1. 外周血

外周血中性粒细胞可能显示 Alder-Reilly 异常（显著的颗粒）[154, 159]。淋巴细胞可能出现空泡化或含有异常颗粒，这些颗粒在甲苯胺蓝染色时可出现变色反应。

2. 骨髓细胞学

骨髓粒细胞可能含有与外周血相类似的内含物。在浆细胞中可见此类内含物[210]（图 9-61）。骨髓巨噬细胞也含有异常的变色颗粒[154]（图 9-62）。在黏多糖贮积症Ⅶ型（β 葡萄糖醛酸糖苷酶缺乏症）患者的成骨细胞可见内含液泡的内含物[211]。

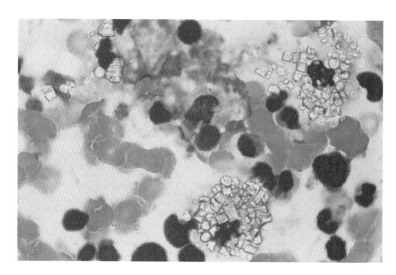

◀ 图 9-57 来自具有胱氨酸病患者的骨髓针吸涂片显示 2 个含有无色胱氨酸晶体的巨噬细胞，MGG 染色（100×）

经许可转载，图片由曼彻斯特的 J. Yin 博士提供

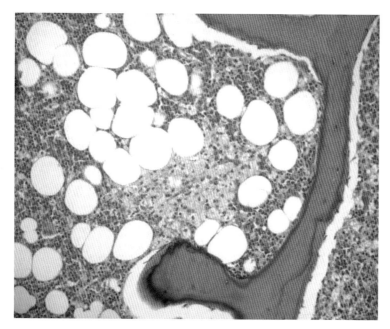

◀ 图 9-58 胱氨酸病患者的骨髓环钻活检切片显示一簇巨噬细胞，其内含有胱氨酸晶体，HE 染色（20×）

经许可转载，图片由米德尔森堡的 Venetia Bigley 博士提供

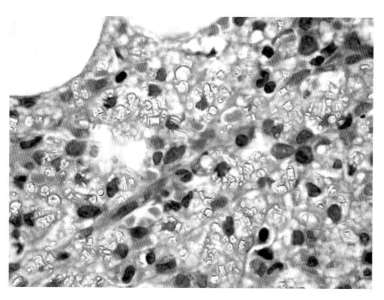

◀ 图 9-59 来自胱氨酸病患者的骨髓环钻活检切片显示巨噬细胞中含有胱氨酸晶体，这些晶体在偏振光下是双折射的，HE 染色（100×）

经许可转载，图片由 Venetia Bigley 博士提供

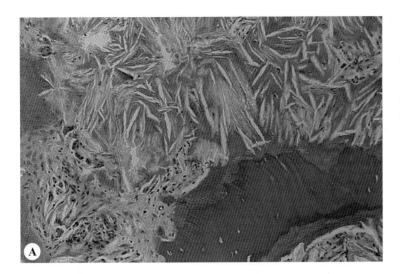

◀ 图 9-60　来自草酸盐沉积症患者的骨髓环钻活检切片

A. HE 染色（10×）；B. 偏振光（2.5×）（经许可转载，图片由巴尔的摩约翰霍普金斯大学医学院的 M. J. Walter 博士和 C. V. Dang 博士提供）

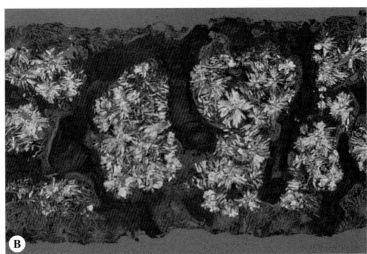

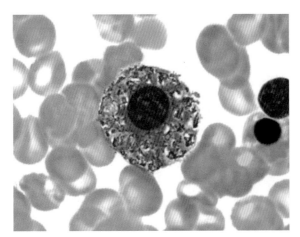

▲ 图 9-61　Sanfilippo 综合征患者的骨髓针吸涂片显示浆细胞含有内含物，MGG 染色（100×）

经许可转载，图片由墨西哥墨西哥城的 Joaquin Carrillo-Farga 博士和马德里的 Diego Diego 博士提供

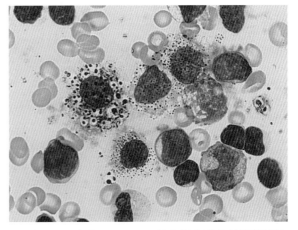

▲ 图 9-62　来自 Sanfilippo 综合征患者的骨髓针吸涂片显示含有异常颗粒的细胞，MGG 染色（100×）

经许可转载，图片由明尼阿波利斯的 Richard Brunning 博士提供

3. 骨髓组织学

由于糖胺聚糖是水溶性的，所以在组织制片中巨噬细胞呈泡沫状。异常的巨噬细胞可能散在分布于造血细胞之间或呈小簇状分布。

（十三）糖原贮积症

在 Pompe 病（糖原贮积症 II 型，酸性麦芽糖酶缺乏症）的浆细胞[212] 和成骨细胞[213] 可见 PAS（过碘酸希夫反应）阳性的内含物。

（十四）窦组织细胞增生伴巨大淋巴结病（Rosai-Dorfman 病）

窦组织细胞增生伴巨大淋巴结病是一种罕见的病因不明的疾病，其特点是巨噬细胞吞噬淋巴细胞。骨髓受累非常罕见。当骨髓受累时，骨髓增生活跃伴浆细胞增多，并可见吞噬了淋巴细胞、中性粒细胞、幼红细胞和偶有浆细胞的 S100 阳性的巨噬细胞大量聚集[214]。

（十五）痛风

在痛风疾病中，骨髓中很少形成痛风结节（而不是在活检过程中形成，图 1-75）在骨髓中可见尿酸晶体沉积，伴有增多的网硬蛋白沉积、异物巨细胞、肉芽肿形成、网硬蛋白沉积和骨硬化症[215, 216]。

（十六）异物沉积

在骨髓中可能存在异物的沉积，主要沉积在骨髓巨噬细胞中。此类物质在骨髓穿刺或骨髓环钻活检中可能很明显。通常无相关外周血异常。

在炭末沉着病中，碳素在人体巨噬细胞（包括骨髓巨噬细胞）中广泛沉积。可见明显密集的黑色颗粒大量聚集[217]。二氧化硅和炭末色素通常会共同沉积。二氧化硅晶体可通过双折射来检测。可能由此形成肉芽肿。

在过去，偶尔仍有患者被暴露于作为放射性成像介质的二氧化钍。巨噬细胞内的二氧化钍为浅灰色折射性物质（图 10-31）。与二氧化钍存在相关的骨髓异常包括骨髓增生减低、增生活跃、纤维化和向 MDS 及急性白血病的进展和血管内皮瘤[218]。由于骨髓纤维化和二氧化钍导致的脾萎缩的共同作用下，外周血涂片可表现出异常。

（十七）血管和血管内病变[157, 219]

骨髓血管系统可能会因骨髓疾病而改变，但除此之外，骨髓内的血管，特别是小动脉和毛细血管，也可能与多种全身性疾病有关。外周血涂片显示相关的异常，但总的来说，骨髓穿刺不能提示相关疾病改变的信息，因此，需行骨髓环钻活检。

1. 外周血

血栓性血小板减少性紫癜或由于恶性肿瘤的播散所致的微血管性溶血性贫血患者的外周血可出现红细胞碎片。嗜酸粒细胞增多可能是某些类型血管炎和胆固醇栓塞的特征，这些疾病可能累及骨髓及其他组织。白细胞增多和红细胞沉降率升高也与胆固醇栓塞有关。由于血管栓塞，骨髓坏死患者的外周血涂片可显示全血细胞减少和成白红细胞减少。

2. 骨髓细胞学

血管病变患者的骨髓穿刺检查无特异性异常。

3. 骨髓细胞学

在广泛性动脉硬化患者中，骨髓小动脉可能出现动脉硬化的改变。在动脉粥样硬化患者中，动脉粥样硬化物可能栓塞骨髓血管；栓子可能由无细胞的或由透明物质或胆固醇晶体组成[220, 221]（图 9-63）。10% 的全身性胆固醇栓塞患者在尸检时可在骨髓中发现栓子[220]。血管被这种物质和与其反应而形成的肉芽肿部分或全部阻塞。任何胆固醇晶体均显示为裂隙状。除巨噬细胞外，可能还有异物巨细胞，并伴有纤维化和类似于骨髓转移的骨发生[222]。结节性多动脉炎可见血管病变，其以纤维素样坏死为特征。巨细胞性动脉炎不仅可能出现上皮样细胞，而且可能在发炎的血管内见异物巨细胞[223]。对药物有超敏反应的患者会出现肉芽肿性血管炎。血管炎患者可出现粒细胞增生，中性粒细胞和嗜酸粒细胞增多。血栓性血小板减少性紫癜患者骨髓毛细血管可见血管内和内皮下玻璃样物沉积，并可能伴有血小板血栓形成。在由于癌性播散而导致的微血管性溶血性贫血患者中，像其他毛细血管一样，骨髓

毛细血管可能含有癌栓。易栓症患者中也可能出现血栓，如抗心磷脂抗体的患者（图 9-64）。在镰状细胞病患者中，镰状细胞常见于血窦中。在镰状危象期间，患者还可能出现血栓性病变和相关的骨髓坏死。在具有镰状细胞特征患者的尸检中也可见镰状细胞，这些细胞的出现没有任何特别的意义。在其他骨髓坏死患者的血管中也可能有血栓形成。在淀粉样变性中，淀粉样物可在骨髓血管中沉积（图 7-44）；因此，骨髓环钻活检是诊断家族性地中海热和肾脏病变患者淀粉样变性的一种有用检测方法[224]。甲状旁腺功能亢进症时，血管壁可能

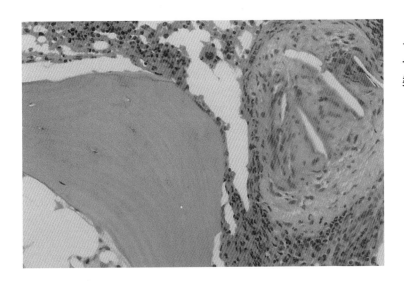

◀ 图 9-63　骨髓环状活检切片显示一个胆固醇栓子；胆固醇晶体负像。HE 染色（20×）

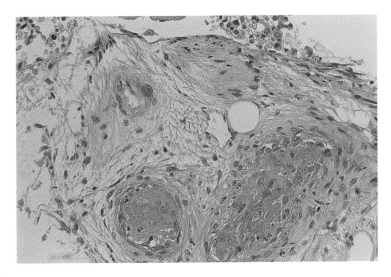

◀ 图 9-64　来自抗心磷脂抗体患者的骨髓环钻活检切片显示骨髓血管内血栓形成，HE 染色（20×）

出现钙化[42]。在系统性肥大细胞增多症中可见到肥大细胞围绕的异常血管（图 5-45）。骨髓很少受到骨质疏松的影响[225]。同样，在遗传性出血性毛细血管扩张[226]（图 9-65）和弥漫性骨血管瘤病（可伴有骨硬化症）[227]也罕有报道。

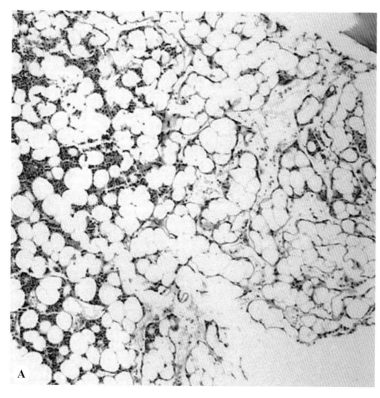

◀图 9-65　来自遗传性出血性毛细血管扩张症患者的骨髓环钻活检切片显示异常的血管替代了大量的骨髓组织

A. HE 染色（10×）；B. 免疫过氧化物酶 CD34（20×）

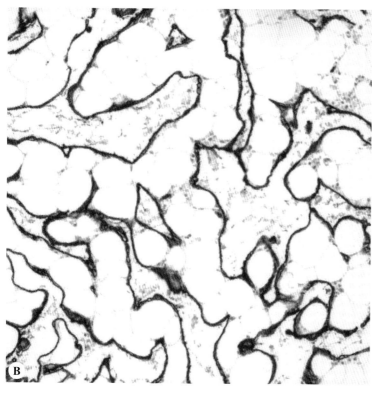

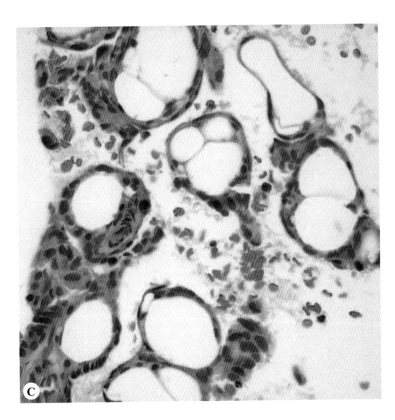

◀ 图 9-65（续） 来自遗传性出血性毛细血管扩张症患者的骨髓环钻活检切片显示异常的血管替代了大量的骨髓组织 C. HE 染色（40×）（经许可转载，图片由得克萨斯州达拉斯市的 Weina Chen 博士提供）

（江维洋　李　昱　译）

第 10 章　骨髓转移性和非造血系统肿瘤

Metastatic And Nonhaemopoietic Tumours

骨髓是肿瘤经血行转移最常见的受累器官之一。在成人，尽管任何一种肿瘤都可以发生血行转移至骨髓，但最常见的是来源于前列腺、乳腺和肺的转移癌[1, 2]。在儿童，大多数骨髓转移瘤是神经母细胞瘤、横纹肌肉瘤、Ewing 肉瘤，以及原始神经外胚叶肿瘤（PNET）和视网膜母细胞瘤等[3, 4]。肺以外的鳞状细胞癌和成人软组织肿瘤的骨髓转移不常见[1]。已有报道极为罕见的转移性脊索瘤[5]。颅内肿瘤罕见颅外转移。在已报道的骨髓转移瘤中，多形性胶质母细胞瘤最常见[6]；骨髓转移性髓母细胞瘤[7]和少突胶质细胞瘤[8]也有报道。

怀疑骨髓浸润的依据有：①骨痛；②病理性骨折；③同位素骨扫描或正电子发射体层成像（positron emission tomography，PET）中无法解释的"热点"；④不正常的磁共振扫描；⑤高钙血症或血清碱性磷酸酶活性升高；⑥无法解释的血液异常。尽管不特异，最可能提示骨髓受累的血液异常是幼白红细胞性贫血[9-11]（leucoerythroblasti anaemia 见本章下文）。当为了临床分期而进行骨髓检查时，在没有任何迹象表明有浸润的情况下[9, 12]，偶尔也会发现骨髓转移。

考虑到采集的组织样本体积较小，骨髓穿刺和环钻活检都是检查转移性肿瘤浸润骨髓相对敏感的技术。在模拟活检程序的两项尸检研究中，出现骨转移时，骨髓穿刺的阳性率为 28%[13]，单次环钻活检的阳性率为 35%～45%[14]。环钻活检比骨髓穿刺更敏感，通过进行双侧活检或获取单个大活检标本，可以提高敏感性。如果检查大量涂片，同时也评估包埋组织切片，那么穿刺的敏感性就会提高。在穿刺涂片中未发现肿瘤细胞而在环钻活检切片中发现，是很常见的[9, 15]。总体而言，经环钻活检发现的 3/4 的骨髓转移瘤同时也可以被骨髓穿刺检测到。骨髓穿刺和环钻活检两者检测之间的差异通常是由于硬化的基质反应造成的，硬化使得肿瘤较造血细胞更难被抽吸出来。某种程度上，也和活检量不同有关。因为环钻活检敏感性更高，当怀疑骨髓恶性肿瘤转移时，应推荐使用环钻活检。不过偶尔情况下，环钻活检切片没有发现肿瘤细胞，却可在穿刺涂片中发现[2, 9, 5]，因此这两种方法具有互补性。

在大量实体性肿瘤确诊时，骨髓穿刺活检和环钻活检越来越多地被用于评估临床分期，主要见于儿童的神经母细胞瘤、PNET 和横纹肌肉瘤，以及成人的乳腺癌和肺癌。当骨髓转移的可能性很大，并且它们的存在会影响原发治疗的选择时，就需要进行骨髓活检。例如，当要进行根治性手术或放射治疗，或者考虑自体骨髓移植的强化化学药物治疗时，可能需要骨髓活检。

骨髓活检发现转移性病变时，明确最有可能的原发病灶很重要。对腺癌尤其如此，因为尽管许多这样的肿瘤对治疗有相对抵抗性，但起源于乳腺和前列腺的肿瘤可能对激素治疗或其他靶向治疗有反应［例如，针对一些乳腺癌中 *ERBB2* 产物人类表皮生长因子受体 2（epidermal growth factor receptor，HER2）的单克隆抗体治疗］。转移性甲状腺癌的鉴别同样重要，尽管在实践中这种肿瘤很少在骨髓活检标本中意外发现，因为恶性甲状腺肿瘤通常在其原发部位能清楚地表现出来。因此，在这种情况下，很少有必要对未知的原发性肿瘤进行研究，而放射性同位素成像是已知甲状腺恶性肿瘤的参考分期技术。

在诊断骨髓转移性肿瘤最重要的困难包括以下几个方面。

造血系统肿瘤骨髓转移的鉴别——比如，高级别非霍奇金淋巴瘤或伴纤维化的急性髓细胞性白血病（与 WHO 中的急性巨核细胞白血病和急性泛骨髓增生症合并骨髓纤维化的分类一样）。

当原发部位未知，需要明确转移性肿瘤的原发部位。

在肿瘤分期的活检标本中发现小灶转移瘤。

鉴别严重硬化沉积物中少量转移性恶性细胞。

免疫组织化学在明确骨髓转移瘤中具有非常大的作用[16-23]（表 10-1 和表 10-2）。

表 10-1　非造血细胞表达的抗原，用于通过免疫组织化学方法在固定脱钙骨髓环钻活检标本中显示转移性肿瘤

抗　原	抗　体	特异性	评　价
广谱细胞角蛋白（低分子量）*	CAM5.2、AE1、MNF116、5D3	上皮性细胞（细胞质表达）；Merkel 细胞瘤	间变性大细胞淋巴瘤和浆细胞肿瘤偶尔也可阳性表达；白血病髓母细胞可能阳性
广谱细胞角蛋白（高分子量）*	AE3、LP34、C-11、34βE12	上皮性细胞（细胞质表达）；Merkel 细胞瘤	间变性大细胞淋巴瘤和浆细胞肿瘤偶尔也可阳性表达；白血病骨髓母细胞可能阳性
细胞角蛋白 7（CK7）	RN7、LP5K	见表 10-2	
细胞角蛋白 20（CK20）	PW31、CK205、Ks20.8	见表 10-2	
细胞角蛋白 8（CK8）	TS1、5D3（8/18）	上皮性细胞	通常和 CK18 共表达，白血病髓母细胞可能阳性[16]
细胞角蛋白 18（CK18）	DC-10、5D3（8/18）	上皮性细胞	通常和 CK8 共表达
细胞角蛋白 5/6	D5/16 B4（5/6）	伴鳞状分化的上皮性细胞	
甲状腺转录因子 1（TTF1）	SPT24、8G7G3/1	甲状腺滤泡上皮细胞和其他一些腺上皮（核染色）	在腺癌中对甲状腺和肺有特异性；在小细胞癌（包括非肺源性的小细胞癌）中表达
CD10	56C6	部分 B 细胞和肾小管上皮细胞	肾细胞癌通常阳性表达；肝细胞癌常表达 CD10，但是很少转移至骨髓；表达于常见和前 B 淋巴细胞、Burkitt 淋巴瘤和滤泡性淋巴瘤；也表达于骨髓基质细胞和一些中性粒细胞
非特异性肾细胞相关抗原	66.4C2、SPM314	肾小管上皮细胞	
上皮细胞黏附分子（Ep-CAM）	BerEP4、17-1A	上皮性细胞（膜表达）	

（续表）

抗　原	抗　体	特异性	评　价
上皮细胞膜抗原（CD227）	E29、GP1.4	上皮性细胞（膜表达）；Merkel 细胞瘤	间变性大细胞淋巴瘤，非肿瘤性和一些肿瘤性浆细胞也可阳性表达；早期红细胞可能阳性
癌胚抗原（表位包括 CD66）	多克隆抗血清和 85A12、12–140–10、Ⅱ-7	上皮性细胞（膜表达，经常在顶端或腔周分布）	骨髓细胞和成熟中性粒细胞也呈阳性
前列腺特异性抗原	ER-PR8、PSA28/A4、35H9	前列腺上皮细胞（细胞质表达）	特异性表达于前列腺腺癌，但着色可能呈斑驳状
前列腺特异性酸性磷酸酶	PASE/4LJ	前列腺上皮细胞（主要在顶端／腔周分布）	
ERG	API 3017 AAK	伴 *TMPRSS2-ERG* 融合的前列腺癌	
甲状腺球蛋白	DAK-Tg6、1D4	甲状腺上皮细胞（细胞质表达）	
降钙素	多克隆抗血清和 CAL-3-F5	甲状腺髓样 C 细胞（细胞质表达）	
雌激素受体	1D5、6F11	雌激素敏感细胞，包括乳腺、卵巢和子宫内膜（核表达）	对未知原发灶的转移性病变诊断价值有限，但对确定转移性乳腺癌是否可能对抗雌激素治疗有反应有价值
孕激素受体	1A6、16、PgR636	雌激素敏感细胞，包括乳腺、卵巢和子宫内膜（核表达）	可能有助于确定 ER 阴性转移性乳腺癌是否可能对抗雌激素治疗有反应
HER2（c-erbB-2）（CD340）	5A2、CB11、CBE1、PN2A	HER2 蛋白过表达；主要用于乳腺癌异预测对 CD340 单抗的治疗反应（曲妥珠单抗）免疫治疗	许多其他的癌阳性表达，包括女性生殖道、尿路上皮、前列腺和胰腺起源，非小细胞肺癌，不同组织起源的鳞状细胞癌；HER2 评分
S100 蛋白	多克隆抗血清	恶性黑色素瘤（核和细胞质表达）	神经周细胞，一小部分巨噬细胞，朗格汉斯细胞组织细胞增生症和 20% 乳腺癌阳性表达
黑素体基质蛋白 gp100-cl	HMB-45	恶性黑色素瘤（细胞质表达）	许多黑色素瘤中不同比例的细胞阴性
黑素体 - 相关 MART-1 基因产物（melan A）	A103	恶性黑色素瘤（细胞质表达）	
CD56	1B6、CD565、123C3	神经内分泌肿瘤（肺和其他部位的小细胞癌，类癌，甲状腺髓样癌，其他神经内分泌肿瘤包括 Merkel 细胞瘤	NK 细胞、一些 T 细胞、肿瘤性浆细胞、骨髓单核细胞系包括一些 AML 和浆细胞样树突状细胞等也可以阳性表达
嗜铬粒蛋白 A	5H7、DAK-A3	神经内分泌肿瘤（如上）	
突触生长蛋白	27G12、SY38	神经内分泌肿瘤（如上）	
神经丝蛋白	2F11、DA2、N52.1.7	神经内分泌肿瘤（如上）；在一些伴神经胶质分化的神经母细胞瘤中表达（可能在接受治疗的患者中重新出现或进展）	
蛋白基因产物 9.5（PGP9.5）- 泛素 - 相关	多克隆抗血清，10A1	神经外胚层肿瘤包括 PNET（尤其是神经母细胞瘤）和神经内分泌肿瘤（如上）（核和细胞质着色）	新产生的网硬蛋白、软骨细胞和晚期粒细胞前体可能阳性

（续表）

抗 原	抗 体	特异性	评 价
非特征化	NB84	PNET，尤其是神经母细胞瘤（细胞质表达），但是没有 PGP9.5 敏感	广泛的背景核染色，内皮细胞和一些成人恶性上皮肿瘤也可能呈阳性
非特征化	NeuN	PNET，尤其是神经母细胞瘤（细胞质表达）	
胶质细胞原纤维酸性蛋白（GFAP）	6F2、GA5	伴胶质分化的细胞	在神经母细胞瘤治疗后有用，当发生神经胶质细胞分化时，成熟的肿瘤可能类似瘢痕组织 [17]
CD99（MIC2）	12E7、HO36–1.1	PNET，尤其是 Ewing 肉瘤（膜表达）	一些正常的 T 淋巴细胞和多数 B 和 T 细胞性 ALL 也可以阳性表达；80% 的 ALK 阳性和 54% 的 ALK 阴性 ALCL 呈阳性 [17]
FLI-1	GI146–222 替代性多克隆抗血清提供高背景染色	PNET，尤其是伴 t（11；22）和 EWS-FLI 融合的 Ewing 肉瘤（核表达）	一些黑色素瘤和 Merkel 细胞瘤也可以阳性表达；中性粒细胞和巨核细胞呈不同程度的阳性，这可能与低水平的转移有关
Desmin	D33、DE-R-11	横纹肌肉瘤（细胞质表达）	
MyoD1	5.8A	横纹肌肉瘤（核表达）	多数神经母细胞瘤核少数 Ewing 肉瘤/PNET 细胞质染色；在固定组织中很难获得与现有单抗一致的良好性能
			待续
Myogenin	F5D	横纹肌肉瘤（核表达）	
Myoglobin	MG-1、MYO18 和多克隆抗血清	横纹肌肉瘤（细胞质表达）	
von Willebrand factor（第Ⅷ因子相关抗原）	F8/86、36B11 和多克隆抗血清	内皮细胞、内皮源性肿瘤和巨核细胞	
CD34	QBEnd10	非淋巴管内皮，非淋巴管内皮细胞起源及原始造血细胞起源的肿瘤	一些非内皮细胞梭形细胞肿瘤
CD31	JC70a、1A10	内皮细胞包括淋巴管内皮细胞和内皮源性肿瘤；单核细胞、巨噬细胞、破骨细胞、巨核细胞和浆细胞	
p53	DO1、DO7、PAb1801	具有过量野生型 p53 或突变型 p53 的多种来源肿瘤	
p21（WAF1）	4D10、SX118	结合 p53 检测辅助野生型与突变型 p53 表达的鉴别	
Vimentin		间充质细胞，肉瘤	肉瘤阳性表达，但缺乏特异性，因此不推荐使用

*. 细胞角蛋白（上皮细胞骨架中间丝）根据大小进行分类。不同的上皮细胞类型表达特定的细胞角蛋白丝组合；很少有细胞能表达超过有限范围的全部项目。许多商品化的单克隆抗蛋白抗体与一种以上不同大小的细丝共享的表位反应，因此代表了可以用作分辨上皮细胞和非上皮细胞的有用的广谱试剂。有些还被进一步组合成鸡尾酒（如 AE1/AE3），以扩大其覆盖范围。然而，与仅限于单细胞角蛋白类型（如 CK7 或 CK20）的表位反应的抗体是有用的，因为它们与显示不同分化模式（如乳腺导管分化）的上皮细胞反应更加特异

ALCL. 间变性大细胞淋巴瘤；ALL. 急性淋巴细胞白血病；ER. 雌激素受体；HER2. 人类表皮生长因子受体 2；PNET. 原始神经外胚叶肿瘤

表 10-2　在一些骨髓常见转移癌中角蛋白 7（CK7）、角蛋白 20（CK20）和其他标记的表达

	CK7+ CK20+	CK7+ CK20-	CK7- CK20+	CK7- CK20-	其他指标
乳腺导管癌	0 %～16%	82%～95%	0%～3%	0 %～5%	ER(70%～80% 阳性)、HER2(15% 过表达)、GATA3 [23]
乳腺小叶癌	0 %～9%	91%～00%	0%	0%	ER（ 92% 阳性)、HER2 过表达不常见、GATA3 [23]
结直肠腺癌	5 %～10%	0%	75%～5%	0 %～15%	
肺腺癌	10%	90%	0%	0%	TTF1
肺鳞状细胞癌	0%	0 %～47%	0 %～8%	53 %～89%	CK5/6 通常阳性
小细胞肺癌	0%	18 %～43%	0%	57 %～82%	CD56、TTF1（ 非小细胞肺癌也可以表达 TTF1）
肾细胞癌	0%	11 %～24%	0 %～6%	71 %～81%	CD10+
前列腺腺癌	0%～8%	0 %～8%	0 %～23%	62 %～100%	PSA、PSAP
胃腺癌	13%～38%	17 %～25%	35 %～37%	10 %～25%	
甲状腺滤泡、乳头状癌	0%	98%	0%	2%	甲状腺球蛋白、TTF1
甲状腺髓样癌	0%	0%	0%	2%	降钙素、CEA、TTF1

CEA. 癌胚抗原；ER. 雌激素受体；HER2. 人类表皮生长因子受体 2；PSA. 前列腺特异性抗原；PSAP. 前列腺特异性酸性磷酸酶；TTF1. 甲状腺转录因子 1

一、转移瘤的血液学和组织病理学特征

（一）外周血

在骨髓被恶性细胞浸润时，最常见的是正常细胞正常色素性贫血；其他细胞减少较少见。1/3～1/2 的骨髓浸润患者血液中有幼红细胞和中性粒细胞前体细胞—当患者出现贫血时被诊断为幼白红细胞性贫血。幼白红细胞性贫血的存在与骨髓反应性纤维化程度有关，而与恶性浸润的程度无关[10]；最常见于乳腺癌、胃癌、前列腺癌和肺癌。有时骨髓浸润是在外周血没有贫血或其他异常的情况下发现的。

标准显微镜下可见的循环恶性肿瘤细胞数量很少，但可能发生在儿童的小细胞肿瘤中，特别是神经母细胞瘤、横纹肌肉瘤和髓母细胞瘤。在成人癌症患者的血涂片中也可能有足够数量的循环肿瘤细胞出现，但这是非常罕见的。

骨髓中有转移性恶性肿瘤细胞的患者可能表现出由潜在恶性疾病引起的外周血异常，而并非直接由骨髓浸润引起。这些异常可以包括缺铁性贫血、慢性病贫血、微血管病性溶血性贫血、中性粒细胞增多、嗜酸粒细胞增多、血小板减少、血小板增多和红细胞增多。

（二）骨髓细胞学

当骨髓浸润导致骨髓反应性纤维化，穿刺活检可能会导致"干抽"或"血抽"，或仅抽吸到少量造血细胞和肿瘤细胞，或两者都难以抽吸到。当骨髓抽吸量增加时，抽吸物可能是含有肿瘤细胞、成骨细胞和破骨细胞的混合物（图 10-1）。有时，抽吸活检可能全部或部分发

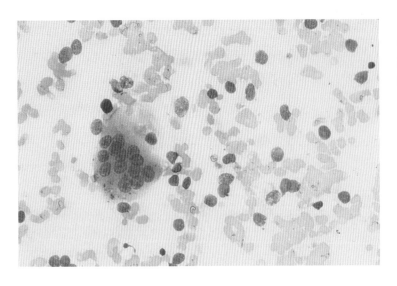

◀ 图 10-1　骨髓（BM）穿刺活检，前列腺癌，显示癌细胞和一个破骨细胞，MGG 染色（40×）

生坏死，观察到这种现象时应怀疑恶性肿瘤的浸润。一个满意的抽吸活检可以包含大量的肿瘤细胞，并混有不同数量的残存的造血细胞，或肿瘤细胞量较稀少，仅能通过长时间的观察才能发现少量肿瘤细胞。如果肿瘤细胞数目稀少，观察涂片的尾部和边缘，以及对大量涂片进行观察都很重要。可以通过应用合适的单克隆抗体，如可以和细胞角蛋白、癌胚抗原、上皮膜抗原（EMA，CD227）[24, 25]反应的抗体，提高骨髓涂片中散在肿瘤细胞的检出率。尽管抽吸涂片的免疫组织化学现在已经很少应用，但是与这些抗体的阳性反应可以更有信心的帮助确定单个肿瘤细胞的存在。

　　恶性肿瘤细胞通常比任何造血细胞都要大，除了巨核细胞。不过，儿童的小细胞肿瘤中，恶性肿瘤细胞的大小可能与母细胞相似，此时需要同急性白血病进行鉴别诊断。恶性肿瘤细胞通常具有黏附性，因此以紧密的团块形式出现，伴或不伴分散的细胞。有时只存在不规则分布的分散细胞。肿瘤细胞通常在大小、形态及核等方面表现出多形性。细胞轮廓可能模糊或细胞可能出现污迹。可有多核瘤巨细胞。核染色质深染，可有核仁。核分裂象可以很多。癌细胞通常有中等量的胞质，不同程度嗜碱性，可含有胞质空泡。在儿童小细胞肿瘤

中，细胞质可以很少，与淋巴母细胞相似，有时因为它们显著的脆性，肿瘤细胞可以仅表现为单个或簇状的裸核。也应当注意到，神经母细胞瘤对 α 乙酸萘酯酶呈阳性反应[26]。不过，它们在细胞学上与单核细胞系不同，并且缺乏 α 丁酸萘酯酶活性。在 1 名脊索瘤的患者中，肿瘤细胞呈泡沫状或空泡状[5]。偶尔，骨髓中的肿瘤细胞似乎有吞噬作用。这在乳腺癌、肺癌[27-29]、髓母细胞瘤[30]、横纹肌肉瘤[31]、Ewing 肉瘤[31]、血管内皮瘤，以及子宫的肉瘤样癌中均有报道。在髓母细胞瘤的患者报道中，还存在肿瘤细胞的自噬作用[30]。

　　通过骨髓穿刺涂片上肿瘤的细胞学特征来判断组织起源通常是不可能的。鉴于此，如果由于任何原因没有进行环钻活检，检查骨髓小粒的组织学切片是有用的。切片可以显示如腺管形成等特征，用于提示可能的组织起源。在一小部分患者中，穿刺涂片的细胞学特征或许可以提示组织起源。黑色素瘤细胞可以通过色素的存在来识别（图 10-2），色素的性质可以通过特定的染色来确认（见下文）。这种染色可能阳性，即使在常规染色的切片上没有检测到色素，但在其他情况下，无色素性黑色素瘤的细胞不能与其他肿瘤细胞区分开来。巨噬细胞内也可以有色素的存在（图 10-3）。肾透

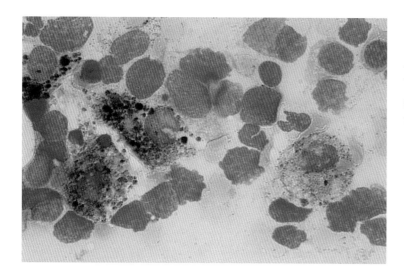

◀ 图 10-2　BM 抽吸，恶性黑色素瘤，显示黑色素瘤细胞含有色素，MGG 染色（100×）

经许可转载，图片由伦敦的 John Luckit 博士提供

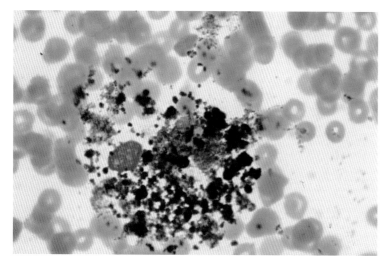

◀ 图 10-3　转移性恶性黑色素瘤 BM 抽吸显示巨噬细胞含有色素，MGG 染色（100×）

明细胞癌是一种特殊的肾脏原发性肿瘤，癌细胞具有相对较小的细胞核，以及丰富但非常弱的嗜碱性胞质（图 10-4）。转移性类癌的肿瘤细胞也有相对较小的细胞核和中等量胞质（图 10-5）。在儿童中，神经母细胞瘤（图 10-6）有时可以通过细胞外蓝灰色纤维物质的存在或具有不规则"尾巴"的细胞的存在来识别；肿瘤细胞排列在神经纤维丝周围形成菊形团（图 10-7）是其独特的形态学特征，在多达 2/3 的患者中被发现[32]。菊形团在其他儿童小细胞肿瘤中不常见，但是少量可见于 Ewing 肉瘤[32] 和其他 PNET。偶尔，神经母细胞瘤胞质嗜碱性，显著空泡化，类似 Burkitt 淋巴瘤[33]。在转移性神经母细胞瘤中，出现分化的神经母细胞可能

与化学药物治疗后较长的生存期相关[34]。在转移性横纹肌肉瘤中，可能有多核瘤巨细胞或双核的梭形横纹肌肉瘤细胞[4]。细胞质通常呈空泡状，大的空泡可聚在一起形成湖[35]（图 10-8）。这些细胞 PAS 阳性。有些患者中，一些肿瘤细胞具有吞噬性[31]。特别罕见的是，骨肉瘤转移至骨髓时，肿瘤细胞看起来像"小蓝圆细胞"[36]。不同原发部位的骨髓转移腺癌中，可观察到不太特异的改变，如胞质泡沫状、空泡状或胞质内黏液致使胞核移位（图 10-9）。在转移性鳞状细胞癌中，用 Romanowsky 染色，有时会发现胞质边缘呈红色，靠近细胞核的胞质更嗜碱性[37]。在小细胞肺癌中，肿瘤细胞通常比大多数癌细胞小，但仍比造血细胞大。它

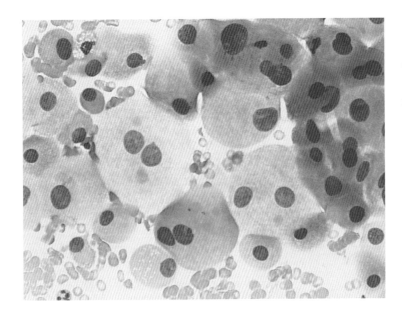

◀ 图 10-4　BM 穿刺，肾癌，显示胞质呈淡黄色的"透明细胞"，MGG 染色（40×）

经许可转载，图片由布里斯班 Devinder 博士提供

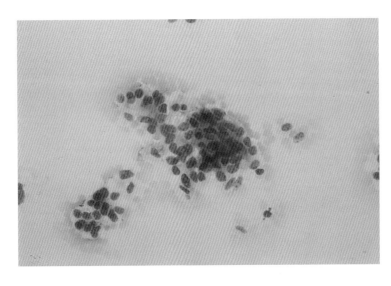

◀ 图 10-5　BM 穿刺，类癌，显示细胞相对较小的胞核，以及数量不定的胞质，MGG 染色（40×）

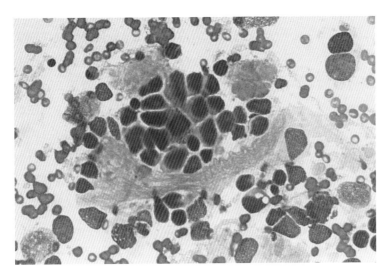

◀ 图 10-6　BM 穿刺，神经母细胞瘤，肿瘤细胞相对较小、核质比高，染色质较弥散。神经纤维丝明显，MGG 染色（40×）

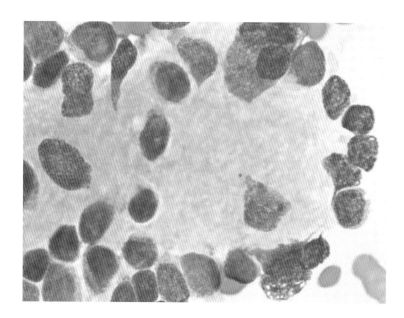

◀ 图 10-7 BM 穿刺，神经母细胞瘤，显示肿瘤细胞围绕神经纤维丝形成菊形团。MGG（100×）

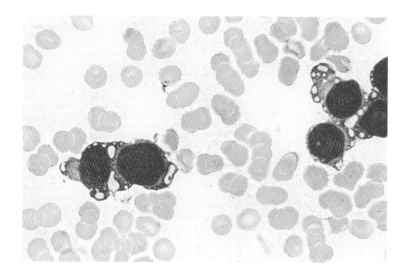

◀ 图 10-8 BM 穿刺，横纹肌母细胞瘤，显示凝集的胞质空泡，MGG 染色（100×）

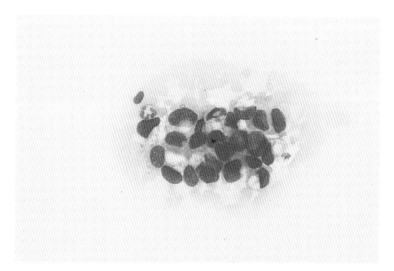

◀ 图 10-9 BM 穿刺，乳腺癌，显示腺癌细胞的分泌小球。MGG（40×）

们胞质稀少，弱嗜碱性，胞核染色质粗糙，核仁不明显。它们的胞核呈裸核状，与邻近的细胞核紧紧相贴（图 10–10）。

骨髓穿刺涂片中的非造血性肿瘤细胞必须与淋巴瘤细胞、急性白血病的干细胞和朗格汉斯细胞组织细胞增多症或系统性肥大细胞增多症的肿瘤细胞区分开来。与恶性肿瘤细胞混淆的其他细胞包括成骨细胞、破骨细胞、基质成纤维细胞、内皮细胞、非典型巨核细胞，以及破碎的红细胞。

当骨髓被恶性肿瘤细胞浸润时，可能会出现相关的反应性改变，包括浆细胞或肥大细胞增多、粒细胞或巨核细胞增生，以及巨噬细胞增多和储存铁增加。凝胶转变的证据很少见，但在严重恶病质的患者可以看到。

（三）免疫组织化学和流式细胞学免疫表型

免疫细胞化学可用于确认骨髓穿刺涂片中是否存在癌细胞及检测罕见细胞（图 10–11）。许多研究已经开始评估应用上皮性抗原免疫细胞化学法评估骨髓转移癌累及程度的价值和可靠性（见下文）。

流式细胞学免疫表型分析，细胞学特征与急性白血病相似的细胞不与 CD45 抗体反应，应怀疑是否为非造血系肿瘤。CD45 阴性 /CD56 阳性的免疫表型可用于已确诊神经内分泌肿瘤的骨髓分期[38]。横纹肌肉瘤也是 CD45 阴性 /CD56 阳性。

（四）细胞遗传学和分子遗传学分析

细胞遗传学分析可能有助于提示浸润骨髓的恶性肿瘤细胞的非造血细胞本质，并特异性明确诊断儿童小细胞肿瘤（表 10–3）。比如，许多横纹肌肉瘤中能够检测到 t（2；13）（q36.1；q14.11）[39] 及少数患者中的变异易位[40]。在神经母细胞瘤中，典型的改变是 +7 和 17q+，后者通常是由 1 号染色体的不平衡易位引起，其中 1p 丢失[41]。Ewing 肉瘤和其他 PNET 可能与 t（11；22）（q24.3；q12.2）或变异体有关。在几种成人肉瘤中也有复发性细胞遗传学异常的报道，但我们还没遇到这些病变累及骨髓的情况。骨髓涂片可用于荧光原位杂交（FISH）分析，以确定特异染色体异常的诊断或预后意义。

Ewing 肉瘤最常见的分子遗传学改变是 t（11；22）（q24.3；q12.2）与位于 22q12.2 的 EWS 基因重排而形成的 EWSR-FLI1 融合基因。在少数患者中还发现了其他变异形式的易

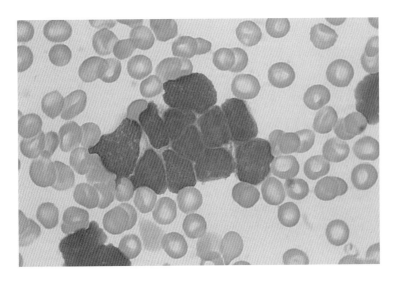

◀ 图 10–10　BM 穿刺，小细胞肺癌，显示癌细胞胞质稀少，和相邻的细胞紧密相连，MGG 染色（100×）

位融合基因。腺泡状横纹肌肉瘤中，分别位于 2q36.1 和 1p36.13 的 *PAX3* 和 *PAX7* 基因重排导致了 *PAX3-FOXO1A* 和 *PAX7-FOXO1A* 融合基因[40]。神经母细胞瘤可能伴随 *MYCN* 基因扩增；如果有，这样的扩增与不良预后相关。FISH 被用来检测骨髓涂片中的 *MYCN* 基因扩增。

（五）骨髓组织学

恶性肿瘤细胞浸润至骨髓可能是局灶性

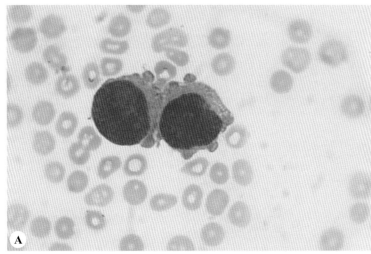
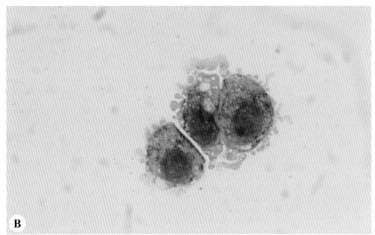

◀ 图 10–11　**BM 穿刺，乳腺转移癌**
A. MGG 染色（100×）；B. 细胞角蛋白的免疫组织化学（100×）

表 10–3　与特定肿瘤相关的一些特征性获得性细胞遗传学和分子遗传学异常

肿　瘤	细胞遗传学异常	分子遗传学异常	频　率
腺泡状横纹肌肉瘤	t（2；13）（q36.1；q14.11） t（1；13）（p36.13；q14.11）	*PAX3-FOXO1A* 融合 *PAX7-FOXO1A* 融合	常见 不常见
PNET 包括 Ewing 肉瘤	t（11；22）（q24.3；q12.2） t（7；22）（p21.2；q12.2） t（17；22）（q21.31；q12.2） t（21；22）（q22.2；q12.2） t（16；21）（p11；q22）	*EWSR1-FLI1* 融合 *EWSR1-ETV1* 融合 *EWSR1-ETV4* 融合 *EWSR1-ERG* 融合	常见 不常见 不常见 不常见 不常见
神经母细胞瘤	2p 双微体或均匀染色区域	*MYCN* 扩增	常见

PNET. 原始神经外胚叶肿瘤

或弥漫性。常见基质和骨反应，但并非一成不变。常见的基质反应包括：①成纤维细胞增生伴网状纤维沉积，有或无胶原形成；②新生血管；③炎症反应（有淋巴细胞、浆细胞、单核细胞、吞噬细胞、肥大细胞）；④坏死。骨改变包括：①骨质溶解，由于肿瘤细胞或破骨细胞活化而引起的侵蚀；②骨硬化症，伴有编织状（海绵状）骨或板层骨发生增加；③混合性骨质溶解和骨硬化。骨发生既可以是化生性（基质的），也可以是伴发性。任何基质和骨改变的组合都能够看到显著的纤维化，最常见于乳腺癌和前列腺癌，但是也相对常见于胃和肺的转移癌 [9, 42, 43]。在纤维化患者中，肿瘤

细胞的数量是可变的（图 10-12 和图 10-13），它们的数量可能非常少。没有认出纤维化基质中的肿瘤细胞会导致原发性骨髓纤维化的错误诊断。转移瘤分化程度变化不一，单凭形态学常无法明确原发肿瘤的部位。通常，当转移瘤是未分化的，鉴别诊断包括低分化癌、高恶性非霍奇金淋巴瘤和恶性黑色素瘤（图 10-14 至图 10-16）；在原发部位不明的转移瘤中，借助免疫组织化学及相关临床病史对于诊断非常重要（见下文）[44]。在未分化或差分化癌中，通常不可能明确肿瘤的原发部位。在显示分化的肿瘤中，或许可能明确癌的类型并提示可能的原发部位——例如，在转移性鳞状细胞癌中，

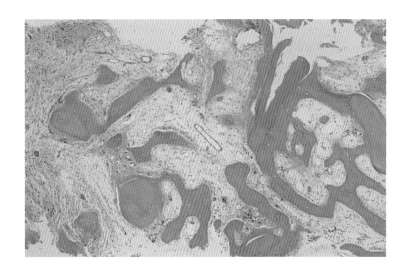

◀ 图 10-12　BM 环钻活检切片，乳腺癌，显示骨硬化，骨髓组织被致密的含有肿瘤细胞的纤维组织取代，HE 染色（4×）

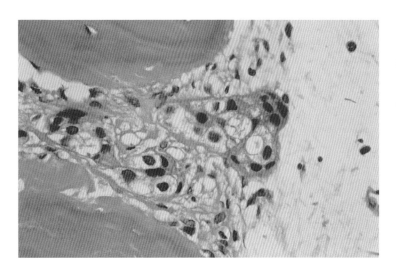

◀ 图 10-13　BM 环钻活检切片，乳腺癌（与图 10-12 为同一患者），显示一团细胞核深染，胞质空泡状的肿瘤细胞，HE 染色（40×）

肺是最常见的原发部位。鳞状分化可以依据角化的形成，以及细胞间桥的存在进行判断。鳞状细胞癌、小细胞癌和腺癌的混合分化模式高度提示其肺来源。

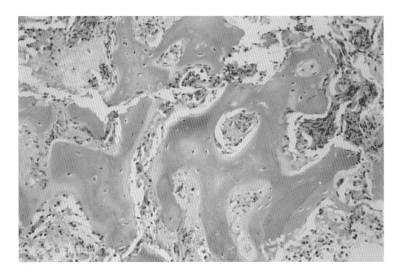

◀ 图 10–14　BM 环钻活检切片，低分化前列腺癌，显示骨质硬化，骨髓组织被致密的含有肿瘤细胞的纤维组织取代，HE 染色（10×）

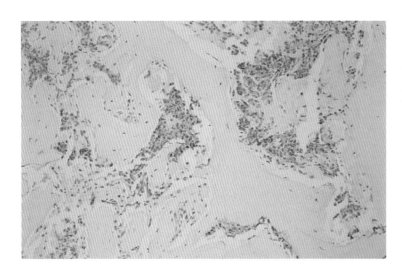

◀ 图 10–15　BM 环钻活检切片，低分化前列腺癌（与图 10–14 为同一患者），显示肿瘤细胞表达细胞角蛋白。免疫过氧化物酶，抗细胞角蛋白单克隆抗体（McAb）（10×）

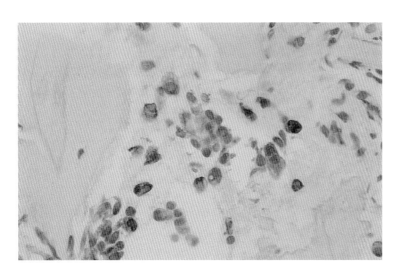

◀ 图 10–16　BM 环钻活检切片，低分化前列腺癌（与图 10–14 为同一患者），显示肿瘤细胞表达细胞角蛋白。免疫过氧化物酶，抗细胞角蛋白单克隆抗体（McAb）（40×）

转移性腺癌可以依据腺管形成（图 10-17）、印戒细胞和（或）黏液（最佳的检测方法是联合应用消化 PAS/PAS）的存在诊断。黏液染色有助于发现少量腺癌细胞，当它们在基质中散在浸润时很难发现（图 10-18）。一些腺癌可产生大量的细胞外黏液，也可用黏液染色检测

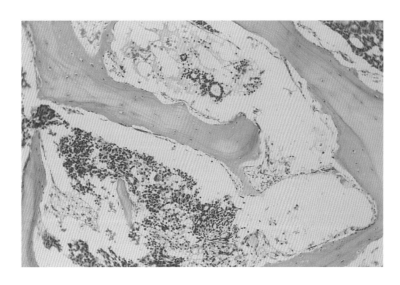

◀ 图 10-17　BM 环钻活检切片，高分化前列腺癌，显示肿瘤细胞形成小而清晰的腺样结构。树脂包埋，HE 染色（10×）

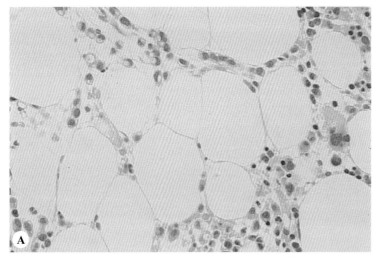

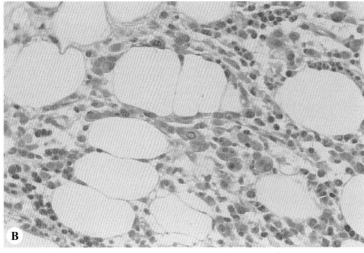

◀ 图 10-18　BM 环钻活检切片，腺癌，显示基质浸润

A. HE 染　色（40×）；B. Alcian blue 染色（40×）（经许可转载，图片由伦敦的 S.Wright 博士提供）

（图 10-19）。值得注意的是，印戒细胞很少出现在淋巴瘤中[45]。转移性腺癌能够原发于胃肠道、乳腺、前列腺、卵巢、子宫内膜、胰腺，以及其他许多部位。筛状、微腺型生长模式伴纤维化，以及骨发生提示前列腺起源（图 10-20）。偶尔，存在大腺管结构（图 10-21），也常伴随纤维化和新生骨。乳腺癌的确认通常依据与原发乳腺相似的形态学，包括导管形成，特别在小叶癌中，细胞条索形成"列兵"样排列模式（图 10-22）。有时可以看到单个乳腺癌细胞胞质内管腔，通过联合应用 Alcian blue/PAS 染色可以显示（图 10-23）。大部分但不是全部来源于乳腺的骨髓转移癌伴随纤维化和骨发生。免疫组织化学染色有帮助（见下文）。因

为乳腺转移性小叶癌浸润性生长基质反应轻，因此检测困难。因此，建议在为分期目的进行活检时常规使用免疫组织化学[46]。由含细胞内黏液的柱状上皮细胞排列而成的缎带或绒毛状结构的腺癌，通常起源于大肠（图 10-24）。透明细胞癌因为胞质内存在丰富的糖原或脂质而呈浅染；黏液染色阴性。转移性透明细胞癌可能的原发部位包括肾脏、卵巢和肺。在罕见的情况下，当存在转移性甲状腺滤泡癌时，若观察到含有胶质的滤泡则应引起怀疑。

肺转移性小细胞癌常转移至骨髓（见下文）。细胞通常小（大约为淋巴细胞的 2 倍），核深染，圆形或卵圆形，细胞质稀少（图 10-25）。特征性的改变是细胞核与周围相邻的细胞紧密相邻，

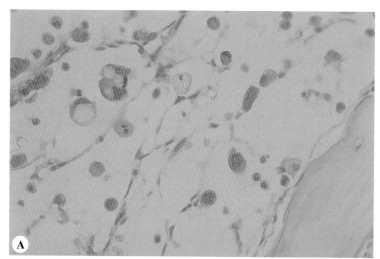
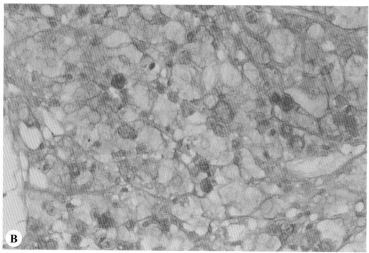

◀ 图 10-19　**BM** 环钻活检切片，腺癌，显示细胞内黏液和丰富的细胞外黏液
A. HE 染色（40×）；B. PAS 染色（40×）

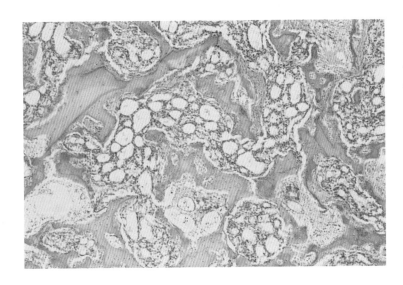

◀ 图 10-20 BM 环钻活检切片，前列腺癌，显示微腺样结构伴广泛的新骨形成，HE 染色（20×）

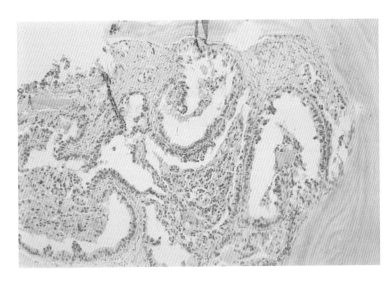

◀ 图 10-21 BM 环钻活检切片，前列腺癌的巨腺样结构，HE 染色（20×）

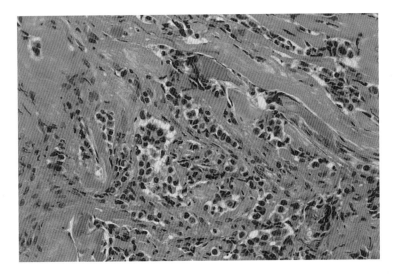

◀ 图 10-22 BM 环钻活检切片，乳腺癌，显示核深染的肿瘤细胞在致密的基质（促结缔组织增生）中排列呈条索和线样。HE（40×）

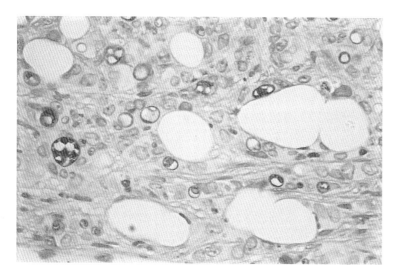

◀ 图 10-23 BM 环钻活检切片，乳腺小叶癌，显示细胞胞质内空腔形成。Alcian blue 阳性物质出现在细胞质周围的空泡中和 PAS 阳性物质位于中央。电子显微镜显示乳腺小叶癌中的这些结构代表单个肿瘤细胞内形成的真正管腔，而不是单纯的分泌泡。Alcian blue/PAS 联合染色（100×）

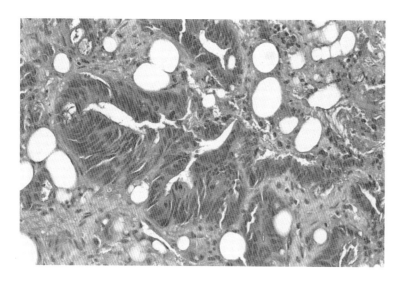

◀ 图 10-24 BM 环钻活检切片，原发于结肠的转移性腺癌，显示腺管样和绒毛状结构，HE 染色（40×）

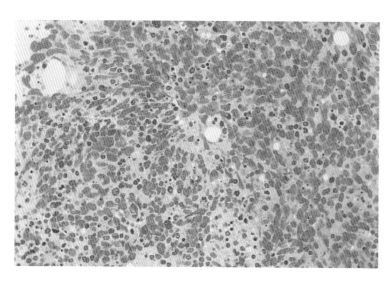

◀ 图 10-25 BM 环钻活检切片，支气管小细胞癌成片排列，显示深染的卵圆形胞核，胞质稀少；细胞核紧密相邻。树脂包埋，HE（40×）

但不特异。偶尔，肿瘤细胞形成菊形团。坏死常见，核呈较难解释的污秽样。也可出现小细胞癌的形态学亚型，在这些亚型中，细胞轻度变大，呈梭形或多边形。转移性小细胞癌主要的鉴别诊断是非霍奇金淋巴瘤。伴有神经外胚层分化的其他肿瘤，如恶性类癌，偶尔也可转移至骨髓；这些细胞具有独特的形态，形态单一的细胞排列呈巢状和缎带状，核内染色质密集、分布均匀（图 10-26）。Merkel 细胞癌偶尔转移至骨髓，尤其见于免疫抑制的患者[47]。

在 5% 的播散性病变患者的骨髓中发现恶性黑色素瘤[48]。如果肿瘤细胞（图 10-27）或相关的巨噬细胞内有色素，诊断相对容易，但怀疑为恶性黑色素瘤。

骨髓内的转移性梭形细胞肿瘤的鉴别诊断包括显示梭形细胞分化的癌、恶性黑色素瘤，以及各种肉瘤。肉瘤罕见转移至骨髓，当发生转移时，原发肿瘤通常已经很明显。卡波西肉瘤转移至骨髓罕见，但可见于 AIDS 患者[49]，偶尔也可见于 HIV 阴性的患者[50]。骨髓可能被不正常的组织广泛取代，包括被覆梭形内皮细胞的裂隙样血管腔（图 10-29）。肿瘤性血管内皮细胞大而饱满的细胞核伸入异常的血管腔，其中一些管腔充满红细胞。吞噬含铁血黄素的巨噬细胞增多。血管肉瘤（包括卡波西肉瘤）显示不同程度的血管分化，并可形成网状或实

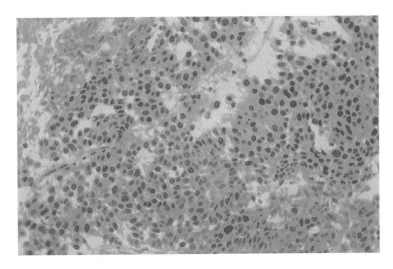

◀ 图 10-26　BM 环钻活检切片，类癌（原发部位不明），显示相对一致的深染卵圆形核，胞质嗜酸性；有些区域肿瘤细胞排列呈梁状。树脂包埋，HE 染色（40×）

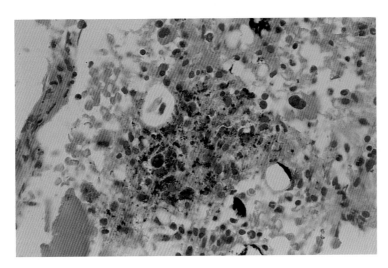

◀ 图 10-27　BM 环钻活检切片，恶性黑色素瘤，显示局灶包含有大量色素的肿瘤细胞浸润。肿瘤细胞核深染，有些具有显著的核仁（应当注意到，在转移性恶性黑色素瘤中不常见到大量的色素），HE 染色（40×）

如果患者尚不清楚是否患有黑色素瘤，则应通过 Masson-Fontana 或 Schmorl 黑色素染色来确认存在的色素性质。然而，转移性无色素性恶性黑色素瘤（图 10-28）并不少见，因此应考虑应用免疫组织化学进行确认。如果转移瘤是由多角形或梭形细胞组成，且核仁突出，则应

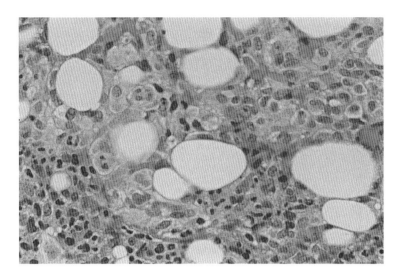

◀ 图 10-28　**BM** 环钻活检切片，无色素性黑色素瘤由相对淡染的上皮样细胞构成。需免疫组织化学染色确定该肿瘤的本质；细胞表达 **S100** 蛋白和 **HMB-45**，**HE** 染色（**40×**）

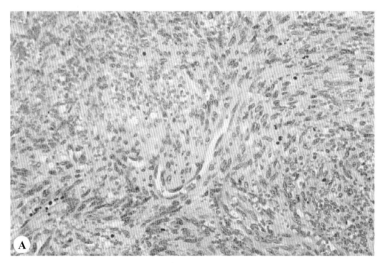

◀ 图 10-29　**BM** 环钻活检切片显示没有获得性免疫缺陷综合征（**AIDS**）患者的卡波西肉瘤

A. HE 染色（25×）；B. HE 染色（100×）（经许可转载，图片由科罗拉多州奥罗拉市 R.M.Conran 博士和 V.B.Reddy 博士提供）

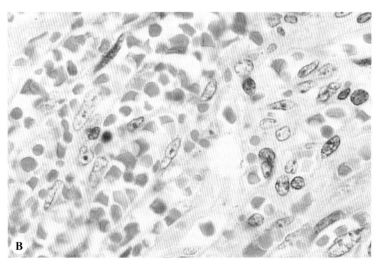

性梭形细胞结构（图 10-30 和图 10-31）。上皮样血管内皮瘤的血管腔可能不明显[51]。免疫组织化学显示血管内皮细胞抗原表达可能有助于血管形成不明显的患者的诊断。

发生在儿童的许多恶性肿瘤由相对一致、核圆形的小细胞构成。这些肿瘤浸润至骨髓的鉴别诊断包括非霍奇金淋巴瘤（通常为淋巴母细胞或 Burkitt 淋巴瘤）、转移性神经母细胞瘤、横纹肌肉瘤、Ewing 肉瘤、其他 PNET 和视网膜母细胞瘤。临床特征、形态学表现、组织化学及免疫组织化学染色均需考虑，才能做出明确诊断。淋巴母细胞性淋巴瘤和 Burkitt 淋巴瘤转移至骨髓的表现见前文描述；所有这些都表达 CD45 和 B 细胞或 T 细胞免疫学标记。神经母细胞瘤是儿童最常见的恶性实体性肿瘤，常转移至骨髓。大多数患者为 4 岁以下儿童。肿瘤性细胞比小淋巴细胞稍大，具有规则的圆形深染的胞核，胞质少[52]（图 10-32）。少数患者可见菊形团，肿瘤细胞围绕在纤维性物质周围，这些物质在 HE 染色的切片中呈粉红色（图 10-33）。部分浸润可发生在窦内。神经母细胞瘤瘤细胞可以显示局灶性 PAS 阳性，但这种

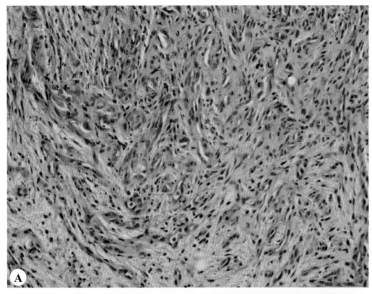
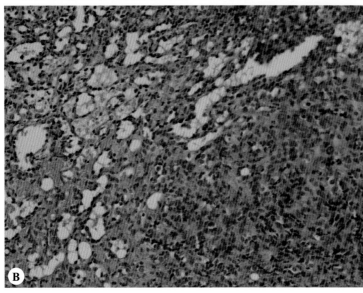

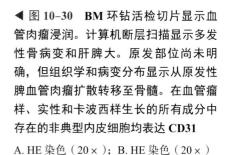
◀ 图 10-30　BM 环钻活检切片显示血管肉瘤浸润。计算机断层扫描显示多发性骨病变和肝脾大。原发部位尚未明确，但组织学和病变分布显示从原发性脾血管肉瘤扩散转移至骨髓。在血管瘤样、实性和卡波西样生长的所有成分中存在的非典型内皮细胞均表达 CD31
A. HE 染色（20×）；B. HE 染色（20×）

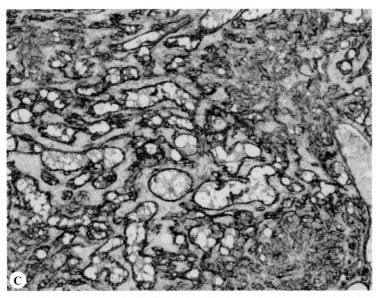

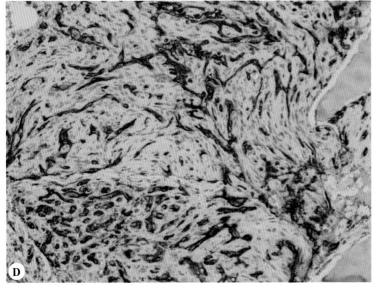

◀ 图 10-30（续）　**BM** 环钻活检切片显示血管肉瘤浸润。计算机断层扫描显示多发性骨病变和肝脾大。原发部位尚未明确，但组织学和病变分布显示从原发性脾血管肉瘤扩散转移至骨髓。在血管瘤样、实性和卡波西样生长的所有成分中存在的非典型内皮细胞均表达 **CD31**

C. 混合性区域，CD31 的免疫过氧化物酶染色（20×）；D. 卡波西样区域。CD31 的免疫过氧化物酶染色（20×）

情况少见于横纹肌肉瘤和 Ewing 肉瘤。在所有这些肿瘤的固定组织切片中，较难检测到 PAS 阳性；如前所述，应通过抽吸涂片染色来寻找。

在 1 项研究中，16% 的横纹肌肉瘤可发生骨髓转移[1]。组织学亚型包括：①胚胎型，可进一步分为黏液样细胞、梭形细胞或圆形细胞[53]，圆形细胞亚型在骨髓转移瘤中最常见；②腺泡型，以肿瘤细胞排列呈不规则腔隙为特征[54]；③多形性型，此型罕见，不常见于儿童。在任何一种亚型中，可能会含有少数核位于细胞周边的多核横纹肌样细胞。假腺泡结构

可能是由肿瘤细胞黏附在血管腔周围形成[35]。诊断取决于发现横纹肌分化。横纹肌母细胞可以是卵圆形、梭形、蝌蚪样或带状。它们有丰富粉染的颗粒样胞质，并显示横纹特征（图10-34）。横纹肌母细胞的数量变化很大；在许多患者中，大多数肿瘤细胞为未分化的圆形或梭形细胞。Ewing 肉瘤和相关的 PNET 可能是起源于骨或软组织的恶性肿瘤。多数患者为10—20 岁，35% 的患者可发生骨髓转移[1]。肿瘤细胞是小淋巴细胞的 2 倍，胞核呈圆到卵圆形泡状（图 10-35）。它们胞质内含有糖原，可

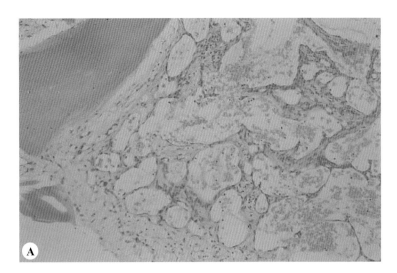

▲ 图 10-31 **BM** 环钻活检切片，钍对比剂诱发的转移性血管肉瘤，显示出具有折射性的钍对比剂

A. HE 染色（10×）；B. HE 染色（20×）；C. HE 染色（40×）

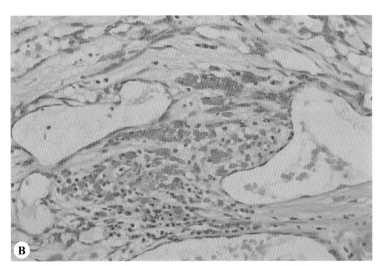

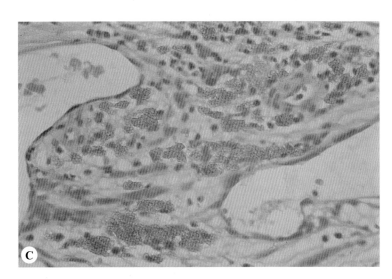

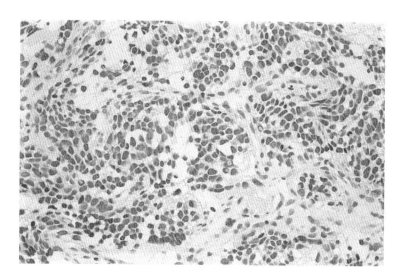

◀ 图 10-32　BM 环钻活检切片，神经母细胞瘤，显示胞质稀少的小细胞广泛弥漫浸润，HE 染色（40×）

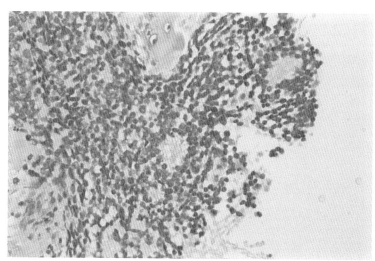

◀ 图 10-33　BM 环钻活检切片，神经母细胞瘤，显示菊形团形成。注意神经母细胞瘤肿瘤细胞聚集在粉红色物质周围。HE（40×）

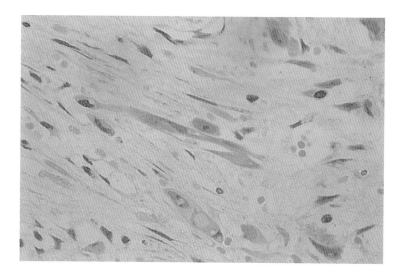

◀ 图 10-34　BM 环钻活检切片，横纹肌肉瘤，显示拉长的瘤细胞具有丰富的嗜酸性胞质（横纹肌母细胞）。树脂包埋，HE 染色（40×）

显示 PAS 阳性染色，细而分散，或形成大块阳性染色物（图 10-36）。横纹肌肉瘤中可以发生恶性肿瘤细胞的嗜红细胞[55] 和嗜血现象[56, 57]，但并不特异，因为它们还可以出现在其他肿瘤中（见后文）。

骨髓罕见良性非造血系统肿瘤，包括血管瘤和淋巴管瘤。淋巴管瘤病可以累及骨髓，以及其他器官[58]。已有报道脾和骨髓可以同时发生血管淋巴管瘤[59]（图 10-37）。卡波西肉瘤很少累及骨髓。

（六）免疫组织化学

在含有转移性低分化肿瘤的骨髓环钻活检切片中，用一小组抗体进行免疫组织化学染色有助于显示淋巴细胞抗原（CD45、CD20 和 CD3）、上皮标志物（细胞角蛋白和上皮膜抗原）和黑色素瘤相关抗原（S100 蛋白，melan A 和 HMB-45 抗体识别的抗原）[24, 44, 60, 61]。如果一个未分化肿瘤的这些标记是阴性的，或者对所有这些标记产生不明确的结果，鉴别诊断包括间变性浆细胞瘤 / 多发性骨髓瘤、间变性大细胞淋巴瘤和未分化癌；需要进一步进行免疫组织化学来研究这些可能性。

不同表达模式的细胞角蛋白能够帮助明确癌，尤其是腺癌的原发部位（表 10-2）。

前列腺起源的转移性腺癌可以应用免疫组

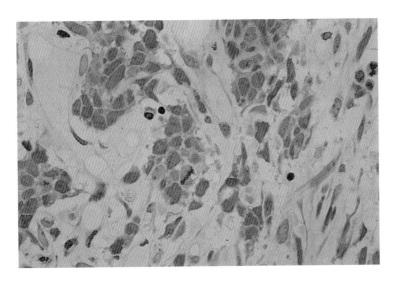

◀ 图 10-35　BM 环钻活检切片，Ewing 肉瘤，显示纤维基质中的不规则细胞团；细胞核卵圆形，核仁不明显，胞质稀少。树脂包埋，HE 染色（40×）

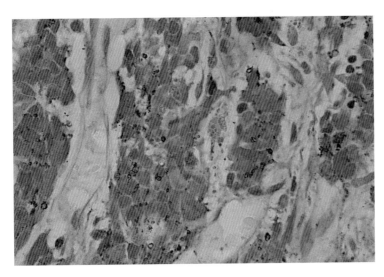

◀ 图 10-36　BM 环钻活检切片，Ewing 肉瘤，显示胞质内大量糖原颗粒。树脂包埋，PAS（40×）

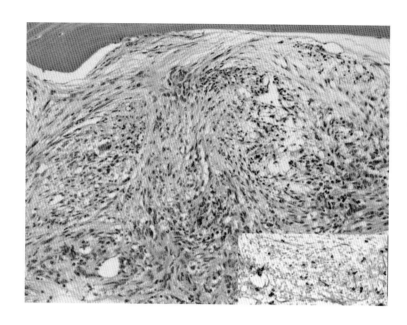

◀ 图 10−37　BM 环钻活检切片，转移性脾脏血管淋巴管瘤（**haemangiolymph-angioma**），HE 染色（**40×**）。肿瘤性血管内皮表达 CD8，与脾窦内皮细胞表型一致。免疫过氧化物酶（**40×**）

织化学染色通过抗体能与前列腺特异性抗原反应来确定[62]。既然这些抗体也可能与一些结肠肿瘤反应[63]，建议同时应用前列腺特异性酸性磷酸酶进行免疫染色。两种抗体的使用大大提高了确定转移性前列腺癌的敏感性和特异性。

不幸的是，对乳腺癌没有具有同样组织特异性的抗原，但不同的细胞角蛋白表达是有用的（表 10−2）。应用免疫组织化学可能显示 ER 和 PR 核表达（图 10−38），但是这些抗原也在其他不同腺癌中表达，尤其是那些起源于子宫内膜和卵巢的肿瘤。它们也可能在转移性肺腺癌中表达[64]。这些抗原的表达与肿瘤的确切来源无关，但对治疗方案选择很重要。HER2 的表达也与治疗选择密切相关，该抗原的免疫组织化学与来源不明的腺癌相关。然而，如果可以获得原发肿瘤的活检标本，HER2 分析应在这些组织上进行，而不是在骨髓上进行，因为固定和脱钙使骨髓转移的分析不可靠。

甲状腺球蛋白的免疫组织化学染色在明确甲状腺起源的转移癌有用。甲状腺转录因子 1（TTF1）通常也呈阳性，但值得注意的是，阳性反应通常发生在肺非鳞状细胞癌中，其更可能表现为未知来源的转移。

小细胞癌与 CD56 抗体阳性反应，通常与角蛋白的一些抗体也有阳性反应（如 CAM5.2 和 MNF116），角蛋白表达呈独特的胞质内点状或核旁环状阳性。蛋白基因产物 9.5（PGP9.5）是神经外胚层细胞进一步表达的抗原，在小细胞癌的诊断中也有一定的价值，但应注意，多克隆抗 PGP9.5 抗血清与某些淋巴瘤[65]，以及 50% 的浆细胞瘤[66] 可以发生交叉反应。其他显示神经外胚层分化的肿瘤，如类癌和甲状腺髓样癌可能转移至骨髓；CD56、CgA、Syn、NF，以及 PGP9.5 的免疫组织化学染色能够帮助明确这些肿瘤的神经内分泌分化[67−69]。此外，甲状腺髓样癌可表达降钙素。Merkel 细胞癌通常表达广谱细胞角蛋白和 CK20（但不表达 CK7）、EMA、NSE、NF、Syn 和 CgA；末端脱氧核苷酸转移酶、PAX5 和免疫球蛋白（不一定是克隆性）能够被表达，这些标记提示肿瘤细胞可能起源于早期 B 细胞[70]。

在转移性黑色素瘤的患者中，S100 蛋白免疫组织化学染色通常阳性[44]。在骨髓环钻活检切片中，HMB-45 和 melan A 也与转移性恶性黑色素瘤反应良好。梭形细胞黑色素瘤和梭形细胞（肉瘤样）癌可以混淆；前者表达 S100

蛋白，后者表达细胞角蛋白。不过，除细胞角蛋白外，还有相当少数乳腺癌表达 S100 蛋白。应用 vimentin 免疫组织化学染色将这些梭形细胞肿瘤同真正的肉瘤进行鉴别是不可靠的，因为许多具有梭形细胞形态的非肉瘤性肿瘤表达 vimentin。然而，除了血管肉瘤的亚型，在骨

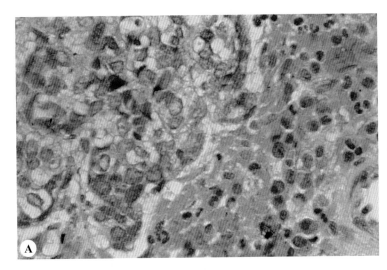

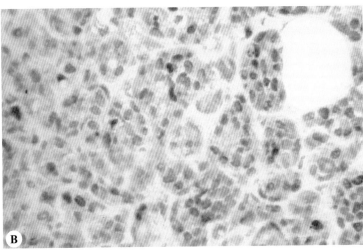

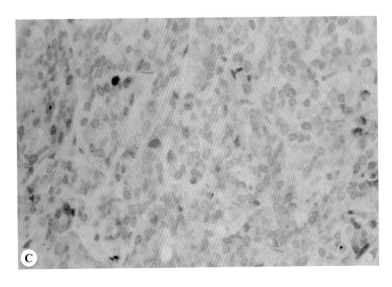

◀ 图 10-38　BM 环钻活检切片显示低分化乳腺癌；细胞核清楚地表达 ER，但不表达 PR

A. HE 染色（50×）；B. 石蜡包埋，免疫过氧化物酶染色 ER（50×）；C. 免疫过氧化物酶染色 PR（50×）

髓活检中罕见转移性肉瘤。在血管肉瘤和卡波西肉瘤中，血管内皮起源的恶性肿瘤细胞能够用 von Willebrand 因子、CD31 和 CD34 免疫组织化学标记显示。卡波西肉瘤的病原体，人类疱疹病毒 8 型（HHV-8）[71]，也可以通过免疫组织化学证实这种特异性诊断。

神经母细胞瘤细胞通常表达 NSE 和 PGP9.5，CgA 表达不太稳定（图 10-39），可表达 Syn、GD2 和抗体 NB84 及 NeuN 检测到的抗原。在横纹肌肉瘤中，desmin、myogenin 和 MyoD 免疫组织化学染色通常阳性[72]，尽管 myoglobin 免疫组织化学染色更特异，但表达不稳定[53]。伴 t（11；22）（q24；q12）的 Ewing 肉瘤强表达 CD99（MIC2）[73, 74]，但这个表达并不特异，因为在高比例的 T 系和急性 B 淋巴细胞白血病，以及一些其他肿瘤中也可表达[75]。更多分化的 PNET 肿瘤可能表达 NSE、S100、CD57 和 PGP9.5。

二、骨髓检查在实体性肿瘤分期中的作用

在多数大中心，通过抽吸和环钻活检检查骨髓是判断儿童神经母细胞瘤临床分期的一个确定部分。在所有患者中，约一半在初次诊断时骨髓活检呈阳性，其中大多数患者有转移扩散到其他部位的证据[76]。骨髓穿刺活检和环钻活检结果的常不一致。在 1 项报道中，环钻活检仅 20% 的患者呈阳性，7% 环钻活检切片显示正常的患者在穿刺涂片中见到肿瘤细胞。从双侧髂嵴取骨髓穿刺涂片和环钻活检可使临床分期的敏感性提高 10%。必须特别仔细地检查骨髓穿刺涂片和环钻活检切片，因为浸润灶通常非常局限[77, 78]。在骨髓外观可疑但不能诊断浸润的情况下，用与神经外胚层抗原反应的抗体（UJ13A 和 UJ127.11，与 CD56 抗原的表位反应）对骨髓穿刺涂片进行免疫细胞化学染色可能有助于确认骨髓是否受累[79, 80]。应用免疫组织化学在石蜡包埋切片上进行 NSE 染色，并没有增加骨髓活检检查肿瘤细胞的灵敏性[68]。检测 PGP9.5 表达非常可靠，应该在所有的患者中进行；它主要以细胞核表达为主，伴胞质弱表达。应用它可以发现骨髓极小的受累病灶，甚至单个细胞（图 10-40）。也可以用其他抗体，如 NB84[81, 82] 和 NeuN[83]，但这些标记可能在更原始的肿瘤细胞中不表达，但可通过 PGP9.5 表达检测。更困难的是评估化学药物治疗后神经母细胞瘤患者骨髓是否受侵；必须应用环钻活检取得足够大小和数量的标

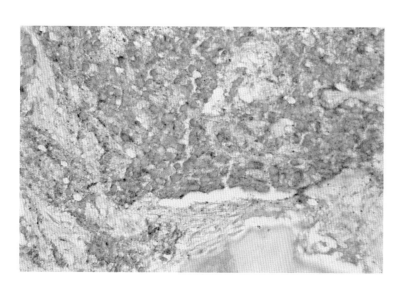

◀ 图 10-39 BM 环钻活检切片显示神经母细胞瘤。嗜铬粒蛋白的免疫过氧化物酶染色（40×）

经许可转载，图片由大卫·埃文斯教授（已故）提供

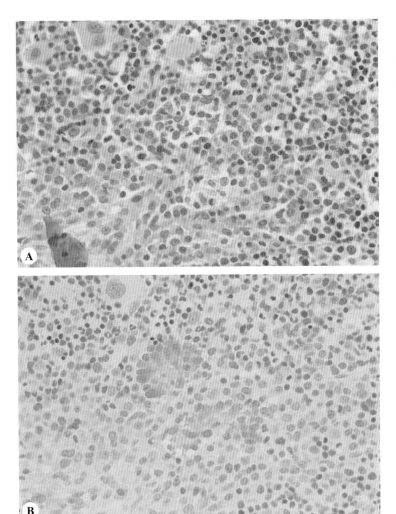

◀ 图 10-40　BM 环钻活检切片显示神经母细胞瘤的微小浸润

A. HE 染色（40×）；B. 免疫组织化学染色 PGP9.5（40×）

本 [84-86]。有人建议对治疗后骨髓环钻活检切片的表现划分为 4 个等级：① 1 级，正常（或细胞量少）骨髓；② 2 级，以网状纤维化为唯一异常改变的骨髓；③ 3 级，伴胶原纤维化的结构扭曲；④ 4 级，有显著肿瘤细胞的骨髓，伴或不伴有其他异常 [52]。Reid 和 Hamilton 认为所有的 2～4 级表现与肿瘤持续累及骨髓相一致，即使当单个肿瘤细胞无法确定时。目前尚不清楚 2 级和 3 级是否真的如此 [87]，以及不同的分级是否与不同的临床预后相关。在神经母细胞瘤治疗期间获得的后续骨髓样本中，需要识别的另一个重要特征是原始小细胞分化成大的神经节样细胞和由神经元及神经胶质细胞突起组成的粉红色纤维丝（神经毡）区域

（图 10-41）。神经节样细胞可能表现出与巨核细胞相似的形态，而神经毡需要与纤维组织进行鉴别。PGP9.5 免疫组织化学染色在两种分化的神经母细胞瘤组织中均为阳性，在确定它们的真实本质很有用。

在成人，骨髓检查并不常规用于大多数实体性肿瘤的临床分期，尽管已建议将其应用于小细胞肺癌和乳腺癌，但绝不是普遍应用，即使对于这些肿瘤也是如此。在小细胞肺癌中，骨髓环钻活检的阳性率为 25%～30% [11, 88, 89]；抽吸活检对检测骨髓受累的敏感性较低。有人认为，应对小细胞肺癌患者进行骨髓检查，以确定哪些患者可能适合尝试性治疗 [90]。不过，一些研究显示，在伴或不伴骨髓受累的患者间

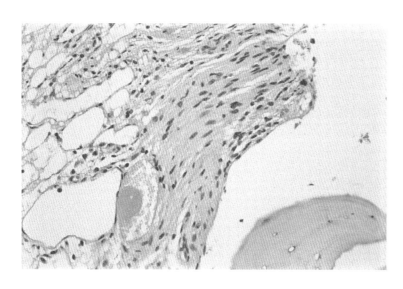

◀ 图 10-41　**BM** 环钻活检切片，神经母细胞瘤治疗后随访。富含细胞的"纤维"组织仍然存在，至少可以看到一个大的像神经节样细胞的胞质，**HE** 染色（**40×**）

不存在生存差异[11, 81]，因此常规进行骨髓检查受到质疑[11]。影像学技术，如磁共振，被认为是更敏感的替代分期方法[91]。

有几项研究评估了骨髓穿刺活检和环钻活检在评估乳腺癌临床分期中的作用。亚临床转移性疾病的检测可能有助于鉴别有明显局限性病变的患者，这些患者可能会从辅助化学药物治疗中受益。在放射性同位素骨显像阳性的患者中，25%～55% 患者的骨髓活检呈阳性，但只有 4%～10% 放射性同位素骨显像阴性患者的骨髓活检能检测到肿瘤[9, 92]。在 1 项报道中，23% 的乳腺癌患者在首次复发时发现骨髓活检阳性[92]。为了提高骨髓活检作为临床分期的敏感性，一些研究应用免疫组织化学染色来确定那些常规检测无法发现的微小转移灶。应用的方法包括最初在全麻下从多个位点（≥ 8 个）进行骨髓穿刺，富集标本并制作多张涂片。然后应用针对 EMA[93, 94] 或细胞角蛋白[95] 或这几种抗原的鸡尾酒组合[96] 的抗体对肿瘤细胞进行检查。应用这种方法，27%～35% 的患者在诊断时发现了微转移，并且微转移的存在与原发肿瘤的大小相关[93, 94]。骨髓微转移的存在是骨早期复发的预测因素。即便有这些结果，应用免疫组织化学检测骨髓穿刺涂片中的微转移

灶仍不常规应用于乳腺癌临床分期。建议应用相似的方法检测口腔癌、食管癌、胃癌[97-100]、胰腺癌[101, 102]、非小细胞肺癌[103]、尿路上皮癌[104]，以及恶性黑色素瘤[105]。应用反转录聚合酶链反应（RT-PCR）检测癌胚抗原信使核糖核酸（mRNA）的方法，检测乳腺癌或结肠癌骨髓隐匿浸润灶的抽吸物[106107]，并检测乳腺癌患者中的细胞角蛋白 mRNA[108]，在最初的研究中也证明是成功的。这些技术检测这些肿瘤骨髓隐匿性微转移灶的临床价值仍未证实[109]。目前，在包括乳腺癌的所有患者中，免疫细胞化学方法的技术问题，包括由于皮肤污染或非特异性造血细胞反应导致的假阳性结果，限制了其在常规实践中的适用性[110, 111]。

三、骨髓检查在确定转移灶组织起源和与预后或治疗相关的指标中的作用

有时，发现骨髓转移灶提供了第一个证明没有明显原发性肿瘤患者患有肿瘤的证据。即使是转移性患者，在可能有特殊治疗的情况下，确定起源组织也很重要。因此，有必要识别乳腺癌、子宫内膜癌、卵巢癌、前列腺癌、肺癌

和甲状腺癌，以及儿童的小细胞肿瘤。如前所述，根据肿瘤性质，明确起源组织可通过细胞学、组织学、免疫表型和细胞遗传学或分子遗传学分析进行。所有这些肿瘤类型的信息都需要根据患者的年龄和性别进行整合并解释。

四、确定骨髓肿瘤浸润的问题和陷阱

在穿刺涂片和活检组织切片中，骨髓中的正常成分可能会被误认为非造血性恶性肿瘤细胞。这些包括巨核细胞、被挤压的红细胞、成骨细胞（图 10-42）、破骨细胞、基质巨噬细胞、内皮细胞和成纤维细胞。认识抽吸涂片中这些基质成分的形态对于避免其与恶性肿瘤细胞混淆尤为重要。

环钻活检标本中外来组织的人为内含物（如皮肤、汗腺、毛囊或骨骼肌）可类似恶性非造血细胞（图 10-43，图 1-70 至图 1-73）。在插入活检针之前，应小心地做一个小的皮肤切口，并使用一次性针头，以确保刃口锋利，避免这种内含物混入。在组织处理过程中，应避免其他样本被混入到石蜡块中，在制备小型或易碎活检样本时，应遵循良好的实验室习惯；这些标本在加工前应包裹在卫生纸或海绵中，或放在铁丝网中。如果怀疑组织混入，可以通过分

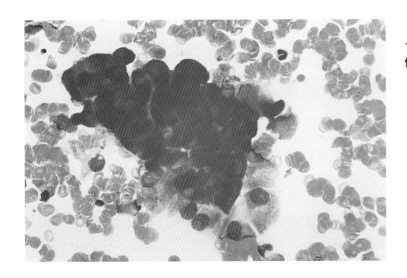

◀ 图 10-42　**BM 穿刺活检显示一簇类似癌细胞的成骨细胞，MGG 染色（40×）**

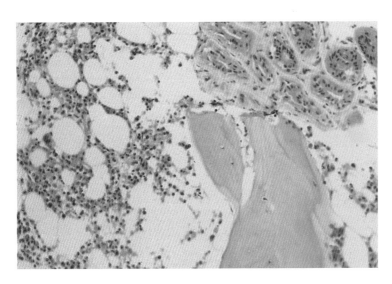

◀ 图 10-43　**BM 环钻活检切片，混入的汗腺类似腺癌，HE 染色（40×）**

子检测来证实，以证明单个蜡块中组织碎片来源于不同患者[112, 113]。然而，甲酸脱钙限制了环钻活检样本脱氧核糖核酸（DNA）的质量，因此这种方法在以此种方式脱钙的样本中可能不成功。由于其他组织块切片的"漂浮"污染，在水浴上漂浮并被各自的玻片捞起，因此外来组织也可能会出现在组织切片中（见图 1-76）。良好的实验室操作将确保先前切片的碎片不污染水浴而造成患者间的污染。如果怀疑有这种污染，应对全套染色环钻活检切片进行检查以显示其他切片没有异物。如果仍旧怀疑有污染，就应重新对环钻标本进行切片制片。

环钻活检标本中其他病理性成分偶尔也可能被误认为是非造血性恶性肿瘤细胞。这些包括巨噬细胞（单个存在或存在于肉芽肿中）、一些非霍奇金淋巴瘤中的淋巴样细胞、霍奇金淋巴瘤中的 R-S 细胞、系统性肥大细胞增多症中的肿瘤性肥大细胞，以及朗格汉斯细胞组织细胞增生症中的细胞。免疫组织化学可以确定每一种细胞的性质。巨噬细胞能够被 CD68R 抗体 PGM1 显示，淋巴样细胞表达 CD3（T 细胞）或 CD20（B 细胞）。R-S 细胞表达 CD30，肥大细胞类胰蛋白酶能够被单克隆抗体 AAT 显示，朗格汉斯细胞组织细胞增生症表达 CD1α。

非造血性细胞起源的恶性肿瘤细胞可能会同正常骨髓成分或肿瘤性造血细胞混淆。这样的例子包括可能浸润骨髓而无基质反应的未分化癌、透明细胞癌、印戒细胞癌（图 10-44）、

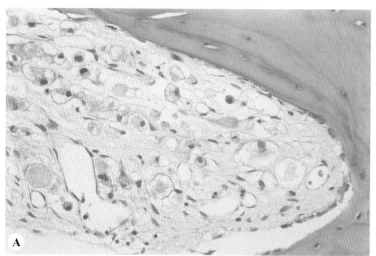

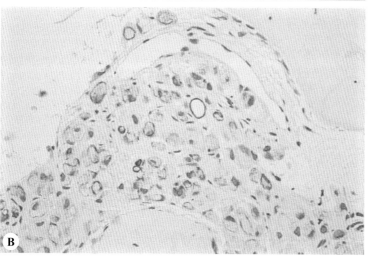

◀ 图 10-44 BM 环钻活检切片，来源不明的印戒细胞癌

A. HE 染色切片，恶性肿瘤细胞不明显，类似巨噬细胞（40×）；B. 低分子量角蛋白免疫组织化学染色确定其上皮本质（40×）

恶性黑色素瘤和儿童小细胞实体性肿瘤。伴有基质纤维化反应的转移癌可能也会和原发性骨髓纤维化、霍奇金淋巴瘤或非霍奇金淋巴瘤混淆。在非霍奇金淋巴瘤中，那些 T 细胞性肿瘤最有可能产生显著的基质纤维化。免疫组织化学可以帮助正确诊断。几乎所有的癌均表达低分子量和高分子量角蛋白，黑色素瘤表达 S100、T 细胞或 B 细胞性淋巴瘤表达 CD45 加 CD3 或 CD20。肿瘤性浆细胞通常不表达 CD45 和 CD20，但可通过在缺乏细胞角蛋白表达的情况下明确表达 CD138、MUM1/IRF4 或者单克隆抗体 VS38c 确定其本质；CD79a 在许多情况下都有表达，但并非全部，因此，阴性结果可能具有误导性。肿瘤性浆细胞通常表达 CD56，在缺乏成熟浆细胞形态的情况下，这不应作为神经内分泌分化的证据。一些儿童小细胞肿瘤的诊断可根据 PGP9.5（神经母细胞瘤）或 desmin（横纹肌肉瘤）的表达来确定。然而，CD99 表达对 Ewing 肉瘤并不特异 [75]。

在坏死沉积物中检测非造血恶性细胞可能非常困难。网状纤维染色显示，尽管细胞特征丢失，但细胞仍然保留巢状或腺样排列的模式。在坏死组织中，免疫组织化学通常没有帮助，并且由于非特异性假阳性结果以及死亡或正在死亡的细胞抗原表达失去，可能会产生误导 [114]。

（马怡晖　译）

第 11 章　骨疾病

Diseases Of Bone

穿刺活检，特别是标本中含有皮质时，对评估骨病理是有用的。在检查血液病患者的标本时，骨疾病也并不少见[1]。第一章描述了骨骼的正常结构。在讨论穿刺活检在重要骨骼疾病诊断之前，也有必要简要了解一些正常的骨生理。了解正常骨更替过程中所涉及的分子过程，也可以为骨疾病的发病机制提供新的线索[2, 3]。

在成人中，骨通过重塑的过程处于不断的更替状态，在这个过程中，吸收和形成保持平衡，以保持总的骨量[1]。镜下骨小梁和皮质骨表面被破骨细胞吸收，形成小的吸收间隙（Howship 陷窝）。骨吸收停止后不久就开始骨形成，成骨细胞层（片层）沉积未矿化的基质（类骨质）。经过 10～15 天（类骨质成熟时间），类骨质就会沿着前沿（矿化前沿）开始矿化，从前一个吸收间隔区（黏合线）的底部开始[4]。

对于代谢性骨病的检查，应选择不脱钙的骨切片。骨裂缝，即骨小梁表面的一层层未钙化的骨层，是正常骨的特征。在 HE 染色的切片上，看起来比钙化的骨头颜色更苍白和粉红色，但在茜素红或 von Kossa 银染的钙染色切片上，它们更容易被识别。在甲苯胺蓝染色切片上，矿化前沿表现为一条深色颗粒状线。

一、骨的形态测量学

形态测量学方法是骨科疾病诊断中常用的方法。这些测量可分为静态测量和动态测量。静态测量包括：①骨小梁表面静止、吸收或被类骨质覆盖的比例（通过周长技术）；②类骨质间隙的厚度；③矿化骨、类骨质、编织骨、板层骨或纤维组织所占的比例（通过点数技术或计算机图像分析）。可以使用四环素标记方法进行动态研究。当给予单剂量四环素时，四环素在矿化前沿结合；在紫外光下未脱钙切片中显示为一条线。在已知的时间间隔给予两剂四环素，并测量两条吸收线之间的距离，就有可能测量出平均矿化率。

二、骨质疏松 / 骨质疏松症

骨质疏松症的定义是单位体积的骨量减少。骨的外部大小没有减少，这在组织学上是正常的，但每单位体积的松质骨的骨小梁数量减少，也可能有皮质变薄（图 11-1）。在取活检过程中，骨骼的脆性可能会导致骨针断裂[5]。组织形态测量学显示，60% 的患者成骨细胞数量减少[6]。脂肪细胞与造血细胞和其他细胞的比例增加[7]。这种疾病在老年人中很常见，患病率相当高，可以导致骨折的风险增加。

骨质疏松症在女性中更为常见，绝经后其患病率逐渐增加。据报道，严重的骨质疏松症也出现在男性[8]和儿童[9]中。骨质疏松症的原因尚不清楚，但与遗传因素有关[10]。其机制为破骨细胞吸收增加，同时骨发生速度降低[11]。

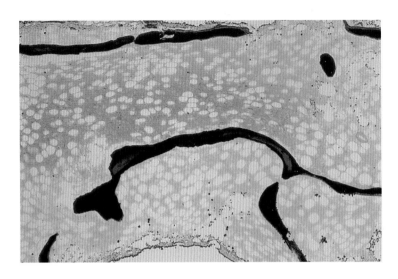

◀ 图 11-1　骨髓（BM）穿刺活检切片，骨质疏松表现为骨量减少，骨小梁变薄。石蜡包埋（不脱钙），Tripp 染色和 MacKay 染色（4×）

在少数患者中，骨质疏松症继发于其他疾病，如库欣综合征、甲状腺功能亢进、垂体功能减退、营养不良、吸收不良和长期服用肝素或皮质类固醇。也常见于需要输血的重型地中海贫血病患者。弥漫性骨质疏松症有时也与多发性骨髓瘤、再生障碍性贫血、慢性髓系白血病、系统性肥大细胞增多症和真性红细胞增多症有关。它也是先天性角化不良的一种罕见特征，在 < 5% 的患者中可见。肢体固定后可能会发生局限性骨质疏松症。

脊柱平片通常只在疾病晚期中出现异常，不是诊断骨质疏松症的可靠手段。骨质疏松症的严重程度可以通过髂骨活检来评估[12]。骨小梁通常变薄，变成细长的线条，通常是不连续的，但除此之外，它们是正常的，骨缝的宽度没有增加。相反，骨缝和成骨细胞的数量往往会减少。有 4 种组织学模式：①骨小梁不规则变薄；②骨小梁普遍变薄；③骨小梁数量减少但不变薄；④出现小的骨岛[13]。准确评估骨质疏松的严重程度需要使用静态形态测量。在50 岁以下的成年人中，髂骨松质骨通常占 23%（标准差（SD）± 3%），但在老年人这一比例下降到 16%（SD ± 6%）[14]。当松质骨量 < 11%（SD ± 3%）时，容易发生椎体骨折[4]。

最近，可靠的非侵入性技术已经可以用来测量最容易骨折部位的骨量，这些技术包括双质子吸收法、定量计算机摄影术和双能 X 线吸收法[15]。这些技术使得髂骨活检在骨质疏松症的诊断中不再重要。

骨质疏松症患者的外周血是正常的，骨髓基本上是正常的，尽管有报道称肥大细胞的数量有增加[16]。然而，由于骨质丢失导致脂肪细胞在骨髓腔的百分比增加，因此可能会出现细胞减少的现象。

三、骨软化症

骨软化症的字面意思是骨骼软化。这是骨基质矿化失败的结果，导致骨小梁周围异常增宽的骨缝（图 11-2）。骨软化症的原因有很多，但大多数患者是由于维生素 D 缺乏而引起的其他原因，依次是由于摄入量减少、阳光暴露不足、维生素吸收或新陈代谢异常（如肾脏疾病）。极少数情况下，骨软化症是由遗传性终末器官对维生素 D 及其代谢物的抵抗引起的。在成年人中，严重的骨软化症易骨折。在骨骺尚未闭合的正在发育的儿童中，临床表现为佝偻病，具有特征性的骨骼畸形。

在正常成人中，形态测量学表明，整个骨面积（即骨和骨髓）的 0.5% 左右由类骨质组

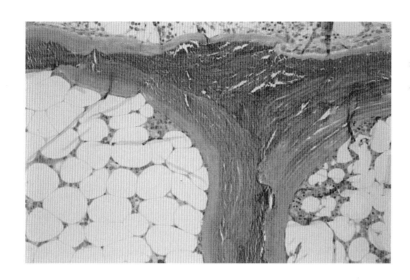

▶ 图 11-2 **BM** 穿刺活检切片，骨软化症，显示骨小梁表面有宽阔的骨缝。树脂包埋，**HE** 染色（**10×**）

成，占松质骨表面的 13%（SD±7%）。60% 以上的表面类骨质中可见矿化前沿。在偏振光下，可以看到正常的类骨质接缝由 1～4 层骨板组成[4]。在骨软化症中，类骨质总量和骨小梁表面类骨质覆盖的面积增加，类骨质接缝厚度＞5 层骨板，矿化前沿减少。骨细胞周围区域也可能有类骨质[13]。骨软化症被定义为类骨质占总骨的 10% 以上，类骨质接缝覆盖骨小梁表面的 25% 以上[13]。双四环素标记显示矿化率降低（正常平均值为每天 0.7μm）。

骨软化症患者的外周血液和骨髓通常是正常的。然而，据报道，严重维生素 D 缺乏性佝偻病患儿的骨髓细胞减少，伴有纤维化、血小板减少和额外造血相关的白细胞贫血[17]。

四、甲状旁腺功能亢进症

原发性和继发性甲状旁腺功能亢进症都会发生骨骼改变[18-21]。这些变化的程度取决于疾病的严重程度和持续时间。原发性甲状旁腺功能亢进症通常是由于甲状旁腺腺瘤，原发性增生是较少见的原因。甲状旁腺腺癌很罕见。继发性甲状旁腺功能亢进症通常是由于肾脏疾病，较少见的原因是肠道吸收不良，据报道，胃旁路手术治疗严重肥胖症后的患者很少[22]。在一

个病例报道中，成人 T 细胞白血病 / 淋巴瘤细胞中甲状旁腺激素相关蛋白高水平分泌导致的骨病与甲状旁腺功能亢进症骨病难以区分[23]。假性甲状旁腺功能减退症是甲状旁腺功能亢进症组织学特征的罕见原因[13]。

甲状旁腺激素和相关分子增加破骨细胞的生成和功能，导致骨吸收增加；最近，甲状旁腺激素也被证明可以促进骨发生[24]。甲状旁腺功能亢进症的骨骼改变遵循已知的顺序。最早的改变是在骨小梁周围出现过多的类骨质接缝，这种表现类似于骨软化症。接着，破骨细胞被激活，随着骨皮质的"穿凿"（含有破骨细胞的明显 Howship 陷窝）进入小梁的孔隙有增生的纤维组织和破骨细胞，骨吸收增加。小梁旁骨髓有纤维化（图 11-3）。Howship 陷窝可能被巨大的奇异的破骨细胞填满，随着骨陷窝的扩大，骨小梁可能会形成横断面。纤维化增加，纤维组织最终完全填满一些骨小梁间隙。骨髓的血管中度增生。在这个阶段可形成肉眼可见的囊肿。纤维组织中常可见吞噬含铁血黄素的巨噬细胞，这是由微量出血引起的；也可能存在异物巨细胞。这个阶段有时被称为纤维性囊性骨炎。另外，血管壁可能会钙化[13]。

由于早期诊断和治疗，只有少数甲状旁腺功能亢进症患者有明显的骨病，严重的症状（纤维

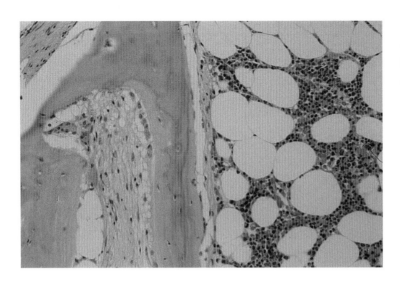

◀ 图 11-3　BM 穿刺活检切片，原发性甲状旁腺功能亢进症，显示小梁旁纤维化，HE 染色（20×）

性囊性骨炎）已经很少见了。然而，因为偶尔会进行骨髓活检，了解这些特征是很重要的，目的是鉴别可疑严重甲状旁腺功能亢进症患者的高钙血症和影像学的可疑转移癌[25-27]。

虽然可能出现轻度贫血，但原发性甲状旁腺功能亢进症没有特殊的外周血液或骨髓穿刺组织的异常[28]。

五、肾性骨营养不良

大多数慢性肾衰竭患者存在一定程度的骨结构异常[20, 21]。其表现是复杂的[29]，包括因继发性甲状旁腺功能亢进症引起的骨病（80%～90% 的患者）、骨软化症（20%～40% 的患者）和骨硬化症（30% 的患者）[4, 30]。最严重的改变见于需要透析的慢性肾衰竭患者。肾性骨营养不良的表现有明显的地域差异，在美国以甲状旁腺功能亢进性骨病为主，在英国以骨软化症为主。在成年人中，这些症状都不严重。肾衰竭的继发性甲状旁腺功能亢进症是低钙血症的结果，而低钙血症又是维生素 D 羟化减少和肾内磷酸盐堆积的共同作用所致[31]。肾性骨软化症的主要原因是透析液中铝的毒性作用；发病率的地域差异与透析液中铝的浓度有关[31, 32]。去离子透析液的使用使得一些医院肾

性骨软化症发病率的下降[4]。

这些组织学改变与先前描述的甲状旁腺功能亢进症（纤维性骨炎）相同，通常合并骨软化症（图 11-4）。骨小梁内可能有破骨细胞形成的孔隙（图 11-5），但最严重的表现纤维性囊性骨炎很少见。骨硬化症，由于编织骨的形成增加，可能广泛分布在整个骨骼中。进展期肾性骨营养不良，骨髓细胞可能减少并广泛纤维化，伴有血管增生，特别是小动脉增生。肾性骨营养不良患者的骨髓中单核细胞抗酒石酸酸性磷酸酶阳性，这些细胞可能是破骨细胞前体[33, 34]。肾衰竭的原因很少可以通过穿刺活检发现，如多发性骨髓瘤、淀粉样变性或草酸病（图 9-60）。

也可能是铝或铁的异常沉积。铝沉积发生在类骨质和矿化骨的交界处。在不脱钙组织活检中可在 Irwin 染色中看到一条红 / 紫线[35]，并显示透析液中铝浓度过量。在骨髓细胞内也可能检测到铝，可能是巨噬细胞[36]。在铁负荷过高的透析患者中，铁也可能沉积在矿化前沿[37]；铁沉积可能与骨软化症有关。

肾性骨营养不良可能导致慢性肾衰竭的贫血，也可能导致白细胞减少或血小板减少[38]。在外周血液或骨髓穿刺物中没有特殊的相关形态学异常，尽管可能会发生"干性抽吸"。对于

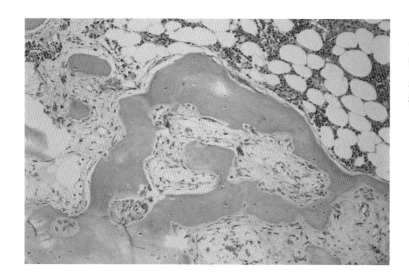

◀ 图 11-4 骨髓穿刺活检切片，肾性骨营养不良，显示不规则的骨小梁，伴有显著的吸收湾（Howship 陷窝），红骨髓被纤维组织取代，HE 染色（10×）

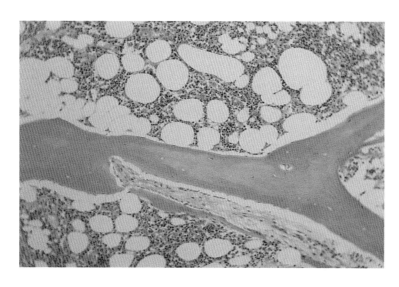

◀ 图 11-5 骨髓穿刺活检切片，肾性骨营养不良，显示纤维组织呈显著的隧道样掘进骨小梁，HE 染色（10×）

严重的继发性甲状旁腺功能亢进症[39] 和铁负荷过高的患者，促红细胞生成素治疗的反应较差[40]。

六、骨 Paget 病

Paget 病的特征是破骨细胞性骨吸收增加，接着是骨重建紊乱。有遗传易感性，特别是与 SQSTM1 有关，但也与其他至少 7 个基因有关。副黏液病毒属病毒（包括麻疹病毒、呼吸道合胞病毒和犬瘟热病毒）的感染是该疾病的可疑原因，但调查尚未得出结论。其他环境影响，包括职业性铅暴露，也认为是该病发展的可能因素。Paget 病在 40 岁之前并不常见，随着年龄的增长变得越来越常见。在 15% 的患者中，这种疾病局限于单个骨（单骨症）。然而，在大多数患者中，是多块骨头受累，最常见的是脊柱、骨盆、股骨、头骨和骶骨。临床特征是由于微骨折引起的疼痛，以及神经在穿过颅骨和椎骨的孔时受到损伤而导致的神经症状。很少有高输出量心力衰竭，由于高度血管性骨病变引起的动静脉分流造成的。骨肉瘤的发展是 Paget 病的一种不常见但已经确定的并发症。

在疾病的初期，骨吸收增加是主要特征。小梁外观呈扇形，这是因为吸收槽中含有非常大的破骨细胞，这些破骨细胞具有许多细胞核，通常是十几个或更多（图 11-6 至图 11-8）。随

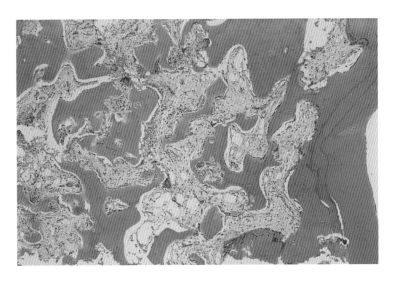

◀ 图 11-6 骨髓穿刺活检切片，骨的 **Paget** 病，显示骨小梁增厚，大量吸收湾（**Howship** 陷窝），含有大的破骨细胞，骨髓被血管结缔组织取代，**HE** 染色（**4×**）

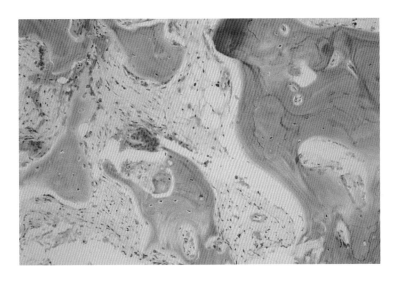

◀ 图 11-7 骨髓穿刺活检切片，骨的 **Paget** 病（与图 11-6 为同一患者）。显示骨小梁增厚，典型的马赛克图案和大的破骨细胞，**Giemsa** 染色（**10×**）

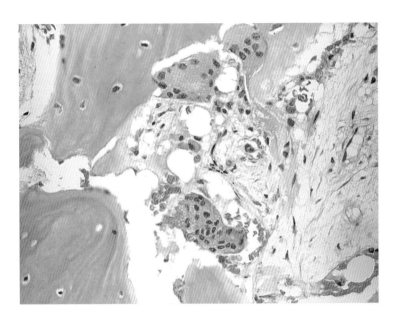

◀ 图 11-8 骨髓穿刺活检切片，骨的 **Paget** 病，显示骨髓纤维化，大的破骨细胞，伴有大量核，**HE** 染色（**40×**）

之而来的是无序编织骨的沉积，骨吸收增加。成骨细胞增多。在这个阶段，髓腔部分被疏松的结缔组织占据，血管增多，动脉、小动脉、毛细血管和血窦都增加。异常骨骼附近的结缔组织内浆细胞、淋巴细胞、肥大细胞和巨噬细胞可能增多[13]。最终，新骨形成成为主要特征，板层骨下沉导致骨小梁增厚。然而，板层骨是以一种不协调和随意的方式排列的。不规则的黏合线比周围的骨更加具有嗜碱性，形成一种特征性的马赛克或镶嵌（"瓷砖样"）图案，这是 Paget 病的标志（图 11-7）。每条黏合线代表一个平面，在该平面，骨吸收之后是骨沉积。骨小梁最终变厚并侵占骨髓腔。

严重的 Paget 病可能伴有轻度贫血和偶尔的全血细胞减少。骨髓穿刺物未显示任何特殊异常，但有时可见成骨细胞和破骨细胞增多。

应该注意的是，据报道，在 Paget 病患者穿刺活检后，可见随着血管大量增生而导致出血时间延长[41]。

七、骨硬化

骨硬化是用来描述单位体积骨量增加的一组疾病，通常是由骨发生增加引起的。骨硬化最常见于严重的骨髓纤维化，无论是在骨髓增殖性肿瘤还是在转移癌中。在系统性肥大细胞增多症患者中[42]，他们也可能伴骨硬化性和溶骨性病变或骨质疏松。骨硬化偶尔见于多发性骨髓瘤，但溶骨性病变更具特征性。它还与POEMS 综合征中的浆细胞瘤有关（见前文），并已在毛细胞白血病患者中得到报道，在这些患者中，随着淋巴增生性疾病的治疗，其病情已经消退或稳定[43, 44]。据报道，它与淋巴浆细胞性淋巴瘤有关[45]，很少与骨髓中尿酸沉积有关[46]。骨硬化可能是氟中毒、重金属中毒（铅、汞、磷、铋）和维生素 A、D 过多的一个特征[13]。在氟中毒患者中，可能同时存在骨硬化和骨软化的特征，并伴有一些正常板层结构的破坏[13]。Denosunab 是一种抑制破骨细胞性骨吸收的单克隆抗体，可导致骨硬化[47]。骨硬化可能发生在没有原发性骨髓疾病的先天性条件下，称为骨硬化症（见下文），也很少发生在没有任何相关疾病的成人中（图 11-9）。成人孤立性骨硬化的原因尚不清楚，一些报道的患者表明与静脉药物滥用有关[48]。

在骨髓增殖性肿瘤中（图 5-32），有时使用术语骨髓硬化症[49, 50]。新生骨可能是在小梁内表面形成的骨，导致明显的小梁增厚，又或

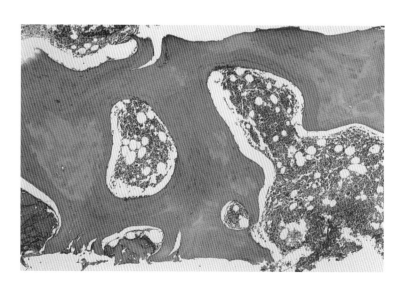

◀ 图 11-9　BM 穿刺活检切片，特发性骨硬化，成熟板层骨使骨小梁明显增厚。中间的骨髓是正常的，HE 染色（4×）

者较少见的是纤维组织内不规则的化生编织骨针。编织骨可能在小梁间隙形成不规则的网，严重的情况下，髓腔几乎完全消失。编织骨发生了一些向成熟骨的转化。

各种转移癌可能会导致致密的骨髓纤维化和骨硬化，但这些变化最常于乳腺癌和前列腺癌（图 10-11 和图 10-14）。若骨硬化是由转移癌引起时，可以在纤维组织中可看到恶性细胞。骨的改变与骨髓增殖性肿瘤的改变没有什么不同。

在特发性骨硬化中，成熟的板层骨使骨小梁增厚。

骨髓硬化症的外周血液和骨髓的变化随着伴随疾病变化。在与转移癌相关的骨硬化中，白细胞性贫血是常见的，有时还会有血小板减少或白细胞减少；很难进行骨髓穿刺，或者穿刺出的组织可能含有肿瘤细胞或成骨细胞和破骨细胞增多。在特发性骨硬化中，外周血和骨髓穿刺物都是正常的。

骨硬化骨头可能太硬，不可能穿透，或者针头会弯曲或折断。诊断时可能需要切开来取活检。

八、甲状腺疾病 [51, 52]

已发现甲亢与骨质疏松症有关，类骨质百分比增加，破骨细胞明显增多。甲状腺功能减退症与骨硬化有关，类骨质百分比正常或减少以及破骨细胞减少。

九、骨坏死及其修复

引起骨髓坏死的状况（见前文）在许多情况下也会引起骨小梁坏死。大剂量皮质类固醇治疗也可能是致病因素。在急性期，坏死骨是骨陷窝中没有骨细胞。但需要注意的是，如果

切面没有穿过骨细胞核，正常骨的骨陷窝有时会没有骨细胞。

修复是通过同一位置的新生骨进行修复。编织骨沉积在板层骨死骨的表面（图 11-10）。接着是正常的骨重塑过程，编织骨被板层骨取代。

十、骨硬化症

骨硬化症，也被称为大理石骨病或 Albers-Schoenberg 病，是一种由于破骨细胞功能缺陷而导致的遗传性代谢性疾病 [53-55]。破骨细胞的数量可能增加（图 11-11）、减少（图 11-12）或正常，但它们功能异常 [56, 57]。其结果是骨硬化，骨髓腔因骨质填充和相关的纤维化而逐渐闭塞。虽然骨密度增加了，但骨骼比正常情况下更脆。在胚胎期或婴儿期，骨硬化症以常染色体隐性遗传，在成人中表现为常染色体显性遗传。常染色体隐性遗传型是一种严重的疾病，表现为髓腔闭塞所致的骨髓衰竭症状；常染色体显性遗传的临床症状要轻得多，骨折的患病率增加。组织学上，由于成熟板层骨数量增加，骨小梁似乎增厚，在某些患者中破骨细胞增加明显 [56]。狭窄的小梁间隙被结缔组织填充。皮质和小梁之间的界限消失。有报道称，大量不规则矿化的类骨围绕未被吸收的软骨 [58]。

在严重的婴儿型骨硬化症中，与髓外造血相关的白细胞贫血和血小板减少越来越严重。偶尔，白细胞计数会增加，血液中还会出现粒细胞前体，甚至包括原始细胞 [59]。在轻度的成人型的疾病中，只有轻度贫血。

与肾小管性酸中毒、脑钙化和发育迟缓相关的骨硬化症可见于碳酸酐酶 II 缺乏症，它是地中海地区、中东和爱尔兰报道的一种罕见的常染色体隐性遗传病 [60]。有报道称，白细胞黏附缺陷症 3 型中也有类似的骨异常表现 [61]。

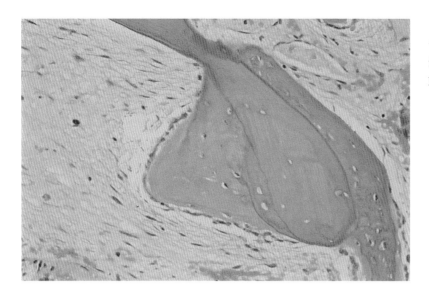

◀ 图 11-10 BM 穿刺活检切片显示坏死小梁表面新沉积的编织骨，HE 染色（20×）

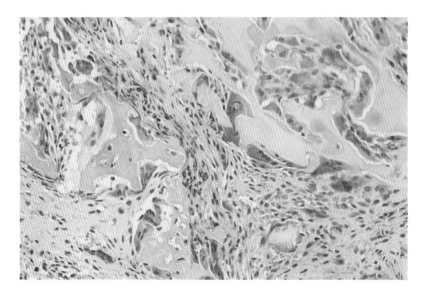

◀ 图 11-11 骨硬化症患儿的 BM 穿刺活检切片显示破骨细胞数量和骨髓纤维化明显增加，HE 染色（20×）

经许可转载，图片由伦敦的 Adrienne Flanagan 提供

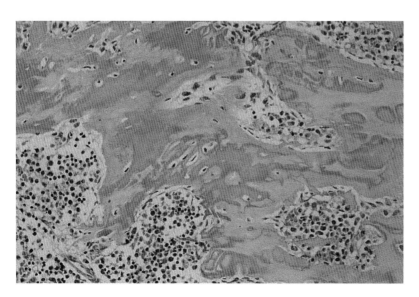

◀ 图 11-12 骨硬化症患儿的 BM 穿刺活检切片显示骨结构异常，未看到破骨细胞，HE 染色（20×）

经许可转载，图片由 Adrienne Flanagan 博士提供

十一、双膦酸盐疗法

在使用双膦酸盐（帕米膦酸盐）治疗的儿童中，观察到了类似于遗传性骨硬化症的骨病[62]。含氮双膦酸盐（如阿来膦酸盐）可减少骨吸收，并导致破骨细胞的异常；经常可见具有固缩细胞核的巨大破骨细胞，其数量与药物剂量相关[63]。破骨细胞似乎与骨分离，一部分是凋亡细胞[63]。更高剂量的破骨细胞，细胞学上可以是正常的也可以是异常的，在数量上会增加[63]。一些异常在停止治疗后会持续至少 1 年[63]。

十二、成骨不全

成骨不全包括一组与 I 型胶原合成异常相关的遗传性疾病[64, 65]。已经发现了几种不同的生化缺陷，所有这些缺陷都与骨骼的脆性增加和骨折的发病有关。其他表现包括蓝斑、关节松弛和牙齿排列异常。最严重的亚型（II 型）是常染色体隐性遗传，在围产期是致命的。其他几种亚型，在成年后对生存没有影响；这些亚型通常是常染色体显性遗传模式。组织学上，可见皮质和小梁变薄[9]。在某些情况下，骨骼的正常板层结构会丢失[66]。成骨细胞、类骨质覆盖面和骨细胞增多[13]。年轻患者的活组织检查可能显示软骨和骨之间的过渡区紊乱，软骨岛被编织骨包围[13]。

外周血和骨髓穿刺检查是正常的。

十三、Gorham 病

Gorham 病或"消失性骨病"，一种病因不明的疾病，可能会影响骨盆，因此可以在穿刺活检标本中发现。它的特点是破骨活性显著增加，骨破坏，并被含有炎症细胞的血管、结缔组织所取代[13]。

十四、包括 McCune-Alright 综合征在内的骨纤维结构不良

纤维异常增生可能会影响骨盆，因此可以在穿刺活检切片中观察到。这个过程起始于骨髓腔，发展到皮质骨和松质骨。异常纤维组织包括梭形成纤维细胞、成骨细胞、破骨细胞，以及灶性编织骨和软骨[13]。

十五、骨评估中存在的问题和误区

穿刺活检扭转或压碎造成的损伤可能会产生类似 Paget 病或骨坏死的骨碎片。人为改变通常局限于活检的内段，结构保存完好的区域的骨小梁是正常的。

不完全脱钙可导致 HE 染色中骨的嗜碱性着色，特别是小梁中心区域，这可能提示骨生长异常。如果切片通过活检标本从多个层面进行观察，通常可以清楚地看到，不完全脱钙在标本中心更广泛。当仔细观察切片时，即使在部分为钙化的区域，也可以看到正常的板层和陷窝结构。如果脱钙不良导致切片难以切割或染色，可以使用蜡块的表面脱钙，但也应检查常规的实验室脱钙方案。

在染色中，骨小梁可能会从穿刺活检切片上掉片，特别是在蛋白水解或湿热环境期间，这两个条件用于免疫组织化学技术中的抗原恢复。留下的空隙类似于扩张的窦，但仔细注意它们的轮廓，并将它们与保留下来的小梁进行比较，会发现它们的真正性质。

化学药物治疗后的再生骨与甲状旁腺功能亢进性骨病或肾性骨营养不良相似，但没有表现出纤维组织对骨小梁的"穿凿"现象，这是后两种病变的显著特征。在一段时间的强化化

学药物治疗后，也可能是在严重的全身疾病(特别是感染）后，常见在正常的骨小梁表面下方不远的地方有一条明显的黏合线。这很可能代表正常骨重塑暂停，随后恢复；常出现在发作后的 2 周～2 个月。

新生成的编织骨有较大的骨陷窝，在某个的截面上可能看不到骨细胞的存在。因此，骨可能看起来缺乏骨细胞，可能被误认为是坏死区。然而，只有几个陷窝会出现脱细胞状态，缺乏板层结构（如有必要，可用网状纤维染色或三色染色确认）显示编织骨的存在。

严重 Paget 病的不规则骨与原发性骨髓纤维化或转移所致的骨硬化相似。Paget 病的诊断是通过巨大破骨细胞的存在和不规则骨板的独特镶嵌（马赛克）图案来确诊的，这些不规则的骨板有扇形边缘，构成单独的小梁。

一些单克隆抗体与正常骨细胞的作用不应误认为与其他正常或异常细胞的作用（表 2-7 和表 2-8）：VS38c 和 CD30（不太一致）成骨细胞阳性，而 CD68 抗体显示破骨细胞簇状阳性，后者来自巨噬细胞。

（安 晋 梅开勇 译）

附录 A 染色法

Appendix

本书前几版的许多读者都提出了有益的意见，这些意见已并入后续版本。染色法是骨髓处理中最常用的方法之一。以下部分详细介绍了各种方法，包括作者工作的实验室中骨髓环钻活检切片最常用的染色剂。我们发现这些效果很好。然而，病理学医生和实验室技术员之间的密切合作是获得高质量切片和染色的关键。关于所描述的各种技术的更详细的讨论可以在本节末尾的参考文献中找到。

一、适用于环钻活检标本的染色方法

（一）固定

如果要保存血液疾病所需的精细细胞学的切片，则必须充分固定环钻活检标本。在大多数实验室，10% 中性缓冲福尔马林生理盐水被用作所有标本的通用固定剂，这对骨髓环钻活检标本也有令人满意的效果。重要的是要确保在使用前不要在室温或高温下长时间放置甲醛盐溶液，因为可能会产生甲酸和福尔马林色素。使用不新鲜的固定剂是造成劣质切片的常见原因之一。使用前应检查 pH。环钻活检核心应在甲醛盐溶液中固定 ≥ 18h，固定时间较长（最长 48h），不会对后续加工或形态产生不利影响，因此对于大样本而言是理想的。还可以使用含 0.5% 戊二醛但仅含 1% 甲醛的中性缓冲盐，而不是标准的含 4% 甲醛的 10% 中性缓冲甲醛盐，据说可以防止收缩。

其他固定剂，如 Bouin 固定剂和汞基固定剂、Zenker 液和 B5 固定剂，也用于环钻活检标本。这些固定剂能很好地保存细胞学细节，但在实验室处理大量组织时不太实用，因为大多数其他标本将固定在甲醛盐水中。在一些国家，已经不再使用含汞的固定剂。用于免疫组织化学染色的抗体的反应性也可能受到固定剂的选择的影响（Bouin 溶液的使用特别有限），Zenker 的固定剂可以破坏氯乙酸酯酶的活性。如果使用 Zenker 液，活检核心应固定 ≥ 4h，较长时间的固定也是可以的。在 Bouin 溶液中则需要固定 4~12h。如果使用 B5 固定剂，则固定时间更为关键——4h 为最佳；如果固定时间 > 6h，会使组织硬化难以切片。在一些实验室中，环钻活检标本采用了乙酰锌福尔马林溶液作为固定液，效果极佳，并且不会损害染色或免疫组织化学染色。其使用条件与标准的甲醛 - 盐基本相同。有人声称，这种方法优于甲醛 - 盐水固定液保存核酸，但根据我们的经验，用螯合剂乙二胺四乙酸（EDTA）进行常规固定和脱钙后，聚合酶链反应（PCR）分析更令人满意。

（二）脱钙

使用的脱钙方法取决于活检标本的处理方式。如果要将其包埋于树脂中，则可能根本不需要使用任何脱钙，尽管使用 EDTA 对试样进行脱钙通常可以获得更好的结果。

如果要将环钻试样包埋于石蜡中，则需要使用 EDTA、甲酸或乙酸进行脱钙。应避免使用无机酸（如盐酸或硝酸）脱钙，因为这会对形态保存造成不利影响，并损害切片的染色，如使用 Giemsa 染色或甲苯胺蓝染色。某些脱钙方法可导致免疫组织化学技术的人工染色，例如，使用硝酸可使巨核细胞与抗 CD34 抗体呈阳性反应。与使用有机酸的方法相比，使用 EDTA 脱钙可能需要更长的培养时间；搅拌和（或）加热到 37℃或使用超声波或微波可以提高速度。使用甲酸或乙酸对石蜡包埋活检标本进行脱钙，会破坏氯乙酸酯酶活性，但使用 EDTA 可保持这种活性。酸法和螯合法都能从组织中去除不同数量的铁，这使得对脱钙标本中铁储存量的评估不可靠。

无论选择哪种方法脱钙，在组织暴露于任何脱钙剂之前，都必须达到良好的固定效果。应避免使用专有的联合脱钙固定液，除非在非常紧急的情况下绝对需要快速获得 HE 染色切片。如果必须使用它们，必须认识到许多其他技术将是不成功的，但网状纤维染色通常效果良好。

（三）处理

1. 石蜡包埋

这项技术的一个主要优点是，它可以用于几乎任何诊断组织病理实验室使用自动化处理器常规使用其他组织病理学标本。细胞学细节不如高质量树脂包埋（通常称为树脂包埋）切片，但小心操作，也可获得良好的结果。获得良好结果的关键是进行诊断的病理医生和处理样本的实验室工作人员之间的合作，确保组织学切片准备过程中涉及的各个步骤都很完美。如果切片不满意，大多数情况下问题在于固定、脱钙、切割或染色，而不是加工本身。

切片厚度≤3～4μm。如果临床上怀疑有局灶性病变，则应进行多层次切片。通常在所有标本上进行 HE 染色和网状纤维染色（Gomori 或 Gordon and Sweet 染色）。我们还要对所有标本进行 Romanowsky 染色（Giemsa 或其变种之一）。虽然许多病理实验室不经常使用这种方法，但它有助于鉴别早期红细胞前体、浆细胞和肥大细胞，并有助于区分中性粒细胞和嗜酸粒细胞颗粒。几乎所有常规用于其他石蜡包埋组织的染色可用于环钻活检标本，但如前所述，由于脱钙和处理过程中酶的不可逆变性，大多数酶组织化学都不成功。有一个例外就是酸性磷酸酶活性，有时会保留下来。当怀疑毛细胞白血病时，证明抗酒石酸酸性磷酸酶（TRAP）活性可能是有效的，尽管使用单克隆抗体对固定组织中的这种酶进行免疫组织化学检测为大多数实验室提供了一种更简单的技术选择。

2. 树脂包埋

甲基丙烯酸乙二醇酯和甲基丙烯酸甲酯是包埋环钻活检标本最常用的树脂。这两种方法都允许在不脱钙的情况下切片，同时保留了清晰的细胞细节，并且不存在大多数脱钙样本中人为的显著收缩情况。树脂包埋可通过多种酶组织化学技术染色。石蜡包埋切片常规使用的所有染色剂均可用于树脂包埋切片，尽管许多染色方法需要修改加以优化。由于树脂在很长一段时间内继续聚合，免疫组织化学的抗原检索技术需要改进。一般来说，随着树脂的高度聚合，需要逐渐延长的蛋白质水解或湿热暴露时间。

二、方法

（一）石蜡包埋

1. 环钻活检芯应从针中取出，直接放入固定液中。如果需要接触准备，应在准备好后尽快将组织转移到固定剂中。

2. 将组织置于 10% 中性（pH 7.6）缓冲的甲醛盐水中固定 18～24h。

3. 在 5% 甲酸或 5%EDTA 溶液中脱钙过夜。大组织可能需要长达 48h，尤其是使用 EDTA 时。

4. 用 70% 酒精洗涤。

5. 放回福尔马林盐水中，直到需要进行下一步处理。

6. 在自动组织处理器中常规处理其他组织学样本。

7. 将标本包埋在石蜡中。使用高熔点（硬）蜡，如果在实验室常规中可行，可能有助于切片切割。

8. ≤ 3～4μm 的 8 个连续切片。

◆乙酰锌固定法

固定液

- 氯化锌：12.5g。
- 甲醛（浓缩）：150ml。
- 蒸馏水：1000ml。
- 冰醋酸：7.5 ml。

这可以事先配置，并分装到带有适当危险标签的通用容器中。它的使用方式与福尔马林盐水相同，遵循上述时间表。

乙酰锌固定液具有微弱的脱钙作用，但锌离子的存在似乎能稳定核酸，并提供保护，防止某些成品的固定剂 / 脱钙剂组合溶液对形态保存的不利影响。环钻活检芯在固定在乙酰锌中后仍需要用有机酸或 EDTA 进一步脱钙。

（二）树脂包埋（甲基丙烯酸乙二醇酯）

【材料】

(1) 单体

- 甲基丙烯酸 2– 羟基乙酯：80ml。
- 2– 丁氧基乙醇：8ml。

- 苯甲氧基过氧化物酶：1g。

(2) 激活药

- 聚乙二醇 400:15 份。
- N- 二甲基苯胺：1 份。

(3) 包埋混合物

- 单体：42ml。
- 活化剂：0.1ml。

【步骤】

(1) 70% 酒精 – 两次更换，每次 15min。

(2) 95% 酒精 – 两次更换，每次 15min。

(3) 无水酒精 – 两次更换，每次 15min。

(4) 乙二醇甲基丙烯酸单体 2h。

(5) 乙二醇甲基丙烯酸单体第二次更换过夜。

(6) 嵌入包埋混合物中，静置数小时聚合。

（三）石蜡切片的组织化学染色

许多实验室使用自动染色机对组织切片进行 HE 染色。用这种方法染色的骨髓活检切片可以得到很好的结果。其他实验室更喜欢手工染色，因为这样可以优化单个步骤的时间安排，以便进行骨髓切片。许多实验室（包括我们自己的实验室）也使用自动染色机，利用试剂盒进行骨髓活检切片常用的许多其他组织化学染色，结果非常令人满意。下面详述的手动方法也很有效，精确的技术细节，如孵育时间，可能需要在个别实验室进行改进，以获得最佳结果。

1.HE 染色

【试剂】

(1) 伊红 1% 水溶液

- 伊红：10g。
- 蒸馏水：1L。

(2) Harris 苏木精溶液

- 苏木精：5g。
- 乙醇：50ml。

- 铵或明矾钾：100g。

- 蒸馏水：1L。

- 氧化汞红：2.5g。

将明矾溶解在蒸馏水中，加热，频繁搅拌。将苏木精溶于酒精中并加入明矾溶液中。一边搅拌一边加热。熄火，加入氧化汞。搅拌并冷却。过滤到一个玻璃试剂瓶里，就制备好了。建议每隔几天定期过滤溶液，避免沉淀形成，并根据使用频率每周或每晚制备新溶液。

(3) Scott 蓝化液

- 碳酸氢钠：3.5g。

- 硫酸镁：20g。

- 蒸馏水：1L。

(4) 酸醇

- 0.5% 盐酸和 70% 乙醇。

【步骤】

① 过二甲苯溶液两次进行脱蜡。

② 过两次无水酒精对切片进行水化处理，然后再 95% 酒精水化，并在自来水中短暂冲洗。

③ 用苏木精溶液染色 5min。

④ 用自来水冲洗。

⑤ 在酸性酒精中进行分化 5s。

⑥ 用自来水冲洗。

⑦ 在 Scott 蓝化液里浸泡了几秒钟。

⑧ 用自来水冲洗。

⑨ 用伊红染色 5min。

⑩ 用自来水冲洗。

⑪ 脱水、透明和封片。

2. Giemsa 染色

【试剂】

(1) 1% 醋酸水溶液。

(2) 10%Giemsa 染色液（最好是古尔改良液），在蒸馏水中新制备。

【步骤】

(1) 过二甲苯溶液 2 次进行脱蜡。

(2) 过两次无水酒精对切片进行水化处理，然后 95% 酒精水化，然后用蒸馏水冲洗。

(3) 用 Giemsa 溶液染色 20min。如果在 56℃的水浴中进行该步骤，则可以得到更好的染色效果。

(4) 用蒸馏水冲洗。

(5) 将切片快速浸入 1% 的醋酸中。

(6) 用蒸馏水清洗。

(7) 用显微镜检查染色情况，必要时重新染色。

(8) 脱水、透明和封片。

3. Gordon 和 Sweet 的网状纤维染色技术

【试剂】

(1) 酸化高锰酸钾溶液。

0.5% 高锰酸钾水溶液：95ml。

- 3% 硫酸：5ml。

(2) 2% 草酸水溶液。

(3) 5% 硫酸铁铵水溶液（铁矾）。

(4) 5% 硫代硫酸钠水溶液。

(5) 0.1% 氯化金水溶液。

(6) 核固红。

- 100m l 5% 硫酸铝中含有 0.1g 核固红。

(7) 氨银溶液。

往 5ml 10% 硝酸银中滴加浓氨水，连续搅拌，直至所形成的沉淀物重新溶解。加入 5m l 3% 的氢氧化钠混合，形成黑色沉淀物。如前所述，加入浓氨，直到沉淀物重新溶解。加入蒸馏水使溶液达到 50ml。

【步骤】

(1) 过二甲苯溶液 2 次进行脱蜡。

(2) 过两次无水酒精对切片进行水化处理，然后 95% 酒精水化，然后用蒸馏水冲洗。

(3) 用高锰酸钾溶液浸泡 5min。

(4) 用蒸馏水冲洗。

(5) 在 2% 草酸溶液中漂白 1min。

(6) 用蒸馏水冲洗干净。

(7) 用铁矾溶液染色 20min。

(8) 用蒸馏水冲洗多次。

(9) 用氨银溶液浸泡 10s。

(10) 用蒸馏水冲洗干净。

(11) 用 10% 福尔马林浸泡 1～2min。

(12) 用蒸馏水冲洗干净。

(13) 在氯化金溶液中调色 1min。

(14) 用蒸馏水冲洗干净。

(15) 用硫代硫酸钠溶液处理 2min。

(16) 用蒸馏水冲洗干净。

(17) 用核固红染色 2～3min。

(18) 用蒸馏水清洗。

(19) 脱水、透明和封片。

【结果】

• 网状纤维 – 黑色。

• 胶原蛋白 – 黄棕色（如果未调色，调色了则为黑色）。

• 细胞核 – 红色。

【注意】

第 10 步后在显微镜下检查染色很重要，因为染色效果可能因切片而异。如果纤维没有被充分染色，如果部分没有被调色，可以重复步骤 7～10。如果非特异性银沉积是一个长期存在的问题（在某些实验室中似乎是这种情况），调色将以除去网状纤维和胶原蛋白之间的区别为代价，提供更干净的染色。由于在需要时可以在个别患者中使用胶原替代染色剂，这种方法比日常质量差的网状纤维染色更可取。

4. Gomori 网状纤维染色

【试剂】

(1) 1% 高锰酸钾溶液。

(2) 1% 草酸水溶液。

(3) Gomori 的氨银溶液，现制备，如下所示。

在通风橱中，往 20ml 10% 硝酸银水溶液中加入 4ml 的 10% 氢氧化钾水溶液；将形成沉淀物。逐滴加入浓氨，直到沉淀物清除。再加入 10% 硝酸银水溶液，直到溶液呈现出微弱的乳白色。用等量的蒸馏水稀释，然后保存在 4℃环境中直到使用。

注：多余的溶液必须严格按照实验室程序丢弃，因为它不稳定且有潜在危险。

(4) 2.5% 硫酸铁铵（铁矾）。

(5) 1% 甲醛。

(6) 0.2% 氯化金。

(7) 3% 偏亚硫酸钾。

【步骤】

(1) 过二甲苯溶液 2 次进行脱蜡。过两次无水酒精对切片进行水化处理，然后再 95% 酒精水化，然后用蒸馏水冲洗。

(2) 在 1% 高锰酸钾中氧化 1～2min。

(3) 用蒸馏水冲洗干净。

(4) 在 5% 草酸中漂白 30s。

(5) 用蒸馏水冲洗干净。

(6) 在硫酸铁铝（铁矾）中敏化 20min。

(7) 在水龙头中冲洗干净，然后用蒸馏水冲洗。

(8) 在 Gomori 的氨银溶液（保持在 4℃）中浸染 1min。

(9) 用蒸馏水冲洗干净，以防止银氧化。

首先控制部分，然后各个步骤检测，最终用微观控制终点。如有必要，重新浸渍氨化银。

(10) 在 1% 福尔马林中还原 3min。

(11) 用自来水冲洗。

(12) 在 0.2% 氯化金稀释液中调色 10min。

(13) 用自来水冲洗。

(14) 用 3% 焦亚硫酸钾处理 1min。

(15) 用自来水冲洗，脱水、透明并封片。

【结果】

• 网硬蛋白（和一些颜料）– 黑色。

• 胶原蛋白 – 如果调色则为老玫瑰色（粉灰色），未调色为金色。

• 细胞核 – 灰色（许多实验室使用核固红对核复染，以增加对比度）。

5. 过碘酸希夫（PAS）染色

【试剂】

(1) 1% 的高碘酸溶液。

(2) 希夫试剂。

• 副对硝基苯胺（颜色指数 42 500）：1g。

• 蒸馏水：200ml。

• 偏亚硫酸钾：2g。

• 浓盐酸：2ml。

• 活性炭：2g。

将水煮沸，从火上移开，然后加入对硝基苯胺。冷却至 50℃，然后加入偏亚硫酸氢钾。混合并冷却至室温。加入盐酸和活性炭，混合并放置过夜。过滤，产生的液体将是透明的或稻草色的。存放在 4℃ 的避光容器中。

【步骤】

(1) 过二甲苯溶液 2 次进行脱蜡。

(2) 过两次无水酒精对切片进行水化处理，然后 95% 酒精水化，然后用蒸馏水冲洗。

(3) 用高碘酸溶液处理切片 5min。

(4) 用蒸馏水冲洗干净。

(5) 用雪夫试剂处理 15min。

(6) 用自来水冲洗 10min。

(7) 用迈尔苏木精（60s）轻轻复染细胞核。

(8) 用自来水冲洗，使苏木精呈蓝色（10min）。

(9) 脱水、透明、封片。

【结果】

• PAS 阳性物质（中性黏蛋白和糖原）– 紫色。

• 细胞核 – 淡蓝色。

【注意】

在骨髓的组织学切片中，通常可以预期 PAS 阳性，粒细胞（粒细胞和中性粒细胞系的多晶型）、一些巨核细胞、浆细胞中的包涵体（如 Russell 和 Dutcher 小体），以及较大血管壁的结缔组织成分。

用淀粉酶（见后文）进行预处理可去除切片中的糖原。淀粉酶处理后，中性粒细胞和巨核细胞不再呈 PAS 阳性。中性粒细胞染色的阴性使得筛选小的 PAS 阳性真菌（如组织胞浆菌）变得更加容易。我们通常更喜欢在使用 PAS 来证明这类微生物时，用淀粉酶进行预处理。

6. Perls 铁染色

【试剂】

(1) 核固红。

• 0.1g 核固红，100ml 的 5% 硫酸铝。

(2) 培养液。

• 2% 亚铁氰化钾：25ml。

• 盐酸 2%：25ml。

【步骤】

(1) 过二甲苯溶液 2 次进行脱蜡。

(2) 过两次无水酒精对切片进行水化处理，然后 95% 酒精水化，然后用蒸馏水冲洗。

(3) 用孵育液孵育 30min。

(4) 多次用蒸馏水冲洗干净。

(5) 核固红复染 2min。

(6) 脱水、透明和封片。

【结果】

• 铁盐 – 蓝色。

• 细胞核 – 红色。

【注意】

脱钙，无论是酸脱钙还是 EDTA 脱钙，都会导致组织切片中不稳定铁的流失。

（四）树脂包埋组织的组织化学染色

1. 树脂包埋组织 HE 染色

【试剂】

(1) Mayer haemalum。

• 苏木精：1g。

• 蒸馏水：1L。

- 铵或明矾钾：50g。
- 碘酸钠：0.2g。
- 柠檬酸：1g。
- 水合氯醛：50g。

将明矾、苏木精和碘酸钠溶解在蒸馏水中，在室温下放置一夜。加入水合氯醛和柠檬酸，搅拌并煮 5min。搅拌并冷却。过滤到一个玻璃试剂瓶里，溶液就可以使用了。

(2) 按照石蜡包埋切片的方法制备所有其他溶液。

【步骤】

① 用 Mayer haemalum 溶液染色 5min。

② 用自来水冲洗。

③ 在酸性酒精中分化 5min。

④ 用自来水冲洗。

⑤ 在 Scott 蓝化液里浸泡了几秒钟。

⑥ 用自来水冲洗。

⑦ 用伊红染色 5min。

⑧ 用自来水冲洗。

⑨ 脱水、透明和封片。

2. 树脂包埋组织网状纤维染色

【试剂】

(1) 银溶液。

- 10% 硝酸银：20ml。
- 10% 氢氧化钾：4ml。
- 浓氨。

将硝酸银溶液和氢氧化钾溶液混合在一起，会出现一种棕色的絮状物沉淀。逐滴加入浓氨，直至沉淀消失。一滴一滴地加入硝酸银溶液，直到溶液变色为棕黄色。加入 6 滴氨水。过滤到染色缸里。加入 25ml 蒸馏水。

(2) 1% 高锰酸钾水溶液。

(3) 1% 草酸水溶液。

(4) 4% 硫酸铁铵水溶液（铁矾）。

(5) 5% 硫代硫酸钠水溶液。

(6) 核固红。

- 100ml 中含有 0.1g 核红。
- 5% 硫酸铝。

【步骤】

(1) 用高锰酸钾溶液处理切片 10min。

(2) 用蒸馏水冲洗。

(3) 在 1% 草酸溶液中漂白 1min。

(4) 用蒸馏水冲洗干净。

(5) 用铁矾染色 10min。

(6) 再用蒸馏水多次冲洗。

(7) 用银溶液处理 10min。

(8) 用蒸馏水冲洗干净。

(9) 用 10% 福尔马林还原 1～2min。

(10) 用蒸馏水冲洗干净。

(11) 用硫代硫酸钠溶液处理 2min。

(12) 用蒸馏水冲洗干净。

(13) 用核固红染色 2～3min。

(14) 用蒸馏水清洗。

(15) 脱水、透明和封片。

3. 树脂包埋组织 Giemsa 染色

我们很难获得令人满意的树脂包埋切片 Giemsa 染色。然而，在 Giemsa 染色液至于 56℃ 温度下孵育切片，而不是在以下详述的室温下或短暂的微波加热，可产生极好的结果。

【试剂】

(1) 染色液。

- Giemsa 染色：1ml。
- 磷酸盐缓冲液：2ml。
- 蒸馏水：47ml。

(2) 磷酸盐缓冲液。

向 20ml 的 0.1mol/L 正磷酸氢钠中，逐滴加入 0.1mol/L 正磷酸二钠，直到 pH 达到 5.1。缓冲液应为现制备的。

【步骤】

① 将载玻片放入水中，然后转移到 Giemsa 染色液中，在 500W 的微波炉中加热 45s。不要煮。

② 从微波炉中取出载玻片容器，置于 55℃ 的预热烘箱中 15min。

③ 将玻片放在含有 4 滴醋酸的 100ml 蒸馏水溶液中短暂冲洗。

④ 用干净的无水酒精冲洗载玻片。

⑤ 透明、封片。

（五）石蜡包埋组织的免疫组织化学染色（已在 10% 中性缓冲福尔摩斯盐水中固定）

在大多数实验室，自动免疫组织化学染色方法现在正在使用，采用更敏感的专利检测系统。它们基于以下概述的一般原则，但需要最少的手动输入。这些自动化系统的精确方法由仪器制造商和试剂供应商。

1. 抗生物素蛋白 – 生物素 – 过氧化物酶法

【试剂】

(1) 抗体稀释剂。

• 用超纯水或蒸馏水制备 0.01 mol/L 磷酸盐缓冲盐水（PBS）或三缓冲盐水（TBS），pH 7.6

如有必要，可通过添加 0.1% 牛血清白蛋白和 0.1% 叠氮钠对其进行修饰，以减少背景染色。但是，过氧化物酶连接试剂应在不含叠氮化物的 PBS/TBS 中稀释，因为叠氮会抑制过氧化物酶的活性。

(2) 过氧化物酶显色剂（使用前立即制备）。

• PBS 中加入 0.05% 二氨基联苯胺（DAB）和 0.1%（w/v）过氧化氢。

注：DAB 可能是一种致癌物，为了方便和尽量减少操作，可以购买现成的过氧化物酶稳定溶液或片剂形式。

【步骤】

① 用预涂有聚赖氨酸或其他黏合剂（如硅烷）的载玻片，或使用专利的带电玻璃载玻片。如果使用湿热预处理，建议使用硅烷化载玻片。也可以使用带负电的玻璃载玻片，但不能总是通过湿热抗原回收技术提供可靠的黏附力。

② 石蜡包埋切片在二甲苯中脱蜡，并通过梯度醇进行再水化。

③ 通过在室温下孵育来阻断内源性过氧化物酶的活性，在加湿的染色托盘中每 15min 更换新鲜制备的 0.3%（w/v）H_2O_2 的甲醇溶液。每次孵育前都要立即配制新鲜的过氧化物酶封闭溶液，因为 H_2O_2 活性会迅速丧失，这一点很重要。

④ 根据所研究抗原的要求，用蛋白酶或湿热预处理部分（抗原修复）。蛋白质水解可在 37℃ 下使用新制备的胰蛋白酶溶液（PBS/TBS，pH7.6，添加 $CaCl_2$）或更方便地在室温下使用商业制备的 pronase 溶液（Dako，Ely，英国）。湿热法通常使用微波炉在中等温度下放置 25min，或使用压力锅在全压下保持 2min；根据特定抗原，使用 pH6.0 的柠檬酸盐溶液或 pH8.0 的 EDTA 溶液。每个实验室都需要建立精确的条件。需要注意的是，脱钙骨髓环钻活检切片通常比非脱钙组织切片需要更少的抗原修复；通过缩短切片的暴露时间来改善各种技术通常是最方便的。

⑤ 用 PBS/TBS 中 10% 的牛血清白蛋白或提供第二抗血清的物种的非免疫血清（例如，如果在山羊体内培养第二抗血清，则为正常山羊血清）阻断可能的非特异性背景染色。非免疫血清通常在标准抗体稀释液中稀释 1/20（5%）。切片应在室温下用封闭溶液在加湿染色托盘中培养 10～20min。

⑥ 排干封闭血清溶液，但不要冲洗。以最佳稀释度（通过事先滴定法确定）应用单克隆抗体或多克隆抗血清，并在湿化染色托盘中培养预定的标准时间。后者可能在 30min 到一夜之间变化（如室温下 2h 或 4℃ 过夜）。多克隆抗体通常在室温下相对较短的培养时间内有效，许多单克隆抗体与手动免疫染色技术一起使用时，需要过夜培养。过夜培养应始终在冰箱温

度（4℃）下进行，以尽量减少非特定背景污染。自动免疫染色设备的程序通常允许与原抗体的孵育时间大大缩短。

⑦ 如有必要，让切片重新加热至室温，然后用 PBS/TBS（每次 5min）冲洗 3 次。去除多余的缓冲液，但保持部分湿润。

⑧ 在抗体稀释液中稀释适当的第二层（生物素化）抗血清。第二层抗血清根据主要抗体来源的种类选择，如生物素化山羊抗小鼠免疫球蛋白（当主要抗体为小鼠单克隆抗体时）或猪抗兔免疫球蛋白（当主要抗体为多克隆兔抗血清时）。

⑨ 将稀释后的第二层抗血清涂在切片上，并在室温下在加湿的染色盘中培养一段时间，通常为 30min～1h。此时，按照下面第 11 步所述制备抗生物素蛋白 - 生物素溶液，以便至少有 30min 的时间形成复合物。

⑩ PBS/TBS（每次 5min）冲洗切片 3 次。

⑪ 将抗生物素蛋白和生物素化过氧化物酶溶液以预定浓度加入 PBS/TBS 中，并使制备的溶液在室温下静置 30min，以形成络合物。将此溶液按标准时间（30min～1h）涂抹在加湿染色盘上。现在有了新的第三层试剂，可能比抗生物素蛋白 - 生物素复合物提供更高的灵敏度。酪酰胺催化的生物素化、镜像免疫复合物和不断出现的新专利技术可能对显示感兴趣细胞在极低浓度下表达的抗原具有相当大的价值。

⑫ 用 PBS/TBS 冲洗 3 次（每次 5min）。

⑬ 在室温下用过氧化物酶显色液培养 10min，得到最终的着色产品。反应的最终产物是一种不溶于水的深棕色沉淀物。

⑭ 用自来水冲洗部分。用苏木水冲洗

10min（5～10min）。

⑮ 脱水，透明并封片。

三、在资源匮乏的环境中采用方法

优惠的诊断方法在中低收入国家尤为重要。当辅助染色和其他检查的范围有限时，熟练的血膜、骨髓穿刺片和环钻活检切片的形态学评估是至关重要的。骨髓涂片的 Romanowsky 染色和 Perls 染色，以及活检切片的 HE 染色是必不可少的。重点应该放在对可能有效治疗的情况的准确诊断上。一些检测将更有效地在一个国家内的少数专家中心进行。在资源匮乏的环境下，回顾白血病的诊断；如果要添加一种适用于血液和骨髓膜的细胞化学染色，苏丹红黑 B 染色与髓过氧化物酶染色有用且更可靠。如果可以添加非特异性酯酶染色，它将有助于单核细胞分化的急性白血病的诊断。对于环钻活检切片，网状纤维染色比 Giemsa 染色更有价值，而穿刺液的 Perls 染色优于活检切片。免疫组织化学应该使用一个有限的抗体小组来识别可治疗的情况，并允许将适当的患者分到一个专门的中心。与一个发达国家的专家中心联络和电话会议是有用的。

拓展

国际癌症治疗和研究网络（International Network for Cancer Treatment and Research, INCTR）在 IPATH 上支持低资源国家和偏远地区的病理学和血液学，提供在线咨询和培训（https://www.ipath-network.com/inctr/）。

（刘 勇 程 泱 译）

附录 B 缩略语
Abbreviations

缩　写	英文名称	中文名称
ABC	activated B cell like	活化 B 细胞
aCML	atypical chronic myeloid leukemia	非典型慢性髓细胞性白血病
AIDS	acquired immune deficiency syndrome	获得性免疫缺陷综合征
ALCL	anaplastic large cell lymphoma	间变性大细胞淋巴瘤
ALIP	abnormal localization of immature precursors	幼稚前体细胞异常定位
ALL	acute lymphoblastic leukemia	急性淋巴细胞白血病
ALPS	autoimmune lymphoproliferative syndrome	自身免疫性淋巴细胞增生综合征
AML	acute myeloid leukemia	急性髓细胞性白血病
ANAE	alpha-naphthyl acetate esterase	α 乙酸萘酚酯酶
APAAP	Alkaline phosphatase-antialkalin phosphatase	碱性磷酸酶 – 抗碱性磷酸酶抗体免疫组织化学染色技术
ATLL	adult T cell leukemia/ lymphoma	成人 T 细胞白血病 / 淋巴瘤
ATRA	all-trans-retinoic acid	全反式视黄酸
B-ALL	B-acute lymphoblastic leukemia	急性 B 淋巴母细胞白血病
B-ALL/LBL	B-lymphoblastic leukemia/ lymphoma	B 淋巴母细胞白血病 / 淋巴瘤
BCG	bacillus Calmette-Guérin	卡介苗
BDCA-2	blood dendritic cell antigen 2	血树突状细胞抗原 2
BFU-E	burst-forming unit-erythroid	红系爆式集落形成单位
BL	Burkitt lymphoma	Burkitt 淋巴瘤
BM	bone marrow	骨髓
B-PLL	B cell prolymphocytic leukemia	B 细胞幼淋巴细胞白血病
c	cytoplasmic	细胞质
CAE	chloroacetate esterase	氯醋酸酯酶
CAR T cell	chimaeric antigen receptor-redirected T cell	嵌合抗原受体 T 细胞
CD	cluster of differentiation	分化群
CDA	congenital dyserythropoietic anaemia	先天性红细胞发生异常性贫血
CEA	carcino-embryonic antigen	癌胚抗原

CEL	chronic eosinophilic leukemia	慢性嗜酸粒细胞白血病
CFU-E	colony-forming unit-erythroid	红系集落形成单位
CFU-GM	colony-forming unit-granulocyte-macrophage	粒 – 单系集落形成单位
CFU-Meg	colony-forming unit-megakaryocyte	巨核系集落形成单位
CGH	comparative genomic hybridization	比较基因组杂交
CHAD	cold haemagglutinin disease	冷血凝素疾病
cIg	cytoplasmic immunoglobulin	胞质免疫球蛋白
CK	cytokeratin	细胞角蛋白
CLL	chronic lymphocytic leukemia	慢性淋巴细胞白血病
CLL/PL	chronic lymphocytic leukemia, mixed cell type	慢性淋巴细胞白血病，混合细胞型
CML	chronic myeloid leukemia	慢性粒细胞白血病
CMML	chronic myelomonocytic leukemia	慢性粒单核细胞白血病
CMV	cytomegalovirus	巨细胞病毒
CNS	central nervous system	中枢神经系统
CT	computed tomography	计算机体层成像
DAB	diaminobenzidine tetrachloride	二氨基联苯胺，四盐酸盐
del	deletion	删除 / 缺失
DIC	disseminated intravascular coagulation	弥散性血管内凝血
DLBCL	diffuse large B-cell lymphoma	弥漫大 B 细胞淋巴瘤
DNA	deoxyribonucleic acid	脱氧核糖核酸
EBER	Epstein-Barr virus early RNA	EB 病毒早期 RNA
EBNA	Epstein-Barr virus nuclear antigen	EB 病毒核抗原
EBV	Epstein-Barr virus	爱泼 – 斯坦病毒
EDTA	ethylene diamine tetra-acetic acid	乙二胺四乙酸
EGIL	European Group for the Immunological Characterization of Leukemias	白血病免疫学特征欧洲协作组
EMA	epithelial membrane antigen	上皮膜抗原
ER	oestrogen receptor	雌激素受体
ET	essential thrombocythaemia	原发性血小板增多症
FAB	French-American-British（co-operative group）	法国 – 美国 – 英国（合作小组）
FBC	full blood count	全血细胞计数
FDC	follicular dendritic cell	滤泡树突状细胞
FHL	follicular helper lymphocyte	滤泡辅助性淋巴细胞
FISH	fluorescence in situ hybridization	荧光原位杂交
FPD/AML	familial platelet disorder with propensity to acute myeloid leukemia	家族性血小板疾病并急性髓细胞性白血病倾向
GCB	germinal centre B cell like	生发中心 B 细胞

G-CSF	granulocyte colony-stimulating factor	粒细胞集落刺激因子
GM-CSF	granulocyte-macrophage colony-stimulating factor	粒细胞 – 巨噬细胞集落刺激因子
GMS	Grocott's methenamine silver（stain）	Grocott 六胺银染色
GPI	glycosyl phosphatidylinositol	糖基磷脂酰肌醇
GVHD	graft versus host disease	移植物抗宿主病
Hb	haemoglobin	血红蛋白
HE 染色	haematoxylin and eosin（stain）	HE 染色
HEMPAS	hereditary erythroid multinuclearity with positive acidified serum lysis test	遗传性多核幼红细胞伴阳性酸溶血试验
HER2	human epidermal growth factor receptor 2	人表皮生长因子受体 2
HHV	human herpes virus	人类疱疹病毒
HIV	human immunodeficiency virus	人类免疫缺陷病毒
HL	Hodgkin lymphoma	霍奇金淋巴瘤
HLA	human leucocyte antigen	人类白细胞抗原
HPLC	high performance liquid chromatography	高效液相色谱法
HRS	Hodgkin/Reed-Sternberg	霍奇金 /R-S 细胞
HTLV-1	human T-cell lymphotropic virus 1	人类嗜 T 细胞病毒 –1
i	isochromosome	等臂染色体
ICOS	inducible T-cell co-stimulator	诱导性 T 细胞共刺激因子
ICSH	International（committee）for Standardization in Haematology	国际血液学标准化理事会
idic	isodicentric chromosome	等臂双着丝粒染色体
Ig	immunoglobulin	免疫球蛋白
IHC	immunohistochemistry	免疫组织化学
IL	interleukin	白细胞介素
inv	inversion	倒置
IPI	International Prognostic Index	国际预后指数
IPSID	immunoproliferative small intestinal disease	免疫增生性小肠病
ISH	in situ hybridization	原位杂交
ITD	internal tandem duplication	内部串联重复
JMML	juvenile myelomonocytic leukemia	幼年型粒单核细胞白血病
KIR	killer inhibitory receptor	杀伤细胞抑制性受体
LANA	latency associated nuclear antigen	潜伏相关核抗原
LDH	lactate dehydrogenase	乳酸脱氢酶
LE	lupus erythematosus	红斑狼疮
LEF1	lymphoid enhancer binding factor 1	淋巴增强结合因子 1
LGL	large granular lymphocyte/s	大颗粒淋巴细胞白血病

LMP	latent membrane protein	潜伏膜蛋白
LP	lymphocyte predominant	淋巴细胞为主型
MALT	mucosa-associated lymphoid tissue	黏膜相关淋巴样组织
McAb	monoclonal antibody/ies	单克隆抗体
MCV	mean cell volume	平均红细胞体积
MDS	myelodysplastic syndrome	骨髓增生异常
MDS-EB	myelodysplastic syndrome with excess blasts	骨髓增生异常伴原始细胞增多
MDS-EB-F	myelodysplastic syndrome with excess blasts and fibrosis	骨髓增生异常伴原始细胞增多和纤维化
MDS-F	myelodysplastic syndrome with fibrosis	骨髓增生异常伴纤维化
MDS-MLD	myelodysplastic syndrome with multilineage dysplasia	骨髓增生异常伴多系病态造血
MDS/MPN	myelodysplastic/myeloproliferative neoplasm	骨髓增生异常 / 骨髓增殖性肿瘤
MDS/MPN-RS-T	myelodysplastic/myeloproliferative neoplasm with ring sideroblasts and thrombocytosis	骨髓增生异常 / 骨髓增殖性肿瘤，伴环铁粒幼细胞和血小板增多
MDS-RS-MLD	myelodysplastic syndrome with ring sideroblasts and multilineage dysplasia	骨髓增生异常伴环铁粒幼细胞和多系病态造血
MDS-RS-SLD	myelodysplastic syndrome with ring sideroblasts and single lineage dysplasia	骨髓增生异常伴环铁粒幼细胞和单系病态造血
MDS-SLD	myelodysplastic syndrome with single lineage dysplasia	骨髓增生异常伴单系病态造血
MDS-U	myelodysplastic syndrome，unclassifiable	骨髓增生异常，不能分类
M：E	myeloid：erythroid	粒红比
MF	myelofibrosis	骨髓纤维化
MGG	May-Grünwald-Giemsa（stain）	M-G Giemsa 染色
MGUS	monoclonal gammopathy of undetermined significance	意义未明的单克隆免疫球蛋白病
MPAL	mixed phenotype acute leukemia	混合型急性白血病
MPN	myeloproliferative neoplasm/s	骨髓增殖性肿瘤
MPO	myeloperoxidase	髓过氧化物酶
MRD	minimal residual disease	微小残留病变
mRNA	messenger ribonucleic acid	信使核糖核酸
NEC	non-erythroid cell/s	非红系细胞
NGS	next generation sequencing	二代测序
NHL	non-Hodgkin lymphoma	非霍奇金淋巴瘤
NK	natural killer	自然杀伤细胞
NLPHL	nodular lymphocyte-predominant Hodgkin lymphoma	结节性淋巴细胞为主型霍奇金淋巴瘤

NOS	not otherwise specified	非特指
NRBC	nucleated red blood cell	幼红细胞
NSE	non-specific esterase	非特异性酯酶
PAS	periodic acid Schiff（stain）	过碘酸希夫反应（染色）
PB	peripheral blood	外周血
PBS	phosphate-buffered saline	磷酸盐缓冲液
PCR	polymerase chain reaction	聚合酶链反应
PEL	primary effusion lymphoma	原发性渗出性淋巴瘤
PET	positron emission tomography	正电子发射体层成像
PGP9.5	protein gene product 9.5	蛋白质基因产物 9.5
Ph	Philadelphia（chromosome）	费城（染色体）
PLL	prolymphocytic leukemia	幼淋巴细胞白血病
PMF	primary myelofibrosis	原发性骨髓纤维化
PNET	primitive neuroectodermal tumour/s	原始神经外胚叶肿瘤
PNH	paroxysmal nocturnal haemoglobinuria	阵发性睡眠性血红蛋白尿
POEMS	polyneuropathy, organomegaly, endocrinopathy, M protein, skin changes（syndrome）	POEMS 综合征（多发性周围神经病、器官肿大、内分泌紊乱、M 蛋白增高、皮肤改变）
PRINS	primed in situ hybridization	引物介导的原位标记
PSA	prostate specific antigen	前列腺特异性抗原
PSAP	prostate-specific acid phosphatase	前列腺特异性酸性磷酸酶
PTLD	post-transplant lymphoproliferative disorder	移植后淋巴组织增生性疾病
PV	polycythaemia vera	真性红细胞增多症
RA	refractory anaemia	难治性贫血
RAEB	refractory anaemia with excess of blasts	难治性贫血伴原始细胞增多
RAEB-T	refractory anaemia with excess of blasts in transformation	转化型难治性贫血伴原始细胞增多
RARS	refractory anaemia with ring sideroblasts	难治性贫血伴环形铁幼粒细胞增多
RARS-T	refractory anaemia with ring sideroblasts and marked thrombocytosis	难治性贫血伴环形铁幼粒细胞及血小板增多
RCC	refractory cytopenia of childhood	儿童难治性血细胞减少症
RCMD	refractory cytopenia with multilineage dysplasia	难治性血细胞减少伴多系病态造血
RCUD	refractory cytopenia with unilineage dysplasia	难治性血细胞减少伴单系病态造血
RN	refractory neutropenia	难治性中性粒细胞减少症
RNA	ribonucleic acid	核糖核酸
RQ-PCR	real-time quantitative polymerase chain reaction	实时定量聚合酶链反应
RT	refractory thrombocytopenia	难治性血小板减少症

RT-PCR	reverse transcriptase polymerase chain reaction	反转录聚合酶链反应
SBB	Sudan black B（stain）	苏丹黑 B 染色
SCID	severe combined immune deficiency	重症联合免疫缺陷病
SD	standard deviation	标准差
SLL	small lymphocytic lymphoma	小淋巴细胞性淋巴瘤
SLVL	splenic lymphoma with villous lymphocytes	脾淋巴瘤伴绒毛状淋巴细胞
Sm	surface membrane	表面膜
SmIg	surface membrane immunoglobulin	膜表面免疫球蛋白
SMZL	splenic marginal zone lymphoma	脾边缘区淋巴瘤
SNP	single nucleotide polymorphism	单核苷酸多态性
SSC	side scatter	侧向角散射
t	translocation	易位
T-ALL	T acute lymphoblastic leukemia	急性 T 淋巴细胞白血病
t-AML	therapy-related acute myeloid leukemia	治疗相关的急性髓细胞性白血病
TAR	thrombocytopenia-absent radii（syndrome）	血小板减少 – 桡骨缺失（TAR）综合征
TBS	Tris-buffered saline	三乙醇胺缓冲液
TCR	T-cell receptor	T 细胞受体
TdT	terminal deoxynucleotidyl transferase	末端脱氧核苷酸转移酶
TEMPI	telangiectasia, elevated erythropoietin and erythrocytosis, monoclonal gammopathy, perinephric fluid collection and intrapulmonary shunting（syndrome）	毛细血管扩张，促红细胞生成素增多，红细胞增多，单克隆丙球蛋白病，肾脏周围积液和肺内分流（TEMPI）综合征
TKI	tyrosine kinase inhibitor	酪氨酸激酶抑制药
T-LGL	T-cell large granular lymphocytic（leukemia）	T 细胞性大颗粒淋巴细胞白血病
t-MDS	therapy-related myelodysplastic syndrome	治疗相关骨髓增生异常
TNF	tumour necrosis factor	肿瘤坏死因子
T-PLL	T cell prolymphocytic leukemia	T 细胞性幼淋巴细胞白血病
TRAP	tartrate-resistant acid phosphatase	抗酒石酸酸性磷酸酶
VEGF	vascular endothelial growth factor	血管内皮生长因子
WBC	white blood cell count	白细胞计数
WHIM	warts, hypogammaglob-ulinaemia, infections and myelokathexis（syndrome）	疣、低丙种蛋白血症、反复感染和粒细胞缺乏（WHIM）综合征
WHO	World Health Organization	世界卫生组织
XLP	X-linked lymphoproliferative disease	X 连锁淋巴组织增生性疾病
ZN	Ziehl-Neelsen（stain）	ZN 抗酸染色

（刘 勇 程 泱 译）